Muhammad Wolfgang Schmidt

Ancient Chinese Medical Texts On Acupuncture For Western Readers

The Chinese original texts of the Suwen, the Lingshu and the Nanjing with Simplified and Traditional Chinese Character Versions, Latin Transcription in Hanyu Pinyin and a Chinese-English Glossary Appended

disserta
Verlag

Schmidt, Muhammad Wolfgang: Ancient Chinese Medical Texts On Acupuncture For Western Readers. The Chinese original texts of the Suwen, the Lingshu and the Nanjing with Simplified and Traditional Chinese Character Versions, Latin Transcription in Hanyu Pinyin and a Chinese-English Glossary Appended, Hamburg, disserta Verlag, 2016

Buch-ISBN: 978-3-95935-288-8
PDF-eBook-ISBN: 978-3-95935-289-5
Druck/Herstellung: disserta Verlag, Hamburg, 2016
Covermotiv: pixabay.com
Covergestaltung: Annelie Lamers

Bibliografische Information der Deutschen Nationalbibliothek:
Die Deutsche Nationalbibliothek verzeichnet diese Publikation in der Deutschen Nationalbibliografie; detaillierte bibliografische Daten sind im Internet über http://dnb.d-nb.de abrufbar.

Hermannstal 119k, 22119 Hamburg
http://www.disserta-verlag.de, Hamburg 2016
Printed in Germany

List of Contents

Língshū 靈樞/灵枢 231 - 366

Preface

The Yellow Emperor's Classic of Internal Medicine and the *Classic of Difficult Questions* are the basic original Chinese texts in the training of Physicians of Acupuncture both in China and the West from 2000+ years ago even still today.

In addition to translations into any Western language with an extensive footnote apparatus including cultural, conceptional and text-critical notes, there are good reasons for not only relying on translations of this text into Western languages but also for diving into the original texts themselves.

For a native speaker of Chinese today, it may take years to become a proficient reader of Chinese classical texts, and Chinese students of Acupuncture are struggling with these texts on a daily basis during the period of their studies. Western students of Acupuncture even meet a much bigger handicap as they are struggling with the Chinese script system and several years of intensive study of Modern Chinese. They might therefore require double the time that may be needed for a native Chinese student to become a proficient reader of Chinese classical texts.

Furthermore, reliable classical Chinese text editions are difficult to find and purchase for a Western student of Acupuncture.

In order to meet a growing demand and to bridge the language gap, we decided to prepare a classical Chinese text edition of these texts, to add romanized transcription according to the standards of the Hanyu Pinyin transcription system to the Chinese character text. Included in this text edition is also an extensive Chinese-English glossary for the Chinese texts (for the latter, see pp. 391 - 489) in this book. Chinese character entries in the glossary are sorted alphabetically accordoing to the conventions of the Hanyu Pinyin transcription system and according to their frequency of occurence in the texts as a second criterion.

The Chinese character text comes in Traditional as well as Simplified Characters; although traditional character forms were used originally when these texts were written and compiled some 2000+ years ago during the period of the Han Dynasty, original Chinese mainland editions render these classical texts in simplified Chinese characters while text editions printed in Taiwan, Hongkong or somewhere outside the Chinese mainland still use the traditional Chinese character forms.

The compiler and editor of this text edition in a single volume hopes to have covered and included everything that is needed from a Western student perspective.

Sincere thanks are due to my current students and colleagues, past and present. All of them had a great impact on me during the compilation and editing process of this work, and their constructive criticism, suggestions and questions were truly inspiring without which this edition would not have become what it is.

Readers are advised to read the brief introduction on the next pages to acquaint themselves with the format of the book in order to make the most of its use.

December 2015

THE EDITOR AND COMPILER

Introduction

This brief introduction introduces you to the format and some special features of this text edition.

➊ First, there is the text part of each of the three texts - Suwen, Lingshu, and Nanjing - contained in this book. Each of the eighty-one chapters of these three texts is sub-divided into paragraphs with its Latin transcription of the paragraphs in chinese characters coming first. They are then followed by a the paragraph versions in Chinese characters, with the traditional character version coming first and then followed by the simplified character version. Both Chinese traditional and simplified Chinese character versions are separated by a "/" symbol. This system is used throughout the entire texts for each of the texts of the Suwen, Lingshu and the Nanjing in this edition.

For furher details, compare the sample entry below:

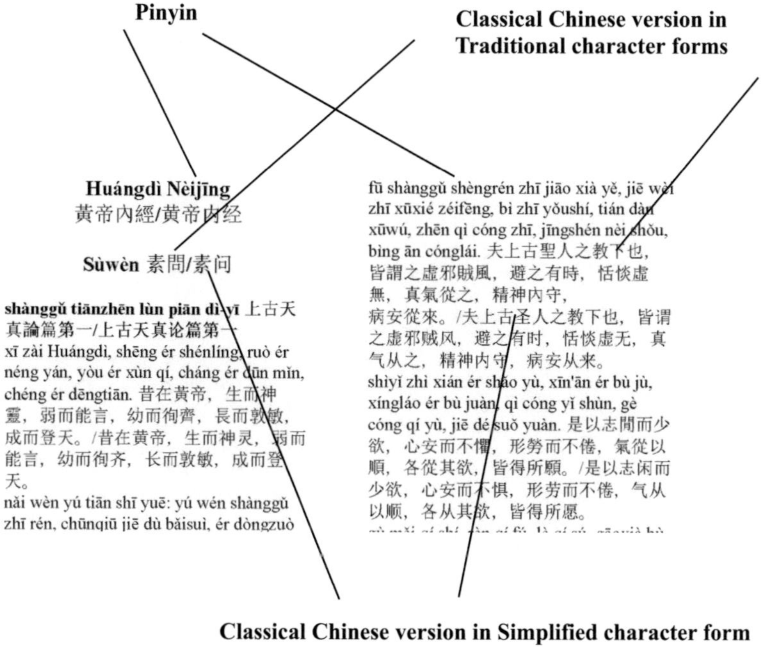

➋ An extensive Chinese-English glossaries follow after the *Suwen*, *Lingshu* and *Nanjing* texts. The glossary consists of the character entry in traditional character forms, the Latin transcription in Hanyu Pinyin, English definitions relating to the meaning(s) of the character entry and abbreviations on the word class status of the Chinese character entry. The main reason for listing character entries rather than word entries is that in classical Chinese texts - with a few exceptions - characters relate to a word than a part of it and thus are mostly monosyllabic.

For further details, compare the glossary sample below:

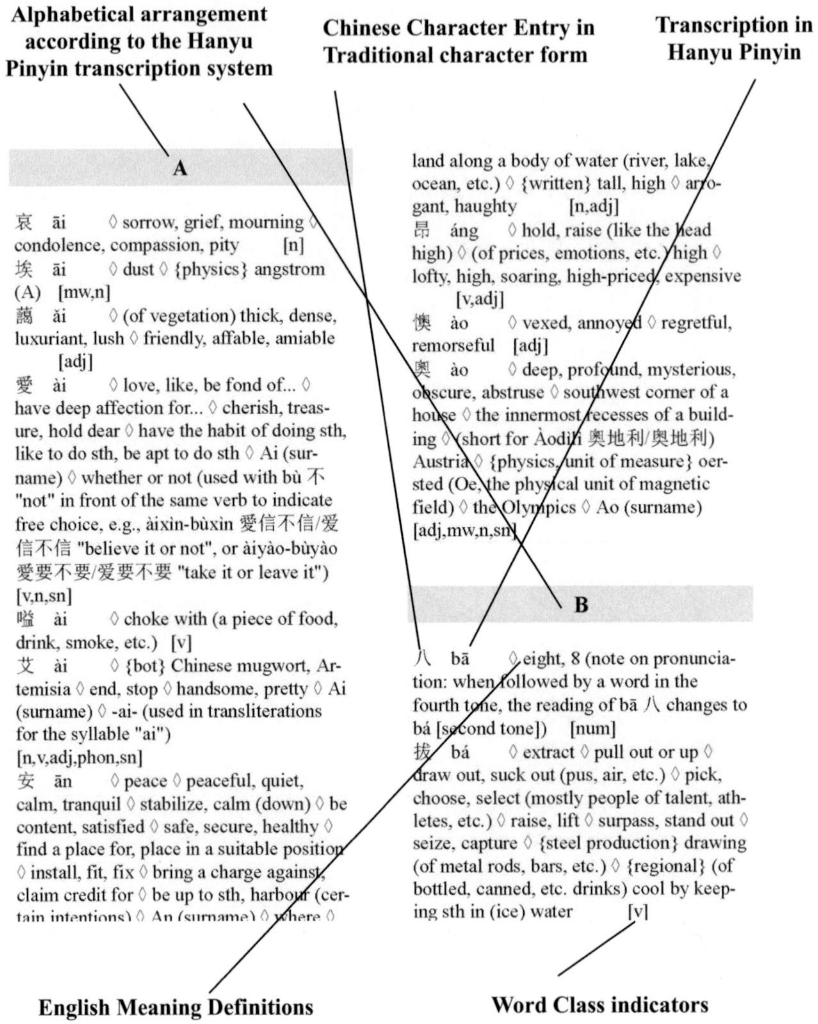

A

哀 āi ◊ sorrow, grief, mourning ◊ condolence, compassion, pity [n]
埃 āi ◊ dust ◊ {physics} angstrom (A) [mw,n]
藹 ǎi ◊ (of vegetation) thick, dense, luxuriant, lush ◊ friendly, affable, amiable [adj]
愛 ài ◊ love, like, be fond of... ◊ have deep affection for... ◊ cherish, treasure, hold dear ◊ have the habit of doing sth, like to do sth, be apt to do sth ◊ Ai (surname) ◊ whether or not (used with bù 不 "not" in front of the same verb to indicate free choice, e.g., àixìn-bùxìn 愛信不信/爱信不信 "believe it or not", or àiyào-bùyào 愛要不要/爱要不要 "take it or leave it") [v,n,sn]
嗌 ài ◊ choke with (a piece of food, drink, smoke, etc.) [v]
艾 ài ◊ {bot} Chinese mugwort, Artemisia ◊ end, stop ◊ handsome, pretty ◊ Ai (surname) ◊ -ai- (used in transliterations for the syllable "ai") [n,v,adj,phon,sn]
安 ān ◊ peace ◊ peaceful, quiet, calm, tranquil ◊ stabilize, calm (down) ◊ be content, satisfied ◊ safe, secure, healthy ◊ find a place for, place in a suitable position ◊ install, fit, fix ◊ bring a charge against, claim credit for ◊ be up to sth, harbour (certain intentions) ◊ An (surname) ◊ where ◊

land along a body of water (river, lake, ocean, etc.) ◊ {written} tall, high ◊ arrogant, haughty [n,adj]
昂 áng ◊ hold, raise (like the head high) ◊ (of prices, emotions, etc.) high ◊ lofty, high, soaring, high-priced, expensive [v,adj]
懊 ào ◊ vexed, annoyed ◊ regretful, remorseful [adj]
奧 ào ◊ deep, profound, mysterious, obscure, abstruse ◊ southwest corner of a house ◊ the innermost recesses of a building ◊ (short for Àodìlì 奧地利/奥地利) Austria ◊ {physics, unit of measure} oersted (Oe, the physical unit of magnetic field) ◊ the Olympics ◊ Ao (surname) [adj,mw,n,sn]

B

八 bā ◊ eight, 8 (note on pronunciation: when followed by a word in the fourth tone, the reading of bā 八 changes to bá [second tone]) [num]
拔 bá ◊ extract ◊ pull out or up ◊ draw out, suck out (pus, air, etc.) ◊ pick, choose, select (mostly people of talent, athletes, etc.) ◊ raise, lift ◊ surpass, stand out ◊ seize, capture ◊ {steel production} drawing (of metal rods, bars, etc.) ◊ {regional} (of bottled, canned, etc. drinks) cool by keeping sth in (ice) water [v]

❸ Chinese character entries in the Chinese-English glossary are arranged alphabetically according to the Hanyu Pinyin transcription system with their pronunciation in the modern Chinese vernacular.

❹ Abbreviations for word class (parts of speech) indicators used in the glossary are explained on p. 491 of this book.

Huángdì Nèijīng
黃帝內經/黄帝内经

Sùwèn 素問/素问

shànggǔ tiānzhēn lùn piān dì-yī 上古天真論篇第一/上古天真论篇第一

xī zài Huángdì, shēng ér shénlíng, ruò ér néng yán, yòu ér xùn qí, cháng ér dūn mǐn, chéng ér dēngtiān. 昔在黃帝，生而神靈，弱而能言，幼而徇齊，長而敦敏，成而登天。/昔在黄帝，生而神灵，弱而能言，幼而徇齐，长而敦敏，成而登天。

nǎi wèn yú tiān shī yuē: yú wén shànggǔ zhī rén, chūnqiū jiē dù bǎisuì, ér dòngzuò bù shuāi; jīn shí zhī rén, nián bànbǎi ér dòngzuò jiē shuāi zhě, shíshì yì yé? rén jiāng shī zhī yé? 乃問於天師曰：餘聞上古之人，春秋皆度百歲，而動作不衰；今時之人，年半百而動作皆衰者，時世異耶？人將失之耶？/乃问于天师曰：余闻上古之人，春秋皆度百岁，而动作不衰；今时之人，年半百而动作皆衰者，时世异耶？人将失之耶？

Qíbó duì yuē: shànggǔ zhī rén, qí zhīdao zhě, fǎ yú yīn-yáng, hé yú shùshù, shí yǐn yǒujié, qǐjū yǒucháng, bù wàng zuò láo, gù néng xíng yǔ shén jù, ér jìn zhōng qí tiān-nián, dù bǎisuì nǎi qù. 岐伯對曰：上古之人，其知道者，法於陰陽，和於術數，食飲有節，起居有常，不妄作勞，故能形與神俱，而盡終其天年，度百歲乃去。/岐伯对曰：上古之人，其知道者，法于阴阳，和于术数，食饮有节，起居有常，不妄作劳，故能形与神俱，而尽终其天年，度百岁乃去。

jīn shí zhī rén bùrán yě, yǐ jiǔ wéi jiāng, yǐ wàngwéi cháng, zuì yǐ rùfáng, yǐ yù jié qí jīng, yǐ hàosàn qí zhēn, bù zhī chí mǎn, bùshí yù shén, wù kuài qí xīn, nì yú shēng lè, qǐjū wú jié, gù bànbǎi ér shuāi yě. 今時之人不然也，以酒為漿，以妄為常，醉以入房，以欲竭其精，以耗散其真，不知持滿，不時御神，務快其心，逆於生樂，起居無節，故半百而衰也。/今时之人不然也，以酒为浆，以妄为常，醉以入房，以欲竭其精，以耗散其真，不知持满，不时御神，务快其心，逆于生乐，起居无节，故半百而衰也。

fū shànggǔ shèngrén zhī jiāo xià yě, jiē wèi zhī xūxié zéifēng, bì zhī yǒushí, tián dàn xūwú, zhēn qì cóng zhī, jīngshén nèi shǒu, bìng ān cónglái. 夫上古聖人之教下也，皆謂之虛邪賊風，避之有時，恬惔虛無，真氣從之，精神內守，病安從來。/夫上古圣人之教下也，皆谓之虚邪贼风，避之有时，恬惔虚无，真气从之，精神内守，病安从来。

shìyǐ zhì xián ér shǎo yù, xīn'ān ér bù jù, xíngláo ér bù juàn, qì cóng yǐ shùn, gè cóng qí yù, jiē dé suǒ yuàn. 是以志閒而少欲，心安而不懼，形勞而不倦，氣從以順，各從其欲，皆得所願。/是以志闲而少欲，心安而不惧，形劳而不倦，气从以顺，各从其欲，皆得所愿。

gù měi qí shí, rèn qí fú, lè qí sú, gāoxià bù xiāng mù, qí mín gù yuē pò. 故美其食，任其服，樂其俗，高下不相慕，其民故曰樸。/故美其食，任其服，乐其俗，高下不相慕，其民故曰朴。

shìyǐ shìyù bù néng láo qí mù, yínxié bù néng huò qí xīn, yú zhì xiánbùxiào, bù jù yú wù, gù héyú dào. 是以嗜慾不能勞其目，淫邪不能惑其心，愚智賢不肖，不懼於物，故合於道。/是以嗜欲不能劳其目，淫邪不能惑其心，愚智贤不肖，不惧于物，故合于道。

suǒyǐ néng nián jiē dù bǎisuì ér dòngzuò bù shuāi zhě, yǐ qí dé quán bù wēi yě. 所以能年皆度百歲而動作不衰者，以其德全不危也。/所以能年皆度百岁而动作不衰者，以其德全不危也。

dì yuē: rénnián lǎo ér wú zǐ zhě, cái lì jìn xié? jiāng tiānshù rán yě? 帝曰：人年老而無子者，材力盡邪？將天數然也？/帝曰：人年老而无子者，材力尽邪？将天数然也？

Qíbó yuē: nǚzǐ qī suì, shèn qìshèng, chǐ gèng fà cháng. 岐伯曰：女子七歲，腎氣盛，齒更髮長。/岐伯曰：女子七岁，肾气盛，齿更发长。

èr qī, ér tiānguǐ zhì, rènmài tōng, tài chōng mài shèng, yuèshì yǐ shíxià, gù yǒu zǐ. 二七，而天癸至，任脈通，太衝脈盛，月事以時下，故有子。/二七，而天癸至，任脉通，太冲脉盛，月事以时下，故有子。

sānqī, shèn qì píngjūn, gù zhēn yá shēng ér

cháng jí. 三七，腎氣平均，故真牙生而長極。/三七，肾气平均，故真牙生而长极。
sì qī, jīngǔ jiān, fà cháng jí, shēntǐ shèngzhuàng. 四七，筋骨堅，髮長極，身體盛壯。/四七，筋骨坚，发长极，身体盛壮。
wǔqī, yángmíng mài shuāi, miàn shǐ jiāo, fā shǐ duò. 五七，陽明脈衰，面始焦，發始墮。/五七，阳明脉衰，面始焦，发始堕。
liù-qī, sānyáng mài shuāi yú shàng, miàn jiē jiāo, fā shǐ bái. 六七，三陽脈衰於上，面皆焦，發始白。/六七，三阳脉衰于上，面皆焦，发始白。
qīqī, rènmài xū, tài chōng mài shuāi shǎo, tiānguǐ jié, dìdao bùtōng, gù xíng huài ér wú zǐ yě. 七七，任脈虛，太衝脈衰少，天癸竭，地道不通，
故形壞而無子也。/七七，任脉虚，太冲脉衰少，天癸竭，地道不通，故形坏而无子也。
zhàngfu bā suì, shèn qì shí, fà cháng chǐ gèng. 丈夫八歲，腎氣實，
髮長齒更。/丈夫八岁，肾气实，发长齿更。
èrbā, shèn qìshèng, tiānguǐ zhì, jīngqì yì xiè, yīn-yáng hé, gù néng yǒu zǐ. 二八，腎氣盛，天癸至，精氣溢瀉，陰陽和，故能有子。/二八，肾气盛，天癸至，精气溢泻，阴阳和，故能有子。
Sānbā, shèn qì píngjūn, jīngǔ jìn qiáng, gù zhēn yá shēng ér cháng jí. 三八，腎氣平均，筋骨勁強，故真牙生而長極。/三八，肾气平均，筋骨劲强，故真牙生而长极。
sì bā, jīngǔ lóngshèng, jīròu mǎn zhuàng. 四八，筋骨隆盛，肌肉滿壯。/四八，筋骨隆盛，肌肉满壮。
wǔ bā, shèn qì shuāi, fā duò chǐ gǎo. 五八，腎氣衰，發墮齒槁。/五八，肾气衰，发堕齿槁。
liù bā, yángqì shuāijié yú shàng, miàn jiāo, fàbìn bānbái. 六八，陽氣衰竭於上，面焦，發鬢頒白。/六八，阳气衰竭于上，面焦，发鬓颁白。
qī-bā, gānqi shuāi, jīn bù néng dòng, tiān-guǐ jié, jīng shǎo, shènzàng shuāi, xíngtǐ jiē jí. 七八，肝氣衰，筋不能動，天癸竭，精少，腎臟衰，形體皆極。/七八，肝气衰，筋不能动，天癸竭，精少，肾脏衰，形体皆极。
bā bā, zé chǐ fāqù. 八八，則齒發去。/八八，则齿发去。
shèn zhě zhǔ shuǐ, shòu wǔzàngliùfǔ zhī jīng ér cáng zhī, gù wǔzàng shèng, nǎi néng xiè. 腎者主水，受五臟六腑之精而藏之，故五臟盛，乃能瀉。/肾者主水，受五脏六腑之精而藏之，故五脏盛，乃能泻。
jīn wǔzàng jiē shuāi, jīngǔ jiě duò, tiānguǐ jìn yǐ, gù fàbìn bái, shēntǐ zhòng, xíng bù bù zhèng, ér wú zǐ ěr. 今五臟皆衰，筋骨解墮，天癸盡矣，故發鬢白，身體重，行步不正，而無子耳。/今五脏皆衰，筋骨解堕，天癸尽矣，故发鬓白，身体重，行步不正，而无子耳。
dì yuē: yǒu qí nián yǐ lǎo, ér yǒu zǐ zhě, héyě? 帝曰：有其年已老，而有子者，何也？/帝曰：有其年已老，而有子者，何也？
Qíbó yuē: cǐ qí tiānshòu guòdù, qìmài cháng tōng, ér shèn qì yǒuyú yě. cǐ suī yǒu zǐ, nánzǐ bùguò jìn bā bā, nǚzǐ bùguò jìnqī qī, ér tiāndì zhī jīngqì jiē jié yǐ. 岐伯曰：此其天壽過度，氣脈常通，而腎氣有餘也。此雖有子，男子不過盡八八，女子不過盡七七，而天地之精氣皆竭矣。/岐伯曰：此其天寿过度，气脉常通，而肾气有余也。此虽有子，男子不过尽八八，女子不过尽七七，而天地之精气皆竭矣。
dì yuē: fū dào zhě nián jiē bǎisuì, néng yǒu zǐ hū? 帝曰：夫道者年皆百歲，能有子乎？/帝曰：夫道者年皆百岁，能有子乎？
Qíbó yuē: fū dào zhě néng quèlǎo ér quán xíng, shēn nián suī shòu, néng shēngzǐ yě. 岐伯曰：夫道者能卻老而全形，身年雖壽，能生子也。/岐伯曰：夫道者能却老而全形，身年虽寿，能生子也。
Huángdì yuē: yú wén shànggǔ yǒu zhēnrén zhě, tíqiè tiāndì, bǎwò yīn-yáng, hūxī jīng-qì, dúlì shǒu shén, jīròu ruò yī, gù néng shòu bì tiāndì, wúyǒu zhōng shí, cǐ qí dào shēng. 黃帝曰：餘聞上古有真人者，提挈天地，把握陰陽，呼吸精氣，獨立守神，肌肉若一，故能壽敝天地，無有終時，此其道生。/黄帝曰：余闻上古有真人者，提挈天地，把握阴阳，呼吸精

气，独立守神，肌肉若一，故能寿敝天地，无有终时，此其道生。
zhōnggǔ zhī shí, yǒu zhì rén zhě, chún dé quán dào, hé yú yīn-yáng, tiáo yú sì shí, qùshì lí sú, jī jīng quán shén, yóuxíng tiāndì zhījiān, shìtīng bā yuǎn zhīwài, cǐ gài yì qí shòumìng ér qiángzhě yě, yì guīyú zhēnrén. 中古之時，有至人者，淳德全道，和於陰陽，調於四時，去世離俗，積精全神，遊行天地之間，視聽八遠之外，此蓋益其壽命而強者也，
亦歸於真人。/中古之时，有至人者，淳德全道，和于阴阳，调于四时，去世离俗，积精全神，游行天地之间，视听八远之外，此盖益其寿命而强者也，亦归于真人。
qícì yǒu shèngrén zhě, chù tiāndì zhī hé, cóng bā fēng zhī lǐ, shì shìyù yú shìsú zhījiān, wú huì chēn zhī xīn, xíng bù yù lí yú shì, bèifú zhāng, jǔ bù yù guān yú sú, wài bù láoxíng yú shì, nèi wú sīxiǎng zhī huàn, yǐ tián yú wéi wù, yǐ zìdé wéi gōng, xíngtǐ bù bì, jīngshén bù sàn, yì kě yǐ bǎi shù. 其次有聖人者，處天地之和，從八風之理，適嗜慾於世俗之間，無恚嗔之心，行不欲離於世，被服章，舉不欲觀於俗，外不勞形於事，內無思想之患，以恬愉為務，以自得為功，形體不敝，精神不散，亦可以百數。/其次有圣人者，处天地之和，从八风之理，适嗜欲于世俗之间，无恚嗔之心，行不欲离于世，被服章，举不欲观于俗，外不劳形于事，内无思想之患，以恬愉为务，以自得为功，形体不敝，精神不散，亦可以百数。
qícì yǒu xiánrén zhě, fǎzé tiāndì, xiàng sì rìyuè, biàn liè xīngchén, nì cóng yīn-yáng, fēnbié sìshí, jiāng cóng shànggǔ hétong yú dào, yì kě shǐ yì shòu ér yǒu jí shí. 其次有賢人者，法則天地，象似日月，辨列星辰，逆從陰陽，分別四時，將從上古合同於道，亦可使益壽而有極時。/其次有贤人者，法则天地，象似日月，辨列星辰，逆从阴阳，分别四时，将从上古合同于道，亦可使益寿而有极时。

sìqì tiáo shén dà lùn piān dì-èr 四氣調神大論篇第二/四气调神大论篇第二

chūn Sānyuè, cǐ wéi fā chén. tiāndì jù shēng, wànwù yǐ róng, yè wò zǎo qǐ, guǎng bù yú tíng, bèi fā huǎn xíng, yǐshǐ zhì shēng, shēng ér wù shā, yú ér wù duó, shǎng ér wù fá, cǐ chūnqì zhī yìng, yǎngshēng zhī dào yě; nì zhī zé shāng gān, xià wéi shí hán biàn, fèng zhǎngzhě shǎo. 春三月，此為發陳。天地俱生，萬物以榮，夜臥早起，廣步於庭，被發緩形，以使志生，生而勿殺，予而勿奪，賞而勿罰，此春氣之應，養生之道也；逆之則傷肝，夏為實寒變，奉長者少。/春三月，此为发陈。天地俱生，万物以荣，夜卧早起，广步于庭，被发缓形，以使志生，生而勿杀，予而勿夺，赏而勿罚，此春气之应，养生之道也；逆之则伤肝，夏为实寒变，奉长者少。
xià Sānyuè, cǐ wéi fán xiù. tiāndì qì jiāo, wànwù huá shí, yè wò zǎo qǐ, wú yàn yú rì, shǐ zhì wù nù, shǐ Huá Yīng chéng xiù, shǐqì dé xiè, ruò suǒ ài zàiwài, cǐ xià qì zhī yìng, yǎng cháng zhī dào yě; nì zhī zé shāngxīn, qiū wéi jiē nüè, fèng shōu zhě shǎo, dōngzhì zhòngbìng. 夏三月，此為蕃秀。天地氣交，萬物華實，夜臥早起，無厭於日，使志勿怒，使華英成秀，使氣得泄，若所愛在外，此夏氣之應，養長之道也；逆之則傷心，秋為痎瘧，奉收者少，冬至重病。/夏三月，此为蕃秀。天地气交，万物华实，夜卧早起，无厌于日，使志勿怒，使华英成秀，使气得泄，若所爱在外，此夏气之应，养长之道也；逆之则伤心，秋为痎疟，奉收者少，冬至重病。
qiū Sānyuè, cǐ wèi róng píng. tiānqì yǐ jí, dìqì yǐ míng, zǎo wò zǎo qǐ, yǔ jī jù xīng, shǐ zhì ānníng, yǐ huǎn qiū xíng, shōuliǎn shénqì, shǐ qiūqì píng, wú wài qí zhì, shǐ fèi qì qīng, cǐ qiūqì zhī yìng, yǎng shōu zhī dào yě; nì zhī zé shāng fèi, dōng wéi sūn xiè, fèng cáng zhě shǎo. 秋三月，此謂容平。天氣以急，地氣以明，早臥早起，與雞俱興，使志安寧，以緩秋刑，收斂神氣，使秋氣平，無外其志，使肺氣清，此秋氣之應，養收之道也；逆之則傷肺，冬為飧泄，奉藏者少。/秋三月，此谓容平。天气以急，地气以明，早卧早起，与鸡俱兴，使志安宁，以缓秋刑，收敛神气，使秋气平，无外其志，使肺气清，此秋气之应，养收之道也；逆之则伤肺，冬为飧泄，奉藏者少。
dōng Sānyuè, cǐ wéi bìcáng. shuǐ bīng dì

chè, wù rǎo hū yáng, zǎo wò wǎnqǐ, bì dài rìguāng, shǐ zhì ruò fú ruò nì, ruòyǒu sī yì, ruò yǐ yǒu dé, qùhán jiù wēn, wú xiè pífū, shǐqì jí duó. cǐ dōng qì zhī yìng, yǎng cáng zhī dào yě; nì zhī zé shāng shèn, chūn wéi wěi jué, fèng shēng zhě shǎo. 冬三月，此為閉藏。水冰地坼，勿擾乎陽，早臥晚起，必待日光，使志若伏若匿，若有私意，若已有得，去寒就溫，無泄皮膚，使氣極奪。此冬氣之應，養藏之道也；逆之則傷腎，春為痿厥，奉生者少。/冬三月，此为闭藏。水冰地坼，勿扰乎阳，早卧晚起，必待日光，使志若伏若匿，若有私意，若已有得，去寒就温，无泄皮肤，使气极夺。此冬气之应，养藏之道也；逆之则伤肾，春为痿厥，奉生者少。

tiānqì qīngjìng, guāngmíng zhě yě, cáng dé bùzhǐ, gù bùxià yě. 天氣清淨，光明者也，藏德不止，故不下也。/天气清净，光明者也，藏德不止，故不下也。

tiānmíng zé rìyuè bùmíng, xié hài kōngqiào. 天明則日月不明，邪害空竅。/天明则日月不明，邪害空窍。

yángqì zhě bìsè, dìqì zhě mào míng, yúnwù bù jīng, zé shàng yìng Báilù bùxià. 陽氣者閉塞，地氣者冒明，雲霧不精，則上應白露不下。/阳气者闭塞，地气者冒明，云雾不精，则上应白露不下。

jiāotōng bù biǎo, wànwù mìng gù bù shī, bù shī zé míng mù duō sǐ. 交通不表，萬物命故不施，不施則名木多死。/交通不表，万物命故不施，不施则名木多死。

èqì bù fā, fēngyǔ bù jié, Báilù bùxià, zé wǎn bù róng. 惡氣不發，風雨不節，白露不下，則菀不榮。/恶气不发，风雨不节，白露不下，则菀不荣。

zéifēng shù zhì, bàoyǔ shù qǐ, tiāndì sìshí bù xiāng bǎo, yǔ dào xiāng shī, zé wèiyāng juémiè. 賊風數至，暴雨數起，天地四時不相保，與道相失，則未央絕滅。/贼风数至，暴雨数起，天地四时不相保，与道相失，则未央绝灭。

wéi shèngrén cóng zhī, gù shēn wú qí bìng, wànwù bù shī, shēngqì bù jié. 唯聖人從之，故身無奇病，萬物不失，生氣不竭。/唯圣人从之，故身无奇病，万物不失，生气不竭。

nì chūnqì zé shàoyáng bù shēng, gānqi nèibiàn. 逆春氣則少陽不生，
肝氣內變。/逆春气则少阳不生，肝气内变。

nì xià qì zé tàiyáng bù cháng, xīnqì nèi dòng. 逆夏氣則太陽不長，
心氣內洞。/逆夏气则太阳不长，心气内洞。

nì qiūqì zé tàiyīn bù shōu, fèi qì jiāo mǎn. 逆秋氣則太陰不收，肺氣焦滿。/逆秋气则太阴不收，肺气焦满。

nì dōng qì zé shàoyīn bù cáng, shèn qì dú chén. 逆冬氣則少陰不藏，
腎氣獨沉。/逆冬气则少阴不藏，肾气独沉。

fū sìshí yīn-yáng zhě, wànwù zhī gēnběn yě. suǒyǐ shèngrén chūn xià yǎng yáng, qiū dōng yǎng yīn, yǐ cóng qí gēn; gù yǔ wànwù chénfú yú shēngzhǎng zhī mén. nì qí gēn zé fá qí běn, huài qí zhēn yǐ. 夫四時陰陽者，萬物之根本也。所以聖人春夏養陽，秋冬養陰，以從其根；故與萬物沉浮於生長之門。逆其根則伐其本，壞其真矣。/夫四时阴阳者，万物之根本也。所以圣人春夏养阳，秋冬养阴，以从其根；故与万物沉浮于生长之门。逆其根则伐其本，坏其真矣。

gù yīn-yáng sìshí zhě, wànwù zhī zhōngshǐ yě; shēngsǐ zhī běn yě; nì zhī zé zāihài shēng, cóng zhī zé kējí bùqǐ, shì wèi dédào. 故陰陽四時者，萬物之終始也；生死之本也；逆之則災害生，從之則苛疾不起，是謂得道。/故阴阳四时者，万物之终始也；生死之本也；逆之则灾害生，从之则苛疾不起，是谓得道。

dào zhě, shèngrén xíng zhī, yú zhě pèi zhī. cóng yīn-yáng zé shēng, nì zhī zé sǐ; cóng zhī zé zhì, nì zhī zé luàn. fǎn shùn wéi nì, shì wèi nèi gé. 道者，聖人行之，愚者佩之。從陰陽則生，逆之則死；從之則治，逆之則亂。反順為逆，
是謂內格。/道者，圣人行之，愚者佩之。从阴阳则生，逆之则死；从之则治，逆之则乱。反顺为逆，是谓内格。

shìgù shèngrén bùzhì yǐ bìng, zhì wèi bìng; bùzhì yǐ luàn, zhì wèi luàn, cǐ zhī wèi yě. fū bìng yǐ chéng érhòu yào zhī, luàn jǐ chéng érhòu zhì zhī, pì yóu kě ér chuānjǐng, dǒu ér zhù zhuī, bù yì wǎn hū? 是故聖人不治已病，治未病；不治已亂，治未亂，此之謂也。夫病已成而後藥之，亂已成而後治之，譬猶渴而穿井，斗而鑄

錐，不亦晚乎？/是故圣人不治已病，治未病；不治已乱，治未乱，
此之谓也。夫病已成而后药之，乱已成而后治之，譬犹渴而穿井，斗而铸锥，不亦晚乎？

shēngqì tōngtiān lùn piān dì-sān 生氣通天論篇第三/生气通天论篇第三

Huángdì yuē: fū zìgǔ tōngtiān zhě, shēng zhī běn, běnyú yīn-yáng. 黃帝曰：夫自古通天者，生之本，本於陰陽。/黄帝曰：夫自古通天者，生之本，本于阴阳。

tiāndì zhījiān, liù hé zhīnèi, qí qì Jiǔzhōu dǎo dǎo dǎo dǎo、Jiǔqiào、wǔzàng shí'èr jié, jiē tōng hū tiānqì. 天地之間，六合之內，其氣九州島島島島、九竅、五臟十二節，皆通乎天氣。/天地之间，六合之内，其气九州岛岛岛岛、九窍、五脏十二节，皆通乎天气。

qí shēng wǔ, qí qì sān, shù fàn cǐzhě, zé xiéqì shāngrén, cǐ shòumìng zhī běn yě. 其生五，其氣三，數犯此者，則邪氣傷人，此壽命之本也。/其生五，其气三，数犯此者，则邪气伤人，此寿命之本也。

cāngtiān zhī qì, qīngjìng zé zhì yì zhì, shùn zhī zé yángqì gù, suī yǒu zéi xié, fú néng hài yě, cǐ yīn shí zhī xù. 蒼天之氣，清靜則志意治，順之則陽氣固，雖有賊邪，弗能害也，此因時之序。/苍天之气，清静则志意治，顺之则阳气固，虽有贼邪，弗能害也，此因时之序。

gù shèngrén chuán jīngshén, fú tiānqì ér tōng shénmíng. shī zhī zé nèi bì Jiǔqiào, wài yōng jīròu, wèiqì jiěsàn, cǐ wèi zìshāng, qì zhī xiāo yě. 故聖人傳精神，服天氣而通神明。失之則內閉九竅，外壅肌肉，衛氣解散，此謂自傷，氣之削也。/故圣人传精神，
服天气而通神明。失之则内闭九窍，外壅肌肉，卫气解散，此谓自伤，气之削也。

yángqì zhě, ruò tiān yǔ rì, shī qí suǒ, zé zhéshòu ér bù zhāng. gù tiānyùn dāng yǐ rì-guāng míng. shìgù yáng yīn'ér shàng, wèi wài zhě yě. 陽氣者，若天與日，失其所，則折壽而不彰。故天運當以日光明。是故陽因而上，衛外者也。/阳气者，若天与日，失其所，则折寿而不彰。故天运当以日光明。是故阳因而上，卫外者也。

yīn yú hán, yù rú yùn shū, qǐjū rú jīng, shénqì nǎi fú. 因於寒，欲如運樞，起居如驚，神氣乃浮。/因于寒，欲如运枢，起居如惊，神气乃浮。

yīn yú shǔ, hàn, fán zé chuǎnhè, jìng zé duōyán, tǐ ruò fán tàn, hàn chū ér sàn. 因於暑，汗，煩則喘喝，靜則多言，體若燔炭，汗出而散。/因于暑，汗，烦则喘喝，静则多言，体若燔炭，汗出而散。

yīn yú shī, shǒu rú guǒ, shīrè bù rǎng, dà jīn ruǎn duǎn, xiǎo jīn chí cháng. ruǎn duǎn wéi jū, chí cháng wéi wěi. 因於濕，首如裹，濕熱不攘，大筋緛短，
小筋馳長。緛短為拘，馳長為痿。/因于湿，首如裹，湿热不攘，大筋緛短，小筋驰长。緛短为拘，驰长为痿。

yīn yú qì, wéi zhǒng, sìwéi xiāng dài, yángqì nǎi jié. 因於氣，為腫，四維相代，陽氣乃竭。/因于气，为肿，四维相代，阳气乃竭。

yángqì zhě, fánláo zé zhāng, jīngjué, bì jī yú xià, shǐ rén jiān jué; mù máng bù kěyǐ shì, ěr bì bù kěyǐ tīng, kuì kuì hū ruò huài dōu, mì mì hū bùkě zhǐ. 陽氣者，煩勞則張，精絕，闢積於夏，使人煎厥；目盲不可以視，耳閉不可以聽，潰潰乎若壞都，汩汩乎不可止。/阳气者，烦劳则张，精绝，辟积于夏，使人煎厥；目盲不可以视，耳闭不可以听，溃溃乎若坏都，汩汩乎不可止。

yángqì zhě, dà nù zé xíngqì jué ér xuè wǎn yú shàng, shǐ rén báo jué. 陽氣者，大怒則形氣絕而血菀於上，使人薄厥。/阳气者，大怒则形气绝而血菀于上，使人薄厥。

yǒushāng yú jīn, zòng, qí ruò bùróng. 有傷於筋，縱，其若不容。/有伤于筋，纵，其若不容。

hàn chūpiān jǔ, shǐ rén piānkū. 汗出偏沮，使人偏枯。/汗出偏沮，使人偏枯。

hàn chū jiàn shī, nǎi shēng cuó fèi. 汗出見濕，乃生痤疿。/汗出见湿，乃生痤疿。

gāo liáng zhī biàn, zú shēng dà dīng, shòu rú chí xū. 高梁之變，足生大丁，受如持虛。/高梁之变，足生大丁，受如持虚。

láo hàn dāng fēng, hán báo wéi zhā, yù nǎi cuó. 勞汗當風，寒薄為皶，鬱乃痤。/劳汗当风，寒薄为皻，郁乃痤。

yángqì zhě, jīng zé yǎngshén, róu zé yǎng jīn. 陽氣者，精則養神，柔則養筋。/阳气者，精则养神，柔则养筋。
kāi hé bude, hánqì cóng zhī, nǎi shēng dà lǚ. 開闔不得，寒氣從之，乃生大僂。/开阖不得，寒气从之，乃生大偻。
xiàn mài wéi lòu, liúlián ròu còu, shù qìhuà báo, chuánwéi shàn wèi, jí wéi jīnghài. 陷脈為瘻，留連肉腠，俞氣化薄，傳為善畏，及為驚駭。/陷脉为瘘，留连肉腠，腧气化薄，传为善畏，及为惊骇。
yíngqì bù cóng, nì yú ròu lǐ, nǎi shēng yōngzhǒng. 營氣不從，逆於肉理，乃生癰腫。/营气不从，逆于肉理，乃生痈肿。
pò hàn wèijìn, xíng ruò ér qì shuò, xué shù yǐ bì, fā wéi fēng nüè. 魄汗未盡，形弱而氣爍，穴俞以閉，發為風瘧。/魄汗未尽，形弱而气烁，穴腧以闭，发为风疟。
gù fēng zhě, bǎibìng zhī shǐ yě, qīngjìng zé ròu còu bì jù, suī yǒu dàfēng kēdú, fú zhī néng hài, cǐ yīn shí zhī xù yě. 故風者，百病之始也，清靜則肉腠閉拒，雖有大風苛毒，弗之能害，此因時之序也。/故风者，百病之始也，清静则肉腠闭拒，虽有大风苛毒，弗之能害，此因时之序也。
gù bìng jiǔ zé chuán huà, shàng-xià bù bìng, liángyī fú wéi. 故病久則傳化，上下不並，良醫弗為。/故病久则传化，上下不并，良医弗为。
gù yáng xù jī bìngsǐ, ér yángqì dāng gé. gé zhě dāng xiè, bù jí zhèngzhì, cū nǎi bài zhī. 故陽畜積病死，而陽氣當隔。隔者當瀉，不亟正治，粗乃敗之。/故阳畜积病死，而阳气当隔。隔者当泻，不亟正治，粗乃败之。
gù yángqì zhě, yī rì ér zhǔ wài. píngdàn rénqì shēng, rìzhōng ér yángqì lóng, rì xī ér yángqì yǐ xū, qìmén nǎi bì. 故陽氣者，一日而主外。平旦人氣生，日中而陽氣隆，日西而陽氣已虛，氣門乃閉。/故阳气者，一日而主外。平旦人气生，日中而阳气隆，日西而阳气已虚，气门乃闭。
shìgù mù ér shōu jù, wú rǎo jīngǔ, wú jiàn wù lù, fǎn cǐ sānshí, xíng nǎi kùn báo. 是故暮而收拒，無擾筋骨，無見霧露，反此三時，形乃困薄。/是故暮而收拒，无扰筋骨，无见雾露，反此三时，形乃困薄。
Qíbó yuē: yīn zhě, cáng jīng ér qǐ jí yě, yáng zhě, wèi wài ér wéi gù yě. 岐伯曰：陰者，藏精而起亟也，陽者，衛外而為固也。/岐伯曰：阴者，藏精而起亟也，阳者，卫外而为固也。
yīn bùshèng qí yáng, zé màiliú báo jí, bìng nǎi kuáng. yáng bùshèng qí yīn, zé wǔzàng qì zhēng, Jiǔqiào bùtōng. 陰不勝其陽，則脈流薄疾，並乃狂。陽不勝其陰，則五臟氣爭，九竅不通。/阴不胜其阳，则脉流薄疾，并乃狂。阳不胜其阴，则五脏气争，九窍不通。
shìyǐ shèngrén chén yīn-yáng, jīnmài hétóng, gǔsuǐ jiāngù, qìxuè jiē cóng. rúshì zé nèiwài tiáohé, xié bù néng hài, ěr-mù cōngming, qì lì rúgù. 是以聖人陳陰陽，筋脈和同，骨髓堅固，氣血皆從。如是則內外調和，邪不能害，耳目聰明，氣立如故。/是以圣人陈阴阳，筋脉和同，骨髓坚固，气血皆从。如是则内外调和，邪不能害，耳目聪明，气立如故。
fēng kè yín qì, jīng nǎi wáng, xié shāng gān yě. 風客淫氣，精乃亡，邪傷肝也。/风客淫气，精乃亡，邪伤肝也。
yīn'ér bǎo shí, jīnmài héng jiě, cháng pì wéi zhì. 因而飽食，筋脈橫解，腸澼為痔。/因而饱食，筋脉横解，肠澼为痔。
yīn'ér dà yǐn, zé qìnì. 因而大飲，則氣逆。/因而大饮，则气逆。
yīn'ér qiánglì, shèn qì nǎi shāng, gāo gǔ nǎi huài. 因而強力，腎氣乃傷，高骨乃壞。/因而强力，肾气乃伤，高骨乃坏。
fán yīn-yáng zhī yào, yáng mì nǎi gù, liǎngzhě bùhé, ruò chūn wú qiū, ruò dōng wú xià. yīn'ér hé zhī, shì wèi shèng dù. 凡陰陽之要，陽密乃固，兩者不和，若春無秋，若冬無夏。因而和之，是謂聖度。/凡阴阳之要，阳密乃固，两者不和，若春无秋，若冬无夏。因而和之，是谓圣度。
gù yáng qiáng bù néng mì, yīnqì nǎi jué. 故陽強不能密，陰氣乃絕。/故阳强不能密，阴气乃绝。
yīnpíng yáng mì, jīngshén nǎi zhì; yīn-yáng

lí jué, jīngqì nǎi jué. 陰平陽秘，精神乃治；陰陽離決，精氣乃絕。/阴平阳秘，精神乃治；阴阳离决，精气乃绝。
yīn yú lòufēng, nǎi shēng hánrè. 因於露風，乃生寒熱。/因于露风，乃生寒热。
shìyǐ chūn shāng yú fēng, xiéqì liúlián, nǎi wéi dòngxiè. 是以春傷於風，邪氣留連，乃為洞泄。/是以春伤于风，邪气留连，乃为洞泄。
xià shāng yú shǔ, qiū wéi jiē nüè. 夏傷於暑，秋為痎瘧。/夏伤于暑，秋为痎疟。
qiū shāng yú shī, shàng nì ér ké, fā wéi wěi jué. 秋傷於濕，上逆而咳，
發為痿厥。/秋伤于湿，上逆而咳，发为痿厥。
dōng shāng yú hán, chūn bì wēnbìng. 冬傷於寒，春必溫病。/冬伤于寒，春必温病。
sìshí zhī qì, gèng shāng wǔzàng. 四時之氣，更傷五臟。/四时之气，更伤五脏。
yīn zhī suǒ shēng, běn zài wǔwèi; yīn zhī wǔ gōng, shāng zài wǔwèi. 陰之所生，本在五味；陰之五宮，傷在五味。/阴之所生，本在五味；阴之五宫，伤在五味。
shìgù wèiguò yú suān, gānqi yǐ jīn, píqi nǎi jué. 是故味過於酸，肝氣以津，脾氣乃絕。/是故味过于酸，肝气以津，脾气乃绝。
wèiguò yú xián, dà gǔqì láo, duǎn jī, xīnqì yì. 味過於咸，大骨氣勞，短肌，心氣抑。/味过于咸，大骨气劳，短肌，心气抑。
wèiguò yú gān, xīnqì chuǎn mǎn, sè hēi, shèn qì bù héng. 味過於甘，心氣喘滿，色黑，腎氣不衡。/味过于甘，心气喘满，色黑，肾气不衡。
wèiguò yú kǔ, píqi bù rú, wèi qì nǎi hòu. 味過於苦，脾氣不濡，胃氣乃厚。/味过于苦，脾气不濡，胃气乃厚。
wèiguò yú xīn, jīnmài jǔ chí, jīngshén nǎi yāng. 味過於辛，筋脈沮弛，
精神乃央。/味过于辛，筋脉沮弛，精神乃央。
shìgù jǐn hé wǔwèi, gǔ zhèng jīn róu, qìxuè yǐ liú, còulǐ yǐ mì, rúshì zé gǔqì yǐ jīng. jǐn dào rú fǎ, cháng yǒu tiānmìng. 是故謹和五味，骨正筋柔，氣血以流，腠理以密，如是則骨氣以精。謹道如法，長有天命。/是故谨和五味，骨正筋柔，气血以流，腠理以密，如是则骨气以精。谨道如法，长有天命。

jīn kuì zhēnyán lùn piān dì-sì 金匱真言論篇第四/金匮真言论篇第四

Huángdì wèn yuē: tiān yǒu bā fēng, jīng yǒu Wǔfēng, hé wèi? 黃帝問曰：天有八風，經有五風，何謂？/黄帝问曰：天有八风，经有五风，何谓？
Qíbó duì yuē: bā fēngfā xié yǐwéi jīng fēng, chù wǔzàng, xiéqì fābìng. 岐伯對曰：八風發邪以為經風，觸五臟，邪氣發病。/岐伯对曰：八风发邪以为经风，触五脏，邪气发病。
suǒwèi dé sìshí zhī shèngzhě, chūn shèng chángxià, chángxià shèng dōng, dōng shèng xià, xià shèng qiū, qiū shèngchūn, suǒwèi sìshí zhī shèng yě. 所謂得四時之勝者，春勝長夏，長夏勝冬，冬勝夏，夏勝秋，秋勝春，所謂四時之勝也。/所谓得四时之胜者，春胜长夏，长夏胜冬，冬胜夏，夏胜秋，秋胜春，所谓四时之胜也。
dōngfēng shēng yú chūn, bìng zài gān, shù zài jǐngxiàng; nánfēng shēng yú xià, bìng zàixīn, shù zài xiōnglèi; xīfēng shēng yú qiū, bìng zài fèi, shù zài jiānbèi; běifēng shēng yú dōng, bìng zài shèn, shù zài yāo gǔ; zhōngyāng wéi tǔ, bìng zài pí, shù zài jǐ. 東風生於春，病在肝，俞在頸項；南風生於夏，病在心，俞在胸肋；西風生於秋，病在肺，俞在肩背；北風生於冬，病在腎，俞在腰股；中央為土，病在脾，俞在脊。/东风生于春，病在肝，腧在颈项；南风生于夏，病在心，腧在胸肋；西风生于秋，病在肺，腧在肩背；北风生于冬，病在肾，腧在腰股；中央为土，病在脾，腧在脊。
gù chūnqì zhě, bìng zài tóu; xià qì zhě, bìng zài zàng; qiūqì zhě, bìng zài jiānbèi; dōng qì zhě, bìng zài sìzhī. 故春氣者，病在頭；夏氣者，病在髒；秋氣者，病在肩背；冬氣者，病在四肢。/故春气者，病在头；夏气者，病在脏；秋气者，病在肩背；冬气者，病在四肢。
gù chūn shàn bìng qiú nǜ, zhòngxià shàn bìng xiōng xié, chángxià shàn bìng dòngxiè hán zhōng, qiū shàn bìng fēng nüè, dōng shàn bì jué. 故春善病鼽衄，仲夏善病胸脅，長夏善病洞泄寒中，秋善

病風瘧，冬善痹厥。/故春善病鼽衄，仲夏善病胸胁，长夏善病洞泄寒中，秋善病风疟，冬善痹厥。
gù dōng bù àn qiāo, chūn bù qiú nǜ; chūn bù bìng jǐngxiàng, zhòngxià bù bìng xiōnglèi; chángxià bù bìng dòngxiè hán zhōng, qiū bù bìng fēng nüè, dōng bù bìng bì jué, sūn xiè ér hàn chū yě. 故冬不按蹻，春不鼽衄；春不病頸項，仲夏不病胸肋；長夏不病洞泄寒中，秋不病風瘧，冬不病痹厥，飧泄而汗出也。/故冬不按蹻，春不鼽衄；春不病颈项，仲夏不病胸肋；长夏不病洞泄寒中，秋不病风疟，冬不病痹厥，飧泄而汗出也。
fū jīng zhě, shēn zhī běn yě. gù cáng yú jīng zhě, chūn bù bìng wēn. xià shǔ hàn bùchū zhě, qiūchéng fēng nüè, cǐ píngrén mài fǎ yě. 夫精者，身之本也。故藏於精者，春不病溫。夏暑汗不出者，秋成風瘧，此平人脈法也。/夫精者，身之本也。故藏于精者，春不病温。夏暑汗不出者，秋成风疟，此平人脉法也。
gù yuē: yīn zhōng yǒu yīn, yáng zhōng yǒu yáng. píngdàn zhìrì zhōng, tiān zhī yáng, yáng zhōng zhī yáng yě; rìzhōng zhì huánghūn, tiān zhī yáng, yáng zhōng zhī yīn yě; hé yè zhì jīmíng, tiān zhī yīn, yīn zhōng zhī yīn yě; jīmíng zhì píngdàn, tiān zhī yīn, yīn zhōng zhī yáng yě. 故曰：陰中有陰，陽中有陽。平旦至日中，天之陽，陽中之陽也；日中至黃昏，天之陽，陽中之陰也；合夜至雞鳴，天之陰，陰中之陰也；雞鳴至平旦，天之陰，陰中之陽也。/故曰：阴中有阴，阳中有阳。平旦至日中，天之阳，阳中之阳也；日中至黄昏，天之阳，阳中之阴也；合夜至鸡鸣，天之阴，阴中之阴也；鸡鸣至平旦，天之阴，阴中之阳也。
gùrén yì yìng zhī, fū yán rén zhī yīn-yáng, zé wài wéi yáng, nèi wéi yīn. yán rénshēn zhī yīn-yáng, zé bèi wéi yáng, fù wéi yīn. yán rénshēn zhī zàngfǔ zhōng yīn-yáng, zé zàng zhě wéi yīn, fǔ zhě wéi yáng.
gān、xīn、pí、fèi、shèn, wǔzàng jiē wéi yīn,
dǎn、wèi、dàcháng、xiǎocháng、pángguāng、sān jiāo, liùfǔ jiē wéi yáng. 故人亦應之，夫言人之陰陽，則外為陽，內為陰。言人身之陰陽，則背為陽，腹為陰。言人身之臟腑中陰陽，則髒者為陰，腑者為陽。肝、心、脾、肺、腎，五臟皆為陰，膽、胃、大腸、小腸、膀胱、三焦，六腑皆為陽。/故人亦应之，夫言人之阴阳，则外为阳，内为阴。言人身之阴阳，则背为阳，腹为阴。言人身之脏腑中阴阳，则脏者为阴，腑者为阳。肝、心、脾、肺、肾，五脏皆为阴，胆、胃、大肠、小肠、膀胱、三焦，六腑皆为阳。
suǒyǐ yù zhī yīn zhōng zhī yīn, yáng zhōng zhī yáng zhě, héyě? wéi dōng bìng zài yīn, xià bìng zài yáng, chūn bìng zài yīn, qiū bìng zài yáng, jiē shì qí suǒzài, wéi shī zhēn shí yě. 所以欲知陰中之陰，陽中之陽者，何也？為冬病在陰，夏病在陽，春病在陰，秋病在陽，皆視其所在，為施針石也。/所以欲知阴中之阴，阳中之阳者，何也？为冬病在阴，夏病在阳，春病在阴，秋病在阳，皆视其所在，为施针石也。
gù bèi wéi yáng, yáng zhōng zhī yáng, xīn yě; bèi wéi yáng, yáng zhōng zhī yīn, fèi yě; fù wéi yīn, yīn zhōng zhī yīn, shèn yě, yīn zhōng zhī yáng, gān yě; fù wéi yīn, yīn zhōng zhī zhì yīn, pí yě. 故背為陽，陽中之陽，心也；背為陽，陽中之陰，肺也；腹為陰，陰中之陰，腎也，陰中之陽，肝也；腹為陰，陰中之至陰，脾也。/故背为阳，阳中之阳，心也；背为阳，阳中之阴，肺也；腹为阴，阴中之阴，肾也，阴中之阳，肝也；腹为阴，阴中之至阴，脾也。
cǐ jiē yīn-yáng biǎolǐ, nèiwài cí xióng, xiāng shū yìng yě. gù yǐyìng tiān zhī yīn-yáng yě. 此皆陰陽表裡，內外雌雄，相輸應也。故以應天之陰陽也。/此皆阴阳表里，内外雌雄，相输应也。故以应天之阴阳也。
dì yuē: wǔzàng yìng sìshí, gè yǒu shōushòu hū? 帝曰：五臟應四時，
各有收受乎？/帝曰：五脏应四时，各有收受乎？
Qíbó yuē: yǒu. 岐伯曰：有。/岐伯曰：有。
dōngfāng qīngsè, rù tōng yú gān, kāiqiào yú mù, cáng jīngyú gān. qí bìng fā jīnghài, qí wèi suān, qí lèi cǎomù, qí xù jī, qí gǔ mài, qí yìng sìshí, shàng wéi Suìxīng, shìyǐ chūnqì zài tóu yě. qí yīn jiǎo, qí shù bā, shìyǐ zhī bìng zhī zài jīn yě, qí chòu sāo. 東方青色，入通於肝，開竅於目，藏精於

肝。其病發驚駭，其味酸，其類草木，其畜雞，其谷麥，其應四時，上為歲星，是以春氣在頭也。其音角，其數八，是以知病之在筋也，其臭臊。/东方青色，入通于肝，开窍于目，藏精于肝。其病发惊骇，其味酸，其类草木，其畜鸡，其谷麦，其应四时，上为岁星，是以春气在头也。其音角，其数八，是以知病之在筋也，其臭臊。
nánfāng chìsè, rù tōng yú xīn, kāiqiào yú ěr, cáng yú xīn, gù bìng zài wǔzàng. qí wèi kǔ, qí lèi huǒ, qí xù yáng, qí gǔ shǔ, qí yìng sìshí, shàng wéi yínghuò xīng. shìyǐ zhī bìng zhī zài mài yě. qí yīn zhēng, qí shù qī, qí chòu jiāo. 南方赤色，入通於心，開竅於耳，藏於心，故病在五臟。其味苦，其類火，其畜羊，其谷黍，其應四時，
上為熒惑星。是以知病之在脈也。其音徵，其數七，其臭焦。/南方赤色，入通于心，开窍于耳，藏于心，故病在五脏。其味苦，其类火，其畜羊，其谷黍，其应四时，上为荧惑星。是以知病之在脉也。其音徵，其数七，其臭焦。
zhōngyāng huángsè, rù tōng yú pí, kāiqiào yú kǒu, cáng jīngyú pí, gù bìng zài shéběn. qí wèi gān, qí lèi tǔ, qí xù niú, qí gǔ jì, qí yìng sìshí, shàng wéi Zhènxīng. shìyǐ zhī bìng zhī zài ròu yě. qí yīn gōng, qí shù wǔ, qí chòu xiāng. 中央黃色，入通於脾，開竅於口，藏精於脾，故病在舌本。其味甘，其類土，其畜牛，其谷稷，其應四時，上為鎮星。是以知病之在肉也。其音宮，其數五，其臭香。/中央黄色，入通于脾，开窍于口，藏精于脾，故病在舌本。其味甘，其类土，其畜牛，其谷稷，其应四时，上为镇星。是以知病之在肉也。其音宫，其数五，其臭香。
xīfāng báisè, rù tōng yú fèi, kāiqiào yú bí, cáng jīngyú fèi, gù bìng bèi. qí wèi xīn, qí lèi jīn, qí xù mǎ, qí gǔ dào, qí yìng sìshí, shàng wéi Tàibáixīng. shìyǐ zhī bìng zhī zài pímáo yě. qí yīn shāng, qí shǔjiǔ, qí chòux-īng. 西方白色，入通於肺，開竅於鼻，藏精於肺，故病背。其味辛，其類金，其畜馬，其谷稻，其應四時，上為太白星。是以知病之在皮毛也。其音商，其數九，其臭腥。/西方白色，入通于肺，开窍于鼻，藏精于肺，故病背。其味辛，其类金，其畜马，其谷稻，其应四时，上为太白星。是以知病之在皮毛也。其音商，其数九，其臭腥。
běifāng hēisè, rù tōng yú shèn, kāiqiào yú èr yīn, cáng jīngyú shèn, gù bìng zài xī. qí wèi xián, qí lèi shuǐ, qí xù zhì, qí gǔ dòu, qí yìng sìshí, shàng wéi Chénxīng. shìyǐ zhī bìng zhī zài gǔ yě. qí yīn yǔ, qí shù liù, qí chòu fǔ. 北方黑色，入通於腎，開竅於二陰，藏精於腎，故病在膝。其味咸，其類水，其畜彘，其谷豆，其應四時，上為辰星。是以知病之在骨也。其音羽，其數六，其臭腐。/北方黑色，入通于肾，开窍于二阴，藏精于肾，故病在膝。其味咸，其类水，其畜彘，其谷豆，其应四时，上为辰星。是以知病之在骨也。其音羽，其数六，其臭腐。
gù shàn wéi mài zhě, jǐn chá wǔzàngliùfǔ, yī nì yīcóng, yīn-yáng biǎolǐ, cí xióng zhī jì, cáng zhī xīnyì, héxīn yú jīng, fēi qí rén wù jiāo, fēi qí zhēn wù shòu, shì wèi dédào. 故善為脈者，謹察五臟六腑，一逆一從，陰陽表裡，雌雄之紀，藏之心意，合心於精，非其人勿教，非其真勿授，是謂得道。/故善为脉者，谨察五脏六腑，一逆一从，阴阳表里，雌雄之纪，藏之心意，合心于精，非其人勿教，非其真勿授，是谓得道。

yīn-yáng yìng xiàng dà lùn piān dì-wǔ 陰陽應象大論篇第五/阴阳应象大论篇第五

Huángdì yuē: yīn-yáng zhě, tiāndì zhī dào yě, wànwù zhī gāngjì, biànhuà zhī fùmǔ, shēng shā zhī běn shǐ, shénmíng zhī fǔ yě. 黃帝曰：陰陽者，天地之道也，萬物之綱紀，變化之父母，生殺之本始，神明之府也。/黄帝曰：阴阳者，天地之道也，万物之纲纪，变化之父母，生杀之本始，神明之府也。
zhìbìng bì qiú yú běn. 治病必求於本。/治病必求于本。
gù jī yáng wéi tiān, jī yīn wéi dì. yīn jìng yáng zào, yáng shēng yīn cháng, yáng shā yīn cáng, yáng huà qì, yīn chéngxíng. 故積陽為天，積陰為地。陰靜陽燥，陽生陰長，陽殺陰藏，陽化氣，陰成形。/故积阳为天，积阴为地。阴静阳燥，阳生阴长，阳杀阴藏，阳化气，阴成形。
Hánjí shēngrè, rè jí shēng hán, hánqì shēng zhuó, rèqì shēng qīng. qīngqì zàixià, zé

shēng sūn xiè; zhuó qì zài shàng, zé shēng（yuè zhēn）zhàng. cǐ yīn-yáng fǎn zuò, bìng zhī nì cóng yě. 寒極生熱，熱極生寒，寒氣生濁，熱氣生清。清氣在下，則生飧泄；濁氣在上，則生（月真）脹。此陰陽反作，病之逆從也。/寒极生热，热极生寒，寒气生浊，热气生清。清气在下，则生飧泄；浊气在上，则生（月真）胀。此阴阳反作，病之逆从也。
gù qīng yáng wéi tiān, zhuó yīn wéi dì; dìqì shàng wéi yún, tiānqì xià wéi yǔ; yǔ chūdì qì, yún chū tiānqì. 故清陽為天，濁陰為地；地氣上為雲，天氣下為雨；雨出地氣，雲出天氣。/故清阳为天，浊阴为地；地气上为云，天气下为雨；雨出地气，云出天气。
gù qīng yáng chū shàng qiào, zhuó yīn chū xiàqiào; qīng yáng fā còulǐ, zhuó yīn zǒu wǔzàng; qīng yáng shí sìzhī, zhuó yīn guī liùfǔ. 故清陽出上竅，濁陰出下竅；清陽發腠理，濁陰走五臟；清陽實四肢，濁陰歸六腑。/故清阳出上窍，浊阴出下窍；清阳发腠理，浊阴走五脏；清阳实四肢，浊阴归六腑。
shuǐ wéi yīn, huǒ wéi yáng; yáng wéi qì, yīn wéi wèi. 水為陰，火為陽；陽為氣，陰為味。/水为阴，火为阳；阳为气，阴为味。
wèi guī xíng, xíng guī qì, qì guī jīng, jīng guīhuà, jīng shí qì, xíng shí wèi, huàshēng jīng, qìshēng xíng. 味歸形，形歸氣，氣歸精，精歸化，精食氣，形食味，化生精，氣生形。/味归形，形归气，气归精，精归化，精食气，形食味，化生精，气生形。
wèi shāng xíng, qì shāng jīng; jīng huàwéi qì, qì shāng yú wèi. 味傷形，氣傷精；精化為氣，氣傷於味。/味伤形，气伤精；精化为气，气伤于味。
yīn wèi chū xiàqiào; yángqì chū shàng qiào. 陰味出下竅；陽氣出上竅。/阴味出下窍；阳气出上窍。
wèi hòu zhě wéi yīn, báo wéi yīn zhī yáng. qì hòu zhě wéi yáng, báo wéi yáng zhī yīn. 味厚者為陰，薄為陰之陽。氣厚者為陽，薄為陽之陰。/味厚者为阴，薄为阴之阳。气厚者为阳，薄为阳之阴。
wèi hòu zé xiè, báo zé tōng. qì báo zé fāxiè, hòu zé fārè. 味厚則泄，薄則通。氣薄則發泄，厚則發熱。/味厚则泄，薄则通。气薄则发泄，厚则发热。
zhuàng huǒ zhī qì shuāi, shǎo huǒ zhī qì zhuàng. zhuàng huǒshi qì, qì shí shǎo huǒ. zhuàng huǒ sàn qì, shǎo huǒ shēngqì. 壯火之氣衰，少火之氣壯。壯火食氣，氣食少火。壯火散氣，少火生氣。/壮火之气衰，少火之气壮。壮火食气，气食少火。壮火散气，少火生气。
qìwèi, xīn gān fāsàn wéi yáng, suānkǔ yǒng xiè wéi yīn. 氣味，辛甘發散為陽，酸苦湧泄為陰。/气味，辛甘发散为阳，酸苦涌泄为阴。
yīn shèng zé yáng bìng, yáng shèng zé yīn bìng. yáng shèng zé rè, yīn shèng zé hán. zhòng hán zé rè, chóngrè zé hán. 陰勝則陽病，陽勝則陰病。陽勝則熱，陰勝則寒。重寒則熱，重熱則寒。/阴胜则阳病，阳胜则阴病。阳胜则热，阴胜则寒。重寒则热，重热则寒。
hán shāng xíng, rè shāngqì. qì shāngtòng, xíng shāng zhǒng. gù xiān tòng érhòu zhǒng zhě, qì shāng xíng yě, xiān zhǒng érhòu tòng zhě, xíng shāngqì yě. 寒傷形，熱傷氣。氣傷痛，形傷腫。故先痛而後腫者，氣傷形也，先腫而後痛者，形傷氣也。/寒伤形，热伤气。气伤痛，形伤肿。故先痛而后肿者，气伤形也，先肿而后痛者，形伤气也。
fēng shèng zé dòng, rè shèng zé zhǒng, zào shèng zé gān, hán shèng zé fú, shī shèng zé rú xiè. 風勝則動，熱勝則腫，燥勝則干，寒勝則浮，濕勝則濡瀉。/风胜则动，热胜则肿，燥胜则干，寒胜则浮，湿胜则濡泻。
tiān yǒu sìshí wǔ háng, yǐ shēngzhǎng shōucáng, yǐ shēng hánshǔ zàoshī fēng. rén yǒu wǔzàng huà wǔqì, yǐ shēng xǐ-nù bēi yōukǒng. 天有四時五行，以生長收藏，以生寒暑燥濕風。人有五臟化五氣，以生喜怒悲憂恐。/天有四时五行，以生长收藏，以生寒暑燥湿风。人有五脏化五气，以生喜怒悲忧恐。
gù xǐ-nù shāngqì, hánshǔ shāng xíng. 故喜怒傷氣，寒暑傷形。/故喜怒伤气，寒暑伤形。
bàonù shāng yīn, bào xǐ shāng yáng. 暴怒傷陰，暴喜傷陽。/暴怒伤阴，暴喜伤阳。
jué qìshàng xíng, mǎn mài qù xíng. 厥氣上

行，滿脈去形。/厥气上行，满脉去形。
xǐ-nù bù jié, hánshǔ guòdù, shēng nǎi bù gù. 喜怒不節，寒暑過度，
生乃不固。/喜怒不节，寒暑过度，生乃不固。
gù zhòng yīn bì yáng, chóngyáng bì yīn. 故重陰必陽，重陽必陰。/故重阴必阳，重阳必阴。
gù yuē: dōng shāng yú hán, chūn bì wēnbìng; chūn shāng yú fēng, xià shēng sūn xiè; xià shāng yú shǔ, qiū bì jiē nüè; qiū shāng yú shī, dōng shēng késou. 故曰：冬傷於寒，春必溫病；春傷於風，夏生飧泄；夏傷於暑，秋必痎瘧；秋傷於濕，冬生咳嗽。/故曰：冬伤于寒，春必温病；春伤于风，夏生飧泄；夏伤于暑，秋必痎疟；秋伤于湿，冬生咳嗽。
dì yuē: yú wén shànggǔ shèngrén, lùnlǐ rénxíng, liè bié zàngfǔ, duān luò jīngmài, huìtōng liù hé, gè cóng qí jīng, qì xué suǒ fā, gè yǒu chù míng, xīgǔ shǔ gǔ, jiē yǒusuǒ qǐ. fēnbù nì cóng, gè yǒu tiáolǐ. sìshí yīn-yáng, jìn yǒu jīngjì. wài nèi zhī yìng, jiē yǒu biǎolǐ, qí xìnrán hū. 帝曰：餘聞上古聖人，論理人形，列別臟腑，端絡經脈，會通六合，各從其經，氣穴所發，各有處名，溪谷屬骨，皆有所起。分部逆從，各有條理。四時陰陽，盡有經紀。外內之應，皆有表裡，
其信然乎。/帝曰：余闻上古圣人，论理人形，列别脏腑，端络经脉，会通六合，各从其经，气穴所发，各有处名，溪谷属骨，皆有所起。分部逆从，各有条理。四时阴阳，尽有经纪。外内之应，皆有表里，其信然乎。
Qíbó duì yuē: 岐伯對曰：/岐伯对曰：
dōngfāng shēngfēng, fēng shēng mù, mù shēng suān, suān shēng gān, gān shēng jīn, jīn shēngxīn, gān zhǔ mù. qí zài tiān wéi xuán, zài rénwéi dào, zàidì wéi huà. huàshēng wǔwèi, dào shēng zhì, xuán shēng shén, shén zài tiān wéi fēng, zàidì wéi mù, zài tǐ wéi jīn, zài zàng wéi gān. zài sè wéi cāng, zài yīn wéi jiǎo, zài shēng wéi hū, zài biàndòng wéi wò, zài qiào wéi mù, zài wèi wéi suān, zài zhì wéi nù. nù shāng gān, bēi shèng nù, fēng shāng jīn, zào shèng fēng, suān shāng jīn, xīn shèng suān. 東方生風，風生木，木生酸，酸生肝，肝生筋，筋生心，肝主目。其在天為玄，在人為道，在地為化。化生五味，道生智，玄生神，神在天為風，在地為木，在體為筋，在髒為肝。在色為蒼，在音為角，在聲為呼，在變動為握，在竅為目，在味為酸，在志為怒。怒傷肝，悲勝怒，風傷筋，燥勝風，酸傷筋，辛勝酸。/东方生风，风生木，木生酸，酸生肝，肝生筋，筋生心，肝主目。其在天为玄，在人为道，在地为化。化生五味，道生智，玄生神，神在天为风，在地为木，在体为筋，在脏为肝。在色为苍，在音为角，在声为呼，在变动为握，在窍为目，在味为酸，
在志为怒。怒伤肝，悲胜怒，风伤筋，燥胜风，酸伤筋，辛胜酸。
nánfāng shēngrè, rè shēnghuǒ, huǒ shēng kǔ, kǔ shēngxīn, xīn shēng xuè, xuè shēng pí, xīn zhǔ shé. qí zài tiān wéi rè, zàidì wéi huǒ, zài tǐ wéi mài, zài zàng wéi xīn, zài sè wéi chì, zài yīn wéi zhēng, zài shēng wéi xiào, zài biàndòng wéi yōu, zài qiào wéi shé, zài wèi wéi kǔ, zài zhì wéi xǐ. xǐ shāngxīn, kǒng shèng xǐ, rè shāngqì, hán shèng rè, kǔ shāngqì, xián shèng kǔ. 南方生熱，熱生火，火生苦，苦生心，心生血，血生脾，心主舌。其在天為熱，在地為火，在體為脈，在髒為心，在色為赤，在音為徵，在聲為笑，在變動為憂，在竅為舌，在味為苦，
在志為喜。喜傷心，恐勝喜，熱傷氣，寒勝熱，苦傷氣，咸勝苦。/南方生热，热生火，火生苦，苦生心，心生血，血生脾，心主舌。其在天为热，在地为火，在体为脉，在脏为心，在色为赤，在音为徵，在声为笑，在变动为忧，在窍为舌，在味为苦，在志为喜。喜伤心，恐胜喜，热伤气，寒胜热，苦伤气，咸胜苦。
zhōngyāng shēng shī, shī shēngtǔ, tǔshēng gān, gān shēng pí, pí shēngròu, ròu shēng fèi pí zhǔ kǒu. qí zài tiān wéi shī, zàidì wéi tǔ, zài tǐ wéi ròu, zài zàng wéi pí, zài sè wéi huáng, zài yīn wéi gōng, zài shēng wéi gē, zài biàndòng wéi yuě, zài qiào wéi kǒu, zài wèi wéi gān, zài zhì wéi sī. sī shāng pí, nù shèng sī, shī shāng ròu, fēng shèng shī, gān shāng ròu, suān shèng gān. 中央生濕，濕生土，土生甘，甘生脾，脾生肉，肉生肺脾主口。其在天為濕，在地為土，在體為肉，在髒為脾，在色為黃，在音為宮，在聲為歌，在變動為

曦，在竅為口，在味為甘，
在志為思。思傷脾，怒勝思，濕傷肉，風勝濕，甘傷肉，酸勝甘。/中央生湿，湿生土，土生甘，甘生脾，脾生肉，肉生肺脾主口。其在天为湿，在地为土，在体为肉，在脏为脾，在色为黄，在音为宫，在声为歌，在变动为哕，在窍为口，在味为甘，在志为思。思伤脾，怒胜思，湿伤肉，风胜湿，甘伤肉，酸胜甘。

xīfāng shēng zào, zào shēngjīn, jīn shēng xīn, xīn shēng fèi, fèi shēngpí máo, pímáo zài shèn, fèi zhǔ bí. qí zài tiān wéi zào, zàidì wéi jīn, zài tǐ wéi pímáo, zài zàng wéi fèi, zài sè wéi bái, zài yīn wéi shāng, zài shēng wéi kū, zài biàndòng wéi ké, zài qiào wéi bí, zài wèi wéi xīn, zài zhì wéi yōu. yōushāng fèi, xǐ shèng yōu, rè shāng pímáo, hán shèng rè, xīn shāng pímáo, kǔ shèng xīn. 西方生燥，燥生金，金生辛，辛生肺，肺生皮毛，皮毛在腎，肺主鼻。其在天為燥，在地為金，在體為皮毛，在髒為肺，在色為白，在音為商，在聲為哭，在變動為咳，在竅為鼻，在味為辛，在志為憂。憂傷肺，喜勝憂，熱傷皮毛，寒勝熱，辛傷皮毛，苦勝辛。/西方生燥，燥生金，金生辛，辛生肺，肺生皮毛，皮毛在肾，肺主鼻。其在天为燥，在地为金，在体为皮毛，在脏为肺，在色为白，在音为商，在声为哭，在变动为咳，在窍为鼻，在味为辛，在志为忧。忧伤肺，喜胜忧，热伤皮毛，寒胜热，辛伤皮毛，苦胜辛。

běifāng shēng hán, hán shēngshuǐ, shuǐshēng xián, xián shēng shèn, shèn shēng gǔsuǐ, suǐ shēng gān, shèn zhǔ ěr. qí zài tiān wéi hán, zàidì wéi shuǐ, zài tǐ wéi gǔ, zài zàng wéi shèn, zài sè wéi hēi, zài yīn wéi yǔ, zài shēng wéi shēn, zài biàndòng wéi lì, zài qiào wéi ěr, zài wèi wéi xián, zài zhì wéi kǒng. kǒng shāng shèn, sī shèng kǒng, hán shāng xuè, zào shèng hán, xián shāng xuè, gān shèng xián. 北方生寒，寒生水，水生咸，咸生腎，腎生骨髓，髓生肝，腎主耳。其在天為寒，在地為水，在體為骨，在髒為腎，在色為黑，在音為羽，在聲為呻，在變動為栗，在竅為耳，在味為咸，在志為恐。恐傷腎，思勝恐，寒傷血，燥勝寒，咸傷血，甘勝咸。/北方生寒，寒生水，水生咸，咸生肾，肾生骨髓，髓生肝，肾主耳。其在天为寒，在地为水，在体为骨，在脏为肾，在色为黑，在音为羽，在声为呻，在变动为栗，在窍为耳，在味为咸，在志为恐。恐伤肾，思胜恐，寒伤血，燥胜寒，咸伤血，甘胜咸。

gù yuē: tiāndì zhě, wànwù zhīshàng xià yě; yīn-yáng zhě, xuèqì zhī nán-nǔ yě; zuǒyòu zhě, yīn-yáng zhī dào lù yě; shuǐhuǒ zhě, yīn-yáng zhī zhēngzhào yě; yīn-yáng zhě, wànwù zhī néng shǐ yě. 故曰：天地者，萬物之上下也；陰陽者，血氣之男女也；左右者，陰陽之道路也；水火者，陰陽之徵兆也；陰陽者，萬物之能始也。/故曰：天地者，万物之上下也；阴阳者，血气之男女也；左右者，阴阳之道路也；水火者，阴阳之征兆也；阴阳者，万物之能始也。

gù yuē: yīn zàinèi, yáng zhī shǒu yě, yáng zàiwài, yīn zhī shǐ yě. 故曰：陰在內，陽之守也，陽在外，陰之使也。/故曰：阴在内，阳之守也，阳在外，阴之使也。

dì yuē: fǎ yīn-yáng nàihé? 帝曰：法陰陽奈何？/帝曰：法阴阳奈何？

Qíbó yuē: yáng shèng zé shēnrè, còulǐ bì, chuǎn cū wèi zhī fǔ yì, hàn bùchū ér rè, chǐ gān, yǐ fán yuān fùmǎn sǐ, néng dōng bù néng xià. 岐伯曰：陽盛則身熱，腠理閉，喘麤為之俛抑，汗不出而熱，齒干，以煩冤腹滿死，能冬不能夏。/岐伯曰：阳盛则身热，腠理闭，喘粗为之俛抑，汗不出而热，齿干，以烦冤腹满死，能冬不能夏。

yīn shèng zé shēn hán, hàn chūshēn Chángqīng, shù lì ér hán, hán zé jué, jué zé fùmǎn sǐ, néng xià bù néng dōng. cǐ yīn-yáng gèng shèng zhī biàn, bìng zhī xíng néng yě. 陰勝則身寒，汗出身長清，數栗而寒，寒則厥，厥則腹滿死，能夏不能冬。此陰陽更勝之變，
病之形能也。/阴胜则身寒，汗出身长清，数栗而寒，寒则厥，厥则腹满死，能夏不能冬。此阴阳更胜之变，病之形能也。

dì yuē: tiáo cǐ èrzhě, nàihé? 帝曰：調此二者，奈何？/帝曰：调此二者，奈何？

Qíbó yuē: néng zhī qī sǔn bā yì, zé èrzhě kětiáo, bù zhī yòng cǐ, zé zǎoshuāi zhī jié yě. 岐伯曰：能知七損八益，則二者可

調，不知用此，則早衰之節也。/岐伯曰：能知七损八益，则二者可调，不知用此，则早衰之节也。

nián sìshí, ér yīnqì zì bàn yě, qǐjū shuāi yǐ. nián wǔshí, tǐzhòng, ěr-mù bù cōngming yǐ. nián liùshí, yīnwěi, qì dà shuāi, Jiǔqiào bùlì, xià xū shàng shí, tìqì jù chū yǐ. 年四十，而陰氣自半也，起居衰矣。年五十，體重，耳目不聰明矣。年六十，陰痿，氣大衰，九竅不利，下虛上實，涕泣俱出矣。/年四十，而阴气自半也，起居衰矣。年五十，体重，耳目不聪明矣。年六十，阴痿，气大衰，九窍不利，下虚上实，涕泣俱出矣。

gù yuē: zhī zhī zé qiáng, bù zhī zé lǎo, gù tóng chū ér míng yì ěr. zhìzhě chá tóng, yú zhě chá yì, yú zhě bùzú, zhìzhě yǒuyú, yǒuyú ér ěr-mù cōngming, shēntǐ qiángjiàn, lǎozhě fùzhuàng, zhuàng zhě yì zhì. 故曰：知之則強，不知則老，故同出而名異耳。智者察同，愚者察異，愚者不足，智者有餘，有餘而耳目聰明，身體強健，老者復壯，壯者益治。/故曰：知之则强，不知则老，故同出而名异耳。智者察同，愚者察异，愚者不足，智者有余，有余而耳目聪明，身体强健，老者复壮，壮者益治。

shìyǐ shèngrén wéi wúwéi zhī shì, lè tián dàn zhī néng, cóng yù kuài zhì yú xūwú zhī shǒu, gù shòumìng wúqióng, yǔ tiāndì zhōng, cǐ shèngrén zhī zhì shēn yě. 是以聖人為無為之事，樂恬憺之能，從欲快志於虛無之守，故壽命無窮，與天地終，此聖人之治身也。/是以圣人为无为之事，乐恬憺之能，从欲快志于虚无之守，故寿命无穷，与天地终，此圣人之治身也。

tiān bùzú xīběi, gù xīběifāng yīn yě, ér rén yòu'ěr mù bùrú zuǒ míng yě. dì bùmǎn dōngnán, gù dōngnánfāng yáng yě, ér rén zuǒshǒu zú bùrú yòu qiáng yě. 天不足西北，故西北方陰也，而人右耳目不如左明也。地不滿東南，故東南方陽也，而人左手足不如右強也。/天不足西北，故西北方阴也，
而人右耳目不如左明也。地不满东南，故东南方阳也，而人左手足不如右强也。

dì yuē: héyǐ rán? 帝曰：何以然？/帝曰：何以然？

Qíbó yuē: dōngfāng yáng yě, yáng zhě qí jīng bìng yú shàng, bìng yú shàng zé shàng míng ér xià xū, gù shǐ ěr-mù cōngming ér shǒuzú bùbiàn. xīfāng yīn yě, yīn zhě qí jīng bìng yú xià, bìng yú xià zé xià shèng ér shàng xū, gù qí ěr-mù bù cōngming ér shǒuzú biàn yě. gù jù gǎn yú xié, qí zài shàng zé yòu shèn, zàixià zé zuǒ shèn, cǐ tiāndì yīn-yáng suǒ bù néng quán yě, gù xié jū zhī. 岐伯曰：東方陽也，陽者其精並於上，並於上則上明而下虛，故使耳目聰明而手足不便。西方陰也，陰者其精並於下，並於下則下盛而上虛，故其耳目不聰明而手足便也。故俱感於邪，其在上則右甚，在下則左甚，此天地陰陽所不能全也，故邪居之。/岐伯曰：东方阳也，阳者其精并于上，并于上则上明而下虚，
故使耳目聪明而手足不便。西方阴也，阴者其精并于下，并于下则下盛而上虚，故其耳目不聪明而手足便也。故俱感于邪，其在上则右甚，在下则左甚，此天地阴阳所不能全也，故邪居之。

gù tiān yǒu jīng, dì yǒuxíng, tiān yǒu bā jì, dì yǒu wǔ lǐ, gù néng wèi wànwù zhī fùmǔ. 故天有精，地有形，天有八紀，地有五理，故能為萬物之父母。/故天有精，地有形，天有八纪，地有五理，故能为万物之父母。

qīng yáng shàngtiān, zhuó yīn guīdì, shìgù tiāndì zhī dòngjing, shénmíng wèi zhī gāngjì, gù néng yǐ shēngzhǎng shōucáng, zhōng'érfùshǐ. 清陽上天，濁陰歸地，是故天地之動靜，神明為之綱紀，故能以生長收藏，終而復始。/清阳上天，浊阴归地，是故天地之动静，神明为之纲纪，故能以生长收藏，终而复始。

wéi xiánrén shàng pèi tiān yǐ yǎngtóu, xià xiàng dì yǐ yǎng zú, zhōng bàng rénshì yǐ yǎng wǔzàng. 惟賢人上配天以養頭，下象地以養足，中傍人事以養五臟。/惟贤人上配天以养头，下象地以养足，中傍人事以养五脏。

tiāndì tōng yú fèi, dìqì tōng yú ài, fēngqì tōng yú gān, léi qì tōng yú xīn, gǔ qì tōng yú pí, yǔqì tōng yú shèn. 天地通於肺，地氣通於嗌，風氣通於肝，雷氣通於心，穀氣通於脾，雨氣通於腎。/天地通于肺，地气通于嗌，风气通于肝，雷气通于心，谷气通于脾，雨气通于肾。

Liùjīng wéi chuān, chángwèi wéi hǎi, Jiǔqiào wéi shuǐzhù zhī qì. 六經為川，腸胃為海，九竅為水注之氣。/六经为川，肠胃为海，九窍为水注之气。

yǐ tiāndì wèi zhī yīn-yáng, yáng zhī hàn yǐ tiāndì zhī yǔ míng zhī; yáng zhī qì yǐ tiāndì zhī jífēng míng zhī. bào qìxiàng léi, nì qìxiàng yáng. 以天地為之陰陽，陽之汗以天地之雨名之；陽之氣以天地之疾風名之。暴氣象雷，逆氣象陽。/以天地为之阴阳，阳之汗以天地之雨名之；阳之气以天地之疾风名之。暴气象雷，逆气象阳。

gù zhì bùfǎ tiān zhī jì, bùyòng dì zhī lǐ, zé zāihài zhì yǐ. 故治不法天之紀，不用地之理，則災害至矣。/故治不法天之纪，不用地之理，则灾害至矣。

gù xiéfēng zhī zhì, jí rú fēngyǔ, gù shànzhì zhě zhì pímáo, qícì zhì jīfū, qícì zhì jīnmài, qícì zhì liùfǔ, qícì zhì wǔzàng. zhì wǔzàng zhě, bànsǐ bànshēng yě. 故邪風之至，疾如風雨，故善治者治皮毛，其次治肌膚，其次治筋脈，其次治六腑，其次治五臟。治五臟者，半死半生也。/故邪风之至，疾如风雨，故善治者治皮毛，其次治肌肤，其次治筋脉，其次治六腑，其次治五脏。治五脏者，半死半生也。

gù tiān zhī xiéqì gǎn, zé hài rén wǔzàng; shuǐ gǔ zhī hánrè gǎn, zé hài yú liù fǔ; dì zhī shīqi gǎn, zé hài píròu jīnmài. 故天之邪氣感，則害人五臟；水谷之寒熱感，則害於六腑；地之濕氣感，則害皮肉筋脈。/故天之邪气感，则害人五脏；水谷之寒热感，则害于六腑；地之湿气感，则害皮肉筋脉。

gù shànyòng zhēn zhě, cóng yīn yǐn yáng, cóng yáng yǐn yīn, yǐ yòu zhì zuǒ, yǐ zuǒ zhì yòu, yǐ wǒ zhī bǐ, yǐ biǎo zhī lǐ, yǐ guānguò yǔ bùjí zhī lǐ, jiàn wēi dé guò, yòng zhī bù dài. 故善用針者，從陰引陽，從陽引陰，以右治左，以左治右，以我知彼，以表知裡，以觀過與不及之理，見微得過，用之不殆。/故善用针者，从阴引阳，从阳引阴，以右治左，以左治右，以我知彼，以表知里，以观过与不及之理，见微得过，用之不殆。

shàn zhěn zhě, chásè ànmài, xiān bié yīn-yáng, shěn qīngzhuó ér zhī bùfen; shì chuǎnxī, tīngyīn shēng, ér zhī suǒ kǔ; guān quánhéng guīju, ér zhī bìng suǒ zhǔ; àn chǐcun, guān fú-chén huá sè, ér zhī bìng suǒ shēng. yǐ zhì wú guò, yǐ zhěn zé bù shī yǐ. 善診者，察色按脈，先別陰陽，審清濁而知部分；視喘息，聽音聲，而知所苦；觀權衡規矩，而知病所主；按尺寸，觀浮沉滑澀，而知病所生。以治無過，以診則不失矣。/善诊者，察色按脉，先别阴阳，审清浊而知部分；视喘息，听音声，而知所苦；观权衡规矩，而知病所主；按尺寸，观浮沉滑涩，而知病所生。以治无过，以诊则不失矣。

gù yuē: bìng zhī shǐ qǐ yě, kě cì éryǐ; qí shèng, kě dài shuāi éryǐ. 故曰：病之始起也，可刺而已；其盛，可待衰而已。/故曰：病之始起也，可刺而已；其盛，可待衰而已。

gù yīn qí qīng ér yáng zhī, yīn qí zhòng ér jiǎn zhī, yīn qí shuāi ér zhāng zhī. 故因其輕而揚之，因其重而減之，因其衰而彰之。/故因其轻而扬之，因其重而减之，因其衰而彰之。

xíng bùzú zhě, wēn zhī yǐ qì; jīng bùzú zhě, bǔ zhī yǐ wèi. 形不足者，溫之以氣；精不足者，補之以味。/形不足者，温之以气；精不足者，补之以味。

qí gāo zhě, yīn'ér yuè zhī; qí xià zhě, yǐn ér jié zhī; zhōngmǎn zhě, xiè zhī yú nèi. 其高者，因而越之；其下者，引而竭之；中滿者，瀉之於內。/其高者，因而越之；其下者，引而竭之；中满者，泻之于内。

qí yǒu xié zhě, zì xíng yǐwéi hàn; qí zài pí zhě, hàn ér fā zhī; qí lì hàn zhě, àn ér shōu zhī, qíshí zhě, sàn ér xiè zhī. 其有邪者，漬形以為汗；其在皮者，汗而發之；其栗悍者，按而收之，其實者，散而瀉之。/其有邪者，渍形以为汗；其在皮者，汗而发之；其栗悍者，按而收之，其实者，散而泻之。

shěn qí yīn-yáng, yǐ bié róu gāng. 審其陰陽，以別柔剛。/审其阴阳，以别柔刚。

yáng bìng zhì yīn, yīn bìng zhì yáng. 陽病治陰，陰病治陽。/阳病治阴，阴病治阳。

dìng qí xuèqì, gè shǒu qí xiāng. 定其血氣，各守其鄉。/定其血气，各守其乡。

xuè shí yí jué zhī, qìxū yí chè yǐn zhī. 血實宜決之，氣虛宜掣引之。/血实宜决之，气虚宜掣引之。

yīn-yáng líhé piān dì-liù 陰陽離合篇第六/阴阳离合篇第六

Huángdì wèn yuē: yú wén tiān wéi yáng, dì wéi yīn, rì wéi yáng, yuè wéi yīn. dàxiǎo yuè sānbǎi liùshí rì chéng yī suì, rén yì yìng zhī. jīn sān yīn sānyáng bù yīng yīn-yáng, qí gù héyě? 黃帝問曰：餘聞天為陽，地為陰，日為陽，月為陰。大小月三百六十日成一歲，人亦應之。今三陰三陽不應陰陽，其故何也？/黄帝问曰：余闻天为阳，地为阴，日为阳，月为阴。大小月三百六十日成一岁，人亦应之。今三阴三阳不应阴阳，其故何也？

Qíbó duì yuē: yīn-yáng zhě, shù zhī kě shí, tuī zhī kě bǎi, shù zhī kě qiān, tuī zhī kě wàn, wàn zhī dà bùkěshèngshǔ, rán qí yào yī yě. 岐伯對曰：陰陽者，數之可十，推之可百，數之可千，推之可萬，萬之大不可勝數，然其要一也。/岐伯对曰：阴阳者，数之可十，推之可百，数之可千，推之可万，万之大不可胜数，然其要一也。

tiānfùdìzài, wànwù fāng shēng. wèi chūdì zhě, mìng yuē yīnchù, míng yuē yīn zhōng zhī yīn; zé chūdì zhě, mìng yuē yīn zhōng zhī yáng. 天覆地載，萬物方生。未出地者，命曰陰處，名曰陰中之陰；則出地者，命曰陰中之陽。/天覆地载，万物方生。未出地者，命曰阴处，名曰阴中之阴；则出地者，命曰阴中之阳。

yáng yú zhī zhèng, yīn wèi zhī zhǔ. gù shēng yīn chūn, cháng yīn xià, shōu yīn qiū, cáng yīn dōng. fū chángzé tiāndì sì sāi. yīn-yáng zhī biàn, qí zài rén zhě, yì shù zhī kěshǔ. 陽予之正，陰為之主。故生因春，長因夏，收因秋，藏因冬。夫常則天地四塞。陰陽之變，其在人者，亦數之可數。/阳予之正，阴为之主。故生因春，长因夏，收因秋，藏因冬。夫常则天地四塞。阴阳之变，其在人者，亦数之可数。

dì yuē: yuàn wén sān yīn sānyáng zhī líhé yě. 帝曰：願聞三陰三陽之離合也。/帝曰：愿闻三阴三阳之离合也。

Qíbó yuē: shèngrén nánmiàn érlì, qián yuē guǎng míng, hòu yuē tài chōng. tài chōng zhī dì, míng yuē shàoyīn; shàoyīn zhīshàng, míng yuē tàiyáng. tàiyáng gēn qǐ yú zhì yīn, jié yú mìngmén, míng yuē yīn zhōng zhī yáng. 岐伯曰：聖人南面而立，前曰廣明，後曰太沖。太沖之地，名曰少陰；少陰之上，名曰太陽。太陽根起於至陰，結於命門，名曰陰中之陽。/岐伯曰：圣人南面而立，前曰广明，后曰太冲。太冲之地，名曰少阴；少阴之上，名曰太阳。太阳根起于至阴，结于命门，名曰阴中之阳。

zhōngshēn ér shàng míng yuē guǎng míng, guǎng míng zhīxià míng yuē tàiyīn, tàiyīn zhīqián, míng yuē yángmíng. yángmíng gēn qǐ yú lì duì, míng yuē yīn zhōng zhī yáng. 中身而上名曰廣明，廣明之下名曰太陰，太陰之前，名曰陽明。陽明根起於厲兌，名曰陰中之陽。/中身而上名曰广明，广明之下名曰太阴，太阴之前，名曰阳明。阳明根起于厉兑，名曰阴中之阳。

jué yīn zhī biǎo, míng yuē shàoyáng. shàoyáng gēn qǐ yú qiào yīn, míng yuē yīn zhōng zhī shàoyáng. 厥陰之表，名曰少陽。少陽根起於竅陰，名曰陰中之少陽。/厥阴之表，名曰少阳。少阳根起于窍阴，名曰阴中之少阳。

shìgù sānyáng zhī líhé yě: tàiyáng wéi kāi, yángmíng wéi hé, shàoyáng wéi shū. sān jīng zhě, bude xiāng shī yě, bó ér wù fú, mìng yuē yī yáng. 是故三陽之離合也：太陽為開，陽明為闔，少陽為樞。三經者，不得相失也，搏而勿浮，命曰一陽。/是故三阳之离合也：太阳为开，阳明为阖，少阳为枢。三经者，不得相失也，搏而勿浮，命曰一阳。

dì yuē: yuàn wén sān yīn? 帝曰：願聞三陰？/帝曰：愿闻三阴？

Qíbó yuē: wài zhě wéi yáng, nèi zhě wéi yīn. ránzé zhōng wéi yīn, qí chōng zàixià, míng yuē tàiyīn, tàiyīn gēn qǐ yú yǐn bái, míng yuē yīn zhōng zhī yīn. 岐伯曰：外者為陽，內者為陰。然則中為陰，其衝在下，名曰太陰，太陰根起於隱白，名曰陰中之陰。/岐伯曰：外者为阳，内者为阴。然则中为阴，其冲在下，名曰太阴，太阴根起于隐白，名曰阴中之阴。

tàiyīn zhīhòu, míng yuē shàoyīn, shàoyīn gēn qǐ yú yǒngquán, míng yuē yīn zhōng zhī shàoyīn. 太陰之後，名曰少陰，少陰根起於湧泉，名曰陰中之少陰。/太阴之后，名曰少阴，少阴根起于涌泉，名曰阴中之少阴。

shàoyīn zhīqián, míng yuē jué yīn, jué yīn gēn qǐ yú dà dūn, yīn zhī jué yáng, míng yuē yīn zhī jué yīn. 少陰之前，名曰厥陰，厥陰根起於大敦，陰之絕陽，名曰陰之絕陰。/少阴之前，名曰厥阴，厥阴根起于大敦，阴之绝阳，名曰阴之绝阴。

shìgù sān yīn zhī líhé yě, tàiyīn wéi kāi, jué yīn wéi hé, shàoyīn wéi shū. sān jīng zhě bude xiāng shī yě, bó ér wù chén, míng yuē yī yīn. 是故三陰之離合也，太陰為開，厥陰為闔，少陰為樞。三經者不得相失也，搏而勿沉，名曰一陰。/是故三阴之离合也，太阴为开，厥阴为阖，少阴为枢。三经者不得相失也，搏而勿沉，名曰一阴。

yīn-yáng（yú zhòng）（yú zhòng）, jī chuánwéi yī zhōu, qì lǐ xíng biǎo, ér wéi xiāngchéng yě. 陰陽（零重）（零重），積傳為一週，氣裡形表，而為相成也。/阴阳（零重）（零重），积传为一周，气里形表，而为相成也。

yīn-yáng biélùn piān dì-qī 陰陽別論篇第七/阴阳别论篇第七

Huángdì wèn yuē: rén yǒu sì jīng, shí'èr cóng, hé wèi? 黃帝問曰：人有四經，十二從，何謂？/黄帝问曰：人有四经，十二从，何谓？

Qíbó duì yuē: sì jīng yìng sìshí; shí'èr cóng yìng Shí'èryuè; Shí'èryuè yìng shí'èr mài. 岐伯對曰：四經應四時；十二從應十二月；十二月應十二脈。/岐伯对曰：四经应四时；十二从应十二月；十二月应十二脉。

mài yǒu yīn-yáng, zhī yáng zhě zhī yīn, zhī yīn zhě zhī yáng. 脈有陰陽，知陽者知陰，知陰者知陽。/脉有阴阳，知阳者知阴，知阴者知阳。

fán yáng yǒu wǔ, wǔ wǔ èrshíwǔ yáng. 凡陽有五，五五二十五陽。/凡阳有五，五五二十五阳。

suǒwèi yīn zhě, zhēn zàng yě. jiàn zé wéi bài, bài bì sǐ yě. 所謂陰者，真髒也。見則為敗，敗必死也。/所谓阴者，真脏也。见则为败，败必死也。

suǒwèi yáng zhě, wèiwǎn zhī yáng yě. 所謂陽者，胃脘之陽也。/所谓阳者，胃脘之阳也。

bié yú yáng zhě, zhī bìng chù yě, bié yú yīn zhě, zhī shēngsǐ zhī qī. 別於陽者，知病處也，別於陰者，知生死之期。/别于阳者，知病处也，别于阴者，知生死之期。

sānyáng zài tóu, sān yīn zàishǒu, suǒwèi yī yě. 三陽在頭，三陰在手，所謂一也。/三阳在头，三阴在手，所谓一也。

bié yú yáng zhě, zhī bìng jì shí, bié yú yīn zhě, zhī sǐ shēng zhī qī. 別於陽者，知病忌時，別於陰者，知死生之期。/别于阳者，知病忌时，别于阴者，知死生之期。

jǐn shóu yīn-yáng, wú yǔ zhòng móu. 謹熟陰陽，無與眾謀。/谨熟阴阳，无与众谋。

suǒwèi yīn-yáng zhě, qù zhě wéi yīn, zhì zhě wéi yáng, jìng zhě wéi yīn, dòng zhě wéi yáng, chí zhě wéi yīn, shù zhě wéi yáng. 所謂陰陽者，去者為陰，至者為陽，靜者為陰，動者為陽，遲者為陰，數者為陽。/所谓阴阳者，去者为阴，至者为阳，静者为阴，动者为阳，迟者为阴，数者为阳。

fán chí zhēn mài zhī cáng mài zhě, gān zhǔ xuánjué jí, shíbā rì sǐ; xīn zhì xuánjué, jiǔrì sǐ; fèi zhì xuánjué, shí'èr rì sǐ; shèn zhì xuánjué, qī rì sǐ; pí zhì xuánjué, sì rì sǐ. 凡持真脈之藏脈者，肝主懸絕急，十八日死；心至懸絕，九日死；肺至懸絕，十二日死；腎至懸絕，七日死；脾至懸絕，四日死。/凡持真脉之藏脉者，肝主悬绝急，十八日死；心至悬绝，九日死；肺至悬绝，十二日死；肾至悬绝，七日死；脾至悬绝，四日死。

yuē: èr yáng zhī bìng fāxīn pí, yǒu bude yǐn qū, nǚzǐ bù yuè; qí chuánwéi fēng xiāo, qí chuánwéi xī bì zhě, sǐbù zhì. 曰：二陽之病發心脾，有不得隱曲，女子不月；其傳為風消，其傳為息賁者，死不治。/曰：二阳之病发心脾，有不得隐曲，女子不月；其传为风消，其传为息贲者，死不治。

yuē: sānyáng wéi bìng fā hánrè, xià wéi yōngzhǒng, jí wéi wěi jué, chuǎn（chuáng yuān）; qí chuánwéi suǒ zé, qí chuánwéi（chuáng tuí）shàn. 曰：三陽為病發寒熱，下為癰腫，及為痿厥，腨（疒月）；其傳為索澤，其傳為（疒頹）

疝。/曰：三阳为病发寒热，下为痈肿，及为痿厥，腨（疒目）；其传为索泽，其传为（疒颓）疝。

yuē: yī yáng fābìng, shǎo qì, shàn ké, shàn xiè; qí chuánwéi xīn chè, qí chuánwéi gé. 曰：一陽發病，少氣，善咳，善泄；其傳為心掣，其傳為隔。/曰：一阳发病，少气，善咳，善泄；其传为心掣，其传为隔。

èr yáng yī yīn fābìng, zhǔ jīnghài、bèitòng、shàn yī、shàn qiàn, míng yuē fēng jué. 二陽一陰發病，主驚駭、背痛、善噫、善欠，名曰風厥。/二阳一阴发病，主惊骇、背痛、善噫、善欠，名曰风厥。

èr yīn yī yáng fābìng, shàn zhàng、xīn mǎn shàn qì. 二陰一陽發病，善脹、心滿善氣。/二阴一阳发病，善胀、心满善气。

sān yīn sānyáng fābìng, wéi piānkū wěi yì, sìzhī bù jǔ. 三陰三陽發病，為偏枯萎易，四肢不舉。/三阴三阳发病，为偏枯萎易，四肢不举。

gǔ yī yáng yuē gōu, gǔ yī yīn yuē máo, gǔ yáng shèng jí yuē xián, gǔ yáng zhì ér jué yuē shí, yīn-yáng xiāngguò yuē liū. 鼓一陽曰鈎，鼓一陰曰毛，鼓陽勝急曰弦，鼓陽至而絕曰石，陰陽相過曰溜。/鼓一阳曰钩，鼓一阴曰毛，鼓阳胜急曰弦，鼓阳至而绝曰石，阴阳相过曰溜。

yīn zhēng yú nèi, yáng rǎo yú wài, pò hàn wèi cáng, sì nì ér qǐ, qǐ zé xūn fèi, shǐ rén chuǎn wū. 陰爭於內，陽擾於外，魄汗未藏，四逆而起，起則熏肺，使人喘鳴。/阴争于内，阳扰于外，魄汗未藏，四逆而起，起则熏肺，使人喘呜。

yīn zhī suǒ shēng, hé běn yuē hé. 陰之所生，和本曰和。/阴之所生，和本曰和。

shìgù gāng yǔ gāng, yángqì pò sàn, yīnqì nǎi xiāowáng. 是故剛與剛，陽氣破散，陰氣乃消亡。/是故刚与刚，阳气破散，阴气乃消亡。

nào zé gāngróu bùhé, jīng qì nǎi jué. 淖則剛柔不和，經氣乃絕。/淖则刚柔不和，经气乃绝。

sǐ yīn zhī shǔ, bùguò sān rì ér sǐ, shēng yáng zhī shǔ, bùguò sì rì ér sǐ. 死陰之屬，不過三日而死，生陽之屬，不過四日而死。/死阴之属，不过三日而死，生阳之属，不过四日而死。

suǒwèi shēng yáng sǐ yīn zhě, gān zhī xīn wèi zhī shēng yáng, xīn zhī fèi wèi zhī sǐ yīn, fèi zhī shèn wèi zhī zhòng yīn, shèn zhī pí wèi zhī bì yīn, sǐbù zhì. 所謂生陽死陰者，肝之心謂之生陽，心之肺謂之死陰，肺之腎謂之重陰，腎之脾謂之闢陰，死不治。/所谓生阳死阴者，肝之心谓之生阳，心之肺谓之死阴，肺之肾谓之重阴，肾之脾谓之辟阴，死不治。

jié yáng zhě, zhǒng sì zhī. 結陽者，腫四支。/结阳者，肿四支。

jié yīn zhě, biànxiě yīshēng, zài jié èr shēng, sān jié sān shēng. 結陰者，便血一升，再結二升，三結三升。/结阴者，便血一升，再结二升，三结三升。

yīn-yáng jié xié, duō yīn shàoyáng yuē shí shuǐ, shǎofù zhǒng. 陰陽結斜，多陰少陽曰石水，少腹腫。/阴阳结斜，多阴少阳曰石水，少腹肿。

èr yáng jié, wèi zhī xiāo. 二陽結，謂之消。/二阳结，谓之消。

sānyáng jié, wèi zhī gé. 三陽結，謂之隔。/三阳结，谓之隔。

sān yīn jié, wèi zhī shuǐ. 三陰結，謂之水。/三阴结，谓之水。

yī yīn yī yáng jié, wèi zhī hóubì. 一陰一陽結，謂之喉痹。/一阴一阳结，谓之喉痹。

yīn bó yáng bié, wèi zhī yǒu zǐ. 陰搏陽別，謂之有子。/阴搏阳别，谓之有子。

yīn-yáng xū, cháng pì sǐ. 陰陽虛，腸澼死。/阴阳虚，肠澼死。

yáng jiāyú yīn, wèi zhī hàn. 陽加於陰，謂之汗。/阳加于阴，谓之汗。

yīnxū yáng bó, wèi zhī bēng. 陰虛陽搏，謂之崩。/阴虚阳搏，谓之崩。

sān yīn jù bó, èrshí rì yèbàn sǐ; èr yīn jù bó, shísān rì xī shí sǐ; yī yīn jù bó, shí rì sǐ; sānyáng bó qiě gǔ, sān rì sǐ; sān yīn sānyáng jù bó, xīnfù mǎn, fā jìn bude yǐn qū, Wǔrì sǐ; èr yáng jù bó, qí bìng wēn, sǐbù zhì, bùguò shí rì sǐ. 三陰俱搏，二十日夜半死；二陰俱搏，十三日夕時死；一陰俱搏，十日死；三陽搏且鼓，三日死；三陰三陽俱搏，心腹滿，發盡不得隱曲，五日死；二陽俱搏，其病溫，死不治，不過十日死。/三阴俱搏，二十日夜半死；二阴俱搏，十三日夕时死；一阴俱搏，十日死；三阳搏且鼓，三日死；三

阴三阳俱搏，心腹满，发尽不得隐曲，五日死；二阳俱搏，其病温，死不治，不过十日死。

líng lán mì diǎn lùn piān dì-bā 靈蘭秘典論篇第八/灵兰秘典论篇第八

Huángdì wèn yuē: yuàn wén shí'èr zàng zhī xiāng shǐ, guìjiàn hérú? 黄帝問曰：願聞十二髒之相使，貴賤何如？/黄帝问曰：愿闻十二脏之相使，贵贱何如？

Qíbó duì yuē: xī hū zāi wèn yě. qǐng suì yán zhī! 岐伯對曰：悉乎哉問也。請遂言之！/岐伯对曰：悉乎哉问也。请遂言之！

xīn zhě, jūnzhǔ zhī guān yě, shénmíng chū yān. 心者，君主之官也，神明出焉。/心者，君主之官也，神明出焉。

fèi zhě, xiāng fù zhī guān, zhì jié chū yān. 肺者，相傅之官，治節出焉。/肺者，相傅之官，治节出焉。

gān zhě, jiāngjūn zhī guān, móulǜ chū yān. 肝者，將軍之官，謀慮出焉。/肝者，将军之官，谋虑出焉。

dǎn zhě, zhōngzhèng zhī guān, juéduàn chū yān. 膽者，中正之官，決斷出焉。/胆者，中正之官，决断出焉。

shān zhōng zhě, chén shǐ zhī guān, xǐlè chū yān. 膻中者，臣使之官，喜樂出焉。/膻中者，臣使之官，喜乐出焉。

píwèi zhě, shí lǐn zhī guān, wǔwèi chū yān. 脾胃者，食廩之官，五味出焉。/脾胃者，食廪之官，五味出焉。

dàcháng zhě, chuándào zhī guān, biànhuà chū yān. 大腸者，傳道之官，變化出焉。/大肠者，传道之官，变化出焉。

xiǎocháng zhě, shòu shèng zhī guān, huà wù chū yān. 小腸者，受盛之官，化物出焉。/小肠者，受盛之官，化物出焉。

shèn zhě, zuò qiáng zhī guān, jì qiǎo chū yān. 腎者，作強之官，伎巧出焉。/肾者，作强之官，伎巧出焉。

sān jiāo zhě, jué dú zhī guān, shuǐdào chū yān. 三焦者，決瀆之官，水道出焉。/三焦者，决渎之官，水道出焉。

pángguāng zhě, zhōu dōu zhī guān, jīnyè cáng yān, qìhuà zé néng chū yǐ. 膀胱者，州都之官，津液藏焉，
氣化則能出矣。/膀胱者，州都之官，津液藏焉，气化则能出矣。

fán cǐ shí'èr guān zhě, bude xiāng shī yě. 凡此十二官者，不得相失也。/凡此十二官者，不得相失也。

gùzhǔ míng zé xià ān, yǐcǐ yǎngshēng zé shòu, mò shì bù dài, yǐwéi tiānxià zé dà chāng. zhǔ bùmíng zé shí'èr guān wēi, shǐ dào bìsè ér bù tōng, xíng nǎi dà shāng, yǐcǐ yǎngshēng zé yāng, yǐwéi tiānxià zhě, qí zōng dà wēi, jiè zhī jiè zhī. 故主明則下安，以此養生則壽，歿世不殆，以為天下則大昌。主不明則十二官危，使道閉塞而不通，形乃大傷，以此養生則殃，以為天下者，其宗大危，戒之戒之。/故主明则下安，以此养生则寿，殁世不殆，以为天下则大昌。主不明则十二官危，使道闭塞而不通，形乃大伤，以此养生则殃，以为天下者，其宗大危，戒之戒之。

zhì dào zài wēi, biànhuàwúqióng, shúzhī qí yuán. 至道在微，變化無窮，
孰知其原。/至道在微，变化无穷，孰知其原。

jiǒng hū zāi, xiāo zhě jùjù, shúzhī qí yào. mǐn mǐn zhī dāng, shú zhě wéi liáng. 窘乎哉，消者瞿瞿，孰知其要。閔閔之當，孰者為良。/窘乎哉，消者瞿瞿，孰知其要。闵闵之当，孰者为良。

huǎnghū zhī shù, shēng yú háolí, háolí zhī shù, qǐ yú dù liáng, qiān zhī wàn zhī, kěyǐ yì dà, tuī zhī dà zhī, qí xíng nǎi zhì. 恍惚之數，生於毫釐，毫釐之數，起於度量，千之萬之，可以益大，推之大之，其形乃制。/恍惚之数，生于毫厘，毫厘之数，起于度量，千之万之，可以益大，推之大之，其形乃制。

Huángdì yuē: shàn zāi, yú wén jīngguāng zhī dào, dà shèng zhī yè, ér xuānmíng dàdào, fēiqí jiè zéjí rì bùgǎn shòu yě. Huángdì nǎi zéjí rì liáng zhào, ér cáng líng lán zhī shì, yǐ chuán bǎo yān. 黃帝曰：善哉，餘聞精光之道，大聖之業，而宣明大道，非齊戒擇吉日不敢受也。黃帝乃擇吉日良兆，而藏靈蘭之室，以傳保焉。/黄帝曰：善哉，余闻精光之道，大圣之业，而宣明大道，非齐戒择吉日不敢受也。黄帝乃择吉日良兆，而藏灵兰之室，以传保焉。

liù jié cáng xiàng lùn piān dì-jiǔ 六節藏

象論篇第九/六节藏象论篇第九
Huángdì wèn yān: yú wén yǐ liù liù zhī jié, yǐ chéng yī suì, rén yǐ jiǔ jiǔ zhì huì, jì rén yì yǒu sānbǎi liùshíwǔ jié, yǐwéi tiāndì, jiǔ yǐ. bù zhī qí suǒwèi yě? 黃帝問焉：餘聞以六六之節，以成一歲，人以九九制會，計人亦有三百六十五節，以為天地，久矣。不知其所謂也？/黄帝问焉：余闻以六六之节，以成一岁，人以九九制会，计人亦有三百六十五节，以为天地，久矣。不知其所谓也？
Qíbó duì yuē: zhāo hū zāi wèn yě, qǐng suì yán zhī! fū liù liù zhī jié, jiǔ jiǔ zhì huì zhě, suǒyǐ zhèng tiān zhī dù, qì zhī shù yě. tiān dù zhě, suǒyǐ zhì rìyuè zhī xíng yě, qìshu zhě, suǒyǐ jì huàshēng zhī yòng yě. 岐伯對曰：昭乎哉問也，請遂言之！夫六六之節，九九制會者，所以正天之度，氣之數也。天度者，所以制日月之行也，氣數者，所以紀化生之用也。/岐伯对曰：昭乎哉问也，请遂言之！夫六六之节，九九制会者，所以正天之度，气之数也。天度者，所以制日月之行也，气数者，所以纪化生之用也。
tiān wéi yáng, dì wéi yīn; rì wéi yáng, yuè wéi yīn; xíng yǒufèn jì, zhōu yǒu dàolǐ. rì xíng yīdù, yuè xíng shísān dù ér yǒujī yān. gù dàxiǎo yuè sānbǎi liùshíwǔ rì ér chéng suì, jī qì yú ér yíng rùn yǐ. 天為陽，地為陰；日為陽，月為陰；行有分紀，周有道理。日行一度，月行十三度而有奇焉。故大小月三百六十五日而成歲，積氣餘而盈閏矣。/天为阳，地为阴；日为阳，月为阴；行有分纪，周有道理。日行一度，月行十三度而有奇焉。故大小月三百六十五日而成岁，积气余而盈闰矣。
lì duān yú shǐ, biǎo zhèng yú zhōng, tuī yú yú zhōng, ér tiān dù bì yǐ. 立端於始，表正於中，推餘於終，而天度畢矣。/立端于始，表正于中，推余于终，而天度毕矣。
dì yuē: yú yǐ wén tiān dù yǐ. yuàn wén qìshu, héyǐ hé zhī? 帝曰：餘已聞天度矣。願聞氣數，何以合之？/帝曰：余已闻天度矣。愿闻气数，何以合之？
Qíbó yuē: tiān yǐ liù liù wéi jié, dì yǐ jiǔ jiǔ zhì huì, tiān yǒu shí rì, rì liù jìng'ér zhōu jiǎ, jiǎ liù fù ér zhōngsuì, sānbǎi liùshí rì fǎ yě. 岐伯曰：天以六六為節，地以九九制會，天有十日，日六竟而周甲，甲六覆而終歲，三百六十日法也。/岐伯曰：天以六六为节，地以九九制会，天有十日，日六竟而周甲，甲六覆而终岁，三百六十日法也。
fū zìgǔ tōngtiān zhě, shēng zhī běn, běnyú yīn-yáng. qí qì Jiǔzhōu Jiǔqiào, jiē tōng hū tiānqì. 夫自古通天者，生之本，本於陰陽。其氣九州九竅，皆通乎天氣。/夫自古通天者，生之本，本于阴阳。其气九州九窍，皆通乎天气。
gù qí shēng wǔ, qí qì sān. 故其生五，其氣三。/故其生五，其气三。
sān ér chéng tiān, sān ér chéng dì, sān ér chéng rén, sān ér sān zhī, hé zé wéi jiǔ. jiǔ fēn wéi jiǔ yě, jiǔ yě wéi jiǔ zàng; gù xíng zàng sì, shén zàng wǔ, hé wéi jiǔ zàng yǐy-ìng zhī yě. 三而成天，三而成地，三而成人，三而三之，合則為九。九分為九野，九野為九髒；故形髒四，神髒五，合為九髒以應之也。/三而成天，三而成地，三而成人，三而三之，合则为九。九分为九野，九野为九脏；故形脏四，神脏五，合为九脏以应之也。
dì yuē: yú yǐ wén liù liù jiǔ jiǔ zhī huì yě, fūzǐ yán jī qì yíng kuò, yuàn wén hé wèi qì? qǐng fūzǐ fāmēng jiěhuò yān. 帝曰：餘已聞六六九九之會也，夫子言積氣盈闊，願聞何謂氣？請夫子發蒙解惑焉。/帝曰：余已闻六六九九之会也，夫子言积气盈阔，愿闻何谓气？请夫子发蒙解惑焉。
Qíbó yuē: cǐshàng dì suǒ mì, xiānshī chuán zhī yě. 岐伯曰：此上帝所秘，先師傳之也。/岐伯曰：此上帝所秘，先师传之也。
dì yuē: qǐng suì wén zhī. 帝曰：請遂聞之。/帝曰：请遂闻之。
Qíbó yuē: Wǔrì wèi zhī hòu, sān hòu wèi zhī qì, liùqì wèi zhī shí, sìshí wèi zhī suì, ér gè cóng qí zhǔzhì yān. wǔyùn xiāng xí ér jiē zhì zhī, zhōng qī zhī rì, zhōu ér fù shǐ, shí lì qì bù, rú huán wúduān, hòu yì tóng fǎ. gù yuē bù zhī nián zhī suǒ jiā, qì zhī shèngshuāi, xūshí zhī suǒqǐ, bù kěyǐ wéi gōng yǐ. 岐伯曰：五日謂之候，三候謂之氣，六氣謂之時，四時謂之歲，而各從其主治焉。五運相襲而皆治之，終期之日，週而復始，時立氣布，如環無

端，候亦同法。故曰不知年之所加，氣之盛衰，虛實之所起，
不可以為工矣。/岐伯曰：五日谓之候，三候谓之气，六气谓之时，四时谓之岁，而各从其主治焉。五运相袭而皆治之，终期之日，周而复始，时立气布，如环无端，候亦同法。故曰不知年之所加，气之盛衰，虚实之所起，不可以为工矣。
dì yuē: wǔyùn zhī shǐ, rú huán wúduān, qí tàiguò bùjí rúhé? 帝曰：五運之始，如環無端，其太過不及如何？/帝曰：五运之始，如环无端，其太过不及如何？
Qíbó yuē: wǔqì gèng lì, gè yǒusuǒ shèng, shèng xū zhī biàn, cǐ qí cháng yě. 岐伯曰：五氣更立，各有所勝，盛虛之變，此其常也。/岐伯曰：五气更立，各有所胜，盛虚之变，此其常也。
dì yuē: píngqì hérú? Qíbó yuē, wúguò zhě yě. 帝曰：平氣何如？岐伯曰，無過者也。/帝曰：平气何如？岐伯曰，无过者也。
dì yuē: tàiguò bùjí nàihé? 帝曰：太過不及奈何？/帝曰：太过不及奈何？
Qíbó yuē: zài jīng yǒu yě. 岐伯曰：在經有也。/岐伯曰：在经有也。
dì yuē: hé wèi suǒ shèng? 帝曰：何謂所勝？/帝曰：何谓所胜？
Qíbó yuē: chūn shèng chángxià, chángxià shèng dōng, dōng shèng xià, xià shèng qiū, qiū shèngchūn, suǒwèi dé wǔ háng shí zhī shèng, gè yǐ qì mìng qí zàng. 岐伯曰：春勝長夏，長夏勝冬，冬勝夏，夏勝秋，秋勝春，所謂得五行時之勝，各以氣命其髒。/岐伯曰：春胜长夏，长夏胜冬，冬胜夏，夏胜秋，秋胜春，所谓得五行时之胜，各以气命其脏。
dì yuē: héyǐ zhī qí shèng? 帝曰：何以知其勝？/帝曰：何以知其胜？
Qíbó yuē: qiú qí zhì yě, jiē guī shǐ chūn, wèi zhì ér zhì, cǐ wèi tàiguò, zé báo suǒ bùshèng, ér chéng suǒ shèng yě. mìng yuē qì yín bùfēn, xiépì nèi shēng, gōng bù néng jìn. zhì ér bù zhì, cǐ wèi bùjí, zé suǒ shèng wàngxíng, ér suǒ shēngshòu bìng, suǒ bùshèng báo zhī yě, mìng yuē qì pò. suǒwèi qiú qí zhì zhě, qì zhì zhī shí yě. jǐn hòu qí shí, qì kě yǔ qī, shīshí fǎn hòu, wǔ zhì bùfēn, xiépì nèi shēng, gōng bù néng jìn yě. 岐伯曰：求其至也，皆歸始春，未至而至，此謂太過，則薄所不勝，而乘所勝也。命曰氣淫不分，邪僻內生，工不能禁。至而不至，此謂不及，則所勝妄行，而所生受病，所不勝薄之也，命曰氣迫。所謂求其至者，氣至之時也。謹候其時，氣可與期，失時反候，五治不分，邪僻內生，工不能禁也。/岐伯曰：求其至也，皆归始春，未至而至，此谓太过，则薄所不胜，而乘所胜也。命曰气淫不分，邪僻内生，工不能禁。至而不至，此谓不及，则所胜妄行，而所生受病，所不胜薄之也，命曰气迫。所谓求其至者，气至之时也。谨候其时，气可与期，失时反候，五治不分，邪僻内生，工不能禁也。
dì yuē: yǒu bù xí hū? 帝曰：
有不襲乎？/帝曰：有不袭乎？
Qíbó yuē: cāngtiān zhī qì, bude wúcháng yě. qì zhī bù xí shì wèi fēicháng, fēicháng zé biàn yǐ. 岐伯曰：蒼天之氣，不得無常也。氣之不襲是謂非常，
非常則變矣。/岐伯曰：苍天之气，不得无常也。气之不袭是谓非常，非常则变矣。
dì yuē: fēicháng ér biàn nàihé? 帝曰：非常而變奈何？/帝曰：非常而变奈何？
Qíbó yuē: biàn zhì zé bìng, suǒ shèng zé wēi, suǒ bùshèng zéshèn. yīn'ér zhòng gǎn yú xié zé sǐ yǐ, gù fēi qí shí zé wēi, dāng qí shí zéshèn yě. 岐伯曰：變至則病，所勝則微，所不勝則甚。因而重感於邪則死矣，故非其時則微，當其時則甚也。/岐伯曰：变至则病，所胜则微，所不胜则甚。因而重感于邪则死矣，故非其时则微，当其时则甚也。
dì yuē: shàn. yú wén qì hé ér yǒuxíng, yīn biàn yǐ zhèngmíng. tiāndì zhī yùn, yīnyáng zhī huà, qí yú wàn wù shú shǎo shú duō, kě dé wén hū? 帝曰：善。餘聞氣合而有形，因變以正名。天地之運，陰陽之化，其於萬物孰少孰多，
可得聞乎？/帝曰：善。余闻气合而有形，因变以正名。天地之运，阴阳之化，其于万物孰少孰多，可得闻乎？
Qíbó yuē: xī zāi wèn yě, tiān zhì guǎng, bùkě dù, dì zhìdà, bùkě liáng. dà shénlíng wèn, qǐng chén qí fāng. cǎo shēng wǔsè, wǔsè zhī biàn, bùkě shèng shì, cǎo shēng wǔwèi, wǔwèi zhī měi bùkě shèng jí, shìyù bùtóng, gè yǒusuǒ tōng. tiān shírén yǐ

wǔqì, dì shírén yǐ wǔwèi. wǔqì rù bí, cáng yú xīnfèi, shàng shǐ wǔsè xiūmíng, yīn shēngnéng zhāng; wǔwèi rùkǒu, cáng yú chángwèi, wèi yǒusuǒ cáng, yǐ yǎng wǔqì, qì hé ér shēng, jīnyè xiāngchéng, shén nǎi zì shēng. 岐伯曰：悉哉問也，天至廣，不可度，地至大，不可量。大神靈問，請陳其方。草生五色，五色之變，不可勝視，草生五味，五味之美不可勝極，嗜慾不同，各有所通。天食人以五氣，地食人以五味。五氣入鼻，藏於心肺，上使五色修明，音聲能彰；五味入口，藏於腸胃，味有所藏，以養五氣，氣和而生，津液相成，神乃自生。/岐伯曰：悉哉问也，天至广，不可度，地至大，不可量。大神灵问，请陈其方。草生五色，五色之变，不可胜视，草生五味，五味之美不可胜极，嗜欲不同，各有所通。天食人以五气，地食人以五味。五气入鼻，藏于心肺，上使五色修明，音声能彰；五味入口，藏于肠胃，味有所藏，以养五气，气和而生，津液相成，神乃自生。

dì yuē: zàngxiàng hérú? 帝曰：髒象何如？/帝曰：脏象何如？

Qíbó yuē: 岐伯曰：/岐伯曰：

xīn zhě, shēng zhī běn, shén zhī biàn yě; qí huá zài miàn, qí chōng zài xuèmài, wéi yáng zhōng zhī tàiyáng, tōng yú xià qì. 心者，生之本，神之變也；其華在面，其充在血脈，為陽中之太陽，
通於夏氣。/心者，生之本，神之变也；其华在面，其充在血脉，为阳中之太阳，通于夏气。

fèi zhě, qì zhī běn, pò zhī chù yě; qí huá zài máo, qí chōng zài pí, wéi yáng zhōng zhī tàiyīn, tōng yú qiūqì. 肺者，氣之本，魄之處也；其華在毛，其充在皮，為陽中之太陰，通於秋氣。/肺者，气之本，魄之处也；其华在毛，其充在皮，为阳中之太阴，通于秋气。

shèn zhě, zhǔ zhé, fēng cáng zhī běn, jīng zhī chù yě; qí huá zài fā, qí chōng zài gǔ, wéi yīn zhōng zhī shàoyīn, tōng yú dōng qì. 腎者，主蟄，封藏之本，精之處也；其華在發，其充在骨，為陰中之少陰，通於冬氣。/肾者，主蛰，封藏之本，精之处也；其华在发，其充在骨，为阴中之少阴，通于冬气。

gān zhě, bà jí zhī běn, hún zhī jū yě; qí huá zài zhǎo, qí chōng zài jīn, yǐ shēng xuèqì, qí wèi suān, qí sè cāng, cǐ wéi yáng zhōng zhī shàoyáng, tōng yú chūnqì. 肝者，罷極之本，魂之居也；其華在爪，其充在筋，以生血氣，其味酸，其色蒼，此為陽中之少陽，通於春氣。/肝者，罢极之本，魂之居也；其华在爪，其充在筋，以生血气，其味酸，其色苍，此为阳中之少阳，通于春气。

pí、wèi、dàcháng、xiǎocháng、sān jiāo、pángguāng zhě, cānglǐn zhī běn, yíng zhī jū yě, míng yuē qì, néng huà zāopò, zhuǎn wèi ér rù chū zhě yě, qí huá zài chún sì bái, qí chōng zài jī, qí wèi gān, qí sè huáng, cǐ zhì yīn zhīlèi, tōng yú tǔqì. 脾、胃、大腸、小腸、三焦、膀胱者，倉廩之本，營之居也，名曰器，能化糟粕，轉味而入出者也，其華在唇四白，其充在肌，其味甘，其色黃，此至陰之類，
通於土氣。/脾、胃、大肠、小肠、三焦、膀胱者，仓廪之本，营之居也，名曰器，能化糟粕，转味而入出者也，其华在唇四白，其充在肌，其味甘，其色黄，此至阴之类，通于土气。

fán shíyī zàng, qǔjué yú dǎn yě. 凡十一髒，取決於膽也。/凡十一脏，取决于胆也。

gùrén yíng yī shèng bìng zài shàoyáng、èr shèng bìng zài tàiyáng、sān shèng bìng zài yángmíng、sì shèng yǐ shàng wéi gé yáng. 故人迎一盛病在少陽、二盛病在太陽、三盛病在陽明、四盛已上為格陽。/故人迎一盛病在少阳、二盛病在太阳、三盛病在阳明、四盛已上为格阳。

cùnkǒu yī shèng bìng zài jué yīn、èr shèng bìng zài shàoyīn、sān shèng bìng zài tàiyīn、sì shèng yǐ shàng wéi guān yīn. 寸口一盛病在厥陰、二盛病在少陰、三盛病在太陰、四盛已上為關陰。/寸口一盛病在厥阴、二盛病在少阴、三盛病在太阴、四盛已上为关阴。

rén yíng yǔ cùnkǒu jù shèng sìbèi yǐshàng wéi guān gé. guān gé zhī mài, yíng bù néng jí yú tiān dì zhī jīngqì, zé sǐ yǐ. 人迎與寸口俱盛四倍以上為關格。關格之脈，贏不能極於天地之精氣，則死矣。/人迎与寸口俱盛四倍以上为关格。关格之脉，赢不能极于天地之精气，则死矣。

wǔ cáng shēngchéng piān dì-shí 五藏生成篇第十/五藏生成篇第十

xīn zhī hé mài yě, qí róng sè yě, qí zhǔ shèn yě. 心之合脈也，其榮色也，其主腎也。/心之合脉也，其荣色也，其主肾也。

fèi zhī hé pí yě, qí róng máo yě, qí zhǔ xīn yě. 肺之合皮也，其榮毛也，其主心也。/肺之合皮也，其荣毛也，其主心也。

gān zhī hé jīn yě, qí róng zhǎo yě, qí zhǔ fèi yě. 肝之合筋也，其榮爪也，其主肺也。/肝之合筋也，其荣爪也，其主肺也。

pí zhī hé ròu yě, qí róng chún yě, qí zhǔ gān yě. 脾之合肉也，其榮唇也，其主肝也。/脾之合肉也，其荣唇也，其主肝也。

shèn zhī hé gǔ yě, qí róng fā yě, qí zhǔ pí yě. 腎之合骨也，其榮發也，其主脾也。/肾之合骨也，其荣发也，其主脾也。

shìgù duō shí xián, zé mài níng qì ér biànsè; duō shí kǔ, zé pí gǎo ér máo bá; duō shí xīn, zé jīn jí ér zhǎo kū; duō shí suān, zé ròu zhī（yuè chú）ér chún jiē; duō shí gān, zé gǔ tòng ér fāluò, cǐ wǔwèi zhī suǒ shāng yě. gù xīn yù kǔ, fèi yù xīn, gān yù suān, pí yù gān, shèn yù xián, cǐ wǔwèi zhī suǒ hé yě. 是故多食咸，則脈凝泣而變色；多食苦，則皮槁而毛拔；多食辛，則筋急而爪枯；多食酸，則肉胝（月芻）而唇揭；多食甘，則骨痛而發落，此五味之所傷也。故心欲苦，肺欲辛，肝欲酸，脾欲甘，腎欲咸，此五味之所合也。/是故多食咸，则脉凝泣而变色；多食苦，则皮槁而毛拔；多食辛，则筋急而爪枯；多食酸，则肉胝（月刍）而唇揭；多食甘，则骨痛而发落，此五味之所伤也。故心欲苦，肺欲辛，肝欲酸，脾欲甘，肾欲咸，此五味之所合也。

wǔzàng zhī qì, gù sè jiàn qīng rú cǎo zīzhě sǐ, huáng rú zhǐshí zhě sǐ, hēi rú（huǒ tái）zhě sǐ, chì rú nǜxuè zhě sǐ, bái rú kūgǔ zhě sǐ, cǐ wǔsè zhī jiàn sǐ yě. qīng rú cuìyǔ zhě shēng, chì rú jīguān zhě shēng, huáng rú xiè fù zhě shēng, bái rú shǐ gāo zhě shēng, hēi rú wū yǔ zhě shēng, cǐ wǔsè zhī jiàn shēng yě. shēng yú xīn, rú yǐ gǎo guǒ zhū. shēng yú fèi, rú yǐ gǎo guǒ hóng. shēng yú gān, rú yǐ gǎo guǒ gàn. shēng yú pí, rú yǐ gǎo guǒ kuò lóu shí. shēng yú shèn, rú yǐ gǎo guǒ zǐ. cǐ wǔzàng suǒ shēng zhīwài róng yě. 五臟之氣，故色見青如草茲者死，黃如枳實者死，黑如（火台）者死，赤如衄血者死，白如枯骨者死，此五色之見死也。青如翠羽者生，赤如雞冠者生，黃如蟹腹者生，白如豕膏者生，黑如烏羽者生，此五色之見生也。生於心，如以縞裹朱。生於肺，如以縞裹紅。生於肝，如以縞裹紺。生於脾，如以縞裹括樓實。生於腎，如以縞裹紫。此五臟所生之外榮也。/五脏之气，故色见青如草兹者死，黄如枳实者死，黑如（火台）者死，赤如衄血者死，白如枯骨者死，此五色之见死也。青如翠羽者生，赤如鸡冠者生，黄如蟹腹者生，白如豕膏者生，黑如乌羽者生，此五色之见生也。生于心，如以缟裹朱。生于肺，如以缟裹红。生于肝，如以缟裹绀。生于脾，如以缟裹括楼实。生于肾，如以缟裹紫。此五脏所生之外荣也。

sè wèi dāng wǔzàng, bái dāng fèi xīn, chì dāng xīnkǔ, qīng dāng gān suān, huáng dāng pí gān, hēi dāng shèn jiǎn. gù bái dāng pí, chì dāng mài, qīng dāng jīn, huáng dāng ròu, hēi dāng gǔ. 色味當五臟，白當肺辛，赤當辛苦，青當肝酸，黃當脾甘，黑當腎鹼。故白當皮，赤當脈，青當筋，黃當肉，黑當骨。/色味当五脏，白当肺辛，赤当辛苦，青当肝酸，黄当脾甘，黑当肾碱。故白当皮，赤当脉，青当筋，黄当肉，黑当骨。

zhū mài zhě, jiē shǔyú mù; zhū suǐ zhě, jiē shǔyú nǎo; zhū jīn zhě, jiē shǔyú jié; zhū xuè zhě, jiē shǔyú xīn; zhū qì zhě, jiē shǔyú fèi, cǐ sìzhī bā xī zhī zhāoxī yě. gùrén wò xuè guīyú gān, gān shòu xuè ér néng shì, zú shòu xuè ér néng bù, zhǎng shòu xuè ér néng wò, zhǐ shòu xuè ér néng shè. wò chū ér fēng chuī zhī, xuèníng yú fū zhě wéi bì, níng yú mài zhě wéi qì, níng yú zú zhě wéi jué. cǐ sānzhě, xuè xíng ér bù dé fǎn qí kōng, gù wéi bì jué yě. rén yǒu dà gǔ shí'èr fēn, xiǎoxī sānbǎi wǔshísì míng, shǎoshí'èr shù, cǐ jiē wèiqì suǒ liú zhǐ, xiéqì zhī suǒ kè yě, zhēn shí yuán ér qù zhī. 諸脈者，皆屬於目；諸髓者，皆屬於腦；諸筋者，皆屬於節；諸血者，皆屬於心；諸氣者，皆屬於肺，此四肢八溪之朝夕也。故人臥血歸於肝，肝受血而能視，足受血而能步，掌受血而能握，指受血而能攝。臥出而風吹之，血凝於膚者為痹，凝於脈者為泣，凝於足者為厥。此三者，血行而不得反其空，故為痹厥也。人有大谷十二分，小溪三百五十四名，少十二俞，此皆衛氣所留止，邪氣之所客也，針石緣而去之。/诸脉者，皆属于目；诸髓者，皆属于脑；诸筋者，皆属于节；诸血者，皆属于心；诸气者，皆属于肺，此四肢八溪之朝夕也。故人卧血归于肝，肝受血而能视，足受血而能步，掌受血而能握，指受血而能摄。卧出而风吹之，血凝于肤者为痹，凝于脉者为泣，凝于足者为厥。此三者，血行而不得反其空，故为痹厥也。人有大谷十二分，小溪三百五十四名，少十二腧，此皆卫气所留止，邪气之所客也，针石缘而去之。

zhěnbìng zhī shǐ, wǔ jué wéi jì. yù zhī qí shǐ, xiān jiàn qí mǔ. suǒwèi wǔ jué zhě, wǔ mài yě. 診病之始，五決為紀。欲知其始，先建其母。所謂五決者，五脈也。/诊病之始，五决为纪。欲知其始，先建其母。所谓五决者，五脉也。

shìyǐ tóutòng diān jí, xià xū shàng shí, guò zài zú shàoyīn jù yáng, shèn zé rù shèn. xùn mēngzhe yóu, mù míng ěrlóng, xià shí shàng xū, guò zài zú shàoyáng jué yīn, shèn zé rù gān. fùmǎn（yuè zhēn）zhàng, zhī gé qū xié、xià jué shàng mào, guò zài zú tàiyīn yángmíng. késou shàngqì, jué zài xiōngzhōng, guò zàishǒu yángmíng tàiyīn. xīnfán tóutòng, bìng zài gé zhōng, guò zàishǒu jù yáng shàoyīn. 是以頭痛巔疾，下虛上實，過在足少陰巨陽，甚則入腎。徇蒙招尤，目冥耳聾，下實上虛，過在足少陽厥陰，甚則入肝。腹滿（月真）脹，支膈胠脅、下厥上冒，過在足太陰陽明。咳嗽上氣，厥在胸中，過在手陽明太陰。心煩頭痛，病在膈中，過在手巨陽少陰。/是以头痛巅疾，下虚上实，过在足少阴巨阳，甚则入肾。徇蒙招尤，目冥耳聋，下实上虚，过在足少阳厥阴，甚则入肝。腹满（月真）胀，支膈胠胁、下厥上冒，过在足太阴阳明。咳嗽上气，厥在胸中，过在手阳明太阴。心烦头痛，病在膈中，过在手巨阳少阴。

fū mài zhī xiǎo dà, huá sè fú-chén, kěyǐ zhǐ bié. wǔzàng zhī xiàng, kěyǐ lèituī. wǔzàng xiāng yīn, kěyǐ yìshi. wǔsè wēi zhěn, kěyǐ mù chá. néng hé mài sè, kěyǐ wànquán. 夫脈之小大，滑澀浮沉，可以指別。五臟之象，可以類推。五臟相音，可以意識。五色微診，可以目察。能合脈色，可以萬全。/夫脉之小大，滑涩浮沉，可以指别。五脏之象，可以类推。五脏相音，可以意识。五色微诊，可以目察。能合脉色，可以万全。

chì mài zhī zhì yě, chuǎn ér jiān. zhěn yuē: yǒu jī qì zài zhōng, shí hài yú shí míng yuē xīn bì. dé zhīwài jí, sīlǜ ér xīnxū, gù xié cóng zhī. 赤脈之至也，喘而堅。診曰：有積氣在中，時害於食名曰心痹。得之外疾，思慮而心虛，故邪從之。/赤脉之至也，喘而坚。诊曰：有积气在中，时害于食名曰心痹。得之外疾，思虑而心虚，故邪从之。

bái mài zhī zhì yě, chuǎn ér fú. shàng xū xià shí, jīng, yǒu jī qì zài xiōngzhōng, chuǎn ér xū. míng yuē fèi bì. hánrè, dé zhī zuì ér shǐ nèi yě. 白脈之至也，喘而浮。上虛下實，驚，有積氣在胸中，喘而虛。名曰肺痹。寒熱，得之醉而使內也。/白脉之至也，喘而浮。上虚下实，惊，有积气在胸中，喘而虚。名曰肺痹。寒热，得之醉而使内也。

qīng mài zhī zhì yě. cháng ér zuǒyòu dàn. yǒu jī qì zàixīn xià, zhī qū. míng yuē gān bì. dé zhī hán shī, yǔ shàn tóng fǎ. yāotòng zú qīngtóu tòng. 青脈之至也。長而左右彈。有積氣在心下，肢胠。名曰肝痹。得之寒濕，與疝同法。腰痛足清頭痛。/青脉之至也。长而左右弹。有积气在心下，肢胠。名曰肝痹。得之寒湿，与疝同法。腰痛足清头痛。

huáng mài zhī zhì yě, dà ér xū. yǒu jī qì zài fù zhōng, yǒu jué qì, míng yuē jué shàn. nǚzǐ tóng fǎ, dé zhī jí shǐ sìzhī, hàn chū dāng fēng. 黃脈之至也，大而虛。有積氣在腹中，有厥氣，名曰厥疝。女子同法，得之疾使四肢，汗出當風。/黄脉之至也，大而虚。有积气在腹中，有厥

气，名曰厥疝。女子同法，得之疾使四肢，汗出当风。
hēi mài zhī zhì yě, shàng jiān ér dà. yǒu jī qì zài xiǎofù yǔ yīn, míng yuē shèn bì. dé zhī mùyù, qīngshuǐ ér wò. 黑脈之至也，上堅而大。有積氣在小腹與陰，名曰腎痹。得之沐浴，清水而臥。/黑脉之至也，上坚而大。有积气在小腹与阴，名曰肾痹。得之沐浴，清水而卧。
fán xiāng wǔsè zhī qí mài, miàn huáng mù qīng, miàn huáng mùchì, miàn huáng mù bái, miàn huáng mù hēi zhě, jiē bù sǐ yě. miàn qīngmù chì, miàn chì mù bái, miàn qīngmù hēi, miàn hēi mù bái, miàn chì mù qīng, jiē sǐ yě. 凡相五色之奇脈，面黃目青，面黃目赤，面黃目白，面黃目黑者，皆不死也。面青目赤，面赤目白，面青目黑，面黑目白，面赤目青，皆死也。/凡相五色之奇脉，面黄目青，面黄目赤，面黄目白，面黄目黑者，皆不死也。面青目赤，面赤目白，面青目黑，面黑目白，面赤目青，皆死也。

wǔ cáng biélùn piān dì-shíyī 五藏別論篇第十一/五藏别论篇第十一

Huángdì wèn yuē: yú wén fāngshì, huò yǐ nǎosuǐ wéi zàng, huò yǐ chángwèi wéi zàng, huò yǐwéi fǔ. gǎnwèn gèng xiāngfǎn, jiē zì wèi shì, bù zhī qí dào, yuàn wén qí shuō. 黃帝問曰：餘聞方士，或以腦髓為髒，或以腸胃為髒，或以為腑。敢問更相反，皆自謂是，不知其道，願聞其說。/黄帝问曰：余闻方士，或以脑髓为脏，或以肠胃为脏，或以为腑。敢问更相反，皆自谓是，不知其道，愿闻其说。
Qíbó duì yuē:
nǎo、suǐ、gǔ、mài、dǎn、nǚzǐbāo, cǐ liù zhě, dìqì zhī suǒ shēng yě. jiē zàng yú yīn ér xiàng yú dì, gù cáng ér bù xiè, míng yuē qí héng zhī fǔ. 岐伯對曰：
腦、髓、骨、脈、膽、女子胞，此六者，地氣之所生也。皆髒於陰而象於地，故藏而不瀉，名曰奇恆之府。/岐伯对曰：脑、髓、骨、脉、胆、女子胞，此六者，地气之所生也。皆脏于阴而象于地，故藏而不泻，名曰奇恒之府。
fū wèi、dàcháng、xiǎocháng、sān jiāo、pángguāng, cǐ wǔzhě tiānqì zhī suǒ shēng yě, qí qìxiàng tiān, gù xiè ér bù cáng. cǐ shòu wǔ cáng zhuó qì, míng yuē chuán huà zhī fǔ, cǐ bù néng jiǔliú, shū xiè zhě yě. 夫胃、大腸、小腸、三焦、膀胱，此五者天氣之所生也，其氣象天，故瀉而不藏。此受五藏濁氣，名曰傳化之府，此不能久留，
輸瀉者也。/夫胃、大肠、小肠、三焦、膀胱，此五者天气之所生也，其气象天，故泻而不藏。此受五藏浊气，名曰传化之府，此不能久留，输泻者也。
pò mén yì wéi wǔzàng shǐ, shuǐ gǔ bude jiǔ cáng. 魄門亦為五臟使，
水谷不得久藏。/魄门亦为五脏使，水谷不得久藏。
suǒwèi wǔzàng zhě, cáng jīngqì ér bù xiè yě, gù mǎn ér bù néng shí. 所謂五臟者，藏精氣而不瀉也，故滿而不能實。/所谓五脏者，藏精气而不泻也，故满而不能实。
liùfǔ zhě, chuán huà wù ér bù cáng, gùshí ér bù néng mǎn yě. suǒyǐrán zhě, shuǐ gǔ rùkǒu zé wèi shí ér cháng xū, shí xiàzé cháng shí ér wèi xū. 六腑者，傳化物而不藏，故實而不能滿也。所以然者，水谷入口則胃實而腸虛，食下則腸實而胃虛。/六腑者，传化物而不藏，故实而不能满也。所以然者，水谷入口则胃实而肠虚，食下则肠实而胃虚。
gù yuē shí ér bù mǎn, mǎn ér bù shí yě. 故曰實而不滿，滿而不實也。/故曰实而不满，满而不实也。
dì yuē: qìkǒu héyǐ dú wéi wǔzàng zhī zhǔ? 帝曰：氣口何以獨為五臟之主？/帝曰：气口何以独为五脏之主？
Qíbó yuē: wèi zhě shuǐ gǔ zhī hǎi, liùfǔ zhī dà yuán yě. wǔwèi rùkǒu, cáng yú wèi yǐ yǎng wǔzàng qì, qìkǒu yì tàiyīn yě, shìyǐ wǔzàngliùfǔ zhī qìwèi, jiē chūyú wèi, biàn jiànyú qìkǒu. gù wǔqì rù bí, cáng yú xīnfèi, xīnfèi yǒubìng, ér bí wèi zhī bùlì yě. 岐伯曰：胃者水谷之海，六腑之大源也。五味入口，藏於胃以養五臟氣，氣口亦太陰也，是以五臟六腑之氣味，皆出於胃，變見於氣口。故五氣入鼻，藏於心肺，心肺有病，而鼻為之不利也。/岐伯曰：胃者水谷之海，六腑之大源也。五味入口，藏于胃以养五脏气，气口亦太阴也，是以五脏六腑之气味，皆出于胃，变见于气口。故五气入鼻，藏于心肺，心肺有病，而鼻为之不利也。

fán zhìbìng bì chá qí xià, shì qí mài, guān qí zhì yì, yǔqí bìng yě. 凡治病必察其下，適其脈，觀其志意，與其病也。/凡治病必察其下，适其脉，观其志意，与其病也。
jū yú guǐshén zhě, bùkě yǔ yán zhìdé; è yú zhēn shí zhě, bùkě yǔ yán zhì qiǎo. bìng bùxǔ zhì zhě, bìng bì bùzhì, zhì zhī-wú gōng yǐ. 拘於鬼神者，不可與言至德；惡於針石者，不可與言至巧。病不許治者，病必不治，治之無功矣。/拘于鬼神者，不可与言至德；恶于针石者，不可与言至巧。病不许治者，病必不治，治之无功矣。

yì fǎfāng yí lùn piān dì-shí'èr 異法方宜論篇第十二/异法方宜论篇第十二
Huángdì wèn yuē: yī zhī zhìbìng yě, yī bìng ér zhì gè bùtóng, jiē yù héyě? 黃帝問曰：醫之治病也，一病而治各不同，皆愈何也？/黄帝问曰：医之治病也，一病而治各不同，皆愈何也？
Qíbó duì yuē: dìshì shǐrán yě. 岐伯對曰：地勢使然也。/岐伯对曰：地势使然也。
gù dōngfāng zhī yù, tiāndì zhī suǒ shǐ shēng yě. yúyán zhī dì, hǎibīn bàng shuǐ, qí mínshí yú ér shì xián, jiē ān qí chù, měi qí shí. yú zhě shǐ rén rèzhōng, yán zhě shèng xuè, gù qí mín jiē hēisè shūlǐ. qí bìng jiē wéi yōngyáng, qí zhì yí biānshí. gù biānshí zhě, yì cóng dōngfāng lái. 故東方之域，天地之所始生也。魚鹽之地，海濱傍水，其民食魚而嗜咸，皆安其處，美其食。魚者使人熱中，鹽者勝血，故其民皆黑色疏理。其病皆為癰瘍，其治宜砭石。故砭石者，亦從東方來。/故东方之域，天地之所始生也。鱼盐之地，海滨傍水，其民食鱼而嗜咸，皆安其处，美其食。鱼者使人热中，盐者胜血，故其民皆黑色疏理。其病皆为痈疡，其治宜砭石。故砭石者，亦从东方来。
xīfāngzhě, jīnyù zhī yù, shāshí zhī chù, tiāndì zhī suǒ shōu yǐn yě. qí mín líng jū ér duō fēng, shuǐtǔ gāngqiáng, qí mín bù yī ér hè jiàn, qí mín huá shí ér zhī féi, gù xié bù néng shāng qí xíngtǐ, qí bìng shēng yú nèi, qí zhì yí dúyào. gù dúyào zhě yì cóng xī-fāng lái. 西方者，金玉之域，沙石之處，天地之所收引也。其民陵居而多風，水土剛強，其民不衣而褐薦，其民華食而脂肥，故邪不能傷其形體，其病生於內，其治宜毒藥。故毒藥者亦從西方來。/西方者，金玉之域，沙石之处，天地之所收引也。其民陵居而多风，水土刚强，其民不衣而褐荐，其民华食而脂肥，故邪不能伤其形体，其病生于内，其治宜毒药。故毒药者亦从西方来。
běifāng zhě, tiāndì suǒ bìcáng zhī yù yě. qí dì Gāolíng jū, fēnghán bīng liè, qí mínlè yě chù ér rǔshí, zàng hán shēng mǎn bìng, qí zhì yí jiǔ ruò. gù jiǔ ruò zhě, yì cóng běi-fāng lái. 北方者，
天地所閉藏之域也。其地高陵居，風寒冰冽，其民樂野處而乳食，髒寒生滿病，其治宜灸焫。故灸焫者，亦從北方來。/北方者，天地所闭藏之域也。其地高陵居，风寒冰冽，其民乐野处而乳食，脏寒生满病，其治宜灸焫。故灸焫者，亦从北方来。
nánfāng zhě, tiāndì suǒzhǎng yǎng, yáng zhī suǒ shèng chù yě. qí dìxià, shuǐtǔ ruò, wù lù zhī suǒ jù yě. qí mín shì suān ér shí fū, gù qí mín jiē zhì lǐ ér chìsè, qí bìng luán bì, qí zhì yí wēi zhēn. gù jiǔ zhēn zhě, yì cóng nánfāng lái. 南方者，天地所長養，陽之所盛處也。其地下，水土弱，霧露之所聚也。其民嗜酸而食胕，故其民皆致理而赤色，其病攣痹，
其治宜微針。故九針者，
亦從南方來。/南方者，天地所长养，阳之所盛处也。其地下，水土弱，雾露之所聚也。其民嗜酸而食胕，故其民皆致理而赤色，其病挛痹，其治宜微针。故九针者，亦从南方来。
zhōngyāng zhě, qí dìpíng yǐ shī, tiāndì suǒyǐ shēng wànwù yě zhòng. qí mínshí zá ér bù láo, gù qí bìng duō wěi jué hánrè. qí zhì yí dǎoyǐn àn qiāo, gù dǎoyǐn àn qiāo zhě, yì cóngzhōng yāng chū yě. 中央者，其地平以濕，天地所以生萬物也眾。其民食雜而不勞，故其病多痿厥寒熱。其治宜導引按蹻，故導引按蹻者，亦從中央出也。/中央者，其地平以湿，天地所以生万物也众。其民食杂而不劳，故其病多痿厥寒热。其治宜导引按蹻，故导引按蹻者，亦从中央出也。
gù shèngrén zá hé yǐ zhì, gè dé qí suǒ yí, gù zhìsuǒ yǐ yì ér bìng jiē yù zhě, débìng

zhī qíng, zhī zhì zhī dà tǐ yě. 故聖人雜合以治，各得其所宜，故治所以異而病皆愈者，得病之情，知治之大體也。/故圣人杂合以治，各得其所宜，故治所以异而病皆愈者，得病之情，知治之大体也。

yí jīng biàn qì lùn piān dì-shísān 移精變氣論篇第十三/移精变气论篇第十三

Huángdì wèn yuē: yú wén gǔ zhī zhìbìng, wéiqí yí jīng biàn qì, kě zhù yóu ér jǐ. jīn-shì zhìbìng, dúyào zhì qínèi, zhēn shí zhì qíwài, huò yù huò bù yù, héyě? 黃帝問曰：餘聞古之治病，惟其移精變氣，可祝由而已。今世治病，毒藥治其內，針石治其外，或愈或不愈，何也？/黄帝问曰：余闻古之治病，惟其移精变气，可祝由而已。今世治病，毒药治其内，针石治其外，或愈或不愈，何也？

Qíbó duì yuē: wǎnggǔ rénjū qínshòu zhī-jiān, dòngzuò yǐ bì hán, yīn jū yǐ bìshǔ, nèi wú juàn mù zhī lèi, wài wú shēn guān zhī xíng, cǐ tiándàn zhī shì, xié bù néng shēnrù yě. gù dúyào bù néng zhì qínèi, zhēn shí bù néng zhì qíwài, gù kě yí jīng zhù yóu ér jǐ. 岐伯對曰：往古人居禽獸之間，動作以避寒，陰居以避暑，內無眷暮之累，外無伸官之形，此恬淡之世，邪不能深入也。故毒藥不能治其內，針石不能治其外，故可移精祝由而已。/岐伯对曰：往古人居禽兽之间，动作以避寒，阴居以避暑，内无眷暮之累，外无伸官之形，此恬淡之世，邪不能深入也。故毒药不能治其内，针石不能治其外，故可移精祝由而已。

dāng jīn zhī shì bùrán, yōuhuàn yuán qínèi, kǔ xíng shāng qíwài, yòu shī sìshí zhī cóng, nì hánshǔ zhī yí. zéifēng shù zhì, xūxié zhāoxī, nèi zhì wǔzàng gǔsuǐ, wàishāng kōngqiào jīfū, suǒyǐ xiǎo bìng bì shèn, dàbìng bì sǐ. gù zhù yóu bù néng jǐ yě. 當今之世不然，憂患緣其內，苦形傷其外，又失四時之從，逆寒暑之宜。賊風數至，虛邪朝夕，內至五臟骨髓，外傷空竅肌膚，所以小病必甚，大病必死。故祝由不能已也。/当今之世不然，忧患缘其内，苦形伤其外，又失四时之从，逆寒暑之宜。贼风数至，虚邪朝夕，内至五脏骨髓，外伤空窍肌肤，所以小病必甚，大病必死。故祝由不能已也。

dì yuē: shàn. yú yù línbìng rén, guān sǐ shēng, jué xiányí, yù zhī qí yào, rú rìyuè guāng, kě dé wén hū? 帝曰：善。餘欲臨病人，觀死生，決嫌疑，欲知其要，如日月光，可得聞乎？/帝曰：善。余欲临病人，观死生，决嫌疑，欲知其要，如日月光，可得闻乎？

Qíbó yuē: sè mài zhě, Shàngdì zhī suǒ guì yě, xiānshī zhī suǒchuán yě. 岐伯曰：色脈者，上帝之所貴也，
先師之所傳也。/岐伯曰：色脉者，上帝之所贵也，先师之所传也。

shànggǔ shǐ jiù dài jì lǐ sè mài ér tōng shénmíng, hé zhī jīn-mù-shuǐ-huǒ-tǔ, sìshí bā fēng liù hé, bùlí qí cháng, biànhuà xiàn-gyí, yǐ guān qí miào, yǐ zhī qí yào, yù zhī qí yào, zé sè mài shì yǐ. 上古使僦貸季理色脈而通神明，合之金木水火土，四時八風六合，不離其常，變化相移，以觀其妙，以知其要，欲知其要，則色脈是矣。/上古使僦贷季理色脉而通神明，合之金木水火土，四时八风六合，不离其常，变化相移，以观其妙，以知其要，欲知其要，则色脉是矣。

sè yǐyìng rì, mài yǐyìng yuè, cháng qiú qí yào, zé qí yào yě. fū sè zhī biànhuà yǐyìng sìshí zhī mài, cǐshàng dì zhī suǒ guì, yǐ héyú shénmíng yě. suǒyǐ yuǎn sǐ ér jìn shēng, shēngdào yǐ cháng, mìng yuē shèng wáng. 色以應日，脈以應月，常求其要，則其要也。夫色之變化以應四時之脈，此上帝之所貴，以合於神明也。所以遠死而近生，生道以長，
命曰聖王。/色以应日，脉以应月，常求其要，则其要也。夫色之变化以应四时之脉，此上帝之所贵，
以合于神明也。所以远死而近生，生道以长，命曰圣王。

zhōnggǔ zhī zhìbìng, zhì ér zhì zhī, tāngyè shí rì, yǐqù bā fēng wǔ bì zhī bìng. shí rì bùyǐ, zhì yǐ cǎo sū cǎo gāi zhī zhī, běnmò wéi zhù, biāoběn yǐ dé, xiéqì nǎi fú. 中古之治病，至而治之，湯液十日，以去八風五痹之病。十日不已，治以草蘇草荄之枝，本末為助，標本已得，邪氣乃服。/中古之治病，至而治之，汤液十日，以去八风五痹之病。十日不已，治以草苏草荄之枝，本末为助，标本已

得，邪气乃服。

mùshì zhī bìng yě, zé bùrán, zhì bù běn sìshí, bù zhī rìyuè, bù shěn nì cóng, bìng xíng yǐ chéng, nǎi yù wēi zhēn qíwài, tāngyè zhì qínèi, cūgōng xiōngxiōng, yǐwéi kě gōng, gù bìng wèi yǐ, xīn bìng fù qǐ. 暮世之病也，則不然，治不本四時，不知日月，不審逆從，病形已成，乃欲微針其外，湯液治其內，粗工兇兇，以為可攻，故病未已，新病復起。/暮世之病也，则不然，治不本四时，不知日月，不审逆从，病形已成，乃欲微针其外，汤液治其内，粗工凶凶，以为可攻，故病未已，新病复起。

dì yuē: yuàn wén yàodào. 帝曰：願聞要道。/帝曰：愿闻要道。

Qíbó yuē: zhì zhī yào jí, wú fū sè mài, yòng zhī bùhuò, zhì zhī dà zé. nì cóng dào xíng, biāoběn bude, wáng shén shī guó. qù gù jiù xīn, nǎi dé zhēnrén. 岐伯曰：治之要極，無夫色脈，用之不惑，治之大則。逆從到行，標本不得，亡神失國。去故就新，乃得真人。/岐伯曰：治之要极，无夫色脉，用之不惑，治之大则。逆从到行，标本不得，亡神失国。去故就新，乃得真人。

dì yuē: yú wén qí yào yú fūzǐ yǐ, fūzǐ yán bùlí sè mài, cǐ yú zhī suǒzhī yě. 帝曰：餘聞其要於夫子矣，夫子言不離色脈，此餘之所知也。/帝曰：余闻其要于夫子矣，夫子言不离色脉，此余之所知也。

Qíbó yuē: zhì zhījí yú yī. 岐伯曰：治之極於一。/岐伯曰：治之极于一。

dì yuē: hé wèi yī? 帝曰：何謂一？/帝曰：何谓一？

Qíbó yuē: yīzhě yīn dé zhī. 岐伯曰：一者因得之。/岐伯曰：一者因得之。

dì yuē: nàihé? 帝曰：奈何？/帝曰：奈何？

Qíbó yuē: bìhù sāi yǒu, xì zhī bìngzhě, shù wèn qí qíng, yǐ cóng qí yì, déshén zhě chāng, shīshén zhě wáng. 岐伯曰：閉戶塞牖，系之病者，數問其情，以從其意，得神者昌，失神者亡。/岐伯曰：闭户塞牖，系之病者，数问其情，以从其意，得神者昌，失神者亡。

dì yuē: shàn. 帝曰：善。/帝曰：善。

tāngyè láo lǐ lùn piān dì-shísì 湯液醪醴論篇第十四/汤液醪醴论篇第十四

Huángdì wèn yuē: wéi wǔgǔ tāngyè jí láo lǐ nàihé? 黃帝問曰：為五穀湯液及醪醴奈何？/黄帝问曰：为五谷汤液及醪醴奈何？

Qíbó duì yuē: bì yǐ dàomǐ, chuī zhī dào xīn, dàomǐ zhě wán, dào xīn zhě jiān. 岐伯對曰：必以稻米，炊之稻薪，稻米者完，稻薪者堅。/岐伯对曰：必以稻米，炊之稻薪，稻米者完，稻薪者坚。

dì yuē: héyǐ rán? 帝曰：何以然？/帝曰：何以然？

Qíbó yuē: cǐ dé tiāndì zhī hé, gāoxià zhī yí, gù néng zhì wán: fá qǔdé shí, gù néng zhì jiān yě. 岐伯曰：此得天地之和，高下之宜，故能至完：伐取得時，故能至堅也。/岐伯曰：此得天地之和，高下之宜，故能至完：伐取得时，故能至坚也。

dì yuē: shànggǔ shèngrén zuò tāngyè láo lǐ, wéi ér bù yòng héyě? 帝曰：上古聖人作湯液醪醴，為而不用何也？/帝曰：上古圣人作汤液醪醴，为而不用何也？

Qíbó yuē: zìgǔ shèngrén zhī zuò tāngyè láo lǐ zhě, yǐwéi bèi ěr! fū shànggǔ zuò tāngyè, gù wéi ér fú fú yě. 岐伯曰：自古聖人之作湯液醪醴者，以為備耳！夫上古作湯液，故為而弗服也。/岐伯曰：自古圣人之作汤液醪醴者，以为备耳！夫上古作汤液，故为而弗服也。

zhōnggǔ zhī shì, dàodé shāo shuāi, xiéqì shí zhì, fú zhī wànquán. 中古之世，道德稍衰，邪氣時至，服之萬全。/中古之世，道德稍衰，邪气时至，服之万全。

dì yuē: jīn zhī shì bùbì yǐ héyě. 帝曰：今之世不必已何也。/帝曰：今之世不必已何也。

Qíbó yuē: dāng jīn zhī shì, bì qí dúyào gōng qízhōng, chánshí zhēn'ài zhì qíwài yě. 岐伯曰：當今之世，必齊毒藥攻其中，鑱石針艾治其外也。/岐伯曰：当今之世，必齐毒药攻其中，镵石针艾治其外也。

dì yuē: xíng bì xuè jìn ér gōng bù yīng zhě hé? 帝曰：形弊血盡而功不應者何？/帝曰：形弊血尽而功不应者何？

Qíbó yuē: shén bù shǐ yě. 岐伯曰：神不使也。/岐伯曰：神不使也。

dì yuē: hé wèi shén bù shǐ? 帝曰：何謂神不使？/帝曰：何谓神不使？

Qíbó yuē: zhēn shídào yě. jīngshén bù jìn, zhì yì bùzhì, gù bìng bùkě yù. jīn jīng huài shén qù, yíngwèi bùkě fù shōu. hézhě? shìyù wúqióng, ér yōuhuàn bùzhǐ, jīngqì chí huài, yíng qì wèi chú, gù shén qù zhī ér bìng bù yù yě. 岐伯曰：針石道也。精神不進，志意不治，故病不可愈。今精壞神去，營衛不可復收。何者？嗜慾無窮，而憂患不止，精氣弛壞，營泣衛除，故神去之而病不愈也。/岐伯曰：针石道也。精神不进，志意不治，故病不可愈。今精坏神去，营卫不可复收。何者？嗜欲无穷，而忧患不止，精气弛坏，营泣卫除，故神去之而病不愈也。

dì yuē: fū bìng zhī shǐ shēng yě, jíwēi jí jīng, bì xiān rù jié yú pífū. jīn liánggōng jiē chēng yuē bìng chéng, míng yuē nì, zé zhēn shí bù néng zhì, liángyào bù néng jí yě. jīn liánggōng jiē dé qí fǎ, shǒu qí shù, qīnqi xiōngdì yuǎnjìn yīn shēng rì wén yú ěr, wǔsè rìjiàn yú mù, ér bìng bù yù zhě, yì hé xiá bù zǎo hū? 帝曰：夫病之始生也，極微極精，必先入結於皮膚。今良工皆稱曰病成，名曰逆，則針石不能治，良藥不能及也。今良工皆得其法，守其數，親戚兄弟遠近音聲日聞於耳，五色日見於目，而病不愈者，亦何暇不早乎？/帝曰：夫病之始生也，极微极精，必先入结于皮肤。今良工皆称曰病成，名曰逆，则针石不能治，良药不能及也。今良工皆得其法，守其数，亲戚兄弟远近音声日闻于耳，五色日见于目，而病不愈者，亦何暇不早乎？

Qíbó yuē: bìng wèi běn, gōng wéi biāo, biāoběn bude, xiéqì bùfú, cǐ zhī wèi yě. 岐伯曰：病為本，工為標，標本不得，邪氣不服，此之謂也。/岐伯曰：病为本，工为标，标本不得，邪气不服，此之谓也。

dì yuē: qí yǒu bù cóng háomáo ér shēng, wǔzàng yáng yǐ jié yě, jīnyè chōng guō, qí pò dújū, gū jīngyú nèi, qì hào yú wài, xíng bùkě yǔ yī xiāng bǎo, cǐ sì jí jí ér dòng zhōng, shì qì jù yú nèi ér xíng shī yú wài, zhì zhī nàihé? 帝曰：其有不從毫毛而生，五臟陽以竭也，津液充郭，其魄獨居，孤精於內，氣耗於外，形不可與衣相保，此四極急而動中，是氣拒於內而形施於外，治之奈何？/帝曰：其有不从毫毛而生，五脏阳以竭也，津液充郭，其魄独居，孤精于内，气耗于外，形不可与衣相保，此四极急而动中，是气拒于内而形施于外，治之奈何？

Qíbó yuē: píngzhì yú quánhéng, qù wǎn chén cuò, wēi dòng sì jí, wēn yī miào là qí chù, yǐ fù qí xíng. kāi guǐ mén, jiéjìng fǔ, jīng yǐ shí fú; wǔ yáng yǐ bù, shū dí wǔzàng, gù jīng zì shēng, xíng zì shèng, gǔròu xiāng bǎo, jù qì nǎi píng. 岐伯曰：平治於權衡，去宛陳莝，微動四極，溫衣繆刺其處，以復其形。開鬼門，潔淨府，精以時服；五陽已布，疏滌五臟，故精自生，形自盛，骨肉相保，巨氣乃平。/岐伯曰：平治于权衡，去宛陈莝，微动四极，温衣缪刺其处，以复其形。开鬼门，洁净府，精以时服；五阳已布，疏涤五脏，故精自生，形自盛，骨肉相保，巨气乃平。

dì yuē: shàn. 帝曰：善。/帝曰：善。

yùbǎn lùn yào piān dì-shíwǔ 玉版論要篇第十五/玉版论要篇第十五

Huángdì wèn yuē: yú wén kuíduó qí héng, suǒzhǐ bùtóng, yòng zhī nàihé? 黃帝問曰：餘聞揆度奇恆，所指不同，用之奈何？/黄帝问曰：余闻揆度奇恒，所指不同，用之奈何？

Qíbó duì yuē: kuíduó zhě, dù bìng zhī qiǎn shēn yě; qí héng zhě, yán qí bìng yě. qǐng yándào zhī zhì shù, wǔsè mài biàn, kuíduó qí héng, dào zàiyú yī. 岐伯對曰：揆度者，度病之淺深也；奇恆者，言奇病也。請言道之至數，五色脈變，揆度奇恆，道在於一。/岐伯对曰：揆度者，度病之浅深也；奇恒者，言奇病也。请言道之至数，五色脉变，揆度奇恒，道在于一。

shén zhuǎn bù huí, huí zé bù zhuǎn, nǎi shī qí jī. zhì shù zhī yào, pòjìn yǐ wēi, zhù zhī yùbǎn, mìng yuē hé yù jī. 神轉不回，回則不轉，乃失其機。至數之要，迫近以微，著之玉版，命曰合玉機。/神转不回，回则不转，乃失其机。至数之要，迫近以微，着之玉版，命曰合玉机。

róngsè jiànshàng xià zuǒyòu, gè zài qí yào. qí sè jiàn qiǎn zhě, tāngyè zhǔzhì, shí rì yǐ. qí jiàn shēn zhě, bì qí zhǔzhì, èrshíyī rì yǐ. qí jiàn dà shēn zhě, láo jiǔ zhǔzhì, bǎirì yǐ. sè yāo miàn tuō bùzhì, bǎirì jìn yǐ. 容色見

上下左右，各在其要。其色見淺者，湯液主治，十日已。其見深者，必齊主治，二十一日已。其見大深者，醪酒主治，百日已。色夭面脫不治，百日盡已。/容色见上下左右，各在其要。其色见浅者，汤液主治，十日已。其见深者，必齐主治，二十一日已。其见大深者，醪酒主治，百日已。色夭面脱不治，百日尽已。
mài duǎnqì jué sǐ, bìng wēn xū shèn sǐ. 脈短氣絕死，病溫虛甚死。/脉短气绝死，病温虚甚死。
sè jiànshàng xià zuǒyòu, gè zài qí yào. shàng wéi nì, xià wéi cóng; nǚzǐ yòu wéi nì, zuǒ wéi cóng; nánzǐ zuǒ wéi nì, yòu wéi cóng. yì, chóngyáng sǐ, zhòng yīn sǐ. 色見上下左右，各在其要。上為逆，下為從；女子右為逆，左為從；男子左為逆，右為從。易，重陽死，重陰死。/色见上下左右，各在其要。上为逆，下为从；女子右为逆，左为从；男子左为逆，右为从。易，重阳死，重阴死。
yīn-yáng fǎn tā, zhì zài quánhéng xiāng duó, qí héng shì yě, kuíduó shì yě. 陰陽反他，治在權衡相奪，奇恆事也，揆度事也。/阴阳反他，治在权衡相夺，奇恒事也，揆度事也。
bó mài bì bì, hánrè zhī jiāo. mài gū wéi xiāoqì, xū xiè wéi duó xuè. gū wéi nì, xū wéi cóng. 搏脈痹躄，寒熱之交。脈孤為消氣，虛泄為奪血。孤為逆，虛為從。/搏脉痹躄，寒热之交。脉孤为消气，虚泄为夺血。孤为逆，虚为从。
xíng qí héng zhī fǎ, yǐtài yīn shǐ. xíng suǒ bùshèng yuē nì shèng, nì zé sǐ. xíng suǒ shèng yuē cóng, cóng zé huó. bā fēng sìshí zhī shèng, zhōng'érfùshǐ, nìxíng yī guò, bùkě fùshù, lùn yào bì yǐ. 行奇恆之法，以太陰始。行所不勝曰逆勝，逆則死。行所勝曰從，從則活。八風四時之勝，終而復始，逆行一過，不可複數，論要畢矣。/行奇恒之法，以太阴始。行所不胜曰逆胜，逆则死。行所胜曰从，从则活。八风四时之胜，终而复始，逆行一过，不可复数，论要毕矣。

zhěn yào jīng zhōng lùn piān dì-shíliù 診要經終論篇第十六/诊要经终论篇第十六

Huángdì wèn yuē: zhěn yào hérú? 黃帝問曰：診要何如？/黄帝问曰：诊要何如？
Qíbó duì yuē: zhèng yuè Èryuè, tiānqì shǐ fāng, dìqì shǐfā, rénqì zài gān. 岐伯對曰：正月二月，天氣始方，地氣始發，人氣在肝。/岐伯对曰：正月二月，天气始方，地气始发，人气在肝。
Sānyuè Sìyuè tiānqì zhèngfāng, dìqì dìng fā, rénqì zài pí. 三月四月天氣正方，地氣定發，人氣在脾。/三月四月天气正方，地气定发，人气在脾。
Wǔyuè Liùyuè tiānqì shèng, dìqì gāo, rénqì zài tóu. 五月六月天氣盛，地氣高，人氣在頭。/五月六月天气盛，地气高，人气在头。
Qīyuè Bāyuè yīnqì shǐ shā, rénqì zài fèi. 七月八月陰氣始殺，人氣在肺。/七月八月阴气始杀，人气在肺。
Jiǔyuè shí yuè yīnqì shǐ bīng, dìqì shǐ bì, rénqì zàixīn. 九月十月陰氣始冰，地氣始閉，人氣在心。/九月十月阴气始冰，地气始闭，人气在心。
Shíyīyuè Shí'èryuè bīng fù, dìqì hé, rénqì zài shèn. 十一月十二月冰復，地氣合，人氣在腎。/十一月十二月冰复，地气合，人气在肾。
gù chūn cì sàn shù, jí yǔ fēnlǐ, xuè chū ér zhǐ. shènzhě chuán qì, jiànzhě huán yě. 故春刺散俞，及與分理，血出而止。甚者傳氣，間者環也。/故春刺散腧，及与分理，血出而止。甚者传气，间者环也。
xià cì luò shù, jiàn xuè ér zhǐ. jìn qì bìhuán, tòng bìng bì xià. 夏刺絡俞，見血而止。盡氣閉環，痛病必下。/夏刺络腧，见血而止。尽气闭环，痛病必下。
qiū cì pífū xúnlǐ, shàng-xià tóng fǎ, shén biàn ér zhǐ. 秋刺皮膚循理，上下同法，神變而止。/秋刺皮肤循理，上下同法，神变而止。
dōng cì shù qiào yú fēn lǐ, shènzhě zhí xià, jiànzhě sàn xià. 冬刺俞竅於分理，甚者直下，間者散下。/冬刺腧窍于分理，甚者直下，间者散下。
chūn-xià-qiū-dōng, gè yǒusuǒ cì, fǎ qí suǒ-zài. chūn cì xià fēn, mài luàn qì wēi, rù yín gǔsuǐ, bìng bù néng yù, lìngrén bù shì shí, yòu qiě shǎo qì. 春夏秋冬，各有所刺，法其所在。春刺夏分，脈亂氣微，入淫骨髓，病不能愈，令人不嗜食，又且少氣。/春夏秋冬，各有所刺，法其所在。春刺夏分，脉乱气微，入淫骨髓，病不能愈，令人不嗜食，又且少

气。
chūn cì qiūfēn, jīn luán nì qì huán wéi ké-sou, bìng bù yù, lìngrén shí jīng, yòu qiě kū. 春刺秋分，筋攣逆氣環為咳嗽，病不愈，令人時驚，又且哭。/春刺秋分，筋挛逆气环为咳嗽，病不愈，令人时惊，又且哭。
chūn cì dōng fēn, xiéqì zhù cáng, lìngrén zhàng, bìng bù yù, yòu qiě yù yányǔ. 春刺冬分，邪氣著藏，令人脹，病不愈，又且欲言語。/春刺冬分，邪气着藏，令人胀，病不愈，又且欲言语。
xià cì chūnfēn, bìng bù yù, lìngrén jiě duò. 夏刺春分，病不愈，令人解墮。/夏刺春分，病不愈，令人解堕。
xià cì qiūfēn, bìng bù yù, lìngrén xīnzhōng yù wúyán, tìtì rú rén jiāng bǔ zhī. 夏刺秋分，病不愈，令人心中欲無言，愓愓如人將捕之。/夏刺秋分，病不愈，令人心中欲无言，愓愓如人将捕之。
xià cì dōng fēn, bìng bù yù, lìngrén shǎo qì, shí yù nù. 夏刺冬分，病不愈，令人少氣，時欲怒。/夏刺冬分，病不愈，令人少气，时欲怒。
qiū cì chūnfēn, bìng bùyǐ, lìngrén tì rán, yù yǒusuǒwéi, qǐ ér wàng zhī. 秋刺春分，病不已，令人愓然，欲有所為，起而忘之。/秋刺春分，病不已，令人愓然，欲有所为，起而忘之。
qiū cì xià fēn, bìng bùyǐ, lìngrén yì shì wò, qiě yòu shàn mèng. 秋刺夏分，病不已，令人益嗜臥，且又善夢。/秋刺夏分，病不已，令人益嗜卧，且又善梦。
qiū cì dōng fēn, bìng bùyǐ, lìngrén sǎsǎ shí hán. 秋刺冬分，病不已，令人灑灑時寒。/秋刺冬分，病不已，令人洒洒时寒。
dōng cì chūnfēn, bìng bùyǐ, lìngrén yù wò bù néng mián, mián ér yǒu jiàn. 冬刺春分，病不已，令人欲臥不能眠，眠而有見。/冬刺春分，病不已，令人欲卧不能眠，眠而有见。
dōng cì xià fēn, bìng bù yù, qìshàng fā wéi zhū bì. 冬刺夏分，病不愈，氣上發為諸痹。/冬刺夏分，病不愈，气上发为诸痹。
dōng cì qiūfēn, bìng bùyǐ, lìngrén shàn kě. 冬刺秋分，病不已，令人善渴。/冬刺秋分，病不已，令人善渴。
fán cì xiōngfù zhě, bì bì wǔzàng. zhōngxīn zhě huán sǐ, zhōng pí zhě Wǔrì sǐ, zhōng shèn zhě qī rì sǐ, zhōng fèi zhě Wǔrì sǐ. zhōng gé zhě, jiē wéi shāng zhōng, qí bìng suī yù, bùguò yī suì bì sǐ. 凡刺胸腹者，必避五臟。中心者環死，中脾者五日死，中腎者七日死，中肺者五日死。中膈者，皆為傷中，其病雖愈，不過一歲必死。/凡刺胸腹者，必避五脏。中心者环死，中脾者五日死，中肾者七日死，中肺者五日死。中膈者，皆为伤中，其病虽愈，不过一岁必死。

cì bì wǔzàng zhě, zhī nì cóng yě. suǒwèi cóngzhě, gé yǔ pí shèn zhī chù, bùzhīzhě fǎnzhī. cì xiōngfù zhě, bì yǐ bù jiǎo zhù zhī, nǎi cóng dān bù shàng cì, cì zhī bù yù fù cì. 刺避五臟者，知逆從也。所謂從者，膈與脾腎之處，不知者反之。刺胸腹者，必以布憿著之，乃從單布上刺，刺之不愈復刺。/刺避五脏者，知逆从也。所谓从者，膈与脾肾之处，不知者反之。刺胸腹者，必以布憿着之，乃从单布上刺，刺之不愈复刺。
cìzhēn bì sù, cì zhǒng yáo zhēn, jīng cì wù yáo, cǐ cì zhī dào yě. 刺針必肅，刺腫搖針，經刺勿搖，此刺之道也。/刺针必肃，刺肿摇针，经刺勿摇，此刺之道也。
dì yuē: yuàn wén Shí'èrjīng mài zhī zhōng nàihé? 帝曰：
願聞十二經脈之終奈何？/帝曰：愿闻十二经脉之终奈何？
Qíbó yuē: tàiyáng zhī mài, qí zhōng yě dài-yǎn, fǎn zhé chìzòng, qí sè bái, jué hàn nǎi chū, chūzé sǐ yǐ. 岐伯曰：太陽之脈，其終也戴眼，反折瘈瘲，其色白，絕汗乃出，出則死矣。/岐伯曰：太阳之脉，其终也戴眼，反折瘈疭，其色白，绝汗乃出，出则死矣。
shàoyáng zhōng zhě, ěrlóng、bǎi jié jiē zòng, mù huán jué xì. jué xì yī rì bànsǐ, qí sǐ yě sè xiān qīng, bái nǎi sǐ yǐ. 少陽終者，耳聾、百節皆縱，目寰絕系。絕系一日半死，其死也色先青，
白乃死矣。/少阳终者，耳聋、百节皆纵，目寰绝系。绝系一日半死，其死也色先青，白乃死矣。
yángmíng zhōng zhě, kǒu mù dòngzuò, shàn jīng、wàngyán、sè huáng. qíshàng xià jīng shèng, bùrén zé zhōng yǐ. 陽明終

者，口目動作，善驚、妄言、色黃。其上下經盛，不仁則終矣。/阳明终者，口目动作，善惊、妄言、色黄。其上下经盛，不仁则终矣。
shàoyīn zhōng zhě, miàn hēi chǐ cháng ér gòu, fùzhàng bì, shàng-xià bùtōng ér zhōng yǐ. 少陰終者，面黑齒長而垢，腹脹閉，上下不通而終矣。/少阴终者，面黑齿长而垢，腹胀闭，上下不通而终矣。
tàiyīn zhōng zhě, fùzhàng bì, bude xī, shàn yī shàn ǒu, ǒu zé nì, nì zé miàn chì, bù nì zé shàng-xià bùtōng, bùtōng zé miàn hēi, pímáo jiāo ér zhōng yǐ. 太陰終者，腹脹閉，不得息，善噫善嘔，嘔則逆，逆則面赤，不逆則上下不通，不通則面黑，皮毛焦而終矣。/太阴终者，腹胀闭，不得息，善噫善呕，呕则逆，逆则面赤，不逆则上下不通，不通则面黑，皮毛焦而终矣。
jué yīn zhōng zhě, zhōng rè yì gān, shàn nì、xīnfán、shèn zé shé juǎn, luǎn shàng suō ér zhōng yǐ. cǐ Shí'èrjīng zhī suǒ bài yě. 厥陰終者，中熱溢干，善溺、心煩、甚則舌卷，卵上縮而終矣。此十二經之所敗也。/厥阴终者，中热溢干，善溺、心烦、甚则舌卷，卵上缩而终矣。此十二经之所败也。

mài yào jīngwēi lùn piān dì-shíqī 脈要精微論篇第十七/脉要精微论篇第十七

Huángdì wèn yuē: zhěnfǎ hérú? 黃帝問曰：診法何如？/黄帝问曰：诊法何如？
Qíbó duì yuē: zhěnfǎ cháng yǐ píngdàn, yīnqì wèi dòng, yángqì wèi sàn, yǐnshí wèi jìn, jīngmài wèi shèng, luòmài tiáoyún, qìxuè wèi luàn, gù nǎikě zhěn yǒuguò zhī mài. 岐伯對曰：診法常以平旦，陰氣未動，陽氣未散，飲食未進，經脈未盛，絡脈調勻，氣血未亂，故乃可診有過之脈。/岐伯对曰：诊法常以平旦，阴气未动，阳气未散，饮食未进，经脉未盛，络脉调匀，气血未乱，故乃可诊有过之脉。
qièmài dòngjìng ér shì jīngmíng, chá wǔsè, guān wǔzàng yǒuyú bùzú, liùfǔ qiángruò, xíng zhī shèngshuāi, yǐcǐ cānwǔ, juésǐ shēng zhī fēn. 切脈動靜而視精明，察五色，觀五臟有餘不足，六腑強弱，形之盛衰，以此參伍，決死生之分。/切脉动静而视精明，察五色，观五脏有余不足，六腑强弱，形之盛衰，以此参伍，决死生之分。
fū mài zhě xuè zhī fǔ yě. cháng zé qì zhì, duǎn zé qì bìng, shù zé fánxīn, dà zé bìng jìn. 夫脈者血之府也。長則氣治，短則氣病，數則煩心，大則病進。/夫脉者血之府也。长则气治，短则气病，数则烦心，大则病进。
shàng shèng zé qìjí、xià shèng zé qì zhàng、dài zé qì shuāi、xìzé qì shǎo、sè zé xīntòng.
上盛則氣急、下盛則氣脹、代則氣衰、細則氣少、濇則心痛。/上盛则气急、下盛则气胀、代则气衰、细则气少、涩则心痛。
hún hún gé zhì rú yǒngquán, bìng jìn'ér sè bì; miánmián qí qù rú xián jué sǐ. 渾渾革至如湧泉，病進而色弊；綿綿其去如弦絕死。/浑浑革至如涌泉，病进而色弊；绵绵其去如弦绝死。
fū jīngmíng wǔsè zhě, qì zhī huá yě. chì yù rú bái guǒ zhū, bù yù rú zhě; bái yù rú é yǔ, bù yù rú yán; qīng yù rú cāng bì zhī zé, bù yù rú lán; huáng yù rú luó guǒ xióng, bù yù rú huángtǔ; hēi yù rú zhòng qī sè, bù yù rú dì cāng. wǔsè jīngwēi xiàng jiàn yǐ, qí shòu bùjiǔ yě. 夫精明五色者，氣之華也。赤欲如白裹朱，不欲如赭；白欲如鵝羽，不欲如鹽；青欲如蒼璧之澤，不欲如藍；黃欲如羅裹雄黃，不欲如黃土；黑欲如重漆色，不欲如地蒼。五色精微象見矣，其壽不久也。/夫精明五色者，气之华也。赤欲如白裹朱，不欲如赭；白欲如鹅羽，不欲如盐；青欲如苍璧之泽，不欲如蓝；黄欲如罗裹雄黄，不欲如黄土；黑欲如重漆色，不欲如地苍。五色精微象见矣，其寿不久也。
fū jīngmíng zhě, suǒyǐ shì wànwù biébái hēi, shěn duǎncháng, yǐ cháng wéi duǎn, yǐ bái wéi hēi. rúshì zé jīng shuāi yǐ. 夫精明者，所以視萬物別白黑，審短長，以長為短，以白為黑。如是則精衰矣。/夫精明者，所以视万物别白黑，审短长，以长为短，以白为黑。如是则精衰矣。
wǔzàng zhě zhōng zhī shǒu yě. zhōng shèng zàng mǎn qìshèng shāng kǒng zhě, shēng rú cóng Shìzhōng yán, shì zhōngqì zhī shī yě. yán ér wēi, zhōngrì nǎi fùyán

zhě, cǐ duóqì yě. yībèi bù liǎn, yányǔ shàn'è, bù bì qīnshū zhě, cǐ shénmíng zhī luàn yě. cānglǐn bù cáng zhě, shì ménhù bùyào yě, shuǐquán bùzhǐ zhě, shì pángguāng bù cáng yě. dé shǒu zhě shēng, shīshǒu zhě sǐ. 五臟者中之守也。中盛髒滿氣盛傷恐者，聲如從室中言，是中氣之濕也。言而微，終日乃復言者，此奪氣也。衣被不斂，言語善惡，不避親疏者，此神明之亂也。倉廩不藏者，是門戶不要也，水泉不止者，是膀胱不藏也。得守者生，失守者死。/五脏者中之守也。中盛脏满气盛伤恐者，声如从室中言，是中气之湿也。言而微，终日乃复言者，此夺气也。衣被不敛，言语善恶，不避亲疏者，此神明之乱也。仓廪不藏者，是门户不要也，水泉不止者，是膀胱不藏也。得守者生，失守者死。

fū wǔzàng zhě shēn zhī qiáng yě. tóu zhě jīngmíng zhī fǔ, tóu qīng shì shēn jīngshén jiāng duó yǐ. bèi zhě xiōngzhōng zhī fǔ, bèi qū jiānsuí, fǔ jiāng huài yǐ. yāo zhě shèn zhī fǔ, zhuǎn yáo bù néng, shèn jiāng bèi yǐ. xī zhě jīn zhī fǔ, qūshēn bù néng, xíng zé lǚ fù, jīn jiāng bèi yǐ. gǔ zhě suǐ zhī fǔ, bù néng jiǔ lì, xíng zé zhèn diào, gǔ jiāng bèi yǐ. dé qiáng zé shēng, shī qiáng zé sǐ. 夫五臟者身之強也。頭者精明之府，頭傾視深精神將奪矣。背者胸中之府，背曲肩隨，府將壞矣。腰者腎之府，轉搖不能，腎將憊矣。膝者筋之府，屈伸不能，行則僂附，筋將憊矣。骨者髓之府，不能久立，行則振掉，
骨將憊矣。得強則生，失強則死。/夫五脏者身之强也。头者精明之府，头倾视深精神将夺矣。背者胸中之府，背曲肩随，府将坏矣。腰者肾之府，转摇不能，肾将惫矣。膝者筋之府，屈伸不能，行则偻附，筋将惫矣。骨者髓之府，不能久立，行则振掉，
骨将惫矣。得强则生，失强则死。

Qíbó yuē: fǎn sìshí zhě, yǒuyú wéi jīng, bùzú wéi xiāo. yìng tàiguò bùzú wéi jīng, yìng bùzú yǒuyú wéi xiāo. yīn-yáng bù xiāngyìng, bìng míng yuē guān gé. 岐伯曰：反四時者，有餘為精，
不足為消。應太過不足為精，應不足有餘為消。陰陽不相應，病名曰關格。/岐伯曰：反四时者，有余为精，不足为消。应太过不足为精，应不足有余为消。阴阳不相应，病名曰关格。

dì yuē: mài qí sìshí dòng nàihé? zhī bìng zhī suǒzài nàihé? zhī bìng zhī suǒ biàn nàihé? zhī bìng zhà zàinèi nàihé? zhī bìng zhà zàiwài nàihé? qǐngwèn cǐ wǔzhě, kě dé wén hū. 帝曰：脈其四時動奈何？知病之所在奈何？知病之所變奈何？知病乍在內奈何？知病乍在外奈何？請問此五者，可得聞乎。/帝曰：脉其四时动奈何？知病之所在奈何？知病之所变奈何？知病乍在内奈何？知病乍在外奈何？请问此五者，可得闻乎。

Qíbó yuē: qǐng yán qí yǔ tiānyùn zhuǎn dà yě. wànwù zhīwài, liù hé zhīnèi, tiāndì zhī biàn, yīn-yáng zhī yìng, bǐ chūn zhī nuǎn, wéi xià zhī shǔ, bǐ qiū zhī fèn, wéi dōng zhī nù, sì biàn zhī dòngmài yǔ zhī shàng-xià, yǐ chūn yìng zhōng guī, xià yìng zhōng jǔ, qiū yìng zhōng héng, dōng yìng zhōng-quán. 岐伯曰：請言其與天運轉大也。萬物之外，六合之內，天地之變，陰陽之應，彼春之暖，為夏之暑，彼秋之忿，為冬之怒，四變之動脈與之上下，以春應中規，夏應中矩，秋應中衡，冬應中權。/岐伯曰：请言其与天运转大也。万物之外，六合之内，天地之变，阴阳之应，彼春之暖，为夏之暑，彼秋之忿，为冬之怒，四变之动脉与之上下，以春应中规，夏应中矩，秋应中衡，冬应中权。

shìgù dōngzhì sìshíwǔ rì yángqì wēi shàng, yīnqì wēi xià; xiàzhì sìshíwǔ rì yīnqì wēi shàng yángqì wēi xià, yīn-yáng yǒushí, yǔ mài wéiqī, qī ér xiāng shī, zhī mài suǒ fēn. fēnzhī yǒuqī, gùzhī sǐ shí. wēimiào zài mài, bùkěbù chá, chá zhī yǒu jì, cóng yīn-yáng shǐ, shǐ zhī yǒu jīng, cóng wǔ háng shēng, shēng zhī yǒudù, sìshí wéiyí. bǔxiè wù shī, yǔ tiāndì rúyī, dé yī zhī qíng, yǐ zhī sǐ shēng. 是故冬至四十五日陽氣微上，陰氣微下；夏至四十五日陰氣微上陽氣微下，陰陽有時，與脈為期，期而相失，知脈所分。分之有期，故知死時。微妙在脈，不可不察，察之有紀，從陰陽始，始之有經，從五行生，生之有度，四時為宜。補瀉勿失，與天地如一，得一之情，以知死生。/是故冬至四十五日阳气微上，阴气微下；夏至四十五日阴气微上阳气微下，阴阳有时，与脉为期，期而相失，知脉所分。分之有期，

故知死时。微妙在脉，不可不察，察之有纪，从阴阳始，始之有经，从五行生，生之有度，四时为宜。补泻勿失，与天地如一，得一之情，以知死生。

shìgù shēng hé wǔyīn, sè hé wǔ háng, mài hé yīn-yáng. 是故聲合五音，色合五行，脈合陰陽。/是故声合五音，色合五行，脉合阴阳。

shì zhī yīn shèng zé mèng shè dàshuǐ kǒngjù, yáng shèng zé mèng dàhuǒ fán zhuó. 是知陰盛則夢涉大水恐懼，陽盛則夢大火燔灼。/是知阴盛则梦涉大水恐惧，阳盛则梦大火燔灼。

yīn-yáng jù shèng, zé mèng xiāng shā huǐshāng. 陰陽俱盛，則夢相殺毀傷。/阴阳俱盛，则梦相杀毁伤。

shàng shèng zé mèng fēi, xià shèng zé mèng duò, shèn bǎo zé mèng yú, shèn jī zé mèng qǔ; gānqi shèng zé mèng nù, fèi qìshèng zé mèng kū. 上盛則夢飛，下盛則夢墮，甚飽則夢予，甚飢則夢取；肝氣盛則夢怒，肺氣盛則夢哭。/上盛则梦飞，下盛则梦堕，甚饱则梦予，甚饥则梦取；肝气盛则梦怒，肺气盛则梦哭。

duǎn chóng duō zé mèng jùzhòng, chángchong duō zé mèng xiāngjī huǐshāng. 短蟲多則夢聚眾，長蟲多則夢相擊毀傷。/短虫多则梦聚众，长虫多则梦相击毁伤。

shìgù chí mài yǒudào, xū jìng wéi bǎo. chūnrì fú, rú yú zhī yóu zài bō; xiàrì zài fū, fànfàn hū wànwù yǒuyú; qiūrì xià fū, zhéchóng jiāng qù; dōngrì zài gǔ, zhéchóng zhōumì, jūnzǐ jūshì. gù yuē: zhī nèi zhě àn ér jì zhī, zhī wài zhě zhōng ér shǐ zhī, cǐ liù zhě chí mài zhī dà fǎ. 是故持脈有道，虛靜為保。春日浮，如魚之遊在波；夏日在膚，泛泛乎萬物有餘；秋日下膚，蟄蟲將去；冬日在骨，蟄蟲周密，君子居室。故曰：知內者按而紀之，知外者終而始之，此六者持脈之大法。/是故持脉有道，虚静为保。春日浮，如鱼之游在波；夏日在肤，泛泛乎万物有余；秋日下肤，蛰虫将去；冬日在骨，蛰虫周密，君子居室。故曰：知内者按而纪之，知外者终而始之，此六者持脉之大法。

xīn màibó jiān ér cháng, dāng bìng shé juǎn bù néng yán; qí ruǎn ér sàn zhě, dāng xiāo huán zìjǐ. 心脈搏堅而長，當病舌卷不能言；其軟而散者，當消環自已。/心脉搏坚而长，当病舌卷不能言；其软而散者，当消环自已。

fèi màibó jiān ér cháng, dāng bìng tuò xuè; qí ruǎn ér sàn zhě, dāng bìng guàn hàn, zhìjīn bùfù sànfā yě. 肺脈搏堅而長，當病唾血；其軟而散者，當病灌汗，至今不復散發也。/肺脉搏坚而长，当病唾血；其软而散者，当病灌汗，至今不复散发也。

gān màibó jiān ér cháng, sè bù qīng, dāng bìng zhuì ruò bó, yīn xuè zài xié xià, lìngrén chuǎn nì; qí ruǎn ér sàn sèzé zhě, dāng bìng yì yǐn, yì yǐn zhě, kě bào duō yǐn, ér yì rù jī pí chángwèi zhīwài yě. 肝脈搏堅而長，色不青，當病墜若搏，因血在脅下，令人喘逆；其軟而散色澤者，當病溢飲，溢飲者，渴暴多飲，而易入肌皮腸胃之外也。/肝脉搏坚而长，色不青，当病坠若搏，因血在胁下，令人喘逆；其软而散色泽者，当病溢饮，溢饮者，渴暴多饮，而易入肌皮肠胃之外也。

wèi màibó jiān ér cháng, qí sè chì, dāng bìng zhé bì, qí ruǎn ér sàn zhě, dāng bìng shí bì. 胃脈搏堅而長，其色赤，當病折髀，其耎而散者，當病食痹。/胃脉搏坚而长，其色赤，当病折髀，其耎而散者，当病食痹。

pí màibó jiān ér cháng, qí sè huáng, dāng bìng shǎo qì; qí ruǎn ér sàn sè bù zé zhě, dāng bìng zú gǔ（gǔ xíng）zhǒng, ruò shuǐ zhuàng yě. 脾脈搏堅而長，其色黃，當病少氣；其耎而散色不澤者，當病足骨（骨行）腫，若水狀也。/脾脉搏坚而长，其色黄，当病少气；其耎而散色不泽者，当病足骨（骨行）肿，若水状也。

shèn màibó jiān ér cháng, qí sè huáng ér chì zhě, dāng bìng zhéyāo; qí ruǎn ér sàn zhě, dāng bìng shǎo xuè zhìjīn bùfù yě. 腎脈搏堅而長，其色黃而赤者，當病折腰；其軟而散者，當病少血至今不復也。/肾脉搏坚而长，其色黄而赤者，当病折腰；其软而散者，当病少血至今不复也。

dì yuē: zhěn déxīn mài ér jí, cǐ wèihé bìng, bìng xíng hérú? 帝曰：診得心脈而急，此為何病，病形何如？/帝曰：诊得心脉而急，此为何病，病形何如？

Qíbó yuē: bìng míng xīn shàn, shǎofù dāng yǒuxíng yě. 岐伯曰：病名心疝，少腹當有形也。/岐伯曰：病名心疝，少腹当有形也。
dì yuē: héyǐ yán zhī? 帝曰：何以言之？/帝曰：何以言之？
Qíbó yuē: xīn wéi mǔ zàng, xiǎocháng wèi zhī shǐ, gù yuē shǎofù dāng yǒuxíng yě. 岐伯曰：心為牡髒，小腸為之使，故曰少腹當有形也。/岐伯曰：心为牡脏，小肠为之使，故曰少腹当有形也。
dì yuē: zhěn dé wèi mài, bìng xíng hérú? 帝曰：診得胃脈，病形何如？/帝曰：诊得胃脉，病形何如？
Qíbó yuē: wèi mài shízé zhàng, xū zé xiè. 岐伯曰：胃脈實則脹，虛則泄。/岐伯曰：胃脉实则胀，虚则泄。
dì yuē: bìng chéng ér biàn hé wèi? 帝曰：病成而變何謂？/帝曰：病成而变何谓？
Qíbó yuē: fēngchéng wéi hánrè, dàn chéngwéi xiāozhōng, jué chéngwéi diān jí, jiǔ fēng wéi sūn xiè, mài fēngchéng wéi lì. bìng zhī biànhuà, bùkěshèngshǔ. 岐伯曰：風成為寒熱，癉成為消中，厥成為巔疾，久風為飧泄，脈風成為癘。病之變化，不可勝數。/岐伯曰：风成为寒热，瘅成为消中，厥成为巅疾，久风为飧泄，脉风成为疠。病之变化，不可胜数。
dì yuē: zhū yōngzhǒng jīn luán gǔ tòng, cǐ jiē ānshēng? 帝曰：諸癰腫筋攣骨痛，此皆安生？/帝曰：诸痈肿筋挛骨痛，此皆安生？
Qíbó yuē: cǐ hánqì zhī zhǒng, bā fēng zhī biàn yě. 岐伯曰：此寒氣之腫，八風之變也。/岐伯曰：此寒气之肿，八风之变也。
dì yuē: zhì zhī nàihé? 帝曰：治之奈何？/帝曰：治之奈何？
Qíbó yuē: bǐ sìshí zhī bìng, yǐ qí shèng zhì zhī yù yě. 岐伯曰：比四時之病，以其勝治之愈也。/岐伯曰：比四时之病，以其胜治之愈也。
dì yuē: yǒu gù bìng wǔzàng fādòng, yīn shāng mài sè, gè héyǐ zhī qí jiǔ bào zhì zhī bìng hū? 帝曰：有故病五臟發動，因傷脈色，各何以知其久暴至之病乎？/帝曰：有故病五脏发动，因伤脉色，各何以知其久暴至之病乎？
Qíbó yuē: xī hū zāi wèn yě, zhēng qí mài xiǎo sè bù duó zhě, xīn bìng yě; zhēng qí mài bù duó qí sè duó zhě, cǐ jiǔbìng yě; zhēng qí mài yǔ wǔsè jù duó zhě cǐ jiǔbìng yě; zhēng qí mài yǔ wǔsè jù bù duó zhě xīn bìng yě. gān yǔ shèn mài bìng zhì, qí sè cāng chì, dāng bìng huǐshāng bùjiàn xuè, yǐ jiàn xuè shī ruò zhōngshuǐ yě. 岐伯曰：悉乎哉問也，徵其脈小色不奪者，新病也；徵其脈不奪其色奪者，此久病也；徵其脈與五色俱奪者此久病也；徵其脈與五色俱不奪者新病也。肝與腎脈並至，其色蒼赤，當病毀傷不見血，已見血濕若中水也。/岐伯曰：悉乎哉问也，徵其脉小色不夺者，新病也；徵其脉不夺其色夺者，此久病也；徵其脉与五色俱夺者此久病也；徵其脉与五色俱不夺者新病也。肝与肾脉并至，其色苍赤，当病毁伤不见血，已见血湿若中水也。
chǐ nèi liǎngpáng zé jìxié yě, chǐ wài yǐ hòu shèn, chǐ lǐ yǐ hòu fù zhōng. fùshàng zuǒ wài yǐ hòu gān, nèi yǐ hòu lì, yòu wài yǐ hòu wèi, nèi yǐ hòu pí. shàng fùshàng yòu wài yǐ hòu fèi, nèi yǐ hòu xiōngzhōng, zuǒ wài yǐ hòu xīn, nèi yǐ hòu shān zhōng. qián yǐ hòu qián, hòu yǐ hòu hòu. shàng jìng shàng zhě, xiōng hóu zhōng shì yě. xià jìng xià zhě, shǎofù yāo gǔ xī jìng zú zhōng shì yě. 尺內兩旁則季脅也，尺外以候腎，尺裡以候腹中。附上左外以候肝，內以候鬲，右外以候胃，內以候脾。上附上右外以候肺，內以候胸中，左外以候心，內以候膻中。前以候前，後以候後。上竟上者，胸喉中事也。下竟下者，少腹腰股膝脛足中事也。/尺内两旁则季胁也，尺外以候肾，尺里以候腹中。附上左外以候肝，内以候鬲，右外以候胃，内以候脾。上附上右外以候肺，内以候胸中，左外以候心，内以候膻中。前以候前，后以候后。上竟上者，胸喉中事也。下竟下者，少腹腰股膝胫足中事也。
cūdà zhě, yīn bùzú yáng yǒuyú, wéi rèzhōng yě. lái jí qù xú, shàng shí xià xū, wéi jué diān jí. lái xú Qùjí, shàng xū xià shí, wéi èfēng yě. gù zhòng'è fēng zhě, yángqì shòu yě. 粗大者，陰不足陽有餘，為熱中也。來疾去徐，上實下虛，為厥巔疾。來徐去疾，上虛下實，
為惡風也。故中惡風者，陽氣受也。/粗大者，阴不足阳有余，为热中也。来疾

去徐，上实下虚，为厥巅疾。来徐去疾，上虚下实，为恶风也。故中恶风者，阳气受也。

yǒu mài jù chén xì shù zhě, shàoyīn jué yě; chén xì shù sàn zhě, hánrè yě; fú ér sàn zhě wéi qú pū. zhū fú bù zào zhě, jiē zài yáng, zé wéi rè; qí yǒu zào zhě zàishǒu, zhū xì ér chén zhě, jiē zài yīn, zé wéi gǔ tòng; qí yǒu jìng zhě zài zú. shù dòng yīdài zhě, bìng zài yáng zhī mài yě. xiè jí biàn nóngxuè. 有脈俱沉細數者，少陰厥也；沉細數散者，寒熱也；浮而散者為眴僕。諸浮不躁者，皆在陽，則為熱；其有躁者在手，諸細而沉者，皆在陰，則為骨痛；其有靜者在足。數動一代者，病在陽之脈也。泄及便膿血。/有脉俱沉细数者，少阴厥也；沉细数散者，寒热也；浮而散者为眴仆。诸浮不躁者，皆在阳，则为热；其有躁者在手，诸细而沉者，皆在阴，则为骨痛；其有静者在足。数动一代者，病在阳之脉也。泄及便脓血。

zhū guò zhě qiē zhī, sè zhě yángqì yǒuyú yě, huá zhě yīnqì yǒuyú yě; yángqì yǒuyú wéi shēnrè wú hàn, yīnqì yǒuyú wéi duō hàn shēn hán, yīn-yáng yǒuyú zé wú hàn ér hán. 諸過者切之，濇者陽氣有餘也，滑者陰氣有餘也；陽氣有餘為身熱無汗，陰氣有餘為多汗身寒，陰陽有餘則無汗而寒。/诸过者切之，涩者阳气有余也，滑者阴气有余也；阳气有余为身热无汗，阴气有余为多汗身寒，阴阳有余则无汗而寒。

tuī érwài zhī, nèi ér bù wài, yǒuxīn fù jī yě. tuī ér nèi zhī, wài ér bù nèi, shēn yǒu rè yě. tuī ér shàng zhī, shàng ér bù xià, yāo zú qīng yě. tuī ér xià zhī, xià ér bù shàng, tóuxiàng tòng yě. àn zhī zhì gǔ, màiqì shàozhě, yāo jǐ tòng ér shēn yǒu bì yě. 推而外之，內而不外，有心腹積也。推而內之，外而不內，身有熱也。推而上之，上而不下，腰足清也。推而下之，下而不上，頭項痛也。按之至骨，脈氣少者，腰脊痛而身有痹也。/推而外之，内而不外，有心腹积也。推而内之，外而不内，身有热也。推而上之，上而不下，腰足清也。推而下之，下而不上，头项痛也。按之至骨，脉气少者，腰脊痛而身有痹也。

píngrén qìxiàng lùn piān dì-shíbā 平人氣象論篇第十八/平人气象论篇第十八

Huángdì wèn yuē: píngrén hérú? 黃帝問曰：平人何如？/黄帝问曰：平人何如？

Qíbó duì yuē: rén yī hū mài zài dòng, yī xī mài yì zài dòng, hūxī dìngxī, mài wǔ dòng, rùn yǐtài xī, mìng rì píngrén. píngrén zhě bù bìng yě. 岐伯對曰：人一呼脈再動，一吸脈亦再動，呼吸定息，脈五動，閏以太息，命日平人。平人者不病也。/岐伯对曰：人一呼脉再动，一吸脉亦再动，呼吸定息，脉五动，闰以太息，命日平人。平人者不病也。

cháng yǐ bù bìng tiáo bìngrén, yī bù bìng, gù wéi bìngrén píngxī yǐ tiáo zhī wéi fǎ. 常以不病調病人，醫不病，故為病人平息以調之為法。/常以不病调病人，医不病，故为病人平息以调之为法。

rén yī hū mài yīdòng, yī xī mài yīdòng, rì shǎo qì. 人一呼脈一動，一吸脈一動，日少氣。/人一呼脉一动，一吸脉一动，日少气。

rén yī hū mài sān dòng, yī xī mài sān dòng ér zào, chǐ rè yuē bìng wēn, chǐ bù rè mài huá yuē bìng fēng, mài sè yuē bì. 人一呼脈三動，一吸脈三動而躁，尺熱曰病溫，尺不熱脈滑曰病風，脈濇曰痹。/人一呼脉三动，一吸脉三动而躁，尺热曰病温，尺不热脉滑曰病风，脉涩曰痹。

rén yī hū mài sì dòng yǐshàng yuē sǐ, mài juébù zhì yuē sǐ, zhà shū zhà shù yuē sǐ. 人一呼脈四動以上曰死，脈絕不至曰死，乍疏乍數曰死。/人一呼脉四动以上曰死，脉绝不至曰死，乍疏乍数曰死。

píngrén zhī cháng qì bǐng yú wèi, wèi zhě píngrén zhī cháng qì yě, rén wú wèi qì yuē nì, nì zhě sǐ. 平人之常氣稟於胃，胃者平人之常氣也，人無胃氣曰逆，逆者死。/平人之常气禀于胃，胃者平人之常气也，人无胃气曰逆，逆者死。

chūn wèi wēi xián yuē píng, xián duō wèi shǎo yuē gānbìng, dàn xián wú wèi yuē sǐ. wèi ér yǒu máo yuē qiū bìng, máo shèn yuē jīn bìng. zàng zhēn sàn yú gān, gānzàng jīnmó zhī qì yě. 春胃微弦曰平，弦多胃少曰肝病，但弦無胃曰死。胃而有毛曰秋病，毛甚曰今病。髒真散於肝，肝臟筋膜之氣也。/春胃微弦曰平，弦多胃少曰肝病，但弦无胃曰死。胃而有毛曰秋病，毛甚曰今病。脏真散于肝，肝脏筋膜之气也。

chángxià wèi Wēiruǎn ruò yuē píng, ruò duō wèi shǎo yuē píbìng, dàn dài wú wèi yuē sǐ, ruǎnruò yǒu shí yuē dōng bìng, ruò shèn yuē jīn bìng. zàng zhēn rú yú pí, pí cáng jīròu zhī qì yě. 長夏胃微軟弱曰平，弱多胃少曰脾病，但代無胃曰死，軟弱有石曰冬病，弱甚曰今病。髒真濡於脾，脾藏肌肉之氣也。/长夏胃微软弱曰平，弱多胃少曰脾病，但代无胃曰死，软弱有石曰冬病，弱甚曰今病。脏真濡于脾，脾藏肌肉之气也。

xià wèi wēi gōu yuē píng, gōu duō wèi shǎo yuē xīnbìng, dàn gōu jì wèi yuē sǐ, wèi ér yǒu shí yuē dōng bìng, shí shèn yuē jīn bìng. zàng zhēn tōng yú xīn, xīn cáng xuèmài zhī qì yě. 夏胃微鉤曰平，鉤多胃少曰心病，但鉤旡胃曰死，胃而有石曰冬病，石甚曰今病。髒真通於心，心藏血脈之氣也。/夏胃微钩曰平，钩多胃少曰心病，但钩旡胃曰死，胃而有石曰冬病，石甚曰今病。脏真通于心，心藏血脉之气也。

qiū wèi wēi máo yuē píng, máo duō wèi shǎo yuē fèibìng, dàn máo wú wèi yuē sǐ, máo ér yǒu xián yuē chūn bìng, xián shèn yuē jīn bìng. zàng zhēn gāo yú fèi, yǐ xíngyíng wèi yīn-yáng yě. 秋胃微毛曰平，毛多胃少曰肺病，但毛無胃曰死，毛而有弦曰春病，弦甚曰今病。髒真高於肺，以行營衛陰陽也。/秋胃微毛曰平，毛多胃少曰肺病，但毛无胃曰死，毛而有弦曰春病，弦甚曰今病。脏真高于肺，以行营卫阴阳也。

dōng wèi wēi shí yuē píng, shí duō wèi shǎo yuē shènbìng, dàn shí wú wèi yuē sǐ, shí ér yǒu gōu yuē xià bìng, gōu shèn yuē jīn bìng. zàng zhēn xià yú shèn, shèn cáng gǔsuǐ zhī qì yě. 冬胃微石曰平，石多胃少曰腎病，但石無胃曰死，石而有鈎曰夏病，鈎甚曰今病。髒真下於腎，腎藏骨髓之氣也。/冬胃微石曰平，石多胃少曰肾病，但石无胃曰死，石而有钩曰夏病，钩甚曰今病。脏真下于肾，肾藏骨髓之气也。

wèi zhī dà luò. míng yuē xū lǐ, guàn lì luò fèi, chūyú zuǒ rǔxià, qí dòng yìng yī, mài zōng qì yě. 胃之大絡。名曰虛裡，貫鬲絡肺，出於左乳下，其動應衣，脈宗氣也。/胃之大络。名曰虚里，贯鬲络肺，出于左乳下，其动应衣，脉宗气也。

shèng chuǎn shù jué zhě, zé zài bìng zhōng, jié ér héng yǒu jī yǐ. juébù zhì yuē sǐ, rǔ zhīxià qí dòng yìng yī, zōng qì xiè yě. 盛喘數絕者，則在病中，結而横有積矣。絕不至曰死，乳之下其動應衣，宗氣泄也。/盛喘数绝者，则在病中，结而横有积矣。绝不至曰死，乳之下其动应衣，宗气泄也。

yù zhī cùnkǒu tàiguò yǔ bùjí, cùnkǒu zhī mài zhōngshǒu duǎn zhě, yuē tóutòng; cùnkǒu mài zhōngshǒu zhǎngzhě, yuē zú jìng tòng; cùnkǒu mài zhōngshǒu cù shàng jī zhě, yuē jiān jǐ tòng; cùnkǒu màichén ér jiān zhě, yuē bìng zài zhōng; cùnkǒu mài fú ér shèng zhě, yuē bìng zàiwài; cùnkǒu màichén ér ruò, yuē hánrè jí shàn jiǎ shǎofù tòng; cùnkǒu màichén ér héng, yuē xié xià yǒu jī, fù zhōng yǒu héng jī tòng: cùnkǒu màichén ér sè, yuē hánrè. 欲知寸口太過與不及，寸口之脈中手短者，曰頭痛；寸口脈中手長者，曰足脛痛；寸口脈中手促上擊者，曰肩脊痛；寸口脈沉而堅者，曰病在中；寸口脈浮而盛者，曰病在外；寸口脈沉而弱，曰寒熱及疝瘕少腹痛；寸口脈沉而横，曰脅下有積，腹中有横積痛：寸口脈沉而澀，曰寒熱。/欲知寸口太过与不及，寸口之脉中手短者，曰头痛；寸口脉中手长者，曰足胫痛；寸口脉中手促上击者，曰肩脊痛；寸口脉沉而坚者，曰病在中；寸口脉浮而盛者，曰病在外；寸口脉沉而弱，曰寒热及疝瘕少腹痛；寸口脉沉而横，曰胁下有积，腹中有横积痛：寸口脉沉而涩，曰寒热。

mài shèng huá jiān zhě, yuē bìng zàiwài; mài xiǎo shí ér jiān zhě, bìng zàinèi. 脈盛滑堅者，曰病在外；脈小實而堅者，病在內。/脉盛滑坚者，曰病在外；脉小实而坚者，病在内。

mài xiǎo ruò yǐ sè, wèi zhī jiǔbìng; mài huá fú ér jí zhě, wèi zhī xīn bìng. 脈小弱以澀，謂之久病；脈滑浮而疾者，謂之新病。/脉小弱以涩，谓之久病；脉滑浮而疾者，谓之新病。

mài jí zhě, yuē shàn jiǎ shǎofù tòng. mài huá yuē fēng, mài sè yuē bì, huǎn ér huá yuē rèzhōng, shèng ér jiān yuē zhàng. 脈急者，曰疝瘕少腹痛。脈滑曰風，脈澀曰痹，緩而滑曰熱中，盛而堅曰脹。/脉急者，曰疝瘕少腹痛。脉滑曰风，脉涩曰

痹，缓而滑曰热中，盛而坚曰胀。
mài cóng yīn-yáng, bìng yì yǐ; mài nì yīn-yáng, bìng nán yǐ; mài dé sìshí zhī shùn, yuē bìng wútā; mài fǎn sìshí jí bù jiān zàng yuē nán yǐ. 脈從陰陽，病易已；脈逆陰陽，病難已；脈得四時之順，曰病無他；脈反四時及不間髒曰難已。/脉从阴阳，病易已；脉逆阴阳，病难已；脉得四时之顺，曰病无他；脉反四时及不间脏曰难已。
bì duō qīng mài yuē tuō xuè, chǐmài huǎn sè, wèi zhī jiě（rén yì）, ān wò mài shèng wèi zhī tuō xuè, chǐ sèmài huá wèi zhī duō hàn, chǐ hán mài xì wèi zhī hòu xiè, mài chǐ cū cháng rè zhě wèi zhī rèzhōng. 臂多青脈曰脫血，尺脈緩澀，謂之解（亻亦），安臥脈盛謂之脫血，尺澀脈滑謂之多汗，尺寒脈細謂之後泄，脈尺粗常熱者謂之熱中。/臂多青脉曰脱血，尺脉缓涩，谓之解（亻亦），安卧脉盛谓之脱血，尺涩脉滑谓之多汗，尺寒脉细谓之后泄，脉尺粗常热者谓之热中。
gān jiàn gēng xīn sǐ, xīn jiàn rén guǐ sǐ, pí jiàn jiǎ yǐ sǐ, fèi jiàn bǐngdīng sǐ, shèn jiàn wù jǐ sǐ. shì wéi zhēn zàng jiàn, jiē sǐ. 肝見庚辛死，心見壬癸死，脾見甲乙死，肺見丙丁死，腎見戊己死。是為真髒見，皆死。/肝见庚辛死，心见壬癸死，脾见甲乙死，肺见丙丁死，肾见戊己死。是为真脏见，皆死。
jǐng màidòng chuǎn jí ké yuē shuǐ, mù guǒ wēi zhǒng rú wò cán qǐ zhī zhuàng yuē shuǐ. 頸脈動喘疾咳曰水，目裹微腫如臥蠶起之狀曰水。/颈脉动喘疾咳曰水，目裹微肿如卧蚕起之状曰水。
nì huáng chì ān wò zhě, huángdǎn. yǐ shí rú jī zhě, wèi dǎn. 溺黃赤安臥者，黃疸。已食如飢者，胃疸。/溺黄赤安卧者，黄疸。已食如饥者，胃疸。
miàn zhǒng yuē fēng. zú jìng zhǒng yuē shuǐ. mù huáng zhě yuē huángdǎn. 面腫曰風。足脛腫曰水。目黃者曰黃疸。/面肿曰风。足胫肿曰水。目黄者曰黄疸。
fùrén shǒu shàoyīn màidòng shènzhě, rèn zǐ yě. 婦人手少陰脈動甚者，妊子也。/妇人手少阴脉动甚者，妊子也。
mài yǒu nì cóng sìshí, wèiyǒu zàng xíng. chūn xià ér mài shòu, qiū dōng ér mài fú dà, mìng yuē nì sìshí yě. 脈有逆從四時，未有髒形。春夏而脈瘦，秋冬而脈浮大，命曰逆四時也。/脉有逆从四时，未有脏形。春夏而脉瘦，秋冬而脉浮大，命曰逆四时也。
fēng rè ér mài jìng, xiè ér tuō xuèmài shí, bìng zài zhōng mài xū, bìng zàiwài mài jiānsè zhě, jiē nán zhì, mìng yuē fǎn sìshí yě. 風熱而脈靜，泄而脫血脈實，病在中脈虛，病在外脈堅澀者，皆難治，命曰反四時也。/风热而脉静，泄而脱血脉实，病在中脉虚，病在外脉坚涩者，皆难治，命曰反四时也。
rén yǐ shuǐ gǔ wèi běn, gùrén jué shuǐ gǔ zé sǐ, mài wú wèi qì yì sǐ. suǒwèi wú wèi qì zhě, dàn dé zhēn zàng mài bude wèi qì yě. suǒwèi mài bude wèi qì zhě, gān bù xián, shèn bù shí yě. 人以水谷為本，故人絕水谷則死，脈無胃氣亦死。所謂無胃氣者，但得真髒脈不得胃氣也。所謂脈不得胃氣者，肝不弦，腎不石也。/人以水谷为本，故人绝水谷则死，脉无胃气亦死。所谓无胃气者，但得真脏脉不得胃气也。所谓脉不得胃气者，肝不弦，肾不石也。
tàiyáng mài zhì, hóngdà yǐ cháng; shàoyáng mài zhì, zhà shù zhà shū, zhà duǎn zhà cháng; yángmíng mài zhì, fú dà ér duǎn. 太陽脈至，洪大以長；少陽脈至，乍數乍疏，乍短乍長；陽明脈至，浮大而短。/太阳脉至，洪大以长；少阳脉至，乍数乍疏，乍短乍长；阳明脉至，浮大而短。
fū píngxīn mài lái, lěilěi rú liánzhū, rú xún lánggān, yuē xīn píng. xià yǐ wèi qì wèi běn. bìng xīn mài lái, chuǎn chuǎn liánshu, qízhōng wēi qū yuē xīnbìng. sǐxīn mài lái, qián qū hòu jū, rú cāo dàigōu yuē xīnsǐ. 夫平心脈來，纍纍如連珠，如循琅玕，曰心平。夏以胃氣為本。病心脈來，喘喘連屬，其中微曲曰心病。死心脈來，前曲後居，如操帶鉤曰心死。/夫平心脉来，纍纍如连珠，如循琅玕，曰心平。夏以胃气为本。病心脉来，喘喘连属，其中微曲曰心病。死心脉来，前曲后居，如操带钩曰心死。
píng fèi mài lái, yàn yàn niè niè, rú luò yú-jiá, yuē fèi píng. qiū yǐ wèi qì wèi běn. bìng fèi mài lái, bùshàngbùxià, rú xún jī yǔ, yuē fèibìng. sǐ fèi mài lái, rú wù zhī fú, rú fēng chuīmáo, yuē fèi sǐ. 平肺脈來，厭

厭聶聶，如落榆莢，曰肺平。秋以胃氣為本。病肺脈來，不上不下，如循雞羽，曰肺病。死肺脈來，如物之浮，如風吹毛，曰肺死。/平肺脉来，厌厌聂聂，如落榆荚，曰肺平。秋以胃气为本。病肺脉来，不上不下，如循鸡羽，曰肺病。死肺脉来，如物之浮，如风吹毛，曰肺死。

pínggān mài lái, ruǎnruò zhāozhe, rú jiē cháng gān mòshāo yuē gān píng. chūn yǐ wèi qì wèi běn. bìng gān mài lái, yíng shí ér huá, rú xún cháng gān, yuē gānbìng. sǐ gān mài lái, jí yì jìn rú xīnzhāng gōngxián, yuē gān sǐ. 平肝脈來，軟弱招招，如揭長竿末梢曰肝平。春以胃氣為本。病肝脈來，盈實而滑，如循長竿，
曰肝病。死肝脈來，急益勁如新張弓弦，曰肝死。/平肝脉来，软弱招招，如揭长竿末梢曰肝平。春以胃气为本。病肝脉来，盈实而滑，如循长竿，曰肝病。死肝脉来，急益劲如新张弓弦，曰肝死。

píng pí mài lái, hé róu xiāng lí, rú jī jiàn dì, yuē pí píng. chángxià yǐ wèi qì wèi běn. bìng píbìng lái, shí ér yíng shù, rú jī jǔ zú, yuē píbìng. sǐ pí mài lái, ruì jiān rú niǎo zhī huì, rú niǎo zhī jù, rú wū zhī lòu, rú shuǐ zhī liú, yuē pí sǐ. 平脾脈來，和柔相離，如雞踐地，
曰脾平。長夏以胃氣為本。病脾病來，實而盈數，如雞舉足，曰脾病。死脾脈來，銳堅如鳥之喙，如鳥之距，如屋之漏，如水之流，曰脾死。/平脾脉来，和柔相离，如鸡践地，曰脾平。长夏以胃气为本。病脾病来，实而盈数，如鸡举足，曰脾病。死脾脉来，锐坚如鸟之喙，如鸟之距，如屋之漏，如水之流，曰脾死。

píng shèn mài lái, chuǎn chuǎn lěilěi rú gōu, àn zhī ér jiān, yuē shèn píng. dōng yǐ wèi qì wèi běn. bìng shèn mài lái, rú yǐn gé, àn zhī yì jiān, yuē shènbìng. sǐ shèn mài lái, fā rú duó suǒ, bì bì rú dàn shí, yuē shèn sǐ. 平腎脈來，喘喘纍纍如鈎，按之而堅，曰腎平。冬以胃氣為本。病腎脈來，如引葛，按之益堅，曰腎病。死腎脈來，發如奪索，闢闢如彈石，曰腎死。/平肾脉来，喘喘纍纍如钩，按之而坚，曰肾平。冬以胃气为本。病肾脉来，如引葛，按之益坚，曰肾病。死肾脉来，发如夺索，辟辟如弹石，曰肾死。

yù jī zhēn cáng lùn piān dì-shíjiǔ 玉機真藏論篇第十九/玉机真藏论篇第十九

Huángdì wèn yuē: chūn mài rú xián, hérú ér xián? 黃帝問曰：春脈如弦，何如而弦？/黄帝问曰：春脉如弦，何如而弦？

Qíbó duì yuē: chūn mài zhě, gān yě, dōngfāng mù yě, wànwù zhī suǒyǐ shǐ shēng yě, gù qí qì lái ruǎnruò, qīng xū ér huá, duānzhí yǐ cháng, gù yuē xián, fǎn cǐzhě bìng. 岐伯對曰：春脈者，肝也，東方木也，萬物之所以始生也，故其氣來軟弱，輕虛而滑，端直以長，故曰弦，反此者病。/岐伯对曰：春脉者，肝也，东方木也，万物之所以始生也，故其气来软弱，轻虚而滑，端直以长，故曰弦，反此者病。

dì yuē: hérú ér fǎn? 帝曰：何如而反？/帝曰：何如而反？

Qíbó yuē: qí qì lái shí ér qiáng, cǐ wèi tàiguò, bìng zàiwài. qí qì lái bùshí ér wēi, cǐ wèi bùjí, bìng zài zhōng. 岐伯曰：其氣來實而強，此謂太過，病在外。其氣來不實而微，此謂不及，病在中。/岐伯曰：其气来实而强，此谓太过，病在外。其气来不实而微，此谓不及，病在中。

dì yuē: chūn mài tàiguò yǔ bùjí, qí bìng jiē hérú? 帝曰：春脈太過與不及，其病皆何如？/帝曰：春脉太过与不及，其病皆何如？

Qíbó yuē: tàiguò zé lìngrén shànwàng, hūhū xuàn mào ér diān jí; qí bùjí, zé lìngrén xiōngtòng yǐn bèi, xiàzé liǎng xié qū mǎn. 岐伯曰：太過則令人善忘，忽忽眩冒而巔疾；其不及，則令人胸痛引背，下則兩脅胠滿。/岐伯曰：太过则令人善忘，忽忽眩冒而巅疾；其不及，则令人胸痛引背，下则两胁胠满。

dì yuē: shàn. xià mài rú gōu, hérú ér gōu? 帝曰：善。夏脈如鈎，何如而鈎？/帝曰：善。夏脉如钩，何如而钩？

Qíbó yuē: xià mài zhě xīn yě, nánfāng huǒ yě, wànwù zhī suǒyǐ shèng cháng yě, gù qí qì lái shèng qù shuāi, gù yuē gōu, fǎn cǐzhě bìng. 岐伯曰：夏脈者心也，南方火也，萬物之所以盛長也，故其氣來盛去衰，

故曰鈎，反此者病。/岐伯曰：夏脉者心也，南方火也，万物之所以盛长也，故其气来盛去衰，故曰钩，反此者病。
dì yuē: hérú ér fǎn? 帝曰：何如而反？/帝曰：何如而反？
Qíbó yuē: qí qì lái shèng qù yì shèng, cǐ wèi tàiguò, bìng zàiwài, qí qì lái bù shèng qù fǎn shèng, cǐ wèi bùjí, bìng zài zhōng. 岐伯曰：其氣來盛去亦盛，此謂太過，病在外，其氣來不盛去反盛，此謂不及，病在中。/岐伯曰：其气来盛去亦盛，此谓太过，病在外，其气来不盛去反盛，此谓不及，病在中。
dì yuē: xià mài tàiguò yǔ bùjí, qí bìng jiē hérú? 帝曰：夏脈太過與不及，其病皆何如？/帝曰：夏脉太过与不及，其病皆何如？
Qíbó yuē: tàiguò zé lìngrén shēnrè ér fū tòng, wéi jìn yín; qí bùjí zé lìngrén fánxīn, shàng jiàn kétuò, xià wéi qì xiè. 岐伯曰：太過則令人身熱而膚痛，為浸淫；其不及則令人煩心，上見咳唾，
下為氣泄。/岐伯曰：太过则令人身热而肤痛，为浸淫；其不及则令人烦心，上见咳唾，下为气泄。
dì yuē: shàn. qiū mài rú fú, hérú ér fú? 帝曰：善。秋脈如浮，何如而浮？/帝曰：善。秋脉如浮，何如而浮？
Qíbó yuē: qiū mài zhě, fèi yě, xīfāng jīn yě, wànwù zhī suǒyǐ shōucheng yě. gù qí qì lái qīng xū yǐ fú, lái jí qù sàn, gù yuē fú, fǎn cǐzhě bìng. 岐伯曰：秋脈者，肺也，西方金也，萬物之所以收成也。故其氣來輕虛以浮，來急去散，故曰浮，反此者病。/岐伯曰：秋脉者，肺也，西方金也，万物之所以收成也。故其气来轻虚以浮，来急去散，故曰浮，反此者病。
dì yuē: hérú ér fǎn? 帝曰：何如而反？/帝曰：何如而反？
Qíbó yuē: qí qì lái máo ér zhōngyāng jiān, liǎng bàng xū, cǐ wèi tàiguò, bìng zàiwài; qí qì lái máo ér wēi, cǐ wèi bùjí, bìng zài zhōng. 岐伯曰：其氣來毛而中央堅，兩傍虛，此謂太過，病在外；其氣來毛而微，此謂不及，病在中。/岐伯曰：其气来毛而中央坚，两傍虚，此谓太过，病在外；其气来毛而微，此谓不及，病在中。
dì yuē: qiū mài tàiguò yǔ bùjí, qí bìng jiē hérú? 帝曰：秋脈太過與不及，其病皆何如？/帝曰：秋脉太过与不及，其病皆何如？
Qíbó yuē: tàiguò zé lìngrén nì qì ér bèitòng. yùn yùn rán, qí bùjí zé lìngrén chuǎn, hūxī shǎo qì ér ké, shàngqì jiàn xuè, xià wén bìng yīn. 岐伯曰：太過則令人逆氣而背痛。慍慍然，其不及則令人喘，呼吸少氣而咳，上氣見血，
下聞病音。/岐伯曰：太过则令人逆气而背痛。愠愠然，其不及则令人喘，呼吸少气而咳，上气见血，下闻病音。
dì yuē: shàn. dōng mài rú yíng, hérú ér yíng? 帝曰：善。冬脈如營，
何如而營？/帝曰：善。冬脉如营，何如而营？
Qíbó yuē: dōng mài zhě, shèn yě. běifāng shuǐ yě, wànwù zhī suǒyǐ hán cáng yě. gù qí qì lái chén yǐ bó, gù yuē yíng, fǎn cǐzhě bìng. 岐伯曰：冬脈者，腎也。北方水也，萬物之所以含藏也。故其氣來沉以搏，故曰營，反此者病。/岐伯曰：冬脉者，肾也。北方水也，万物之所以含藏也。故其气来沉以搏，故曰营，反此者病。
dì yuē: hérú ér fǎn? 帝曰：何如而反？/帝曰：何如而反？
Qíbó yuē: qí qì lái rú dàn shí zhě, cǐ wèi tàiguò, bìng zàiwài; qí qù rúshù zhě, cǐ wèi bùjí, bìng zài zhōng. 岐伯曰：其氣來如彈石者，此謂太過，病在外；其去如數者，此謂不及，病在中。/岐伯曰：其气来如弹石者，此谓太过，病在外；其去如数者，此谓不及，病在中。
dì yuē: dōng mài tàiguò yǔ bùjí, qí bìng jiē hérú? 帝曰：冬脈太過與不及，其病皆何如？/帝曰：冬脉太过与不及，其病皆何如？
Qíbó yuē: tàiguò zé lìngrén jiě（rén yì）, jǐ mài tòng ér shǎo qì bù yù yán; qí bùjí zé lìngrén xīn xuán, rú bìng jī, miǎo zhōng qīng, jǐ zhōng tòng, shǎofù mǎn, xiǎobiàn biàn. 岐伯曰：太過則令人解（亻亦），脊脈痛而少氣不欲言；其不及則令人心懸，如病飢，眇中清，脊中痛，少腹滿，小便變。/岐伯曰：
太过则令人解（亻亦），脊脉痛而少气不欲言；其不及则令人心悬，如病饥，眇中清，脊中痛，少腹满，小便变。
dì yuē: shàn. 帝曰：善。/帝曰：善。
dì yuē: sìshí zhī xù, nì cóng zhī biànyì yě,

rán pí mài dú hé zhǔ. 帝曰：四時之序，逆從之變異也，然脾脈獨何主。/帝曰：四时之序，逆从之变异也，然脾脉独何主。
Qíbó yuē: pí mài zhě tǔ yě, gū zàng, yǐ guàn sì bàng zhě yě. 岐伯曰：脾脈者土也，孤髒，以灌四傍者也。/岐伯曰：脾脉者土也，孤脏，以灌四傍者也。
dì yuē: rán'ér pí shàn'è kě dé jiàn zhī hū? 帝曰：然而脾善惡可得見之乎？/帝曰：然而脾善恶可得见之乎？
Qíbó yuē: shànzhě bùkě dé jiàn, è zhě kějiàn. 岐伯曰：善者不可得見，惡者可見。/岐伯曰：善者不可得见，恶者可见。
dì yuē: è zhě hérú kějiàn? 帝曰：惡者何如可見？/帝曰：恶者何如可见？
Qíbó yuē: qí lái rú shuǐ zhī liú zhě, cǐ wèi tàiguò, bìng zàiwài. rú niǎo zhī huì zhě, cǐ wèi bùjí, bìng zài zhōng. 岐伯曰：其來如水之流者，此謂太過，病在外。如鳥之喙者，此謂不及，病在中。/岐伯曰：其来如水之流者，此谓太过，病在外。如鸟之喙者，此谓不及，病在中。
dì yuē: fūzǐ yán pí wéi gū zàng, zhōngyāng yǐ guàn sì bàng, qí tàiguò yǔ bùjí, qí bìng jiē hérú? 帝曰：夫子言脾為孤髒，中央以灌四傍，其太過與不及，其病皆何如？/帝曰：夫子言脾为孤脏，中央以灌四傍，其太过与不及，其病皆何如？
Qíbó yuē: tàiguò zé lìngrén sì zhī bù jǔ, qí bùjí zé lìngrén Jiǔqiào bùtōng, míng yuē zhòng qiáng. 岐伯曰：太過則令人四支不舉，其不及則令人九竅不通，名曰重強。/岐伯曰：太过则令人四支不举，其不及则令人九窍不通，名曰重强。
dì jùrán ér qǐ, zàibài ér qǐshǒu yuē: shàn. wú dé mài zhī dà yào, tiānxià zhì shù, wǔsè mài biàn, kuíduó qí héng, dào zàiyú yī, shén zhuǎn bù huí, huí zé bù zhuǎn, nǎi shī qí jī, zhì shù zhī yào, pòjìn yǐ wēi, zhù zhī yùbǎn, cáng zhī zàngfǔ, měi dàn dú zhī, míng yuē yù jī. 帝瞿然而起，再拜而稽首曰：善。吾得脈之大要，天下至數，五色脈變，揆度奇恆，道在於一，神轉不回，回則不轉，乃失其機，至數之要，迫近以微，著之玉版，藏之臟腑，每旦讀之，名曰玉機。/帝瞿然而起，再拜而稽首曰：善。吾得脉之大要，天下至数，五色脉变，揆度奇恒，道在于一，神转不回，回则不转，乃失其机，至数之要，迫近以微，着之玉版，藏之脏腑，每旦读之，名曰玉机。
wǔzàng shòuqì yú qí suǒ shēng, chuán zhī yú qí suǒ shèng, qì shè yú qí suǒ shēng, sǐ yú qí suǒ bùshèng. bìng zhī qiě sǐ, bì xiān chuán xíng, zhì qí suǒ bùshèng, bìng nǎi sǐ. cǐ yán qì zhī nìxíng yě, gù sǐ. 五臟受氣於其所生，傳之於其所勝，氣舍於其所生，死於其所不勝。病之且死，必先傳行，至其所不勝，病乃死。此言氣之逆行也，故死。/五脏受气于其所生，传之于其所胜，气舍于其所生，死于其所不胜。病之且死，必先传行，至其所不胜，病乃死。此言气之逆行也，故死。
gān shòuqì yú xīn, chuán zhī yú pí, qì shè yú shèn, zhì fèi ér sǐ. xīn shòuqì yú pí, chuán zhī yú fèi, qì shè yú gān, zhì shèn ér sǐ. pí shòuqì yú fèi, chuán zhī yú shèn, qì shè yú xīn, zhì gān ér sǐ. fèi shòuqì yú shèn, chuán zhī yú gān, qì shè yú pí, zhìxīn ér sǐ. shèn shòuqì yú gān, chuán zhī yú xīn, qì shè yú fèi, zhì pí ér sǐ. cǐ jiē nì sǐ yě, yī rì yīyè, wǔ fēn zhī, cǐ suǒyǐ zhàn sǐ shēng zhī zǎo mù yě. 肝受氣於心，傳之於脾，氣舍於腎，至肺而死。心受氣於脾，傳之於肺，氣舍於肝，至腎而死。脾受氣於肺，傳之於腎，氣舍於心，至肝而死。肺受氣於腎，傳之於肝，氣舍於脾，至心而死。腎受氣於肝，傳之於心，氣舍於肺，至脾而死。此皆逆死也，一日一夜，五分之，此所以佔死生之早暮也。/肝受气于心，传之于脾，气舍于肾，至肺而死。心受气于脾，传之于肺，气舍于肝，至肾而死。脾受气于肺，传之于肾，气舍于心，至肝而死。肺受气于肾，传之于肝，气舍于脾，至心而死。肾受气于肝，传之于心，气舍于肺，至脾而死。此皆逆死也，一日一夜，五分之，此所以占死生之早暮也。
Huángdì yuē: wǔzàng xiāngtōng, yí jiē yǒu cì. wǔzàng yǒubìng, zé gè chuán qí suǒ shèng, bùzhì. fǎ Sānyuè, ruò Liùyuè, ruò sān rì, ruò liù rì. chuán wǔzàng ér dàngsǐ, shì shùn chuán qí suǒ shèng zhī cì. 黄帝曰：五臟相通，移皆有次。五臟有病，則各傳其所勝，不治。法三月，若六月，若三日，若六日。傳五臟而當死，是順傳其所勝之次。/黄帝曰：五脏相

通，移皆有次。五脏有病，则各传其所胜，不治。法三月，若六月，若三日，若六日。传五脏而当死，是顺传其所胜之次。

gù yuē: bié yú yáng zhě, zhī bìng cónglái; bié yú yīn zhě, zhī sǐ shēng zhī qī. yán zhī zhì qí suǒ kùn ér sǐ. 故曰：別於陽者，知病從來；別於陰者，知死生之期。言知至其所困而死。/故曰：别于阳者，知病从来；别于阴者，知死生之期。言知至其所困而死。

shìgù fēng zhě, bǎibìng zhī cháng yě. 是故風者，百病之長也。/是故风者，百病之长也。

jīn fēnghán kè yú rén, shǐ rén háomáo bì zhí, pífū bì ér wéi rè. dàngshì zhī shí, kèhán ér fā yě. shèng bì bùrén zhǒng bìng, dàngshì zhī shí, kě tāng yùn jí huǒ jiǔ cì ér qù zhī. fú zhì, bìng rù shè yú fèi, míng yuē fèi bì, fā ké shàngqì fú zhì, fèi jí chuán ér xíng zhī gān, bìng míng yuē gān bì, yī míng yuē jué, xiétòng chū shí. dàngshì zhī shí, kě àn ruò cì'ěr. fú zhì, gān chuán zhī pí, bìng míng yuē pí fēng, fā bì, fù zhōng rè, fánxīn, chū huáng. dāngcǐ zhī shí, kě àn、kě yào、kě yù. fú zhì, pí chuán zhī shèn, bìng míng yuē shàn jiǎ, shǎofù? rè ér tòng, chū bái, yī míng yuē gǔ. dāngcǐ zhī shí, kě àn、kě yào. fú zhì, shèn chuán zhī xīn, bìng jīnmài xiāng yǐn ér jí, bìng míng yuē zhì. dāngcǐ zhī shí, kě jiǔ、kě yào. fú zhì, mǎn shí rì, fā dàngsǐ. shèn yīn chuán zhī xīn, xīn jí fùfǎn chuán ér xíng zhī fèi, fā hánrè, fā dāng sān suì sǐ, cǐ bìng zhī cì yě. 今風寒客於人，使人毫毛畢直，皮膚閉而為熱。當是之時，可汗而發也。盛痹不仁腫病，當是之時，可湯熨及火灸刺而去之。弗治，病入舍於肺，名曰肺痹，發咳上氣弗治，肺即傳而行之肝，病名曰肝痹，一名曰厥，脅痛出食。當是之時，可按若刺耳。弗治，肝傳之脾，病名曰脾風，發痹，腹中熱，煩心，出黃。當此之時，可按、可藥、可浴。弗治，脾傳之腎，病名曰疝瘕，少腹?熱而痛，出白，一名曰蠱。當此之時，可按、可藥。弗治，腎傳之心，病筋脈相引而急，病名曰瘈。當此之時，可灸、可藥。弗治，滿十日，法當死。腎因傳之心，心即復反傳而行之肺，發寒熱，法當三歲死，此病之次也。/今风寒客于人，使人毫毛毕直，皮肤闭而为热。当是之时，可汗而发也。盛痹不仁肿病，当是之时，可汤熨及火灸刺而去之。弗治，病入舍于肺，名曰肺痹，发咳上气弗治，肺即传而行之肝，病名曰肝痹，一名曰厥，胁痛出食。当是之时，可按若刺耳。弗治，肝传之脾，病名曰脾风，发痹，腹中热，烦心，出黄。当此之时，可按、可药、可浴。弗治，脾传之肾，病名曰疝瘕，少腹?热而痛，出白，一名曰蛊。当此之时，可按、可药。弗治，肾传之心，病筋脉相引而急，病名曰瘈。当此之时，可灸、可药。弗治，满十日，法当死。肾因传之心，心即复反传而行之肺，发寒热，法当三岁死，此病之次也。

rán qí zú fā zhě, bùbì zhì yú chuán, huò qí chuán huà yǒu bù yǐcì, bù yǐcì rù zhě, yōu-kǒng bēi xǐ-nù, lìng bude yǐ qící, gù lìngrén yǒu dàbìng yǐ. 然其卒發者，不必治於傳，或其傳化有不以次，不以次入者，憂恐悲喜怒，令不得以其次，故令人有大病矣。/然其卒发者，不必治于传，或其传化有不以次，不以次入者，忧恐悲喜怒，令不得以其次，故令人有大病矣。

yīn'ér xǐ, dà xū zé shèn qì chéng yǐ, nù zé gānqi chéng yǐ, bēi zé fèi qì chéng yǐ, kǒng zé píqi chéng yǐ, yōu zé xīnqì chéng yǐ, cǐ qí dào yě. gù bìng yǒu wǔ, wǔ wǔ èrshíwǔ biàn jí qí chuán huà. chuán, chéng zhī míng yě. 因而喜，大虛則腎氣乘矣，怒則肝氣乘矣，悲則肺氣乘矣，恐則脾氣乘矣，憂則心氣乘矣，此其道也。故病有五，五五二十五變及其傳化。傳，乘之名也。/因而喜，大虚则肾气乘矣，怒则肝气乘矣，悲则肺气乘矣，恐则脾气乘矣，忧则心气乘矣，此其道也。故病有五，五五二十五变及其传化。传，乘之名也。

dà gǔ kūgǎo, dàròu xiàn xià, xiōngzhōng qì mǎn, chuǎnxī bùbiàn, qí qìdòng xíng, qī Li-ùyuè sǐ, zhēn zàng mài jiàn, nǎi yú zhī qī rì. 大骨枯槁，大肉陷下，胸中氣滿，喘息不便，其氣動形，期六月死，真髒脈見，乃予之期日。/大骨枯槁，大肉陷下，胸中气满，喘息不便，其气动形，期六月死，真脏脉见，乃予之期日。

dà gǔ kūgǎo, dàròu xiàn xià, xiōngzhōng qì mǎn, chuǎnxī bùbiàn, nèi tòng yǐn jiān jǐng,

qī Yīyuè sǐ. zhēn zàng jiàn, nǎi yú zhī qī rì. 大骨枯槁，大肉陷下，胸中氣滿，喘息不便，內痛引肩頸，期一月死。真髒見，乃予之期日。/大骨枯槁，大肉陷下，胸中气满，喘息不便，内痛引肩颈，期一月死。真脏见，乃予之期日。
dà gǔ kūgǎo, dàròu xiàn xià, xiōngzhōng qì mǎn, chuǎnxī bùbiàn, nèi tòng yǐn jiān xiàng, shēnrè、tuō ròu pò yān. zhēn zàng jiàn, shí yuè zhīnèi sǐ. 大骨枯槁，大肉陷下，胸中氣滿，喘息不便，內痛引肩項，身熱、脫肉破䐃。真髒見，十月之內死。/大骨枯槁，大肉陷下，胸中气满，喘息不便，内痛引肩项，身热、脱肉破䐃。真脏见，十月之内死。
dà gǔ kūgǎo, dàròu xiàn xià, jiān suǐ nèi xiāo, dòngzuò yì shuāi. zhēn zàng lái jiàn, qī yī suì sǐ, jiàn qí zhēn zàng, nǎi yú zhī qī rì. 大骨枯槁，大肉陷下，肩髓內消，動作益衰。真髒來見，期一歲死，見其真髒，乃予之期日。/大骨枯槁，大肉陷下，肩髓内消，动作益衰。真脏来见，期一岁死，见其真脏，乃予之期日。
dà gǔ kūgǎo, dàròu xiàn xià, xiōngzhōng qì mǎn, fù nèi tòng, xīnzhōng bùbiàn, jiān xiàng shēnrè, pò yān tuō ròu, mù kuàng xiàn. zhēn zàng jiàn, mù bùjiàn rén, lì sǐ; qí jiànrén zhě, zhì qí suǒ bùshèng zhī shí zé sǐ. 大骨枯槁，大肉陷下，胸中氣滿，腹內痛，心中不便，肩項身熱，破䐃脫肉，目眶陷。真髒見，目不見人，立死；其見人者，
至其所不勝之時則死。/大骨枯槁，大肉陷下，胸中气满，腹内痛，心中不便，肩项身热，破䐃脱肉，目眶陷。真脏见，目不见人，立死；其见人者，至其所不胜之时则死。
jí xū shēn zhōng zú zhì, wǔzàng jué bì, màidao bùtōng, qì bù wǎnglái, pìrú duò nì, bùkě wéiqī. qí mài juébù lái, ruò rén yī xī wǔ、liù zhì, qí xíng ròu bù tuō, zhēn zàng suī bùjiàn, yóu sǐ yě. 急虛身中卒至，五臟絕閉，脈道不通，氣不往來，譬如墮溺，不可為期。其脈絕不來，若人一息五、六至，其形肉不脫，真髒雖不見，猶死也。/急虚身中卒至，五脏绝闭，脉道不通，气不往来，譬如堕溺，不可为期。其脉绝不来，若人一息五、六至，其形肉不脱，真脏虽不见，犹死也。
zhēn gān mài zhì, Zhōng-wài jí, rú xún dāorèn, zé zé rán rú àn qín-sè xián, sè qīng-bái bù zé, máo zhé, nǎi sǐ. zhēnxīn mài zhì, jiān ér bó, rú xún yìyǐ zǐ, lěilěi rán, sè chì hēi bù zé, máo zhé, nǎi sǐ. zhēn fèi mài zhì, dà ér xū, rú yǐ máoyǔ zhōngrén fū, sè bái chì bù zé, máo zhé, nǎi sǐ. zhēn shèn mài zhì, bó ér jué, rú zhǐ dàn shí, bì bì rán, sè hēi huáng bù zé, máo zhé, nǎi sǐ, zhēn pí mài zhì, ruò ér zhà shù zhà shū, sè huáng qīng bù zé, máo zhé, nǎi sǐ. zhū zhēn zàng mài zhě, jiē sǐbù zhì yě. 真肝脈至，中外急，如循刀刃，責責然如按琴瑟弦，色青白不澤，毛折，乃死。真心脈至，堅而搏，如循薏苡子，纍纍然，色赤黑不澤，毛折，乃死。真肺脈至，大而虛，如以毛羽中人膚，色白赤不澤，毛折，乃死。真腎脈至，搏而絕，如指彈石，闢闢然，色黑黃不澤，毛折，乃死，真脾脈至，弱而乍數乍疏，色黃青不澤，毛折，乃死。諸真髒脈者，皆死不治也。/真肝脉至，中外急，如循刀刃，责责然如按琴瑟弦，色青白不泽，毛折，乃死。真心脉至，坚而搏，如循薏苡子，累累然，色赤黑不泽，毛折，乃死。真肺脉至，大而虚，如以毛羽中人肤，色白赤不泽，毛折，乃死。真肾脉至，搏而绝，如指弹石，辟辟然，色黑黄不泽，毛折，乃死，真脾脉至，弱而乍数乍疏，色黄青不泽，毛折，
乃死。诸真脏脉者，皆死不治也。
Huángdì yuē: jiàn zhēn zàng yuē sǐ, héyě? 黃帝曰：見真髒曰死，何也？/黄帝曰：见真脏曰死，何也？
Qíbó yuē: wǔzàng zhě, jiē bǐng qì yú wèi, wèi zhě wǔzàng zhī běn yě; zàng qì zhě, bù néng zì zhì yú shǒu tàiyīn, bì yīn yú wèi qì, nǎizhìyú shǒu tàiyīn yě. gù wǔzàng gè yǐ qí shí, zì wéi ér zhìyú shǒu tàiyīn yě. gù xiéqì shèngzhě, jīngqì shuāi yě. gù bìng shènzhě, wèi qì bù néng yǔ zhī jù zhìyú shǒu tàiyīn, gù zhēn zàng zhī qì dú jiàn, dú jiàn zhě, bìng shèng zàng yě, gù yuē sǐ. 岐伯曰：五臟者，皆稟氣於胃，胃者五臟之本也；髒氣者，不能自致於手太陰，必因於胃氣，乃至於手太陰也。故五臟各以其時，自為而至於手太陰也。故邪氣勝者，精氣衰也。故病甚者，胃氣不能與之俱至於手太陰，故真髒之氣獨見，獨見者，病勝髒也，故曰死。/岐伯曰：五脏者，皆禀气于胃，胃者五脏之本也；

脏气者，不能自致于手太阴，必因于胃气，乃至于手太阴也。故五脏各以其时，自为而至于手太阴也。故邪气胜者，精气衰也。故病甚者，胃气不能与之俱至于手太阴，故真脏之气独见，独见者，病胜脏也，故曰死。
dì yuē: shàn. 帝曰：善。/帝曰：善。
Huángdì yuē: fán zhìbìng chá qí xíngqì sèzé, mài zhī shèngshuāi, bìng zhī xīn gù, nǎi zhì zhī-wú hòu qí shí. 黃帝曰：凡治病察其形氣色澤，脈之盛衰，病之新故，乃治之無後其時。/黄帝曰：凡治病察其形气色泽，脉之盛衰，病之新故，乃治之无后其时。
xíngqì xiāngdé, wèi zhī kězhì, sèzé yǐ fú, wèi zhī yì yǐ; mài cóng sìshí, wèi zhī kězhì; mài ruò yǐ huá, shì yǒu wèi qì, mìng yuē yì zhì, qǔ zhī yǐ shí; xíngqì xiāng shī, wèi zhī nán zhì; sè yāo bù zé, wèi zhī nán yǐ; mài shí yǐ jiān, wèi zhī yìshèn; mài nì sìshí, wéi bùkě zhì, bì chá sì nán, ér míng gào zhī. 形氣相得，謂之可治，色澤以浮，謂之易已；脈從四時，謂之可治；脈弱以滑，是有胃氣，命曰易治，取之以時；形氣相失，謂之難治；色夭不澤，謂之難已；脈實以堅，謂之益甚；脈逆四時，為不可治，必察四難，而明告之。/形气相得，谓之可治，色泽以浮，谓之易已；脉从四时，谓之可治；脉弱以滑，是有胃气，命曰易治，取之以时；形气相失，谓之难治；色夭不泽，谓之难已；脉实以坚，谓之益甚；脉逆四时，为不可治，必察四难，而明告之。
suǒwèi nì sìshí zhě, chūn dé fèi mài, xià dé shèn mài, qiū déxīn mài, dōng dé pí mài; qí zhì jiē xuánjué chén sè zhě, mìng yuē nì sìshí. 所謂逆四時者，春得肺脈，夏得腎脈，秋得心脈，冬得脾脈；其至皆懸絕沉澀者，命曰逆四時。/所谓逆四时者，春得肺脉，夏得肾脉，秋得心脉，冬得脾脉；其至皆悬绝沉涩者，命曰逆四时。
wèiyǒu zàng xíng, yú chūn xià ér màichén sè, qiū dōng ér mài fú dà, míng yuē nì sìshí yě. 未有髒形，於春夏而脈沉澀，秋冬而脈浮大，名曰逆四時也。/未有脏形，于春夏而脉沉涩，秋冬而脉浮大，名曰逆四时也。
bìng rè mài jìng; xiè ér mài dà; tuō xuè ér mài shí; bìng zài zhōng, mài shí jiān, bìng zàiwài, mài bùshí jiān zhě; jiē nán zhì. 病熱脈靜；泄而脈大；脫血而脈實；病在中，脈實堅，病在外，脈不實堅者；皆難治。/病热脉静；泄而脉大；脱血而脉实；病在中，脉实坚，病在外，脉不实坚者；皆难治。
Huángdì yuē: yú wén xūshí yǐ juésǐ shēng, yuàn wén qí qíng? 黃帝曰：餘聞虛實以決死生，願聞其情？/黄帝曰：余闻虚实以决死生，愿闻其情？
Qíbó yuē: wǔ shí sǐ, wǔ xū sǐ. 岐伯曰：五實死，五虛死。/岐伯曰：五实死，五虚死。
dì yuē: yuàn wén wǔ shí wǔ xū? 帝曰：願聞五實五虛？/帝曰：愿闻五实五虚？
Qíbó yuē: mài shèng, pí rè, fùzhàng, qiánhòu bùtōng, mènmào, cǐ wèi wǔ shí. mài xì, pí hán, qì shǎo, xièlì qiánhòu, yǐnshí bù rù, cǐ wèi wǔ xū. 岐伯曰：脈盛，皮熱，腹脹，前後不通，悶瞀，此謂五實。脈細，皮寒，氣少，泄利前後，飲食不入，此謂五虛。/岐伯曰：脉盛，皮热，腹胀，前后不通，闷瞀，此谓五实。脉细，皮寒，气少，泄利前后，饮食不入，此谓五虚。
dì yuē: qí shí yǒu shēng zhě héyě? 帝曰：其時有生者何也？/帝曰：其时有生者何也？
Qíbó yuē: jiāng zhōu rù wèi, xiè zhù zhǐ, zé xū zhě huó; shēn hàn dé hòu lì, zé shí zhě huó. cǐ qí hòu yě. 岐伯曰：漿粥入胃，泄注止，則虛者活；身汗得後利，則實者活。此其候也。/岐伯曰：浆粥入胃，泄注止，则虚者活；身汗得后利，则实者活。此其候也。

sān bù jiǔ hòu lùn piān dì-èrshí 三部九候論篇第二十/三部九候论篇第二十

Huángdì wèn yuē: yú wén jiǔ zhēn yú fūzǐ, zhòngduō bódà, bùkěshèngshǔ. yú yuàn wén yàodào, yǐ shǔ zǐsūn, chuán zhīhòu shì, zhù zhī gǔsuǐ, cáng zhī gānfèi, shàxuè ér shòu, bùgǎn wàng xiè. lìng hé tiāndào, bì yǒu zhōngshǐ. shàng Yìngtiān guāng xīngchén lì jì, xià fù sìshí wǔ háng, guìjiàn gēnghù, dōng yáng xià yīn, yǐ rén yìng zhī nàihé, yuàn wén qí fāng? 黃帝問曰：餘聞九針於夫子，眾多博大，不可勝數。餘願聞要道，以屬子孫，傳之後世，著之

骨髓，藏之肝肺，歃血而受，不敢妄泄。令合天道，必有終始。上應天光星辰歷紀，下副四時五行，貴賤更互，冬陽夏陰，以人應之奈何，願聞其方？/黄帝问曰：余闻九针于夫子，众多博大，不可胜数。余愿闻要道，以属子孙，传之后世，着之骨髓，藏之肝肺，歃血而受，不敢妄泄。令合天道，
必有终始。上应天光星辰历纪，下副四时五行，贵贱更互，冬阳夏阴，以人应之奈何，愿闻其方？
Qíbó duì yuē: miào hū zāi wèn yě! cǐ tiāndì zhī zhì shù. 岐伯對曰：妙乎哉問也！此天地之至數。/岐伯对曰：妙乎哉问也！此天地之至数。
dì yuē: yuàn wén tiāndì zhī zhì shù, héyú rénxíng xuèqì, tōng juésǐ shēng, wèi zhī nàihé? 帝曰：願聞天地之至數，合於人形血氣，通決死生，為之奈何？/帝曰：愿闻天地之至数，合于人形血气，通决死生，为之奈何？
Qíbó yuē: tiāndì zhī zhì shù shǐ yú yī, zhōngyú jiǔ yān. 岐伯曰：天地之至數始於一，終於九焉。/岐伯曰：天地之至数始于一，终于九焉。
yīzhě tiān, èrzhě dì, sānzhě rén, yīn'ér sān zhī, sān sān zhě jiǔ, yǐyìng jiǔ yě. 一者天，二者地，三者人，因而三之，三三者九，以應九野。/一者天，二者地，三者人，因而三之，三三者九，以应九野。
gùrén yǒu sān bù, bù yǒu sān hòu, yǐ juésǐ shēng, yǐ chù bǎibìng, yǐ tiáo xūshí, ér chú xié jí. 故人有三部，部有三候，以決死生，以處百病，以調虛實，
而除邪疾。/故人有三部，部有三候，以决死生，以处百病，以调虚实，而除邪疾。
dì yuē: hé wèi sān bù? 帝曰：
何謂三部？/帝曰：何谓三部？
Qíbó yuē: yǒu xiàbù、yǒu zhōngbù、yǒu shàngbù, bù gè yǒu sān hòu. sān hòu zhě, yǒu tiān、yǒu dì、yǒu rén yě. bì zhǐ ér dǎo zhī, nǎi yǐwéi zhēn. 岐伯曰：有下部、有中部、有上部，部各有三候。三候者，有天、有地、有人也。必指而導之，乃以為真。/岐伯曰：有下部、有中部、有上部，部各有三候。三候者，有天、有地、有人也。必指而导之，乃以为真。
shàngbù tiān, liǎng é zhī dòngmài; shàngbù dì, liǎng jiá zhī dòngmài; shàngbù rén, ěr qián zhī dòngmài. 上部天，兩額之動脈；上部地，兩頰之動脈；上部人，耳前之動脈。/上部天，两额之动脉；上部地，两颊之动脉；上部人，耳前之动脉。
zhōngbù tiān, shǒu tàiyīn yě; zhōngbù dì, shǒu yángmíng yě; zhōngbù rén, shǒu shàoyīn yě. 中部天，手太陰也；中部地，手陽明也；中部人，手少陰也。/中部天，手太阴也；中部地，手阳明也；中部人，手少阴也。
xiàbù tiān, zú jué yīn yě; xiàbù dì, zú shàoyīn yě; xiàbù rén, zú tàiyīn yě. 下部天，足厥陰也；下部地，足少陰也；下部人，足太陰也。/下部天，足厥阴也；下部地，足少阴也；下部人，足太阴也。
gù xiàbù zhī tiān yǐ hòu gān, dì yǐ hòu shèn, rén yǐ hòu píwèi zhī qì. 故下部之天以候肝，地以候腎，
人以候脾胃之氣。/故下部之天以候肝，地以候肾，人以候脾胃之气。
dì yuē: zhōngbù zhī hòu nàihé? 帝曰：中部之候奈何？/帝曰：中部之候奈何？
Qíbó yuē: yì yǒu tiān, yì yǒu dì, yì yǒu rén, tiān yǐ hòu fèi, dì yǐ hòu xiōngzhōng zhī qì, rén yǐ hòu xīn. 岐伯曰：亦有天，亦有地，亦有人，天以候肺，地以候胸中之氣，人以候心。/岐伯曰：亦有天，亦有地，亦有人，天以候肺，地以候胸中之气，人以候心。
dì yuē: shàngbù yǐ hé hòu zhī? 帝曰：上部以何候之？/帝曰：上部以何候之？
Qíbó yuē: yì yǒu tiān, yì yǒu dì, yì yǒu rén. tiān yǐ hòu tóujiǎo zhī qì, dì yǐ hòu kǒuchǐ zhī qì, rén yǐ hòu ěr-mù zhī qì. 岐伯曰：亦有天，亦有地，亦有人。天以候頭角之氣，地以候口齒之氣，人以候耳目之氣。/岐伯曰：亦有天，亦有地，亦有人。天以候头角之气，地以候口齿之气，人以候耳目之气。
sān bù zhě, gè yǒu tiān, gè yǒu dì, gè yǒu rén. sān ér chéng tiān, sān ér chéng dì, sān ér chéng rén. sān ér sān zhī, hé zé wéi jiǔ, jiǔ fēn wéi jiǔ yě, jiǔ yě wéi jiǔ zàng. gù shén zàng wǔ, xíng zàng sì, hé wéi jiǔ zàng. wǔzàng yǐ bài, qí sè bì yāo, yāo bì sǐ yǐ. 三部者，各有天，各有地，
各有人。三而成天，三而成地，三而成

人。三而三之，合則為九，九分為九野，九野為九髒。故神髒五，形髒四，合為九髒。五臟已敗，其色必夭，夭必死矣。/三部者，各有天，各有地，各有人。三而成天，三而成地，
三而成人。三而三之，合则为九，九分为九野，九野为九脏。故神脏五，形脏四，合为九脏。五脏已败，其色必夭，夭必死矣。

dì yuē: yǐ hòu nàihé? 帝曰：以候奈何？/帝曰：以候奈何？

Qíbó yuē: bì xiān dù qí xíng zhī féi-shòu, yǐ tiáo qí qì zhī xūshí, shí zé xiè zhī, xū zé bǔ zhī. bì xiān qù qí xuèmài érhòu tiáo zhī, wú wèn qí bìng, yǐ píng wéiqī. 岐伯曰：必先度其形之肥瘦，以調其氣之虛實，實則瀉之，虛則補之。必先去其血脈而後調之，無問其病，以平為期。/岐伯曰：必先度其形之肥瘦，以调其气之虚实，实则泻之，虚则补之。必先去其血脉而后调之，无问其病，以平为期。

dì yuē: juésǐ shēng nàihé? 帝曰：決死生奈何？/帝曰：决死生奈何？

Qíbó yuē: xíng shèng mài xì, shǎo qì bùzúyǐ xī zhě wēi. xíng shòu mài dà, xiōngzhōng duō qì zhě sǐ. xíngqì xiāngdé zhě shēng. cānwǔ bù tiáo zhě bìng. sān bù jiǔ hòu jiē xiāng shī zhě sǐ. shàng-xià zuǒyòu zhī mài xiāngyìng rú cān chōng zhě bìng shèn, shàng-xià zuǒyòu xiāng shī bùkěshǔ zhě sǐ. zhōngbù zhī hòu suī dú tiáo, yǔ zhòng zàng xiāng shī zhě sǐ. zhōngbù zhī hòu xiāngjiǎn zhě sǐ, mù nèixiàn zhě sǐ. 岐伯曰：形盛脈細，
少氣不足以息者危。形瘦脈大，胸中多氣者死。形氣相得者生。參伍不調者病。三部九候皆相失者死。上下左右之脈相應如參舂者病甚，上下左右相失不可數者死。中部之候雖獨調，與眾髒相失者死。中部之候相減者死，目內陷者死。/岐伯曰：形盛脉细，少气不足以息者危。形瘦脉大，胸中多气者死。形气相得者生。参伍不调者病。三部九候皆相失者死。上下左右之脉相应如参舂者病甚，上下左右相失不可数者死。中部之候虽独调，与众脏相失者死。中部之候相减者死，目内陷者死。

dì yuē: héyǐ zhī bìng zhī suǒzài? 帝曰：何以知病之所在？/帝曰：何以知病之所在？

Qíbó yuē: chá jiǔ hòu dú xiǎozhě bìng, dú dàzhě bìng, dú jí zhě bìng, dú chí zhě bìng, dú rè zhě bìng, dú hán zhě bìng, dú xiàn xià zhě bìng. 岐伯曰：察九候獨小者病，獨大者病，獨疾者病，獨遲者病，獨熱者病，獨寒者病，獨陷下者病。/岐伯曰：察九候独小者病，独大者病，独疾者病，独迟者病，独热者病，独寒者病，独陷下者病。

yǐ zuǒshǒu zú shàng, shàngqù huái wǔ cùn àn zhī, shù yòushǒu zú dāng huái ér dàn zhī, qí yìngguò wǔ cùn yǐshàng rúrú rán zhě bù bìng, qí yìng jí zhōngshǒu hún húnrán zhě bìng, zhōngshǒu xúxú rán zhě bìng. qí yìng shàng bù néng zhì wǔ cùn, dàn zhī bù yīng zhě sǐ. 以左手足上，上去踝五寸按之，庶右手足當踝而彈之，其應過五寸以上蠕蠕然者不病，其應疾中手渾渾然者病，中手徐徐然者病。其應上不能至五寸，彈之不應者死。/以左手足上，上去踝五寸按之，庶右手足当踝而弹之，其应过五寸以上蠕蠕然者不病，其应疾中手浑浑然者病，中手徐徐然者病。其应上不能至五寸，弹之不应者死。

shìyǐ tuō ròushēn bù qù zhě sǐ. zhōngbù zhà shū zhà shù zhě sǐ. qí mài dài ér gōu zhě, bìng zài luòmài. 是以脫肉身不去者死。中部乍疏乍數者死。其脈代而鉤者，
病在絡脈。/是以脱肉身不去者死。中部乍疏乍数者死。其脉代而钩者，病在络脉。

jiǔ hòu zhī xiāngyìng yě, shàng-xià ruò yī, bude xiāng shī. yī hòu hòu zé bìng, èr hòu hòu zé bìng shèn, sān hòu hòu zé bìngwēi. suǒwèi hòuzhě, yìng bù jù yě. chá qí fǔzàng, yǐ zhī sǐ shēng zhī qī, bì xiānzhī jīngmài, ránhòu zhī bìngmài. zhēn cáng mài jiàn zhě shèng sǐ. zú tàiyáng qìjué zhě, qí zú bùkě qūshēn, sǐ bì dàiyǎn. 九候之相應也，上下若一，不得相失。一候後則病，二候後則病甚，三候後則病危。所謂後者，應不俱也。察其腑臟，以知死生之期，必先知經脈，然後知病脈。真藏脈見者勝死。足太陽氣絕者，其足不可屈伸，死必戴眼。/九候之相应也，上下若一，不得相失。一候后则病，二候后则病甚，三候后则病危。所谓后者，应不俱也。察其腑脏，以知死生之期，

必先知经脉，然后知病脉。真藏脉见者胜死。足太阳气绝者，其足不可屈伸，死必戴眼。
dì yuē: dōng yīn xià yáng nàihé? 帝曰：冬陰夏陽奈何？/帝曰：冬阴夏阳奈何？
Qíbó yuē: jiǔ hòu zhī mài jiē chén xì xuán jué zhě wéi yīn, zhǔ dōng, gù yǐ yèbàn sǐ. shèng zào chuǎn shù zhě wéi yáng, zhǔ xià, gù yǐ rìzhōng sǐ. 岐伯曰：九候之脈皆沉細旋絕者為陰，主冬，故以夜半死。盛躁喘數者為陽，主夏，故以日中死。/岐伯曰：九候之脉皆沉细旋绝者为阴，主冬，故以夜半死。盛躁喘数者为阳，主夏，故以日中死。
shìgù hánrèbìng zhě yǐ píngdàn sǐ. rèzhōng jí rèbìng zhě yǐ rìzhōng sǐ. bìng fēng zhě yǐ rìxī sǐ. bìng shuǐ zhě yǐ yèbàn sǐ. qí mài zhà shū zhà shù, zhà chí zhà jí zhě, rì chéng sìjì sǐ. 是故寒熱病者以平旦死。熱中及熱病者以日中死。病風者以日夕死。病水者以夜半死。其脈乍疏乍數，乍遲乍疾者，日乘四季死。/是故寒热病者以平旦死。热中及热病者以日中死。病风者以日夕死。病水者以夜半死。其脉乍疏乍数，乍迟乍疾者，日乘四季死。
xíng ròu yǐ tuō, jiǔ hòu suī tiáo yóu sǐ. qī zhěn suī jiàn, jiǔ hòu jiē cóngzhě bù sǐ. suǒ yán bù sǐzhě, fēngqì zhī bìng, jí jīng yuè zhī bìng, sì qī zhěn zhī bìng ér fēi yě, gù yán bù sǐ. ruòyǒu qī zhěn zhī bìng, qí mài hòu yì bàizhě sǐ yǐ. bì fā yuě yī. 形肉已脫，九候雖調猶死。七診雖見，九候皆從者不死。所言不死者，風氣之病，及經月之病，似七診之病而非也，故言不死。若有七診之病，其脈候亦敗者死矣。必發噦噫。/形肉已脱，九候虽调犹死。七诊虽见，九候皆从者不死。所言不死者，风气之病，及经月之病，似七诊之病而非也，故言不死。若有七诊之病，其脉候亦败者死矣。必发哕噫。
bì shěnwèn qí suǒ shǐ bìng, yǔ jīn zhī suǒ fāng bìng, érhòu gè qiē xún qí mài, shì qí jīngluò fú-chén, yǐshàng xià nì cóng xún zhī. qí mài jí zhě bù bìng, qí mài chí zhě bìng; mài bù wǎnglái zhě sǐ, pífū zhùzhě sǐ. 必審問其所始病，與今之所方病，而後各切循其脈，視其經絡浮沉，以上下逆從循之。其脈疾者不病，其脈遲者病；脈不往來者死，皮膚著者死。/必审问其所始病，与今之所方病，而后各切循其脉，视其经络浮沉，以上下逆从循之。其脉疾者不病，其脉迟者病；脉不往来者死，皮肤著者死。
dì yuē: qí kězhì nàihé? 帝曰：其可治奈何？/帝曰：其可治奈何？
Qíbó yuē: jīng bìngzhě zhì qí jīng, sūnluò bìngzhě zhì qí sūnluò xuè. xuè bìng shēn yǒu tòng zhě zhì qí jīngluò. qí bìngzhě zài qí xié, qí xié zhī mài zé miào cì zhī, liú shòu bùyí jié ér cì zhī. shàng shí xià xū qiē ér cóng zhī, suǒ qí jié luòmài, cì chū qí xuè yǐ jiàn tōng zhī. tóngzǐ gāo zhě tàiyáng bùzú, dàiyǎn zhě tàiyáng yǐ jué, cǐ juésǐ shēng zhī yào, bùkěbù chá yě. shǒuzhǐ jí shǒu wàihuái shàng, wǔzhǐ liúzhēn. 岐伯曰：經病者治其經，孫絡病者治其孫絡血。血病身有痛者治其經絡。其病者在奇邪，奇邪之脈則繆刺之，留瘦不移節而刺之。上實下虛切而從之，索其結絡脈，刺出其血以見通之。瞳子高者太陽不足，戴眼者太陽已絕，此決死生之要，不可不察也。手指及手外踝上，五指留針。/岐伯曰：经病者治其经，孙络病者治其孙络血。血病身有痛者治其经络。其病者在奇邪，奇邪之脉则缪刺之，留瘦不移节而刺之。上实下虚切而从之，索其结络脉，刺出其血以见通之。瞳子高者太阳不足，戴眼者太阳已绝，此决死生之要，不可不察也。手指及手外踝上，五指留针。

jīngmài biélùn piān dì-èrshíyī 經脈別論篇第二十一/经脉别论篇第二十一

Huángdì wèn yuē: rén zhī jūchù dòngjing yǒng qiè, mài yì wèi zhī biàn hū? 黃帝問曰：人之居處動靜勇怯，脈亦為之變乎？/黄帝问曰：人之居处动静勇怯，脉亦为之变乎？
Qíbó duì yuē: fánrén zhī jīngkǒng huì láodòng jìng, jiē wéi biàn yě. 岐伯對曰：凡人之驚恐恚勞動靜，皆為變也。/岐伯对曰：凡人之惊恐恚劳动静，皆为变也。
shìyǐ yèxíng zé chuǎn chūyú shèn, yín qì bìng fèi. 是以夜行則喘出於腎，淫氣病肺。/是以夜行则喘出于肾，淫气病肺。
yǒusuǒ duò kǒng, chuǎn chūyú gān, yín qì hài pí. 有所墮恐，喘出於肝，淫氣害脾。/有所堕恐，喘出于肝，淫气害脾。

yǒusuǒ jīngkǒng, chuǎn chūyú fèi, yín qì shāngxīn. 有所驚恐，喘出於肺，淫氣傷心。/有所惊恐，喘出于肺，淫气伤心。
dù shuǐ diē pū, chuǎn chūyú shèn yǔ gǔ. 渡水跌仆，喘出於腎與骨。/渡水跌仆，喘出于肾与骨。
dàngshì zhī shí, yǒngzhě qì xíng zé yǐ, qiè zhě zé zhù ér wéi bìng yě. 當是之時，勇者氣行則已，怯者則著而為病也。/当是之时，勇者气行则已，怯者则着而为病也。
gù yuē: zhěnbìng zhī dào, guān rén yǒng qiè, gǔròu pífū, néng zhī qí qíng, yǐwéi zhěnfǎ yě. 故曰：診病之道，觀人勇怯，骨肉皮膚，能知其情，以為診法也。/故曰：诊病之道，观人勇怯，骨肉皮肤，能知其情，以为诊法也。
gù yǐnshí bǎo shèn, hàn chūyú wèi. jīng ér duó jīng, hàn chūyú xīn. chízhòng yuǎnxíng, hàn chūyú shèn. jízǒu kǒngjù, hàn chūyú gān. yáo tǐ láokǔ, hàn chūyú pí. 故飲食飽甚，汗出於胃。驚而奪精，汗出於心。持重遠行，汗出於腎。疾走恐懼，汗出於肝。搖體勞苦，汗出於脾。/故饮食饱甚，汗出于胃。惊而夺精，汗出于心。持重远行，汗出于肾。疾走恐惧，汗出于肝。摇体劳苦，汗出于脾。
gù chūnqiū dōng xià, sìshí yīn-yáng, shēngbìng qǐ yú guò yòng, cǐ wéi cháng yě. 故春秋冬夏，四時陰陽，生病起於過用，此為常也。/故春秋冬夏，四时阴阳，生病起于过用，此为常也。
shí qì rù wèi, sàn jīngyú gān, yín qì yú jīn. 食氣入胃，散精於肝，淫氣於筋。/食气入胃，散精于肝，淫气于筋。
shí qì rù wèi, zhuó qì guīxīn, yín jīngyú mài. 食氣入胃，濁氣歸心，淫精於脈。/食气入胃，浊气归心，淫精于脉。
màiqì liú jīng, jīng qì guīyú fèi, fèi cháo bǎi mài, shū jīngyú pímáo. 脈氣流經，經氣歸於肺，肺朝百脈，輸精於皮毛。/脉气流经，经气归于肺，肺朝百脉，输精于皮毛。
máo mài hé jīng, xíngqì yú fǔ, fǔ jīngshén míng, liú yú sì cáng. 毛脈合精，行氣於腑，腑精神明，留於四藏。/毛脉合精，行气于腑，腑精神明，留于四藏。
qì guīyú quánhéng, quánhéng yǐ píng, qì-kǒu chéng cùn, yǐ juésǐ shēng. 氣歸於權衡，權衡以平，氣口成寸，以決死生。/气归于权衡，权衡以平，气口成寸，以决死生。
yǐn rù yú wèi, yóu yì jīngqì, shàng shū yú pí, píqi sàn jīng, shàng guīyú fèi, tōng tiáo shuǐdào, xià shū pángguāng, shuǐjīng sì bù, Wǔjīng bìngxíng. héyú sìshí, wǔzàng yīn-yáng, kuíduó yǐwéi cháng yě. 飲入於胃，遊溢精氣，上輸於脾，脾氣散精，上歸於肺，通調水道，下輸膀胱，水精四布，五經並行。合於四時，五臟陰陽，揆度以為常也。/饮入于胃，游溢精气，上输于脾，脾气散精，上归于肺，通调水道，下输膀胱，水精四布，五经并行。合于四时，五脏阴阳，揆度以为常也。
tàiyáng zàng dú zhì, jué chuǎn xū qìnì, shì yīn bùzú yáng yǒuyú yě. biǎolǐ dāng jù xiè, qǔ zhīxià shù. 太陽髒獨至，厥喘虛氣逆，是陰不足陽有餘也。表裡當俱瀉，取之下俞。/太阳脏独至，厥喘虚气逆，是阴不足阳有余也。表里当俱泻，取之下腧。
yángmíng zàng dú zhì, shì yángqì zhòng bìng yě. dāng xiè yáng bǔ yīn, qǔ zhīxià shù. 陽明髒獨至，是陽氣重並也。當瀉陽補陰，取之下俞。/阳明脏独至，是阳气重并也。当泻阳补阴，取之下腧。
shàoyáng zàng dú zhì, shì jué qì yě. qiāo qián zú dà, qǔ zhīxià shù. 少陽髒獨至，是厥氣也。蹻前卒大，取之下俞。/少阳脏独至，是厥气也。蹻前卒大，取之下腧。
shàoyáng dú zhì zhě, yī yáng zhīguò yě. 少陽獨至者，一陽之過也。/少阳独至者，一阳之过也。
tàiyīn zàng bó zhě, yòngxīn shěng zhēn, wǔ màiqì shǎo, wèi qìbupíng, sān yīn yě. yí zhì qí xià shù, bǔ yáng xiè yīn. 太陰髒搏者，用心省真，五脈氣少，胃氣不平，三陰也。宜治其下俞，補陽瀉陰。/太阴脏搏者，用心省真，五脉气少，胃气不平，三阴也。宜治其下腧，补阳泻阴。
yī yáng dú xiào, shàoyáng jué yě. yáng bìng yú shàng, sì mài zhēng zhāng, qì guīyú shèn. yí zhì qí jīngluò; xiè yáng bǔ yīn. 一陽獨嘯，少陽厥也。陽並於上，四脈爭張，氣歸於腎。宜治其經絡；瀉陽補陰。/一阳独啸，少阳厥也。阳并于

上，四脉争张，气归于肾。宜治其经络；泻阳补阴。
yī yīn zhì, jué yīn zhī zhì yě. zhēn xū（chuáng yuān）xīn, jué qì liú báo, fā wéi bái hàn, tiáo shí huòyào, zhì zàixià shù. 一陰至，厥陰之治也。真虛（疒肙）心，厥氣留薄，發為白汗，調食和藥，治在下俞。/一阴至，厥阴之治也。真虚（疒肙）心，厥气留薄，发为白汗，调食和药，治在下腧。
dì yuē: tàiyáng zàng hé xiàng? 帝曰：太陽髒何象？/帝曰：太阳脏何象？
Qíbó yuē: xiàng sānyáng ér fú yě. 岐伯曰：象三陽而浮也。/岐伯曰：象三阳而浮也。
dì yuē: shàoyáng zàng hé xiàng? 帝曰：少陽髒何象？/帝曰：少阳脏何象？
Qíbó yuē: xiàng yī yáng yě, yī yáng zàng zhě, huá ér bù shí yě. 岐伯曰：象一陽也，一陽髒者，滑而不實也。/岐伯曰：象一阳也，一阳脏者，滑而不实也。
dì yuē: yángmíng zàng hé xiàng? 帝曰：陽明髒何象？/帝曰：阳明脏何象？
Qíbó yuē: xiàng dà fú yě. tàiyīn zàng bó, yán fú gǔ yě. èr yīn bó zhì, shèn chén bù fú yě. 岐伯曰：象大浮也。太陰髒搏，言伏鼓也。二陰搏至，腎沉不浮也。/岐伯曰：象大浮也。太阴脏搏，言伏鼓也。二阴搏至，肾沉不浮也。

cáng qì fǎ shílùn piān dì-èrshí'èr 藏氣法時論篇第二十二/藏气法时论篇第二十二

Huángdì wèn yuē: hé rénxíng yǐ fǎ sìshí wǔ háng ér zhì, hérú ér cóng, hérú ér nì? dé-shī zhī yì, yuàn wén qí shì. 黃帝問曰：合人形以法四時五行而治，何如而從，何如而逆？得失之意，願聞其事。/黄帝问曰：合人形以法四时五行而治，何如而从，何如而逆？得失之意，愿闻其事。
Qíbó duì yuē: wǔ háng zhě, jīn-mù-shuǐ-huǒ-tǔ yě. gèng guì gèng jiàn, yǐ zhī sǐ shēng, yǐ jué chéngbài, ér dìng wǔzàng zhī qì, jiān shèn zhī shí, sǐ shēng zhī qī yě. 岐伯對曰：五行者，金木水火土也。更貴更賤，以知死生，以決成敗，而定五臟之氣，間甚之時，死生之期也。/岐伯对曰：五行者，金木水火土也。更贵更贱，以知死生，以决成败，而定五脏之气，间甚之时，死生之期也。
dì yuē: yuàn zú wén zhī. 帝曰：願卒聞之。/帝曰：愿卒闻之。
Qíbó yuē: gān zhǔ chūn, zú jué yīn shàoyáng zhǔzhì. qí rì jiǎ yǐ. gān kǔ jí, jí shí gān yǐ huǎn zhī. 岐伯曰：肝主春，足厥陰少陽主治。其日甲乙。肝苦急，急食甘以緩之。/岐伯曰：肝主春，足厥阴少阳主治。其日甲乙。肝苦急，急食甘以缓之。
xīn zhǔ xià, shǒu shàoyīn tàiyáng zhǔzhì. qí rì bǐngdīng. xīn kǔ huǎn, jí shí suān yǐ shōu zhī. 心主夏，手少陰太陽主治。其日丙丁。心苦緩，急食酸以收之。/心主夏，手少阴太阳主治。其日丙丁。心苦缓，急食酸以收之。
pí zhǔ chángxià, zú tàiyīn yángmíng zhǔzhì. qí rì wù jǐ. pí kǔ shī, jí shí kǔ yǐ zào zhī. 脾主長夏，足太陰陽明主治。其日戊己。脾苦濕，急食苦以燥之。/脾主长夏，足太阴阳明主治。其日戊己。脾苦湿，急食苦以燥之。
fèi zhǔ qiū, shǒu tàiyīn yángmíng zhǔzhì. qí rì gēng xīn. fèi kǔ qìshàng nì, jí shí kǔ yǐ xiè zhī. 肺主秋，手太陰陽明主治。其日庚辛。肺苦氣上逆，急食苦以泄之。/肺主秋，手太阴阳明主治。其日庚辛。肺苦气上逆，急食苦以泄之。
shèn zhǔ dōng, zú shàoyīn tàiyáng zhǔzhì. qí rì rén guǐ. shèn kǔ zào, jí shí xīn yǐ rùn zhī, kāi còulǐ, zhì jīnyè tōngqì yě. 腎主冬，足少陰太陽主治。其日壬癸。腎苦燥，急食辛以潤之，開腠理，致津液通氣也。/肾主冬，足少阴太阳主治。其日壬癸。肾苦燥，急食辛以润之，开腠理，致津液通气也。
bìng zài gān, yù yú xià, xià bù yù, shènyú qiū, qiū bù sǐ, chí yú dōng, qǐ yú chūn. jìn dāng fēng. 病在肝，愈於夏，夏不愈，甚於秋，秋不死，持於冬，起於春。禁當風。/病在肝，愈于夏，夏不愈，甚于秋，秋不死，持于冬，起于春。禁当风。
gānbìng zhě, yù zài bǐngdīng, bǐngdīng bù yù, jiāyú gēng xīn, gēng xīn bù sǐ, chí yú rén guǐ, qǐ yú jiǎ yǐ. 肝病者，愈在丙丁，丙丁不愈，加於庚辛，庚辛不死，持於壬癸，起於甲乙。/肝病者，愈在丙丁，丙丁不愈，加于庚辛，庚辛不死，持于壬癸，起于甲乙。
gānbìng zhě, píngdàn huì, xià bū shèn,

yèbàn jìng. 肝病者，平旦慧，下晡甚，夜半靜。/肝病者，平旦慧，下晡甚，夜半静。
gān yù sàn, jí shí xīn yǐ sàn zhī, yòng xīn bǔ zhī, suān xiè zhī. 肝欲散，急食辛以散之，用辛補之，酸瀉之。/肝欲散，急食辛以散之，用辛补之，酸泻之。
bìng zàixīn, yù zài chángxià, chángxià bù yù, shènyú dōng, dōng bù sǐ, chí yú chūn, qǐ yú xià. jìn wēn shí rè yī. 病在心，愈在長夏，長夏不愈，甚於冬，冬不死，持於春，起於夏。禁溫食熱衣。/病在心，愈在长夏，长夏不愈，甚于冬，冬不死，持于春，起于夏。禁温食热衣。
xīnbìng zhě, yù zài wù jǐ, wù jǐ bù yù, jiāyú rén guǐ, rén guǐ bù sǐ, chí yú jiǎ yǐ, qǐ yú bǐngdīng. 心病者，愈在戊己，戊己不愈，加於壬癸，壬癸不死，持於甲乙，起於丙丁。/心病者，愈在戊己，戊己不愈，加于壬癸，壬癸不死，持于甲乙，起于丙丁。
xīnbìng zhě, rìzhōng huì, yèbàn shèn, píngdàn jìng. 心病者，日中慧，夜半甚，平旦靜。/心病者，日中慧，夜半甚，平旦静。
xīn yù ruǎn, jí shí xián yǐ ruǎn zhī; yòng xián bǔ zhī, gān xiè zhī. 心欲軟，急食咸以軟之；用咸補之，甘瀉之。/心欲软，急食咸以软之；用咸补之，甘泻之。
bìng zài pí, yù zài qiū, qiū bù yù; shènyú chūn, chūn bù sǐ, chí yú xià, qǐ yú chángxià. jìn wēn shí bǎo shí, shīdì rú yī. 病在脾，愈在秋，秋不愈；甚於春，春不死，持於夏，起於長夏。禁溫食飽食，濕地濡衣。/病在脾，愈在秋，秋不愈；甚于春，春不死，持于夏，起于长夏。禁温食饱食，湿地濡衣。
píbìng zhě yù zài gēng xīn, gēng xīn bù yù, jiāyú jiǎ yǐ, jiǎ yǐ bù sǐ, chí yú bǐngdīng, qǐ yú wù jǐ. 脾病者愈在庚辛，庚辛不愈，加於甲乙，甲乙不死，持於丙丁，起於戊己。/脾病者愈在庚辛，庚辛不愈，加于甲乙，甲乙不死，持于丙丁，起于戊己。
píbìng zhě, rì dié huì, rìchū shèn, xià bū jìng. 脾病者，日昳慧，日出甚，下晡靜。/脾病者，日昳慧，日出甚，下晡静。
pí yù huǎn, jí shí gān yǐ huǎn zhī, yòng kǔ xiè zhī, gān bǔ zhī. 脾欲緩，急食甘以緩之，用苦瀉之，甘補之。/脾欲缓，急食甘以缓之，用苦泻之，甘补之。
bìng zài fèi, yù yú dōng. dōng bù yù, shènyú xià, xià bù sǐ, chí yú chángxià, qǐ yú qiū. jìn hán yǐnshí, hányī. 病在肺，愈於冬。冬不愈，甚於夏，夏不死，持於長夏，起於秋。禁寒飲食，寒衣。/病在肺，愈于冬。冬不愈，甚于夏，夏不死，持于长夏，起于秋。禁寒饮食，寒衣。
fèibìng zhě, yù zài rén guǐ, rén guǐ bù yù, jiāyú bǐngdīng, bǐngdīng bù sǐ, chí yú wù jǐ, qǐ yú gēng xīn. 肺病者，愈在壬癸，壬癸不愈，加於丙丁，丙丁不死，持於戊己，起於庚辛。/肺病者，愈在壬癸，壬癸不愈，加于丙丁，丙丁不死，持于戊己，起于庚辛。
fèibìng zhě, xià bū huì, rìzhōng shèn, yèbàn jìng. 肺病者，下晡慧，日中甚，夜半靜。/肺病者，下晡慧，日中甚，夜半静。
fèi yù shōu, jí shí suān yǐ shōu zhī, yòng suān bǔ zhī, xīn xiè zhī. 肺欲收，急食酸以收之，用酸補之，辛瀉之。/肺欲收，急食酸以收之，用酸补之，辛泻之。
bìng zài shèn, yù zài chūn, chūn bù yù, shènyú chángxià, chángxià bù sǐ, chí yú qiū, qǐ yú dōng, jìn fàn cuì（huǒ yǐ）rè shí, wēn zhì yī. 病在腎，愈在春，春不愈，甚於長夏，長夏不死，持於秋，起於冬，禁犯焠（火矣）熱食，溫炙衣。/病在肾，愈在春，春不愈，甚于长夏，长夏不死，持于秋，起于冬，禁犯淬（火矣）热食，温炙衣。
shènbìng zhě, yù zài jiǎ yǐ, jiǎ yǐ bù yù, shènyú wù jǐ, wù jǐ bù sǐ, chí yú gēng xīn, qǐ yú rén guǐ. 腎病者，愈在甲乙，甲乙不愈，甚於戊己，戊己不死，持於庚辛，起於壬癸。/肾病者，愈在甲乙，甲乙不愈，甚于戊己，戊己不死，持于庚辛，起于壬癸。
shènbìng zhě, yèbàn huì, sìjì shèn, xià bū jìng. 腎病者，夜半慧，四季甚，下晡靜。/肾病者，夜半慧，四季甚，下晡静。
shèn yù jiān, jí shí kǔ yǐ jiān zhī, yòng kǔ bǔ zhī, xián xiè zhī. 腎欲堅，急食苦以堅之，用苦補之，咸瀉之。/肾欲坚，急食苦以坚之，用苦补之，咸泻之。
fū xiéqì zhī kè yú shēn yě. yǐ shèng xiāng-

jiā, zhì qí suǒ shēng ér yù, zhì qí suǒ bùshèng ér shèn, zhìyú suǒ shēng ér chí, zìdé qí wèi ér qǐ; bì xiān dìng wǔzàng zhī mài, nǎikě yán jiān shèn zhī shí, sǐ shēng zhī qī yě. 夫邪氣之客於身也。以勝相加，至其所生而愈，至其所不勝而甚，至於所生而持，自得其位而起；必先定五臟之脈，乃可言間甚之時，死生之期也。/夫邪气之客于身也。以胜相加，至其所生而愈，至其所不胜而甚，至于所生而持，自得其位而起；必先定五脏之脉，乃可言间甚之时，死生之期也。

gānbìng zhě, liǎng xié xià tòng yǐn shǎofù, lìngrén shàn nù. xū zé mù（máng máng）wú suǒjiàn, ěr wú suǒwén, shàn kǒng, rú rén jiāng bǔ zhī. 肝病者，兩脅下痛引少腹，令人善怒。虛則目（晾晾）無所見，耳無所聞，善恐，如人將補之。/肝病者，两胁下痛引少腹，令人善怒。虚则目（晾晾）无所见，耳无所闻，善恐，如人将补之。

qǔ qí jīng jué yīn yǔ shàoyáng, qìnì zé tóutòng. ěrlóng bù cōng、jiá zhǒng、qǔxiě zhě. 取其經厥陰與少陽，氣逆則頭痛。耳聾不聰、頰腫、取血者。/取其经厥阴与少阳，
气逆则头痛。耳聋不聪、颊肿、取血者。

xīnbìng zhě, xiōngzhōng tòng, xié zhī mǎn, xié xià tòng, yīng bèi jiānjiǎ jiān tòng, liǎng bì nèi tòng. xū zé xiōngfù dà, xié xià yǔ yāo xiāng yǐn ér tòng. 心病者，胸中痛，脅支滿，脅下痛，膺背肩胛間痛，兩臂內痛。虛則胸腹大，脅下與腰相引而痛。/心病者，胸中痛，胁支满，胁下痛，膺背肩胛间痛，两臂内痛。虚则胸腹大，胁下与腰相引而痛。

qǔ qí jīng, shàoyīn tàiyáng shéxià xuè zhě, qí biàn bìng cì xī zhōng xuè zhě. 取其經，少陰太陽舌下血者，其變病刺郄中血者。/取其经，少阴太阳舌下血者，其变病刺郄中血者。

píbìng zhě, shēnzhòng, shàn jī ròu wěi, zú bù shōu xíng, shàn zhì, jiǎoxià tòng. xū zé fùmǎn, chángmíng sūn xiè, shí bù huà. 脾病者，身重，善飢肉痿，足不收行，善瘈，腳下痛。虛則腹滿，腸鳴飧泄，食不化。/脾病者，身重，善饥肉痿，足不收行，善瘈，脚下痛。虚则腹满，肠鸣飧泄，食不化。

qǔ qí jīng tàiyīn、yángmíng、shàoyīn xuè zhě. 取其經太陰、陽明、少陰血者。/取其经太阴、阳明、少阴血者。

fèibìng zhě, chuǎnké nì qì, jiānbèi tòng, hàn chū, kāo yīngǔ xī bì chuǎn héng zú jiē tòng. xū zé shǎo qì, bù néng bào xī, ěrlóng ài gān. 肺病者，喘咳逆氣，肩背痛，汗出，尻陰股膝髀腨胻足皆痛。虛則少氣，不能報息，耳聾嗌干。/肺病者，喘咳逆气，肩背痛，汗出，尻阴股膝髀腨胻足皆痛。虚则少气，不能报息，耳聋嗌干。

qǔ qí jīng, tàiyīn zú tàiyáng zhīwài, jué yīn nèi xuè zhě. 取其經，太陰足太陽之外，厥陰內血者。/取其经，太阴足太阳之外，厥阴内血者。

shènbìng zhě, fù dà、jìng zhǒng、chuǎnké shēnzhòng, qǐn hàn chū、zēng fēng. xū zé xiōngzhōng tòng, dàfù、xiǎofù tòng, qīng jué yì bù lè. 腎病者，腹大、脛腫、喘咳身重，寢汗出、憎風。虛則胸中痛，大腹、小腹痛，清厥意不樂。/肾病者，腹大、胫肿、喘咳身重，
寝汗出、憎风。虚则胸中痛，大腹、小腹痛，清厥意不乐。

qǔ qí jīng shàoyīn tàiyáng xuè zhě. 取其經少陰太陽血者。/取其经少阴太阳血者。

gān sè qīng, yí shí gān. jīngmǐ、niúròu、zǎo、kuí jiē gān. 肝色青，
宜食甘。粳米、牛肉、棗、葵皆甘。/肝色青，宜食甘。粳米、牛肉、枣、葵皆甘。

xīn sè chì, yí shí suān. xiǎodòu、quǎn ròu、lǐ、jiǔ jiē suān. 心色赤，
宜食酸。小豆、犬肉、李、韭皆酸。/心色赤，宜食酸。小豆、犬肉、李、韭皆酸。

fèi sè bái, yí shí kǔ.
mài、yángròu、xìng、xiè jiē kǔ. 肺色白，
宜食苦。麥、羊肉、杏、薤皆苦。/肺色白，宜食苦。麦、羊肉、杏、薤皆苦。

pí sè huáng, yí shí xián. dàdòu、zhūròu、lì、huò jiē xián. 脾色黃，
宜食咸。大豆、豬肉、栗、藿皆咸。/脾色黄，宜食咸。大豆、猪肉、栗、藿皆咸。

shèn sè hēi, yí shí xīn. huáng shǔ、jīròu、táo、cōng jiē xīn. 腎色黑，
宜食辛。黃黍、雞肉、桃、蔥皆辛。/肾

色黑，宜食辛。黄黍、鸡肉、桃、葱皆辛。
xīn sàn、suān shōu、gān huǎn、kǔ jiān、xián ruǎn. dúyào gōng xié. 辛散、酸收、甘緩、苦堅、咸軟。毒藥攻邪。/辛散、酸收、甘缓、苦坚、咸软。毒药攻邪。
wǔgǔ wéi shí. wǔ guǒ wéi zhù. wǔchù wéi yì. wǔ cài wéi chōng. 五穀為食。五果為助。五畜為益。五菜為充。/五谷为食。五果为助。五畜为益。五菜为充。
qìwèi hé ér fú zhī, yǐ bǔ jīng yìqì. 氣味合而服之，以補精益氣。/气味合而服之，以补精益气。
cǐ wǔzhě, yǒu xīn、suān、gān、kǔ、xián, gè yǒusuǒ lì, huò sàn, huò shōu、huò huǎn、huò jí、huò jiān、huò ruǎn. sìshí wǔzàng, bìng suí wǔwèi suǒ yí yě. 此五者，有辛、酸、甘、苦、咸，各有所利，或散，
或收、或緩、或急、或堅、或軟。四時五臟，病隨五味所宜也。/此五者，有辛、酸、甘、苦、咸，各有所利，或散，
或收、或缓、或急、或坚、或软。四时五脏，病随五味所宜也。

xuānmíng wǔqì piān dì-èrshísān 宣明五氣篇第二十三/宣明五气篇第二十三
wǔwèi suǒ rù: suān rù gān、xīn rù fèi、kǔ rù xīn、xián rù shèn、gān rù pí, shì wéi wǔ rù. 五味所入：酸入肝、辛入肺、苦入心、咸入腎、甘入脾，是為五入。/五味所入：酸入肝、辛入肺、苦入心、咸入肾、甘入脾，是为五入。
wǔqì suǒ bìng: xīn wéi yī、fèi wéi ké、gān wéi yǔ、pí wéi tūn、shèn wéi qiàn, wéi tì, wèi wéi qìnì wéi yuě, wéi kǒng, dàcháng xiǎocháng wéi xiè, xiàjiāo yì wéi shuǐ, pángguāng bùlì wéi lóng, bù yuē wéi yí ruò, dǎn wéi nù, shì wéi wǔ bìng. 五氣所病：心為噫、肺為咳、肝為語、脾為吞、腎為欠，為嚏，胃為氣逆為噦，為恐，大腸小腸為泄，下焦溢為水，膀胱不利為癃，不約為遺弱，膽為怒，是為五病。/五气所病：心为噫、肺为咳、肝为语、脾为吞、肾为欠，为嚏，胃为气逆为哕，为恐，大肠小肠为泄，下焦溢为水，膀胱不利为癃，不约为遗弱，胆为怒，是为五病。
wǔ jīng suǒ bìng: jīngqì bìng yú xīn zé shàn, bìng yú fèi zé bēi, bìng yú gān zé yōu, bìng yú pí zé wèi, bìng yú shèn zé kǒng, shì wèi wǔ bìng, xū ér xiāng bìng zhě yě. 五精所並：精氣並於心則善，並於肺則悲，並於肝則憂，並於脾則畏，並於腎則恐，是謂五並，虛而相並者也。/五精所并：精气并于心则善，并于肺则悲，并于肝则忧，并于脾则畏，并于肾则恐，是谓五并，虚而相并者也。
wǔzàng suǒ è: xīn wùrè、fèi wùhán、gān èfēng、pí è shī、shèn è zào. shì wèi wǔ è. 五臟所惡：
心惡熱、肺惡寒、肝惡風、脾惡濕、腎惡燥。是謂五惡。/五脏所恶：
心恶热、肺恶寒、肝恶风、脾恶湿、肾恶燥。是谓五恶。
wǔzàng huà yè: xīn wéi hàn、fèi wéi tì、gān wéi lèi、pí wéi xián、shèn wéi tuò. shì wéi wǔ yè. 五臟化液：
心為汗、肺為涕、肝為淚、脾為涎、腎為唾。是為五液。/五脏化液：
心为汗、肺为涕、肝为泪、脾为涎、肾为唾。是为五液。
wǔwèi suǒ jìn: xīn zǒuqì、qì bìng wú duō shí xīn; xián zǒu xuè, xuè bìng wú duō shí xián; kǔ zǒu gǔ, gǔ bìng wú duō shí kǔ, gān zǒu ròu, ròu bìng wú duō shí gān; suān zǒu jīn, jīn bìng wú duō shí suān. shì wèi wǔ jìn, wú lìng duō shí. 五味所禁：辛走氣、氣病無多食辛；咸走血，血病無多食咸；苦走骨，骨病無多食苦，甘走肉，肉病無多食甘；酸走筋，筋病無多食酸。是謂五禁，無令多食。/五味所禁：辛走气、气病无多食辛；咸走血，血病无多食咸；苦走骨，骨病无多食苦，甘走肉，肉病无多食甘；酸走筋，筋病无多食酸。是谓五禁，无令多食。
wǔ bìng suǒ fā: yīn bìng fā yú gǔ, yáng bìng fā yú xuè, yīn bìng fā yú ròu, yáng bìng fā yú dōng; yīn bìng fā yú xià. shì wèi wǔ fā. 五病所發：陰病發於骨，陽病發於血，陰病發於肉，陽病發於冬；陰病發於夏。是謂五發。/五病所发：阴病发于骨，阳病发于血，阴病发于肉，阳病发于冬；阴病发于夏。是谓五发。
wǔ xié suǒ luàn: xié rù yú yáng zé kuáng, xié rù yú yīn zé bì; bó yáng zé wéi diān jí, bó yīn zé wéi yīn; yáng rù zhī yīn zé jìng,

yīn chū zhī yáng zé nù. shì wéi wǔ luàn. 五邪所亂：邪入於陽則狂，邪入於陰則痹；搏陽則為巔疾，搏陰則為瘖；陽入之陰則靜，
陰出之陽則怒。是為五亂。/五邪所乱：邪入于阳则狂，邪入于阴则痹；搏阳则为巅疾，搏阴则为喑；阳入之阴则静，阴出之阳则怒。是为五乱。

wǔ xié suǒjiàn: chūn dé qiū mài, xià dé dōng mài, chángxià dé chūn mài, qiū dé xià mài, dōng dé chángxià mài, míng yuē yīn chū zhī yáng, bìng shàn nù bùzhì. shì wèi wǔ xié, jiē tóngmìng sǐbù zhì. 五邪所見：春得秋脈，夏得冬脈，長夏得春脈，秋得夏脈，冬得長夏脈，名曰陰出之陽，病善怒不治。是謂五邪，皆同命死不治。/五邪所见：春得秋脉，夏得冬脉，长夏得春脉，秋得夏脉，冬得长夏脉，名曰阴出之阳，病善怒不治。是谓五邪，皆同命死不治。

wǔzàng suǒ cáng: xīn cáng shén、fèi cáng pò、gān cáng hún、pí cáng yì、shèn cáng zhì. shì wèi wǔzàng suǒ cáng. 五臟所藏：心藏神、肺藏魄、肝藏魂、脾藏意、腎藏志。是謂五臟所藏。/五脏所藏：心藏神、肺藏魄、肝藏魂、脾藏意、肾藏志。是谓五脏所藏。

wǔzàng suǒ zhǔ: xīn zhǔmài、fèi zhǔ pí、gān zhǔ jīn、pí zhǔ ròu、shèn zhǔ gǔ. shì wéi wǔzàng suǒ zhǔ. 五臟所主：心主脈、肺主皮、肝主筋、脾主肉、腎主骨。是為五臟所主。/五脏所主：心主脉、肺主皮、肝主筋、脾主肉、肾主骨。是为五脏所主。

wǔláo suǒ shāng: jiǔshì shāng xuè、jiǔ wò shāngqì、jiǔ zuò shāng ròu、jiǔ lì shāng gǔ、jiǔ xíng shāng jīn. shì wèi wǔláo suǒ shāng. 五勞所傷：久視傷血、久臥傷氣、久坐傷肉、久立傷骨、久行傷筋。是謂五勞所傷。/五劳所伤：
久视伤血、久卧伤气、久坐伤肉、久立伤骨、久行伤筋。是谓五劳所伤。

wǔ mài yìng xiàng: gān mài xián、xīn mài gōu、pí mài dài、fèi mài máo、shèn màishí. shì wèi wǔzàng zhī mài. 五脈應象：肝脈弦、心脈鉤、脾脈代、肺脈毛、腎脈石。是謂五臟之脈。/五脉应象：肝脉弦、心脉钩、脾脉代、肺脉毛、肾脉石。是谓五脏之脉。

xuèqì xíng zhì piān dì - èrshísì 血氣形志篇第二十四/血气形志篇第二十四

fūrén zhī chángshù, tàiyáng cháng duō xuè shǎo qì, shàoyáng cháng shǎo xuè duō qì, yángmíng cháng duō qì duō xuè, shàoyīn cháng shǎo xuè duō qì, jué yīn cháng duō xuè shǎo qì, tàiyīn cháng duō qì shǎo xuè. cǐ tiān zhī chángshù. 夫人之常數，太陽常多血少氣，少陽常少血多氣，陽明常多氣多血，少陰常少血多氣，厥陰常多血少氣，太陰常多氣少血。此天之常數。/夫人之常数，太阳常多血少气，少阳常少血多气，阳明常多气多血，少阴常少血多气，厥阴常多血少气，太阴常多气少血。此天之常数。

zú tàiyáng yǔ shàoyīn wéi biǎolǐ, shàoyáng yǔ jué yīn wéi biǎolǐ, yángmíng yǔ tàiyīn wéi biǎolǐ, shì wéi zú yīn-yáng yě. shǒu tàiyáng yǔ shàoyīn wéi biǎolǐ, shàoyáng yǔ xīn zhǔ wéi biǎolǐ, yángmíng yǔ tàiyīn wéi biǎolǐ, shì wéi shǒu zhī yīn-yáng yě. 足太陽與少陰為表裡，少陽與厥陰為表裡，陽明與太陰為表裡，是為足陰陽也。手太陽與少陰為表裡，少陽與心主為表裡，陽明與太陰為表裡，是為手之陰陽也。/足太阳与少阴为表里，少阳与厥阴为表里，阳明与太阴为表里，是为足阴阳也。手太阳与少阴为表里，少阳与心主为表里，阳明与太阴为表里，是为手之阴阳也。

jīn zhī shǒuzú yīn-yáng suǒ kǔ, fán zhìbìng bì xiān qù qí xuè, nǎi qù qí suǒ kǔ, sì zhī suǒ yù, ránhòu xiè yǒuyú, bǔ bùzú. 今知手足陰陽所苦，凡治病必先去其血，乃去其所苦，伺之所欲，然後瀉有餘，補不足。/今知手足阴阳所苦，凡治病必先去其血，乃去其所苦，伺之所欲，然后泻有余，补不足。

yù zhī bèi shù, xiān dù qí liǎng rǔ jiān, zhōng zhé zhī, gèng yǐ tā cǎo dù qù bàn yǐ, jí yǐ liǎng yú xiāng zhǔ yě, nǎi jǔ yǐ dù qí bèi, lìng qíyī yú jūshàng, qí jǐ dà zhù, liǎng yú zàixià, dāng qí xià yú zhě, fèi zhī shù yě. 欲知背俞，先度其兩乳間，中折之，更以他草度去半已，即以兩隅相拄也，乃舉以度其背，令其一隅居上，齊脊大柱，兩隅在下，當其下隅者，肺之俞也。/欲知背腧，先度其两乳间，中折

之，更以他草度去半已，即以两隅相拄也，乃举以度其背，令其一隅居上，齐脊大柱，两隅在下，当其下隅者，肺之腧也。
fù xià yīdù, xīn zhī shù yě. fù xià yīdù, zuǒ jiǎo gān zhī shù yě. yòu jiǎo pí zhī shù yě, fù xià yīdù, shèn zhī shù yě, shì wéi wǔ-zàng zhī shù, jiǔ cì zhī dù yě. 復下一度，心之俞也。復下一度，
左角肝之俞也。右角脾之俞也，復下一度，腎之俞也，是為五臟之俞，灸刺之度也。/复下一度，心之腧也。复下一度，左角肝之腧也。右角脾之腧也，复下一度，肾之腧也，是为五脏之腧，灸刺之度也。
xíng lè zhì kǔ, bìng shēng yú mài, zhì zhī yǐ jiǔ cì. 形樂志苦，病生於脈，治之以灸刺。/形乐志苦，病生于脉，治之以灸刺。
xíng lè zhì lè, bìng shēng yú ròu, zhì zhī yǐ zhēn shí. 形樂志樂，病生於肉，治之以針石。/形乐志乐，病生于肉，治之以针石。
xíng kǔ zhì lè, bìng shēng yú jīn, zhì zhī yǐ yùn yǐn. 形苦志樂，病生於筋，治之以熨引。/形苦志乐，病生于筋，治之以熨引。
xíng kǔ zhì kǔ, bìng shēng yú yān ài, zhì zhī yǐ bǎi yào. 形苦志苦，病生於咽嗌，治之以百藥。/形苦志苦，病生于咽嗌，治之以百药。
xíngshù jīngkǒng, jīngluò bùtōng, bìng shēng yú bùrén, zhì zhī yǐ ànmó láo yào. 形數驚恐，經絡不通，病生於不仁，治之以按摩醪藥。/形数惊恐，经络不通，病生于不仁，治之以按摩醪药。
shì wèi wǔ xíng zhì yě.
是謂五形志也。/是谓五形志也。
cì yángmíng chūxuè qì, cì tàiyáng chūxuè èqì, cì shàoyáng chūqì è xuè, cì tàiyīn chū-qì è xuè, cì shàoyīn chūqì è xuè, cì jué yīn chūxuè èqì yě. 刺陽明出血氣，刺太陽出血惡氣，刺少陽出氣惡血，刺太陰出氣惡血，刺少陰出氣惡血，刺厥陰出血惡氣也。/刺阳明出血气，刺太阳出血恶气，刺少阳出气恶血，刺太阴出气恶血，刺少阴出气恶血，刺厥阴出血恶气也。

bǎo mìng quán jiǎo lùn piān dì - èrshíwǔ
寶命全角論篇第二十五/宝命全角论篇第二十五
Huángdì wèn yuē: tiān fù dì zài, wànwù xī bèi, mò guì yú rén. rén yǐ tiāndì zhī qìshēng, sìshí zhī fǎ chéng. Jūnwáng zhòngshù, jìn yù quán jiǎo. xíng zhī jíbìng, mòzhī qí qíng, liú yín rì shēn, zhù yú gǔsuǐ, xīn sī lǜ zhī. yú yù zhēn chú qí jíbìng, wèi zhī nàihé? 黃帝問曰：天復地載，萬物悉備，莫貴於人。人以天地之氣生，四時之法成。君王眾庶，盡欲全角。形之疾病，莫知其情，留淫日深，著於骨髓，心私慮之。餘欲針除其疾病，為之奈何？/黄帝问曰：天复地载，万物悉备，莫贵于人。人以天地之气生，四时之法成。君王众庶，尽欲全角。形之疾病，莫知其情，留淫日深，着于骨髓，心私虑之。余欲针除其疾病，为之奈何？
Qíbó duì yuē: fū yán zhī wèi xián zhě, qí qì lìngqì jīn xiè; xián jué zhě, qí yīn sī bài; mù fū zhě, qí yè fā, bìng shēn zhě, qí shēng yuě. rén yǒu cǐ sānzhě, shì wèi huài fǔ, dúyào wú zhì, duǎnzhēn wú qǔ, cǐ jiē jué pí shāng nèi, xuèqì zhēng hēi. 岐伯對曰：夫鹽之味咸者，其氣令器津泄；弦絕者，其音嘶敗；木敷者，其葉發，病深者，其聲噦。人有此三者，是謂壞府，毒藥無治，短針無取，此皆絕皮傷內，血氣爭黑。/岐伯对曰：夫盐之味咸者，其气令器津泄；弦绝者，其音嘶败；木敷者，其叶发，病深者，其声哕。人有此三者，是谓坏府，毒药无治，短针无取，此皆绝皮伤内，血气争黑。
dì yuē: yú niàn qí tòng, xīn wèi zhī luàn huò fǎn shèn. qí bìng bùkě gēngdài, bǎix-ìng wén zhī, yǐwéi cánzéi, wèi zhī nàihé. 帝曰：餘念其痛，心為之亂惑反甚。其病不可更代，百姓聞之，以為殘賊，為之奈何。/帝曰：余念其痛，心为之乱惑反甚。其病不可更代，百姓闻之，以为残贼，为之奈何。
Qíbó yuē: fūrén shēng yú dì, xuán mìng yú tiān; tiāndì héqì, mìng zhī yuē rén. rén néng yìng sìshí zhě, tiāndì wèi zhī fùmǔ; zhī wànwù zhě, wèi zhī tiānzǐ. tiān yǒu yīn-yáng, rén yǒu shí'èr jié. tiān yǒu hánshǔ, rén yǒu xūshí. néng jīng tiāndì yīn-

yáng zhī huà zhě, bù shī sìshí. zhī shí'èr jié zhī lǐ zhě, shèng zhì bù néng qī yě, néng cún bā dòng zhī biàn, wǔshèng gèng lì, néng dá xūshí zhī shù zhě dú chū dú rù, qū yín zhì wēi, qiūháo zài mù. 岐伯曰：夫人生於地，懸命於天；天地合氣，命之曰人。人能應四時者，天地為之父母；知萬物者，謂之天子。天有陰陽，人有十二節。天有寒暑，人有虛實。能經天地陰陽之化者，不失四時。知十二節之理者，聖智不能欺也，能存八動之變，五勝更立，能達虛實之數者獨出獨入，呿吟至微，秋毫在目。/岐伯曰：夫人生于地，悬命于天；天地合气，命之曰人。人能应四时者，天地为之父母；知万物者，谓之天子。天有阴阳，人有十二节。天有寒暑，人有虚实。能经天地阴阳之化者，不失四时。知十二节之理者，圣智不能欺也，能存八动之变，五胜更立，能达虚实之数者独出独入，呿吟至微，秋毫在目。

dì yuē: rénshēng yǒuxíng, bùlí yīn-yáng. tiāndì héqì, bié wéi jiǔ yě, fēnwéi sìshí, yuè yǒu dàxiǎo, rì yǒu duǎncháng. wànwù bìng zhì, bùkě shèng liáng. xūshí qū yín, gǎn-wèn qí fāng? 帝曰：人生有形，不離陰陽。天地合氣，別為九野，分為四時，月有大小，日有短長。萬物並至，不可勝量。虛實呿吟，敢問其方？/帝曰：人生有形，不离阴阳。天地合气，别为九野，分为四时，月有大小，日有短长。万物并至，不可胜量。虚实呿吟，敢问其方？

Qíbó yuē: mù dé jīn ér fá, huǒ dé shuǐ ér miè, tǔ dé mù ér dá, jīn dé huǒ ér quē, shuǐ dé tǔ ér jué, wànwù jìnrán, bùkě shèng jié. gù zhēn yǒu xuán bù tiānxià zhě wǔ: qián-shǒu gòng yú shí, mòzhī zhī yě. yī yuē zhì shén, èr yuē zhī yǎngshēn, sān yuē zhī dúyào wéi zhēn, sì yuē zhì biānshí dàxiǎo, wǔ yuē zhī fǔzàng xuèqì zhī zhěn. wǔ fǎ jù lì, gè yǒusuǒ xiān. jīn mòshì zhī cì yě, xū zhě shí zhī, mǎn zhě xiè zhī, cǐ jiē zhòng gōng suǒ gòng zhī yě. ruòfú fǎ tiānzé dì, suí yìng ér dòng, hé zhī zhě ruò xiǎng, suí zhī zhě ruò yǐng, dào wú guǐshén, dúláidú-wǎng. 岐伯曰：木得金而伐，火得水而滅，土得木而達，金得火而缺，水得土而絕，萬物盡然，不可勝竭。故針有懸布天下者五：黔首共餘食，莫知之也。一曰治神，二曰知養身，三曰知毒藥為真，四曰制砭石大小，五曰知腑臟血氣之診。五法俱立，各有所先。今末世之刺也，虛者實之，滿者泄之，此皆眾工所共知也。若夫法天則地，隨應而動，和之者若響，隨之者若影，道無鬼神，獨來獨往。/岐伯曰：木得金而伐，火得水而灭，土得木而达，金得火而缺，水得土而绝，万物尽然，不可胜竭。故针有悬布天下者五：黔首共余食，莫知之也。一曰治神，二曰知养身，三曰知毒药为真，四曰制砭石大小，五曰知腑脏血气之诊。五法俱立，各有所先。今末世之刺也，虚者实之，满者泄之，此皆众工所共知也。若夫法天则地，随应而动，和之者若响，随之者若影，道无鬼神，独来独往。

dì yuē: yuàn wén qí dào. 帝曰：願聞其道。/帝曰：愿闻其道。

Qíbó yuē: fán cì zhī zhēn, bì xiān zhì shén, wǔzàng yǐdìng, jiǔ hòu yǐ bèi, hòu nǎi cún zhēn, zhòng mài bùjiàn, zhòng xiōng fú wén, wài nèi xiāngdé, wú yǐ xíng xiān, kě wán wǎnglái, nǎi shī yú rén. rén yǒu xūshí, wǔ xū wù jìn, wǔ shí wù yuǎn, zhì qí dāng fā, jiān bùróng shùn. shǒudòng ruò wù, zhēn yào ér yún. jìng yì shì yì, guān shì zhī biàn, shì wèi míngmíng, mòzhī qí xíng. jiàn qí wū wū, jiàn qí jì jì, cóng jiàn qí fēi, bù zhī qí shéi. fú rú héng nǔ, qǐ rú fā jī. 岐伯曰：凡刺之真，必先治神，五臟已定，九候已備，後乃存針，眾脈不見，眾凶弗聞，外內相得，無以形先，可玩往來，乃施於人。人有虛實，五虛勿近，五實勿遠，至其當發，間不容瞚。手動若務，針耀而勻。靜意視義，觀適之變，是謂冥冥，莫知其形。見其烏烏，見其稷稷，從見其飛，不知其誰。伏如橫弩，起如發機。/岐伯曰：凡刺之真，必先治神，五脏已定，九候已备，后乃存针，众脉不见，众凶弗闻，外内相得，无以形先，可玩往来，乃施于人。人有虚实，五虚勿近，五实勿远，至其当发，间不容瞚。手动若务，针耀而匀。静意视义，观适之变，是谓冥冥，莫知其形。见其乌乌，见其稷稷，从见其飞，不知其谁。伏如横弩，起如发机。

dì yuē: hérú ér xū? hérú ér shí? 帝曰：何如而虛？何如而實？/帝曰：何如而虚？何如而实？

Qíbó yuē: cì xū zhě xū qíshí, cì shí zhě xū qí xū. jīng qì yǐ zhì, shèn shǒu wù shī, shēnqiǎn zài zhì, yuǎnjìn ruò yī, rúlínshēnyuān, shǒu rúwò hǔ, shén wú yíng yú zhòng wù. 岐伯曰：刺虛者須其實，刺實者須其虛。經氣已至，慎守勿失，深淺在志，遠近若一，如臨深淵，手如握虎，神無營於眾物。/岐伯曰：刺虚者须其实，刺实者须其虚。经气已至，慎守勿失，深浅在志，远近若一，如临深渊，手如握虎，神无营于众物。

bā zhèng shénmíng lùn piān dì-èrshíliù
八正神明論篇第二十六/八正神明论篇第二十六

Huángdì wèn yuē: yòng zhēn zhī fú, bì yǒu fǎzé yān, jīn hé fǎ hézé? 黃帝問曰：用針之服，必有法則焉，今何法何則？/黄帝问曰：用针之服，必有法则焉，今何法何则？

Qíbó duì yuē: fǎ tiānzé dì, hé yǐ tiānguāng. 岐伯對曰：法天則地，合以天光。/岐伯对曰：法天则地，合以天光。

dì yuē: yuàn zú wén zhī. 帝曰：願卒聞之。/帝曰：愿卒闻之。

Qíbó yuē: fán cì zhī fǎ, bì hòu rìyuèxīngchén, sìshí bā zhèng zhī qì, qì dìng nǎi cì zhī. 岐伯曰：凡刺之法，必候日月星辰，四時八正之氣，氣定乃刺之。/岐伯曰：凡刺之法，必候日月星辰，四时八正之气，气定乃刺之。

shìgù tiān wēn rìyuè, zé rén xuè nào yè ér wèiqì fú, gù xuè yì xiè, qì yì xíng; tiān hán rì yīn, zé rén xuèníng qì ér wèiqì chén. yuè shǐ shēng zé xuèqì shǐ jīng, wèiqì shǐ xíng; yuè guō mǎn zé xuèqì shí, jīròu jiān, yuè guō kōng, zé jīròu jiǎn, jīngluò xū, wèiqì qù, xíng dújū, shìyǐ yīn tiānshí ér tiáo xuèqì yě. 是故天溫日月，則人血淖液而衛氣浮，故血易瀉，氣易行；天寒日陰，則人血凝泣而衛氣沉。月始生則血氣始精，衛氣始行；月郭滿則血氣實，肌肉堅，月郭空，則肌肉減，經絡虛，衛氣去，形獨居，
是以因天時而調血氣也。/是故天温日月，则人血淖液而卫气浮，故血易泻，气易行；天寒日阴，则人血凝泣而卫气沉。月始生则血气始精，卫气始行；月郭满则血气实，肌肉坚，月郭空，则肌肉减，经络虚，卫气去，形独居，是以因天时而调血气也。

shìyǐ tiān hán wú cì, tiān wēn wúyí; yuè shēng wú xiè, yuèmǎn wúbǔ; yuè guō kōng wú zhì. shì wèi déshí ér tiáo zhī. yīn tiān zhī xù, shèng xū zhī shí, yí guāng dìngwèi, zhèng lì ér dài zhī. 是以天寒無刺，天溫無疑；月生無瀉，月滿無補；月郭空無治。是謂得時而調之。因天之序，盛虛之時，移光定位，正立而待之。/是以天寒无刺，天温无疑；月生无泻，月满无补；月郭空无治。是谓得时而调之。因天之序，盛虚之时，移光定位，正立而待之。

gù rìyuè shēng ér xiè, shì wèi zàng xū; yuèmǎn ér bǔ, xuèqì yáng yì; luò yǒu liú xuè, mìng yuē zhòngshi; yuè guō kōng ér zhì, shì wèi luàn jīng. yīn-yáng xiāng cuò, zhēn xié bù bié, chén yǐ liú zhǐ, wài xū nèiluàn, yínxié nǎi qǐ. 故日月生而瀉，是謂髒虛；月滿而補，血氣揚溢；絡有留血，命曰重實；月郭空而治，是謂亂經。陰陽相錯，真邪不別，沉以留止，外虛內亂，淫邪乃起。/故日月生而泻，是谓脏虚；月满而补，血气扬溢；络有留血，命曰重实；月郭空而治，是谓乱经。阴阳相错，真邪不别，沉以留止，外虚内乱，淫邪乃起。

dì yuē: xīngchén bā zhèng hé hòu? 帝曰：星辰八正何候？/帝曰：星辰八正何候？

Qíbó yuē: xīngchén zhě, suǒyǐ zhì rìyuè zhī xíng yě. bā zhèng zhě, suǒyǐ bā fēng zhī xūxié yǐ shí zhì zhě yě. sìshí zhě suǒyǐ chūnqiū dōng xià zhī qì suǒzài, yǐ shídiào zhī yě. bā zhèng zhī xūxié ér bì zhī wù fàn yě. yǐ shēn zhī xū ér féng tiān zhī xū, liǎng xū xiāng gǎn, qí qì zhì gǔ, rù zé shāng wǔzàng, gōng hòu jiù zhī, fú néng shāng yě. gù yuē: tiān jì bùkěbù zhī yě. 岐伯曰：星辰者，所以制日月之行也。八正者，所以八風之虛邪以時至者也。四時者所以春秋冬夏之氣所在，以時調之也。八正之虛邪而避之勿犯也。以身之虛而逢天之虛，兩虛相感，其氣至骨，入則傷五臟，工候救之，弗能傷也。故曰：天忌不可不知也。/岐伯曰：星辰者，所以制日月之行也。八正者，所以八风之虚邪以时至者也。四时者所以春秋冬夏之气所在，以时调之也。八正之虚邪而避之勿犯也。以身之虚而逢天之虚，两虚相

感，其气至骨，入则伤五脏，工候救之，弗能伤也。故曰：天忌不可不知也。

dì yuē: shàn. qí fǎ xīngchén zhě, yú wén zhī yǐ, yuàn wén fǎ wǎnggǔ zhě. 帝曰：善。其法星辰者，餘聞之矣，願聞法往古者。/帝曰：善。其法星辰者，余闻之矣，愿闻法往古者。

Qíbó yuē: fǎ wǎnggǔ zhě, xiānzhī zhēn jīng yě, yàn yú láijīn zhě, xiānzhī rì zhī hán wēn, yuè zhī xū shèng, yǐ hòu qì zhī fú-chén, ér tiáo zhī yú shēn, guān qí lì yǒu yàn yě. 岐伯曰：法往古者，先知針經也，驗於來今者，先知日之寒溫，月之虛盛，以候氣之浮沉，而調之於身，觀其立有驗也。/岐伯曰：法往古者，先知针经也，验于来今者，先知日之寒温，月之虚盛，以候气之浮沉，而调之于身，观其立有验也。

guān qí míngmíng zhě, yán xíngqì róngwèi zhī bù xíng yú wài, ér gōng dú zhī zhī. yǐ rì zhī hán wēn, yuè zhī xū shèng, sìshí qì zhī fú-chén, cānwǔ xiānghé ér tiáo zhī, gōng cháng xiānjiàn zhī. rán'ér bù xíng yú wài, gù yuē guān yú míngmíng yān! tōng yú wúqióng zhě, kěyǐ chuán yú hòushì yě. shìgù gōng zhī suǒyǐ yì yě. rán'ér bù xíng jiànyú wài, gù jù bù néng jiàn yě. shì zhī-wú xíng, cháng zhī-wú wèi, gù wèi míngmíng, ruò shén fǎng fó. 觀其冥冥者，言形氣榮衛之不形於外，而工獨知之。以日之寒溫，月之虛盛，四時氣之浮沉，參伍相合而調之，
工常先見之。然而不形於外，故曰觀於冥冥焉！通於無窮者，可以傳於後世也。是故工之所以異也。然而不形見於外，故俱不能見也。視之無形，嘗之無味，故謂冥冥，若神髣佛。/观其冥冥者，言形气荣卫之不形于外，而工独知之。以日之寒温，月之虚盛，四时气之浮沉，参伍相合而调之，
工常先见之。然而不形于外，故曰观于冥冥焉！通于无穷者，可以传于后世也。是故工之所以异也。然而不形见于外，故俱不能见也。视之无形，尝之无味，故谓冥冥，若神髣佛。

xūxié zhě, bā zhèng zhī xūxié qì yě; zhèng xié zhě, shēnxíng ruò yònglì hàn chū, còulǐ kāi, féng xū fēng, qízhōng rén yě wēi. gù mòzhī qí qíng, mò jiàn qí xíng. 虛邪者，八正之虛邪氣也；正邪者，身形若用力汗出，腠理開，逢虛風，
其中人也微。故莫知其情，
莫見其形。/虛邪者，八正之虛邪气也；正邪者，身形若用力汗出，腠理开，逢虚风，其中人也微。故莫知其情，莫见其形。

shànggōng jiù qí méngyá, bì xiānjiàn sān bù jiǔ hòu zhī qì, jìn tiáo bùbài ér jiù zhī, gù yuē shànggōng. xiàgōng jiù qí yǐ chéng, jiù qí yǐ bài, jiù qí yǐ chéng zhě, yán bù zhī sān bù jiǔ hòu zhī xiāng shī, yīn bìng ér bài zhī yě, zhī qí suǒzài zhě, zhī zhěn sān bù jiǔ hòu zhī bìngmài chù ér zhì zhī, gù yuē shǒu qí ménhù yān. mòzhī qí qíng, ér jiàn xié xíng yě. 上工救其萌牙，必先見三部九候之氣，盡調不敗而救之，故曰上工。下工救其已成，救其已敗，救其已成者，言不知三部九候之相失，因病而敗之也，知其所在者，知診三部九候之病脈處而治之，故曰守其門戶焉。莫知其情，而見邪形也。/上工救其萌牙，必先见三部九候之气，尽调不败而救之，故曰上工。下工救其已成，救其已败，救其已成者，言不知三部九候之相失，因病而败之也，知其所在者，知诊三部九候之病脉处而治之，故曰守其门户焉。莫知其情，而见邪形也。

dì yuē: yú wén bǔxiè, wèi dé qí yì. 帝曰：餘聞補瀉，未得其意。/帝曰：余闻补泻，未得其意。

Qíbó yuē: xiè bì yòng fāng, fāng zhě yǐ qì fāng shèng yě. yǐ yuè fāng mǎn yě, yǐ Rì-fāng wēn yě, yǐ shēn fāng dìng yě, yǐ xī fāng xī ér nèi zhēn, nǎi fù hòu qí fāng xī ér zhuànzhēn, nǎi fù hòu qí fāng hū ér xú yǐnzhēn, gù yuē xiè bì yòng fāng, qí qì ér xíng yān. 岐伯曰：瀉必用方，方者以氣方盛也。以月方滿也，以日方溫也，以身方定也，以息方吸而內針，乃復候其方吸而轉針，乃復候其方呼而徐引針，故曰瀉必用方，其氣而行焉。/岐伯曰：泻必用方，方者以气方盛也。以月方满也，以日方温也，以身方定也，以息方吸而内针，乃复候其方吸而转针，乃复候其方呼而徐引针，故曰泻必用方，其气而行焉。

bǔ bì yòng yuán, yuán zhě xíng yě. xíngzhě, yí yě. cì bì zhōng qí róng, fù yǐ xī páizhēn yě. gù yuán yǔ fāng, fēi zhēn yě.

補必用員，員者行也。行者，移也。刺必中其榮，復以吸排針也。故員與方，非針也。/补必用员，员者行也。行者，移也。刺必中其荣，复以吸排针也。故员与方，非针也。
gù yǎngshén zhě, bì zhī xíng zhī féi-shòu, róngwèi xuèqì zhī shèngshuāi. xuèqì zhě, rén zhī shén, bùkěbù jǐn yǎng. 故養神者，必知形之肥瘦，榮衛血氣之盛衰。血氣者，人之神，不可不謹養。/故养神者，必知形之肥瘦，荣卫血气之盛衰。血气者，人之神，不可不谨养。
dì yuē: miào hū zāi lùn yě, hé rénxíng yú yīn-yáng sìshí, xūshí zhī yìng, míngmíng zhī qī, qí fēi fūzǐ shú néng tōng zhī. rán fūzǐ shù yán xíng yǔ shén, hé wèi xíng? hé wèi shén? yuàn zú wén zhī. 帝曰：妙乎哉論也，合人形於陰陽四時，虛實之應，冥冥之期，其非夫子孰能通之。然夫子數言形與神，何謂形？何謂神？願卒聞之。/帝曰：妙乎哉论也，合人形于阴阳四时，虚实之应，冥冥之期，其非夫子孰能通之。然夫子数言形与神，何谓形？何谓神？愿卒闻之。
Qíbó yuē: qǐng yán xíng, xíng hū xíng, mù míngmíng, wèn qí suǒ bìng, suǒ zhī yú jīng, huì rán zàiqián, àn zhī bude, bù zhī qí qíng, gù yuē xíng. 岐伯曰：請言形，形乎形，目冥冥，問其所病，索之於經，慧然在前，按之不得，不知其情，故曰形。/岐伯曰：请言形，形乎形，目冥冥，问其所病，索之于经，慧然在前，按之不得，不知其情，故曰形。
dì yuē: hé wèi shén? 帝曰：何謂神？/帝曰：何谓神？
Qíbó yuē: qǐng yán shén, shénhu shén, ěr bùwén, mù míng, xīn kāi ér zhì xiān, huì rán dú wù, kǒu fú néng yán, jù shì dú jiàn, shì ruò hūn, zhāorán dú míng, ruò fēng chuī yún, gù yuē shén. sān bù jiǔ hòu wèi zhī yuán, jiǔ zhēn zhī lùn, bùbì cún yě. 岐伯曰：請言神，神乎神，耳不聞，目明，心開而志先，慧然獨悟，口弗能言，俱視獨見，適若昏，昭然獨明，若風吹雲，故曰神。三部九候為之原，九針之論，不必存也。/岐伯曰：请言神，神乎神，耳不闻，目明，心开而志先，慧然独悟，口弗能言，俱视独见，适若昏，昭然独明，若风吹云，故曰神。三部九候为之原，九针之论，不必存也。

líhé zhēn xié lùn piān dì-èrshíqī 離合真邪論篇第二十七/离合真邪论篇第二十七

Huángdì wèn yuē: yú wén jiǔ zhēn jiǔ piān, fūzǐ nǎiyīn ér jiǔ zhī, jiǔ jiǔ bāshíyī piān yú jìn tōng qí yì yǐ. jīng yán qì zhī shèngshuāi, zuǒyòu qīng yí. yǐshàng tiáo xià, yǐ zuǒ tiáo yòu. yǒuyú bùzú, bǔxiè yú róng shū, yú zhī zhī yǐ. cǐ jiē róngwèi zhī qīng yí, xūshí zhī suǒ shēng, fēi xiéqì cóng wài rù yú jīng yě. yú yuàn wén xiéqì zhī zài jīng yě, qí bìngrén hérú? qǔ zhī nàihé? 黃帝問曰：餘聞九針九篇，夫子乃因而九之，九九八十一篇餘盡通其意矣。經言氣之盛衰，左右傾移。以上調下，以左調右。有餘不足，補瀉於榮輸，餘知之矣。此皆榮衛之傾移，虛實之所生，非邪氣從外入於經也。餘願聞邪氣之在經也，其病人何如？取之奈何？/黄帝问曰：余闻九针九篇，夫子乃因而九之，九九八十一篇余尽通其意矣。经言气之盛衰，左右倾移。以上调下，以左调右。有余不足，补泻于荣输，余知之矣。此皆荣卫之倾移，虚实之所生，非邪气从外入于经也。余愿闻邪气之在经也，其病人何如？取之奈何？
Qíbó duì yuē: fū shèngrén zhī qǐ dùshu, bì yìng yú tiān dì; gù tiān yǒu sù dù, dì yǒu jīngshuǐ, rén yǒu jīngmài. 岐伯對曰：夫聖人之起度數，必應於天地；故天有宿度，地有經水，人有經脈。/岐伯对曰：夫圣人之起度数，必应于天地；故天有宿度，地有经水，人有经脉。
tiāndì wēnhé, zé jīngshuǐ ānjìng; tiānhán dìdòng, zé jīngshuǐ níng qì; tiān shǔ dìrè, zé jīngshuǐ fèi yì, zú fēngbào qǐ, zé jīng-shuǐ bō yǒng ér lǒng qǐ. 天地溫和，則經水安靜；天寒地凍，則經水凝泣；天暑地熱，則經水沸溢，卒風暴起，則經水波湧而隴起。/天地温和，则经水安静；天寒地冻，则经水凝泣；天暑地热，则经水沸溢，卒风暴起，则经水波涌而陇起。
fū xié zhī rù yú mài yě, hán zé xuèníng qì, shǔ zé qì nào zé, xūxié yīn'ér rù kè, yì rú jīngshuǐ zhī dé fēng yě, jīng zhī dòngmài, qí zhì yě, yì shí lǒng qǐ, qí xíng yú mài zhōng, xúnxún rán. 夫邪之入於脈也，寒則血凝泣，暑則氣淖澤，虛邪因而入

客，亦如經水之得風也，經之動脈，其至也，亦時隴起，其行於脈中，循循然。/夫邪之入于脉也，寒则血凝泣，暑则气淖泽，虚邪因而入客，亦如经水之得风也，经之动脉，其至也，亦时陇起，其行于脉中，循循然。

qí zhì cùnkǒu zhōngshǒu yě, shídàshíxiǎo, dà zé xié zhì, xiǎo zé píng. qí xíng wúcháng chù, zài yīn yǔ yáng, bùkě wéi dù. cóng'ér chá zhī, sān bù jiǔ hòu. cùrán féng zhī, zǎo è qí lù. 其至寸口中手也，時大時小，大則邪至，小則平。其行無常處，在陰與陽，不可為度。從而察之，三部九候。卒然逢之，早遏其路。/其至寸口中手也，时大时小，大则邪至，小则平。其行无常处，在阴与阳，不可为度。从而察之，三部九候。卒然逢之，早遏其路。

xī zé nèi zhēn, wú lìng qì wǔ. jìng yǐ jiǔliú, wú lìng xié bù. xī zé zhuànzhēn, yǐ déqì wéi gù. hòu hū yǐnzhēn, hū jìn nǎi qù, dàqì jiē chū, gù mìng yuē xiè. 吸則內針，無令氣忤。靜以久留，無令邪布。吸則轉針，以得氣為故。候呼引針，呼盡乃去，大氣皆出，故命曰瀉。/吸则内针，无令气忤。静以久留，无令邪布。吸则转针，以得气为故。候呼引针，呼尽乃去，大气皆出，故命曰泻。

dì yuē: bùzú zhě bǔ zhī, nàihé? 帝曰：不足者補之，奈何？/帝曰：不足者补之，奈何？

Qíbó yuē: bì xiān mén ér xún zhī, qiē ér sàn zhī, tuī ér àn zhī, dàn ér nù zhī, zhuā ér xià zhī, tōng ér qǔ zhī, wàiyǐn qí mén, yǐ bì qí shén. hū jìn nèi zhēn, jìng yǐ jiǔliú, yǐ qì zhìwéi gù, rú dài suǒ guì, bù zhī rìmù. qí qì yǐzhì, shì ér zì hù, hòu xīyǐn zhēn, qì bude chū, gè zài qí chù, tuī hé qí mén, lìng shénqì cún, dàqì liú zhǐ, gù mìng yuē bǔ. 岐伯曰：必先捫而循之，切而散之，推而按之，彈而怒之，抓而下之，通而取之，外引其門，以閉其神。呼盡內針，靜以久留，以氣至為故，如待所貴，不知日暮。其氣以至，適而自護，候吸引針，氣不得出，各在其處，推闔其門，令神氣存，大氣留止，故命曰補。/岐伯曰：必先扪而循之，切而散之，推而按之，弹而怒之，抓而下之，通而取之，外引其门，以闭其神。呼尽内针，静以久留，以气至为故，如待所贵，不知日暮。其气以至，适而自护，候吸引针，气不得出，各在其处，推阖其门，令神气存，大气留止，故命曰补。

dì yuē: hòu qì nàihé? 帝曰：候氣奈何？/帝曰：候气奈何？

Qíbó yuē: fū xié qù luò, rù yú jīng yě, shè yú xuèmài zhīzhōng, qí hán wēn wèi xiāngdé, rú yǒng bō zhī qǐ yě, shí lái shí qù, gù bù cháng zài. 岐伯曰：夫邪去絡，入於經也，舍於血脈之中，其寒溫未相得，如湧波之起也，時來時去，故不常在。/岐伯曰：夫邪去络，入于经也，舍于血脉之中，其寒温未相得，如涌波之起也，时来时去，故不常在。

gù yuē: fāng qí lái yě, bì àn ér zhǐ zhī, zhǐ ér qǔ zhī, wú féng qí chōng ér xiè zhī. 故曰：方其來也，必按而止之，止而取之，無逢其衝而瀉之。/故曰：方其来也，必按而止之，止而取之，无逢其冲而泻之。

zhēn qì zhě, jīng qì yě, jīng qì tàixū, gù yuē qí lái bùkě féng, cǐ zhī wèi yě. 真氣者，經氣也，經氣太虛，故曰其來不可逢，此之謂也。/真气者，经气也，经气太虚，故曰其来不可逢，此之谓也。

gù yuē: hòu xié bù shěn, dàqì yǐ guò, xiè zhī zé zhēn qì tuō, tuō zé bùfù, xiéqì fù zhì, ér bìng yì xù. gù yuē qí wǎng bùkě zhuī, cǐ zhī wèi yě. 故曰：候邪不審，大氣已過，瀉之則真氣脫，脫則不復，邪氣復至，而病益蓄。故曰其往不可追，此之謂也。/故曰：候邪不审，大气已过，泻之则真气脱，脱则不复，邪气复至，而病益蓄。故曰其往不可追，此之谓也。

bùkě guà yǐ fā zhě, dài xié zhī zhì shí'ér fàzhēn xiè yǐ. ruò xiān ruò hòuzhě, xuèqì yǐ jìn, qí bìng bùkě xià. gù yuē: zhī qí kěqǔ rú fā jī, bù zhī qí qǔ rú kòu zhuī. gù yuē: zhī jī dào zhě bùkě guà yǐ fā, bù zhī jī zhě kòu zhī bù fā, cǐ zhī wèi yě. 不可掛以發者，待邪之至時而發針瀉矣。若先若後者，血氣已盡，其病不可下。故曰：知其可取如發機，不知其取如扣椎。故曰：知機道者不可掛以發，不知機者扣之不發，此之謂也。/不可挂以发者，待邪之至时而发针泻矣。若先若后者，血气已尽，其病不可下。故曰：知其可取如发机，不知其取如扣椎。故曰：知机道者不可挂以发，不知机者扣之不发，此之谓也。

dì yuē: bǔxiè nàihé? 帝曰：補瀉奈何？/帝曰：补泻奈何？
Qíbó yuē: cǐ gōng xié yě. jí chū yǐqù shèng xuè, ér fù qí zhēn qì. 岐伯曰：此攻邪也。疾出以去盛血，而復其真氣。/岐伯曰：此攻邪也。疾出以去盛血，而复其真气。
cǐ xié xīn kè róngróng wèiyǒu dìng chù yě. tuī zhī zé qián, yǐn zhī zé zhǐ, nì ér cì zhī, wēn xuè yě. cì chū qí xuè, qí bìng lì yǐ. 此邪新客溶溶未有定處也。推之則前，引之則止，逆而刺之，溫血也。刺出其血，其病立已。/此邪新客溶溶未有定处也。推之则前，引之则止，逆而刺之，温血也。刺出其血，其病立已。
dì yuē: shàn. rán zhēn xié yǐ hé, bō lǒng bùqǐ, hòu zhī nàihé? 帝曰：善。然真邪以合，波隴不起，候之奈何？/帝曰：善。然真邪以合，波陇不起，候之奈何？
Qíbó yuē: shěn mén xún sān bù jiǔ hòu zhī shèng xū ér tiáo zhī. chá qí zuǒyòu, shàngxià xiāng shī, jí xiāngjiǎn zhě, shěn qí bìng zàng yǐqī zhī. 岐伯曰：審捫循三部九候之盛虛而調之。察其左右，上下相失，及相減者，審其病髒以期之。/岐伯曰：审扪循三部九候之盛虚而调之。察其左右，上下相失，及相减者，审其病脏以期之。
bù zhī sān bù zhě, yīn-yáng bù bié, tiāndì bùfēn; dì yǐ hòu dì, tiān yǐ hòu tiān, rén yǐ hòu rén. tiáo zhīzhōng fǔ, yǐ dìng sān bù, gù yuē cì bù zhī sān bù jiǔ hòu bìngmài zhī chù, suī yǒu dàguò qiě zhì, gōng bù néng jìn yě. 不知三部者，陰陽不別，天地不分；地以候地，天以候天，人以候人。調之中府，以定三部，故曰刺不知三部九候病脈之處，雖有大過且至，工不能禁也。/不知三部者，阴阳不别，天地不分；地以候地，天以候天，人以候人。调之中府，以定三部，故曰刺不知三部九候病脉之处，虽有大过且至，工不能禁也。
zhū fá wú guò, mìng yuē dà huò, fǎnluàn dàjīng, zhēn bùkě fù, yòng shíwéi xū, yǐ xié wéi zhēn, yòng zhēn wú yì, fǎn wéi qì zéi. duó rén zhèngqì, yǐ cóng wéi wéi nì, róngwèi sànluàn, zhēn qì yǐ shī. xié dú nèizhāo, juérén chángmìng, yú rén tiān yāng, bù zhī sān bù jiǔ hòu, gù bù néng jiǔcháng. 誅罰無過，命曰大惑，反亂大經，真不可復，用實為虛，以邪為真，用針無義，反為氣賊。奪人正氣，以從為為逆，榮衛散亂，真氣已失。邪獨內著，絕人長命，予人天殃，不知三部九候，故不能久長。/诛罚无过，命曰大惑，反乱大经，真不可复，用实为虚，以邪为真，用针无义，反为气贼。夺人正气，以从为为逆，荣卫散乱，真气已失。邪独内着，绝人长命，予人天殃，不知三部九候，故不能久长。
yīn bù zhī hé zhī sìshí wǔ háng, yīn jiā xiāng shèng, shì xié gōng zhèng, juérén chángmìng. 因不知合之四時五行，因加相勝，釋邪攻正，絕人長命。/因不知合之四时五行，因加相胜，释邪攻正，绝人长命。
xié zhī xīn kè lái yě wèiyǒu dìng chù, tuī zhī zé qián, yǐn zhī zé zhǐ, féng ér xiè zhī, qí bìng lì yǐ. 邪之新客來也未有定處，推之則前，引之則止，逢而瀉之，其病立已。/邪之新客来也未有定处，推之则前，引之则止，逢而泻之，其病立已。

tōng píng xūshí lùn piān dì-èrshíbā 通評虛實論篇第二十八/通评虚实论篇第二十八

Huángdì wèn yuē: hé wèi xūshí? 黃帝問曰：何謂虛實？/黄帝问曰：何谓虚实？
Qíbó duì yuē: xiéqì shèng zé shí, jīngqì duó zé xū. 岐伯對曰：邪氣盛則實，精氣奪則虛。/岐伯对曰：邪气盛则实，精气夺则虚。
dì yuē: xūshí hérú? 帝曰：虛實何如？/帝曰：虚实何如？
Qíbó yuē: qìxū zhě, fèi xū yě. qìnì zhě, zú hán yě. fēi qí shí zé shēng, dāng qí shí zé sǐ. yú zàng jiē rúcǐ. 岐伯曰：氣虛者，肺虛也。氣逆者，足寒也。非其時則生，當其時則死。餘髒皆如此。/岐伯曰：气虚者，肺虚也。气逆者，足寒也。非其时则生，当其时则死。余脏皆如此。
dì yuē: hé wèi zhòngshi? 帝曰：何謂重實？/帝曰：何谓重实？
Qíbó yuē: suǒwèi zhòngshi zhě, yán dà rèbìng, qì rè mài mǎn, shì wèi zhòngshi. 岐伯曰：所謂重實者，言大熱病，氣熱脈滿，是謂重實。/岐伯曰：所谓重实者，言大热病，气热脉满，是谓重实。
dì yuē: jīngluò jù shí hérú? héyǐ zhì rén? 帝

曰：經絡俱實何如？何以治人？/帝曰：经络俱实何如？何以治人？
Qíbó yuē: jīngluò jiē shí, shì cùnmài jí ér chǐ huǎn yě, jiē dāng zhì zhī. gù yuē huá zé cóng, sè zé nì yě. fū xūshí zhě, jiē cóng qí wùlèi shǐ, gù wǔzàng gǔròu huáli, kěyǐ chángjiǔ yě. 岐伯曰：經絡皆實，是寸脈急而尺緩也，皆當治之。故曰滑則從，澀則逆也。夫虛實者，皆從其物類始，故五臟骨肉滑利，可以長久也。/岐伯曰：经络皆实，是寸脉急而尺缓也，皆当治之。故曰滑则从，涩则逆也。夫虚实者，皆从其物类始，故五脏骨肉滑利，可以长久也。
dì yuē: jīng qì bùzú, jīng qì yǒuyú, rúhé? 帝曰：經氣不足，經氣有餘，如何？/帝曰：经气不足，经气有余，如何？
Qíbó yuē: luò qì bùzú, jīng qì yǒuyú zhě, màikǒu rè ér chǐ hán yě. qiū dōng wéi nì, chūn xià wéi cóng, zhì zhǔ bìngzhě. 岐伯曰：絡氣不足，經氣有餘者，脈口熱而尺寒也。秋冬為逆，春夏為從，治主病者。/岐伯曰：络气不足，经气有余者，脉口热而尺寒也。秋冬为逆，春夏为从，治主病者。
dì yuē: jīng xū luò mǎn hérú? 帝曰：經虛絡滿何如？/帝曰：经虚络满何如？
Qíbó yuē: jīng xū luò mǎn zhě, chǐ rè mǎn, màikǒu hán sè yě. cǐ chūn xià sǐ, qiū dōng shēng yě. 岐伯曰：經虛絡滿者，尺熱滿，脈口寒澀也。此春夏死，秋冬生也。/岐伯曰：经虚络满者，尺热满，脉口寒涩也。此春夏死，秋冬生也。
dì yuē: zhì cǐzhě nàihé? 帝曰：治此者奈何？/帝曰：治此者奈何？
Qíbó yuē: luò mǎn jīng xū, jiǔ yīn cì yáng, jīng mǎn luò xū, cì yīn jiǔ yáng. 岐伯曰：絡滿經虛，灸陰刺陽，經滿絡虛，刺陰灸陽。/岐伯曰：络满经虚，灸阴刺阳，经满络虚，刺阴灸阳。
dì yuē: hé wèi zhòng xū? 帝曰：何謂重虛？/帝曰：何谓重虚？
Qíbó yuē: màiqì shàng xū chǐ xū, shì wèi zhòng xū. 岐伯曰：脈氣上虛尺虛，是謂重虛。/岐伯曰：脉气上虚尺虚，是谓重虚。
dì yuē: héyǐ zhì zhī? 帝曰：何以治之？/帝曰：何以治之？
Qíbó yuē: suǒwèi qìxū zhě, yán wúcháng yě. chǐ xū zhě, xíng bù kuāng rán. mài xū zhě, bùxiàng yīn yě. rúcǐ zhě. huá zé shēng, sè zé sǐ yě. 岐伯曰：所謂氣虛者，言無常也。尺虛者，行步恇然。脈虛者，不像陰也。如此者。滑則生，澀則死也。/岐伯曰：所谓气虚者，言无常也。尺虚者，行步恇然。脉虚者，不像阴也。如此者。滑则生，涩则死也。
dì yuē: hánqì bào shàng, mài mǎn ér shí hérú? 帝曰：寒氣暴上，脈滿而實何如？/帝曰：寒气暴上，脉满而实何如？
Qíbó yuē: shí ér huá zé shēng, shí ér nì zé sǐ. 岐伯曰：實而滑則生，實而逆則死。/岐伯曰：实而滑则生，实而逆则死。
dì yuē: mài shí mǎn, shǒuzú hán, tóu rè, hérú? 帝曰：脈實滿，手足寒，頭熱，何如？/帝曰：脉实满，手足寒，头热，何如？
Qíbó yuē: chūnqiū zé shēng, dōng xià zé sǐ. mài fú ér sè, sè ér shēn yǒu rè zhě sǐ. 岐伯曰：春秋則生，冬夏則死。脈浮而澀，澀而身有熱者死。/岐伯曰：春秋则生，冬夏则死。脉浮而涩，涩而身有热者死。
dì yuē: qí xíng jìn mǎn hérú? 帝曰：其形盡滿何如？/帝曰：其形尽满何如？
Qíbó yuē: qí xíng jìn mǎn zhě, mài jí dà jiān, chǐ sè ér bù yìng yě. rúshì zhě, gù cóng zé shēng, nì zé sǐ. 岐伯曰：其形盡滿者，脈急大堅，尺澀而不應也。如是者，故從則生，逆則死。/岐伯曰：其形尽满者，脉急大坚，尺涩而不应也。如是者，故从则生，逆则死。
dì yuē: hé wèi cóng zé shēng, nì zé sǐ? 帝曰：何謂從則生，逆則死？/帝曰：何谓从则生，逆则死？
Qíbó yuē: suǒwèi cóngzhě, shǒuzú wēn yě. suǒwèi nì zhě, shǒuzú hán yě. 岐伯曰：所謂從者，手足溫也。所謂逆者，手足寒也。/岐伯曰：所谓从者，手足温也。所谓逆者，手足寒也。
dì yuē: rǔzǐ ér bìng rè, mài xuán xiǎozhě hérú? 帝曰：乳子而病熱，脈懸小者何如？/帝曰：乳子而病热，脉悬小者何如？
Qíbó yuē: shǒuzú wēn zé shēng, hán zé sǐ. 岐伯曰：手足溫則生，寒則死。/岐伯曰：手足温则生，寒则死。
dì yuē: rǔzǐ zhòngfēng rè chuǎn wū jiān xī

zhě, mài hérú? 帝曰：乳子中風熱喘鳴肩息者，脈何如？/帝曰：乳子中风热喘呜肩息者，脉何如？
Qíbó yuē: chuǎn wū jiān xī zhě, mài shí dàdì. huǎn zé shēng, jí zé sǐ. 岐伯曰：喘鳴肩息者，脈實大地。緩則生，急則死。/岐伯曰：喘呜肩息者，脉实大地。缓则生，急则死。
dì yuē: cháng pì biànxiě hérú? 帝曰：腸澼便血何如？/帝曰：肠澼便血何如？
Qíbó yuē: shēnrè zé sǐ, hán zé shēng. 岐伯曰：身熱則死，寒則生。/岐伯曰：身热则死，寒则生。
dì yuē: cháng pì xià báimò hérú? 帝曰：腸澼下白沫何如？/帝曰：肠澼下白沫何如？
Qíbó yuē: màichén zé shēng, mài fú zé sǐ. 岐伯曰：脈沉則生，脈浮則死。/岐伯曰：脉沉则生，脉浮则死。
dì yuē: cháng pì xià nóngxuè hérú? 帝曰：腸澼下膿血何如？/帝曰：肠澼下脓血何如？
Qíbó yuē: mài xuánjué zé sǐ, huá dà zé shēng. 岐伯曰：脈懸絕則死，滑大則生。/岐伯曰：脉悬绝则死，滑大则生。
dì yuē: cháng pì zhī shǔ, shēn bù rè, mài bù xuánjué hérú? 帝曰：腸澼之屬，身不熱，脈不懸絕何如？/帝曰：肠澼之属，身不热，脉不悬绝何如？
Qíbó yuē: huá dàzhě yuē shēng, xuán sè zhě yuē sǐ, yǐ zàng qī zhī. 岐伯曰：滑大者曰生，懸澀者曰死，以髒期之。/岐伯曰：滑大者曰生，悬涩者曰死，以脏期之。
dì yuē: diān jí hérú? 帝曰：癲疾何如？/帝曰：癫疾何如？
Qíbó yuē: màibó dà huá jiǔ zìjǐ, mài xiǎo jiān jí, sǐbù zhì. 岐伯曰：脈搏大滑久自已，脈小堅急，死不治。/岐伯曰：脉搏大滑久自已，脉小坚急，死不治。
dì yuē: diān jí zhī mài, xūshí hérú? 帝曰：癲疾之脈，虛實何如？/帝曰：癫疾之脉，虚实何如？
Qíbó yuē: xū zé kězhì, shízé sǐ. 岐伯曰：虛則可治，實則死。/岐伯曰：虚则可治，实则死。
dì yuē: xiāo dàn xūshí hérú? 帝曰：消癉虛實何如？/帝曰：消瘅虚实何如？
Qíbó yuē: mài shí dà, bìng jiǔ kězhì, mài xuán xiǎo jiān, bìng jiǔ bùkě zhì. 岐伯曰：脈實大，病久可治，脈懸小堅，病久不可治。/岐伯曰：脉实大，病久可治，脉悬小坚，病久不可治。
dì yuē: xíng dù、gǔ dù、mài dù、jīn dù、héyǐ zhī qí dù yě? 帝曰：形度、骨度、脈度、筋度、何以知其度也？/帝曰：形度、骨度、脉度、筋度、何以知其度也？
dì yuē: chūn jí zhì jīngluò, xià jí zhì jīng shù, qiū jí zhì liùfǔ. dōng zé bìsè zhě, bìsè zhě, yòngyào ér shǎo zhēn shí yě. suǒwèi shǎo zhēn shí zhě, fēi yōngjū zhī wèi yě. yōngjū bùdài qǐng shí huí. 帝曰：春極治經絡，夏極治經俞，秋極治六腑。冬則閉塞者，閉塞者，用藥而少針石也。所謂少針石者，非癰疽之謂也。癰疽不待頃時回。/帝曰：春极治经络，夏极治经腧，秋极治六腑。冬则闭塞者，闭塞者，用药而少针石也。所谓少针石者，非痈疽之谓也。痈疽不待顷时回。
yōng bù zhī suǒ, àn zhī bù yīng shǒu, zhàlái zhà jǐ, cì shǒudà yīn bàng sān wěi yǔ yīng mài gè èr. 癰不知所，按之不應手，乍來乍已，刺手大陰傍三痏與纓脈各二。/痈不知所，按之不应手，乍来乍已，刺手大阴傍三痏与缨脉各二。
yè yōng dà rè, cì zú shàoyáng wǔ. cì ér rè bùzhǐ, cì shǒuxīn zhǔ sān, cì shǒudà yīn jīngluò zhě, dà gǔ zhī huì gè sān. 掖癰大熱，刺足少陽五。刺而熱不止，刺手心主三，刺手大陰經絡者，大骨之會各三。/掖痈大热，刺足少阳五。刺而热不止，刺手心主三，刺手大阴经络者，大骨之会各三。
bào yōng jīn xū, suífèn ér tòng, pò hàn bùjìn, bāo qì bùzú, zhì zài jīng shù. 暴癰筋緛，隨分而痛，魄汗不盡，胞氣不足，治在經俞。/暴痈筋緛，随分而痛，魄汗不尽，胞气不足，治在经腧。
fù bào mǎn, àn zhī bùxià, qǔ shǒutàiyángjīng luò zhě, wèi yě mù yě. shàoyīn shù qù jǐzhuī sān cùn bàng wǔ, yòng yuánlìzhēn. 腹暴滿，按之不下，取手太陽經絡者，胃也募也。少陰俞去脊椎三寸傍五，用圓利針。/腹暴满，按之不下，取手太阳经络者，胃也募也。少阴腧去脊椎三寸傍五，用圆利针。
huòluàn, cì shù bàng wǔ, zú yángmíng jí shàng bàng sān. 霍亂，刺俞傍五，足陽明及上傍三。/霍乱，刺腧傍五，足阳明

及上傍三。
cì jiàn jīng mài wǔ: zhēn shǒu tàiyīn gè wǔ, cì jīng tàiyáng wǔ, cì shǒushàoyīnjīng luò bàng zhě yī, zú yángmíng yī, shànghuái wǔ cùn cì sān zhēn. 刺瘤驚脈五：針手太陰各五，刺經太陽五，刺手少陰經絡傍者一，足陽明一，上踝五寸刺三針。/刺瘤惊脉五：针手太阴各五，刺经太阳五，刺手少阴经络傍者一，足阳明一，上踝五寸刺三针。
fán zhì xiāo dàn、pū jī、piānkū、wěi jué、qì mǎn fā nì, féi guìrén, zé gāo liáng zhī jí yě. gé sāi bì jué, shàng-xià bùtōng, zé bào yōu zhī bìng yě. bào jué ér lóng piān sāi bì bùtōng, nèi qì bào báo yě. bù cóng nèiwài zhòngfēng zhī bìng, gù shòu liúzhe yě. zhí bǒ, hánfēng shī zhī bìng yě. 凡治消癉、僕擊、偏枯、痿厥、氣滿發逆，肥貴人，則高粱之疾也。隔塞閉絕，上下不通，則暴憂之病也。暴厥而聾偏塞閉不通，內氣暴薄也。不從內外中風之病，故瘦留著也。跖跛，寒風濕之病也。/凡治消瘅、仆击、偏枯、痿厥、气满发逆，肥贵人，则高梁之疾也。隔塞闭绝，上下不通，则暴忧之病也。暴厥而聋偏塞闭不通，内气暴薄也。不从内外中风之病，故瘦留着也。跖跛，寒风湿之病也。
Huángdì yuē: huángdǎn、bào tòng、diānkuáng、jué kuáng、jiǔ nì zhī suǒ shēng yě. wǔzàng bùpíng, liùfǔ bìsè zhī suǒ shēng yě. tóutòng ěr wū, Jiǔqiào bùlì, chángwèi zhī suǒ shēng yě. 黃帝曰：黃疸、暴痛、癲狂、厥狂、久逆之所生也。五臟不平，六腑閉塞之所生也。頭痛耳鳴，九竅不利，腸胃之所生也。/黄帝曰：黄疸、暴痛、癫狂、厥狂、久逆之所生也。五脏不平，六腑闭塞之所生也。头痛耳鸣，九窍不利，肠胃之所生也。

tàiyīn yángmíng lùn piān dì-èrshíjiǔ 太陰陽明論篇第二十九/太阴阳明论篇第二十九

Huángdì wèn yuē: tàiyīn yángmíng wéi biǎolǐ, píwèi mài yě. shēngbìng ér yì zhě héyě? 黃帝問曰：太陰陽明為表裡，脾胃脈也。生病而異者何也？/黄帝问曰：太阴阳明为表里，脾胃脉也。生病而异者何也？
Qíbó duì yuē: yīn-yáng yìwèi, gèng xū gèng shí, gèng nì gèng cóng, huò cóng nèi huò cóng wài, suǒ cóng bù tóng, gù bìng yì míng yě. 岐伯對曰：陰陽異位，更虛更實，更逆更從，或從內或從外，所從不同，故病異名也。/岐伯对曰：阴阳异位，更虚更实，更逆更从，或从内或从外，所从不同，故病异名也。
dì yuē: yuàn wén qí yìzhuàng yě. 帝曰：願聞其異狀也。/帝曰：愿闻其异状也。
Qíbó yuē: yáng zhě tiānqì yě, zhǔ wài; yīn zhě dìqì yě, zhǔ nèi. gù yángdào shí, yīndào xū. gùfàn zéifēng xūxié zhě yáng shòu zhī, shí yǐn bù jié, qǐjū bùshí zhě, yīn shòu zhī. yáng shòu zhī zé rù liùfǔ, yīn shòu zhī zé rù wǔzàng. rù liùfǔ zé shēnrè bùshí wò, shàng wéi chuǎn hū; rù wǔzàng zé chēn mǎn bìsè, xià wéi sūn xiè, jiǔ wéi cháng pì. gù hóu zhǔ tiānqì, yān zhǔ dìqì. gù yáng shòufēng qì, yīn shòu shīqi. 岐伯曰：陽者天氣也，主外；陰者地氣也，主內。故陽道實，陰道虛。故犯賊風虛邪者陽受之，食飲不節，起居不時者，陰受之。陽受之則入六腑，陰受之則入五臟。入六腑則身熱不時臥，上為喘呼；入五臟則瞋滿閉塞，下為飧泄，久為腸澼。故喉主天氣，咽主地氣。故陽受風氣，陰受濕氣。/岐伯曰：阳者天气也，主外；阴者地气也，主内。故阳道实，阴道虚。故犯贼风虚邪者阳受之，食饮不节，起居不时者，阴受之。阳受之则入六腑，阴受之则入五脏。入六腑则身热不时卧，上为喘呼；人五脏则瞋满闭塞，下为飧泄，久为肠澼。故喉主天气，咽主地气。故阳受风气，阴受湿气。
gù yīnqì cóng zú shàngxíng zhì tóu, ér xiàxíng xún bì zhì zhǐ duān; yángqì cóng shǒushang xíng zhì tóu, ér xiàxíng zhì zú. gù yuē yáng bìngzhě shàngxíng jí ér xià, yīn bìngzhě xiàxíng jí ér shàng. gù shāng yú fēng zhě shàng xiān shòu zhī, shāng yú shī zhě, xià xiān shòu zhī. 故陰氣從足上行至頭，而下行循臂至指端；陽氣從手上行至頭，而下行至足。故曰陽病者上行極而下，陰病者下行極而上。故傷於風者上先受之，傷於濕者，下先受之。/故阴气从足上行至头，而下行循臂至指端；阳气从手上行至头，而

下行至足。故曰阳病者上行极而下，阴病者下行极而上。故伤于风者上先受之，伤于湿者，下先受之。

dì yuē: píbìng ér sìzhī bùyòng héyě? 帝曰：脾病而四肢不用何也？/帝曰：脾病而四肢不用何也？

Qíbó yuē: sìzhī jiē bǐng qì yú wèi ér bù dé zhì jīng, bì yīn yú pí nǎi dé bǐng yě. jīn píbìng bù néng wéi wèi xíng qí jīnyè, sìzhī bude bǐng shuǐ gǔ qì, qì rì yǐ shuāi, màidao bùlì, jīngǔ jī nèi, jiē wú qì yǐ shēng, gù bùyòng yān. 岐伯曰：四肢皆稟氣於胃而不得至經，必因於脾乃得稟也。今脾病不能為胃行其津液，四肢不得稟水穀氣，氣日以衰，脈道不利，筋骨肌內，皆無氣以生，故不用焉。/岐伯曰：四肢皆禀气于胃而不得至经，必因于脾乃得禀也。今脾病不能为胃行其津液，四肢不得禀水谷气，气日以衰，脉道不利，筋骨肌内，皆无气以生，故不用焉。

dì yuē: pí bù zhǔ shí héyě? 帝曰：脾不主時何也？/帝曰：脾不主时何也？

Qíbó yuē: pí zhě tǔ yě. zhì zhōngyāng, cháng yǐ sìshí cháng sì zàng, gè shíbā rì jì zhì, bude dú zhǔ yúshí yě. pízàng zhě chángzhe wèi tǔ zhī jīng yě. tǔ zhě shēng wànwù ér fǎ tiāndì, gù shàng-xià zhì tóu zú bude zhǔ shí yě. 岐伯曰：脾者土也。治中央，常以四時長四髒，各十八日寄治，不得獨主於時也。脾臟者常著胃土之精也。土者生萬物而法天地，故上下至頭足不得主時也。/岐伯曰：脾者土也。治中央，常以四时长四脏，各十八日寄治，不得独主于时也。脾脏者常着胃土之精也。土者生万物而法天地，故上下至头足不得主时也。

dì yuē: pí yǔ shèn yǐ mó xiānglián ěr, ér néng wèi zhī xíng qí jīnyè héyě? 帝曰：脾與腎以膜相連耳，而能為之行其津液何也？/帝曰：脾与肾以膜相连耳，而能为之行其津液何也？

Qíbó yuē: zú tàiyīn zhě sān yīn yě, qí mài guàn wèi, shǔ pí, luò yì, gù tàiyīn wèi zhī xíngqì yú sān yīn. yángmíng zhě biǎo yě, wǔzàngliùfǔ zhī hǎi yě, yì wèi zhī xíngqì yú sān yáng. zàngfǔ gè yīn qí jīng ér shòuqì yú yángmíng, gù wéi wèi xíng qí jīnyè. sìzhī bude bǐng shuǐ gǔ qì, rì yǐ yì shuāi, yīndào bùlì, jīngǔ jīròu, wú qì yǐ shēng, gù bùyòng yān. 岐伯曰：足太陰者三陰也，其脈貫胃，屬脾，絡溢，故太陰為之行氣於三陰。陽明者表也，五臟六腑之海也，亦為之行氣於三陽。臟腑各因其經而受氣於陽明，故為胃行其津液。四肢不得稟水穀氣，日以益衰，陰道不利，筋骨肌肉，無氣以生，故不用焉。/岐伯曰：足太阴者三阴也，其脉贯胃，属脾，络溢，故太阴为之行气于三阴。阳明者表也，五脏六腑之海也，亦为之行气于三阳。脏腑各因其经而受气于阳明，故为胃行其津液。四肢不得禀水谷气，日以益衰，阴道不利，筋骨肌肉，无气以生，故不用焉。

yángmíng mài jiě piān dì-sānshí 陽明脈解篇第三十/阳明脉解篇第三十

Huángdì wèn yuē: zú yángmíng zhī mài bìng, èrén yǔ huǒ, wén mù yīn zé tì rán'ér jīng, zhōnggǔ bù wéi dòng, wén mù yīn ér jīng héyě? yuàn wén qí gù. 黃帝問曰：足陽明之脈病，惡人與火，聞木音則惕然而驚，鐘鼓不為動，聞木音而驚何也？願聞其故。/黄帝问曰：足阳明之脉病，恶人与火，闻木音则惕然而惊，钟鼓不为动，闻木音而惊何也？愿闻其故。

Qíbó duì yuē: yángmíng zhě, wèi mài yě, wèi zhě tǔ yě, gù wén mù yīn ér jīng zhě, tǔ'è mù yě. 岐伯對曰：陽明者，胃脈也，胃者土也，故聞木音而驚者，土惡木也。/岐伯对曰：阳明者，胃脉也，胃者土也，故闻木音而惊者，土恶木也。

dì yuē: shàn. qí è huǒ héyě? 帝曰：善。其惡火何也？/帝曰：善。其恶火何也？

Qíbó yuē: yángmíng zhǔ ròu, qí mài xuèqì shèng, xié kè zhī zé rè, rè shèn zé è huǒ. 岐伯曰：陽明主肉，其脈血氣盛，邪客之則熱，熱甚則惡火。/岐伯曰：阳明主肉，其脉血气盛，邪客之则热，热甚则恶火。

dì yuē: qí èrén héyě? 帝曰：其惡人何也？/帝曰：其恶人何也？

Qíbó yuē: yángmíng jué zé chuǎn ér wǎn, wǎn zé èrén. 岐伯曰：陽明厥則喘而惋，惋則惡人。/岐伯曰：阳明厥则喘而惋，惋则恶人。

dì yuē: huò chuǎn ér sǐzhě, huò chuǎn ér shēng zhě, héyě? 帝曰：或喘而死者，或喘而生者，何也？/帝曰：或喘而死者，或喘而生者，何也？

Qíbó yuē: jué nì lián zàng zé sǐ, lián jīng zé shēng. 岐伯曰：厥逆連髒則死，連經則生。/岐伯曰：厥逆连脏则死，连经则生。

dì yuē: shàn. bìng shèn zé qì yī ér zǒu, dēnggāo ér gē, huò zhì bù shí shù rì, yú yuán shàngwū, suǒ shàng zhī chù, jiē fēi qí sù suǒ néng yě, bìng fǎn néngzhě héyě? 帝曰：善。病甚則棄衣而走，登高而歌，或至不食數日，逾垣上屋，所上之處，皆非其素所能也，病反能者何也？/帝曰：善。病甚则弃衣而走，登高而歌，或至不食数日，逾垣上屋，所上之处，皆非其素所能也，病反能者何也？

Qíbó yuē: sìzhī zhě zhū yáng zhī běn yě. yáng shèng zé sìzhī shí, shízé néng dēnggāo yě. 岐伯曰：四肢者諸陽之本也。陽盛則四肢實，實則能登高也。/岐伯曰：四肢者诸阳之本也。阳盛则四肢实，实则能登高也。

dì yuē: qí qì yī ér zǒu zhě héyě? 帝曰：其棄衣而走者何也？/帝曰：其弃衣而走者何也？

Qíbó yuē: rè shèng yú shēn, gù qì yī yù zǒu yě. 岐伯曰：熱盛於身，故棄衣欲走也。/岐伯曰：热盛于身，故弃衣欲走也。

dì yuē: qí wàngyán màlì, bù bì qīnshū ér gēzhě héyě? 帝曰：其妄言罵詈，不避親疏而歌者何也？/帝曰：其妄言骂詈，不避亲疏而歌者何也？

Qíbó yuē: yáng shèng zé shǐ rén wàngyán màlì, bù bì qīnshū ér yù shí, bù yù shí gù wàng zǒu yě. 岐伯曰：陽盛則使人妄言罵詈，不避親疏而欲食，不欲食故妄走也。/岐伯曰：阳盛则使人妄言骂詈，不避亲疏而欲食，不欲食故妄走也。

rè lùn piān dì - sānshíyī 熱論篇第三十一/热论篇第三十一

Huángdì wèn yuē: jīn fū rèbìng zhě, jiē shānghán zhīlèi yě, huò yù huò sǐ, qí sǐ jiē yǐ liù qī rì zhījiān, qí yù jiē yǐ shí rì yǐshǎngzhě, héyě? bù zhī qí jiě, yuàn wén qí gù. 黃帝問曰：今夫熱病者，皆傷寒之類也，或愈或死，其死皆以六七日之間，其愈皆以十日以上者，何也？不知其解，願聞其故。/黄帝问曰：今夫热病者，皆伤寒之类也，或愈或死，其死皆以六七日之间，其愈皆以十日以上者，何也？不知其解，愿闻其故。

Qíbó duì yuē: jù yáng zhě, zhū yáng zhī shǔ yě. qí mài lián yú fēng fǔ, gù wéi zhū yáng zhǔ qì yě. rén zhī shāng yú hán yě, zé wéi bìng rè, rè suī shèn bù sǐ, qí liǎng gǎn yú hán ér bìngzhě, bì bùmiǎn yú sǐ. 岐伯對曰：巨陽者，諸陽之屬也。其脈連於風府，故為諸陽主氣也。人之傷於寒也，則為病熱，熱雖甚不死，其兩感於寒而病者，必不免於死。/岐伯对曰：巨阳者，诸阳之属也。其脉连于风府，故为诸阳主气也。人之伤于寒也，则为病热，热虽甚不死，其两感于寒而病者，必不免于死。

dì yuē: yuàn wén qí zhuàng. 帝曰：願聞其狀。/帝曰：愿闻其状。

Qíbó yuē: shānghán yī rì, jù yáng shòu zhī, gù tóuxiàng tòng, yāo jǐ qiáng. 岐伯曰：傷寒一日，巨陽受之，故頭項痛，腰脊強。/岐伯曰：伤寒一日，巨阳受之，故头项痛，腰脊强。

èr rì yángmíng shòu zhī. yángmíng zhǔ ròu, qí mài xiá bí, luò yú mù, gù shēnrè mù tòng ér bí gān, bude wò yě. 二日陽明受之。陽明主肉，其脈俠鼻，絡於目，故身熱目痛而鼻干，不得臥也。/二日阳明受之。阳明主肉，其脉侠鼻，络于目，故身热目痛而鼻干，不得卧也。

sān rì shàoyáng shòu zhī, shàoyáng zhǔ dǎn, qí mài xún xié luò yú ěr, gù xiōng xiétòng ér ěrlóng. sānyáng jīngluò, jiē shòu qí bìng, ér wèi rù yú zàng zhě, gù kèhán éryǐ. 三日少陽受之，少陽主膽，其脈循脅絡於耳，故胸脅痛而耳聾。三陽經絡，皆受其病，而未入於髒者，故可汗而已。/三日少阳受之，少阳主胆，其脉循胁络于耳，故胸胁痛而耳聋。三阳经络，皆受其病，而未入于脏者，故可汗而已。

sì rì tàiyīn shòu zhī tàiyīn mài bù wèi zhōng, luò yú ài, gù fùmǎn ér yì gān. 四日太陰受之太陰脈布胃中，絡於嗌，故腹滿而溢干。/四日太阴受之太阴脉布胃中，络于嗌，故腹满而溢干。

Wǔrì shàoyīn shòu zhī. shàoyīn mài guàn shèn, luò yú fèi, xì shéběn, gù kǒu zào shé gān ér kě. 五日少陰受之。少陰脈貫腎，絡於肺，系舌本，故口燥舌干而渴。/五日少阴受之。少阴脉贯肾，络于肺，系

舌本，故口燥舌干而渴。
liù rì jué yīn shòu zhī. jué yīn mài xún yīnqì ér luò yú gān, gù fán mǎn ér nāng suō. 六日厥陰受之。厥陰脈循陰器而絡於肝，故煩滿而囊縮。/六日厥阴受之。厥阴脉循阴器而络于肝，故烦满而囊缩。
sān yīn sānyáng, wǔzàngliùfǔ jiē shòubìng, róngwèi bùxíng, wǔzàng bùtōng, zé sǐ yǐ. 三陰三陽，五臟六腑皆受病，榮衛不行，五臟不通，則死矣。/三阴三阳，五脏六腑皆受病，荣卫不行，五脏不通，则死矣。
qí bù liǎng gǎn yú hán zhě, qī rì jù yáng bìng shuāi, tóutòng shǎo yù; bā rì yángmíng bìng shuāi, shēnrè shǎo yù; jiǔrì shǎoyángbìng shuāi, ěrlóng wēi wén; shí rì tàiyīnbìng shuāi, fù jiǎn rúgù, zé sī yǐnshí, shíyī rì shàoyīn bìng shuāi, kě zhǐ bùmǎn, yī gǔ gān yǐ'ér tì, shí'èr rì jué yīn bìng shuāi, nāng zòng, shǎofù wēi xià, dàqì jiē qù, bìng rì yǐyǐ. 其不兩感於寒者，七日巨陽病衰，頭痛少愈；八日陽明病衰，身熱少愈；九日少陽病衰，耳聾微聞；十日太陰病衰，腹減如故，則思飲食，十一日少陰病衰，渴止不滿，一古干已而嚏，十二日厥陰病衰，囊縱，少腹微下，大氣皆去，病日已矣。/其不两感于寒者，七日巨阳病衰，头痛少愈；八日阳明病衰，身热少愈；九日少阳病衰，耳聋微闻；十日太阴病衰，腹减如故，则思饮食，十一日少阴病衰，渴止不满，一古干已而嚏，十二日厥阴病衰，囊纵，少腹微下，大气皆去，病日已矣。
dì yuē: zhì zhī nàihé? 帝曰：治之奈何？/帝曰：治之奈何？
Qíbó yuē: zhì zhī gè tōng qí zàng mài, bìng rì shuāi yǐyǐ. qí wèimǎn sān rì zhě, kèhán éryǐ; qí mǎn sān rì zhě, kě xiè éryǐ. 岐伯曰：治之各通其髒脈，病日衰已矣。其未滿三日者，可汗而已；其滿三日者，可泄而已。/岐伯曰：治之各通其脏脉，病日衰已矣。其未满三日者，可汗而已；其满三日者，可泄而已。
dì yuē: rèbìng kě yù, shí yǒu suǒ yí zhě, héyě? 帝曰：熱病可愈，時有所遺者，何也？/帝曰：热病可愈，时有所遗者，何也？
Qíbó yuē: zhū yí zhě, rè shèn'ér qiáng shí zhī, gù yǒusuǒ yí yě. ruò cǐzhě, jiē bìng yǐ shuāi ér rè yǒusuǒ cáng, yīn qí gǔ qì xiāng báo, liǎng rè xiānghé, gù yǒusuǒ yí yě. 岐伯曰：諸遺者，熱甚而強食之，故有所遺也。若此者，皆病已衰而熱有所藏，因其穀氣相薄，兩熱相合，故有所遺也。/岐伯曰：诸遗者，热甚而强食之，故有所遗也。若此者，皆病已衰而热有所藏，因其谷气相薄，两热相合，故有所遗也。
dì yuē: shàn. zhì yí nàihé? 帝曰：善。治遺奈何？/帝曰：善。治遗奈何？
Qíbó yuē: shì qí xūshí, tiáo qí nì cóng, kě shǐ bì yǐyǐ. 岐伯曰：視其虛實，調其逆從，可使必已矣。/岐伯曰：视其虚实，调其逆从，可使必已矣。
dì yuē: bìng rè dāng hé zhì zhī? 帝曰：病熱當何治之？/帝曰：病热当何治之？
Qíbó yuē: bìng rè shǎo yù, shíròu zé fù, duō shí zé yí, cǐ qí jìn yě. 岐伯曰：病熱少愈，食肉則復，多食則遺，
此其禁也。/岐伯曰：病热少愈，食肉则复，多食则遗，此其禁也。
dì yuē: qí bìng liǎng gǎn yú hán zhě, qí mài yìng yǔqí bìng xíng hérú? 帝曰：其病兩感於寒者，其脈應與其病形何如？/帝曰：其病两感于寒者，其脉应与其病形何如？
Qíbó yuē: liǎng gǎn yú hán zhě, bìng yī rì zé jù yáng yǔ shàoyīn jù bìng, zé tóutòng kǒugān ér fán mǎn; èr rì zé yángmíng yǔ tàiyīn jù bìng, zé fùmǎn shēnrè, bù yù shí zhān yán, sān rì zé shàoyáng yǔ jué yīn jù bìng, zé ěrlóng nāng suō ér jué. shuǐjiāng bù rù, bù zhī rén, liù rì sǐ. 岐伯曰：兩感於寒者，病一日則巨陽與少陰俱病，則頭痛口乾而煩滿；二日則陽明與太陰俱病，則腹滿身熱，不欲食譫言，三日則少陽與厥陰俱病，則耳聾囊縮而厥。水漿不入，不知人，六日死。/岐伯曰：两感于寒者，病一日则巨阳与少阴俱病，则头痛口干而烦满；二日则阳明与太阴俱病，则腹满身热，不欲食谵言，三日则少阳与厥阴俱病，
则耳聋囊缩而厥。水浆不入，不知人，六日死。
dì yuē: wǔzàng yǐ shāng, liùfǔ bùtōng, róngwèi bùxíng, rúshì zhīhòu, sān rì nǎi sǐ, héyě? 帝曰：五臟已傷，六腑不通，榮衛不行，如是之後，三日乃死，
何也？/帝曰：五脏已伤，六腑不通，荣

卫不行，如是之后，三日乃死，何也？
Qíbó yuē: yángmíng zhě, Shí'èrjīng mài zhī cháng yě, qí xuèqì shèng, gù bù zhī rén, sān rì qí qì nǎi jìn, gù sǐ yǐ. 岐伯曰：陽明者，十二經脈之長也，其血氣盛，故不知人，三日其氣乃盡，故死矣。/岐伯曰：阳明者，十二经脉之长也，其血气盛，故不知人，三日其气乃尽，故死矣。
fán bìng shānghán ér chéng wēn zhě, xiān xiàzhì rì zhě, wéi bìng wēn, hòu xiàzhì rì zhě, wéi bìng shǔ. shǔ dāng yǔ hàn jiē chū, wù zhǐ. 凡病傷寒而成溫者，先夏至日者，為病溫，後夏至日者，為病暑。暑當與汗皆出，勿止。/凡病伤寒而成温者，先夏至日者，为病温，后夏至日者，为病暑。暑当与汗皆出，勿止。

cì rè piān dì - sānshí'èr

刺熱篇第三十二/刺热篇第三十二
gān rèbìng zhě, xiǎobiàn xiān huáng, fùtòng duō wò, shēnrè. rè zhēng zé kuángyán jí jīng, xié mǎn tòng, shǒuzú zào, bude ān wò. gēng xīn shèn, jiǎ yǐ dàhàn. qìnì zé gēng xīn sǐ. cì zú jué yīn shàoyáng, qí nì zé tóutòng yuán yuán, mài yǐn chòngtóu yě. 肝熱病者，小便先黃，腹痛多臥，身熱。熱爭則狂言及驚，脅滿痛，手足躁，不得安臥。庚辛甚，甲乙大汗。氣逆則庚辛死。刺足厥陰少陽，其逆則頭痛員員，脈引衝頭也。/肝热病者，小便先黄，腹痛多卧，身热。热争则狂言及惊，胁满痛，手足躁，不得安卧。庚辛甚，甲乙大汗。气逆则庚辛死。刺足厥阴少阳，其逆则头痛员员，脉引冲头也。
xīnrè bìngzhě, xiān bù lè, shù rì nǎi rè, rè zhēng zé zú xīntòng, fánmèn shàn ǒu, tóutòng miàn chì, wú hàn. rén guǐ shèn, bǐngdīng dàhàn. qìnì zé rén guǐ sǐ, cì shǒu shàoyīn tàiyáng. 心熱病者，先不樂，數日乃熱，熱爭則卒心痛，煩悶善嘔，頭痛面赤，無汗。壬癸甚，丙丁大汗。氣逆則壬癸死，刺手少陰太陽。/心热病者，先不乐，数日乃热，热争则卒心痛，烦闷善呕，头痛面赤，无汗。壬癸甚，丙丁大汗。气逆则壬癸死，刺手少阴太阳。
pí rèbìng zhě, xiāntóu zhòng、jiá tòng、fánxīn、yán qīng、yù ǒu、shēnrè. rè zhēng zé yāotòng, bùkě yòng fǔyǎng, fùmǎn xiè, liǎng hàn tòng. jiǎ yǐ shèn, wù jǐ dàhàn; qìnì zé jiǎ yǐ sǐ, cì zú tàiyīn yángmíng. 脾熱病者，
先頭重、頰痛、煩心、顏青、欲嘔、身熱。熱爭則腰痛，不可用俯仰，腹滿泄，兩頜痛。甲乙甚，戊己大汗；氣逆則甲乙死，刺足太陰陽明。/脾热病者，先头重、颊痛、烦心、颜青、欲呕、身热。热争则腰痛，不可用俯仰，腹满泄，两颔痛。甲乙甚，戊己大汗；气逆则甲乙死，刺足太阴阳明。
fèirèbìng zhě, xiān xī rán jué qǐ háomáo, èfēng hán, shé shàng huáng shēnrè. rè zhēng zé chuǎnké, tòng zǒu xiōng yīng bèi, bude dà xī, tóutòng bùkān, hàn chū ér hán. bǐngdīng shèn, gēng xīn dàhàn. qìnì zé bǐngdīng sǐ. cì shǒu tàiyīn yángmíng, chūxuè rú dàdòu, lì yǐ. 肺熱病者，先淅然厥起毫毛，惡風寒，舌上黃身熱。熱爭則喘咳，痛走胸膺背，不得大息，頭痛不堪，汗出而寒。丙丁甚，庚辛大汗。氣逆則丙丁死。刺手太陰陽明，出血如大豆，立已。/肺热病者，先淅然厥起毫毛，恶风寒，舌上黄身热。热争则喘咳，痛走胸膺背，不得大息，头痛不堪，汗出而寒。丙丁甚，庚辛大汗。气逆则丙丁死。刺手太阴阳明，出血如大豆，立已。
shèn rèbìng zhě, xiān yāotòng héng suān, kǔ kě shù yǐn shēnrè. rè zhēng zé xiàng tòng ér qiáng, héng hán qiě suān, zúxià rè, bú yù yán. qí nì zé xiàng tòng, yuán yuán dàndàn rán. wù jǐ shèn, rén guǐ dàhàn. qìnì zé wù jǐ sǐ. cì zú shàoyīn tàiyáng, zhū hàn zhě, zhì qí suǒ shèng rì hàn chū yě. 腎熱病者，先腰痛胻酸，苦渴數飲身熱。熱爭則項痛而強，胻寒且酸，足下熱，不欲言。其逆則項痛，員員淡淡然。戊己甚，壬癸大汗。氣逆則戊己死。刺足少陰太陽，諸汗者，
至其所勝日汗出也。/肾热病者，先腰痛胻酸，苦渴数饮身热。热争则项痛而强，胻寒且酸，足下热，不欲言。其逆则项痛，员员淡淡然。戊己甚，壬癸大汗。气逆则戊己死。刺足少阴太阳，诸汗者，至其所胜日汗出也。
gān rèbìng zhě, zuǒ jiá xiān chì; xīnrè bìngzhě, yán xiān chì; pí rèbìng zhě, bí

xiān chì; fèirèbìng zhě, yòu jiá xiān chì; shèn rèbìng, yí xiān chì. 肝熱病者，左頰先赤；心熱病者，顏先赤；脾熱病者，鼻先赤；肺熱病者，右頰先赤；腎熱病，頤先赤。/肝热病者，左颊先赤；心热病者，颜先赤；脾热病者，鼻先赤；肺热病者，右颊先赤；肾热病，颐先赤。
bìng suī wèi fā, jiàn chìsè zhě cì zhī, míng yuē zhì wèi bìng. 病雖未發，見赤色者刺之，名曰治未病。/病虽未发，见赤色者刺之，名曰治未病。
rèbìng cóng bù suǒqǐ zhě, zhì qī éryǐ, qí cì zhī fǎn zhě, sān zhōu éryǐ. zhòng nì zé sǐ. zhū dāng hàn zhě, zhì qí suǒ shèng rì, hàn dà chū yě. 熱病從部所起者，至期而已，其刺之反者，三週而已。重逆則死。諸當汗者，至其所勝日，汗大出也。/热病从部所起者，至期而已，其刺之反者，三周而已。重逆则死。诸当汗者，至其所胜日，汗大出也。
zhū zhì rèbìng, yǐ yǐn zhī hán shuǐ nǎi cì zhī, bì hán yìng zhī, jūzhǐ hán chù, shēn hán ér zhǐ yě. 諸治熱病，以飲之寒水乃刺之，必寒應之，居止寒處，身寒而止也。/诸治热病，以饮之寒水乃刺之，必寒应之，居止寒处，身寒而止也。
rèbìng xiān xiōng xiétòng, shǒuzú zào, cì zú shàoyáng, bǔzú tàiyīn. bìng shènzhě wéi wǔshíjiǔ cì. 熱病先胸脅痛，手足躁，刺足少陽，補足太陰。病甚者為五十九刺。/热病先胸胁痛，手足躁，刺足少阳，补足太阴。病甚者为五十九刺。
rèbìng shǐ shǒubì bìngzhě, cì shǒu yángmíng tàiyīn ér hàn chū zhǐ. 熱病始手臂病者，刺手陽明太陰而汗出止。/热病始手臂病者，刺手阳明太阴而汗出止。
rèbìng shǐ yú tóu shǒu zhě, cì xiàng tàiyáng ér hàn chū zhǐ. 熱病始於頭首者，刺項太陽而汗出止。/热病始于头首者，刺项太阳而汗出止。
rèbìng xiān shēnzhòng gǔ tòng、ěrlóng、hǎo míng、cì zú shàoyīn, bìng shènwéi wǔshíjiǔ cì. 熱病先身重骨痛、耳聾、好瞑、刺足少陰，病甚為五十九刺。/热病先身重骨痛、耳聋、好瞑、刺足少阴，病甚为五十九刺。
rèbìng xiān xuàn mào ér rè, xiōng xié mǎn, cì zú shàoyīn shàoyáng. 熱病先眩冒而熱，胸脅滿，刺足少陰少陽。/热病先眩冒而热，胸胁满，刺足少阴少阳。
tàiyáng zhī mài sè róng quángǔ, rèbìng yě. róng wèi jiāo, yuē jīn qiě dé hàn, dàishí éryǐ. yǔ jué yīn mài zhēng jiàn zhě, sǐqī bùguò sān rì. 太陽之脈色榮顴骨，熱病也。榮未交，曰今且得汗，待時而已。與厥陰脈爭見者，死期不過三日。/太阳之脉色荣颧骨，热病也。荣未交，曰今且得汗，待时而已。与厥阴脉争见者，死期不过三日。
qí rèbìng nèi lián shèn, shàoyáng zhī mài sè yě. shàoyáng zhī mài sè róng jiá qián, rèbìng yě. róng wèi jiāo, yuē jīn qiě dé hàn, dàishí éryǐ. yǔ shàoyīn mài zhēng jiàn zhě, sǐqī bùguò sān rì. 其熱病內連腎，少陽之脈色也。少陽之脈色榮頰前，熱病也。榮未交，曰今且得汗，待時而已。與少陰脈爭見者，死期不過三日。/其热病内连肾，少阳之脉色也。少阳之脉色荣颊前，热病也。荣未交，曰今且得汗，待时而已。与少阴脉争见者，死期不过三日。
rèbìng qì xué, sān zhuī xià jiān zhǔ xiōngzhōng rè, sì zhuī xià jiān zhǔ gé zhōng rè, wǔ zhuī xià jiān zhǔ gān rè, liù zhuī xià jiān zhǔ pí rè, qī zhuī xià jiān zhǔ shèn rè. róng zài dǐ yě, xiàng shàng sān zhuī xiàn zhě zhōng yě. 熱病氣穴，三椎下間主胸中熱，四椎下間主膈中熱，五椎下間主肝熱，六椎下間主脾熱，七椎下間主腎熱。榮在骶也，項上三椎陷者中也。/热病气穴，三椎下间主胸中热，四椎下间主膈中热，五椎下间主肝热，六椎下间主脾热，七椎下间主肾热。荣在骶也，项上三椎陷者中也。
jiá xià nì quán wéi dà jiǎ; xià yáchē wéi fùmǎn; quán hòu wéi xiétòng; jiá shàng zhě gé shàng yě. 頰下逆顴為大瘕；下牙車為腹滿；顴後為脅痛；頰上者膈上也。/颊下逆颧为大瘕；下牙车为腹满；颧后为胁痛；颊上者膈上也。

píng rèbìng lùn piān dì - sānshísān 評熱病論篇第三十三/评热病论篇第三十三
Huángdì wèn yuē: yǒubìng wēn zhě, hàn chū zhé fù rè ér mài zào jí, bù wéi hàn shuāi, kuángyán bù néng shí, bìng míngwéi hé? 黃帝問曰：有病溫者，汗出輒復熱而脈躁疾，不為汗衰，狂言不能食，病

名為何？/黄帝问曰：有病温者，汗出辄复热而脉躁疾，不为汗衰，狂言不能食，病名为何？

Qíbó duì yuē: bìng míng yīn-yáng jiāo, jiāo zhě sǐ yě. 岐伯對曰：病名陰陽交，交者死也。/岐伯对曰：病名阴阳交，交者死也。

dì yuē: yuàn wén qí shuō, 帝曰：願聞其說，/帝曰：愿闻其说，

Qíbó yuē: rén suǒyǐ hàn chū zhě, jiē shēng yú gǔ, gǔ shēng yú jīng, jīn xiéqì jiāo zhēng yú gǔròu ér dé hàn zhě, shì xié què ér jīng shèng yě. jīng shèng zé dāng néng shí ér bù fù rè; fù rè zhě xiéqì yě, hàn zhě jīngqì yě, jīn hàn chū ér zhé fù rè zhě, shì xié shèng yě, bù néng shízhě, jīng wú bǐ yě. bìng ér liú zhě, qí shòu kě lì ér qīng yě. qiěfū rè lùn yuē: hàn chū ér mài shàng zào shèng zhě sǐ. jīn mài bù yǔ hàn xiāngyìng, cǐ bùshèng qí bìng yě, qí sǐ míng yǐ. kuángyán zhě shì shīzhì, shīzhì zhě sǐ, jīn jiàn sān sǐ, bùjiàn yīshēng, suī yù bì sǐ yě. 岐伯曰：人所以汗出者，皆生於谷，谷生於精，今邪氣交爭於骨肉而得汗者，是邪卻而精勝也。精勝則當能食而不復熱；復熱者邪氣也，汗者精氣也，今汗出而輒復熱者，是邪勝也，不能食者，精無俾也。病而留者，其壽可立而傾也。且夫熱論曰：汗出而脈尚躁盛者死。今脈不與汗相應，此不勝其病也，其死明矣。狂言者是失志，失志者死，今見三死，不見一生，雖愈必死也。/岐伯曰：人所以汗出者，皆生于谷，谷生于精，今邪气交争于骨肉而得汗者，是邪却而精胜也。精胜则当能食而不复热；复热者邪气也，汗者精气也，今汗出而辄复热者，是邪胜也，不能食者，精无俾也。病而留者，其寿可立而倾也。且夫热论曰：汗出而脉尚躁盛者死。今脉不与汗相应，此不胜其病也，
其死明矣。狂言者是失志，失志者死，今见三死，不见一生，虽愈必死也。

dì yuē: yǒubìng shēnrè hàn chū fán mǎn, fán mǎn bù wéi hàn jiě, cǐ wèihé bìng? 帝曰：有病身熱汗出煩滿，煩滿不為汗解，此為何病？/帝曰：有病身热汗出烦满，烦满不为汗解，此为何病？

Qíbó yuē: hàn chū ér shēnrè zhě fēng yě, hàn chū ér fán mǎn bùjiě zhě jué yě, bìng míng yuē fēng jué. 岐伯曰：汗出而身熱者風也，汗出而煩滿不解者厥也，病名曰風厥。/岐伯曰：汗出而身热者风也，汗出而烦满不解者厥也，病名曰风厥。

dì yuē: yuàn zú wén zhī, 帝曰：願卒聞之，/帝曰：愿卒闻之，

Qíbó yuē: jù yáng zhǔ qì, gù xiān shòu xié, shàoyīn yǔqí wéi biǎolǐ yě, dé rè zé shàng cóng zhī, cóng zhī zé jué yě. 岐伯曰：巨陽主氣，故先受邪，少陰與其為表裡也，得熱則上從之，從之則厥也。/岐伯曰：巨阳主气，故先受邪，少阴与其为表里也，得热则上从之，从之则厥也。

dì yuē: zhì zhī nàihé? 帝曰：治之奈何？/帝曰：治之奈何？

Qíbó yuē: biǎolǐ cì zhī, yǐn zhī fú tāng. 岐伯曰：表裡刺之，飲之服湯。/岐伯曰：表里刺之，饮之服汤。

dì yuē: láo fēng wéi bìng hérú? 帝曰：勞風為病何如？/帝曰：劳风为病何如？

Qíbó yuē: láo fēng fǎ zài fèi xià, qí wéi bìng yě, shǐ rén qiáng shàng, míng shì, tuò chū ruò tì, èfēng ér zhèn hán, cǐ wéi láo fēng zhī bìng. 岐伯曰：勞風法在肺下，其為病也，使人強上，瞑視，唾出若涕，惡風而振寒，此為勞風之病。/岐伯曰：劳风法在肺下，其为病也，使人强上，瞑视，唾出若涕，恶风而振寒，此为劳风之病。

dì yuē: zhì zhī nàihé? 帝曰：治之奈何？/帝曰：治之奈何？

Qíbó yuē: yǐ jiù fǔyǎng. jù yáng yǐn jīng zhě sān rì, zhōngnián zhě Wǔrì, bù jīng zhě qī rì, ké chū qīnghuáng tì, qí zhuàngrú nóng, dà rú dànwán, cóng kǒuzhōng ruò bí zhōng chū, bùchū zé shāng fèi, shāng fèi zé sǐ yě. 岐伯曰：以救俯仰。巨陽引精者三日，中年者五日，不精者七日，咳出青黃涕，其狀如膿，大如彈丸，從口中若鼻中出，不出則傷肺，傷肺則死也。/岐伯曰：以救俯仰。巨阳引精者三日，中年者五日，不精者七日，咳出青黄涕，其状如脓，大如弹丸，从口中若鼻中出，不出则伤肺，伤肺则死也。

dì yuē: yǒubìng shèn fēng zhě, miàn fū páng rán, yōng hài yú yán, kě cì bù? 帝曰：有病腎風者，面胕龐然，壅害於言，可刺不？/帝曰：有病肾风者，面胕庞然，壅害于言，可刺不？

Qíbó yuē: xū bùdàng cì, bùdàng cì ér cì, hòu Wǔrì qí qì bìzhì. 岐伯曰：虛不當

刺，不當刺而刺，後五日其氣必至。/岐伯曰：虛不当刺，不当刺而刺，后五日其气必至。
dì yuē: qí zhì hérú? 帝曰：其至何如？/帝曰：其至何如？
Qíbó yuē: zhì bì shǎo qì shí rè, shí rè cóng xiōng bēishàng zhì tóu, hàn chū, shǒu rè、kǒugān、kǔ kě、xiǎobiàn huáng、mùxià zhǒng、fù zhōng wū、shēnzhòng nányǐ xíng, yuèshì bùlái, fán ér bù néng shí, bù néng zhèng yǎn, zhèng yǎn zé ké, bìng míng yuē fēngshui, lùn zài cì fǎ zhōng. 岐伯曰：至必少氣時熱，時熱從胸背上至頭，汗出，手熱、口乾、苦渴、小便黃、目下腫、腹中鳴、身重難以行，月事不來，煩而不能食，不能正偃，正偃則咳，病名曰風水，論在刺法中。/岐伯曰：至必少气时热，时热从胸背上至头，汗出，手热、口干、苦渴、小便黄、目下肿、腹中鸣、身重难以行，月事不来，烦而不能食，不能正偃，正偃则咳，病名曰风水，论在刺法中。
dì yuē: yuàn wén qí shuō. 帝曰：願聞其說。/帝曰：愿闻其说。
Qíbó yuē: xié zhī suǒ còu, qí qì bì xū; yīn-xū zhě, yáng bì còu zhī. gù shǎo qì shí rè ér hàn chū yě. xiǎobiàn huáng zhě, shǎofù zhōng yǒu rè yě. bù néng zhèng yǎn zhě, wèi zhōng bùhé yě. zhèng yǎn zé ké shèn, shàng pò fèi yě. zhū yǒu shuǐqì zhě, wēi zhǒng xiānjiàn yú mùxià yě. 岐伯曰：邪之所湊，其氣必虛；陰虛者，陽必湊之。故少氣時熱而汗出也。小便黃者，少腹中有熱也。不能正偃者，胃中不和也。正偃則咳甚，上迫肺也。諸有水氣者，微腫先見於目下也。/岐伯曰：邪之所凑，其气必虚；阴虚者，阳必凑之。故少气时热而汗出也。小便黄者，少腹中有热也。不能正偃者，胃中不和也。正偃则咳甚，上迫肺也。诸有水气者，微肿先见于目下也。
dì yuē: héyǐ yán? 帝曰：何以言？/帝曰：何以言？
Qíbó yuē: shuǐ zhě yīn yě, mùxià yì yīn yě, fù zhě zhì yīn zhī suǒ jū. gù shuǐ zài fù zhě, bì shǐ mùxià zhǒng yě. zhēn qìshàng nì, gù kǒu kǔ shé gān, wò bude zhèng yǎn, zhèng yǎn zé ké chūqīng shuǐ yě. zhū shuǐ bìngzhě, gù bude wò, wò zé jīng, jīng zé ké shèn yě, fù zhōng wū zhě, bìng běnyú wèi yě. báo pí zé fán, bù néng shí. shí bùxià zhě, wèiwǎn gé yě. shēnzhòng nányǐ xíngzhě, wèi mài zài zú yě. yuèshì bùlái zhě, bāo mài bì yě, bāo mài zhě shǔxīn, ér luò yú bāo zhōng, jīn qìshàng pò fèi, xīnqì bude xià tōng, gù yuèshì bùlái yě. 岐伯曰：水者陰也，目下亦陰也，腹者至陰之所居。故水在腹者，必使目下腫也。真氣上逆，故口苦舌干，臥不得正偃，正偃則咳出清水也。諸水病者，故不得臥，臥則驚，驚則咳甚也，腹中鳴者，病本於胃也。薄脾則煩，不能食。食不下者，胃脘隔也。身重難以行者，胃脈在足也。月事不來者，胞脈閉也，胞脈者屬心，而絡於胞中，今氣上迫肺，心氣不得下通，故月事不來也。/岐伯曰：水者阴也，目下亦阴也，腹者至阴之所居。故水在腹者，必使目下肿也。真气上逆，故口苦舌干，卧不得正偃，正偃则咳出清水也。诸水病者，故不得卧，卧则惊，惊则咳甚也，腹中鸣者，病本于胃也。薄脾则烦，不能食。食不下者，胃脘隔也。身重难以行者，胃脉在足也。月事不来者，胞脉闭也，胞脉者属心，而络于胞中，今气上迫肺，心气不得下通，故月事不来也。

nì tiáo lùn piān dì - sānshísì 逆調論篇第三十四/逆调论篇第三十四
Huángdì wèn yuē: rénshēn fēicháng wēn yě, fēicháng rè yě, wèi zhī rè ér fán mǎn zhě héyě? 黃帝問曰：人身非常溫也，非常熱也，為之熱而煩滿者何也？/黄帝问曰：人身非常温也，非常热也，为之热而烦满者何也？
Qíbó duì yuē: yīnqì shǎo ér yángqì shèng yě, gù rè ér fán mǎn yě. 岐伯對曰：陰氣少而陽氣勝也，故熱而煩滿也。/岐伯对曰：阴气少而阳气胜也，故热而烦满也。
dì yuē: rénshēn fēi yī hán yě, Zhōng-Fēi yǒu hánqì yě, hán cóngzhōng shēng zhě hé? 帝曰：人身非衣寒也，中非有寒氣也，寒從中生者何？/帝曰：人身非衣寒也，中非有寒气也，寒从中生者何？
Qíbó yuē: shì rén duō bì qì yě, yángqì shàoyīn qì duō, gù shēn hán rú cóng shuǐ

zhōng chū. 岐伯曰：是人多痹氣也，陽氣少陰氣多，故身寒如從水中出。/岐伯曰：是人多痹气也，阳气少阴气多，故身寒如从水中出。

dì yuē: rén yǒu sìzhī rè, féng fēnghán rú zhì rú huǒ zhě héyě? 帝曰：人有四肢熱，逢風寒如炙如火者何也？/帝曰：人有四肢热，逢风寒如炙如火者何也？

Qíbó yuē: shì rén zhě yīnqì xū, yángqì shèng, sìzhī zhě yáng yě, liǎng yáng xiāngdé ér yīnqì xū shǎo, shǎo shuǐ bù néng miè shèng huǒ, ér yáng dú zhì. dú zhì zhě bù néng shēngzhǎng yě, dú shèng ér zhǐ ěr. féng fēng ér rú zhì rú huǒ zhě, shì rén dāng ròushuò yě. 岐伯曰：是人者陰氣虛，陽氣盛，四肢者陽也，兩陽相得而陰氣虛少，少水不能滅盛火，而陽獨治。獨治者不能生長也，

獨勝而止耳。逢風而如炙如火者，是人當肉爍也。/岐伯曰：是人者阴气虚，阳气盛，四肢者阳也，两阳相得而阴气虚少，少水不能灭盛火，而阳独治。独治者不能生长也，独胜而止耳。逢风而如炙如火者，是人当肉烁也。

dì yuē: rén yǒushēn hán, yáng huǒ bù néng rè, hòu yī bù néng wēn, rán bùdòng lì, shì wèihé bìng? 帝曰：人有身寒，陽火不能熱，厚衣不能溫，然不凍栗，是為何病？/帝曰：人有身寒，阳火不能热，厚衣不能温，然不冻栗，是为何病？

Qíbó yuē: shì rén zhě, sù shèn qì shèng, yǐ shuǐ wéi shì, tàiyáng qì shuāi, shèn zhī kū mù bù cháng, yīshuǐ bù néng shèng liǎng huǒ. shèn zhě shuǐ yě, ér shēng yú gǔ, shèn bù shēng, zé suǐ bù néng mǎn, gù hán shènzhì gǔ yě. suǒyǐ bù néng dòng lì zhě, gān yī yáng yě, xīn èr yáng yě, shèn gū zàng yě, yīshuǐ bù néng shèng èr huǒ, gù bù néng dòng lì, bìng míng yuē gǔ bì, shì rén dāng luán jié yě. 岐伯曰：是人者，素腎氣勝，以水為事，太陽氣衰，腎脂枯木不長，一水不能勝兩火。腎者水也，而生於骨，腎不生，則髓不能滿，故寒甚至骨也。所以不能凍栗者，肝一陽也，心二陽也，腎孤髒也，一水不能勝二火，故不能凍栗，病名曰骨痹，是人當攣節也。/岐伯曰：是人者，素肾气胜，以水为事，太阳气衰，肾脂枯木不长，一水不能胜两火。肾者水也，而生于骨，肾不生，则髓不能满，故寒甚至骨也。所以不能冻栗者，肝一阳也，心二阳也，肾孤脏也，一水不能胜二火，故不能冻栗，病名曰骨痹，是人当挛节也。

dì yuē: rén zhī ròu kē zhě, suī jìn yì xù, yóu shàng kē yě, shì wèi hé jí? 帝曰：人之肉苛者，雖近亦絮，猶尚苛也，是謂何疾？/帝曰：人之肉苛者，虽近亦絮，犹尚苛也，是谓何疾？

Qíbó yuē: róng qìxū, wèiqì shí yě, róng qìxū zé bùrén, wèiqì xū zé bùyòng, róngwèi jù xū, zé bùrén qiěbù yòng, ròu rúgù yě. rén yǔ zhì bù xiāng yǒu, yuē sǐ. 岐伯曰：榮氣虛，衛氣實也，榮氣虛則不仁，衛氣虛則不用，榮衛俱虛，則不仁且不用，肉如故也。人與志不相有，曰死。/岐伯曰：荣气虚，卫气实也，荣气虚则不仁，卫气虚则不用，荣卫俱虚，则不仁且不用，肉如故也。人与志不相有，曰死。

dì yuē: rén yǒu nì qì bude wò ér xī yǒu yīn zhě, yǒu bude wò ér xī wú yīn zhě, yǒu qǐjū rúgù xī yǒu yīn zhě, yǒudé wò xíng ér chuǎn zhě, yǒu bude dé wò bù néng xíng ér chuǎn zhě, yǒu bude wò wò ér chuǎn zhě, jiē hé zàng shǐrán? yuàn wén qí gù. 帝曰：人有逆氣不得臥而息有音者，有不得臥而息無音者，有起居如故息有音者，有得臥行而喘者，有不得得臥不能行而喘者，有不得臥臥而喘者，皆何髒使然？願聞其故。/帝曰：人有逆气不得卧而息有音者，有不得卧而息无音者，有起居如故息有音者，有得卧行而喘者，有不得得卧不能行而喘者，有不得卧卧而喘者，皆何脏使然？愿闻其故。

Qíbó yuē: bude wò ér xī yǒu yīn zhě, shì yángmíng zhī nì yě, zú sānyáng zhě xiàxíng, jīn nì ér shàngxíng, gù xī yǒu yīn yě. yángmíng zhě, wèi mài yě, wèi zhě, liù-fǔ zhī hǎi, qí qì yì xiàxíng. yángmíng nì, bude cóng qí dào? gù bude wò yě. xià jīng yuē: wèi bùhé, zé wò bù'ān, cǐ zhī wèi yě. 岐伯曰：不得臥而息有音者，是陽明之逆也，足三陽者下行，今逆而上行，故息有音也。陽明者，胃脈也，胃者，六腑之海，其氣亦下行。陽明逆，不得從其道？故不得臥也。下經曰：胃不和，則臥不安，此之謂也。/岐伯曰：不得卧而息有音者，是阳明之逆也，足三阳者下行，今逆而上行，故息有音也。阳明

者，胃脉也，胃者，六腑之海，其气亦下行。阳明逆，不得从其道？故不得卧也。下经曰：胃不和，则卧不安，此之谓也。

fū qǐjū rúgù ér xī yǒu yīn zhě, cǐ fèi zhī luòmài nì yě, luòmài bude suí jīng shàng-xià, gù liú jīng ér bù xíng, luòmài zhī bìngrén yě wēi, gù qǐjū rúgù ér xī yǒu yīn yě. 夫起居如故而息有音者，此肺之絡脈逆也，絡脈不得隨經上下，故留經而不行，絡脈之病人也微，故起居如故而息有音也。/夫起居如故而息有音者，此肺之络脉逆也，络脉不得随经上下，故留经而不行，络脉之病人也微，故起居如故而息有音也。

fū bude wò, wò zé chuǎn zhě, shì shuǐqì zhī kè yě. fū shuǐ zhě, xún jīnyè ér liú yě, shèn zhě shuǐ zàng zhǔ jīnyè, zhǔwò yǔ chuǎn yě. 夫不得臥，臥則喘者，是水氣之客也。夫水者，循津液而流也，腎者水髒主津液，主臥與喘也。/夫不得卧，卧则喘者，是水气之客也。夫水者，循津液而流也，肾者水脏主津液，主卧与喘也。

dì yuē: shàn. 帝曰：善。/帝曰：善。

nüè lùn piān dì - sānshíwǔ 瘧論篇第三十五/疟论篇第三十五

Huángdì wèn yuē: fū jiē nüè jiē shēng yú fēng, qí gài zuò yǒushí zhě héyě? 黄帝問曰：夫痎瘧皆生於風，其蓋作有時者何也？/黄帝问曰：夫痎疟皆生于风，其盖作有时者何也？

Qíbó duì yuē: nüè zhī shǐfā yě, xiān qǐ yú háomáo, shēnqiàn nǎi zuò, hánlì gǔ hàn, yāo jǐ jù tòng, hán qù zé nèiwài jiē rè, tóuténg rú pò, kě yù lěngyǐn. 岐伯對曰：瘧之始發也，先起於毫毛，伸欠乃作，寒栗鼓頷，腰脊俱痛，寒去則內外皆熱，頭疼如破，渴欲冷飲。/岐伯对曰：疟之始发也，先起于毫毛，伸欠乃作，寒栗鼓颔，腰脊俱痛，寒去则内外皆热，头疼如破，渴欲冷饮。

dì yuē: hé qìshǐ rán? yuàn wén qí dào. 帝曰：何氣使然？願聞其道。/帝曰：何气使然？愿闻其道。

Qíbó yuē: yīn-yáng shàng-xià jiāo zhēng, xūshí gèng zuò, yīn-yáng xiàngyí yě. 岐伯曰：陰陽上下交爭，虛實更作，陰陽相移也。/岐伯曰：阴阳上下交争，虚实更作，阴阳相移也。

yáng bìng yú yīn, zé yīn shí ér yángxū, yángmíng xū zé hánlì gǔ hàn yě; jù yángxū zé yāobèi tóuxiàng téng; sānyáng jù xū zé yīnqì shèng, yīnqì shèng zé gǔ hán ér tòng; hán shēng yú nèi, gù Zhōng-wài jiē hán; yáng shèng zé wài rè, yīnxū zé nèirè, zé chuǎn ér kě, gù yù lěngyǐn yě. 陽並於陰，則陰實而陽虛，陽明虛則寒栗鼓頷也；巨陽虛則腰背頭項疼；三陽俱虛則陰氣勝，陰氣勝則骨寒而痛；寒生於內，故中外皆寒；陽盛則外熱，陰虛則內熱，則喘而渴，故欲冷飲也。/阳并于阴，则阴实而阳虚，阳明虚则寒栗鼓颔也；巨阳虚则腰背头项疼；三阳俱虚则阴气胜，阴气胜则骨寒而痛；寒生于内，故中外皆寒；阳盛则外热，阴虚则内热，则喘而渴，故欲冷饮也。

cǐ jiē dé zhī xià shāng yú shǔ, rèqì shèng, cáng yú pífū zhīnèi, chángwèi zhīwài, jiē róng qì zhī suǒ shí yě. 此皆得之夏傷於暑，熱氣盛，藏於皮膚之內，腸胃之外，皆榮氣之所食也。/此皆得之夏伤于暑，热气盛，藏于皮肤之内，肠胃之外，皆荣气之所食也。

cǐlìng rén hàn kōngshū, còulǐ kāi, yīn dé qiūqì; hàn chū yù fēng, jí dé zhī yǐ yù, shuǐqì shè yú pífū zhīnèi, yǔ wèiqì bìngjū. wèiqì zhě zhòurì xíng yú yáng, yèxíng yú yīn, cǐ qì dé yáng érwài chū, dé yīn ér nèi báo, nèiwài xiāng báo, shìyǐ yuē zuò. 此令人汗空疏，腠理開，因得秋氣；汗出遇風，及得之以浴，水氣舍於皮膚之內，與衛氣並居。衛氣者晝日行於陽，夜行於陰，此氣得陽而外出，得陰而內薄，內外相薄，是以曰作。/此令人汗空疏，腠理开，因得秋气；汗出遇风，及得之以浴，水气舍于皮肤之内，与卫气并居。卫气者昼日行于阳，夜行于阴，此气得阳而外出，得阴而内薄，内外相薄，是以曰作。

dì yuē: qíjiān rì ér zuòzhě héyě? 帝曰：其間日而作者何也？/帝曰：其间日而作者何也？

Qíbó yuē: qí qì zhī shè shēn, nèi báo yú yīn, yángqì dú fā, yīn xié nèizhāo, yīn yǔ yáng zhēng bude chū, shìyǐ jiànrì ér zuò yě. 岐伯曰：其氣之舍深，內薄於陰，陽氣獨發，陰邪內著，陰與陽爭不得出，是

以間日而作也。/岐伯曰：其气之舍深，内薄于阴，阳气独发，阴邪内着，阴与阳争不得出，是以间日而作也。
dì yuē: shàn. qí zuò rì yàn yǔqí rì zǎo zhě hé qìshǐ rán? 帝曰：善。其作日晏與其日早者何氣使然？/帝曰：善。其作日晏与其日早者何气使然？
Qíbó yuē: xiéqì kè yú fēng fǔ, xún lǚ ér xià, wèiqì yī rì yīyè dàhuì yú fēng fǔ, qí míngrì rìxià yījié, gù qí zuò yě yàn. cǐ xiān kè yú jǐbèi yě, měi zhìyú fēng fǔ, zé còulǐ kāi, còulǐ kāi, zé xiéqì rù, xiéqì rù, zé bìng zuò, yǐcǐ rì zuò shāo yì yàn yě; qí chūyú fēng fǔ rìxià yījié, èrshíwǔ rì xià zhì dǐgǔ, èrshíliù rì rù yú jǐ nèi, zhù yú fú lǚ zhī mài, qí qìshàng xíng, jiǔrì chūyú quēpén zhīzhōng, qí qì rì gāo, gùzuò rìyì zǎo yě. 岐伯曰：邪氣客於風府，循膂而下，衛氣一日一夜大會於風府，其明日日下一節，故其作也晏。此先客於脊背也，每至於風府，則腠理開，腠理開，則邪氣入，邪氣入，則病作，以此日作稍益晏也；其出於風府日下一節，二十五日下至骶骨，二十六日入於脊內，注於伏膂之脈，其氣上行，九日出於缺盆之中，其氣日高，故作日益早也。/岐伯曰：邪气客于风府，循膂而下，卫气一日一夜大会于风府，其明日日下一节，故其作也晏。此先客于脊背也，每至于风府，则腠理开，腠理开，则邪气入，邪气入，则病作，以此日作稍益晏也；其出于风府日下一节，二十五日下至骶骨，二十六日入于脊内，注于伏膂之脉，其气上行，九日出于缺盆之中，其气日高，故作日益早也。
qíjiān rì fā zhě, yóu xiéqì nèi báo yú wǔ zàng, héng lián mù yuán yě. qí dào yuǎn, qí qì shēn, qí xíng chí, bù néng yǔ wèiqì jù xíng, bude jiē chū. gù jiànrì nǎi zuò yě. 其間日發者，由邪氣內薄於五臟，横連募原也。其道遠，其氣深，其行遲，不能與衛氣俱行，不得皆出。故間日乃作也。/其间日发者，由邪气内薄于五脏，横连募原也。其道远，其气深，其行迟，不能与卫气俱行，不得皆出。故间日乃作也。
dì yuē: fūzǐ yán wèiqì měi zhìyú fēng fǔ, còulǐ nǎi fā, fā zé xiéqì rù, rù zé bìng zuò, jīn wèiqì rìxià yījié, qí qì zhī fā yě, bùdàng fēng fǔ, qí rì zuòzhě nàihé? 帝曰：夫子言衛氣每至於風府，腠理乃發，發則邪氣入，入則病作，今衛氣日下一節，其氣之發也，不當風府，其日作者奈何？/帝曰：夫子言卫气每至于风府，腠理乃发，发则邪气入，入则病作，今卫气日下一节，其气之发也，不当风府，其日作者奈何？
Qíbó yuē: cǐ xiéqì kè yú tóu xiàng, xún lǚ ér xià zhě yě. gù xūshí bùtóng, xié zhōng yì suǒ, zé bùdédàng qí fēng fǔ yě. gù xié zhōng yú tóu xiàng zhě, qì zhì tóuxiàng ér bìng; zhōng yú bèi zhě, qì zhì bèi ér bìng; zhōng yú yāo jǐ zhě, qì zhì yāo jǐ ér bìng; zhōng yú shǒu zú zhě, qì zhì shǒuzú ér bìng. wèiqì zhī suǒzài yǔ xiéqì xiānghé, zé bìng zuò. gù fēng wúcháng fǔ, wèiqì zhī suǒ fā bì kāi qí còulǐ, xiéqì zhī suǒ hé, zé qí fǔ yě. 岐伯曰：此邪氣客於頭項，循膂而下者也。故虛實不同，邪中異所，則不得當其風府也。故邪中於頭項者，氣至頭項而病；中於背者，氣至背而病；中於腰脊者，氣至腰脊而病；中於手足者，氣至手足而病。衛氣之所在與邪氣相合，則病作。故風無常府，衛氣之所發必開其腠理，邪氣之所合，則其府也。/岐伯曰：此邪气客于头项，循膂而下者也。故虚实不同，邪中异所，则不得当其风府也。故邪中于头项者，气至头项而病；中于背者，气至背而病；中于腰脊者，气至腰脊而病；中于手足者，气至手足而病。卫气之所在与邪气相合，则病作。故风无常府，卫气之所发必开其腠理，邪气之所合，则其府也。
dì yuē: shàn. fū fēng zhī yǔ nüè yě, xiāngsì tónglèi, ér fēng dú cháng zài, nüè dé yǒushí ér xiū zhě héyě? 帝曰：善。夫風之與瘧也，相似同類，而風獨常在，瘧得有時而休者何也？/帝曰：善。夫风之与疟也，相似同类，而风独常在，疟得有时而休者何也？
Qíbó yuē: fēngqì liú qí chù, gùcháng zài, nüè qì suí jīngluò, chén yǐnèi báo, gù wèiqì yìng nǎi zuò. 岐伯曰：風氣留其處，故常在，瘧氣隨經絡，沉以內薄，故衛氣應乃作。/岐伯曰：风气留其处，故常在，疟气随经络，沉以内薄，故卫气应乃作。
dì yuē: nüè xiān hán érhòu rè zhě héyě? 帝曰：瘧先寒而後熱者何也？/帝曰：疟先

寒而后热者何也？
Qíbó yuē: xià shāng yú dàshǔ, qí hàn dà chū, còulǐ kāifā, yīn yù xià qì qīcāng zhī shuǐ hán, cáng yú còulǐ pífū zhīzhōng, qiū shāng yú fēng, zé bìng chéng yǐ. fū hán zhě, yīnqì yě, fēng zhě, yángqì yě, xiān shāng yú hán érhòu shāng yú fēng, gù xiān hán érhòu rè yě. bìng yǐ shí zuò, míng yuē hánnüè. 岐伯曰：夏傷於大暑，其汗大出，腠理開發，因遇夏氣淒滄之水寒，藏於腠理皮膚之中，秋傷於風，則病成矣。夫寒者，陰氣也，風者，陽氣也，先傷於寒而後傷於風，故先寒而後熱也。病以時作，名曰寒瘧。/岐伯曰：夏伤于大暑，其汗大出，腠理开发，因遇夏气凄沧之水寒，藏于腠理皮肤之中，秋伤于风，则病成矣。夫寒者，阴气也，风者，阳气也，先伤于寒而后伤于风，故先寒而后热也。病以时作，名曰寒疟。
dì yuē: xiān rè érhòu hán zhě héyě? 帝曰：先熱而後寒者何也？/帝曰：先热而后寒者何也？
Qíbó yuē: cǐ xiān shāng yú fēng, érhòu shāng yú hán. gù xiān rè érhòu hán yě. yì yǐ shí zuò, míng yuē wēnnüè. 岐伯曰：此先傷於風，而後傷於寒。故先熱而後寒也。亦以時作，名曰溫瘧。/岐伯曰：此先伤于风，而后伤于寒。故先热而后寒也。亦以时作，名曰温疟。
qí dàn rè ér bù hán zhě, yīnqì xiān jué, yángqì dú fā, zé shǎo qì fán yuān, shǒuzú rè ér yù ǒu, míng yuē dānnüè. 其但熱而不寒者，陰氣先絕，陽氣獨發，則少氣煩冤，手足熱而欲嘔，名曰癉瘧。/其但热而不寒者，阴气先绝，阳气独发，则少气烦冤，手足热而欲呕，名曰瘅疟。
dì yuē: fū jīng yán yǒuyú zhě xiè zhī, bùzú zhě bǔ zhī, jīn rè wéi yǒuyú, hán wéi bùzú. fū nüè zhě zhī hán, tānghuǒ bù néng wēn yě, jí qí rè, bīngshuǐ bù néng hán yě, cǐ jiē yǒuyú bùzú zhīlèi. dāngcǐ zhī shí, liánggōng bù néng zhǐ, bìxū qí zì shuāi, nǎi cì zhī, qí gù héyě? yuàn wén qí shuō. 帝曰：夫經言有餘者瀉之，不足者補之，今熱為有餘，寒為不足。夫瘧者之寒，湯火不能溫也，及其熱，冰水不能寒也，此皆有餘不足之類。當此之時，良工不能止，必須其自衰，乃刺之，其故何也？願聞其說。/帝曰：夫经言有余者泻之，不足者补之，今热为有余，寒为不足。夫疟者之寒，汤火不能温也，及其热，冰水不能寒也，此皆有余不足之类。当此之时，良工不能止，必须其自衰，乃刺之，其故何也？愿闻其说。
Qíbó yuē: jīng yán wú cì hè hè zhī rè, wú cì hún hún zhī mài, wú cì lùlù zhī hàn, gù wéi qí bìng nì wèikě zhì yě. 岐伯曰：經言無刺熇熇之熱，無刺渾渾之脈，無刺漉漉之汗，故為其病逆未可治也。/岐伯曰：经言无刺熇熇之热，无刺浑浑之脉，无刺漉漉之汗，故为其病逆未可治也。
fū nüè zhī shǐfā yě, yángqì bìng yú yīn, dàngshì zhī shí, yángxū ér yīn shèng, wài wú qì gù xiān hánlì yě. yīnqì nì jí zé fùchū zhī yáng, yáng yǔ yīn fù bìng yú wài, zé yīnxū ér yáng shí, gù xiān rè ér kě. 夫瘧之始發也，陽氣並於陰，當是之時，陽虛而陰盛，外無氣故先寒栗也。陰氣逆極則復出之陽，陽與陰復並於外，則陰虛而陽實，故先熱而渴。/夫疟之始发也，阳气并于阴，当是之时，阳虚而阴盛，外无气故先寒栗也。阴气逆极则复出之阳，阳与阴复并于外，则阴虚而阳实，故先热而渴。
fū nüè qì zhě, bìng yú yáng zé yáng shèng, bìng yú yīn zé yīn shèng? yīn shèng zé hán, yáng shèng zé rè. nüè zhě, fēnghán zhī qì bù cháng yě. bìng jí zé fù. 夫瘧氣者，並於陽則陽勝，並於陰則陰勝？陰勝則寒，陽勝則熱。瘧者，風寒之氣不常也。病極則復。/夫疟气者，并于阳则阳胜，并于阴则阴胜？阴胜则寒，阳胜则热。疟者，风寒之气不常也。病极则复。
zhì bìng zhī fā yě, rú huǒ zhī rè, rú fēngyǔ bùkě dāng yě. gù jīng yán yuē: fāng qí shèng shí, bì huǐ, yīn qí shuāi yě, shì bì dà chāng, cǐ zhī wèi yě. 至病之發也，如火之熱，如風雨不可當也。故經言曰：方其盛時，必毀，因其衰也，事必大昌，此之謂也。/至病之发也，如火之热，如风雨不可当也。故经言曰：方其盛时，必毁，因其衰也，事必大昌，此之谓也。
fū nüè zhī wèi fā yě, yīn wèi bìng yáng, yáng wèi bìng yīn, yīn'ér tiáo zhī, zhēn qì dé ān, xiéqì nǎi wáng. gù gōng bù néng zhì

qí yǐ fā wéi qí qìnì yě. 夫瘧之未發也，陰未並陽，陽未並陰，因而調之，真氣得安，邪氣乃亡。故工不能治其已發為其氣逆也。/夫疟之未发也，阴未并阳，阳未并阴，因而调之，真气得安，邪气乃亡。故工不能治其已发为其气逆也。

dì yuē: shàn. gōng zhī nàihé? zǎo yàn hérú? 帝曰：善。攻之奈何？早晏何如？/帝曰：善。攻之奈何？早晏何如？

Qíbó yuē: nüè zhī qiě fā yě, yīn-yáng zhī qiě yí yě, bì cóng sì mē shǐ yě. yáng yǐ shāng, yīn cóng zhī, gù xiān qí shí jǐn shù qí chù, lìng xiéqì bude rù, yīnqì bude chū, shěn hòu jiàn zhī zài sūnluò shèng jiān ér xuè zhě, jiē qǔ zhī, cǐ zhēn wǎng ér wèi dé bìng zhě yě. 岐伯曰：瘧之且發也，陰陽之且移也，必從四末始也。陽已傷，陰從之，故先其時緊束其處，令邪氣不得入，陰氣不得出，審候見之在孫絡盛堅而血者，皆取之，此真往而未得並者也。/岐伯曰：疟之且发也，阴阳之且移也，必从四末始也。阳已伤，阴从之，故先其时紧束其处，令邪气不得入，阴气不得出，审候见之在孙络盛坚而血者，皆取之，此真往而未得并者也。

dì yuē: nüè bù fā qí yìng hérú? 帝曰：瘧不發其應何如？/帝曰：疟不发其应何如？

Qíbó yuē: nüè qì zhě, bì gèng shèng gèng xū, dāng qì zhī suǒzài yě. bìng zài yáng zé rè ér mài zào, zài yīn zé hán ér mài jìng, jí zé yīn-yáng jù shuāi, wèiqì xiāng lí, gù bìng dé xiū, wèiqì jí zé fù bìng yě. 岐伯曰：瘧氣者，必更盛更虛，當氣之所在也。病在陽則熱而脈躁，在陰則寒而脈靜，極則陰陽俱衰，衛氣相離，故病得休，衛氣集則復病也。/岐伯曰：疟气者，必更盛更虚，当气之所在也。病在阳则热而脉躁，在阴则寒而脉静，极则阴阳俱衰，卫气相离，故病得休，卫气集则复病也。

dì yuē: shí yǒu jiān èr rì huò zhì shù rì fā, huò kě huò bù kě, qí gù héyě? 帝曰：時有間二日或至數日發，或渴或不渴，其故何也？/帝曰：时有间二日或至数日发，或渴或不渴，其故何也？

Qíbó yuē: qíjiān rì zhě xiéqì yǔ wèiqì kè yú liù fǔ, ér yǒushí xiāng shī bù néng xiāngdé, gù xiū shù rì nǎi zuò yě. nüè zhě yīn-yáng gèng shèng yě, huò shènhuò bùshèn, gù huò kě huò bù kě. 岐伯曰：其間日者邪氣與衛氣客於六腑，而有時相失不能相得，故休數日乃作也。瘧者陰陽更勝也，或甚或不甚，故或渴或不渴。/岐伯曰：其间日者邪气与卫气客于六腑，而有时相失不能相得，
故休数日乃作也。疟者阴阳更胜也，或甚或不甚，故或渴或不渴。

dì yuē: lùn yán xià shāng yú shǔ, qiū bì bìng nüè, jīn nüè bùbì yìng zhě héyě? 帝曰：論言夏傷於暑，秋必病瘧，今瘧不必應者何也？/帝曰：论言夏伤于暑，秋必病疟，今疟不必应者何也？

Qíbó yuē: cǐ yìng sìshí zhě yě. qí bìng yìxíng zhě, fǎn sìshí yě. qí yǐ qiū bìngzhě hán shèn, yǐ dōng bìngzhě hán bùshèn, yǐ chūn bìngzhě èfēng, yǐ xià bìngzhě duō hàn. 岐伯曰：此應四時者也。其病異形者，反四時也。其以秋病者寒甚，以冬病者寒不甚，以春病者惡風，以夏病者多汗。/岐伯曰：此应四时者也。其病异形者，反四时也。其以秋病者寒甚，以冬病者寒不甚，以春病者恶风，以夏病者多汗。

dì yuē: fū bìng wēnnüè yǔ hánnüè, ér jiē ān shè, shè yú hé zàng? 帝曰：夫病溫瘧與寒瘧，而皆安舍，舍於何髒？/帝曰：夫病温疟与寒疟，而皆安舍，舍于何脏？

Qíbó yuē: wēnnüè zhě, dé zhī dōng zhōng yú fēng, hánqì cáng yú gǔsuǐ zhīzhōng, zhì chūn zé yángqì dàfā, xiéqì bù néng zì chū, yīn yù dàshǔ, nǎosuǐ shuò, jīròu xiāo, còulǐ fāxiè, huò yǒusuǒ yònglì, xiéqì yǔ hàn jiē chū, cǐ bìng cáng yú shèn, qí qì xiān cóng nèi chū zhī yú wài yě. rúshì zhě, yīnxū ér yáng shèng, yáng shèng zé rè yǐ. shuāi zé qì fùfǎn rù, rù zé yángxū, yángxū zé hán yǐ. gù xiān rè érhòu hán, míng yuē wēnnüè. 岐伯曰：溫瘧者，得之冬中於風，寒氣藏於骨髓之中，至春則陽氣大發，邪氣不能自出，因遇大暑，腦髓爍，肌肉消，腠理髮泄，或有所用力，邪氣與汗皆出，此病藏於腎，其氣先從內出之於外也。如是者，陰虛而陽盛，陽盛則熱矣。衰則氣復反入，入則陽虛，陽虛則寒矣。故先熱而後寒，名曰溫瘧。/岐伯曰：温疟者，得之冬中于风，寒气藏于骨髓之中，至春则阳气大发，邪气不能自出，因遇大暑，脑髓烁，肌肉消，腠

理发泄，或有所用力，邪气与汗皆出，此病藏于肾，
其气先从内出之于外也。如是者，阴虚而阳盛，阳盛则热矣。衰则气复反入，入则阳虚，阳虚则寒矣。故先热而后寒，名曰温疟。
dì yuē: dānnüè hérú? 帝曰：癉瘧何如？/帝曰：瘅疟何如？
Qíbó yuē: dānnüè zhě fèi sù yǒu rè, qìshèng yú shēn, jué nì shàngchōng, zhōngqì shí ér bù wàixiè, yīn yǒusuǒ yònglì, còulǐ kāi, fēnghán shè yú pífū zhīnèi, fēn ròu zhījiān ér fā, fā zé yángqì shèng, yángqì shèng ér bù shuāi zé bìng yǐ. qí qì bùjí yú yīn, gù dàn rè ér bù hán, qì nèicáng yú xīn érwài shè yú fēn ròu zhījiān, lìngrén xiāo shuò tuō ròu, gù mìng yuē dānnüè. 岐伯曰：癉瘧者肺素有熱，氣盛於身，厥逆上沖，中氣實而不外泄，因有所用力，腠理開，風寒舍於皮膚之內，分肉之間而發，發則陽氣盛，陽氣盛而不衰則病矣。其氣不及於陰，故但熱而不寒，氣內藏於心而外舍於分肉之間，令人消爍脫肉，故命曰癉瘧。/岐伯曰：瘅疟者肺素有热，气盛于身，厥逆上冲，中气实而不外泄，因有所用力，腠理开，风寒舍于皮肤之内，分肉之间而发，发则阳气盛，阳气盛而不衰则病矣。其气不及于阴，故但热而不寒，气内藏于心而外舍于分肉之间，令人消烁脱肉，故命曰瘅疟。
dì yuē: shàn. 帝曰：善。/帝曰：善。

cì nüè piān dì - sānshíliù 刺瘧篇第三十六/刺疟篇第三十六
zú tàiyáng zhī nüè, lìngrén yāotòng tóuzhòng, hán cóng bēiqǐ, xiān hán hòu rè, hè hè yē yē rán, rè zhǐ hàn chū, nán yǐ, cì qiè zhōng chūxuè. 足太陽之瘧，令人腰痛頭重，寒從背起，先寒後熱，熇熇暍暍然，熱止汗出，難已，
刺郄中出血。/足太阳之疟，令人腰痛头重，寒从背起，先寒后热，熇熇暍暍然，热止汗出，难已，刺郄中出血。
zú shàoyáng zhī nüè, lìngrén shēntǐ jiě（rén yì）, hán bùshèn, rè bùshèn, è jiànrén, jiànrén xīn tìtì rán, rè duō hàn chū shèn, cì zú shàoyáng. 足少陽之瘧，令人身體解（亻亦），寒不甚，熱不甚，惡見人，見人心惕惕然，熱多汗出甚，刺足少陽。/足少阳之疟，令人身体解（亻亦），寒不甚，热不甚，恶见人，见人心惕惕然，热多汗出甚，刺足少阳。
zú yángmíng zhī nüè, lìngrén xiān hán, sǎ xī sǎ xī, hán shèn jiǔ nǎi rè, rè qù hàn chū, xǐ jiàn rìyuè guānghuǒ qì, nǎi kuài rán. cì zú yángmíng fū shàng. 足陽明之瘧，令人先寒，灑淅灑淅，寒甚久乃熱，熱去汗出，喜見日月光火氣，乃快然。刺足陽明跗上。/足阳明之疟，令人先寒，洒淅洒淅，寒甚久乃热，热去汗出，喜见日月光火气，乃快然。刺足阳明跗上。
zú tàiyīn zhī nüè, lìngrén bù lè, hǎo tàixī, bù shì shí, duō hánrè hàn chū, bìng zhì zé shàn ǒu, ǒu yǐ nǎi shuāi, jí qǔ zhī. 足太陰之瘧，令人不樂，好太息，不嗜食，多寒熱汗出，病至則善嘔，嘔已乃衰，即取之。/足太阴之疟，令人不乐，好太息，不嗜食，多寒热汗出，病至则善呕，呕已乃衰，即取之。
zú tàiyīn zhī nüè, lìngrén ǒutù shèn, duō hánrè, rè duō hán shǎo, yù bìhù yǒu ér chù, qí bìng nán yǐ. 足太陰之瘧，令人嘔吐甚，多寒熱，熱多寒少，欲閉戶牖而處，其病難已。/足太阴之疟，令人呕吐甚，多寒热，热多寒少，欲闭户牖而处，其病难已。
zú jué yīn zhī nüè, lìngrén yāotòng, shǎofù mǎn、xiǎobiàn bùlì、rú lóng zhuàng, fēi lóng yě. shù biàn, yì kǒngjù, qì bùzú, fù zhōng yìyì, cì zú jué yīn. 足厥陰之瘧，令人腰痛，少腹滿、小便不利、如癃狀，非癃也。數便，意恐懼，氣不足，腹中悒悒，刺足厥陰。/足厥阴之疟，令人腰痛，少腹满、小便不利、如癃状，非癃也。数便，意恐惧，气不足，腹中悒悒，刺足厥阴。
fèi nüè zhě, lìngrén xīnhán, hán shèn rè, rè jiān shàn jīng, rú yǒusuǒ jiàn zhě, cì shǒu tàiyīn yángmíng. 肺瘧者，令人心寒，寒甚熱，熱間善驚，如有所見者，刺手太陰陽明。/肺疟者，令人心寒，寒甚热，热间善惊，如有所见者，刺手太阴阳明。
xīn nüè zhě, lìngrén fánxīn shèn, yù dé qīngshuǐ, fǎn hán duō, bùshèn rè, cì shǒu shàoyīn. 心瘧者，令人煩心甚，欲得清水，反寒多，不甚熱，刺手少陰。/心疟者，令人烦心甚，欲得清水，反寒多，

不甚热，刺手少阴。
gān nüè zhě, lìngrén sè cāngcāng rán tàixī, qí zhuàng ruò sǐzhě, cì zú jué yīn jiàn xuè. 肝瘧者，令人色蒼蒼然太息，其狀若死者，刺足厥陰見血。/肝疟者，令人色苍苍然太息，其状若死者，刺足厥阴见血。
pí nüè zhě, lìngrén hán, fù zhōng tòng. rè zé cháng zhōng míng, míng yǐ hàn chū, cì zú tàiyīn. 脾瘧者，令人寒，腹中痛。熱則腸中鳴，鳴已汗出，刺足太陰。/脾疟者，令人寒，腹中痛。热则肠中鸣，鸣已汗出，刺足太阴。
shèn nüè zhě, lìngrén sǎsǎ rán, yāo jǐ tòng, wǎnzhuǎn dàbiàn nán, mù shùn shùn rán, shǒuzú hán. cì zú tàiyáng shàoyīn. 腎瘧者，令人灑洒然，腰脊痛，婉轉大便難，目眴眴然，手足寒。刺足太陽少陰。/肾疟者，令人洒洒然，腰脊痛，婉转大便难，目眴眴然，手足寒。刺足太阳少阴。
wèi nüè zhě, lìngrén qiě bìng yě, shàn jī ér bù néng shí, shí ér zhī mǎnfù dà. cì zú yángmíng tàiyīn héng mài chūxuè. 胃瘧者，令人且病也，善飢而不能食，食而支滿腹大。刺足陽明太陰横脈出血。/胃疟者，令人且病也，善饥而不能食，食而支满腹大。刺足阳明太阴横脉出血。
nüè fāshēn fāng rè, cì zhǐ shàng dòngmài, kāi qí kōng, chū qí xuè, lì hán. 瘧發身方熱，刺趾上動脈，開其空，出其血，立寒。/疟发身方热，刺趾上动脉，开其空，出其血，立寒。
nüè fāng yù hán, cì shǒu yángmíng tàiyīn, zú yángmíng tàiyīn. 瘧方欲寒，刺手陽明太陰，足陽明太陰。/疟方欲寒，刺手阳明太阴，足阳明太阴。
nüè mài mǎn dà jí, cì bèi shù, yòng zhōng zhēn bàng wǔ qū shù gèyī, shì féi-shòu chū qí xuè yě. 瘧脈滿大急，刺背俞，用中針傍五胠俞各一，適肥瘦出其血也。/疟脉满大急，刺背腧，用中针傍五胠腧各一，适肥瘦出其血也。
nüè mài xiǎo shí jí, jiǔ jìng shàoyīn, cì zhǐ jǐng. 瘧脈小實急，灸脛少陰，
刺指井。/疟脉小实急，灸胫少阴，刺指井。
nüè mài mǎn dà jí, cì bèi shù, yòng wǔ qū shù、bèi shù gèyī, shì xíng zhìyú xuè yě. 瘧脈滿大急，刺背俞，用五胠俞、背俞各一，適行至於血也。/疟脉满大急，刺背腧，用五胠腧、背腧各一，适行至于血也。
nüè mài huǎn dà xū, piányi yòngyào, bùyí yòng zhēn. 瘧脈緩大虛，便宜用藥，不宜用針。/疟脉缓大虚，便宜用药，不宜用针。
fán zhì nüè, xiān fā rú shíqǐng, nǎikě yǐ zhì, guò zhī, zé shīshí yě. 凡治瘧，先發如食頃，乃可以治，過之，則失時也。/凡治疟，先发如食顷，乃可以治，过之，则失时也。
zhū nüè ér mài bùjiàn, cì shí zhǐ jiān chūxuè, xuè qù bì yǐ. xiān shì shēn zhī chì rú xiǎodòu zhě, jìn qǔ zhī. 諸瘧而脈不見，刺十指間出血，血去必已。先視身之赤如小豆者，盡取之。/诸疟而脉不见，刺十指间出血，血去必已。先视身之赤如小豆者，尽取之。
shí'èr nüè zhě, qí fā gè bùtóng shí, chá qí bìng xíng, yǐ zhī qí hé mài zhī bìng yě. xiān qí fā shí, rú shíqǐng ér cì zhī, yī cì zé shuāi, èr cì zé zhī, sāncì zé yǐ, bùyǐ cì shéxià liǎng mài chūxuè, bùyǐ cì qiè zhōng shèng jīng chūxuè, yòu cì xiàng yǐ xià jiā jǐ zhě bì yǐ. shéxià liǎng mài zhě, liánquán yě. 十二瘧者，其發各不同時，察其病形，以知其何脈之病也。先其發時，如食頃而刺之，一刺則衰，二刺則知，三刺則已，不已刺舌下兩脈出血，不已刺郄中盛經出血，又刺項已下挾脊者必已。舌下兩脈者，廉泉也。/十二疟者，其发各不同时，察其病形，以知其何脉之病也。先其发时，如食顷而刺之，一刺则衰，二刺则知，三刺则已，不已刺舌下两脉出血，不已刺郄中盛经出血，又刺项已下挟脊者必已。舌下两脉者，廉泉也。
cì nüè zhě, bì xiān wèn qí bìng zhī suǒ xiān fā zhě, xiān cì zhī. xiāntóu tòng jí zhòng zhě, xiān cì tóu shàng jí liǎng é liǎng méi zhījiān zhōng chūxuè; xiān xiàngbèi tòng zhě, xiān cì zhī. xiān yāo jǐ tòng zhě, xiān cì qiè zhōng chūxuè. xiānshǒu bì tòng zhě, xiān cì shǒu shàoyīn yángmíng shí zhǐ jiān; xiān zú jìng suāntòng zhě, xiān cì zú yángmíng shí zhǐ jiān chūxuè. 刺瘧者，必先問其病之所先發者，先刺之。先頭痛及重者，先刺頭上及兩額兩眉之間中出血；先項背痛者，先刺之。先腰脊痛者，先刺郄中出血。先手臂痛者，先刺

手少陰陽明十指間；先足脛酸痛者，先刺足陽明十指間出血。/刺疟者，必先问其病之所先发者，先刺之。先头痛及重者，先刺头上及两额两眉之间中出血；先项背痛者，先刺之。先腰脊痛者，先刺郄中出血。先手臂痛者，先刺手少阴阳明十指间；先足胫酸痛者，先刺足阳明十指间出血。

fēng nüè, nüè fā zé hàn chū èfēng, cì sānyáng jīng bèi shù zhī xuè zhě. 風瘧，瘧發則汗出惡風，
刺三陽經背俞之血者。/风疟，疟发则汗出恶风，刺三阳经背腧之血者。

（gǔ xíng）suāntòng shèn, àn zhī bùkě, míng yuē fū suǐ bìng. yǐ chán zhēn, zhēn jué gǔ chūxuè, lì yǐ. （骨行）酸痛甚，按之不可，名曰胕髓病。以鑱針，針絕骨出血，立已。/（骨行）酸痛甚，按之不可，名曰胕髓病。以镵针，针绝骨出血，立已。

shēntǐ xiǎo tòng, cì zhì yīn. 身體小痛，刺至陰。/身体小痛，刺至阴。

zhū yīn zhī jǐng wú chūxuè, jiànrì yī cì. 諸陰之井無出血，間日一刺。/诸阴之井无出血，间日一刺。

nüè bù kě, jiànrì ér zuò, cì zú tàiyáng. kě ér jiànrì zuò, cì zú shàoyáng. 瘧不渴，間日而作，刺足太陽。渴而間日作，刺足少陽。/疟不渴，间日而作，刺足太阳。渴而间日作，刺足少阳。

shī nüè hàn bùchū, wéi wǔshíjiǔ cì. 濕瘧汗不出，為五十九刺。/湿疟汗不出，为五十九刺。

qìjué lùn piān dì - sānshíqī 氣厥論篇第三十七/气厥论篇第三十七

Huángdì wèn yuē: wǔzàngliùfǔ hánrè xiàngyí zhě hé? 黃帝問曰：五臟六腑寒熱相移者何？/黄帝问曰：五脏六腑寒热相移者何？

Qíbó yuē: shèn yí hán yú gān, yōngzhǒng shǎo qì. 岐伯曰：腎移寒於肝，癰腫少氣。/岐伯曰：肾移寒于肝，痈肿少气。

pí yí hán yú gān, yōngzhǒng jīn luán. 脾移寒於肝，癰腫筋攣。/脾移寒于肝，痈肿筋挛。

gān yí hán yú xīn, kuáng gé zhōng. 肝移寒於心，狂隔中。/肝移寒于心，狂隔中。

xīn yí hán yú fèi, fèi xiāo. fèi xiāo zhě yǐn yī sōu èr, sǐbù zhì. 心移寒於肺，
肺消。肺消者飲一溲二，死不治。/心移寒于肺，肺消。肺消者饮一溲二，死不治。

fèi yí hán yú shèn, wéi yǒng shuǐ. yǒng shuǐ zhě, àn fù bù jiān, shuǐqì kè yú dàcháng, jíxíng zé wū zhuózhuó, rú nāng lǐ jiāngshuǐ zhī bìng yě. 肺移寒於腎，為湧水。湧水者，按腹不堅，水氣客於大腸，疾行則鳴濯濯，如囊裡漿水之病也。/肺移寒于肾，为涌水。涌水者，按腹不坚，水气客于大肠，疾行则鸣濯濯，如囊里浆水之病也。

pí yí rè yú gān, zé wéi jīng nǜ. 脾移熱於肝，則為驚衄。/脾移热于肝，则为惊衄。

gān yí rè yú xīn, zé sǐ. 肝移熱於心，則死。/肝移热于心，则死。

xīn yí rè yú fèi, chuánwéi lì xiāo. 心移熱於肺，傳為鬲消。/心移热于肺，传为鬲消。

fèi yí rè yú shèn, chuánwéi róu chì. 肺移熱於腎，傳為柔痓。/肺移热于肾，传为柔痓。

shèn yí rè yú pí, chuánwéi xū, cháng pì sǐ, bùkě zhì. 腎移熱於脾，傳為虛，腸澼死，不可治。/肾移热于脾，传为虚，肠澼死，不可治。

bāo yí rè yú pángguāng, zé lóng nì xuè. 胞移熱於膀胱，則癃溺血。/胞移热于膀胱，则癃溺血。

pángguāng yí rè yú xiǎocháng, lì cháng bùbiàn, shàng wéi kǒumí. 膀胱移熱於小腸，鬲腸不便，上為口糜。/膀胱移热于小肠，鬲肠不便，上为口糜。

xiǎocháng yí rè yú dàcháng, wéi fú jiǎ, wéi chén. 小腸移熱於大腸，為虙瘕，
為沉。/小肠移热于大肠，为虙瘕，为沉。

dàcháng yí rè yú wèi, shàn shí ér shòu rù, wèi zhī shí yì. 大腸移熱於胃，善食而瘦入，謂之食亦。/大肠移热于胃，善食而瘦入，谓之食亦。

wèi yí rè yú dǎn, yì yuē shí yì. 胃移熱於膽，亦曰食亦。/胃移热于胆，亦曰食亦。

dǎn yí rè yú nǎo, zé xīn è bíyuān. bíyuān zhě, zhuó tì bùxià zhǐ yě, chuánwéi nǜ miè míngmù. gù dé zhī qìjué yě. 膽移熱於腦，則辛頞鼻淵。鼻淵者，濁涕不下止也，

傳為衄衊瞑目。故得之氣厥也。/胆移热于脑，则辛頞鼻渊。鼻渊者，浊涕不下止也，传为衄蔑瞑目。故得之气厥也。

ké lùn piān dì - sānshíbā 咳論篇第三十八/咳论篇第三十八

Huángdì wèn yuē: fèi zhī lìngrén ké héyě? 黃帝問曰：肺之令人咳何也？/黄帝问曰：肺之令人咳何也？

Qíbó duì yuē: wǔzàngliùfǔ jiē lìngrén ké, fēidú fèi yě. 岐伯對曰：五臟六腑皆令人咳，非獨肺也。/岐伯对曰：五脏六腑皆令人咳，非独肺也。

dì yuē: yuàn wén qí zhuàng? 帝曰：願聞其狀？/帝曰：愿闻其状？

Qíbó yuē: pímáo zhě fèi zhī hé yě. pímáo xiān shòu xiéqì, xiéqì yǐ cóng qí hé yě. qí hán yǐnshí rén wèi, cóng fèi mài shàng zhì yú fèi, zé fèi hán, fèi hán zé wài nèi hé, xié yīn'ér kè zhī, zé wéi fèi ké. 岐伯曰：皮毛者肺之合也。皮毛先受邪氣，邪氣以從其合也。其寒飲食人胃，從肺脈上至於肺，則肺寒，肺寒則外內合，邪因而客之，則為肺咳。/岐伯曰：皮毛者肺之合也。皮毛先受邪气，
邪气以从其合也。其寒饮食人胃，从肺脉上至于肺，则肺寒，肺寒则外内合，邪因而客之，则为肺咳。

wǔzàng gè yǐ qí shí shòubìng, fēi qí shí gè chuán yǐ yǔ zhī. 五臟各以其時受病，非其時各傳以與之。/五脏各以其时受病，非其时各传以与之。

rén yǔ tiāndì xiāngcān, gù wǔzàng gè yǐ zhì shí, gǎn yú hán zé shòubìng, wēi zé wéi ké, shènzhě wéi xiè wéi tòng. 人與天地相參，故五臟各以治時，感於寒則受病，微則為咳，甚者為泄為痛。/人与天地相参，故五脏各以治时，感于寒则受病，微则为咳，甚者为泄为痛。

chéng qiū zé fèi xiān shòu xié, chéng chūn zé gān xiān shòu zhī, chéng xià zé xīn xiān shòu zhī, chéng zhì yīn zé pí xiān shòu zhī, chéng dōng zé shèn xiān shòu zhī. 乘秋則肺先受邪，乘春則肝先受之，乘夏則心先受之，乘至陰則脾先受之，乘冬則腎先受之。/乘秋则肺先受邪，乘春则肝先受之，乘夏则心先受之，乘至阴则脾先受之，乘冬则肾先受之。

dì yuē: héyǐ yì zhī? 帝曰：何以異之？/帝曰：何以异之？

Qíbó yuē: fèi ké zhī zhuàng, ké ér chuǎnxī yǒu yīn, shèn zé tuò xuè. 岐伯曰：肺咳之狀，咳而喘息有音，甚則唾血。/岐伯曰：肺咳之状，咳而喘息有音，甚则唾血。

xīn ké zhī zhuàng, ké zé xīntòng, hóu zhōngjiè jiè rú gěng zhuàng, shèn zé yān zhǒng, hóubì. 心咳之狀，咳則心痛，喉中介介如梗狀，甚則咽腫，喉痹。/心咳之状，咳则心痛，喉中介介如梗状，甚则咽肿，喉痹。

gān ké zhī zhuàng, ké zé liǎng xié xià tòng, shèn zé bù kěyǐ zhuǎn, zhuǎn zé liǎng qū xià mǎn. 肝咳之狀，咳則兩脅下痛，甚則不可以轉，轉則兩胠下滿。/肝咳之状，咳则两胁下痛，甚则不可以转，转则两胠下满。

pí ké zhī zhuàng, ké zé yòu xié xià tòng, yīnyīn yǐn jiānbèi, shèn zé bù kěyǐ dòng, dòng zé ké jù. 脾咳之狀，咳則右脅下痛，陰陰引肩背，甚則不可以動，動則咳劇。/脾咳之状，咳则右胁下痛，阴阴引肩背，甚则不可以动，动则咳剧。

shèn ké zhī zhuàng, ké zé yāobèi xiāng yǐn ér tòng, shèn zé ké xián. 腎咳之狀，咳則腰背相引而痛，甚則咳涎。/肾咳之状，咳则腰背相引而痛，甚则咳涎。

dì yuē: liùfǔ zhī ké nàihé? ān suǒ shòubìng? 帝曰：六腑之咳奈何？安所受病？/帝曰：六腑之咳奈何？安所受病？

Qíbó yuē: wǔzàng zhī jiǔ ké, nǎi yí yú liù fǔ. 岐伯曰：五臟之久咳，
乃移於六腑。/岐伯曰：五脏之久咳，乃移于六腑。

pí ké bùyǐ, zé wèi shòu zhī. wèi ké zhī zhuàng, ké ér ǒu, ǒu shèn zé chángchong chū. 脾咳不已，則胃受之。胃咳之狀，咳而嘔，嘔甚則長蟲出。/脾咳不已，则胃受之。胃咳之状，咳而呕，呕甚则长虫出。

gān ké bùyǐ zé dǎn shòu zhī, dǎn ké zhī zhuàng, ké ǒu dǎnzhī. 肝咳不已則膽受之，膽咳之狀，咳嘔膽汁。/肝咳不已则胆受之，胆咳之状，咳呕胆汁。

fèi ké bùyǐ zé dàcháng biàn zhī, dàcháng ké zhuàng, ké ér yíshī. 肺咳不已則大腸變之，大腸咳狀，咳而遺失。/肺咳不已则大肠变之，大肠咳状，咳而遗失。

xīn ké bùyǐ zé xiǎocháng shòu zhī, xiǎocháng ké zhuàng, ké ér shī qì, qì yǔ ké jù shī. 心咳不已則小腸受之，小腸咳狀，咳而失氣，氣與咳俱失。/心咳不已则小肠受之，小肠咳状，咳而失气，气与咳俱失。

shèn ké bùyǐ zé pángguāng shòu zhī, pángguāng ké zhuàng, ké ér yíniào. 腎咳不已則膀胱受之，膀胱咳狀，
咳而遺溺。/肾咳不已则膀胱受之，膀胱咳状，咳而遗溺。

jiǔ ké bùyǐ zé sān jiāo shòu zhī, sān jiāo ké zhuàng, ké ér fùmǎn bù yù shí yǐn. 久咳不已則三焦受之，三焦咳狀，咳而腹滿不欲食飲。/久咳不已则三焦受之，三焦咳状，咳而腹满不欲食饮。

cǐ jiē jǐn yú wèi guānyú fèi, shǐ rén duō tì tuò ér miàn fúzhǒng qìnì yě. 此皆緊於胃關於肺，
使人多涕唾而面浮腫氣逆也。/此皆紧于胃关于肺，使人多涕唾而面浮肿气逆也。

dì yuē: zhì zhī nàihé? 帝曰：
治之奈何？/帝曰：治之奈何？

Qíbó yuē: zhì zàng zhě zhì qí shù, zhì fǔ zhě zhì qí hé, fúzhǒng zhě zhì qí jīng. 岐伯曰：治髒者治其俞，治腑者治其合，浮腫者治其經。/岐伯曰：治脏者治其腧，治腑者治其合，浮肿者治其经。

dì yuē: shàn. 帝曰：善。/帝曰：善。

jǔ tòng lùn piān dì - sānshíjiǔ 舉痛論篇第三十九/举痛论篇第三十九

Huángdì wèn yuē: yú wén shànyán tiān zhě, bì yǒu yàn yú rén, shànyán gǔ zhě, bì yǒu héyú jīn; shànyán rén zhě, bì yǒu yàn yú yǐ. rúcǐ zé dào bùhuò ér yào shǔ jí, suǒwèi míng yě. 黄帝問曰：餘聞善言天者，必有驗於人，善言古者，必有合於今；善言人者，必有厭於已。如此則道不惑而要數極，所謂明也。/黄帝问曰：余闻善言天者，必有验于人，善言古者，必有合于今；善言人者，必有厌于已。如此则道不惑而要数极，所谓明也。

jīn yú wèn yú fūzǐ, lìngyán ér kězhī, shì ér kějiàn, mén ér kě dé, lìng yàn yú jǐ ér fāmēng jiěhuò, kě dé ér wén hū? 今餘問於夫子，令言而可知，視而可見，捫而可得，令驗於己而發蒙解惑，可得而聞乎？/今余问于夫子，令言而可知，视而可见，扪而可得，令验于己而发蒙解惑，可得而闻乎？

Qíbó zàibài qǐshǒu yuē: hé dào zhī wèn yě? 岐伯再拜稽首曰：何道之問也？/岐伯再拜稽首曰：何道之问也？

dì yuē: yuàn wénrén zhī wǔzàng zú tòng, hé qìshǐ rán? 帝曰：願聞人之五臟卒痛，何氣使然？/帝曰：愿闻人之五脏卒痛，何气使然？

Qíbó duì yuē: jīngmài liúxíng bùzhǐ, huán zhōu bùxiū, hánqì rù jīng ér jīchí. qì ér bù xíng, kè yú mài wài, zé xuè shǎo, kè yú mài zhōng zé qì bùtōng, gù cùrán ér tòng. 岐伯對曰：經脈流行不止，環周不休，寒氣入經而稽遲。泣而不行，客於脈外，則血少，客於脈中則氣不通，故卒然而痛。/岐伯对曰：经脉流行不止，环周不休，寒气入经而稽迟。泣而不行，客于脉外，则血少，客于脉中则气不通，故卒然而痛。

dì yuē: qí tòng huò cùrán ér zhǐ zhě; huò tòng shèn bùxiū zhě; huò tòng shèn bùkě àn zhě; huò àn zhī ér tòng zhǐ zhě; huò àn zhī-wú yì zhě; huò chuǎn dòng yìngshǒu zhě; huò xīn yǔ bèi xiāng yǐn ér tòng zhě; huò xié lèi yǔ shǎofù xiāng yǐn ér tòng zhě; huò fùtòng yǐn yīngǔ zhě; huò tòng sùxī ér chéng jī zhě; huò cùrán tòng sǐbù zhīrén, yǒu shǎojiàn fùshēng zhě; huò tòng ér ǒu zhě; huò fùtòng érhòu xiè zhě; huò tòng ér bì bùtōng zhě. fán cǐ zhū tòng, gè bùtóng xíng, bié zhī nàihé? 帝曰：其痛或卒然而止者；或痛甚不休者；或痛甚不可按者；或按之而痛止者；或按之無益者；或喘動應手者；或心與背相引而痛者；或脅肋與少腹相引而痛者；或腹痛引陰股者；或痛宿昔而成積者；或卒然痛死不知人，有少間復生者；或痛而嘔者；或腹痛而後泄者；或痛而閉不通者。凡此諸痛，各不同形，別之奈何？/帝曰：其痛或卒然而止者；或痛甚不休者；或痛甚不可按者；或按之而痛止者；或按之无益者；或喘动应手者；或心与背相引而痛者；或胁肋与少腹相引而痛者；或腹痛引阴股者；或痛宿昔而成积者；或卒然痛死不知人，有少间复生者；或痛而呕者；或腹痛而后泄者；或痛而闭不通者。凡此诸痛，各不同形，别之奈何？

Qíbó yuē: hánqì kè yú mài wài, zé mài hán, mài hán zé suō quán, suō quán zé mài chù jí, zé wàiyǐn xiǎo luò, gù cùrán ér tòng. dé jiǒng zé tòng lì zhǐ, yīn zhòng zhōng yú hán, zé tòng jiǔ yǐ. 岐伯曰：寒氣客於脈外，則脈寒，脈寒則縮蜷，縮蜷則脈絀急，則外引小絡，故卒然而痛。得炅則痛立止，因重中於寒，則痛久矣。/岐伯曰：寒气客于脉外，则脉寒，脉寒则缩蜷，缩蜷则脉绌急，则外引小络，故卒然而痛。得炅则痛立止，因重中于寒，则痛久矣。

hánqì kè yú jīngmài zhīzhōng, yǔ jiǒng qì xiāng báo, zé mài mǎn, mǎn zé tòng ér bù kě àn yě. hánqì jīliú, jiǒng qì cóng shàng, zé mài chōng dà ér xuèqì luàn, gù tòng shèn bùkě àn yě. 寒氣客於經脈之中，與炅氣相薄，則脈滿，滿則痛而不可按也。寒氣稽留，炅氣從上，則脈充大而血氣亂，故痛甚不可按也。/寒气客于经脉之中，与炅气相薄，则脉满，满则痛而不可按也。寒气稽留，炅气从上，则脉充大而血气乱，故痛甚不可按也。

hánqì kè yú chángwèi zhījiān, mó yuán zhīxià, xuè bude sàn, xiǎo luò jí yǐn gù tòng. àn zhī zé xuèqì sàn, gù àn zhī tòng zhǐ. 寒氣客於腸胃之間，膜原之下，血不得散，小絡急引故痛。按之則血氣散，故按之痛止。/寒气客于肠胃之间，膜原之下，血不得散，小络急引故痛。按之则血气散，故按之痛止。

hánqì kè yú jiā jǐ zhī mài zé shēn, àn zhī bù néng jí, gù àn zhī-wú yì yě. 寒氣客於挾脊之脈則深，按之不能及，故按之無益也。/寒气客于挟脊之脉则深，按之不能及，故按之无益也。

hánqì kè yú chōng mài, chōng mài qǐ yú guānyuán, suí fù zhíshàng, hánqì kè zé mài bùtōng, mài bùtōng zé qì yīnzhī, gù chuǎnqì yìngshǒu yǐ. 寒氣客於衝脈，衝脈起於關元，隨腹直上，寒氣客則脈不通，脈不通則氣因之，故喘氣應手矣。/寒气客于冲脉，冲脉起于关元，随腹直上，寒气客则脉不通，脉不通则气因之，故喘气应手矣。

hánqì kè yú bèi shù zhī mài, zé mài qì, mài qì zé xuèxū, xuèxū zé tòng. qí shù zhù yú xīn, gù xiāng yǐn ér tòng. àn zhī zé rèqì zhì, rèqì zhì zé tòng shàng yǐ. 寒氣客於背俞之脈，則脈泣，脈泣則血虛，血虛則痛。其俞注於心，故相引而痛。按之則熱氣至，熱氣至則痛上矣。/寒气客于背腧之脉，则脉泣，脉泣则血虚，血虚则痛。其腧注于心，故相引而痛。按之则热气至，热气至则痛上矣。

hánqì kè yú jué yīn zhī mài, jué yīn zhī mài zhě, luò yīnqì, xìyú gān. hánqì kè yú mài zhōng, zé xuè qì mài jí, gù xié lèi yǔ shǎofù xiāng yǐn tòng yǐ. 寒氣客於厥陰之脈，厥陰之脈者，絡陰器，繫於肝。寒氣客於脈中，則血泣脈急，故脅肋與少腹相引痛矣。/寒气客于厥阴之脉，厥阴之脉者，络阴器，系于肝。寒气客于脉中，则血泣脉急，故胁肋与少腹相引痛矣。

jué qì kè yú yīngǔ, hánqì shàng jí shǎofù, xuè qì zàixià xiāng yǐn, gù fùtòng yǐn yīngǔ. 厥氣客於陰股，寒氣上及少腹，血泣在下相引，故腹痛引陰股。/厥气客于阴股，寒气上及少腹，血泣在下相引，故腹痛引阴股。

hánqì kè yú xiǎocháng mó yuán zhījiān, luò xuè zhīzhōng, xuè qì bude zhùrù dàjīng, xuèqì jīliú bude xíng, gù sùxī ér chéng jī yǐ. 寒氣客於小腸膜原之間，絡血之中，血泣不得注入大經，血氣稽留不得行，故宿昔而成積矣。/寒气客于小肠膜原之间，络血之中，血泣不得注入大经，血气稽留不得行，故宿昔而成积矣。

hánqì kè yú wǔ zàng, jué nì shàng xiè, yīnqì jié, yángqì wèi rù, gù cùrán tòng sǐbù zhīrén, qì fùfǎn zé shēng yǐ. 寒氣客於五臟，厥逆上泄，陰氣竭，陽氣未入，故卒然痛死不知人，氣復反則生矣。/寒气客于五脏，厥逆上泄，阴气竭，阳气未入，故卒然痛死不知人，气复反则生矣。

hánqì kè yú chángwèi, jué nì shàng chū, gù tòng ér ǒu yě. 寒氣客於腸胃，厥逆上出，故痛而嘔也。/寒气客于肠胃，厥逆上出，故痛而呕也。

rèqì liú yú xiǎocháng, cháng zhōng tòng, dàn rè jiāokě, zé jiān gān bude chū, gù tòng ér bì bùtōng yǐ. 熱氣留於小腸，腸中痛，癉熱焦渴，則堅干不得出，故痛而閉不通矣。/热气留于小肠，肠中痛，瘅热焦渴，则坚干不得出，故痛而闭不通矣。

dì yuē: suǒwèi yán ér kězhīzhě yě, shì ér kějiàn nàihé? 帝曰：所謂言而可知者也，視而可見奈何？/帝曰：所谓言而可

知者也，视而可见奈何？
Qíbó yuē: wǔzàngliùfǔ gù jìn yǒu bù, shì qí wǔsè, huáng chì wéi rè, bái wéi hán, qīng hēi wéi tòng, cǐ suǒwèi shì ér kějiàn zhě yě. 岐伯曰：五臟六腑固盡有部，視其五色，黃赤為熱，白為寒，青黑為痛，此所謂視而可見者也。/岐伯曰：五脏六腑固尽有部，视其五色，黄赤为热，白为寒，青黑为痛，此所谓视而可见者也。
dì yuē: mén ér kě dé nàihé? 帝曰：捫而可得奈何？/帝曰：扪而可得奈何？
Qíbó yuē: shì qí zhǔ bìng zhī mài jiān, ér xuè jí xiàn xià zhě, jiē kě mén ér dé yě. 岐伯曰：視其主病之脈堅，而血及陷下者，皆可捫而得也。/岐伯曰：视其主病之脉坚，而血及陷下者，皆可扪而得也。
dì yuē: shàn. yú zhī bǎibìng shēng yú qì yě, nù zé qìshàng, xǐ zé qì huǎn, bēi zé qì xiāo, kǒng zé qì xià, hán zé qì shōu, jiǒng zé qì xiè, jīng zé qì luàn, láo zé qì hào, sī zé qìjié. jiǔ qì bùtóng, hé bìng zhī shēng? 帝曰：善。餘知百病生於氣也，怒則氣上，喜則氣緩，悲則氣消，恐則氣下，寒則氣收，炅則氣泄，驚則氣亂，勞則氣耗，思則氣結。九氣不同，何病之生？/帝曰：善。余知百病生于气也，怒则气上，喜则气缓，悲则气消，恐则气下，寒则气收，炅则气泄，惊则气乱，劳则气耗，思则气结。九气不同，何病之生？
Qíbó yuē: nù zé qìnì, shèn zé ǒuxuè jí sūn xiè, gù qìshàng yǐ. 岐伯曰：怒則氣逆，甚則嘔血及飧泄，故氣上矣。/岐伯曰：怒则气逆，甚则呕血及飧泄，故气上矣。
xǐ zé qì hé zhì dá, róngwèi tōng lì, gù qì huǎn yǐ. 喜則氣和志達，榮衛通利，故氣緩矣。/喜则气和志达，荣卫通利，故气缓矣。
bēi zé xīnxì jí, fèi bù yè jǔ, ér shàngjiāo bù-tōng, róngwèi bù sàn, rèqì zài zhōng, gù qì xiāo yǐ. 悲則心繫急，肺布葉舉，而上焦不通，榮衛不散，熱氣在中，故氣消矣。/悲则心系急，肺布叶举，而上焦不通，荣卫不散，热气在中，故气消矣。
kǒng zé jīng què, què zé shàngjiāo bì, bì zé qì hái, hái zé xiàjiāo zhàng, gù qì bùxíng yǐ. 恐則精卻，卻則上焦閉，閉則氣還，還則下焦脹，故氣不行矣。/恐则精却，却则上焦闭，闭则气还，还则下焦胀，故气不行矣。
hán zé còulǐ bì, qì bùxíng, gù qì shōu yǐ. 寒則腠理閉，氣不行，故氣收矣。/寒则腠理闭，气不行，故气收矣。
jiǒng zé còulǐ kāi, róngwèi tōng, hàn dà xiè, gù qì xiè. 炅則腠理開，榮衛通，汗大泄，故氣泄。/炅则腠理开，荣卫通，汗大泄，故气泄。
jīng zé xīn wú suǒ yī, shén wú suǒ guī, lǜ wú suǒ dìng, gù qì luàn yǐ. 驚則心無所依，神無所歸，慮無所定，故氣亂矣。/惊则心无所依，神无所归，虑无所定，故气乱矣。
láo zé chuǎnxī hàn chū, wài nèi jiē yuè, gù qì hào yǐ. 勞則喘息汗出，外內皆越，故氣耗矣。/劳则喘息汗出，外内皆越，故气耗矣。
sī zé xīn yǒusuǒ cún, shén yǒusuǒ guī, zhèngqì liú ér bù xíng, gù qìjié yǐ. 思則心有所存，神有所歸，正氣留而不行，故氣結矣。/思则心有所存，神有所归，正气留而不行，故气结矣。

fù zhōng lùn piān dì-sìshí 腹中論篇第四十/腹中论篇第四十

Huángdì wèn yuē: yǒubìng xīnfù mǎn, dàn shí zé bù néng mù shí, cǐ wèihé bìng? 黃帝問曰：有病心腹滿，旦食則不能暮食，此為何病？/黄帝问曰：有病心腹满，旦食则不能暮食，此为何病？
Qíbó duì yuē: míngwéi gǔzhàng. 岐伯對曰：名為鼓脹。/岐伯对曰：名为鼓胀。
dì yuē: zhì zhī nàihé? 帝曰：治之奈何？/帝曰：治之奈何？
Qíbó yuē: zhì zhī yǐ jī shǐ lǐ, yī jì zhī, èr jì yǐ. 岐伯曰：治之以雞矢醴，一劑知，二劑已。/岐伯曰：治之以鸡矢醴，一剂知，二剂已。
dì yuē: qí shí yǒu fùfā zhě, héyě? 帝曰：其時有復發者，何也？/帝曰：其时有复发者，何也？
Qíbó yuē: cǐ yǐnshí bù jié, gù shí yǒu bìng yě. suīrán qí bìng yě yǐ shí, gù dāng bìng qì jù yú fù yě. 岐伯曰：此飲食不節，故時有病也。雖然其病也已時，故當病氣聚於腹也。/岐伯曰：此饮食不节，故时有病也。虽然其病也已时，故当病气聚于

腹也。
dì yuē: yǒubìng xiōng xié zhī mǎn zhě, fáng yú shí, bìng zhì zé xiān wén xīngsāo chòu, chūqīng yè, xiān tuò xuè, sì zhī qīng, mùxuàn, shíshí qiánhòu xuè, bìng míngwéi hé, héyǐ dé zhī? 帝曰：有病胸脅支滿者，妨於食，病至則先聞腥臊臭，出清液，先唾血，四支清，目眩，時時前後血，病名為何，何以得之？/帝曰：有病胸胁支满者，妨于食，病至则先闻腥臊臭，出清液，先唾血，四支清，目眩，时时前后血，病名为何，何以得之？
Qíbó yuē: bìng míng xuè kū, cǐ dé zhī niánshào shí, yǒusuǒ dà tuō xuè. ruò zuì rùfáng, zhōngqì jié, gān shāng, gù yuèshì shuāi shǎo bùlái yě. 岐伯曰：病名血枯，此得之年少時，有所大脫血。若醉入房，中氣竭，肝傷，故月事衰少不來也。/岐伯曰：病名血枯，此得之年少时，有所大脱血。若醉入房，中气竭，肝伤，故月事衰少不来也。
dì yuē: zhì zhī nàihé? fù yǐ hé shù? 帝曰：治之奈何？復以何術？/帝曰：治之奈何？复以何术？
Qíbó yuē: yǐ sì wūzéi gǔ yī lǜ rú, èr wù bìnghé zhī, wán yǐ què luǎn, dàxiǎo rú dòu, yǐ wǔ wán wéi hòu fàn, yǐn yǐ bàoyú zhī, lì cháng zhōng, jí shāng gān yě. 岐伯曰：以四烏鰂骨一藘茹，二物併合之，丸以雀卵，大小如豆，以五丸為後飯，飲以鮑魚汁，利腸中，及傷肝也。/岐伯曰：以四乌鲗骨一藘茹，二物并合之，丸以雀卵，大小如豆，以五丸为后饭，饮以鲍鱼汁，利肠中，及伤肝也。
dì yuē: bìng yǒu shǎofù shèng, shàng-xià zuǒyòu jiē yǒugēn, cǐ wèihé bìng? kězhì bù? 帝曰：病有少腹盛，上下左右皆有根，此為何病？可治不？/帝曰：病有少腹盛，上下左右皆有根，此为何病？可治不？
Qíbó yuē: bìng míng yuē fú liáng. 岐伯曰：病名曰伏梁。/岐伯曰：病名曰伏梁。
dì yuē: fú liáng hé yīn'ér dé zhī? 帝曰：伏梁何因而得之？/帝曰：伏梁何因而得之？
Qíbó yuē: guǒ dà nóngxuè, jū chángwèi zhīwài, bùkě zhì, zhì zhī měi qiē àn zhī zhìsǐ. 岐伯曰：裹大膿血，居腸胃之外，不可治，治之每切按之致死。/岐伯曰：裹大脓血，居肠胃之外，不可治，治之每切按之致死。
dì yuē: héyǐ rán? 帝曰：何以然？/帝曰：何以然？
Qíbó yuē: cǐ xiàzé yīn yīn, bì xià nóngxuè, shàng zé pò wèiwǎn, shēng gé xiá wèiwǎn nèi yōng, cǐ jiǔbìng yě, nán zhì. jū qí shàng wéi nì, jū qí xià wéi cóng, wù dòng jí duó, lùn zài cì fǎ zhōng. 岐伯曰：此下則因陰，必下膿血，上則迫胃脘，生膈俠胃脘內癰，此久病也，難治。居臍上為逆，居臍下為從，勿動亟奪，論在刺法中。/岐伯曰：此下则因阴，必下脓血，上则迫胃脘，生膈侠胃脘内痈，此久病也，难治。居脐上为逆，居脐下为从，勿动亟夺，论在刺法中。
dì yuē: rén yǒushēn tǐ bì gǔ（gǔ xíng）jiē zhǒng, huán qí ér tòng, shì wèihé bìng? 帝曰：人有身體髀股（骨行）皆腫，環臍而痛，是為何病？/帝曰：人有身体髀股（骨行）皆肿，环脐而痛，是为何病？
Qíbó yuē: bìng míng fú liáng, cǐ fēng gēn yě. qí qì yì yú dàcháng ér zhù yú huāng, huāng zhī yuán zài qí xià, gù huán qí ér tòng yě. bùkě dòng zhī, dòng zhī wéi shuǐ nì sè zhī bìng. 岐伯曰：病名伏梁，此風根也。其氣溢於大腸而著於肓，肓之原在臍下，故環臍而痛也。不可動之，動之為水溺澀之病。/岐伯曰：病名伏梁，此风根也。其气溢于大肠而着于肓，肓之原在脐下，故环脐而痛也。不可动之，动之为水溺涩之病。
dì yuē: fūzǐ shù yán rèzhōng, xiāozhōng, bùkě fú gāo liáng fāngcǎo shí yào. shí yào fā diān, fāngcǎo fākuáng. fū rèzhōng xiāozhōng zhě, jiē fùguì rén yě, jīn jìn gāo liáng, shì bùhé qí xīn, jìn fāngcǎo shí yào, shì bìng bù yù, yuàn wén qí shuō. 帝曰：夫子數言熱中，消中，不可服高梁芳草石藥。石藥發瘨，芳草發狂。夫熱中消中者，皆富貴人也，今禁高梁，是不合其心，禁芳草石藥，是病不愈，願聞其說。/帝曰：夫子数言热中，消中，不可服高梁芳草石药。石药发瘨，芳草发狂。夫热中消中者，皆富贵人也，今禁高梁，是不合其心，禁芳草石药，是病不愈，愿闻其说。
Qíbó yuē: fū fāngcǎo zhī qì měi, shí yào zhī qì hàn, èrzhě qí qìjí jí jiānjìng, gù fēi

huǎn xīn hé rén, bù kěyǐ fú cǐ èrzhě. 岐伯曰：夫芳草之氣美，石藥之氣悍，二者其氣急疾堅勁，故非緩心和人，不可以服此二者。/岐伯曰：夫芳草之气美，石药之气悍，二者其气急疾坚劲，故非缓心和人，不可以服此二者。

dì yuē: bù kěyǐ fú cǐ èrzhě, héyǐ rán? 帝曰：不可以服此二者，何以然？/帝曰：不可以服此二者，何以然？

Qíbó yuē: fū rèqì piāohàn, yào qì yìrán, èrzhě xiāngyù, kǒng nèishāng pí, pí zhě tǔ yě, ér è mù, fú cǐ yào zhě, zhì jiǎ yǐ rì gèng lùn. 岐伯曰：夫熱氣慓悍，藥氣亦然，二者相遇，恐內傷脾，脾者土也，而惡木，服此藥者，至甲乙日更論。/岐伯曰：夫热气慓悍，药气亦然，二者相遇，恐内伤脾，脾者土也，而恶木，服此药者，至甲乙日更论。

dì yuē: shàn. yǒubìng yīng zhǒng, tóutòng xiōng mǎnfù zhàng, cǐ wèihé bìng? héyǐ dé zhī? 帝曰：善。有病膺腫，頭痛胸滿腹脹，此為何病？何以得之？/帝曰：善。有病膺肿，头痛胸满腹胀，此为何病？何以得之？

Qíbó yuē: míng jué nì. 岐伯曰：名厥逆。/岐伯曰：名厥逆。

dì yuē: zhì zhī nàihé? 帝曰：治之奈何？/帝曰：治之奈何？

Qíbó yuē: jiǔ zhī zé yīn, shí zhī zé kuáng, xū qí qì bìng, nǎikě zhì yě. 岐伯曰：灸之則瘖，石之則狂，須其氣並，乃可治也。/岐伯曰：灸之则喑，石之则狂，须其气并，乃可治也。

dì yuē: héyǐ rán? 帝曰：何以然？/帝曰：何以然？

Qíbó yuē: yīnqì zhòng shàng, yǒuyú yú shàng, jiǔ zhī zé yángqì rù yīn, rù zé yīn, shí zhī zé yángqì xū, xū zé kuáng, xū qí qì bìng ér zhì zhī, kě shǐ quán yě. 岐伯曰：陰氣重上，有餘於上，灸之則陽氣入陰，入則瘖，石之則陽氣虛，虛則狂，須其氣並而治之，可使全也。/岐伯曰：阴气重上，有余于上，灸之则阳气入阴，入则喑，石之则阳气虚，虚则狂，须其气并而治之，可使全也。

dì yuē: shàn. héyǐ zhī huái zǐ zhī qiě shēng yě? 帝曰：善。何以知懷子之且生也？/帝曰：善。何以知怀子之且生也？

Qíbó yuē: shēn yǒubìng ér wúxié mài yě. 岐伯曰：身有病而無邪脈也。/岐伯曰：身有病而无邪脉也。

dì yuē: bìng rè ér yǒusuǒ tòng zhě héyě? 帝曰：病熱而有所痛者何也？/帝曰：病热而有所痛者何也？

Qíbó yuē: bìng rè zhě yáng mài yě, yǐ sānyáng zhī dòng yě. rén yíng yī shèng shàoyáng, èr shèng tàiyáng, sān shèng yángmíng, rù yīn yě. fū yáng rù yú yīn, gù bìng zài tóu yǔ fù, nǎi（yuè zhēn）zhàng ér tóutòng yě. 岐伯曰：病熱者陽脈也，以三陽之動也。人迎一盛少陽，二盛太陽，三盛陽明，入陰也。夫陽入於陰，故病在頭與腹，乃（月真）脹而頭痛也。/岐伯曰：病热者阳脉也，以三阳之动也。人迎一盛少阳，二盛太阳，三盛阳明，入阴也。夫阳入于阴，故病在头与腹，乃（月真）胀而头痛也。

dì yuē: shàn. 帝曰：善。/帝曰：善。

cì yāotòng piān dì - sìshíyī 刺腰痛篇第四十一/刺腰痛篇第四十一

zú tàiyáng mài lìngrén yāotòng, yǐn xiàng jǐ kāo bèi rú zhòng zhuàng, cì qí qiè zhōng. tàiyáng zhèngjing chūxuè, chūn wú jiàn xuè. 足太陽脈令人腰痛，引項脊尻背如重狀，刺其郄中。太陽正經出血，春無見血。/足太阳脉令人腰痛，引项脊尻背如重状，刺其郄中。太阳正经出血，春无见血。

shàoyáng lìngrén yāotòng, rú yǐ zhēncì qí pí zhōng, xúnxún rán bù kěyǐ fǔyǎng, bù kěyǐ gù. cì shàoyáng chénggǔ zhī duānchū xuè, chénggǔ zài xī wài lián zhī gǔ dú qǐ zhě, xià wú chūxuè. 少陽令人腰痛，如以針刺其皮中，循循然不可以俯仰，不可以顧。刺少陽成骨之端出血，成骨在膝外廉之骨獨起者，夏無出血。/少阳令人腰痛，如以针刺其皮中，循循然不可以俯仰，不可以顾。刺少阳成骨之端出血，成骨在膝外廉之骨独起者，夏无出血。

yángmíng lìngrén yāotòng, bù kěyǐ gù, gù rú yǒu jiàn zhě, shàn bēi. cì yángmíng yú（gǔ xíng）qián sān wěi, shàng-xià hé zhī chūxuè, qiū wú jiàn xuè. 陽明令人腰痛，不可以顧，顧如有見者，善悲。刺陽明於（骨行）前三痏，上下和之出血，秋無見血。/阳明令人腰痛，不可以

顾，顾如有见者，善悲。刺阳明于（骨行）前三痏，上下和之出血，秋无见血。

zú shàoyīn lìngrén yāotòng, tòng yǐn jǐ nèi lián. cì shàoyīn yú nèihuái shàng èr wěi. chūn wú jiàn xuè, chūxuè tài duō, bùkě fù yě. 足少陰令人腰痛，痛引脊內廉。刺少陰於內踝上二痏。春無見血，出血太多，不可復也。/足少阴令人腰痛，痛引脊内廉。刺少阴于内踝上二痏。春无见血，出血太多，不可复也。

jué yīn zhī mài lìngrén yāotòng, yāo zhōng rú zhānggōng nǔ xián. cì jué yīn zhī mài, zài chuǎn zhǒng yúfù zhīwài, xún zhī lěilěi rán, nǎi cì zhī. qí bìng lìngrén shànyán mòmò rán bù huì, cì zhī sān wěi. 厥陰之脈令人腰痛，腰中如張弓弩弦。刺厥陰之脈，在腨踵魚腹之外，循之纍纍然，乃刺之。其病令人善言默默然不慧，刺之三痏。/厥阴之脉令人腰痛，腰中如张弓弩弦。刺厥阴之脉，在腨踵鱼腹之外，循之纍纍然，乃刺之。其病令人善言默默然不慧，刺之三痏。

jiě mài lìngrén yāotòng, tòng yǐn jiān, mù（máng máng）rán, shí yí sōu. cì jiě mài, zài xī jīnròu fēn jiān qiè wài lián zhī héng mài chūxuè, xuè biàn ér zhǐ. 解脈令人腰痛，痛引肩，目（肮肮）然，時遺溲。刺解脈，在膝筋肉分間郄外廉之橫脈出血，血變而止。/解脉令人腰痛，痛引肩，目（肮肮）然，时遗溲。刺解脉，在膝筋肉分间郄外廉之横脉出血，血变而止。

jiě mài lìngrén yāotòng rú yǐndài, cháng rú zhéyāo zhuàng, shàn kǒng. cì jiě mài, zài qiè zhōng jié luò rú shǔmǐ, cì zhī xuè shè, yǐ hēi jiàn chì xuè éryǐ. 解脈令人腰痛如引帶，常如折腰狀，善恐。刺解脈，在郄中結絡如黍米，刺之血射，以黑見赤血而已。/解脉令人腰痛如引带，常如折腰状，善恐。刺解脉，在郄中结络如黍米，刺之血射，以黑见赤血而已。

tóng yīn zhī mài lìngrén yāotòng, tòng rú xiǎo chuí jū qízhōng, fúrán zhǒng. cì tóng yīn zhī mài zàiwài huái shàng jué gǔ zhī duān, wéi sān wěi. 同陰之脈令人腰痛，痛如小錘居其中，怫然腫。刺同陰之脈在外踝上絕骨之端，為三痏。/同阴之脉令人腰痛，痛如小锤居其中，怫然肿。刺同阴之脉在外踝上绝骨之端，为三痏。

yáng wéi zhī mài lìngrén yāotòng, tòng shàng fúrán zhǒng. cì yáng wéi zhī mài, mài yǔ tàiyáng hé duān xià jiān, qù dì yīchǐ suǒ. 陽維之脈令人腰痛，痛上怫然腫。刺陽維之脈，脈與太陽合端下間，去地一尺所。/阳维之脉令人腰痛，痛上怫然肿。刺阳维之脉，脉与太阳合端下间，去地一尺所。

héng luò zhī mài lìngrén yāotòng, bù kěyǐ fǔ yǎng, yǎng zé kǒng pū, dé zhī jǔ zhòngshāng yāo, héng luò jué, è xuè guī zhī. cì zhī zài qiè yáng、jīn zhījiān, shàng qiè shù cùn, héng jū wéi èr wěi chūxuè. 衡絡之脈令人腰痛，不可以俛仰，仰則恐僕，得之舉重傷腰，衡絡絕，惡血歸之。刺之在郄陽、筋之間，上郄數寸，衡居為二痏出血。/衡络之脉令人腰痛，不可以俛仰，仰则恐仆，得之举重伤腰，衡络绝，恶血归之。刺之在郄阳、筋之间，上郄数寸，衡居为二痏出血。

huìyīn zhī mài lìngrén yāotòng, tòng shàng tà tà rán hàn chū. hàn gān lìngrén yù yǐn, yǐn yǐ yù zǒu. cì zhícháng zhī mài shàng sān wěi, zài qiāo shàng qiè xià wǔ cùn héng jū, shì qí shèng zhě chūxuè. 會陰之脈令人腰痛，痛上漯漯然汗出。汗干令人欲飲，飲已欲走。刺直腸之脈上三痏，在蹻上郄下五寸橫居，視其盛者出血。/会阴之脉令人腰痛，痛上漯漯然汗出。汗干令人欲饮，饮已欲走。刺直肠之脉上三痏，在蹻上郄下五寸横居，视其盛者出血。

fēi yáng zhī mài lìngrén yāotòng, tòng shàng fú fúrán, shèn zé bēi yǐ kǒng. cì fēi yáng zhī mài, zàinèi huái shàng wǔ cùn, shàoyīn zhīqián, yǔ yīn wéi zhī huì. 飛陽之脈令人腰痛，痛上怫怫然，甚則悲以恐。刺飛陽之脈，在內踝上五寸，少陰之前，與陰維之會。/飞阳之脉令人腰痛，痛上怫怫然，甚则悲以恐。刺飞阳之脉，在内踝上五寸，少阴之前，与阴维之会。

chāng yáng zhī mài lìngrén yāotòng, tòng yǐn yīng, mù（máng máng）rán, shèn zé fǎn zhé, shé juǎn bù néng yán. cì nèi jīn wéi èr wěi. zàinèi huái shàng dà jīn qián tàiyīn hòu, shànghuái èr cùn suǒ. 昌陽之脈令人腰痛，痛引膺，目（肮肮）然，甚則反折，

舌卷不能言。刺内筋為二痏。在内踝上大筋前太陰後，上踝二寸所。/昌阳之脉令人腰痛，痛引膺，目（晾晾）然，甚则反折，
舌卷不能言。刺内筋为二痏。在内踝上大筋前太阴后，上踝二寸所。

sàn mài lìngrén yāotòng ér rè, rè shèn shēng fán, yāo xià rú yǒu héngmù jū qízhōng, shèn zé yí sōu. cì sàn mài zài xīqián gǔròu fēn jiān, luò wài lián, shù mài wéi sān wěi. 散脈令人腰痛而熱，熱甚生煩，腰下如有横木居其中，
甚則遺溲。刺散脈在膝前骨肉分間，絡外廉，束脈為三痏。/散脉令人腰痛而热，热甚生烦，腰下如有横木居其中，甚则遗溲。刺散脉在膝前骨肉分间，络外廉，束脉为三痏。

ròu lǐ zhī mài lìngrén yāotòng, bù kěyǐ ké, ké zé jīn suō jí. cì ròu lǐ zhī mài, wéi èr wěi, zài tàiyáng zhīwài, shàoyáng jué gǔ zhīhòu. 肉裡之脈令人腰痛，不可以咳，咳則筋縮急。刺肉裡之脈，為二痏，在太陽之外，少陽絕骨之後。/肉里之脉令人腰痛，不可以咳，咳则筋缩急。刺肉里之脉，为二痏，在太阳之外，少阳绝骨之后。

yāotòng jiā jǐ ér tòng zhì tóu, jījī rán, mù（máng máng）rán jiāngpú, cì zú tàiyáng qiè zhōng chūxuè. 腰痛挾脊而痛至頭，幾幾然，目（晾晾）然僵僕，刺足太陽郄中出血。/腰痛挟脊而痛至头，几几然，目（晾晾）然僵仆，刺足太阳郄中出血。

yāotòng shàng hán, cì zú tàiyáng yángmíng; shàng rè cì zú jué yīn; bù kěyǐ fǔ yǎng, cì zú shàoyáng; zhōng rè ér chuǎn, cì zú zhōng chūxuè.（shàoyīn, cì 腰痛上寒，刺足太陽陽明；上熱刺足厥陰；不可以俛仰，刺足少陽；中熱而喘，刺足中出血。（少陰，刺/腰痛上寒，刺足太阳阳明；上热刺足厥阴；不可以俛仰，刺足少阳；中热而喘，
刺足中出血。（少阴，刺

yāotòng shàng hán bùkě gù, cì zú yángmíng; shàng rè cì zú tàiyīn; zhōng rè ér chuǎn, cì zú shàoyīn. 腰痛上寒不可顧，刺足陽明；上熱刺足太陰；中熱而喘，刺足少陰。/腰痛上寒不可顾，刺足阳明；上热刺足太阴；中热而喘，刺足少阴。

dàbiàn nán, cì zú shàoyīn; shǎofù mǎn, cì zú jué yīn. rú zhé bù kěyǐ fǔ yǎng, bùkě jǔ, cì zú tàiyáng; yǐn jǐ nèi lián, cì zú shàoyīn. 大便難，刺足少陰；少腹滿，刺足厥陰。如折不可以俛仰，不可舉，刺足太陽；引脊內廉，刺足少陰。/大便难，刺足少阴；少腹满，刺足厥阴。如折不可以俛仰，不可举，刺足太阳；引脊内廉，刺足少阴。

yāotòng yǐn shǎofù kòng miǎo, bù kěyǐ yǎng; cì yāo kāo jiāo zhě, liǎng kē jiǎ shàng, yǐ yuè shēngsǐ wéi wěi shù, fàzhēn lì yǐ, zuǒ qǔ yòu, yòu qǔ zuǒ. 腰痛引少腹控眇，不可以仰；刺腰尻交者，兩髁胂上，以月生死為痏數，發針立已，左取右，右取左。/腰痛引少腹控眇，不可以仰；刺腰尻交者，两髁胂上，以月生死为痏数，发针立已，左取右，右取左。

fēng lùn piān dì - sìshí'èr 風論篇第四十二/风论篇第四十二

Huángdì wèn yuē: fēng zhī shāngrén yě, huò wéi hánrè, huò wéi rèzhōng, huò wéi hán zhōng, huò wéi lìfēng, huò wéi piānkū, huò wéi fēng yě, qí bìng gè yì, qí míng bùtóng. huò nèi zhì wǔzàngliùfǔ, bù zhī qí jiě, yuàn wén qí shuō. 黄帝問曰：風之傷人也，或為寒熱，或為熱中，或為寒中，或為癘風，或為偏枯，或為風也，其病各異，其名不同。或內至五臟六腑，不知其解，願聞其說。/黄帝问曰：风之伤人也，或为寒热，或为热中，或为寒中，或为疠风，或为偏枯，或为风也，其病各异，其名不同。或内至五脏六腑，不知其解，愿闻其说。

Qíbó duì yuē: fēngqì cáng zài pífū zhījiān, nèi bude tōng, wài bude xiè. 岐伯對曰：風氣藏在皮膚之間，內不得通，外不得泄。/岐伯对曰：风气藏在皮肤之间，内不得通，外不得泄。

fēng zhě, shànxíng ér shù biàn, còulǐ kāi, zé sǎrán hán, bì zé rè ér mèn. qí hán yě, zé shuāi shí yǐn; qí rè yě, zé xiāo jīròu. gù shǐ rén tū lì ér bù néng shí, míng yuē hánrè. 風者，善行而數變，腠理開，則洒然寒，閉則熱而悶。其寒也，則衰食飲；其熱也，則消肌肉。故使人怢栗而不能食，名曰寒熱。/风者，善行而数变，腠理开，则洒然寒，闭则热而闷。其寒也，

则衰食饮；其热也，则消肌肉。故使人怢栗而不能食，名曰寒热。

fēngqì yǔ yángmíng rù wèi, xún mài ér shàng zhì mù nèi zì, qí rén féi, zé fēngqì bude wàixiè, zé wéi rèzhōng ér mù huáng; rén shòu zé wàixiè ér hán, zé wéi hán zhōng ér qì chū. 風氣與陽明入胃，循脈而上至目內眥，其人肥，則風氣不得外泄，則為熱中而目黃；人瘦則外泄而寒，則為寒中而泣出。/风气与阳明入胃，循脉而上至目内眥，其人肥，则风气不得外泄，则为热中而目黄；人瘦则外泄而寒，则为寒中而泣出。

fēngqì yǔ tàiyáng jù rù, xíng zhū mài shù, sàn yú fēn ròu zhījiān, yǔ wèiqì xiānggān, qí dào bùlì. gù shǐ jīròu fèn（yuè zhēn）ér yǒu yáng, wèiqì yǒusuǒ níng ér bù xíng, gù qí ròu yǒu bùrén yě. 風氣與太陽俱入，行諸脈俞，散於分肉之間，與衛氣相干，其道不利。故使肌肉憤（月真）而有瘍，衛氣有所凝而不行，故其肉有不仁也。/风气与太阳俱入，行诸脉腧，散于分肉之间，与卫气相干，其道不利。故使肌肉愤（月真）而有疡，卫气有所凝而不行，故其肉有不仁也。

lì zhě, yǒu róng qì rè fǔ, qí qì bùqīng, gù shǐ qí bízhù huài ér sè bài, pífū yáng kuì. fēnghán kè yú mài ér bù qù, míng yuē lìfēng, huò míng yuē hánrè. 癘者，有榮氣熱腑，其氣不清，故使其鼻柱壞而色敗，皮膚瘍潰。風寒客於脈而不去，名曰癘風，或名曰寒熱。/疠者，有荣气热腑，其气不清，故使其鼻柱坏而色败，皮肤疡溃。风寒客于脉而不去，名曰疠风，或名曰寒热。

yǐ chūn jiǎ yǐ shāng yú fēng zhě wéi gān-fēng, yǐ xià bǐngdīng shāng yú fēng zhě wéi xīnfēng, yǐ jìxià wù jǐ shāng yú xié zhě wéi pí fēng, yǐ qiū gēng xīn zhōng yú xié zhě wéi fèifēng, yǐ dōng rén guǐ zhōng yú xié zhě wéi shèn fēng. 以春甲乙傷於風者為肝風，以夏丙丁傷於風者為心風，以季夏戊己傷於邪者為脾風，以秋庚辛中於邪者為肺風，以冬壬癸中於邪者為腎風。/以春甲乙伤于风者为肝风，以夏丙丁伤于风者为心风，以季夏戊己伤于邪者为脾风，以秋庚辛中于邪者为肺风，以冬壬癸中于邪者为肾风。

fēng zhōng wǔzàngliùfǔ zhī shù, yì wéi zàngfǔ zhī fēng, gè rù qí ménhù, suǒ zhōng zé wéi piānfēng. 風中五臟六腑之俞，亦為臟腑之風，各入其門戶，所中則為偏風。/风中五脏六腑之腧，亦为脏腑之风，各入其门户，所中则为偏风。

fēngqì xún fēng fǔ ér shàng, zé wéi xiōng fēng, fēng rù xì tóu, zé wéi mù fēng, yǎn hán. 風氣循風府而上，則為胸風，風入系頭，則為目風，眼寒。/风气循风府而上，则为胸风，风入系头，则为目风，眼寒。

yǐnjiǔ zhòngfēng, zé wéi lòufēng. 飲酒中風，則為漏風。/饮酒中风，则为漏风。

rùfáng hàn chū zhòngfēng, zé wéi nèifēng. 入房汗出中風，則為內風。/入房汗出中风，则为内风。

xīn mù zhòngfēng, zé wéishǒu fēng. 新沐中風，則為首風。/新沐中风，则为首风。

jiǔ fēng rù zhōng, zé wéi chángfēng, sūn xiè. 久風入中，則為腸風，飧泄。/久风入中，则为肠风，飧泄。

wàizài còulǐ, zé wéi xiè fēng. 外在腠理，則為泄風。/外在腠理，则为泄风。

gù fēng zhě, bǎibìng zhī cháng yě, zhì qí biànhuà, nǎi wéi tā bìng yě, wúcháng fāng, rán zhì yǒu fēngqì yě. 故風者，百病之長也，至其變化，乃為他病也，無常方，然致有風氣也。/故风者，百病之长也，至其变化，乃为他病也，无常方，然致有风气也。

dì yuē: wǔzàng fēng zhī xíngzhuàng bùtóngzhě hé? yuàn wén qí zhěn, jí qí bìng néng. 帝曰：五臟風之形狀不同者何？願聞其診，及其病能。/帝曰：五脏风之形状不同者何？愿闻其诊，及其病能。

Qíbó yuē: fèifēng zhī zhuàng, duō hàn èfēng, sè pěng rán bái, shí ké duǎnqì, zhòurì zé chà, mù zéshèn, zhěn zài méi shàng, qí sè bái. 岐伯曰：肺風之狀，多汗惡風，色皏然白，時咳短氣，晝日則差，暮則甚，診在眉上，其色白。/岐伯曰：肺风之状，多汗恶风，色皏然白，时咳短气，昼日则差，暮则甚，诊在眉上，其色白。

xīnfēng zhī zhuàng, duō hàn èfēng, jiāo jué shàn nù xià, chìsè, bìng shèn zé yán bùkě kuài, zhěn zài kǒu, qí sè chì. 心風之狀，多汗惡風，焦絕善怒嚇，赤色，病甚則言不可快，診在口，其色赤。/心风之状，多汗恶风，焦绝善怒吓，赤色，病

甚则言不可快，诊在口，其色赤。
gānfēng zhī zhuàng, duō hàn èfēng, shàn bēi, sè wēi cāng, yē gān shàn nù, shí zēng nǚzǐ, zhěn zài mùxià, qí sè qīng. 肝風之狀，多汗惡風，善悲，色微蒼，噎干善怒，時憎女子，診在目下，其色青。/肝风之状，多汗恶风，善悲，色微苍，噎干善怒，时憎女子，诊在目下，其色青。
pí fēng zhī zhuàng, duō hàn èfēng, shēntǐ dài duò, sì zhī bù yù dòng, sè báo wēi huáng, bù shì shí, zhěn zài bí shàng, qí sè huáng. 脾風之狀，多汗惡風，身體怠墮，四支不欲動，色薄微黃，不嗜食，診在鼻上，其色黃。/脾风之状，多汗恶风，身体怠堕，四支不欲动，色薄微黄，不嗜食，诊在鼻上，其色黄。
shèn fēng zhī zhuàng, duō hàn èfēng, miànpáng rán fúzhǒng, jǐ tòng bù néng zhèng lì, qí sè tái, yǐn qū bùlì, zhěn zài jī shàng, qí sè hēi. 腎風之狀，多汗惡風，面龐然浮腫，脊痛不能正立，其色炲，隱曲不利，診在肌上，其色黑。/肾风之状，多汗恶风，面庞然浮肿，脊痛不能正立，其色炲，隐曲不利，诊在肌上，其色黑。
wèifēng zhī zhuàng, jǐng duō hàn, èfēng, shí yǐn bùxià, gé sāi bùtōng, fù shàn zhàng, shī yī zé（yuè zhēn）zhàng, shí hán zé xiè, zhěn xíng shòu ér fù dà. 胃風之狀，頸多汗，惡風，食飲不下，膈塞不通，腹善脹，失衣則（月真）脹，食寒則泄，診形瘦而腹大。/胃风之状，颈多汗，恶风，食饮不下，膈塞不通，腹善胀，失衣则（月真）胀，食寒则泄，诊形瘦而腹大。
shǒu fēng zhī zhuàng, tóumian duō hàn, èfēng、dāngxiān fēng yī rì, zé bìng shèn, tóutòng bù kěyǐ chū nèi, zhì qí fēng rì, zé bìng shǎo yù. 首風之狀，頭面多汗，惡風、當先風一日，則病甚，頭痛不可以出內，至其風日，則病少愈。/首风之状，头面多汗，恶风、当先风一日，则病甚，头痛不可以出内，至其风日，则病少愈。
lòufēng zhī zhuàng, huò duō hàn, cháng bùkě dānyī, shí zé hàn chū, shèn zé shēn hàn, chuǎnxī èfēng, yī cháng rú, kǒugān shàn kě, bù néng láo shì. 漏風之狀，或多汗，常不可單衣，食則汗出，甚則身汗，喘息惡風，衣常濡，口乾善渴，不能勞事。/漏风之状，或多汗，常不可单衣，食则汗出，甚则身汗，喘息恶风，衣常濡，口干善渴，不能劳事。
xiè fēng zhī zhuàng, duō hàn, hàn chū xiè yī shàng, kǒuzhōng gān, shàng zì qí fēng, bù néng láo shì, shēntǐ jìn tòng, zé hán. 泄風之狀，多汗，汗出泄衣上，口中干，上漬其風，不能勞事，身體盡痛，則寒。/泄风之状，多汗，汗出泄衣上，口中干，上渍其风，不能劳事，身体尽痛，则寒。
dì yuē: shàn. 帝曰：善。/帝曰：善。

bì lùn piān dì - sìshísān
痹論篇第四十三/痹论篇第四十三

Huángdì wèn yuē: bì zhī ānshēng? 黄帝問曰：痹之安生？/黄帝问曰：痹之安生？
Qíbó duì yuē: fēnghán shī Sānqì zá zhì, hé ér wéi bì yě. 岐伯對曰：風寒濕三氣雜至，合而為痹也。/岐伯对曰：风寒湿三气杂至，合而为痹也。
qí fēngqì shèngzhě wéi xíngbì, hánqì shèngzhě wéi tòngbì, shīqi shèngzhě wèizhe bì yě. 其風氣勝者為行痹，寒氣勝者為痛痹，濕氣勝者為著痹也。/其风气胜者为行痹，寒气胜者为痛痹，湿气胜者为着痹也。
dì yuē: qí yǒu wǔzhě héyě? 帝曰：其有五者何也？/帝曰：其有五者何也？
Qíbó yuē: yǐ dōng yù cǐzhě wéi gǔ bì, yǐ chūn yù cǐzhě wéi jīn bì; yǐ xià yù cǐzhě wéi mài bì; yǐzhì yīn yù cǐ zhù wéi jīn bì; yǐ qiū yù cǐzhě wéi pí bì. 岐伯曰：以冬遇此者為骨痹，以春遇此者為筋痹；以夏遇此者為脈痹；以至陰遇此著為筋痹；以秋遇此者為皮痹。/岐伯曰：以冬遇此者为骨痹，以春遇此者为筋痹；以夏遇此者为脉痹；以至阴遇此着为筋痹；以秋遇此者为皮痹。
dì yuē: nèishè wǔzàngliùfǔ, hé qìshǐ rán? 帝曰：內舍五臟六腑，何氣使然？/帝曰：内舍五脏六腑，何气使然？
Qíbó yuē: wǔzàng jiē yǒu hé, bìng jiǔ ér bù qù zhě, nèishè yú qí hé yě. gù gǔ bì bùyǐ, fù gǎn yú xié, nèi huì yú shèn; jīn bì bùyǐ, fù gǎn yú xié, nèi huì yú gān; mài bì bùyǐ, fù gǎn yú xié, nèi huì yú xīn; jībì bùyǐ, fù gǎn yú xié, nèishè yú pí; pí bì bùyǐ, fù gǎn

yú xié, nèishè yú fèi; suǒwèi bì zhě, gè yǐ qí shí zhòng gǎn yú fēnghán shī zhī qì yě. 岐伯曰：五臟皆有合，病久而不去者，內舍於其合也。故骨痹不已，復感於邪，內會於腎；筋痹不已，復感於邪，內會於肝；脈痹不已，復感於邪，內會於心；肌痹不已，復感於邪，內舍於脾；皮痹不已，復感於邪，內舍於肺；所謂痹者，各以其時重感於風寒濕之氣也。/岐伯曰：五脏皆有合，病久而不去者，内舍于其合也。故骨痹不已，复感于邪，内会于肾；筋痹不已，复感于邪，内会于肝；脉痹不已，复感于邪，内会于心；肌痹不已，复感于邪，内舍于脾；皮痹不已，复感于邪，内舍于肺；所谓痹者，各以其时重感于风寒湿之气也。

fán bì zhī kè wǔzàng zhě, fèi bì zhě, fán mǎn chuǎn ér ǒu. 凡痹之客五臟者，肺痹者，煩滿喘而嘔。/凡痹之客五脏者，肺痹者，烦满喘而呕。

xīn bì zhě, mài bùtōng, fán zé xīnxià gǔ, bào shàngqì ér chuǎn, yē gān shàn yī, jué qìshàng zé kǒng. 心痹者，脈不通，煩則心下鼓，暴上氣而喘，嗌干善噫，厥氣上則恐。/心痹者，脉不通，烦则心下鼓，暴上气而喘，嗌干善噫，厥气上则恐。

gān bì zhě, yè wò zé jīng, duō yǐn, shù xiǎobiàn, shàng wéi yǐn rú huái. 肝痹者，夜臥則驚，多飲，數小便，上為引如懷。/肝痹者，夜卧则惊，多饮，数小便，上为引如怀。

shèn bì zhě, shàn zhàng, kāo yǐ dài zhǒng, jǐ yǐ dài tóu. 腎痹者，善脹，尻以代踵，脊以代頭。/肾痹者，善胀，尻以代踵，脊以代头。

pí bì zhě, sì zhī jiě duò, fā ké ǒu zhī, shàng wéi dà sāi. 脾痹者，四支解墮，發咳嘔汁，上為大塞。/脾痹者，四支解堕，发咳呕汁，上为大塞。

cháng bì zhě, shù yǐn ér chū bude, zhōngqì chuǎn zhēng, shí fā sūn xiè. 腸痹者，數飲而出不得，中氣喘爭，時發飧泄。/肠痹者，数饮而出不得，中气喘争，时发飧泄。

bāo bì zhě, shǎofù pángguāng àn zhīnèi tòng, ruò wò yǐ tāng, sè yú xiǎobiàn, shàng wéi qīng tì. 胞痹者，少腹膀胱按之內痛，若沃以湯，澀於小便，上為清涕。/胞痹者，少腹膀胱按之内痛，若沃以汤，涩于小便，上为清涕。

yīnqì zhě, jìng zé shén cáng, zào zé xiāowáng. 陰氣者，靜則神藏，躁則消亡。/阴气者，静则神藏，躁则消亡。

yǐnshí zì bèi, chángwèi nǎi shāng. 飲食自倍，腸胃乃傷。/饮食自倍，肠胃乃伤。

yín qìchuǎn xī, bì jùzài fèi; yín qì yōusī, bì jùzài xīn; yín qì yíniào, bì jùzài shèn; yín qì fá jié, bì jùzài gān; yín qì jī jué, bì jùzài pí. zhū bì bùyǐ, yì yì nèi yě. qí fēngqì shèngzhě, qí rén yì yǐ yě. 淫氣喘息，痹聚在肺；淫氣憂思，痹聚在心；淫氣遺溺，痹聚在腎；淫氣乏竭，痹聚在肝；淫氣肌絕，痹聚在脾。諸痹不已，亦益內也。其風氣勝者，其人易已也。/淫气喘息，痹聚在肺；淫气忧思，痹聚在心；淫气遗溺，痹聚在肾；淫气乏竭，痹聚在肝；淫气肌绝，痹聚在脾。诸痹不已，亦益内也。其风气胜者，其人易已也。

dì yuē: bì, qí shí yǒu sǐzhě, huò téng jiǔ zhě, huò yì yǐ zhě, qí hégù yě? 帝曰：痹，其時有死者，或疼久者，或易已者，其何故也？/帝曰：痹，其时有死者，或疼久者，或易已者，其何故也？

Qíbó yuē: qí rù zàng zhě sǐ, qí liúlián jīngǔ wèn zhě téng jiǔ, qí liú pífū jiànzhě yì yǐ. 岐伯曰：其入髒者死，其留連筋骨問者疼久，其留皮膚間者易已。/岐伯曰：其入脏者死，其留连筋骨间者疼久，其留皮肤间者易已。

dì yuē: qí kè yú liù fǔ zhě héyě? 帝曰；其客於六腑者何也？/帝曰：其客于六腑者何也？

Qíbó yuē: cǐ yì qí shí yǐn jūchù, wéi qí bìng běn yě. liùfǔ yì gè yǒu shù, fēnghán shīqi zhōng qí shù, ér shí yǐn yìng zhī, xún shù ér rù, gè shè qí fǔ yě. 岐伯曰：此亦其食飲居處，為其病本也。六腑亦各有俞，風寒濕氣中其俞，而食飲應之，循俞而入，各舍其腑也。/岐伯曰：此亦其食饮居处，为其病本也。六腑亦各有腧，风寒湿气中其腧，而食饮应之，循腧而入，各舍其腑也。

dì yuē: yǐ zhēn zhì zhī nàihé? 帝曰：以針治之奈何？/帝曰：以针治之奈何？

Qíbó yuē: wǔzàng yǒu shù, liùfǔ yǒu hé, xún mài zhī fēn, gè yǒusuǒ fā, gè suí qí guò, zé bìng chōu yě. 岐伯曰：五臟有

俞，六腑有合，循脈之分，各有所發，各隨其過，則病瘳也。/岐伯曰：五脏有腧，六腑有合，循脉之分，各有所发，各随其过，则病瘳也。

dì yuē: róngwèi zhī qì, yì lìngrén bì hū? 帝曰：榮衛之氣，亦令人痹乎？/帝曰：荣卫之气，亦令人痹乎？

Qíbó yuē: róng zhě shuǐ gǔ zhī jīngqì yě, hétiáo yú wǔ zàng, sǎ chén yú liù fǔ, nǎi néng rù yú mài yě. gù xún mài shàng-xià guàn wǔzàng, luò liùfǔ yě. wèi zhě shuǐ gǔ zhī hàn qì yě. qí qì piāo jí huáli, bù néng rù yú mài yě. gù xún pífū zhīzhōng, fēn ròu zhījiān, xūn yú huāng mó, sàn yú xiōngfù, nì qí qì zé bìng, cóng qí qì zé yù, bù yǔ fēnghán shīqi hé, gù bù wéi bì. 岐伯曰：榮者水谷之精氣也，和調於五臟，灑陳於六腑，乃能入於脈也。故循脈上下貫五臟，
絡六腑也。衛者水谷之悍氣也。其氣慓疾滑利，不能入於脈也。故循皮膚之中，分肉之間，熏於肓膜，散於胸腹，逆其氣則病，從其氣則愈，不與風寒濕氣合，故不為痹。/岐伯曰：荣者水谷之精气也，和调于五脏，洒陈于六腑，乃能入于脉也。故循脉上下贯五脏，络六腑也。卫者水谷之悍气也。其气慓疾滑利，不能入于脉也。故循皮肤之中，分肉之间，熏于肓膜，散于胸腹，逆其气则病，从其气则愈，不与风寒湿气合，故不为痹。

dì yuē: shàn. bì huò tòng、huò bùrén、huò hán、huò rè、huò zào、huò shī, qí gù héyě? 帝曰：善。痹或痛、或不仁、或寒、或熱、或燥、或濕，其故何也？/帝曰：善。痹或痛、或不仁、或寒、或热、或燥、或湿，其故何也？

Qíbó yuē: tòng zhě hánqì duō yě, yǒu hán gù tòng yě. 岐伯曰：痛者寒氣多也，有寒故痛也。/岐伯曰：痛者寒气多也，有寒故痛也。

qí bù tòng bùrén zhě, bìng jiǔ rù shēn, róngwèi zhī xíng sè, jīngluò shí shū, gù bù-tōng, pífū bù yíng, gù wéi bùrén. 其不痛不仁者，病久入深，榮衛之行澀，經絡時疏，故不通，皮膚不營，故為不仁。/其不痛不仁者，病久入深，荣卫之行涩，经络时疏，故不通，皮肤不营，故为不仁。

qí hán zhě, yángqì shǎo, yīnqì duō, yǔ bìng xiāng yì, gù hán yě. 其寒者，陽氣少，陰氣多，與病相益，故寒也。/其寒者，阳气少，阴气多，与病相益，故寒也。

qí rè zhě, yángqì duō, yīnqì shǎo, bìng qì shèng, yáng zāo yīn, gù wéi bì rè. 其熱者，陽氣多，陰氣少，病氣勝，陽遭陰，故為痹熱。/其热者，阳气多，阴气少，病气胜，阳遭阴，故为痹热。

qí duō hàn ér rú zhě, cǐ qí féng shī shèn yě. yángqì shǎo, yīnqì shèng, liǎng qì xiāng shèng, gù hàn chū ér rú yě. 其多汗而濡者，此其逢濕甚也。陽氣少，陰氣盛，兩氣相盛，故汗出而濡也。/其多汗而濡者，此其逢湿甚也。阳气少，阴气盛，两气相盛，故汗出而濡也。

dì yuē: fū bì zhī wéi bìng, bù tòng héyě? 帝曰：夫痹之為病，不痛何也？/帝曰：夫痹之为病，不痛何也？

Qíbó yuē: bì zàiyú gǔ zé zhòng; zàiyú mài zé xuèníng ér bù liú; zàiyú jīn zé qū bù shēn; zàiyú ròu zé bùrén; zàiyú pí zé hán. gù jù cǐ wǔzhě, zé bù tòng yě. 岐伯曰：痹在於骨則重；在於脈則血凝而不流；在於筋則屈不伸；在於肉則不仁；在於皮則寒。故具此五者，則不痛也。/岐伯曰：痹在于骨则重；在于脉则血凝而不流；在于筋则屈不伸；在于肉则不仁；在于皮则寒。故具此五者，则不痛也。

fán bì zhīlèi, féng hán zé chóng, féng rè zé zòng. 凡痹之類，逢寒則蟲，
逢熱則縱。/凡痹之类，逢寒则虫，逢热则纵。

dì yuē: shàn. 帝曰：善。/帝曰：善。

wěi lùn piān dì - sìshísì
痿論篇第四十四/痿论篇第四十四

Huángdì wèn yuē: wǔzàng shǐ rén wěi héyě? 黃帝問曰：五臟使人痿何也？/黄帝问曰：五脏使人痿何也？

Qíbó duì yuē: fèi zhǔ shēn zhī pímáo, xīn zhǔ shēn zhī xuèmài, gān zhǔ shēn zhī jīnmó, pí zhǔ shēn zhī jīròu, shèn zhǔ shēn zhī gǔsuǐ. 岐伯對曰：肺主身之皮毛，心主身之血脈，肝主身之筋膜，脾主身之肌肉，腎主身之骨髓。/岐伯对曰：肺主身之皮毛，心主身之血脉，肝主身之筋膜，脾主身之肌肉，肾主身之骨髓。

gù fèi rè yè jiāo, zé pímáo xūruò, jí báo, zhù zé shēng wěibì yě. 故肺熱葉焦，則皮

毛虛弱，急薄，著則生痿躄也。/故肺热叶焦，则皮毛虚弱，急薄，着则生痿躄也。
xīnqì rè, zé xià mài jué ér shàng, shàng zé xià mài xū, xū zé shēng mài wěi, shū xī qiè, jìng zòng ér bù rèn dì yě. 心氣熱，則下脈厥而上，上則下脈虛，虛則生脈痿，樞析挈，脛縱而不任地也。/心气热，则下脉厥而上，上则下脉虚，虚则生脉痿，枢析挈，胫纵而不任地也。
gānqi rè, zé dǎn xiè kǒu kǔ, jīnmó gān, jīnmó gān zé jīn jí ér luán, fā wéi jīn wěi. 肝氣熱，則膽泄口苦，筋膜干，筋膜干則筋急而攣，發為筋痿。/肝气热，则胆泄口苦，筋膜干，筋膜干则筋急而挛，发为筋痿。
píqi rè, zé wèi gān ér kě, jīròu bùrén, fā wéi ròu wěi. 脾氣熱，則胃干而渴，肌肉不仁，發為肉痿。/脾气热，则胃干而渴，肌肉不仁，发为肉痿。
shèn qì rè, zé yāo jǐ bù jǔ, gǔ kū ér suǐ jiǎn, fā wéi gǔ wěi. 腎氣熱，則腰脊不舉，骨枯而髓減，發為骨痿。/肾气热，则腰脊不举，骨枯而髓减，发为骨痿。
dì yuē: héyǐ dé zhī? 帝曰：何以得之？/帝曰：何以得之？
Qíbó yuē: fèi zhě zàng zhī cháng yě, wéi xīn zhī gài yě, yǒusuǒ shīwáng, suǒ qiú bude, zé fā fèi wū, wū zé fèi rè yè jiāo, gù yuē: wǔzàng yīn fèi rè yè jiāo, fā wéi wěi-bì, cǐ zhī wèi yě. 岐伯曰：肺者髒之長也，為心之蓋也，有所失亡，所求不得，則發肺鳴，鳴則肺熱葉焦，故曰：五臟因肺熱葉焦，發為痿躄，此之謂也。/岐伯曰：肺者脏之长也，为心之盖也，有所失亡，所求不得，则发肺鸣，鸣则肺热叶焦，故曰：五脏因肺热叶焦，发为痿躄，此之谓也。
bēi'āi tàishèn, zé bāo luò jué, bāo luò jué, zé yángqì nèi dòng, fā zé xīnxià bēng shù sōuxiě yě. gù běn bìng yuē: dàjīng kōngxū, fā wéi jībì, chuánwéi mài wěi. 悲哀太甚，則胞絡絕，胞絡絕，則陽氣內動，發則心下崩數溲血也。故本病曰：大經空虛，發為肌痹，傳為脈痿。/悲哀太甚，则胞络绝，胞络绝，则阳气内动，发则心下崩数溲血也。故本病曰：大经空虚，发为肌痹，传为脉痿。
sīxiǎng wúqióng, suǒ yuàn bude, yìyín yú wài, rùfáng tàishèn, zōngjīn chí zòng, fā wéi jīn wěi, jí wéi bái yín. gù xià jīng yuē: jīn wěi zhě shēng yú gān shǐ nèi yě. 思想無窮，所願不得，意淫於外，入房太甚，宗筋弛縱，發為筋痿，及為白淫。故下經曰：筋痿者生於肝使內也。/思想无穷，所愿不得，意淫于外，入房太甚，宗筋弛纵，发为筋痿，及为白淫。故下经曰：筋痿者生于肝使内也。
yǒu jiàn yú shī, yǐ shuǐ wéi shì, ruòyǒu suǒ liú, jūchù xiāng shī, jīròu rú zì, bì ér bù rén, fā wéi ròu wěi. gù xià jīng yuē: ròu wěi zhě, dé zhī shīdì yě. 有漸於濕，以水為事，若有所留，居處相濕，肌肉濡漬，痹而不仁，發為肉痿。故下經曰：肉痿者，得之濕地也。/有渐于湿，以水为事，若有所留，居处相湿，肌肉濡渍，痹而不仁，发为肉痿。故下经曰：肉痿者，得之湿地也。
yǒusuǒ yuǎnxíng láojuàn, féng dà rè ér kě, kě zé yángqì nèi fá, nèi fá zé rèhé yú shèn, shèn zhě shuǐ zàng yě; jīn shuǐ bùshèng huǒ, zé gǔ kū ér suǐ xū. gù zú bù rèn shēn, fā wéi gǔ wěi. gù xià jīng yuē: gǔ wěi zhě, shēng yú dà rè yě. 有所遠行勞倦，逢大熱而渴，渴則陽氣內伐，內伐則熱合於腎，腎者水髒也；今水不勝火，則骨枯而髓虛。故足不任身，發為骨痿。故下經曰：骨痿者，生於大熱也。/有所远行劳倦，逢大热而渴，渴则阳气内伐，内伐则热合于肾，肾者水脏也；今水不胜火，则骨枯而髓虚。故足不任身，发为骨痿。故下经曰：骨痿者，生于大热也。
dì yuē: héyǐ bié zhī? 帝曰：何以別之？/帝曰：何以别之？
Qíbó yuē: fèi rè zhě sè bái ér máo bài; xīnrè zhě sè chì ér luòmài yì; gān rè zhě sè cāng ér zhǎo kū; pí rè zhě sè huáng ér ròu rúdòng; shèn rè zhě sè hēi ér chǐ gǎo. 岐伯曰：肺熱者色白而毛敗；心熱者色赤而絡脈溢；肝熱者色蒼而爪枯；脾熱者色黃而肉蠕動；腎熱者色黑而齒槁。/岐伯曰：肺热者色白而毛败；心热者色赤而络脉溢；肝热者色苍而爪枯；脾热者色黄而肉蠕动；肾热者色黑而齿槁。
dì yuē: rú fūzǐ yán kě yǐ. lùn yán zhì wěi zhě, dú qǔ yángmíng héyě? 帝曰：如夫子言可矣。論言治痿者，獨取陽明何也？/帝曰：

如夫子言可矣。论言治痿者，独取阳明何也？
Qíbó yuē: yángmíng zhě wǔzàngliùfǔ zhī hǎi, zhǔ rùn zōngjīn, zōngjīn zhǔ shù gǔ ér lì jīguān yě. chōng mài zhě, jīngmài zhī hǎi yě, zhǔ shèn guàn xīgǔ, yǔ yángmíng héyú zōngjīn, yīn-yáng? zōngjīn zhī huì, héyú qì jiē, ér yángmíng wèi zhī cháng, jiē shǔyú dàimài, ér luò yú dūmài. gù yángmíng xū, zé zōngjīn zòng, dàimài bù yǐn, gù zú wěi bùyòng yě. 岐伯曰：陽明者五臟六腑之海，主潤宗筋，宗筋主束骨而利機關也。衝脈者，經脈之海也，主滲灌溪谷，與陽明合於宗筋，陰陽?宗筋之會，合於氣街，而陽明為之長，皆屬於帶脈，而絡於督脈。故陽明虛，則宗筋縱，帶脈不引，故足痿不用也。/岐伯曰：阳明者五脏六腑之海，主润宗筋，宗筋主束骨而利机关也。冲脉者，经脉之海也，主渗灌溪谷，与阳明合于宗筋，阴阳?宗筋之会，合于气街，而阳明为之长，皆属于带脉，而络于督脉。故阳明虚，则宗筋纵，带脉不引，故足痿不用也。
dì yuē: zhì zhī nàihé? 帝曰：治之奈何？/帝曰：治之奈何？
Qíbó yuē: gè bǔ qí yíng ér tōng qí shù, tiáo qí xūshí, hé qí nì shùn, jīnmài gǔròu, gè yǐ qí shí shòu yuè, zé bìng yǐyǐ. 岐伯曰：各補其滎而通其俞，調其虛實，和其逆順，筋脈骨肉，各以其時受月，則病已矣。/岐伯曰：各补其荥而通其腧，调其虚实，和其逆顺，筋脉骨肉，各以其时受月，则病已矣。
dì yuē: shàn. 帝曰：善。/帝曰：善。

jué lùn piān dì - sìshíwǔ 厥論篇第四十五/厥论篇第四十五

Huángdì wèn yuē: jué zhī hánrè zhě, héyě? 黃帝問曰：厥之寒熱者，何也？/黄帝问曰：厥之寒热者，何也？
Qíbó duì yuē: yángqì shuāi yú xià, zé wéi hánjué, yīnqì shuāi yú xià, zé wéi rè jué. 岐伯對曰：陽氣衰於下，則為寒厥，陰氣衰於下，則為熱厥。/岐伯对曰：阳气衰于下，则为寒厥，阴气衰于下，则为热厥。
dì yuē: rè jué zhī wéi rè yě, bì shù yú zúxià zhě héyě? 帝曰：熱厥之為熱也，必數於足下者何也？/帝曰：热厥之为热也，必数于足下者何也？
Qíbó yuē: yángqì qǐ yú zú wǔzhǐ zhī biǎo. yīn mài zhě, jí yú zúxià ér jù yú zúxīn, gù yángqì shèng zé zúxià rè yě. 岐伯曰：陽氣起於足五指之表。陰脈者，集於足下而聚於足心，故陽氣勝則足下熱也。/岐伯曰：阳气起于足五指之表。阴脉者，集于足下而聚于足心，故阳气胜则足下热也。
dì yuē: hánjué zhī wéi hán yě, bì cóng wǔzhǐ ér shàng yú xī zhě, héyě? 帝曰：寒厥之為寒也，必從五指而上於膝者，何也？/帝曰：寒厥之为寒也，必从五指而上于膝者，何也？
Qíbó yuē: yīnqì qǐ yú zú wǔzhǐ zhī lǐ, jí yú xīxià ér jù yú xī shàng gù yīnqì shèng, zé cóng wǔ zhǐ zhì xī shàng hán, qí hán yě bù cóng wài, jiē cóng nèi, gù yīnqì shèng, zé cóng wǔ zhǐ zhì xī shàng hán, qí hán yě bù cóng wài, jiē cóng nèi. 岐伯曰：陰氣起於足五指之裡，集於膝下而聚於膝上故陰氣勝，則從五趾至膝上寒，其寒也不從外，皆從內，故陰氣勝，則從五趾至膝上寒，其寒也不從外，皆從內。/岐伯曰：阴气起于足五指之里，集于膝下而聚于膝上故阴气胜，则从五趾至膝上寒，其寒也不从外，皆从内，故阴气胜，则从五趾至膝上寒，其寒也不从外，皆从内。
dì yuē: hánjué hé shī ér rán yě? 帝曰：寒厥何失而然也？/帝曰：寒厥何失而然也？
Qíbó yuē: qiányīn zhě, zōngjīn zhī suǒ jù, tàiyīn yángmíng zhī suǒ hé yě. chūn xià zé yángqì duō ér yīnqì shǎo, rán dōng zé yīnqì shèng ér yángqì shuāi; cǐ rén zhě zhì zhuàng, yǐ qiū dōng duó yú suǒ yòng, xiàqì shàng zhēng, bù néng fù, jīngqì yì xià, xiéqì yīn cóng zhī ér shàng yě. qì yīn yú zhōng, yángqì shuāi, bù néng shèn yíng qí jīngluò, yángqì rì sǔn, yīnqì dú zài, gù shǒuzú wèi zhī hán yě. 岐伯曰：前陰者，宗筋之所聚，太陰陽明之所合也。春夏則陽氣多而陰氣少，然冬則陰氣盛而陽氣衰；此人者質壯，以秋冬奪於所用，下氣上爭，不能復，精氣溢下，邪氣因從之而上也。氣因於中，陽氣衰，不能滲營其經絡，陽氣日損，陰氣獨在，故手足為之寒也。/岐伯曰：前阴者，宗筋

之所聚，太阴阳明之所合也。春夏则阳气多而阴气少，然冬则阴气盛而阳气衰；此人者质壮，以秋冬夺于所用，下气上争，不能复，精气溢下，邪气因从之而上也。气因于中，阳气衰，不能渗营其经络，阳气日损，阴气独在，故手足为之寒也。

dì yuē: rè jué hérú ér rán yě? 帝曰：熱厥何如而然也？/帝曰：热厥何如而然也？

Qíbó yuē: jiǔ rù yú wèi, zé luòmài mǎn ér jīngmài xū, pí zhǔ wéi wèi xíng qí jīnyè zhě yě. yīnqì xū zé yángqì rù, yángqì rù zé wèi bùhé, wèi bùhé, zé jīngqì jié, jīngqì jié, zé bù yíng qí sìzhī yě. cǐ rén bì shù zuì ruò bǎo, yǐ rùfáng, qì jù yú pí zhōng bude sàn, jiǔqì yǔ gǔ qì xiāng báo, rè shèng yú zhōng, gù rè biàn yú shēn, nèirè ér nì chì yě. fū jiǔqì shèng ér piāohàn, shèn qì yǒu shuāi, yángqì dú shèng, gù shǒuzú wèi zhī rè yě. 岐伯曰：酒入於胃，則絡脈滿而經脈虛，脾主為胃行其津液者也。陰氣虛則陽氣入，陽氣入則胃不和，胃不和，則精氣竭，精氣竭，
則不營其四肢也。此人必數醉若飽，以入房，氣聚於脾中不得散，酒氣與穀氣相薄，熱盛於中，故熱遍於身，內熱而溺赤也。夫酒氣盛而慓悍，腎氣有衰，陽氣獨勝，故手足為之熱也。/岐伯曰：酒入于胃，则络脉满而经脉虚，脾主为胃行其津液者也。阴气虚则阳气入，阳气入则胃不和，胃不和，则精气竭，精气竭，则不营其四肢也。此人必数醉若饱，以入房，气聚于脾中不得散，酒气与谷气相薄，热盛于中，故热遍于身，内热而溺赤也。夫酒气盛而慓悍，肾气有衰，阳气独胜，故手足为之热也。

dì yuē: jué huò lìngrén fùmǎn, huò lìngrén bào bùhé rén, huò zhì bànrì yuǎn zhì yī rì, nǎi zhīrén zhě héyě? 帝曰：厥或令人腹滿，或令人暴不和人，或至半日遠至一日，乃知人者何也？/帝曰：厥或令人腹满，或令人暴不和人，或至半日远至一日，乃知人者何也？

Qíbó yuē: yīnqì shèng yú shàng zé xià xū, xià xū zé fùzhàng mǎn, yángqì shèng yú shàng, zé xiàqì zhòng shàng, ér xiéqì nì, nì zé yángqì luàn, yángqì luàn, zé bù zhī rén yě. 岐伯曰：陰氣盛於上則下虛，下虛則腹脹滿，陽氣盛於上，則下氣重上，而邪氣逆，逆則陽氣亂，陽氣亂，則不知人也。/岐伯曰：阴气盛于上则下虚，下虚则腹胀满，阳气盛于上，则下气重上，而邪气逆，逆则阳气乱，阳气乱，则不知人也。

dì yuē: shàn. yuàn wén Liùjīng mài zhī jué zhuàng bìng néng yě. 帝曰：善。願聞六經脈之厥狀病能也。/帝曰：善。愿闻六经脉之厥状病能也。

Qíbó yuē: jù yáng zhī jué, zé zhǒng shǒu tóuzhòng, zú bù néng xíng, fā wéi shùn pū. 岐伯曰：巨陽之厥，則腫首頭重，足不能行，發為眴僕。/岐伯曰：巨阳之厥，则肿首头重，足不能行，发为眴仆。

yángmíng zhī jué, zé diān jí yù zǒu hū, fùmǎn bude wò, miàn chì ér rè, wàng jiàn ér wàngyán. 陽明之厥，則癲疾欲走呼，腹滿不得臥，面赤而熱，妄見而妄言。/阳明之厥，则癫疾欲走呼，腹满不得卧，面赤而热，妄见而妄言。

shàoyáng zhī jué, zé bào lóng jiá zhǒng ér rè, xiétòng,（gǔ xíng）bù kěyǐ yùn. 少陽之厥，則暴聾頰腫而熱，脅痛，（骨行）不可以運。/少阳之厥，则暴聋颊肿而热，胁痛，（骨行）不可以运。

tàiyīn zhī jué, zé fùmǎn（yuè zhēn）zhàng, hòu bùlì, bù yù shí, shí zé ǒu, bude wò. 太陰之厥，則腹滿（月真）脹，後不利，不欲食，食則嘔，不得臥。/太阴之厥，则腹满（月真）胀，后不利，不欲食，食则呕，不得卧。

shàoyīn zhī jué, zé kǒugān nì chì, fùmǎn xīntòng. 少陰之厥，則口乾溺赤，腹滿心痛。/少阴之厥，则口干溺赤，腹满心痛。

jué yīn zhī jué, zé shǎofù zhǒngtòng, fùtòng, jīng sōu bùlì, hǎo wò, qūxī、yīn suō zhǒng,（gǔ xíng）nèirè. 厥陰之厥，則少腹腫痛，腹痛，涇溲不利，好臥，屈膝、陰縮腫，（骨行）內熱。/厥阴之厥，则少腹肿痛，腹痛，泾溲不利，好卧，屈膝、阴缩肿，（骨行）内热。

shèng zé xiè zhī; xū zé bǔ zhī; bù shèng bù xū, yǐ jīng qǔ zhī. 盛則瀉之；虛則補之；不盛不虛，以經取之。/盛则泻之；虚则补之；不盛不虚，以经取之。

tàiyīn jué nì,（gǔ xíng）jí luán, xīntòng yǐn fù, zhì zhǔ bìngzhě. 太陰厥逆，（骨行）急攣，心痛引腹，治主病者。/太阴厥逆，（骨行）急挛，心痛引腹，治主病者。

shàoyīn jué nì, xū mǎn ǒu biàn, xiàxiè qīng, zhì zhǔ bìngzhě. 少陰厥逆，虛滿嘔變，下泄清，治主病者。/少阴厥逆，虚满呕变，下泄清，治主病者。
jué yīn jué nì, luányāo tòng xū mǎn, qián bì zhān yán, zhì zhǔ bìngzhě. 厥陰厥逆，攣腰痛虛滿，前閉譫言，治主病者。/厥阴厥逆，挛腰痛虚满，前闭谵言，治主病者。
sān yīn jù nì, bude qiánhòu, shǐ rén shǒuzú hán, sān rì sǐ. 三陰俱逆，不得前後，使人手足寒，三日死。/三阴俱逆，不得前后，使人手足寒，三日死。
tàiyáng jué nì, jiāngpú、ǒuxuè、shàn nǜ、zhì zhǔ bìngzhě. 太陽厥逆，僵僕、嘔血、善衄、治主病者。/太阳厥逆，僵仆、呕血、善衄、治主病者。
shàoyáng jué nì, jīguān bùlì, jīguān bùlì zhě, yāo bù kěyǐ xíng, xiàng bù kěyǐ gù, fā chángyōng bùkě zhì, jīng zhě sǐ. 少陽厥逆，機關不利，機關不利者，腰不可以行，項不可以顧，發腸癰不可治，驚者死。/少阳厥逆，机关不利，机关不利者，腰不可以行，项不可以顾，发肠痈不可治，惊者死。
yángmíng jué nì, chuǎnké shēnrè, shàn jīng、nǜ、ǒuxuè. 陽明厥逆，喘咳身熱，善驚、衄、嘔血。/阳明厥逆，喘咳身热，善惊、衄、呕血。
shǒu tàiyīn jué nì, xū mǎn ér ké, shàn ǒu mò, zhì zhǔ bìngzhě. 手太陰厥逆，虛滿而咳，善嘔沫，治主病者。/手太阴厥逆，虚满而咳，善呕沫，治主病者。
shǒuxīn zhǔ shàoyīn jué nì, xīntòng yǐn hóu, shēnrè sǐ, bùkě zhì. 手心主少陰厥逆，心痛引喉，身熱死，不可治。/手心主少阴厥逆，心痛引喉，身热死，不可治。
shǒu tàiyáng jué nì, ěrlóng qì chū, xiàng bù kěyǐ gù, yāo bù kěyǐ fǔ yǎng. zhì zhǔ bìngzhě. 手太陽厥逆，耳聾泣出，項不可以顧，腰不可以俛仰。治主病者。/手太阳厥逆，耳聋泣出，项不可以顾，腰不可以俛仰。治主病者。
shǒu yángmíng shàoyáng jué nì, fā hóubì、yē zhǒng、jìng、zhì zhǔ bìngzhě. 手陽明少陽厥逆，發喉痹、嗌腫、痓、治主病者。/手阳明少阳厥逆，发喉痹、嗌肿、痓、治主病者。

bìng néng lùn piān dì - sìshíliù 病能論篇第四十六/病能论篇第四十六

Huángdì wèn yuē: rén bìng wèiwǎn yōng zhě, zhěn dāng hérú? 黃帝問曰：人病胃脘癰者，診當何如？/黄帝问曰：人病胃脘痈者，诊当何如？
Qíbó duì yuē: zhěn cǐzhě, dāng hòu wèi mài, qí mài dāng chén xì, chén xì zhě qìnì, nì zhě, rén yíng shèn shèng, shèn shèng zé rè; rén yíng zhě, wèi mài yě, nì ér shèng, zé rè jù yú wèikǒu ér bù xíng, gù wèi guāng wéi yōng yě. 岐伯對曰：診此者，當候胃脈，其脈當沉細，沉細者氣逆，逆者，人迎甚盛，甚盛則熱；人迎者，胃脈也，逆而盛，則熱聚於胃口而不行，故胃胱為癰也。/岐伯对曰：诊此者，当候胃脉，其脉当沉细，沉细者气逆，逆者，人迎甚盛，甚盛则热；人迎者，胃脉也，逆而盛，则热聚于胃口而不行，故胃胱为痈也。
dì yuē: shàn. rén yǒu wò ér yǒusuǒ bù'ān zhě, héyě? 帝曰：善。人有臥而有所不安者，何也？/帝曰：善。人有卧而有所不安者，何也？
Qíbó yuē: zàng yǒusuǒ shāng, jí jīng yǒusuǒ zhī jì zé ān, gùrén bù néng xuán qí bìng yě. 岐伯曰：髒有所傷，及精有所之寄則安，故人不能懸其病也。/岐伯曰：脏有所伤，及精有所之寄则安，故人不能悬其病也。
dì yuē: rén zhī bude yǎnwò zhě, héyě? 帝曰：人之不得偃臥者，何也？/帝曰：人之不得偃卧者，何也？
Qíbó yuē: fèi zhě zàng zhī gài yě, fèi qìshèng zé mài dà, mài dà zé bude yǎnwò, lùn zài qí héng yīn-yáng zhōng. 岐伯曰：肺者髒之蓋也，肺氣盛則脈大，脈大則不得偃臥，論在奇恆陰陽中。/岐伯曰：肺者脏之盖也，肺气盛则脉大，脉大则不得偃卧，论在奇恒阴阳中。
dì yuē: yǒubìng jué zhě, zhěn yòu màichén ér jǐn, zuǒ mài fú ér chí, bùrán bìng zhǔ ānzài? 帝曰：有病厥者，診右脈沉而緊，左脈浮而遲，不然病主安在？/帝曰：有病厥者，诊右脉沉而紧，左脉浮而迟，不然病主安在？
Qíbó yuē: dōng zhěn zhī, yòu mài gù wéi chén jǐn, cǐ yìng sìshí, zuǒ mài fú ér chí, cǐ nì sìshí, zài zuǒ dàngzhǔ bìng zài shèn, pō guān zài fèi, dāngyāo tòng yě. 岐伯曰：冬

診之，右脈固為沉緊，此應四時，左脈浮而遲，此逆四時，在左當主病在腎，頗關在肺，當腰痛也。/岐伯曰：冬诊之，右脉固为沉紧，此应四时，左脉浮而迟，此逆四时，在左当主病在肾，颇关在肺，当腰痛也。
dì yuē: héyǐ yán zhī? 帝曰：何以言之？/帝曰：何以言之？
Qíbó yuē: shàoyīn mài guàn shèn luò fèi, jīn dé fèi mài, shèn wèi zhī bìng, gù shèn wéi yāotòng zhī bìng yě. 岐伯曰：少陰脈貫腎絡肺，今得肺脈，腎為之病，故腎為腰痛之病也。/岐伯曰：少阴脉贯肾络肺，今得肺脉，肾为之病，故肾为腰痛之病也。
dì yuē: shàn. yǒubìng jǐng yōng zhě, huò shí zhì zhī, huò zhēnjiǔ zhì zhī, ér jiē yǐ. qí zhēn ānzài? 帝曰：善。有病頸癰者，或石治之，或針灸治之，而皆已。其真安在？/帝曰：善。有病颈痈者，或石治之，或针灸治之，而皆已。其真安在？
Qíbó yuē: cǐ tóngmíng yì děng zhě yě. fū yōng qì zhī xī zhě, yí yǐ zhēn kāichú qù zhī. fū qìshèng xuè jù zhě, yí shí ér xiè zhī, cǐ suǒwèi tóng bìng yì zhì yě. 岐伯曰：此同名異等者也。夫癰氣之息者，宜以針開除去之。夫氣盛血聚者，宜石而瀉之，此所謂同病異治也。/岐伯曰：此同名异等者也。夫痈气之息者，宜以针开除去之。夫气盛血聚者，宜石而泻之，此所谓同病异治也。
dì yuē: yǒubìng nù kuáng zhě, cǐ bìng ān-shēng? 帝曰：有病怒狂者，此病安生？/帝曰：有病怒狂者，此病安生？
Qíbó yuē: shēng yú yáng yě. 岐伯曰：生於陽也。/岐伯曰：生于阳也。
dì yuē: yáng héyǐ shǐ rén kuáng? 帝曰：陽何以使人狂？/帝曰：阳何以使人狂？
Qíbó yuē: yángqì zhě, yīn bào zhé ér nán jué, gù shàn nù yě, bìng míng yuē yáng jué. 岐伯曰：陽氣者，因暴折而難決，故善怒也，病名曰陽厥。/岐伯曰：阳气者，因暴折而难决，故善怒也，病名曰阳厥。
dì yuē: héyǐ zhī zhī? 帝曰：何以知之？/帝曰：何以知之？
Qíbó yuē: yángmíng zhě cháng dòng, jù yáng shàoyáng bù dòng, bù dòng ér dòng, dà jí, cǐ qí hòu yě. 岐伯曰：陽明者常動，巨陽少陽不動，不動而動，大疾，此其候也。/岐伯曰：阳明者常动，巨阳少阳不动，不动而动，大疾，此其候也。
dì yuē: zhì zhī nàihé? 帝曰：治之奈何？/帝曰：治之奈何？
Qíbó yuē: duó qí shí jí yǐ. fū shí rù yú yīn, cháng qì yú yáng, gù duó qí shí jí yǐ. shǐ zhī fú yǐ shēngtiě luò wéi yǐn, fū shēngtiě luò zhě, xiàqì jí yě. 岐伯曰：奪其食即已。夫食入於陰，長氣於陽，故奪其食即已。使之服以生鐵絡為飲，夫生鐵絡者，下氣疾也。/岐伯曰：夺其食即已。夫食入于阴，长气于阳，故夺其食即已。使之服以生铁络为饮，夫生铁络者，下气疾也。
dì yuē: shàn. yǒubìng shēnrè jiě duò, hàn chū rú yù. èfēng shǎo qì, cǐ wèihé bìng? 帝曰：善。有病身熱解墮，汗出如浴。惡風少氣，此為何病？/帝曰：善。有病身热解堕，汗出如浴。恶风少气，此为何病？
Qíbó yuē: bìng míng yuē jiǔ fēng. 岐伯曰：病名曰酒風。/岐伯曰：病名曰酒风。
dì yuē: zhì zhī nàihé? 帝曰：治之奈何？/帝曰：治之奈何？
Qíbó yuē: yǐ zéxiè, zhú gè shífēn, mí xián wǔ fēn, hé yǐ sānzhǐ cuō wéi hòu fàn. 岐伯曰：以澤瀉，朮各十分，麋銜五分，合以三指撮為後飯。/岐伯曰：以泽泻，术各十分，麋衔五分，合以三指撮为后饭。
suǒwèi shēn zhī xì zhě, qízhōng shǒu rú zhēn yě. mó zhī qiē zhī, jù zhě, jiān yě, bó zhě, dà yě. 所謂深之細者，其中手如針也。摩之切之，聚者，堅也，博者，大也。/所谓深之细者，其中手如针也。摩之切之，聚者，坚也，博者，大也。
shàng jīng zhě, yán qì zhī tōngtiān yě. xià jīng zhě, yán bìng zhī biànhuà yě. jīn kuì zhě, juésǐ shēng yě. bō dù zhě, qiē dù zhī yě. qí héng zhě, yán qí bìng yě. suǒwèi qí zhě, shǐ qí bìng bude yǐ sìshí sǐ yě. héng zhě, déyǐ sìshí sǐ yě. 上經者，言氣之通天也。下經者，言病之變化也。金匱者，決死生也。撥度者，切度之也。奇恆者，言奇病也。所謂奇者，使奇病不得以四時死也。恆者，得以四時死也。/上经者，言气之通天也。下经者，言病之变化也。金匮者，决死生也。拨度者，

切度之也。奇恒者，言奇病也。所谓奇者，使奇病不得以四时死也。恒者，得以四时死也。
suǒwèi kuí zhě, fāng qiē qiú zhī yě, yán qiē qiú qí màilǐ yě. dù zhě, dé qí bìng chù, yǐ sìshí dù zhī yě. 所謂揆者，方切求之也，言切求其脈理也。度者，得其病處，以四時度之也。/所谓揆者，方切求之也，言切求其脉理也。度者，得其病处，以四时度之也。

qí bìng lùn piān dì - sìshíqī 奇病論篇第四十七/奇病论篇第四十七

Huángdì wèn yuē: rén yǒu zhòng shēn, Jiǔyuè ér yīn, cǐ wèihé yě? 黃帝問曰：人有重身，九月而喑，此為何也？/黄帝问曰：人有重身，九月而喑，此为何也？
Qíbó duì yuē: bāo zhī luòmài jué yě. 岐伯對曰：胞之絡脈絕也。/岐伯对曰：胞之络脉绝也。
dì yuē: héyǐ yán zhī? 帝曰：
何以言之？/帝曰：何以言之？
Qíbó yuē: bāo luò zhě, xìyú shèn, shàoyīn zhī mài guàn shèn, xì shéběn, gù bù néng yán. 岐伯曰：胞絡者，繫於腎，少陰之脈貫腎，系舌本，故不能言。/岐伯曰：胞络者，系于肾，少阴之脉贯肾，系舌本，故不能言。
dì yuē: zhì zhī nàihé? 帝曰：
治之奈何？/帝曰：治之奈何？
Qíbó yuē: wú zhì yě, dāng shí yuè fù. 岐伯曰：無治也，當十月復。/岐伯曰：无治也，当十月复。
cì fǎ yuē: wúsǔn bùzú, yì yǒuyú, yǐ chéng qí zhěn. 刺法曰：無損不足，益有餘，以成其疹。/刺法曰：无损不足，益有余，以成其疹。
ránhòu tiáo zhī. 然後調之。/然后调之。
suǒwèi wúsǔn bùzú zhě, shēn yíng shòu, wúyòng chánshí yě; wúyì qí yǒuyú zhě, fù zhōng yǒuxíng ér xiè zhī, xiè zhī zé jīng chū ér bìng dúshàn zhōng, gù yuē zhěn chéng yě. 所謂無損不足者，身羸瘦，無用鑱石也；無益其有餘者，腹中有形而泄之，泄之則精出而病獨擅中，故曰疹成也。/所谓无损不足者，身羸瘦，无用镵石也；无益其有余者，腹中有形而泄之，泄之则精出而病独擅中，故曰疹成也。
dì yuē: bìng xié xià mǎn qìnì, èr sān suì bùyǐ, shì wèihé bìng? 帝曰：病脅下滿氣逆，二三歲不已，是為何病？/帝曰：病胁下满气逆，二三岁不已，是为何病？
Qíbó yuē: bìng míng yuē xī jī, cǐ bùfáng yú shí, bùkě jiǔ cì, jī wéi dǎoyǐn fúyào, yào bù néng dú zhì yě. 岐伯曰：病名曰息積，此不妨於食，不可灸刺，積為導引服藥，藥不能獨治也。/岐伯曰：病名曰息积，此不妨于食，不可灸刺，积为导引服药，药不能独治也。
dì yuē: rén yǒushēn tǐ bì gǔ（gǔ xíng）jiē zhǒng, huán qí ér tòng, shì wèihé bìng? 帝曰：人有身體髀股（骨行）皆腫，環臍而痛，是為何病？/帝曰：人有身体髀股（骨行）皆肿，环脐而痛，是为何病？
Qíbó yuē: bìng míng yuē fú liáng, cǐ fēng gēn yě. qí qì yì yú dàcháng ér zhù yú huāng, huāng zhī yuán zài qí xià, gù huán qí ér tòng yě. bùkě dòng zhī, dòng zhī wéi shuǐ nì sè zhī bìng yě. 岐伯曰：病名曰伏梁，此風根也。其氣溢於大腸而著於肓，肓之原在臍下，故環臍而痛也。不可動之，動之為水溺澀之病也。/岐伯曰：病名曰伏梁，此风根也。其气溢于大肠而着于肓，肓之原在脐下，故环脐而痛也。不可动之，动之为水溺涩之病也。
dì yuē: rén yǒu chǐmài shù shèn, jīn jí ér jiàn, cǐ wèihé bìng? 帝曰：人有尺脈數甚，筋急而見，此為何病？/帝曰：人有尺脉数甚，筋急而见，此为何病？
Qíbó yuē: cǐ suǒwèi zhěn jīn, shì rén fù bì jí, báisè hēisè jiàn, zé bìng shèn. 岐伯曰：此所謂疹筋，是人腹必急，白色黑色見，則病甚。/岐伯曰：此所谓疹筋，是人腹必急，白色黑色见，则病甚。
dì yuē: rén yǒubìng tóutòng, yǐ shù suì bùyǐ, cǐ āndé zhī, míngwéi hé bìng? 帝曰：人有病頭痛，以數歲不已，此安得之，名為何病？/帝曰：人有病头痛，以数岁不已，此安得之，名为何病？
Qíbó yuē: dāng yǒusuǒ fàn Dàhán, nèi zhì gǔsuǐ, suǐ zhě, yǐ nǎo wéizhǔ, nǎo nì, gù lìng tóutòng, chǐ yì tòng, bìng míng jué nì. 岐伯曰：當有所犯大寒，內至骨髓，髓者，以腦為主，腦逆，故令頭痛，齒亦痛，病名厥逆。/岐伯曰：当有所犯大寒，内至骨髓，髓者，以脑为主，脑

逆，故令头痛，齿亦痛，病名厥逆。
dì yuē: shàn. 帝曰：善。/帝曰：善。
dì yuē: yǒubìng kǒu gān zhě, bìng míngwéi hé? héyǐ dé zhī? 帝曰：有病口甘者，病名為何？何以得之？/帝曰：有病口甘者，病名为何？何以得之？
Qíbó yuē: cǐ wǔqì zhī yì yě, míng yuē pí bì. fū wǔwèi rùkǒu, cáng yú wèi, pí wèi zhī xíng qí jīngqì jīnyè zài pí, gù lìngrén kǒu gān yě, cǐ féiměi zhī suǒ fā yě, cǐ rén bì shù shí gānměi ér duō féi yě. féi zhě, lìngrén nèirè, gān zhě lìngrén zhōngmǎn, gù qí qìshàng yì, zhuǎnwéi xiāokě. zhì zhī yǐ lán, chú chén qì yě. 岐伯曰：此五氣之溢也，名曰脾痹。夫五味入口，藏於胃，脾為之行其精氣津液在脾，故令人口甘也，此肥美之所發也，此人必數食甘美而多肥也。肥者，令人內熱，甘者令人中滿，故其氣上溢，轉為消渴。治之以蘭，除陳氣也。/岐伯曰：此五气之溢也，名曰脾痹。夫五味入口，藏于胃，脾为之行其精气津液在脾，故令人口甘也，此肥美之所发也，此人必数食甘美而多肥也。肥者，令人内热，甘者令人中满，故其气上溢，转为消渴。治之以兰，除陈气也。
dì yuē: yǒubìng kǒu kǔ, qǔ yáng líng quán. kǒu kǔ zhě, bìng míngwéi hé? héyǐ dé zhī? 帝曰：有病口苦，取陽陵泉。口苦者，病名為何？何以得之？/帝曰：有病口苦，取阳陵泉。口苦者，病名为何？何以得之？
Qíbó yuē: bìng míng yuē dǎn dàn. fū gān zhě, zhōng zhī jiāng yě, qǔjué yú dǎn, yān wèi zhī shǐ, cǐ rén zhě shù móulǜ bù jué, gù dǎnxū, qìshàng nì ér kǒu wèi zhī kǔ. zhì zhī yǐ dǎn mù shù, zhì zài yīn-yáng shí'èr guānxiàng shǐ zhōng. 岐伯曰：病名曰膽癉。夫肝者，中之將也，取決於膽，咽為之使，此人者數謀慮不決，故膽虛，氣上逆而口為之苦。治之以膽募俞，治在陰陽十二官相使中。/岐伯曰：病名曰胆瘅。夫肝者，中之将也，取决于胆，咽为之使，此人者数谋虑不决，故胆虚，气上逆而口为之苦。治之以胆募腧，治在阴阳十二官相使中。
dì yuē: yǒu lóng zhě, yī rì shùshí sōu, cǐ bùzú yě. shēnrè rú tàn, jǐng yīng rú gé, rén yíng zào shèng, chuǎnxī qìnì, cǐ yǒuyú yě. tàiyīn mài wēixì rú fā zhě, cǐ bùzú yě. qí bìng ānzài? míngwéi hé bìng? 帝曰：有癃者，一日數十溲，此不足也。身熱如炭，頸膺如格，人迎躁盛，喘息氣逆，此有餘也。太陰脈微細如發者，此不足也。其病安在？名為何病？/帝曰：有癃者，一日数十溲，此不足也。身热如炭，颈膺如格，人迎躁盛，喘息气逆，此有余也。太阴脉微细如发者，此不足也。其病安在？名为何病？
Qíbó yuē: bìng zài tàiyīn, qí shèng zài wèi, pō zài fèi, bìng míng yuē jué, sǐbù zhì. cǐ suǒwèi dé Wǔyǒu yú, èr bùzú yě. 岐伯曰：病在太陰，其盛在胃，頗在肺，病名曰厥，死不治。此所謂得五有餘，二不足也。/岐伯曰：病在太阴，其盛在胃，颇在肺，病名曰厥，死不治。此所谓得五有余，二不足也。
dì yuē: hé wèi Wǔyǒu yú? èr bùzú? 帝曰：何謂五有餘？二不足？/帝曰：何谓五有余？二不足？
Qíbó yuē: suǒwèi Wǔyǒu yú zhě, wǔ bìng zhī qì yǒuyú yě, èr bùzú zhě, yì bìng qì zhī bùzú yě. jīn wài dé Wǔyǒu yú, nèi dé èr bùzú, cǐ qí shēn bù biǎo bù lǐ, yì zhèng sǐ míng yǐ! 岐伯曰：所謂五有餘者，五病之氣有餘也，二不足者，亦病氣之不足也。今外得五有餘，內得二不足，此其身不表不裡，亦正死明矣！/岐伯曰：所谓五有余者，五病之气有余也，二不足者，亦病气之不足也。今外得五有余，内得二不足，此其身不表不里，亦正死明矣！
dì yuē: rénshēng ér yǒubìng diān jí zhě, bìng míng yuē hé? ān suǒdé zhī? 帝曰：人生而有病癲疾者，病名曰何？安所得之？/帝曰：人生而有病癫疾者，病名曰何？安所得之？
Qíbó yuē: bìng míngwéi tāibìng, cǐ dé zhī zài mǔ fù Zhōng-Shí, qí mǔ yǒusuǒ dà jīng、qìshàng ér bù xià, jīngqì bìngjū, gù lìngzǐ fā wéi diān jí yě. 岐伯曰：病名為胎病，此得之在母腹中時，其母有所大驚、氣上而不下，精氣並居，故令子發為癲疾也。/岐伯曰：病名为胎病，此得之在母腹中时，其母有所大惊、气上而不下，精气并居，故令子发为癫疾也。
dì yuē: yǒubìng páng rán yǒu shuǐ zhuàng, qiē qí mài dà jǐn, shēn wútòng zhě, xíng bù shòu, bù néng shí, shí shǎo, míngwéi hé bìng? 帝曰：有病龐然有水狀，切其脈大

緊，身無痛者，形不瘦，不能食，食少，名為何病？/帝曰：有病庞然有水状，切其脉大紧，身无痛者，形不瘦，不能食，食少，名为何病？
Qíbó yuē: bìng shēng zài shèn, míngwéi shèn fēng, shèn fēng ér bù néng shí, shàn jīng, jīng yǐ, xīnqì wěi zhě sǐ. 岐伯曰：病生在腎，名為腎風，腎風而不能食，善驚，驚已，心氣痿者死。/岐伯曰：病生在肾，名为肾风，肾风而不能食，善惊，惊已，心气痿者死。
dì yuē: shàn. 帝曰：善。/帝曰：善。

dà qílùn piān dì - sìshíbā 大奇論篇第四十八/大奇论篇第四十八

gān mǎn、shèn mǎn、fèi mǎn jiē shí, jíwéi zhǒng. 肝滿、腎滿、肺滿皆實，即為腫。/肝满、肾满、肺满皆实，即为肿。
fèi zhī yōng, chuǎn ér liǎng qū mǎn; gān yōng, liǎng qū mǎn, wò zé jīng, bude xiǎo-biàn; shèn yōng, jiǎoxià zhìshǎo fùmǎn, jìng yǒu dàxiǎo, bì（gǔ xíng）dà bǒ, yì piānkū. 肺之雍，喘而兩胠滿；肝雍，兩胠滿，臥則驚，不得小便；腎雍，腳下至少腹滿，脛有大小，髀（骨行）大跛，易偏枯。/肺之雍，喘而两胠满；肝雍，两胠满，卧则惊，不得小便；肾雍，脚下至少腹满，胫有大小，髀（骨行）大跛，易偏枯。
xīn mài mǎn dà, jiàn zhì jīn luán; gān mài xiǎo jí, jiàn zhì jīn luán; gān mài jīng bào, yǒusuǒ jīnghài, mài bù zhìruò yīn, bùzhì zìjǐ. 心脈滿大，癇瘈筋攣；肝脈小急，癇瘈筋攣；肝脈驚暴，有所驚駭，脈不至若瘖，不治自已。/心脉满大，痫瘈筋挛；肝脉小急，痫瘈筋挛；肝脉惊暴，有所惊骇，脉不至若喑，不治自已。
shèn mài xiǎo jí, gān mài xiǎo jí, xīn mài xiǎo jí, bù gǔ jiē wéi jiǎ. 腎脈小急，肝脈小急，心脈小急，不鼓皆為瘕。/肾脉小急，肝脉小急，心脉小急，不鼓皆为瘕。
gān shèn bìng chén wéi shí shuǐ, bìng fú wéi fēngshui, bìng xū wéi sǐ, bìng xiǎo xián yù jīng. 肝腎並沉為石水，並浮為風水，並虛為死，並小弦欲驚。/肝肾并沉为石水，并浮为风水，并虚为死，并小弦欲惊。
shèn mài dà jí chén, gān mài dà jí chén, jiē wéi shàn. 腎脈大急沉，肝脈大急沉，皆為疝。/肾脉大急沉，肝脉大急沉，皆为疝。
xīn màibó huá jí wéi xīn shàn. fèi màichén bó wéi fèi shàn. 心脈搏滑急為心疝。肺脈沉搏為肺疝。/心脉搏滑急为心疝。肺脉沉搏为肺疝。
sānyáng jí wéi jiǎ, sān yīn jí wéi shàn. èr yīn jí wéi jiàn jué, èr yáng jí wéi jīng. 三陽急為瘕，三陰急為疝。二陰急為癇厥，二陽急為驚。/三阳急为瘕，三阴急为疝。二阴急为痫厥，二阳急为惊。
pí mài wài gǔ chén wéi cháng pì, jiǔ zìyǐ. gān mài xiǎo huǎn wéi cháng pì, yì zhì. shèn mài xiǎo bó chén, wéi cháng pì xià xuè, xuè wēn shēnrè zhě sǐ. xīngān pì yì xià xuè, èr zàng tóng bìngzhě kězhì. qí mài xiǎo chén sè wéi cháng pì, qí shēnrè zhě sǐ, rè jiàn qī rì sǐ. 脾脈外鼓沉為腸澼，久自已。肝脈小緩為腸澼，易治。腎脈小搏沉，為腸澼下血，血溫身熱者死。心肝澼亦下血，二髒同病者可治。其脈小沉濇為腸澼，其身熱者死，
熱見七日死。/脾脉外鼓沉为肠澼，久自已。肝脉小缓为肠澼，易治。肾脉小搏沉，为肠澼下血，血温身热者死。心肝澼亦下血，二脏同病者可治。其脉小沉涩为肠澼，其身热者死，热见七日死。
wèi màichén gǔ sè, wèi wài gǔ dà; xīn mài xiǎo jiān jí, jiē gé piānkū. nánzǐ fā zuǒ、nǚzǐ fā yòu, bù àn shé zhuǎn kězhì, sānshí rì qǐ. qí cóngzhě àn sān suì qǐ, nián bùmǎn èrshí zhě sān suì sǐ. 胃脈沉鼓濇，胃外鼓大；心脈小堅急，皆膈偏枯。男子發左、女子發右，不暗舌轉可治，三十日起。其從者暗三歲起，年不滿二十者三歲死。/胃脉沉鼓涩，胃外鼓大；心脉小坚急，皆膈偏枯。男子发左、女子发右，不暗舌转可治，三十日起。其从者暗三岁起，年不满二十者三岁死。
mài zhì ér bó, xuè nǜ shēnrè zhě sǐ. mài lái xuán gōu fú wéi cháng mài. mài zhì rú chuǎn, míng yuē bào jué, bào jué zhě bù zhī yǔ rényán. mài zhì rúshù, shǐ rén bào jīng, sān sì rì zìyǐ. 脈至而搏，血衄身熱者死。脈來懸鉤浮為常脈。脈至如喘，名曰暴厥，暴厥者不知與人言。脈至如數，使人暴驚，三四日自已。/脉至而搏，血衄身热者死。脉来悬钩浮为常脉。脉至如喘，名曰暴厥，暴厥者不知

与人言。脉至如数，使人暴惊，三四日自已。
mài zhì fú hé, fú hé rúshù, yī xī shí zhì yǐshàng, shì jīng qì yú bùzú yě, wēi jiàn jiǔshí rì sǐ. 脈至浮合，浮合如數，一息十至以上，是經氣予不足也，微見九十日死。/脉至浮合，浮合如数，一息十至以上，是经气予不足也，微见九十日死。
mài zhì rú huǒ xīn rán, shì xīn jīng zhī yǔduó yě, cǎo gān ér sǐ. 脈至如火薪然，是心精之予奪也，草干而死。/脉至如火薪然，是心精之予夺也，草干而死。
mài zhì rú sǎnyè, shì gānqi yú xū yě, mù yè luò ér sǐ. 脈至如散葉，是肝氣予虛也，木葉落而死。/脉至如散叶，是肝气予虚也，木叶落而死。
mài zhì rú shěng kè, shěng kè zhě, mài hán ér gǔ, shì shèn qì yú bùzú yě, xuán qù zǎo huá ér sǐ. 脈至如省客，省客者，脈寒而鼓，是腎氣予不足也，
懸去棗華而死。/脉至如省客，省客者，脉寒而鼓，是肾气予不足也，悬去枣华而死。
mài zhì rú wánní, shì wèi jīng yú bùzú yě, yújiá luò ér sǐ. 脈至如丸泥，是胃精予不足也，榆莢落而死。/脉至如丸泥，是胃精予不足也，榆荚落而死。
mài zhì rú héng gé, shì dǎnqì yú bùzú yě, hé shóu ér sǐ. 脈至如横格，是膽氣予不足也，禾熟而死。/脉至如横格，是胆气予不足也，禾熟而死。
mài zhì rú xián lǚ, shì bāo jīng yú bùzú yě, bìng shànyán, xiàshuāng ér sǐ, bù yán kězhì. 脈至如弦縷，是胞精予不足也，病善言，下霜而死，不言可治。/脉至如弦缕，是胞精予不足也，病善言，下霜而死，不言可治。
mài zhì rú jiāo qī, jiāo qī zhě, zuǒyòu bàng zhì yě, wēi jiàn sānshí rì sǐ. 脈至如交漆，交漆者，左右傍至也，
微見三十日死。/脉至如交漆，交漆者，左右傍至也，微见三十日死。
mài zhì rú yǒngquán, fúgǔ jī zhōng, tàiyáng qì yú bùzú yě. shǎo qìwèi, jiǔ yīng ér sǐ. 脈至如湧泉，浮鼓肌中，太陽氣予不足也。少氣味，韭英而死。/脉至如涌泉，浮鼓肌中，太阳气予不足也。少气味，韭英而死。
mài zhì rú tuí tǔ zhī zhuàng, àn zhī bude, shì jī qì yú bùzú yě. wǔsè xiānjiàn hēi, bái lěi fāsǐ. 脈至如頹土之狀，按之不得，是肌氣予不足也。五色先見黑，白壘發死。/脉至如颓土之状，按之不得，是肌气予不足也。五色先见黑，白垒发死。
mài zhì rú xuán yōng, xuán yōng zhě, fú chuǎi qiē zhī yì dà, shì shí'èr shù zhī yú bùzú yě. shuǐníng ér sǐ. 脈至如懸雍，懸雍者，浮揣切之益大，是十二俞之予不足也。水凝而死。/脉至如悬雍，悬雍者，浮揣切之益大，是十二腧之予不足也。水凝而死。
mài zhì rú yǎn dāo, yǎn dāo zhě, fú zhī xiǎo jí, àn zhī jiān dà jí, wǔzàng wǎn rè, hánrè dú bìng yú shèn yě, rúcǐ qí rén bude zuò, lìchūn ér sǐ. 脈至如偃刀，偃刀者，浮之小急，按之堅大急，五臟菀熱，寒熱獨並於腎也，如此其人不得坐，立春而死。/脉至如偃刀，偃刀者，浮之小急，按之坚大急，五脏菀热，寒热独并于肾也，如此其人不得坐，立春而死。
mài zhì rú wán huá, bù zhí shǒu, bù zhí shǒu zhě, àn zhī bùkě dé yě. shì dàcháng qì yú bùzú yě. zǎo yè shēng ér sǐ. 脈至如丸滑，不直手，不直手者，按之不可得也。是大腸氣予不足也。棗葉生而死。/脉至如丸滑，不直手，不直手者，按之不可得也。是大肠气予不足也。枣叶生而死。
mài zhì rú huá zhě lìngrén shàn kǒng, bù yù zuò wò, xíng lì cháng tīng, shì xiǎochángqì yú bùzú yě. jìqiū ér sǐ. 脈至如華者令人善恐，不欲坐臥，行立常聽，是小腸氣予不足也。季秋而死。/脉至如华者令人善恐，不欲坐卧，行立常听，是小肠气予不足也。季秋而死。

mài jiě piān dì - sìshíjiǔ 脈解篇第四十九/脉解篇第四十九

tàiyáng suǒwèi zhǒng, yāo shuí tòng zhě, zhèng yuè tàiyáng yín, yín tàiyáng yě. zhèng yuè yángqì chū, zài shàng ér yīnqì shèng, yáng wèi dé zì cì yě, gù zhǒng, yāo shuí tòng yě. 太陽所謂腫，腰脽痛者，正月太陽寅，寅太陽也。正月陽氣出，在上而陰氣盛，陽未得自次也，故腫，腰脽痛也。/太阳所谓肿，腰脽痛者，正月太阳寅，寅太阳也。正月阳气出，在上而阴气盛，阳未得自次也，故肿，腰脽

痛也。
bìng piān xū wéi bǒ zhě, zhèng yuè yángqì dòng jiě, dìqì ér chū yě. suǒwèi piān xū zhě, dōnghán pō yǒu bùzú zhě, gù piān xū wéi bǒ yě. 病偏虛為跛者，正月陽氣凍解，地氣而出也。所謂偏虛者，冬寒頗有不足者，故偏虛為跛也。/病偏虚为跛者，正月阳气冻解，地气而出也。所谓偏虚者，冬寒颇有不足者，故偏虚为跛也。
suǒwèi qiáng shàng yǐn bèi zhě, yángqì dàshàng ér zhēng, gù qiáng shàng yě. 所謂強上引背者，陽氣大上而爭，故強上也。/所谓强上引背者，阳气大上而争，故强上也。
suǒwèi ěr wū zhě, yángqì wànwù shèng shàng ér yuè, gù ěr wū yě. 所謂耳鳴者，陽氣萬物盛上而躍，故耳鳴也。/所谓耳鸣者，阳气万物盛上而跃，故耳鸣也。
suǒwèi shèn zé kuáng diān jí zhě, yáng jìn zài shàng ér yīnqì cóng xià, xià xū shàng shí, gù kuáng diān jí yě. 所謂甚則狂巔疾者，陽盡在上而陰氣從下，下虛上實，故狂巔疾也。/所谓甚则狂巅疾者，阳尽在上而阴气从下，下虚上实，故狂巅疾也。
suǒwèi fú wéi lóng zhě, jiē zài qì yě. 所謂浮為聾者，皆在氣也。/所谓浮为聋者，皆在气也。
suǒwèi rù zhōng wéi yīn zhě, yáng shèng yǐ shuāi gù wéi yīn yě. 所謂入中為喑者，陽盛已衰故為喑也。/所谓入中为喑者，阳盛已衰故为喑也。
nèi duó ér jué, zé wéi yīn pái, cǐ shènxū yě, shàoyīn bù zhì zhě jué yě. 內奪而厥，則為喑俳，此腎虛也，
少陰不至者厥也。/内夺而厥，则为喑俳，此肾虚也，少阴不至者厥也。
shàoyáng suǒwèi xīn xiétòng zhě, yán shàoyáng shèng yě. shèng zhě xīn zhī suǒ biǎo yě, Jiǔyuè yángqì jìn ér yīnqì shèng, gù xīn xiétòng yě. 少陽所謂心脅痛者，言少陽盛也。盛者心之所表也，九月陽氣盡而陰氣盛，故心脅痛也。/少阳所谓心胁痛者，言少阳盛也。盛者心之所表也，九月阳气尽而阴气盛，故心胁痛也。
suǒwèi bùkě fǎncè zhě, yīnqì cáng wù yě, wù cáng zé bù dòng, gù bùkě fǎncè yě. 所謂不可反側者，陰氣藏物也，物藏則不動，故不可反側也。/所谓不可反侧者，阴气藏物也，物藏则不动，故不可反侧也。
suǒwèi shèn zé yuè zhě, Jiǔyuè wànwù jìn shuāi, cǎomù huá luò ér duò, zé qì qù yáng ér zhī yīn, qìshèng ér yáng zhīxià cháng, gù wèi yuè. 所謂甚則躍者，九月萬物盡衰，草木華落而墮，則氣去陽而之陰，氣盛而陽之下長，故謂躍。/所谓甚则跃者，九月万物尽衰，草木华落而堕，则气去阳而之阴，气盛而阳之下长，故谓跃。
yángmíng suǒwèi sǎsǎ zhèn hán zhě, yángmíng zhě wǔ yě, Wǔyuè shèng yáng zhī yīn yě, yáng shèng ér yīnqì jiā zhī, gù sǎsǎ zhèn hán yě. 陽明所謂灑灑振寒者，陽明者午也，五月盛陽之陰也，陽盛而陰氣加之，故灑灑振寒也。/阳明所谓洒洒振寒者，阳明者午也，五月盛阳之阴也，阳盛而阴气加之，故洒洒振寒也。
suǒwèi jìng zhǒng ér gǔ bù shōu zhě, shì Wǔyuè shèng yáng zhī yīn yě. yáng zhě shuāi yú wǔ yuè, ér yī yīnqì shàng, yǔ yáng shǐ zhēng, gù jìng zhǒng ér gǔ bù shōu yě. 所謂脛腫而股不收者，是五月盛陽之陰也。陽者衰於五月，而一陰氣上，與陽始爭，故脛腫而股不收也。/所谓胫肿而股不收者，是五月盛阳之阴也。阳者衰于五月，而一阴气上，与阳始争，故胫肿而股不收也。
suǒwèi shàng chuǎn ér wéi shuǐ zhě, yīnqì xià ér fù shàng, shàng zé xié kè yú zàngfǔ jiān, gù wéi shuǐ yě. 所謂上喘而為水者，陰氣下而復上，上則邪客於臟腑間，故為水也。/所谓上喘而为水者，阴气下而复上，上则邪客于脏腑间，故为水也。
suǒwèi xiōngtòng shǎo qì zhě, shuǐqì zài zàngfǔ yě; shuǐ zhě yīnqì yě, yīnqì zài zhōng, gù xiōngtòng shǎo qì yě. 所謂胸痛少氣者，水氣在臟腑也；水者陰氣也，陰氣在中，故胸痛少氣也。/所谓胸痛少气者，水气在脏腑也；水者阴气也，阴气在中，故胸痛少气也。
suǒwèi shèn zé jué, èrén yǔ huǒ, wén mù yīn zé tì rán'ér jīng zhě, yángqì yǔ yīnqì xiāng báo, shuǐhuǒ xiāng è, gù tì rán'ér jīng yě. suǒwèi yù dú bìhù yǒu ér chù zhě, yīn-yáng xiāng báo yě, yáng jìn ér yīn shèng, gù yù dú bìhù yǒu ér jū. 所謂甚則厥，惡人與火，聞木音則惕然而驚者，陽氣與

陰氣相薄，水火相惡，
故惕然而驚也。所謂欲獨閉戶牖而處者，陰陽相薄也，陽盡而陰盛，故欲獨閉戶牖而居。/所谓甚则厥，恶人与火，闻木音则惕然而惊者，阳气与阴气相薄，水火相恶，故惕然而惊也。所谓欲独闭户牖而处者，阴阳相薄也，阳尽而阴盛，故欲独闭户牖而居。
suǒwèi bìng zhì zé yù chéng gāo ér gē, qì yī ér zǒu zhě, yīn-yáng fù zhēng érwài bìng yú yáng, gù shǐ zhī qì yī ér zǒu yě. 所謂病至則欲乘高而歌，棄衣而走者，陰陽復爭而外並於陽，故使之棄衣而走也。/所谓病至则欲乘高而歌，弃衣而走者，阴阳复争而外并于阳，故使之弃衣而走也。
suǒwèi kè sūnmài, zé tóutòng bí qiú fù zhǒng zhě, yángmíng bìng yú shàng, shàng zhě zé qí sūnluò tàiyīn yě, gù tóutòng bí qiú fù zhǒng yě. 所謂客孫脈，則頭痛鼻鼽腹腫者，陽明並於上，上者則其孫絡太陰也，故頭痛鼻鼽腹腫也。/所谓客孙脉，则头痛鼻鼽腹肿者，阳明并于上，上者则其孙络太阴也，故头痛鼻鼽腹肿也。
tàiyīn suǒwèi bìng zhàng zhě, tàiyīn zǐ yě, Shíyīyuè wànwù qì jiē cáng yú zhōng, gù yuē bìng zhàng. 太陰所謂病脹者，太陰子也，十一月萬物氣皆藏於中，故曰病脹。/太阴所谓病胀者，太阴子也，十一月万物气皆藏于中，故曰病胀。
suǒwèi shàng zǒuxīn wéi yī zhě, yīn shèng ér shàng zǒu yú yángmíng, yángmíng luò shǔxīn, gù yuē shàng zǒuxīn wéi yī yě. 所謂上走心為噫者，陰盛而上走於陽明，陽明絡屬心，故曰上走心為噫也。/所谓上走心为噫者，阴盛而上走于阳明，阳明络属心，故曰上走心为噫也。
suǒwèi shí zé ǒu zhě, wù chéngmǎn ér shàng yì, gù ǒu yě. 所謂食則嘔者，物盛滿而上溢，故嘔也。/所谓食则呕者，物盛满而上溢，故呕也。
suǒwèi dé hòu yǔ qì zé kuài rán rú shuāi zhě, Shí'èryuè yīnqì xià shuāi ér yángqì qiě chū, gù yuē: dé hòu yǔ qì zé kuài rán rú shuāi yě. 所謂得後與氣則快然如衰者，十二月陰氣下衰而陽氣且出，故曰：得後與氣則快然如衰也。/所谓得后与气则快然如衰者，十二月阴气下衰而阳气且出，故曰：得后与气则快然如衰也。

cì yào lùn piān dì-wǔshí 刺要論篇第五十/刺要论篇第五十
Huángdì wèn yuē: yuàn wén cì yào? 黄帝問曰：願聞刺要？/黄帝问曰：愿闻刺要？
Qíbó duì yuē: bìng yǒu fú-chén, cì yǒu qiǎn shēn, gè zhì qí lǐ, wúguò qí dào, guò zhī zé nèishāng, bùjí zé shēngwài yōng, yōng zé xié cóng zhī. qiǎn shēn bude, fǎn wéi dà zéi, nèi dòng wǔzàng, hòusheng dàbìng. 岐伯對曰：病有浮沉，刺有淺深，各至其理，無過其道，過之則內傷，不及則生外壅，壅則邪從之。淺深不得，反為大賊，內動五臟，後生大病。/岐伯对曰：病有浮沉，刺有浅深，各至其理，无过其道，过之则内伤，不及则生外壅，壅则邪从之。浅深不得，反为大贼，内动五脏，后生大病。
gù yuē: bìng yǒu zài háomáo còulǐ zhě, yǒu zài pífū zhě, yǒu zài jīròu zhě, yǒu zài mài zhě, yǒu zài jīn zhě, yǒu zài gǔ zhě, yǒu zài suǐ zhě. 故曰：病有在毫毛腠理者，有在皮膚者，有在肌肉者，有在脈者，有在筋者，有在骨者，有在髓者。/故曰：病有在毫毛腠理者，有在皮肤者，有在肌肉者，有在脉者，有在筋者，有在骨者，有在髓者。
shìgù cì háomáo còulǐ wú shāng pí, pí shāng zé nèi dòng fèi, fèi dòng zé qiū bìng wēnnüè, sù sù rán hánlì. 是故刺毫毛腠理無傷皮，皮傷則內動肺，肺動則秋病溫瘧，泝泝然寒栗。/是故刺毫毛腠理无伤皮，皮伤则内动肺，肺动则秋病温疟，溯溯然寒栗。
cì pí wú shāng ròu, ròu shāng zé nèi dòng pí, pí dòng zé qīshí'èr rì sìjì zhī yuè, bìng fùzhàng fán bù shì shí. 刺皮無傷肉，肉傷則內動脾，脾動則七十二日四季之月，病腹脹煩不嗜食。/刺皮无伤肉，肉伤则内动脾，脾动则七十二日四季之月，病腹胀烦不嗜食。
cì ròu wú shāng mài, mài shāng zé nèi dòngxīn, xīndòng zé xià bìng xīntòng. 刺肉無傷脈，脈傷則內動心，心動則夏病心痛。/刺肉无伤脉，脉伤则内动心，心动则夏病心痛。
cì mài wú shāng jīn, jīn shāng zé nèi dòng gān, gān dòng zé chūn bìng rè ér jīn chí. 刺

脈無傷筋，筋傷則內動肝，肝動則春病熱而筋弛。/刺脉无伤筋，筋伤则内动肝，肝动则春病热而筋弛。
cì jīn wú shāng gǔ, gǔ shāng zé nèi dòng shèn, shèn dòng zé dōng bìng zhàng, yāo-tòng. 刺筋無傷骨，骨傷則內動腎，腎動則冬病脹，腰痛。/刺筋无伤骨，骨伤则内动肾，肾动则冬病胀，腰痛。
cìgǔ wú shāng suǐ, suǐ shāng zé xiāoshuò héng suān, tǐ jiě（rén yì）rán bù qù yǐ. 刺骨無傷髓，髓傷則銷鑠胻酸，體解（亻亦）然不去矣。/刺骨无伤髓，髓伤则销铄胻酸，体解（亻亦）然不去矣。

cì qí lùn piān dì - wǔshíyī 刺齊論篇第五十一/刺齐论篇第五十一

Huángdì wèn yuē: yuàn wén cì qiǎn shēn zhī fēn. 黃帝問曰：
願聞刺淺深之分。/黄帝问曰：愿闻刺浅深之分。
Qíbó duì yuē: cìgǔ zhě wú shāng jīn, cì jīn zhě wù shāng ròu, cì ròu zhě wú shāng mài, cì mài zhě wú shāng pí, cì pí zhě wú shāng ròu, cì ròu zhě wú shāng jīn, cì jīn zhě wú shāng gǔ. 岐伯對曰：刺骨者無傷筋，刺筋者勿傷肉，刺肉者無傷脈，刺脈者無傷皮，刺皮者無傷肉，刺肉者無傷筋，刺筋者無傷骨。/岐伯对曰：刺骨者无伤筋，刺筋者勿伤肉，刺肉者无伤脉，刺脉者无伤皮，刺皮者无伤肉，刺肉者无伤筋，刺筋者无伤骨。
dì yuē: yú wèizhī qí suǒwèi, yuàn wén qí jiě. 帝曰：餘未知其所謂，
願聞其解。/帝曰：余未知其所谓，愿闻其解。
Qíbó yuē: cìgǔ wú shāng jīn zhě, zhēn zhì jīn ér qù, bùjí gǔ yě. cì jīn wú shāng ròu zhě, zhì ròu ér qù, bùjí jīn yě. cì ròu wú shāng mài zhě, zhì mài ér qù, bùjí ròu yě. cì mài wú shāng pí zhě, zhì pí ér qù, bùjí mài yě. suǒwèi cì pí wú shāng ròu zhě, bìng zài pí zhōng, zhēn rù pí zhōng wú shāng ròu yě. cì ròu wú shāng jīn zhě, guò ròu zhōng jīn yě, cì jīn wú shāng gǔ zhě, guò jīn zhōng gǔ yě. cǐ zhī wèi fǎn yě. 岐伯曰：刺骨無傷筋者，針至筋而去，不及骨也。刺筋無傷肉者，至肉而去，不及筋也。刺肉無傷脈者，至脈而去，不及肉也。刺脈無傷皮者，至皮而去，不及脈也。所謂刺皮無傷肉者，病在皮中，針入皮中無傷肉也。刺肉無傷筋者，過肉中筋也，刺筋無傷骨者，過筋中骨也。此之謂反也。/岐伯曰：刺骨无伤筋者，针至筋而去，不及骨也。刺筋无伤肉者，至肉而去，不及筋也。刺肉无伤脉者，至脉而去，不及肉也。刺脉无伤皮者，至皮而去，不及脉也。所谓刺皮无伤肉者，病在皮中，针入皮中无伤肉也。刺肉无伤筋者，过肉中筋也，刺筋无伤骨者，过筋中骨也。此之谓反也。

cì jìn lùn piān dì - wǔshí'èr 刺禁論篇第五十二/刺禁论篇第五十二

Huángdì wèn yuē: yuàn wén jìn shù? 黃帝問曰：願聞禁數？/黄帝问曰：愿闻禁数？
Qíbó duì yuē: zàng yǒu yàohài, bùkěbù chá. gān shēng yú zuǒ, fèi cáng yú yòu, xīn bù yú biǎo, shèn zhì yú?, pí wèi zhī shǐ, wèi wèi zhī shì. 岐伯對曰：髒有要害，不可不察。肝生於左，肺藏於右，心部於表，腎治於?，脾為之使，胃為之市。/岐伯对曰：脏有要害，不可不察。肝生于左，肺藏于右，心部于表，肾治于?，脾为之使，胃为之市。
gé huāng zhīshàng, zhōng yǒu fùmǔ, qī jié zhī bàng, zhōng yǒu xiǎoxīn, cóng zhī yǒufú, nì zhī yǒu jiù. 膈肓之上，中有父母，七節之傍，中有小心，從之有福，逆之有咎。/膈肓之上，中有父母，七节之傍，中有小心，从之有福，逆之有咎。
cìzhòng xīn, yī rì sǐ. qí dòng wéi yī. 刺中心，一日死。其動為噫。/刺中心，一日死。其动为噫。
cìzhòng gān, Wǔrì sǐ. qí dòng wéi yǔ. 刺中肝，五日死。其動為語。/刺中肝，五日死。其动为语。
cìzhòng shèn, liù rì sǐ. qí dòng wéi tì. 刺中腎，六日死。其動為嚏。/刺中肾，六日死。其动为嚏。
cìzhòng fèi, sān rì sǐ. qí dòng wéi ké. 刺中肺，三日死。其動為咳。/刺中肺，三日死。其动为咳。
cìzhòng pí, shí rì sǐ. qí dòng wéi tūn. 刺中脾，十日死。其動為吞。/刺中脾，十日死。其动为吞。

cìzhòng dǎn, yī rì bànsǐ. qí dòng wéi ǒu. 刺中膽，一日半死。其動為嘔。/刺中胆，一日半死。其动为呕。
cì fū shàngzhōng dàmài xuè chū bùzhǐ sǐ. 刺跗上中大脈血出不止死。/刺跗上中大脉血出不止死。
cìmiàn zhōng liū mài, bùxìng wéi máng. 刺面中溜脈，不幸為盲。/刺面中溜脉，不幸为盲。
cì tóu zhōngnǎo hù, rùnǎo lì sǐ. 刺頭中腦戶，入腦立死。/刺头中脑户，入脑立死。
cì shéxià zhōng mài tàiguò, xuè chū bùzhǐ wéi yīn. 刺舌下中脈太過，血出不止為瘖。/刺舌下中脉太过，血出不止为瘖。
cì zúxià bù luò zhōng mài, xuè bùchū wéi zhǒng. 刺足下布絡中脈，
血不出為腫。/刺足下布络中脉，血不出为肿。
cì xī zhōng dàmài, lìngrén pū tuōsè. 刺郄中大脈，令人僕脫色。/刺郄中大脉，令人仆脱色。
cì qì jiē zhōng mài, xuè bùchū, wéi zhǒng shǔ pū. 刺氣街中脈，血不出，為腫鼠僕。/刺气街中脉，血不出，为肿鼠仆。
cì jǐ jiān zhōng suǐ wéi yǔ. 刺脊間中髓為傴。/刺脊间中髓为伛。
cì rǔ shàng, zhōng rǔfáng, wéi zhǒng gēn shí. 刺乳上，中乳房，為腫根蝕。/刺乳上，中乳房，为肿根蚀。
cì quēpén zhōng nèixiàn qì xiè, lìngrén chuǎnké nì. 刺缺盆中內陷氣泄，令人喘咳逆。/刺缺盆中内陷气泄，令人喘咳逆。
cì shǒu yúfù nèixiàn wéi zhǒng. 刺手魚腹內陷為腫。/刺手鱼腹内陷为肿。
wú cì dà zuì, lìngrén qì luàn; wú cì dà nù, lìngrén qìnì: wú cì dà láo rén; wú cì xīn bǎo rén; wú cì dà jī rén; wú cì dà kě rén; wú cì dà jīngrén. 無刺大醉，令人氣亂；無刺大怒，令人氣逆：無刺大勞人；無刺新飽人；無刺大饑人；無刺大渴人；無刺大驚人。/无刺大醉，令人气乱；无刺大怒，令人气逆：无刺大劳人；无刺新饱人；无刺大饥人；无刺大渴人；无刺大惊人。
cì yīngǔ zhōng dàmài, xuè chū bùzhǐ, sǐ. 刺陰股中大脈，血出不止，死。/刺阴股中大脉，血出不止，死。
cìkè zhǔrén nèixiàn zhōng mài, wéi nèi lòu wéi lóng. 刺客主人內陷中脈，為內漏為聾。/刺客主人内陷中脉，为内漏为聋。
cì xī bìn chū yè wéi bǒ. 刺膝臏出液為跛。/刺膝膑出液为跛。
cì bì tàiyīn mài, chūxuè duō, lì sǐ. 刺臂太陰脈，出血多，立死。/刺臂太阴脉，出血多，立死。
cì zú shàoyīn mài, zhòng xū chūxuè, wéi shé nányǐ yán. 刺足少陰脈，重虛出血，為舌難以言。/刺足少阴脉，重虚出血，为舌难以言。
cì yīng zhōng xiànzhōng, fèi wéi chuǎn nì yǎngxī. 刺膺中陷中，
肺為喘逆仰息。/刺膺中陷中，肺为喘逆仰息。
cì zhǒu zhōng nèixiàn qì guī zhī, wèi zhī bùqū shēn. 刺肘中內陷氣歸之，為之不屈伸。/刺肘中内陷气归之，为之不屈伸。
cì yīngǔ xiàsān cùn nèixiàn, lìngrén yíniào. 刺陰股下三寸內陷，令人遺溺。/刺阴股下三寸内陷，令人遗溺。
cì yèxià xié jiān nèixiàn, lìngrén ké. 刺腋下脅間內陷，令人咳。/刺腋下胁间内陷，令人咳。
cì shǎofù zhōng pángguāng nì chū, lìngrén shǎofù mǎn. 刺少腹中膀胱溺出，令人少腹滿。/刺少腹中膀胱溺出，令人少腹满。
cì chuǎn cháng nèixiàn, wéi zhǒng. 刺腨腸內陷，為腫。/刺腨肠内陷，为肿。
cì kuàng shàng xiàn gǔ zhōng mài, wéi lòu wéi máng. 刺眶上陷骨中脈，
為漏為盲。/刺眶上陷骨中脉，为漏为盲。
cì guānjié zhōng yè chū, bude qūshēn. 刺關節中液出，不得屈伸。/刺关节中液出，不得屈伸。

cì zhì lùn piān dì - wǔshísān 刺志論篇第五十三/刺志论篇第五十三

Huángdì wèn yuē: yuàn wén xūshí zhī yào? 黃帝問曰：願聞虛實之要？/黄帝问曰：愿闻虚实之要？
Qíbó duì yuē: qì shí xíng shí, qìxū xíng xū, cǐ qí cháng yě, fǎn cǐzhě bìng. gǔ shèngqì shèng, gǔ xū qìxū cǐ qí cháng yě, fǎn cǐzhě bìng. mài shí xuè shí, mài xū xuèxū, cǐ qí cháng yě, fǎn cǐzhě bìng. 岐伯對曰：氣實

形實，氣虛形虛，此其常也，反此者病。谷盛氣盛，谷虛氣虛此其常也，反此者病。脈實血實，脈虛血虛，此其常也，反此者病。/岐伯对曰：气实形实，气虚形虚，此其常也，反此者病。谷盛气盛，谷虚气虚此其常也，
反此者病。脉实血实，脉虚血虚，此其常也，反此者病。

dì yuē: rúhé ér fǎn? 帝曰：如何而反？/帝曰：如何而反？

Qíbó yuē: qìxū shēnrè, cǐ wèi fǎn yě. gǔ rù duō ér qì shǎo, cǐ wèi fǎn yě. gǔ bù rù ér qì duō, cǐ wèi fǎn yě. mài shèng xuè shǎo, cǐ wèi fǎn yě. mài shǎo xuè duō, cǐ wèi fǎn yě. 岐伯曰：氣虛身熱，此謂反也。谷入多而氣少，此謂反也。谷不入而氣多，此謂反也。脈盛血少，此謂反也。脈少血多，此謂反也。/岐伯曰：气虚身热，此谓反也。谷入多而气少，
此谓反也。谷不入而气多，
此谓反也。脉盛血少，此谓反也。脉少血多，此谓反也。

qìshèng shēn hán, dé zhī shānghán, qìxū shēnrè, dé zhī shāngshǔ. 氣盛身寒，得之傷寒，氣虛身熱，得之傷暑。/气盛身寒，得之伤寒，气虚身热，得之伤暑。

gǔ rù duō ér qì shàozhě, dé zhī yǒusuǒ tuō xuè, shī jūxià yě. 谷入多而氣少者，得之有所脫血，濕居下也。/谷入多而气少者，得之有所脱血，湿居下也。

gǔ rù shǎo ér qì duō zhě, xié zài wèi jí yǔ fèi yě. 谷入少而氣多者，邪在胃及與肺也。/谷入少而气多者，邪在胃及与肺也。

mài xiǎo xuè duō zhě, yǐn zhōng rè yě; mài dà xuè shàozhě, mài yǒu fēngqì, shuǐjiāng bù rù, cǐ zhī wèi yě. 脈小血多者，飲中熱也；脈大血少者，脈有風氣，水漿不入，此之謂也。/脉小血多者，饮中热也；脉大血少者，脉有风气，水浆不入，此之谓也。

fū shí zhě, qì rù yě; xū zhě, qì chū yě. qì shí zhě, rè yě; qìxū zhě, hán yě. 夫實者，氣入也；虛者，氣出也。氣實者，熱也；氣虛者，寒也。/夫实者，气入也；虚者，气出也。气实者，热也；气虚者，寒也。

rù shí zhě, zuǒshǒu kāi zhēn kōng yě; rù xū zhě, zuǒshǒu bì zhēn kōng yě. 入實者，左手開針空也；入虛者，左手閉針空也。/入实者，左手开针空也；入虚者，左手闭针空也。

zhēn jiě piān dì - wǔshísì 針解篇第五十四/针解篇第五十四

Huángdì wèn yuē: yuàn wén jiǔ zhēn zhī jiě, xūshí zhī dào. 黃帝問曰：願聞九針之解，虛實之道。/黄帝问曰：愿闻九针之解，虚实之道。

Qíbó duì yuē: cì xū zé shí zhī zhě, zhēn xià rè yě. qì shí nǎi rè yě. mǎn ér xiè zhī zhě, zhēn xià hán yě, qìxū nǎi hán yě. wǎn chén zé chú zhī zhě, chū è xuè yě. 岐伯對曰：刺虛則實之者，針下熱也。氣實乃熱也。滿而泄之者，針下寒也，氣虛乃寒也。菀陳則除之者，出惡血也。/岐伯对曰：刺虚则实之者，针下热也。气实乃热也。满而泄之者，针下寒也，气虚乃寒也。菀陈则除之者，出恶血也。

xié shèng zé xū zhī zhě, chūzhēn wù àn. 邪勝則虛之者，出針勿按。/邪胜则虚之者，出针勿按。

xú ér jí zé shí zhě, xú chūzhēn ér jí àn zhī; jí ér xú zé xū zhě, jí chūzhēn ér xú àn zhī. 徐而疾則實者，徐出針而疾按之；疾而徐則虛者，疾出針而徐按之。/徐而疾则实者，徐出针而疾按之；疾而徐则虚者，疾出针而徐按之。

yán shí yǔ xū zhě, hán wēn qì duōshao yě. 言實與虛者，寒溫氣多少也。/言实与虚者，寒温气多少也。

ruò wú ruòyǒu zhě, jí bùkězhī yě. 若無若有者，疾不可知也。/若无若有者，疾不可知也。

chá hòu yǔ xiān zhě, zhī bìng xiānhòu yě. 察後與先者，知病先後也。/察后与先者，知病先后也。

wéi xū yǔ shí zhě, gōng wù shī qí fǎ. ruò dé ruò shī zhě, lí qí fǎ yě. 為虛與實者，工勿失其法。若得若失者，離其法也。/为虚与实者，工勿失其法。若得若失者，离其法也。

xūshí zhī yào, jiǔ zhēn zuì miào zhě, wéi qí gè yǒusuǒ yí yě. 虛實之要，九針最妙者，為其各有所宜也。/虚实之要，九针最妙者，为其各有所宜也。

bǔxiè zhī shí zhě, yǔ qì kāi hé xiānghé yě. 補瀉之時者，與氣開闔相合也。/补泻之时者，与气开阖相合也。

jiǔ zhēn zhī míng, gè bùtóng xíng zhě, zhēn qióng qí suǒ dāng bǔxiè yě. 九針之

名，各不同形者，
針窮其所當補瀉也。/九针之名，各不同形者，针穷其所当补泻也。
cì shí xū qí xū zhě liúzhēn, yīnqì lóng zhì, nǎi qù zhēn yě; cì xū xū qíshí zhě, yángqì lóng zhì, zhēn xià rè, nǎi qù zhēn yě. 刺實須其虛者留針，陰氣隆至，乃去針也；刺虛須其實者，陽氣隆至，針下熱，乃去針也。/刺实须其虚者留针，阴气隆至，乃去针也；刺虚须其实者，阳气隆至，针下热，乃去针也。
jīng qì yǐ zhì, shèn shǒu wù shī zhě, wù biàngēng yě. 經氣已至，慎守勿失者，勿變更也。/经气已至，慎守勿失者，勿变更也。
shēnqiǎn zài zhì zhě, zhī bìng zhīnèi wài yě. 深淺在志者，知病之內外也。/深浅在志者，知病之内外也。
yuǎnjìn rúyī zhě, shēnqiǎn qí hòu děng yě. 遠近如一者，深淺其候等也。/远近如一者，深浅其候等也。
rúlínshēnyuān zhě, bùgǎn duò yě. 如臨深淵者，不敢墮也。/如临深渊者，不敢堕也。
shǒu rúwò hǔ zhě, yù qí zhuàng yě. 手如握虎者，欲其壯也。/手如握虎者，欲其壮也。
shén wú yíng yú zhòng wù zhě, jìng zhì guān bìngrén, wú zuǒyòu shì yě. 神無營於眾物者，靜志觀病人，無左右視也。/神无营于众物者，静志观病人，无左右视也。
yì wúxié xià zhě, yù duān yǐ zhèng yě. 義無邪下者，欲端以正也。/义无邪下者，欲端以正也。
bì zhèng qí shén zhě, yù dǎn bìngrén mù, zhì qí shén, lìng qì yì xíng yě. 必正其神者，欲膽病人目，制其神，令氣易行也。/必正其神者，欲胆病人目，制其神，令气易行也。
suǒwèi sān lí zhě, xià xī sān cùn yě. suǒwèi fū zhī zhě, jǔ xī fēn yì jiàn yě. jù xū zhě, jiǎo zú（gǔ xíng）dú xiàn zhě. xià lián zhě xiàn xià zhě yě. 所謂三里者，下膝三寸也。所謂跗之者，舉膝分易見也。巨虛者，矯足（骨行）獨陷者。下廉者陷下者也。/所谓三里者，下膝三寸也。所谓跗之者，举膝分易见也。巨虚者，矫足（骨行）独陷者。下廉者陷下者也。
dì yuē: yú wén jiǔ zhēn shàng Yìngtiān dì sìshí yīn-yáng, yuàn wén qí fāng, lìng kě chuán yú hòushì yǐwéi cháng yě. 帝曰：餘聞九針上應天地四時陰陽，願聞其方，令可傳於後世以為常也。/帝曰：余闻九针上应天地四时阴阳，愿闻其方，令可传于后世以为常也。
Qíbó yuē: fū yī tiān、èr dì、sān rén、sìshí、wǔyīn、Liùlǜ、Qīxīng、bā fēng、jiǔ yě, shēnxíng yì yìng zhī, zhēn gè yǒusuǒ yí, gù yuē jiǔ zhēn. 岐伯曰：夫一天、二地、三人、四時、五音、六律、七星、八風、九野，身形亦應之，針各有所宜，故曰九針。/岐伯曰：
夫一天、二地、三人、四时、五音、六律、七星、八风、九野，身形亦应之，针各有所宜，故曰九针。
rén pí Yìngtiān, rénròu yìng dì, rénmài yìng rén, rén jīn yìngshí, rénshēng yìng yīn, rén yīn-yáng héqì yìng lǜ, rén chǐmiàn mù yìng xīng, rén chūrù qì yìng fēng, rén Jiǔqiào sānbǎi liùshíwǔ luò yìng yě. 人皮應天，人肉應地，人脈應人，人筋應時，人聲應音，人陰陽合氣應律，人齒面目應星，人出入氣應風，人九竅三百六十五絡應野。/人皮应天，人肉应地，人脉应人，人筋应时，人声应音，人阴阳合气应律，人齿面目应星，人出入气应风，人九窍三百六十五络应野。
gù yī zhēn pí、èr zhēn ròu、sān zhēn mài、sì zhēn jīn、wǔ zhēn gǔ、liù zhēn tiáo yīn-yáng、qī zhēn yì jīng、bā zhēn chú fēng、jiǔ zhēn tōng Jiǔqiào、chú sān-bǎi liùshíwǔ jié qì. cǐ zhī wèi gè yǒusuǒ zhu ye. 故一針皮、二針肉、三針脈、四針筋、五針骨、六針調陰陽、七針益精、八針除風、九針通九竅、除三百六十五節氣。此之謂各有所主也。/故一针皮、二针肉、三针脉、四针筋、五针骨、六针调阴阳、七针益精、八针除风、九针通九窍、除三百六十五节气。此之谓各有所主也。
rénxīn yì yìng bā fēng; rénqì Yìngtiān; rén fā chǐ ěr-mù wǔshēng, yìng wǔyīn Liùlǜ; rén yīn-yáng mài xuèqì yìng dì. 人心意應八風；人氣應天；人發齒耳目五聲，應五音六律；人陰陽脈血氣應地。/人心意应八风；人气应天；人发齿耳目五声，应五音六律；人阴阳脉血气应地。
rén gān mù yìng zhī Jiǔqiào sānbǎi liùshí-wǔ rén yī yǐ guān dòngjing tiān èr yǐ hòu

wǔsè Qīxīng yìng zhī yǐ hòu fā mǔ zé wǔyīn yī yǐ hòu gōngshāng jiǎo zhēng yǔ Liùlǜ yǒuyú bùzú yìng zhī èr dì yī yǐ hòu gāoxià yǒuyú jiǔ yě yījié shù yìng zhī yǐ hòu bì jié sān rén biàn yī fēn rén hòu chǐ xiè duō xuè shǎoshí fēn jiǎo zhī biàn wǔ fēn yǐ hòu huǎnjí liù fēn bùzú sān fēn hán guānjié dì-jiǔ fēn sìshí rén hán wēn zàoshī sìshí yīyìng zhī yǐ hòu xiāngfǎn yī sì fāng gè zuò jiě. 人肝目應之九竅三百六十五人一以觀動靜天二以候五色七星應之以候發母澤五音一以候宮商角徵羽六律有餘不足應之二地一以候高下有餘九野一節俞應之以候閉節三人變一分人候齒泄多血少十分角之變五分以候緩急六分不足三分寒關節第九分四時人寒溫燥濕四時一應之以候相反一四方各作解。/人肝目应之九窍三百六十五人一以观动静天二以候五色七星应之以候发母泽五音一以候宫商角徵羽六律有余不足应之二地一以候高下有余九野一节腧应之以候闭节三人变一分人候齿泄多血少十分角之变五分以候缓急六分不足三分寒关节第九分四时人寒温燥湿四时一应之以候相反一四方各作解。

cháng cì jié lùn piān dì - wǔshíwǔ 長刺節論篇第五十五/长刺节论篇第五十五

cì jiā bù zhěn, tīng bìngzhě yán, zài tóutou jí tòng, wéi cáng zhēn zhī. cì zhì gǔ bìng yǐ, shàng wú shāng gǔròu jí pí, pí zhě dào yě. 刺家不診，聽病者言，在頭頭疾痛，為藏針之。刺至骨病已，上無傷骨肉及皮，皮者道也。/刺家不诊，听病者言，在头头疾痛，为藏针之。刺至骨病已，上无伤骨肉及皮，皮者道也。

yīn cìrù yī, bàng sìchù, zhì hánrè. 陰刺入一，傍四處，治寒熱。/阴刺入一，傍四处，治寒热。

shēn zhuān zhě cì dà zàng, pò zàng cì bèi, bèi shù yě. cì zhī pò zàng, zàng huì, fù zhònghán rè qù ér zhǐ. yǔ cì zhī yào, fàz-hēn ér qiǎn chūxuè. 深專者刺大髒，迫髒刺背，背俞也。刺之迫髒，髒會，腹中寒熱去而止。與刺之要，發針而淺出血。/深专者刺大脏，迫脏刺背，背腧也。刺之迫脏，脏会，腹中寒热去而止。与刺之要，发针而浅出血。

zhì fǔ zhǒng zhě, cì fǔ shàng, shì yōng xiǎo dà shēnqiǎn cì. cì dàzhě duō xuè, xiǎozhě shēn zhī, bì duān nèi zhēn wéi gù zhǐ. 治腐腫者，刺腐上，視癰小大深淺刺。刺大者多血，小者深之，必端內針為故止。/治腐肿者，刺腐上，视痈小大深浅刺。刺大者多血，小者深之，必端内针为故止。

bìng zài shǎofù yǒu jī, cì pí（gǔ dùn）yǐx-ià, zhìshǎo fù ér zhǐ. cì xiá jǐ liǎngpáng sì zhuī jiān, cì liǎng qià jìxié lèijiān, dǎo fù zhōngqì rè xià yǐ. 病在少腹有積，刺皮（骨盾）以下，至少腹而止。刺俠脊兩旁四椎間，刺兩髂 季脅肋間，導腹中氣熱下已。/病在少腹有积，刺皮（骨盾）以下，至少腹而止。刺侠脊两旁四椎间，刺两髂 季胁肋间，导腹中气热下已。

bìng zài shǎofù, fùtòng bude dàxiǎobiàn, bìng míng yuē shàn, dé zhī hán. cì shǎofù liǎng gǔ jiān, cì yāo kē gǔ jiān, cì ér duō zhī, jìn líng bìng yǐ. 病在少腹，腹痛不得大小便，病名曰疝，得之寒。刺少腹兩股間，刺腰髁骨間，刺而多之，盡靈病已。/病在少腹，腹痛不得大小便，病名曰疝，得之寒。刺少腹两股间，刺腰髁骨间，刺而多之，尽灵病已。

bìng zài jīn, jīn luán jié tòng, bù kěyǐ xíng, míng yuē jīn bì. cì jīn shàng wéi gù, cì fēn ròu jiān, bùkě zhōng gǔ yě. bìng qǐ jīn líng bìng yǐ zhǐ. 病在筋，筋攣節痛，不可以行，名曰筋痹。刺筋上為故，刺分肉間，不可中骨也。病起筋靈病已止。/病在筋，筋挛节痛，不可以行，名曰筋痹。刺筋上为故，刺分肉间，不可中骨也。病起筋灵病已止。

bìng zài jīfū, jīfū jìn tòng, míng yuē jībì, shāng yú hán shī. cì dàfèn xiǎo fēn, duō fā zhēn ér shēn zhī, yǐ rè wéi gù, wú shāng jīngǔ, shāng jīngǔ, yōng fā ruò biàn. zhū fēn jìn rèbìng yǐ zhǐ. 病在肌膚，肌膚盡痛，名曰肌痹，傷於寒濕。刺大分小分，多發針而深之，以熱為故，無傷筋骨，傷筋骨，癰發若變。諸分盡熱病已止。/病在肌肤，肌肤尽痛，名曰肌痹，伤于寒湿。刺大分小分，多发针而深之，以热为故，无伤筋骨，伤筋骨，痈发若变。诸分尽热病已止。

bìng zài gǔ, gǔ zhòng bùkě jǔ, gǔsuǐ suān-tòng, hánqì zhì, míng yuē gǔ bì. shēn zhě cì wú shāng mài ròu wéi gù. qí dào dàfèn xiǎo fēn, gǔ rèbìng yǐ zhǐ. 病在骨，骨重

不可舉，骨髓酸痛，寒氣至，名曰骨痹。深者刺無傷脈肉為故。其道大分小分，骨熱病已止。/病在骨，骨重不可举，骨髓酸痛，寒气至，名曰骨痹。深者刺无伤脉肉为故。其道大分小分，骨热病已止。

bìng zài zhū yáng mài qiě hán qiě rè, zhū fēn qiě hán qiě rè, míng yuē kuáng. cì zhī xūmài, shì fēn jìn rèbìng yǐ zhǐ. 病在諸陽脈且寒且熱，諸分且寒且熱，名曰狂。刺之虛脈，視分盡熱病已止。/病在诸阳脉且寒且热，诸分且寒且热，名曰狂。刺之虚脉，视分尽热病已止。

bìng chūfā suì yī fā, bùzhì yuè yī fā, bùzhì yuè sì wǔ fā, míng yuē diān bìng. cì zhū fēn zhū mài. qí wú hán zhě, yǐ zhēn tiáo zhī bìng zhǐ. 病初發歲一發，不治月一發，不治月四五發，名曰癲病。刺諸分諸脈。其無寒者，以針調之病止。/病初发岁一发，不治月一发，不治月四五发，名曰癫病。刺诸分诸脉。其无寒者，以针调之病止。

bìng fēng qiě hán qiě rè, líng hàn chū, yī rì shǔ guò, xiān cì zhū fēnlǐ luòmài, hàn chū qiě hán qiě rè, sān rì yī cì, bǎirì éryǐ. 病風且寒且熱，靈汗出，一日數過，先刺諸分理絡脈，汗出且寒且熱，三日一刺，百日而已。/病风且寒且热，灵汗出，一日数过，先刺诸分理络脉，汗出且寒且热，三日一刺，百日而已。

bìng dàfēng gǔjié zhòng, xūméi duò, míng yuē dàfēng, cì jīròu wéi gù. hàn chū bǎirì, cìgǔ suǐ hàn chū bǎirì, fán èrbǎi rì xūméi shēng ér zhǐ zhēn. 病大風骨節重，鬚眉墮，名曰大風，刺肌肉為故。汗出百日，刺骨髓汗出百日，凡二百日鬚眉生而止針。/病大风骨节重，须眉堕，名曰大风，刺肌肉为故。汗出百日，刺骨髓汗出百日，凡二百日须眉生而止针。

pí bù lùn piān dì - wǔshíliù 皮部論篇第五十六/皮部论篇第五十六

Huángdì wèn yuē: yú wén pí yǒufèn bù, mài yǒu jīngjì, jīn yǒu jié luò, gǔ yǒudù liáng, qí suǒ shēngbìng gè yì. bié qí fēnbù, zuǒyòu shàng-xià, yīn-yáng suǒzài, bìng zhī shǐzhōng, yuàn wén qí dào. 黃帝問曰：餘聞皮有分部，脈有經紀，筋有結絡，骨有度量，其所生病各異。別其分部，左右上下，陰陽所在，病之始終，願聞其道。/黄帝问曰：余闻皮有分部，脉有经纪，筋有结络，骨有度量，其所生病各异。别其分部，左右上下，阴阳所在，病之始终，愿闻其道。

Qíbó duì yuē: yù zhī pí bù yǐ jīngmài wéi jì zhě, zhū jīng jiērán. 岐伯對曰：欲知皮部以經脈為紀者，諸經皆然。/岐伯对曰：欲知皮部以经脉为纪者，诸经皆然。

yángmíng zhī yáng, míng yuē hài fēi, shàng-xià tóng fǎ, shì qí bù zhōng yǒu fú luò zhě, jiē yángmíng zhī luò yě. qí sè duō qīng zé tòng, duō lǐ zé bì, huáng chì zé rè, duō bái zé hán, wǔsè jiē jiàn, zé hánrè yě. luò shèng zé rù kè yú jīng. yáng zhǔ wài, yīn zhǔ nèi. 陽明之陽，名曰害蜚，上下同法，視其部中有浮絡者，皆陽明之絡也。其色多青則痛，多裡則痹，黃赤則熱，多白則寒，五色皆見，則寒熱也。絡盛則入客於經。陽主外，陰主內。/阳明之阳，名曰害蜚，上下同法，视其部中有浮络者，皆阳明之络也。其色多青则痛，多里则痹，黄赤则热，多白则寒，五色皆见，则寒热也。络盛则入客于经。阳主外，阴主内。

shàoyáng zhī yáng, míng yuē shū chí. shàng-xià tóng fǎ, shì qí bù zhōng, yǒu fú luò zhě, jiē shàoyáng zhī luò yě. luò shèng zé rù kè yú jīng, gù zài yáng zhě zhǔ nèi, zài yīn zhě zhǔ chū, yǐ shèn yú nèi, zhū jīng jiērán. 少陽之陽，名曰樞持。上下同法，視其部中，有浮絡者，皆少陽之絡也。絡盛則入客於經，故在陽者主內，在陰者主出，以滲於內，諸經皆然。/少阳之阳，名曰枢持。上下同法，视其部中，有浮络者，皆少阳之络也。络盛则入客于经，故在阳者主内，在阴者主出，以渗于内，诸经皆然。

tàiyáng zhī yáng, míng yuē guān shū. shàng-xià tóng fǎ, shì qí bù zhōng, yǒu fú luò zhě, jiē tàiyáng zhī luò yě. luò shèng zé rù kè yú jīng. 太陽之陽，名曰關樞。上下同法，視其部中，有浮絡者，皆太陽之絡也。絡盛則入客於經。/太阳之阳，名曰关枢。上下同法，视其部中，有浮络者，皆太阳之络也。络盛则入客于经。

shàoyīn zhī yīn, míng yuē shū rú. shàng-xià tóng fǎ, shì qí bù zhōng, yǒu fú luò zhě, jiē shàoyīn zhī luò yě. luò shèng zé rù kè yú jīng, qí rù jīng yě, cóng yáng bù zhù yú jīng, qí chū zhě, cóng yīn nèi zhù yú gǔ. 少陰之陰，名曰樞儒。上下同法，視其部中，有浮絡者，皆少陰之絡也。絡盛則入客於經，其入經也，從陽部注於經，其出者，從陰內注於骨。/少阴之阴，名曰枢儒。上下同法，视其部中，有浮络者，皆少阴之络也。络盛则入客于经，其入经也，从阳部注于经，其出者，从阴内注于骨。

xīn zhǔ zhī yīn, míng yuē hài jiān, shàng-xià tóng fǎ, shì qí bù zhōng, yǒu fú luò zhě, jiē xīn zhǔ zhī luò yě. luò shèng zé rù kè yú jīng. 心主之陰，名曰害肩，上下同法，視其部中，有浮絡者，
皆心主之絡也。絡盛則入客於經。/心主之阴，名曰害肩，上下同法，视其部中，有浮络者，皆心主之络也。络盛则入客于经。

tàiyīn zhī yīn, míng yuē guān zhé. shàng-xià tóng fǎ, shì qí bù zhōng, yǒu fú luò zhě, jiē tàiyīn zhī luò yě. luò shèng zé rù kè yú jīng. 太陰之陰，名曰關蟄。上下同法，視其部中，有浮絡者，
皆太陰之絡也。絡盛則入客於經。/太阴之阴，名曰关蛰。上下同法，视其部中，有浮络者，皆太阴之络也。络盛则入客于经。

fán Shí'èrjīng luòmài zhě, pí zhī bù yě. 凡十二經絡脈者，皮之部也。/凡十二经络脉者，皮之部也。

shìgù bǎibìng zhī shǐ shēng yě, bì xiānyú pímáo. xié zhōng zhī, zé còulǐ kāi, kāi zé rù kè yú luòmài, liú ér bù qù, chuánrù yú jīng, liú ér bù qù, chuánrù yú fǔ, lǐn yú chángwèi. 是故百病之始生也，必先於皮毛。邪中之，則腠理開，開則入客於絡脈，留而不去，傳入於經，留而不去，傳入於腑，廩於腸胃。/是故百病之始生也，必先于皮毛。邪中之，则腠理开，开则入客于络脉，留而不去，传入于经，留而不去，传入于腑，廪于肠胃。

xié zhī shǐ rù yú pí yě, sù rán qǐ háomáo, kāi còulǐ, qí rù yú luò yě, zé luòmài shèng sèbiàn; qí rù kè yú jīng yě, zé gǎn xū, nǎi xiàn xià, qí liú yú jīngǔ zhījiān. hán duō zé jīn luán gǔ tòng; rè duō zé jīn chí gǔ xiāo, ròushuò（yuè qūn）pò, máo zhí ér bài. 邪之始入於皮也，泝然起毫毛，開腠理，其入於絡也，則絡脈盛色變；其入客於經也，則感虛，乃陷下，其留於筋骨之間。寒多則筋攣骨痛；熱多則筋弛骨消，肉爍（月囷）破,毛直而敗。/邪之始入于皮也，溯然起毫毛，开腠理，其入于络也，则络脉盛色变；其入客于经也，则感虚，乃陷下，其留于筋骨之间。寒多则筋挛骨痛；热多则筋弛骨消，肉烁（月囷）破,毛直而败。

dì yuē: fūzǐ yán pí zhī shí'èr bù, qí shēngbìng jiē hérú. 帝曰：夫子言皮之十二部，其生病皆何如。/帝曰：夫子言皮之十二部，其生病皆何如。

Qíbó yuē: pí zhě, mài zhī bù yě. xié kè yú pí, zé còulǐ kāi, kāi zé xié rù kè yú luòmài, luòmài mǎn, zé zhù yú jīngmài, jīngmài mǎn, zé rù shè yú fǔzàng yě. gù pí zhě yǒufèn bù bù yǔ ér shēng dàbìng yě. 岐伯曰：皮者，脈之部也。邪客於皮，則腠理開，開則邪入客於絡脈，絡脈滿，則注於經脈，經脈滿，則入舍於腑臟也。故皮者有分部不與而生大病也。/岐伯曰：皮者，脉之部也。邪客于皮，则腠理开，开则邪入客于络脉，络脉满，则注于经脉，经脉满，则入舍于腑脏也。故皮者有分部不与而生大病也。

dì yuē: shàn. 帝曰：善。/帝曰：善。

jīngluò lùn piān dì - wǔshíqī 經絡論篇第五十七/经络论篇第五十七

Huángdì wèn yuē: fū luòmài zhī jiàn yě, qí wǔsè gè yì, qīnghuáng chì bái hēi bùtóng, qí gù héyě? 黃帝問曰：夫絡脈之見也，其五色各異，青黃赤白黑不同，其故何也？/黄帝问曰：夫络脉之见也，其五色各异，青黄赤白黑不同，其故何也？

Qíbó duì yuē: jīng yǒucháng sè, ér luò wúcháng biàn yě. 岐伯對曰：經有常色，而絡無常變也。/岐伯对曰：经有常色，而络无常变也。

dì yuē: jīng zhī cháng sè hérú? 帝曰：經之常色何如？/帝曰：经之常色何如？

Qíbó yuē: xīn chì、fèi bái、gān qīng、pí huáng、shèn hēi, jiē yì yìng qí jīngmài zhī sè yě. 岐伯曰：心赤、肺白、肝青、脾黃、腎黑，皆亦應其經脈之色也。/岐伯曰：心赤、肺白、肝青、脾黄、肾黑，

皆亦应其经脉之色也。
dì yuē: luò zhī yīn-yáng, yì yìng qí jīng hū? 帝曰：絡之陰陽，亦應其經乎？/帝曰：络之阴阳，亦应其经乎？
Qíbó yuē: yīn luò zhī sè yìng qí jīng, yáng luò zhī sèbiàn wúcháng, suí sìshí ér xíng yě. 岐伯曰：陰絡之色應其經，陽絡之色變無常，隨四時而行也。/岐伯曰：阴络之色应其经，阳络之色变无常，随四时而行也。
hán duō zé níng qì, níng qì zé qīng hēi; rè duō zé nào zé, nào zé zé huáng chì. cǐ jiē cháng sè, wèi zhī wú bìng. wǔsè jù jiàn zhě, wèi zhī hánrè. 寒多則凝泣，凝泣則青黑；熱多則淖澤，淖澤則黃赤。此皆常色，謂之無病。五色具見者，謂之寒熱。/寒多则凝泣，凝泣则青黑；热多则淖泽，淖泽则黄赤。此皆常色，谓之无病。五色具见者，谓之寒热。
dì yuē: shàn. 帝曰：善。/帝曰：善。

qì xué lùn piān dì - wǔshíbā 氣穴論篇第五十八/气穴论篇第五十八

Huángdì wèn yuē: yú wén qì xué sānbǎi liùshíwǔ yǐyìng yī suì, wèizhī qí suǒ, yuàn zú wén zhī. 黄帝問曰：餘聞氣穴三百六十五以應一歲，未知其所，
願卒聞之。/黄帝问曰：余闻气穴三百六十五以应一岁，未知其所，愿卒闻之。
Qíbó qǐshǒu zàibài duì yuē: jiǒng hū zāi wèn yě? qí fēi jīng dì, shú néng qióng qí dào yān, yīn qǐng yì yì jìnyán qí chù. 岐伯稽首再拜對曰：窘乎哉問也？其非精帝，孰能窮其道焉，因請溢意盡言其處。/岐伯稽首再拜对曰：窘乎哉问也？其非精帝，孰能穷其道焉，因请溢意尽言其处。
dì pěng shǒu qūnxún ér què yuē: fūzǐ zhī kāi yú dào yě, mù wèi jiàn qí chù, ěr wèi wén qí shù, ér mù yǐ míng, ěr yǐ cōng yǐ. 帝捧手逡巡而卻曰：夫子之開餘道也，目未見其處，耳未聞其數，而目已明，耳以聰矣。/帝捧手逡巡而却曰：夫子之开余道也，目未见其处，耳未闻其数，而目已明，耳以聪矣。
Qíbó yuē: cǐ suǒwèi jīng rén yì yǔ, liángmǎ yì yù yě. 岐伯曰：此所謂精人易語，良馬易御也。/岐伯曰：此所谓精人易语，良马易御也。
dì yuē: yú fēi jīng rén zhī yì yǔ yě, shì yán zhēnshù kāi rényì, jīn yú suǒ fǎngwènzhě zhēnshù, fāmēng jiěhuò, wèi zúyǐ lùn yě. rán yú yuàn wén fūzǐ yì zhì jìnyán qí chù, lìng jiě qí yì, qǐng cáng zhī jīn kuì, bùgǎn fùchū. 帝曰：餘非精人之易語也，世言真數開人意，今餘所訪問者真數，發蒙解惑，未足以論也。然餘願聞夫子溢志盡言其處，令解其意，請藏之金匱，不敢復出。/帝曰：余非精人之易语也，世言真数开人意，今余所访问者真数，发蒙解惑，未足以论也。然余愿闻夫子溢志尽言其处，令解其意，请藏之金匮，不敢复出。
Qíbó zàibài ér qǐ yuē: chén qǐng yán zhī, bèi yǔ xīnxiàng kòng ér tòng, suǒ zhì tiān tū yǔ shí zhuī jí shàng jì. shàng jì zhě wèiwǎn yě, xià jì zhě guānyuán yě. 岐伯再拜而起曰：臣請言之，背與心相控而痛，所治天突與十椎及上紀。上紀者胃脘也，下紀者關元也。/岐伯再拜而起曰：臣请言之，背与心相控而痛，所治天突与十椎及上纪。上纪者胃脘也，下纪者关元也。
bèi xiōng xié xì yīn-yáng zuǒyòu rúcǐ, qí bìng qiánhòu tòng sè, xiōng xiétòng ér bù dé xī, bude wò、shàngqì、duǎnqì、piān tòng、mài mǎn qǐ, xié chū kāo mài, luò xiōng xié, zhī xīn guàn gé, shàng jiān jiā tiān tū, xié xià jiān, jiāo shí zhuī xià. 背胸邪系陰陽左右如此，其病前後痛澀，胸脅痛而不得息，
不得臥、上氣、短氣、偏痛、脈滿起，斜出尻脈，絡胸脅，支心貫膈，上肩加天突，斜下肩，交十椎下。/背胸邪系阴阳左右如此，其病前后痛涩，胸胁痛而不得息，
不得卧、上气、短气、偏痛、脉满起，斜出尻脉，络胸胁，支心贯膈，上肩加天突，斜下肩，交十椎下。
zàng shù wǔshí xué. 髒俞五十穴。/脏腧五十穴。
fǔ shù qīshí'èr xué 腑俞七十二穴/腑腧七十二穴
rè shù wǔshíjiǔ xué 熱俞五十九穴/热腧五十九穴
shuǐ shù wǔshíqī xué 水俞五十七穴/水腧五十七穴
tóu shàng wǔ háng, xíng wǔ, wǔ wǔ èrshíwǔ xué. 頭上五行，行五，五五二十五

穴。/头上五行，行五，五五二十五穴。
zhōng（yuè lǚ）liǎng bàng gè wǔ, fán shí xué. 中（月呂）兩傍各五，
凡十穴。/中（月吕）两傍各五，凡十穴。
dà zhuī shàng liǎng bàng gèyī, fán èr xué. 大椎上兩傍各一，凡二穴。/大椎上两傍各一，凡二穴。
mù tóngzǐ fúbái èr xué. 目瞳子浮白二穴。/目瞳子浮白二穴。
liǎng bì yàn fēn zhōng èr xué. 兩髀厭分中二穴。/两髀厌分中二穴。
dúbí èr xué. 犢鼻二穴。/犊鼻二穴。
ěr zhōng duō suǒ wén èr xué. 耳中多所聞二穴。/耳中多所闻二穴。
méi běn èr xué. 眉本二穴。/眉本二穴。
wán gǔ èr xué. 完骨二穴。/完骨二穴。
dǐng zhōngyāng yī xué. 頂中央一穴。/顶中央一穴。
zhěngǔ èr xué. 枕骨二穴。/枕骨二穴。
shàng guān èr xué. 上關二穴。/上关二穴。
dà yíng èr xué. 大迎二穴。/大迎二穴。
Xiàguān èr xué. 下關二穴。/下关二穴。
Tiānzhù èr xué. 天柱二穴。/天柱二穴。
jù xū shàng-xià lián sì xué. 巨虛上下廉四穴。/巨虚上下廉四穴。
qū yá èr xué. 曲牙二穴。/曲牙二穴。
tiān tū yī xué. 天突一穴。/天突一穴。
tiān fǔ èr xué. 天府二穴。/天府二穴。
tiān yǒu èr xué. 天牖二穴。/天牖二穴。
fú tū èr xué. 扶突二穴。/扶突二穴。
tiānchuāng èr xué. 天窗二穴。/天窗二穴。
jiān jiě èr xué. 肩解二穴。/肩解二穴。
guānyuán yī xué. 關元一穴。/关元一穴。
wěi yáng èr xué. 委陽二穴。/委阳二穴。
jiān zhēn èr xué. 肩貞二穴。/肩贞二穴。
yīn mén yī xué. 瘖門一穴。/瘖门一穴。
qíyī xué. 齊一穴。/齐一穴。
xiōng shù shí'èr xué. 胸俞十二穴。/胸腧十二穴。
bèi shù èr xué. 背俞二穴。/背腧二穴。
yīng shù shí'èr xué. 膺俞十二穴。/膺腧十二穴。
fēn ròu èr xué. 分肉二穴。/分肉二穴。
huái shàng héng èr xué. 踝上横二穴。/踝上横二穴。
yīn-yáng qiāo sì xué. 陰陽蹻四穴。/阴阳蹻四穴。
shuǐ shù zài zhū fēn, rè shù zài qì xué, hánrè shù zài liǎng hái yàn zhōng èr xué. 水俞在諸分，熱俞在氣穴，寒熱俞在兩骸厭中二穴。/水腧在诸分，热腧在气穴，寒热腧在两骸厌中二穴。
dàjìn èrshíwǔ zài tiān fǔ xià wǔ cùn. 大禁二十五在天府下五寸。/大禁二十五在天府下五寸。
fán sānbǎi liùshíwǔ xué, zhēn zhī suǒyóu xíng yě. 凡三百六十五穴，針之所由行也。/凡三百六十五穴，针之所由行也。
dì yuē: yú yǐzhī qì xué zhī chù, yóu zhēn zhī jū, yuàn wén sūnluò xīgǔ, yì yǒusuǒ yìng hū? 帝曰：餘已知氣穴之處，遊針之居，願聞孫絡溪谷，亦有所應乎？/帝曰：余已知气穴之处，游针之居，愿闻孙络溪谷，亦有所应乎？
Qíbó yuē: sūnluò sānbǎi liùshíwǔ xué huì, yì yǐyìng yī suì, yǐ yì qí xié, yǐ tōng róngwèi. róngwèi jīliú, wèi sàn róng yì, qì jié xuè zhù. wài wéi fārè, nèi wéi shǎo qì. jí xiè wú dài, yǐ tōng róngwèi, jiàn ér xiè zhī, wú wèn suǒ huì. 岐伯曰：孫絡三百六十五穴會，亦以應一歲，以溢奇邪，以通榮衛。榮衛稽留，衛散榮溢，氣竭血著。外為發熱，内為少氣。疾瀉無怠，以通榮衛，見而瀉之，無問所會。/岐伯曰：孙络三百六十五穴会，亦以应一岁，以溢奇邪，以通荣卫。荣卫稽留，卫散荣溢，气竭血着。外为发热，内为少气。疾泻无怠，以通荣卫，见而泻之，无问所会。
dì yuē: shàn. yuàn wén xīgǔ zhī huì yě. 帝曰：善。願聞溪谷之會也。/帝曰：善。愿闻溪谷之会也。
Qíbó yuē: ròu zhī dà huì wéi gǔ, ròu zhī xiǎo huì wéi xī, ròu fēnzhī jiān, xīgǔ zhī huì. yǐ xíng róngwèi, yǐ huì dàqì. xié shèngqì yōng, mài rè ròu bài, róngwèi bùxíng, bìjiāng wéi nóng, nèixiāo gǔsuǐ, wài pò dà guó. liú yú jié còu, bìjiāng wéi bài. jī hán liú shè, róngwèi bù jū, juǎn ròu-suō jīn, lèi zhǒu bude shēn. nèi wéi gǔ bì, wài wéi bùrén, mìng yuē bùzú, Dàhán liú yú xīgǔ yě. xīgǔ sānbǎi liùshíwǔ xué huì. yì yìng yī suì. qí xiǎo bì yín yì, xún mài wǎnglái, wēi zhēn suǒ jí, yǔ fǎxiàng tóng. 岐伯曰：肉之大會為谷，肉之小會為溪，肉分之間，溪谷之會。以行榮衛，以會大氣。邪盛氣壅，脈熱肉敗，榮衛不行，必將為膿，内銷骨髓，外破大

膕。留於節湊，必將為敗。積寒留舍，榮衛不居，卷肉縮筋，肋肘不得伸。內為骨痹，外為不仁，命曰不足，大寒留於溪谷也。溪谷三百六十五穴會。亦應一歲。其小痹淫溢，循脈往來，微針所及，與法相同。/岐伯曰：肉之大会为谷，肉之小会为溪，肉分之间，溪谷之会。以行荣卫，以会大气。邪盛气壅，脉热肉败，荣卫不行，必将为脓，内销骨髓，外破大腘。留于节凑，必将为败。积寒留舍，荣卫不居，卷肉缩筋，肋肘不得伸。内为骨痹，外为不仁，命曰不足，大寒留于溪谷也。溪谷三百六十五穴会。亦应一岁。其小痹淫溢，循脉往来，微针所及，与法相同。

dì nǎi bì zuǒyòu ér qǐ, zàibài yuē: jīnrì fāmēng jiěhuò, cáng zhī jīn kuì, bùgǎn fùchū. nǎi cáng zhī jīnlán zhī shì, shǔ yuē qì xué suǒzài. 帝乃避左右而起，再拜曰：今日發蒙解惑，藏之金匱，不敢復出。乃藏之金蘭之室，署曰氣穴所在。/帝乃避左右而起，再拜曰：今日发蒙解惑，藏之金匮，不敢复出。乃藏之金兰之室，署曰气穴所在。

Qíbó yuē: sūnluò zhī mài bié jīng zhě, qí xuè shèng ér dāng xiè zhě, yì sānbǎi liùshíwǔ mài, bìng zhù yú luò, zhuànzhù shí'èr luòmài, fēidú shísì luòmài yě, nèi jiě xiè yú zhōng zhě shí mài. 岐伯曰：孫絡之脈別經者，其血盛而當瀉者，亦三百六十五脈，並注於絡，傳註十二絡脈，非獨十四絡脈也，內解瀉於中者十脈。/岐伯曰：孙络之脉别经者，其血盛而当泻者，亦三百六十五脉，并注于络，传注十二络脉，非独十四络脉也，内解泻于中者十脉。

qì fǔ lùn piān dì - wǔshíjiǔ 氣府論篇第五十九/气府论篇第五十九

zú tàiyáng màiqì suǒ fā zhě, qīshíbā xué. 足太陽脈氣所發者，七十八穴。/足太阳脉气所发者，七十八穴。

liǎng méitóu gèyī. 兩眉頭各一。/两眉头各一。

rù fā zhì xiàng sān cùn bàn bàng wǔ, xiāngqù sān cùn. 入發至項三寸半傍五，相去三寸。/入发至项三寸半傍五，相去三寸。

qí fúqì zài pí zhōng zhě, fán wǔ háng, xíng wǔ, wǔ wǔ èrshíwǔ. 其浮氣在皮中者，凡五行，行五，五五二十五。/其浮气在皮中者，凡五行，行五，五五二十五。

xiàng zhōng dà jīn liǎngpáng, gèyī. 項中大筋兩旁，各一。/项中大筋两旁，各一。

fēng fǔ liǎngpáng, gèyī. 風府兩旁，各一。/风府两旁，各一。

xiá bèi yǐxià zhì kāo wěi èrshíyī jié, shíwǔ jiān gèyī, wǔzàng zhī shù gè wǔ, liùfǔ zhī shù gè liù. 俠背以下至尻尾二十一節，十五間各一，五臟之俞各五，六腑之俞各六。/侠背以下至尻尾二十一节，十五间各一，五脏之腧各五，六腑之腧各六。

wěizhōng yǐxià zhì zú xiǎozhǐ páng, gè liù shù. 委中以下至足小趾旁，各六俞。/委中以下至足小趾旁，各六腧。

zú shàoyáng màiqì suǒ fā zhě, liùshí'èr xué, liǎng jiǎo shàng gè èr. 足少陽脈氣所發者，六十二穴，兩角上各二。/足少阳脉气所发者，六十二穴，两角上各二。

zhí mù shàng fàjì nèi gè wǔ. 直目上發際內各五。/直目上发际内各五。

ěr qián jiǎo shàng gèyī.
耳前角上各一。/耳前角上各一。

ěr qián jiǎo xià gèyī. 耳前角下各一。/耳前角下各一。

ruìfà xià, gèyī. 銳發下，各一。/锐发下，各一。

kè zhǔrén, gèyī. 客主人，各一。/客主人，各一。

ěr hòu xiànzhōng, gèyī. 耳後陷中，各一。/耳后陷中，各一。

Xiàguān gèyī 下關各一，/下关各一。

ěr xià yáchē zhīhòu, gèyī. 耳下牙車之後，各一。/耳下牙车之后，各一。

quēpén gèyī. 缺盆各一。/缺盆各一。

yè xiàsān cùn, xié xià zhì qū, bā jiān gèyī. 掖下三寸，脅下至胠，八間各一。/掖下三寸，胁下至胠，八间各一。

bìshū zhōng bàng, gèyī. 髀樞中傍，各一。/髀枢中傍，各一。

xī yǐxià zhì zú xiǎozhǐ cì zhǐ gè liù shù. 膝以下至足小趾次趾各六俞。/膝以下至足小趾次趾各六腧。

zú yángmíng màiqì xuè suǒ fā zhě, liùshíbā xué, élú fàjì páng gè sān. 足陽明脈氣血所發者，六十八穴，額顱發際旁各三。/足阳明脉气血所发者，六十八穴，额颅发际旁各三。

miàn qiú gǔ kōng gèyī.

面鼽骨空各一。/面鼽骨空各一。
dà yíng zhī gǔ kōng gèyī. 大迎之骨空各一。/大迎之骨空各一。
rén yíng gèyī. 人迎各一。/人迎各一。
quēpén wài gǔ kōng gèyī. 缺盆外骨空各一。/缺盆外骨空各一。
yīng zhōng gǔ jiān gèyī.
膺中骨間各一。/膺中骨间各一。
xiá jiū wěi zhīwài, dāng rǔxià sān cùn, xiá wèiwǎn gè wǔ. 俠鳩尾之外，當乳下三寸，俠胃脘各五。/侠鸠尾之外，当乳下三寸，侠胃脘各五。
xiá qí guǎng sān cùn, gè sān. 俠臍廣三寸，各三。/侠脐广三寸，各三。
xià qí èr cùn, xiá zhī gè sān. 下齊二寸，俠之各三。/下齐二寸，侠之各三。
qì jiē dòngmài gèyī. 氣街動脈各一。/气街动脉各一。
fú tù shàng gèyī. 伏兔上各一。/伏兔上各一。
sān lí yǐxià zhì zú zhōngzhǐ gè bā shù, fēnzhī suǒzài xué kōng. 三里以下至足中趾各八俞，分之所在穴空。/三里以下至足中趾各八腧，分之所在穴空。
shǒu tàiyáng màiqì suǒ fā zhě, sānshíliù xué, mù nèi zì gèyī. 手太陽脈氣所發者，三十六穴，目內眥各一。/手太阳脉气所发者，三十六穴，目内眥各一。
mù wài gèyī. 目外各一。/目外各一。
qiú gǔ xià gèyī. 鼽骨下各一。/鼽骨下各一。
ěrguō shàng gèyī. 耳郭上各一。/耳郭上各一。
ěr zhōng gèyī. 耳中各一。/耳中各一。
jù gǔ xué gèyī. 巨骨穴各一。/巨骨穴各一。
qū yè shàng gǔ xué gèyī. 曲掖上骨穴各一。/曲掖上骨穴各一。
zhù gǔ shàng xiàn zhě gèyī. 柱骨上陷者各一。/柱骨上陷者各一。
shàngtiān chuāng sì cùn, gèyī. 上天窗四寸，各一。/上天窗四寸，各一。
jiān jiě gèyī. 肩解各一。/肩解各一。
jiān jiěxià sān cùn, gèyī. 肩解下三寸，各一。/肩解下三寸，各一。
zhǒu yǐxià zhì shǒu xiǎozhǐ běn gè liù shù. 肘以下至手小指本各六俞。/肘以下至手小指本各六腧。
shǒu yángmíng màiqì suǒ fā zhě, èrshí'èr xué. bí kōng wài lián xiàng shàng, gè èr. 手陽明脈氣所發者，二十二穴。鼻空外廉項上，各二。/手阳明脉气所发者，二十二穴。鼻空外廉项上，各二。
dà yíng gǔ kōng gèyī. 大迎骨空各一。/大迎骨空各一。
zhù gǔ zhī huì gèyī. 柱骨之會各一。/柱骨之会各一。
yú gǔ zhī huì gèyī. 髃骨之會各一。/髃骨之会各一。
zhǒu yǐxià zhì shǒudà zhǐ cì zhǐ běn gè liù shù. 肘以下至手大指次指本各六俞。/肘以下至手大指次指本各六腧。
shǒu shàoyáng màiqì suǒ fā zhě sānshí'èr xué: qiú gǔ xià gèyī. 手少陽脈氣所發者三十二穴：鼽骨下各一。/手少阳脉气所发者三十二穴：鼽骨下各一。
méi hòu gèyī. 眉後各一。/眉后各一。
jiǎo shàng gèyī. 角上各一。/角上各一。
xià wán gǔ hòu gèyī. 下完骨後各一。/下完骨后各一。
xiàng zhōng zú tàiyáng zhīqián gèyī. 項中足太陽之前各一。/项中足太阳之前各一。
xiá fú tū gèyī. 俠扶突各一。/侠扶突各一。
jiān zhēn gèyī. 肩貞各一。/肩贞各一。
jiān zhēn xiàsān cùn fēn jiān gèyī. 肩貞下三寸分間各一。/肩贞下三寸分间各一。
zhǒu yǐxià zhì shǒu xiǎozhǐ cì zhǐ běn gè liù shù.
肘以下至手小指次指本各六俞。/肘以下至手小指次指本各六腧。
dūmài qì suǒ fā zhě, èrshíbā xué. 督脈氣所發者，二十八穴。/督脉气所发者，二十八穴。
xiàng zhōngyāng èr. 項中央二。/项中央二。
fàjì hòu zhōng bā. 發際後中八。/发际后中八。
miàn zhōng sān. 面中三。/面中三。
dà zhuī yǐxià zhì kāo wěi jí páng shíwǔ xué. 大椎以下至尻尾及旁十五穴。/大椎以下至尻尾及旁十五穴。
zhì dǐ xiàfán èrshíyī jié jǐzhuī fǎ yě. 至骶下凡二十一節脊椎法也。/至骶下凡二十一节脊椎法也。
rènmài zhī qì suǒ fā zhě, èrshíbā xué, hóu zhōngyāng èr. 任脈之氣所發者，二十八穴，喉中央二。/任脉之气所发者，二十八穴，喉中央二。

yīng zhōng gǔ xiànzhōng gèyī. 膺中骨陷中各一。/膺中骨陷中各一。
jiū wěi xiàsān cùn, wèiwǎn wǔ cùn, wèiwǎn yǐxià zhì héng gǔ liù cùn bàn yī, fù mài fǎ yě. 鳩尾下三寸，胃脘五寸，胃脘以下至橫骨六寸半一，腹脈法也。/鸠尾下三寸，胃脘五寸，胃脘以下至横骨六寸半一，腹脉法也。
xiàyīn bié yī. 下陰別一。/下阴别一。
mùxià gèyī. 目下各一。/目下各一。
xiàchún yī. 下唇一。/下唇一。
duànjiāo yī. 斷交一。/断交一。
chōng màiqì suǒ fā zhě, èrshí'èr xué. xiá jiū wěi wài gèbàn cùn, zhì qí cùn yī. 衝脈氣所發者，二十二穴。俠鳩尾外各半寸，至齊寸一。/冲脉气所发者，二十二穴。侠鸠尾外各半寸，至齐寸一。
xiá qí xià páng gè wǔ fēn, zhì héng gǔ cùn yī, fù mài fǎ yě. 俠齊下旁各五分，至橫骨寸一，腹脈法也。/侠齐下旁各五分，至横骨寸一，腹脉法也。
zú shàoyīn shéxià. 足少陰舌下。/足少阴舌下。
jué yīnmáo zhōng jí mài gèyī. 厥陰毛中急脈各一。/厥阴毛中急脉各一。
shǒu shàoyīn gèyī. 手少陰各一。/手少阴各一。
yīn-yáng qiāo gèyī. 陰陽蹻各一。/阴阳蹻各一。
shǒuzú zhū yújì màiqì suǒ fā zhě. 手足諸魚際脈氣所發者。/手足诸鱼际脉气所发者。
fán sānbǎi liùshíwǔ xué yě. 凡三百六十五穴也。/凡三百六十五穴也。

gǔ kōnglùn piān dì-liùshí 骨空論篇第六十/骨空论篇第六十

Huángdì wèn yuē: yú wénfēng zhě, bǎibìng zhī shǐ yě. yǐ zhēn zhì zhī nàihé? 黃帝問曰：餘聞風者，百病之始也。以針治之奈何？/黄帝问曰：余闻风者，百病之始也。以针治之奈何？
Qíbó duì yuē: fēng cóng wài rù, lìngrén zhèn hán hàn chū, tóutòng、shēnzhòng、wùhán. zhì zài fēng fǔ, tiáo qí yīnyáng, bùzú zé bǔ, yǒuyú zé xiè. 岐伯對曰：風從外入，令人振寒汗出，頭痛、身重、惡寒。治在風府，調其陰陽，不足則補，有餘則瀉。/岐伯对曰：风从外入，令人振寒汗出，头痛、身重、恶寒。治在风府，调其阴阳，不足则补，有余则泻。
dàfēng jǐngxiàng tòng, cì fēng fǔ, fēng fǔ zài shàng zhuī. 大風頸項痛，刺風府，風府在上椎。/大风颈项痛，刺风府，风府在上椎。
dàfēng hàn chū, jiǔ yī xī, yī xī zài bèi xià xiá jǐ bàng sān cùn suǒ, yā zhī lìng bìngrén hū yī xī, yī xī yìngshǒu. 大風汗出，灸譩嘻，譩嘻在背下俠脊傍三寸所，壓之令病人呼譩嘻，譩嘻應手。/大风汗出，灸譩嘻，譩嘻在背下侠脊傍三寸所，压之令病人呼譩嘻，譩嘻应手。
cóng fēng zēng fēng, cì méitóu. 從風憎風，刺眉頭。/从风憎风，刺眉头。
shī zhěn zài jiān, shàng héng gǔ jiān. 失枕在肩，上橫骨間。/失枕在肩，上横骨间。
zhé shǐ yú bì qí zhǒu zhèng jiǔ jǐ zhōng. 折使榆臂齊肘正灸脊中。/折使榆臂齐肘正灸脊中。
miǎo luò jìxié yǐn shǎofù ér tòng zhàng, cì yī xī. 眇絡季脅引少腹而痛脹，刺譩嘻。/眇络季胁引少腹而痛胀，刺譩嘻。
yāotòng bù kěyǐ zhuǎn yáo, jí yǐn yīn luǎn, cì bā liáo yǔ tòng shàng, bā liáo zài yāo kāo fēn jiān. 腰痛不可以轉搖，急引陰卵，刺八髎與痛上，八髎在腰尻分間。/腰痛不可以转摇，急引阴卵，刺八髎与痛上，八髎在腰尻分间。
shǔlòu hánrè, hái cì hán fǔ. hán fǔ zài fù xī wài jiě yíng. qǔ xī Shàng Wài zhě, shǐ zhī bài; qǔ zúxīn zhě, shǐ zhī guì. 鼠瘻寒熱，還刺寒府。寒府在附膝外解營。取膝上外者，使之拜；取足心者，使之跪。/鼠瘘寒热，还刺寒府。寒府在附膝外解营。取膝上外者，使之拜；取足心者，使之跪。
rènmài zhě, qǐ yú zhōngjí zhīxià, yǐshàng máojì, xún fùlǐ, shàng guānyuán, zhì yānhóu, shàng yí xún miàn rùmù. 任脈者，起於中極之下，以上毛際，循腹裡，上關元，至咽喉，上頤循面入目。/任脉者，起于中极之下，以上毛际，循腹里，上关元，至咽喉，上颐循面入目。
chōng mài zhě, qǐ yú qì jiē, bìng shàoyīn

zhī jīng, xiá qí shàngxíng, zhì xiōngzhōng ér sàn. 衝脈者，起於氣街，並少陰之經，俠臍上行，至胸中而散。/冲脉者，起于气街，并少阴之经，侠脐上行，至胸中而散。
rènmài wéi bìng, nánzǐ nèi jié qī shàn, nǚzǐ dàixià jiǎ jù. 任脈為病，男子內結七疝，女子帶下瘕聚。/任脉为病，男子内结七疝，女子带下瘕聚。
chōng mài wéi bìng, nì qì lǐjí. 衝脈為病，逆氣裡急。/冲脉为病，逆气里急。
dūmài wéi bìng, jǐ qiáng fǎn zhé. 督脈為病，脊強反折。/督脉为病，脊强反折。
dūmài zhě, qǐ yú shǎo fù yǐxià gǔ zhōngyāng. nǚzǐ rù xì tíng kǒng, qí kǒng nì kǒng zhī duān yě. qí luò xún yīnqì, hé cuàn jiān, rào cuàn hòu, bié rào tún, zhìshǎo yīn yǔ jù yáng zhōng luò zhě hé, shàoyīn shàng gǔ nèi hòu lián guàn jǐ shǔ shèn. 督脈者，起於少腹以下骨中央。女子入系廷孔，其孔溺孔之端也。其絡循陰器，合篡間，繞篡後，別繞臀，至少陰與巨陽中絡者合，少陰上股內後廉貫脊屬腎。/督脉者，起于少腹以下骨中央。女子入系廷孔，其孔溺孔之端也。其络循阴器，合篡间，绕篡后，别绕臀，至少阴与巨阳中络者合，少阴上股内后廉贯脊属肾。
yǔ tàiyáng qǐ yú mù nèi zì, shàng é jiāo diān, shàng rù luò nǎo, hái chū bié xià xiàng, xún jiān bó nèi. xiá jǐ dǐ yāo zhōng, rù xún lǚ luò shèn. 與太陽起於目內眥，上額交巔，上入絡腦，還出別下項，循肩髆內。俠脊抵腰中，入循膂絡腎。/与太阳起于目内眥，上额交巅，上入络脑，还出别下项，循肩髆内。侠脊抵腰中，入循膂络肾。
qí nánzǐ xún jīng xià zhì cuàn, yǔ nǚzǐ děng, qí shǎofù zhíshàng zhě, guàn qí zhōngyāng, shàng guàn xīn, rù hóu shàng yí, huán chún shàng xì liǎng mù zhīxià zhōngyāng. 其男子循莖下至篡，與女子等，其少腹直上者，貫臍中央，上貫心，入喉上頤，環唇上系兩目之下中央。/其男子循茎下至篡，与女子等，其少腹直上者，贯脐中央，上贯心，入喉上颐，环唇上系两目之下中央。
cǐshēng bìng, cóng shǎofù shàngchōng xīn ér tòng, bude qiánhòu, wéi chōng shàn, qí nǚzǐ bùyùn, lóng zhì、yíniào、ài gān; dūmài shēngbìng zhì dūmài, zhì zài gǔ shàng, shènzhě zài qí xià yíng. 此生病，從少腹上沖心而痛，不得前後，為沖疝，其女子不孕，癃痔、遺溺、嗌干；督脈生病治督脈，治在骨上，甚者在臍下營。/此生病，从少腹上冲心而痛，不得前后，为冲疝，其女子不孕，癃痔、遗溺、嗌干；督脉生病治督脉，治在骨上，甚者在脐下营。
qíshàng qì yǒu yīn zhě, zhì qí hóu zhōngyāng, zài quēpén zhōng zhě. 其上氣有音者，治其喉中央，在缺盆中者。/其上气有音者，治其喉中央，在缺盆中者。
qí bìng shàngchōng hóu zhě, zhì qí jiàn, jiàn zhě, shàng xiá yí yě. 其病上沖喉者，治其漸，漸者，上俠頤也。/其病上冲喉者，治其渐，渐者，上侠颐也。
jiǎn xī shēn bùqū, zhì qí jiàn; zuò ér xī tòng, zhì qí jī; lì ér shǔ jiě, zhì qí hái guān; xī tòng, tòng jí mǔzhǐ, zhì qí guó; zuò ér xī tòng rú wù yǐnzhě, zhì qí guān; xī tòng bùkě qūshēn, zhì qí bèi nèi; lián（gǔ xíng）ruò zhé, huó yángmíng zhōng shù liáo. ruò bié, zhì jù yáng shàoyīn yíng, yín luò jìng suān, bù néng jiǔ lì, zhì shàoyáng zhī wéi, zàiwài huái shàng wǔ cùn. 蹇膝伸不屈，治其楗；坐而膝痛，治其機；立而暑解，治其骸關；膝痛，痛及拇指，治其膕；坐而膝痛如物隱者，治其關；膝痛不可屈伸，治其背內；連（骨行）若折，活陽明中俞髎。若別，治巨陽少陰滎，淫濼脛酸，不能久立，治少陽之維，在外踝上五寸。/蹇膝伸不屈，治其楗；坐而膝痛，治其机；立而暑解，治其骸关；膝痛，痛及拇指，治其腘；坐而膝痛如物隐者，治其关；膝痛不可屈伸，治其背内；连（骨行）若折，活阳明中腧髎。若别，治巨阳少阴荥，淫泺胫酸，不能久立，治少阳之维，在外踝上五寸。
fǔ gǔ shàng héng gǔ xià wéi wéi jiàn, xiá kuān wéi jī, xī jiě wéi hái guān, xiá xī zhī gǔ wéi lián hái, hái xià wéi fǔ, fǔ shàng wéi guó, guó shàng wéi guān, tóu héng gǔ wéi zhěn. 輔骨上橫骨下為為楗，俠髖為機，膝解為骸關，俠膝之骨為連骸，骸下為輔，輔上為膕，膕上為關，頭橫骨為枕。/辅骨上横骨下为为楗，侠髋为机，膝解为骸关，侠膝之骨为连骸，骸下为辅，辅上为腘，腘上为关，头横骨

为枕。
shuǐ shù wǔshíqī xué, kāo shàng wǔ háng, xíng wǔ, fú tù shàng liǎng háng, xíng wǔ, zuǒyòu gèyī xíng, xíng wǔ, huái shàng gèyī xíng, xíng liù xué. 水俞五十七穴，尻上五行，行五，伏菟上兩行，行五，左右各一行，行五，踝上各一行，行六穴。/水腧五十七穴，尻上五行，行五，伏菟上两行，行五，左右各一行，行五，踝上各一行，行六穴。
suǐ kōng: zài nǎohòu sān fēn, zài lú jì ruì gǔ zhīxià, yī zài kěn jī xià; yī zài xiàng hòu zhōng fù gǔ xià; yī zài jǐgǔ shàngkōng, zài fēng fǔshang. jǐgǔ xià kōng, zài kāogǔ xià kōng; shù suǐ kōng, zài miàn xiá bí; huò gǔ kōng zài kǒu xià, dāng liǎng jiān. liǎng bó jiān kōng, zài bó zhōng zhī yáng. bì gǔ kōng, zài bì yáng qù huái sì cùn liǎng gǔ kōngmén jiān. gǔgǔ shàngkōng, zài gǔ yáng chū shàng xī sì cùn.（gǔ xíng）gǔ kōng, zài fǔ gǔ zhīshàng duān. gǔ jì gǔ kōng, zài máo zhōng dòng xià. kāogǔ kōng, zài bìgǔ zhīhòu, xiāngqù sì cùn. biǎngǔ yǒu shèn lǐ còu wú suǐ kǒng, yì suǐ wú kōng. 髓空：在腦後三分，在顱際銳骨之下，一在齦基下；一在項後中復骨下；一在脊骨上空，在風府上。脊骨下空，在尻骨下空；數髓空，在面俠鼻；或骨空在口下，當兩肩。兩髆肩空，在髆中之陽。臂骨空，在臂陽去踝四寸兩骨空門間。股骨上空，在股陽出上膝四寸。（骨行）骨空，在輔骨之上端。股際骨空，在毛中動下。尻骨空，在髀骨之後，相去四寸。扁骨有滲理湊無髓孔，易髓無空。/髓空：在脑后三分，在颅际锐骨之下，一在龈基下；一在项后中复骨下；一在脊骨上空，在风府上。脊骨下空，在尻骨下空；数髓空，在面侠鼻；或骨空在口下，当两肩。两髆肩空，在髆中之阳。臂骨空，在臂阳去踝四寸两骨空门间。股骨上空，在股阳出上膝四寸。（骨行）骨空，在辅骨之上端。股际骨空，在毛中动下。尻骨空，在髀骨之后，相去四寸。扁骨有渗理凑无髓孔，易髓无空。
jiǔ hánrè zhī fǎ, xiān jiǔ xiàng dà zhuī, yǐ nián wéi zhuàngshù; cì jiǔ jué gǔ. yǐ nián wéi zhuàngshù. 灸寒熱之法，先灸項大椎，以年為壯數；次灸橛骨。以年為壯數。/灸寒热之法，先灸项大椎，以年为壮数；次灸橛骨。以年为壮数。
shì bèi shù xiàn zhě jiǔ zhī, jǔ bì jiānshang xiàn zhě jiǔ zhī, liǎng jìxié zhījiān jiǔ zhī, wàihuái shàng jué gǔ zhī duān jiǔ zhī, zú xiǎozhǐ cì zhǐ jiān jiǔ zhī, chuǎn xiàxiàn mài jiǔ zhī, wàihuái hòu jiǔ zhī. 視背俞陷者灸之，舉臂肩上陷者灸之，兩季脅之間灸之，外踝上絕骨之端灸之，足小指次指間灸之，腨下陷脈灸之，外踝後灸之。/视背腧陷者灸之，举臂肩上陷者灸之，两季胁之间灸之，外踝上绝骨之端灸之，足小指次指间灸之，腨下陷脉灸之，外踝后灸之。
quēpén gǔ shàng qiē zhī jiān tòng rú jīn zhě jiǔ zhī, yīng zhōng xiàn gǔ jiān jiǔ zhī, zhǎng shù gǔ xià jiǔ zhī, qí Xiàguān yuán sān cùn jiǔ zhī, máojì dòngmài jiǔ zhī, xīxià sān cùn fēn jiān jiǔ zhī, zú yángmíng fū shàng dòngmài jiǔ zhī, diān shàng yī jiǔ zhī. 缺盆骨上切之堅痛如筋者灸之，膺中陷骨間灸之，掌束骨下灸之，臍下關元三寸灸之，毛際動脈灸之，膝下三寸分間灸之，足陽明跗上動脈灸之，巔上一灸之。/缺盆骨上切之坚痛如筋者灸之，膺中陷骨间灸之，掌束骨下灸之，脐下关元三寸灸之，毛际动脉灸之，膝下三寸分间灸之，足阳明跗上动脉灸之，巅上一灸之。
quǎn suǒ niè zhī chù jiǔ zhī, sān zhuàng, jí yǐ quǎn shāng-bìng fǎ jiǔ zhī. 犬所嚙之處灸之，三壯，即以犬傷病法灸之。/犬所啮之处灸之，三壮，即以犬伤病法灸之。
fán dāng jiǔ èrshíjiǔ chù. 凡當灸二十九處。/凡当灸二十九处。
shāngshí jiǔ zhī, bùyǐ zhě, bì shì qí jīng zhīguò yú yáng zhě, shù cì qí shù ér yào zhī. 傷食灸之，不已者，必視其經之過於陽者，數刺其俞而藥之。/伤食灸之，不已者，必视其经之过于阳者，数刺其腧而药之。

shuǐrè xué lùn piān dì - liùshíyī 水熱穴論篇第六十一/水热穴论篇第六十一
Huángdì wèn yuē: shàoyīn héyǐ zhǔ shèn, shèn héyǐ zhǔ shuǐ? 黃帝問曰：少陰何以主腎，腎何以主水？/黄帝问曰：少阴何以主肾，肾何以主水？
Qíbó duì yuē: shèn zhě, zhì yīn yě; zhì yīn

zhě, chéngshuǐ yě. fèi zhě, tàiyīn yě; shàoyīn zhě, dōng mài yě. gù qí běn zài shèn, qí mē zài fèi, jiē jīshuǐ yě. 岐伯對曰：腎者，至陰也；至陰者，盛水也。肺者，太陰也；少陰者，冬脈也。故其本在腎，其末在肺，皆積水也。/岐伯对曰：肾者，至阴也；至阴者，盛水也。肺者，太阴也；少阴者，冬脉也。故其本在肾，其末在肺，皆积水也。
dì yuē: shèn héyǐ néng jù shuǐ ér shēng bìng? 帝曰：腎何以能聚水而生病？/帝曰：肾何以能聚水而生病？
Qíbó yuē: shèn zhě, wèi zhī guān yě. guānmén bùlì, gù jù shuǐ ér cóng qí lèi yě. shàng-xià yì yú pífū, gù wéi fū zhǒng. fū zhǒng zhě, jù shuǐ ér shēng bìng yě. 岐伯曰：腎者，胃之關也。關門不利，故聚水而從其類也。上下溢於皮膚，故為胕腫。胕腫者，聚水而生病也。/岐伯曰：肾者，胃之关也。关门不利，故聚水而从其类也。上下溢于皮肤，故为胕肿。胕肿者，聚水而生病也。
dì yuē: zhū shuǐ jiē shēng yú shèn hū? 帝曰：諸水皆生於腎乎？/帝曰：诸水皆生于肾乎？
Qíbó yuē: shèn zhě pìn cáng yě, dìqì shàng zhě, shǔyú shèn, ér shēng shuǐ yè yě. gù yuē: zhì yīn yǒng ér láo shèn, zé shèn hàn chū, shèn hàn chū féng yú fēng, nèi bude rù yú zàngfǔ, wài bude yuè yú pífū, kè yú xuán fǔ, xíng yú pí lǐ, chuánwéi fū zhǒng, běn zhī yú shèn, míng yuē fēngshui. suǒwèi xuán fǔ zhě, hàn kōng yě. 岐伯曰：腎者牝藏也，地氣上者，屬於腎，而生水液也。故曰：至陰勇而勞甚，則腎汗出，腎汗出逢於風，內不得入於臟腑，外不得越於皮膚，客於玄府，行於皮裡，傳為胕腫，本之於腎，名曰風水。所謂玄府者，汗空也。/岐伯曰：肾者牝藏也，地气上者，属于肾，而生水液也。故曰：至阴勇而劳甚，则肾汗出，肾汗出逢于风，内不得入于脏腑，外不得越于皮肤，客于玄府，行于皮里，传为胕肿，本之于肾，名曰风水。所谓玄府者，汗空也。
dì yuē: shuǐ shù wǔshíqī chù zhě, shì hé zhǔ yě? 帝曰：水俞五十七處者，是何主也？/帝曰：水腧五十七处者，是何主也？
Qíbó yuē: shèn shù wǔshíqī xué, jī yīn zhī suǒ jù yě, shuǐ suǒ cóng chūrù yě. kāo shàng wǔ háng xíng wǔzhě, cǐ shèn shù. gù shuǐ bìng xià wéi fū zhǒng、dàfù, shàng wéi chuǎn hū、bude wò zhě, biāoběn jù bìng, gù fèi wéi chuǎn hū, shèn wéi shuǐzhǒng, fèi wéi nì bude wò, fēnwéi xiāng shū jù shòuzhě, shuǐqì zhī suǒ liú yě. 岐伯曰：腎俞五十七穴，積陰之所聚也，水所從出入也。尻上五行行五者，此腎俞。故水病下為胕腫、大腹，上為喘呼、不得臥者，標本俱病，故肺為喘呼，腎為水腫，肺為逆不得臥，分為相輸俱受者，水氣之所留也。/岐伯曰：肾腧五十七穴，积阴之所聚也，水所从出入也。尻上五行行五者，此肾腧。故水病下为胕肿、大腹，上为喘呼、不得卧者，标本俱病，故肺为喘呼，肾为水肿，肺为逆不得卧，分为相输俱受者，水气之所留也。
fú tù shàng gè èr háng, xíng wǔzhě, cǐ shèn zhī jiē yě. sān yīn zhī suǒ jiāojié yú jiǎo yě. huái shàng gèyī xíng, xíng liù zhě, cǐ shèn mài zhīxià xíng yě, míng yuē tài chōng. fán wǔshíqī xué zhě, jiē zàng zhī yīn luò, shuǐ zhī suǒ kè yě. 伏菟上各二行，行五者，此腎之街也。三陰之所交結於腳也。踝上各一行，行六者，此腎脈之下行也，名曰太沖。凡五十七穴者，皆髒之陰絡，水之所客也。/伏菟上各二行，行五者，此肾之街也。三阴之所交结于脚也。踝上各一行，行六者，此肾脉之下行也，名曰太冲。凡五十七穴者，皆脏之阴络，水之所客也。
dì yuē: chūn qǔ luòmài fēn ròu héyě? 帝曰：春取絡脈分肉何也？/帝曰：春取络脉分肉何也？
Qíbó yuē: chūn zhě mù shǐ zhì, gānqi shǐ shēng, gānqi jí, qí fēng jí. jīngmài cháng shēn, qí qì shǎo, bù néng shēnrù, gù qǔ luòmài fēn ròu jiān. 岐伯曰：春者木始治，肝氣始生，肝氣急，其風疾。經脈常深，其氣少，不能深入，故取絡脈分肉間。/岐伯曰：春者木始治，肝气始生，肝气急，其风疾。经脉常深，其气少，不能深入，故取络脉分肉间。
dì yuē: xià qǔ shèng jīng fēn còu héyě? 帝曰：夏取盛經分腠何也？/帝曰：夏取盛经分腠何也？
Qíbó yuē: xià zhě huǒ shǐ zhì, xīnqì shǐ

cháng, mài shòu qì ruò, yángqì liú yì, rè xūn fēn còu, nèi zhìyú jīng. gù qǔ shèng jīng fēn còu, jué fū ér bìng qù zhě, xié jū qiǎn yě. suǒwèi shèng jīng zhě, yáng mài yě. 岐伯曰：夏者火始治，心氣始長，脈瘦氣弱，陽氣留溢，熱熏分腠，內至於經。故取盛經分腠，絕膚而病去者，邪居淺也。所謂盛經者，陽脈也。/岐伯曰：夏者火始治，心气始长，脉瘦气弱，阳气留溢，热熏分腠，
内至于经。故取盛经分腠，绝肤而病去者，邪居浅也。所谓盛经者，阳脉也。
dì yuē: qiū qǔjīng shù héyě? 帝曰：秋取經俞何也？/帝曰：秋取经腧何也？
Qíbó yuē: qiū zhě jīn shǐ zhì, fèi jiāng shōushā, jīn jiāng shèng huǒ, yángqì zài hé, yīnqì chū shèng, shīqi jí tǐ yīnqì wèi shèng, wèi néng shēnrù, gù qǔ shù yǐ xiè yīn xié, qǔ hé yǐ xū yáng xié, yángqì shǐ shuāi, gù qǔ yú hé. 岐伯曰：秋者金始治，肺將收殺，金將勝火，陽氣在合，陰氣初勝，濕氣及體陰氣未盛，未能深入，故取俞以瀉陰邪，取合以虛陽邪，陽氣始衰，故取於合。/岐伯曰：秋者金始治，肺将收杀，金将胜火，阳气在合，阴气初胜，湿气及体阴气未盛，未能深入，故取腧以泻阴邪，取合以虚阳邪，阳气始衰，故取于合。
dì yuē: dōng qǔ jǐng yíng héyě? 帝曰：冬取井滎何也？/帝曰：冬取井荥何也？
Qíbó yuē: dōng zhě shuǐ shǐ zhì, shèn fāng bì, yángqì shuāi shǎo, yīnqì jiān shèng, jù yáng fú chén, yáng mài nǎi qù, gù qǔ jǐng yǐxià yīn nì, qǔ yíng yǐ shí yángqì. gù yuē: dōng qǔ jǐng yíng, chūn bù qiú nù. 岐伯曰：冬者水始治，腎方閉，陽氣衰少，陰氣堅盛，巨陽伏沉，陽脈乃去，故取井以下陰逆，取滎以實陽氣。故曰：冬取井滎，春不鼽衄。/岐伯曰：冬者水始治，肾方闭，阳气衰少，阴气坚盛，巨阳伏沉，阳脉乃去，故取井以下阴逆，取荥以实阳气。故曰：冬取井荥，春不鼽衄。
dì yuē: fūzǐ yán zhì rèbìng wǔshíjiǔ shù, yú lùn qí yì, wèi néng lǐng bié qí chù, yuàn wén qí chù, yīn wén qí yì. 帝曰：夫子言治熱病五十九俞，餘論其意，未能領別其處，願聞其處，因聞其意。/帝曰：夫子言治热病五十九腧，余论其意，未能领别其处，愿闻其处，因闻其意。
Qíbó yuē: tóu shàng wǔ háng xíng wǔzhě, yǐ yuè zhū yáng zhī rè nì yě, dà zhù、yīng shù、quēpén、bèi shù, cǐ bā zhě, yǐ xiè xiōngzhōng zhī rè yě. qì jiē、sān lí、jù xū shàng-xià lián, cǐ bā zhě, yǐ xiè wèi zhōng zhī rè yě. yúnmén、? gǔ、wěizhōng、suǐ kōng, cǐ bā zhě, yǐ xiè sìzhī zhī rè yě. wǔ-zàng shù bàng wǔ, cǐ shí zhě, yǐ xiè wǔ-zàng zhī rè yě. fán cǐ wǔshíjiǔ xué zhě, jiē rè zhī zuǒyòu yě. 岐伯曰：頭上五行行五者，以越諸陽之熱逆也，
大杼、膺俞、缺盆、背俞，此八者，以瀉胸中之熱也。氣街、三里、巨虛上下廉，此八者，
以瀉胃中之熱也。雲門、?骨、委中、髓空，此八者，以瀉四肢之熱也。五臟俞傍五，此十者，以瀉五臟之熱也。凡此五十九穴者，皆熱之左右也。/岐伯曰：头上五行行五者，以越诸阳之热逆也，
大杼、膺腧、缺盆、背腧，此八者，以泻胸中之热也。气街、三里、巨虚上下廉，此八者，
以泻胃中之热也。云门、?骨、委中、髓空，此八者，以泻四肢之热也。五脏腧傍五，此十者，以泻五脏之热也。凡此五十九穴者，皆热之左右也。
dì yuē: rén shāng yú hán, ér chuánwéi rè, héyě? 帝曰：人傷於寒，而傳為熱，何也？/帝曰：人伤于寒，而传为热，何也？
Qíbó yuē: fū hán shèng zé shēngrè yě. 岐伯曰：夫寒盛則生熱也。/岐伯曰：夫寒盛则生热也。

tiáojīng lùn piān dì - liùshí'èr 調經論篇第六十二/调经论篇第六十二

Huángdì wèn yuē: yú wén cì fǎ yán, yǒuyú xiè zhī, bùzú bǔ zhī, hé wèi yǒuyú, hé wèi bùzú? 黃帝問曰：餘聞刺法言，有餘瀉之，不足補之，何謂有餘，
何謂不足？/黄帝问曰：余闻刺法言，有余泻之，不足补之，何谓有余，何谓不足？
Qíbó duì yuē: yǒuyú yǒu wǔ, bùzú yì yǒu wǔ, cháng yù hé wèn? 岐伯對曰：有餘有五，不足亦有五，常欲何問？/岐伯对曰：有余有五，不足亦有五，常欲何问？
dì yuē: yuàn jìn wén zhī. 帝曰：願盡聞

之。/帝曰：愿尽闻之。
Qíbó yuē: shén yǒuyú, yǒu bùzú; qì yǒuyú, yǒu bùzú; xuè yǒuyú, yǒu bùzú; xíng yǒuyú, yǒu bùzú; zhì yǒuyú, yǒu bùzú. fán cǐ shí zhě, qí qì bùděng yě. 岐伯曰：神有餘，有不足；氣有餘，有不足；血有餘，有不足；形有餘，有不足；志有餘，有不足。凡此十者，其氣不等也。/岐伯曰：神有余，有不足；气有余，有不足；血有余，有不足；形有余，有不足；志有余，有不足。凡此十者，其气不等也。
dì yuē: rén yǒu jīngqì、jīnyè、sìzhī、Jiǔqiào、wǔzàng shíliù bù, sānbǎi liùshíwǔ jié, nǎi shēng bǎibìng, bǎibìng zhī shēng, jiē yǒu xūshí. jīn fūzǐ nǎi yán yǒuyú yǒu wǔ, bùzú yì yǒu wǔ, héyǐ shēng zhī hū? 帝曰：人有精氣、津液、四肢、九竅、五臟十六部，三百六十五節，乃生百病，百病之生，皆有虛實。今夫子乃言有餘有五，不足亦有五，何以生之乎？/帝曰：人有精气、津液、四肢、九窍、五脏十六部，三百六十五节，乃生百病，百病之生，皆有虚实。今夫子乃言有余有五，不足亦有五，何以生之乎？
Qíbó yuē: jiē shēng yú wǔ zàng yě. fū xīn cáng shén, fèi cáng qì, gān cáng xuè, pí cáng ròu, shèn cáng zhì, ér cǐ chéngxíng. zhì yì tōng, nèi lián gǔsuǐ ér chéng shēnxíng wǔzàng. wǔzàng zhī dào, jiē chūyú jīng suì, yǐ xíng xuèqì. xuèqì bùhé, bǎibìng nǎi biànhuà ér shēng, shìgù shǒu jīng suì yān. 岐伯曰：皆生於五臟也。夫心藏神，肺藏氣，肝藏血，脾藏肉，腎藏志，而此成形。志意通，內連骨髓而成身形五臟。五臟之道，皆出於經隧，以行血氣。血氣不和，百病乃變化而生，是故守經隧焉。/岐伯曰：皆生于五脏也。夫心藏神，肺藏气，肝藏血，脾藏肉，肾藏志，而此成形。志意通，内连骨髓而成身形五脏。五脏之道，皆出于经隧，以行血气。血气不和，百病乃变化而生，是故守经隧焉。
dì yuē: shén yǒuyú bùzú hérú? 帝曰：神有餘不足何如？/帝曰：神有余不足何如？
Qíbó yuē: shén yǒuyú zé xiào bùxiū, shén bùzú zé bēi. xuèqì wèi bìng, wǔzàng āndìng, xié kè yú xíng, sǎ xī qǐ yú háomáo, wèi rù yú jīngluò yě. gù mìng yuē shén zhī wēi. 岐伯曰：神有餘則笑不休，神不足則悲。血氣未並，五臟安定，邪客於形，灑淅起於毫毛，未入於經絡也。故命曰神之微。/岐伯曰：神有余则笑不休，神不足则悲。血气未并，五脏安定，邪客于形，洒淅起于毫毛，未入于经络也。故命曰神之微。
dì yuē: bǔxiè nàihé? 帝曰：補瀉奈何？/帝曰：补泻奈何？
Qíbó yuē: shén yǒuyú zé xiè qí xiǎo luò zhī xuè, chūxuè wù zhī shēn chì; wú zhōng qí dàjīng, shénqì nǎi píng. shén bùzú zhě, shì qí xū luò, àn ér zhì zhī, cì ér lì zhī, wú chū qí xuè, wú xiè qí qì, yǐ tōng qí jīng, shénqì nǎi píng. 岐伯曰：神有餘則瀉其小絡之血，出血勿之深斥；無中其大經，神氣乃平。神不足者，視其虛絡，按而致之，刺而利之，無出其血，無泄其氣，以通其經，神氣乃平。/岐伯曰：神有余则泻其小络之血，出血勿之深斥；无中其大经，神气乃平。神不足者，视其虚络，按而致之，刺而利之，无出其血，无泄其气，以通其经，神气乃平。
dì yuē: cì wēi nàihé? 帝曰：刺微奈何？/帝曰：刺微奈何？
Qíbó yuē: ànmó wù shì, zhù zhēn wù chì, yí qì yú bùzú, shénqì nǎi dé fù. 岐伯曰：按摩勿釋，著針勿斥，移氣於不足，神氣乃得復。/岐伯曰：按摩勿释，着针勿斥，移气于不足，神气乃得复。
dì yuē: shàn.（qì）yǒuyú bùzú nàihé? 帝曰：善。（氣）有餘不足奈何？/帝曰：善。（气）有余不足奈何？
Qíbó yuē: qì yǒuyú zé chuǎnké shàngqì, bùzú zé xī lì shǎo qì. xuèqì wèi bìng, wǔzàng āndìng, pífū wēi bìng, mìng yuē báiqì wēi xiè. 岐伯曰：氣有餘則喘咳上氣，不足則息利少氣。血氣未並，五臟安定，皮膚微病，命曰白氣微泄。/岐伯曰：气有余则喘咳上气，不足则息利少气。血气未并，五脏安定，皮肤微病，命曰白气微泄。
dì yuē: bǔxiè nàihé? 帝曰：補瀉奈何？/帝曰：补泻奈何？
Qíbó yuē: qì yǒuyú zé xiè qí jīng suì, wú shāng qí jīng, wú chū qí xuè, wú xiè qí qì. bùzú zé bǔ qí jīng suì, wú chū qí qì. 岐伯曰：氣有餘則瀉其經隧，無傷其經，無出其血，無泄其氣。不足則補其經隧，無出其氣。/岐伯曰：气有余则泻其经

隧，无伤其经，无出其血，
无泄其气。不足则补其经隧，无出其气。
dì yuē: cì wēi nàihé? 帝曰：刺微奈何？/帝曰：刺微奈何？
Qíbó yuē: ànmó wù shì, chūzhēn shì zhī yuē, wǒ jiāng shēn zhī, shìrén bì gé, jīngqì zì fú, xiéqì sànluàn, wú suǒ xiūxi, qì xiè còulǐ, zhēn qì nǎi xiāngdé. 岐伯曰：按摩勿釋，出針視之曰，我將深之，適人必革，精氣自伏，邪氣散亂，無所休息，氣泄腠理，真氣乃相得。/岐伯曰：按摩勿释，出针视之曰，我将深之，适人必革，精气自伏，邪气散乱，无所休息，气泄腠理，真气乃相得。
dì yuē: shàn. xuè yǒuyú bùzú nàihé? 帝曰：善。血有餘不足奈何？/帝曰：善。血有余不足奈何？
Qíbó yuē: xuè yǒuyú zé nù, bùzú zé kǒng, xuèqì wèi bìng, wǔzàng āndìng, sūnluò shuǐ yì, zé jīng yǒu liú xuè. 岐伯曰：血有餘則怒，不足則恐，血氣未並，五臟安定，孫絡水溢，則經有留血。/岐伯曰：血有余则怒，不足则恐，血气未并，五脏安定，孙络水溢，则经有留血。
dì yuē: bǔxiè nàihé? 帝曰：補瀉奈何？/帝曰：补泻奈何？
Qíbó yuē: xuè yǒuyú zé xiè qí shèng jīng, chū qí xuè; bùzú zé shì qí xū jīng, nèi zhēn qí mài zhōng, jiǔliú ér shì, mài dà jí chū qí zhēn, wú lìng xuè xiè. 岐伯曰：血有餘則瀉其盛經，出其血；不足則視其虛經，內針其脈中，久留而視，脈大疾出其針，無令血泄。/岐伯曰：血有余则泻其盛经，出其血；不足则视其虚经，内针其脉中，久留而视，脉大疾出其针，无令血泄。
dì yuē: cì liú xuè nàihé? 帝曰：刺留血奈何？/帝曰：刺留血奈何？
Qíbó yuē: shì qí xuè luò, cì chū qí xuè, wú lìng è xuè dé rù yú jīng, yǐ chéng qí jí. 岐伯曰：視其血絡，刺出其血，無令惡血得入於經，以成其疾。/岐伯曰：视其血络，刺出其血，无令恶血得入于经，以成其疾。
dì yuē: shàn. xíng yǒuyú bùzú nàihé? 帝曰：善。形有餘不足奈何？/帝曰：善。形有余不足奈何？
Qíbó yuē: xíng yǒuyú zé fùzhàng, jìng sōu bùlì. bùzú zé sìzhī bùyòng, xuèqì wèi bìng, wǔzàng āndìng. jīròu rúdòng, mìng yuē wēifēng. 岐伯曰：形有餘則腹脹，徑溲不利。不足則四肢不用，血氣未並，五臟安定。肌肉蠕動，命曰微風。/岐伯曰：形有余则腹胀，径溲不利。不足则四肢不用，血气未并，五脏安定。肌肉蠕动，命曰微风。
dì yuē: bǔxiè nàihé? 帝曰：補瀉奈何？/帝曰：补泻奈何？
Qíbó yuē: xíng yǒuyú zé xiè qí yáng jīng, bùzú zé bǔ qí yáng luò. 岐伯曰：形有餘則瀉其陽經，不足則補其陽絡。/岐伯曰：形有余则泻其阳经，不足则补其阳络。
dì yuē: cì wēi nàihé? 帝曰：刺微奈何？/帝曰：刺微奈何？
Qíbó yuē: qǔ fēn ròu jiān, wú zhōng qí jīng, wú shāng qí luò, wèiqì dé fù, xiéqì nǎi suǒ. 岐伯曰：取分肉間，無中其經，無傷其絡，衛氣得復，邪氣乃索。/岐伯曰：取分肉间，无中其经，无伤其络，卫气得复，邪气乃索。
dì yuē: shàn. zhì yǒuyú bùzú nàihé? 帝曰：善。志有餘不足奈何？/帝曰：善。志有余不足奈何？
Qíbó yuē: zhì yǒuyú zé fùzhàng sūn xiè, bùzú zé jué. xuèqì wèi bìng, wǔzàng āndìng, gǔjié yǒu dòng. 岐伯曰：志有餘則腹脹飧泄，不足則厥。血氣未並，五臟安定，骨節有動。/岐伯曰：志有余则腹胀飧泄，不足则厥。血气未并，五脏安定，骨节有动。
dì yuē: bǔxiè nàihé? 帝曰：補瀉奈何？/帝曰：补泻奈何？
Qíbó yuē: zhì yǒuyú zé xiè rán jīn xuè zhě, bùzú zé bǔ qí fù liū. 岐伯曰：志有餘則瀉然筋血者，不足則補其復溜。/岐伯曰：志有余则泻然筋血者，不足则补其复溜。
dì yuē: cì wèi bìng nàihé? 帝曰：刺未並奈何？/帝曰：刺未并奈何？
Qíbó yuē: jí qǔ zhī-wú zhōng qí jīng, xié suǒ nǎi néng lì xū. 岐伯曰：即取之無中其經，邪所乃能立虛。/岐伯曰：即取之无中其经，邪所乃能立虚。
dì yuē: shàn. yú yǐ wén xūshí zhī xíng, bù zhī qí héyǐ shēng? 帝曰：善。餘已聞虛實之形，不知其何以生？/帝曰：善。余已闻虚实之形，不知其何以生？
Qíbó yuē: qìxuè yǐ bìng, yīn-yáng xiāng

qīng, qì luàn yú wèi, xuè nì yú jīng, xuèqì líjū, yī shí yī xū. xuè bìng yú yīn, qì bìng yú yáng, gù wéi jīng kuáng. xuè bìng yú yáng, qì bìng yú yīn, nǎi wéi jiǒng zhōng. xuè bìng yú shàng, qì bìng yú xià, xīnfán wǎn shàn nù. xuè bìng yú xià, qì bìng yú shàng, luàn ér xǐ wàng. 岐伯曰：氣血以並，陰陽相傾，氣亂於衛，血逆於經，血氣離居，一實一虛。血並於陰，氣並於陽，故為驚狂。血並於陽，氣並於陰，乃為炅中。血並於上，氣並於下，心煩惋善怒。血並於下，氣並於上，亂而喜忘。/岐伯曰：气血以并，阴阳相倾，气乱于卫，血逆于经，血气离居，一实一虚。血并于阴，气并于阳，故为惊狂。血并于阳，气并于阴，乃为炅中。血并于上，气并于下，心烦惋善怒。血并于下，气并于上，乱而喜忘。
dì yuē: xuè bìng yú yīn, qì bìng yú yáng, rúshì xuèqì líjū, hézhě wéi shí? hézhě wéi xū? 帝曰：血並於陰，氣並於陽，如是血氣離居，何者為實？何者為虛？/帝曰：血并于阴，气并于阳，如是血气离居，何者为实？何者为虚？
Qíbó yuē: xuèqì zhě xǐ wēn ér wùhán, hán zé qì bù néng liú, wēn zé xiāo ér qù zhī, shìgù qì zhī suǒ bìng wéi xuèxū, xuè zhī suǒ bìng wéi qìxū. 岐伯曰：血氣者喜溫而惡寒，寒則泣不能流，溫則消而去之，是故氣之所並為血虛，血之所並為氣虛。/岐伯曰：血气者喜温而恶寒，寒则泣不能流，温则消而去之，是故气之所并为血虚，血之所并为气虚。
dì yuē: rén zhī suǒyǒuzhě xuè yǔ qì ěr. jīn fūzǐ nǎi yán xuè bìng wéi xū, qì bìng wéi xū, shì wú shí hū? 帝曰：人之所有者血與氣耳。今夫子乃言血並為虛，氣並為虛，是無實乎？/帝曰：人之所有者血与气耳。今夫子乃言血并为虚，气并为虚，是无实乎？
Qíbó yuē: yǒu zhě wéi shí, wú zhě wéi xū, gù qì bìng zé wú xuè, xuè bìng zé wú qì. jīn xuè yǔ qì xiāng shī, gù wéi xū yān. luò zhī yǔ sūnluò jù shū yú jīng, xuè yǔ qì bìng zé wéi shí yān. xuè zhī yǔ qì bìng zǒu yú shàng, zé wéi dà jué, jué zé bàosǐ, qì fùfǎn zé shēng, bù fǎn zé sǐ. 岐伯曰：有者為實，無者為虛，故氣並則無血，血並則無氣。今血與氣相失，故為虛焉。絡之與孫絡俱輸於經，血與氣並則為實焉。血之與氣並走於上，則為大厥，厥則暴死，氣復反則生，不反則死。/岐伯曰：有者为实，无者为虚，故气并则无血，血并则无气。今血与气相失，故为虚焉。络之与孙络俱输于经，血与气并则为实焉。血之与气并走于上，则为大厥，厥则暴死，气复反则生，不反则死。
dì yuē: shí zhě hé dào cónglái? xū zhě hé dào cóng qù? xūshí zhī yào. yuàn wén qí gù. 帝曰：實者何道從來？虛者何道從去？虛實之要。願聞其故。/帝曰：实者何道从来？虚者何道从去？虚实之要。愿闻其故。
Qíbó yuē: fū yīn yǔ yáng jiē yǒu shù huì. yáng zhù yú yīn, yīn mǎn zhīwài, yīn-yáng jūnpíng, yǐ chōng qí xíng, jiǔ hòu ruò yī, mìng yuē píngrén. fū xié zhī shēng yě, huò shēng yú yīn, huò shēng yú yáng. qí shēng yú yáng zhě, dé zhī fēngyǔ hánshǔ; qí shēng yú yīn zhě, dé zhī yǐnshí jūchù, yīn-yáng xǐ-nù. 岐伯曰：夫陰與陽皆有俞會。陽注於陰，陰滿之外，陰陽均平，以充其形，九候若一，命曰平人。夫邪之生也，或生於陰，或生於陽。其生於陽者，得之風雨寒暑；其生於陰者，得之飲食居處，陰陽喜怒。/岐伯曰：夫阴与阳皆有腧会。阳注于阴，阴满之外，阴阳均平，以充其形，九候若一，命曰平人。夫邪之生也，或生于阴，或生于阳。其生于阳者，得之风雨寒暑；其生于阴者，得之饮食居处，阴阳喜怒。
dì yuē: fēngyǔ zhī shāngrén nàihé? 帝曰：風雨之傷人奈何？/帝曰：风雨之伤人奈何？
Qíbó yuē: fēngyǔ zhī shāngrén yě, xiān kè yú pífū, chuánrù yú sūnmài, sūnmài mǎn zé chuánrù yú luòmài, luòmài mǎn zé shū yú dàjīng mài, xuèqì yǔ xié bìng, kè yú fēn còu zhījiān, qí mài jiān dà, gù yuē shí. shí zhě, wài jiān chōngmǎn bùkě àn zhī, àn zhī zé tòng. 岐伯曰：風雨之傷人也，先客於皮膚，傳入於孫脈，孫脈滿則傳入於絡脈，絡脈滿則輸於大經脈，血氣與邪並，客於分腠之間，其脈堅大，故曰實。實者，外堅充滿不可按之，按之則痛。/岐伯曰：风雨之伤人也，先客于皮肤，传入于孙脉，孙脉满则传入于络脉，络脉满则输于大经脉，血气与邪

并，客于分腠之间，其脉坚大，故曰实。实者，外坚充满不可按之，按之则痛。

dì yuē: hán shī zhī shāngrén, nàihé? 帝曰：寒濕之傷人，奈何？/帝曰：寒湿之伤人，奈何？

Qíbó yuē: hán shī zhīzhōng rén yě, pífū bù shōu, jīròu jiān jǐn, róng xuè qì, wèiqì qù, gù yuē xū. xū zhě, niè bì qì bùzú, àn zhī zé qì zúyǐ wēn zhī, gù kuài rán'ér bù tòng. 岐伯曰：寒濕之中人也，皮膚不收，肌肉堅緊，榮血泣，衛氣去，故曰虛。虛者，聶闢氣不足，按之則氣足以溫之，故快然而不痛。/岐伯曰：寒湿之中人也，皮肤不收，肌肉坚紧，荣血泣，卫气去，故曰虚。虚者，聂辟气不足，按之则气足以温之，故快然而不痛。

dì yuē: shàn. yīn zhī shēng shí nàihé? 帝曰：善。陰之生實奈何？/帝曰：善。阴之生实奈何？

Qíbó yuē: xǐ-nù bù jié, zé yīnqì shàng nì, shàng nì zé xià xū, xià xū zé yángqì zǒu zhī. gù yuē shí yǐ. 岐伯曰：喜怒不節，則陰氣上逆，上逆則下虛，下虛則陽氣走之。故曰實矣。/岐伯曰：喜怒不节，则阴气上逆，上逆则下虚，下虚则阳气走之。故曰实矣。

dì yuē: yīn zhī shēng xū nàihé? 帝曰：陰之生虛奈何？/帝曰：阴之生虚奈何？

Qíbó yuē: xǐ zé qì xià, bēi zé qì xiāo, xiāo zé mài xūkōng. yīn hán yǐnshí, hánqì xūn mǎn, zé xuè qì qì qù, gù yuē xū yǐ. 岐伯曰：喜則氣下，悲則氣消，消則脈虛空。因寒飲食，寒氣熏滿，則血泣氣去，故曰虛矣。/岐伯曰：喜则气下，悲则气消，消则脉虚空。因寒饮食，寒气熏满，则血泣气去，故曰虚矣。

dì yuē: jīng yán yángxū zé wài hán, yīnxū zé nèirè, yáng shèng zé wài rè, yīn shèng zé nèi hán, yú yǐ wén zhī yǐ, bù zhī qí suǒyóu rán yě. 帝曰：經言陽虛則外寒，陰虛則內熱，陽盛則外熱，陰盛則內寒，餘已聞之矣，不知其所由然也。/帝曰：经言阳虚则外寒，阴虚则内热，阳盛则外热，阴盛则内寒，余已闻之矣，不知其所由然也。

Qíbó yuē: yáng shòuqì yú shàngjiāo, yǐ wēn pífū fēn ròu zhījiān, lìng hánqì zàiwài, zé shàngjiāo bùtōng, shàngjiāo bùtōng, zé hánqì dú liú yú wài, gù hánlì. 岐伯曰：陽受氣於上焦，以溫皮膚分肉之間，令寒氣在外，則上焦不通，上焦不通，則寒氣獨留於外，故寒栗。/岐伯曰：阳受气于上焦，以温皮肤分肉之间，令寒气在外，则上焦不通，上焦不通，则寒气独留于外，故寒栗。

dì yuē: yīnxū shēng nèirè nàihé? 帝曰：陰虛生內熱奈何？/帝曰：阴虚生内热奈何？

Qíbó yuē: yǒusuǒ láojuàn, xíngqì shuāi shǎo, gǔ qì bù shèng, shàngjiāo bùxíng, xiàwǎn bùtōng, wèi qì rè, rèqì xūn xiōngzhōng, gù nèirè. 岐伯曰：有所勞倦，形氣衰少，穀氣不盛，上焦不行，下脘不通，胃氣熱，熱氣熏胸中，故內熱。/岐伯曰：有所劳倦，形气衰少，谷气不盛，上焦不行，下脘不通，胃气热，热气熏胸中，故内热。

dì yuē: yáng shèng shēngwài rè nàihé? 帝曰：陽盛生外熱奈何？/帝曰：阳盛生外热奈何？

Qíbó yuē: shàngjiāo bùtōng lì, zé pífū zhìmì, còulǐ bìsè, xuán fǔ bùtōng, wèiqì bude xiè yuè, gù wài rè. 岐伯曰：上焦不通利，則皮膚緻密，腠理閉塞，玄府不通，衛氣不得泄越，故外熱。/岐伯曰：上焦不通利，则皮肤致密，腠理闭塞，玄府不通，卫气不得泄越，故外热。

dì yuē: yīn shèng shēng nèi hán nàihé? 帝曰：陰盛生內寒奈何？/帝曰：阴盛生内寒奈何？

Qíbó yuē: jué qìshàng nì, hánqì jī yú xiōngzhōng ér bù xiè, bù xiè zé wēn qì qùhán dú liú, zé xuèníng qì, níng zé mài bùtōng, qí mài shèngdà yǐ sè, gù zhònghán. 岐伯曰：厥氣上逆，寒氣積於胸中而不瀉，不瀉則溫氣去寒獨留，則血凝泣，凝則脈不通，其脈盛大以濇，故中寒。/岐伯曰：厥气上逆，寒气积于胸中而不泻，不泻则温气去寒独留，则血凝泣，凝则脉不通，其脉盛大以涩，故中寒。

dì yuē: yīn yǔ yáng bìng, xuèqì yǐ bìng, bìng xíng yǐ chéng, cì zhī nàihé? 帝曰：陰與陽並，血氣以並，病形以成，刺之奈何？/帝曰：阴与阳并，血气以并，病形以成，刺之奈何？

Qíbó yuē: cì cǐzhě qǔ zhī jīng suì. qǔxiě yú yíng, qǔ qì yú wèi. yòng xíng zāi, yīn sìshí duōshao gāoxià. 岐伯曰：刺此者取之經

隧。取血於營，取氣於衛。用形哉，因四時多少高下。/岐伯曰：刺此者取之经隧。取血于营，取气于卫。用形哉，因四时多少高下。

dì yuē: xuèqì yǐ bìng, bìng xíng yǐ chéng, yīn-yáng xiāng qīng, bǔxiè nàihé? 帝曰：血氣以並，病形以成，陰陽相傾，補瀉奈何？/帝曰：血气以并，病形以成，阴阳相倾，补泻奈何？

Qíbó yuē: xiè shí zhě, qìshèng nǎi nèi zhēn, zhēn yǔ qì jù nèi, yǐ kāi qí mén, rú lì qí hù, zhēn yǔ qì jù chū, jīngqì bù shāng, xiéqì nǎi xià, wài mén bù bì, yǐ chū qí jí, yáo dà qí dào, rú lì qí lù, shì wèi dà xiè, bì qiē ér chū, dàqì nǎi qū. 岐伯曰：瀉實者，氣盛乃内針，針與氣俱内，以開其門，如利其戶，針與氣俱出，精氣不傷，邪氣乃下，外門不閉，以出其疾，搖大其道，如利其路，是謂大瀉，必切而出，大氣乃屈。/岐伯曰：泻实者，气盛乃内针，针与气俱内，以开其门，如利其户，针与气俱出，精气不伤，邪气乃下，外门不闭，以出其疾，摇大其道，如利其路，是谓大泻，必切而出，大气乃屈。

dì yuē: bǔ xū nàihé? 帝曰：補虛奈何？/帝曰：补虚奈何？

Qíbó yuē: chí zhēn wù zhì, yǐ dìng qí yì, hòu hū nèi zhēn, qì chūzhēn rù, zhēn kōng sì sāi, jīng wúcóng qù, fāng shí ér jí zhēn, qì rù zhēn chū, rè bù néng hái, bìsè qí mén, xiéqì bùsàn, jīngqì nǎi dé cún, dòngqì hòu shí, jìn qì bù shī, yuǎn qì nǎi lái, shì wèi zhuī zhī. 岐伯曰：持針勿置，以定其意，候呼内針，氣出針入，針空四塞，精無從去，方實而疾針，氣入針出，熱不能還，閉塞其門，邪氣布散，精氣乃得存，動氣候時，近氣不失，遠氣乃來，是謂追之。/岐伯曰：持针勿置，以定其意，候呼内针，气出针入，针空四塞，精无从去，方实而疾针，气入针出，热不能还，闭塞其门，邪气布散，精气乃得存，动气候时，近气不失，远气乃来，是谓追之。

dì yuē: fūzǐ yán xūshí zhě yǒu shí, shēng yú wǔ zàng, wǔzàng wǔ mài ěr. fū Shí'èrjīng mài jiē shēng qí bìng, jīn fūzǐ dú yán wǔzàng. fū Shí'èrjīng mài zhě, jiē luò sānbǎi liùshíwǔ jié, jié yǒubìng bì bèi jīngmài, jīngmài zhī bìng, jiē yǒu xūshí, héyǐ hé zhī? 帝曰：夫子言虛實者有十，生於五臟，五臟五脈耳。夫十二經脈皆生其病，今夫子獨言五臟。夫十二經脈者，皆絡三百六十五節，節有病必被經脈，經脈之病，皆有虛實，何以合之？/帝曰：夫子言虚实者有十，生于五脏，五脏五脉耳。夫十二经脉皆生其病，今夫子独言五脏。夫十二经脉者，皆络三百六十五节，节有病必被经脉，经脉之病，皆有虚实，何以合之？

Qíbó yuē: wǔzàng zhě gù dé liùfǔ yǔ wéi biǎolǐ, jīngluò zhī jié, gè shēng xūshí, qí bìng suǒ jū, suí ér wèi zhī. 岐伯曰：五臟者故得六腑與為表裡，經絡支節，各生虛實，其病所居，隨而調之。/岐伯曰：五脏者故得六腑与为表里，经络支节，各生虚实，其病所居，随而谓之。

bìng zài mài, tiáo zhī xuè; bìng zài xuè, tiáo zhī luò; bìng zài qì, tiáo zhī wèi; bìng zài ròu, tiáo zhī fēn ròu; bìng zài jīn, tiáo zhī jīn; bìng zài gǔ, tiáo zhī gǔ. fánzhēn dòng cì qí xià jí yǔ jí zhě. bìng zài gǔ cuìzhēn yào yùn. bìng bù zhī suǒ tòng, liǎng qiāo wéi shàng. shēnxíng yǒu tòng, jiǔ hòu mò bìng, zé miào cì zhī tòng zàiyú zuǒ ér yòu mài bìngzhě jù cì zhī. bì jǐn chá qí jiǔ hòu, zhēn dào bèi yǐ. 病在脈，調之血；病在血，調之絡；病在氣，調之衛；病在肉，調之分肉；病在筋，調之筋；病在骨，調之骨。燔針動刺其下及與急者。病在骨焠針藥熨。病不知所痛，兩蹻為上。身形有痛，九候莫病，則繆刺之痛在於左而右脈病者巨刺之。必謹察其九候，針道備矣。/病在脉，调之血；病在血，调之络；病在气，调之卫；病在肉，调之分肉；病在筋，调之筋；病在骨，调之骨。燔针动刺其下及与急者。病在骨淬针药熨。病不知所痛，两蹻为上。身形有痛，九候莫病，则缪刺之痛在于左而右脉病者巨刺之。必谨察其九候，针道备矣。

miào cì lùn piān dì - liùshísān 繆刺論篇第六十三/缪刺论篇第六十三

Huángdì wèn yuē: yú wén miào cì, wèi dé qí yì, hé wèi miào cì? 黃帝問曰：餘聞繆刺，未得其意，何謂繆刺？/黄帝问曰：余闻缪刺，未得其意，何谓缪刺？

Qíbó duì yuē: fū xié zhī kè yú xíng yě, bì xiān shè yú pímáo, liú ér bù qù, rù shè yú

sūnmài, liú ér bù qù, rù shè yú luòmài, liú ér bù qù, rù shè yú jīngmài, nèi lián wǔzàng, sàn yú chángwèi, yīn-yáng jù gǎn, wǔzàng nǎi shāng, cǐ xié zhī cóng pímáo ér rù, jí yú wǔ zàng zhī cì yě. rúcǐ zé zhì qí jīng yān. jīn xié kè yú pímáo, rù shè yú sūnluò, liú ér bù qù, bìsè bùtōng, bude rù yú jīng, liúyì yú dà luò, ér shēng qí bìng yě. fū xié kè dà luò zhě, zuǒ zhù yòu, yòu zhù zuǒ, shàng-xià zuǒyòu yǔ jīng xiānggān, ér bù yú sì mē, qí qì wúcháng chù, bù rù yú jīng shù, mìng yuē miào cì. 岐伯對曰：夫邪之客於形也，必先舍於皮毛，留而不去，入舍於孫脈，留而不去，入舍於絡脈，留而不去，入舍於經脈，內連五臟，散於腸胃，陰陽俱感，五臟乃傷，此邪之從皮毛而入，極於五臟之次也。如此則治其經焉。今邪客於皮毛，入舍於孫絡，留而不去，閉塞不通，不得入於經，流溢於大絡，
而生奇病也。夫邪客大絡者，左注右，右注左，上下左右與經相干，而布於四末，其氣無常處，不入於經俞，命曰繆刺。/岐伯对曰：夫邪之客于形也，必先舍于皮毛，留而不去，入舍于孙脉，留而不去，入舍于络脉，留而不去，入舍于经脉，内连五脏，散于肠胃，阴阳俱感，五脏乃伤，此邪之从皮毛而入，极于五脏之次也。如此则治其经焉。今邪客于皮毛，入舍于孙络，留而不去，闭塞不通，不得入于经，流溢于大络，而生奇病也。夫邪客大络者，左注右，右注左，上下左右与经相干，而布于四末，其气无常处，不入于经腧，命曰缪刺。

dì yuē: yuàn wén miào cì, yǐ zuǒ qǔ yòu, yǐ yòu qǔ zuǒ, nàihé? qí yǔ jù cì héyǐ bié zhī? 帝曰：願聞繆刺，以左取右，以右取左，奈何？其與巨刺何以別之？/帝曰：愿闻缪刺，以左取右，以右取左，奈何？其与巨刺何以别之？

Qíbó yuē: xié kè yú jīng, zuǒ shèng zé yòu bìng, yòu shèng zé zuǒ bìng, yì yǒu yíyì zhě, zuǒ tòng wèi yǐ, ér yòu mài xiān bìng, rúcǐ zhě, bì jù cì zhī, bì zhōng qí jīng, fēi luòmài yě. gù luò bìngzhě, qí tòng yǔ jīngmài miào chù, gù mìng yuē miào cì. 岐伯曰：邪客於經，左盛則右病，右盛則左病，亦有移易者，左痛未已，而右脈先病，如此者，必巨刺之，必中其經，非絡脈也。故絡病者，其痛與經脈繆處，故命曰繆刺。/岐伯曰：邪客于经，左盛则右病，右盛则左病，亦有移易者，左痛未已，而右脉先病，如此者，必巨刺之，必中其经，非络脉也。故络病者，其痛与经脉缪处，故命曰缪刺。

dì yuē: yuàn wén miào cì nàihé? qǔ zhī hérú? 帝曰：願聞繆刺奈何？取之何如？/帝曰：愿闻缪刺奈何？取之何如？

Qíbó yuē: xié kè yú zú shàoyīn zhī luò, lìngrén zú xīntòng、bàozhàng、xiōng xié zhī mǎn、wú jī zhě, cì rán gǔ zhīqián chūxuè, rú shíqǐng éryǐ, bùyǐ zuǒ qǔ yòu, yòu qǔ zuǒ. bìng xīn fā zhě, qǔ Wǔrì yǐ. 岐伯曰：邪客於足少陰之絡，令人卒心痛、暴脹、胸脅肢滿、無積者，刺然骨之前出血，如食頃而已，不已左取右，右取左。病新發者，取五日已。/岐伯曰：邪客于足少阴之络，
令人卒心痛、暴胀、胸胁肢满、无积者，刺然骨之前出血，如食顷而已，不已左取右，右取左。病新发者，取五日已。

xié kè yú shǒu shàoyáng zhī luò, lìngrén hóubì, shé juàn kǒugān, xīnfán, bì wài lián tòng, shǒu bùjí tóu, cì shǒuzhōng zhǐ cì zhǐ zhǎojiǎ shàng, qù duān rú jiǔ yè, gèyī wěi, zhuàng zhě lì yǐ, lǎozhě yǒuqǐng yǐ, zuǒ qǔ yòu, yòu qǔ zuǒ, cǐ xīn bìng shù rì yǐ. 邪客於手少陽之絡，令人喉痹，舌倦口乾，心煩，臂外廉痛，手不及頭，刺手中指次指爪甲上，去端如韭葉，各一痏，壯者立已，老者有頃已，左取右，右取左，此新病數日已。/邪客于手少阳之络，令人喉痹，舌倦口干，心烦，臂外廉痛，手不及头，刺手中指次指爪甲上，去端如韭叶，各一痏，壮者立已，老者有顷已，左取右，右取左，此新病数日已。

xié kè yú zú jué yīn zhī luò, lìngrén zú shàn bào tòng. cì zú dàzhǐ zhǎojiǎ shàng yǔ ròu jiāo zhě, gèyī wěi, nánzǐ lì yǐ, nǚzǐ yǒuqǐng yǐ, zuǒ qǔ yòu, yòu qǔ zuǒ. 邪客於足厥陰之絡，令人卒疝暴痛。刺足大指爪甲上與肉交者，各一痏，男子立已，女子有頃已，左取右，右取左。/邪客于足厥阴之络，令人卒疝暴痛。刺足大指爪甲上与肉交者，各一痏，男子立已，女子有顷已，左取右，右取左。

xié kè yú zú tàiyáng zhī luò, lìngrén tóuxiàng jiān tòng. cì zú xiǎozhǐ zhǎojiǎ shàng yǔ ròu jiāo zhě, gèyī wěi, lì yǐ. bùyǐ, cì wàihuái xiàsān wěi, zuǒ qǔ yòu, yòu qǔ zuǒ, rú shíqǐng yǐ. 邪客於足太陽之絡，令人頭項肩痛。刺足小指爪甲上與肉交者，各一痏，立已。不已，刺外踝下三痏，左取右，右取左，如食頃已。/邪客于足太阳之络，令人头项肩痛。刺足小指爪甲上与肉交者，各一痏，立已。不已，刺外踝下三痏，左取右，右取左，如食顷已。

xié kè yú shǒu yángmíng zhī luò, lìngrén qì mǎn xiōngzhōng, chuǎnxī ér zhī qū, xiōngzhōng rè. cì shǒudà zhǐ cì zhǐ zhǎojiǎ shàng, qù duān rú jiǔ yè, gèyī wěi, zuǒ qǔ yòu, yòu qǔ zuǒ, rú shíqǐng yǐ. 邪客於手陽明之絡，令人氣滿胸中，喘息而肢胠，胸中熱。刺手大指次指爪甲上，去端如韭葉，各一痏，左取右，右取左，如食頃已。/邪客于手阳明之络，令人气满胸中，喘息而肢胠，胸中热。刺手大指次指爪甲上，去端如韭叶，各一痏，左取右，右取左，如食顷已。

xié kè yú bì zhǎng zhījiān, bùkě dé qū. cì qí huái hòu, xiān yǐ zhǐ àn zhī tòng, nǎi cì zhī. yǐ yuè sǐ shēng wéishù, yuè shēng yī rì yī wěi, èr rì èr wěi, shíwǔ rì shíwǔ wěi, shíliù rì shísì wěi. 邪客於臂掌之間，不可得屈。刺其踝後，先以指按之痛，乃刺之。以月死生為數，月生一日一痏，二日二痏，十五日十五痏，十六日十四痏。/邪客于臂掌之间，不可得屈。刺其踝后，先以指按之痛，乃刺之。以月死生为数，月生一日一痏，二日二痏，十五日十五痏，十六日十四痏。

xié kè yú zú yáng qiāo zhī mài, lìngrén mù tòng, cóng nèi zì shǐ. cì wàihuái zhīxià bàn cùn suǒ gè èr wěi, zuǒ cì yòu, yòu cì zuǒ, rú xíng shí lí qǐng éryǐ. 邪客於足陽蹻之脈，令人目痛，從內眥始。刺外踝之下半寸所各二痏，左刺右，右刺左，如行十里頃而已。/邪客于足阳蹻之脉，令人目痛，从内眥始。刺外踝之下半寸所各二痏，左刺右，右刺左，如行十里顷而已。

rén yǒusuǒ duò zhuì, è xuè liú nèi, fù zhōngmǎn zhàng, bude qiánhòu. xiān yǐn lì yào, cǐshàng shāng jué yīn zhī mài, xià shāng shàoyīn zhī luò. cì zú nèihuái zhīxià, rán gǔ zhīqián, xuèmài chūxuè, cì zú fū shàng dòngmài. bùyǐ, cì sān máo shàng gèyī wěi, jiàn xuè lì yǐ, zuǒ cì yòu, yòu cì zuǒ, shàn bēi jīng bù lè, cì rú yòufāng. 人有所墮墜，惡血留內，腹中滿脹，不得前後。先飲利藥，此上傷厥陰之脈，下傷少陰之絡。刺足內踝之下，然骨之前，血脈出血，刺足跗上動脈。不已，刺三毛上各一痏，見血立已，左刺右，右刺左，善悲驚不樂，刺如右方。/人有所堕坠，恶血留内，腹中满胀，不得前后。先饮利药，此上伤厥阴之脉，下伤少阴之络。刺足内踝之下，然骨之前，血脉出血，刺足跗上动脉。不已，刺三毛上各一痏，见血立已，左刺右，右刺左，善悲惊不乐，刺如右方。

xié kè yú shǒu yángmíng zhī luò, lìngrén ěrlóng, shí bùwén yīn. cì shǒudà zhǐ cì zhǐ zhǎojiǎ shàngqù duān rú jiǔ yè gèyī wěi, lì wén. bùyǐ, cìzhòng zhǐ zhǎojiǎ shàng yǔ ròu jiāo zhě, lì wén. qí bùshí wénzhě, bùkě cì yě. ěr zhōng shēngfēng zhě, yì cì zhī rúcǐ shù, zuǒ cì yòu, yòu cì zuǒ. 邪客於手陽明之絡，令人耳聾，時不聞音。刺手大指次指爪甲上去端如韭葉各一痏，立聞。不已，刺中指爪甲上與肉交者，立聞。其不時聞者，不可刺也。耳中生風者，亦刺之如此數，左刺右，右刺左。/邪客于手阳明之络，令人耳聋，时不闻音。刺手大指次指爪甲上去端如韭叶各一痏，立闻。不已，刺中指爪甲上与肉交者，立闻。其不时闻者，不可刺也。耳中生风者，亦刺之如此数，左刺右，右刺左。

fán bì wǎnglái, xíng wúcháng chù zhě, zài fēn ròu jiān tòng ér cì zhī, yǐ yuè sǐ shēng wéishù, yòng zhēn zhě, suí qìshèng shuāi, yǐwéi wěi shù, zhēnguò qí rìshù zé tuōqì, bùjí rìshù zé qì bù xiè, zuǒ cì yòu, yòu cì zuǒ, bìng yǐ zhǐ, bùyǐ fù cì zhī rú fǎ, yuè shēng yī rì yī wěi, èr rì èr wěi, jiàn duō zhī, shíwǔ rì shíwǔ wěi, shíliù rì, shísì wěi, jiàn shǎo zhī. 凡痹往來，行無常處者，在分肉間痛而刺之，以月死生為數，用針者，隨氣盛衰，以為痏數，針過其日數則脫氣，不及日數則氣不瀉，左刺右，右刺左，病已止，不已復刺之如法，月生一日一痏，二日二痏，漸多之，十五日十五痏，十六日，十四痏，漸少之。/凡痹往来，行无常处者，在分

肉间痛而刺之，以月死生为数，用针者，随气盛衰，以为痏数，针过其日数则脱气，不及日数则气不泻，左刺右，右刺左，病已止，不已复刺之如法，月生一日一痏，二日二痏，渐多之，十五日十五痏，十六日，十四痏，渐少之。

xié kè yú zú yángmíng zhī jīng, lìngrén qiú nǜ, shàngchǐ hán. cì zú zhōngzhǐ cì zhǐ zhǎojiǎ shàng yǔ ròu jiāo zhě, gèyī wěi, zuǒ cì yòu, yòu cì zuǒ. 邪客於足陽明之經，令人鼽衄，上齒寒。刺足中指次指爪甲上與肉交者，各一痏，左刺右，右刺左。/邪客于足阳明之经，令人鼽衄，上齿寒。刺足中指次指爪甲上与肉交者，各一痏，左刺右，右刺左。

xié kè yú zú shàoyáng zhī luò, lìngrén xiétòng, bude xī, ké ér hàn chū. cì zú xiǎozhǐ cì zhǐ zhǎojiǎ shàng yǔ ròu jiāo zhě, gèyī wěi, bude xī lì yǐ, hàn chūlì zhǐ, ké zhě wēn yī yǐnshí, yī rì yǐ. zuǒ cì yòu, yòu cì zuǒ, bìng lì yǐ, bùyǐ, fù cì rú fǎ. 邪客於足少陽之絡，令人脅痛，不得息，咳而汗出。刺足小指次指爪甲上與肉交者，各一痏，不得息立已，汗出立止，咳者溫衣飲食，一日已。左刺右，右刺左，病立已，不已，覆刺如法。/邪客于足少阳之络，令人胁痛，不得息，咳而汗出。刺足小指次指爪甲上与肉交者，各一痏，不得息立已，汗出立止，咳者温衣饮食，一日已。左刺右，右刺左，病立已，不已，覆刺如法。

xié kè yú zú shàoyīn zhī luò, lìngrén ài tòng, bùkě nèi shí, wúgù shàn nù, qìshàng zǒu bì shàng. cì zúxià zhōngyāng zhī mài, gè sān wěi, fán liù cì, lì yǐ. zuǒ cì yòu, yòu cì zuǒ, ài zhōng zhǒng, bù néng nèi tuò, shí bù néng chū tuò zhě, cì rán gǔ zhīqián, chūxuè lì yǐ, zuǒ cì yòu, yòu cì zuǒ. 邪客於足少陰之絡，令人嗌痛，不可內食，無故善怒，氣上走賁上。刺足下中央之脈，各三痏，凡六刺，立已。左刺右，右刺左，嗌中腫，不能內唾，時不能出唾者，刺然骨之前，出血立已，左刺右，右刺左。/邪客于足少阴之络，令人嗌痛，不可内食，无故善怒，气上走贲上。刺足下中央之脉，各三痏，凡六刺，立已。左刺右，右刺左，嗌中肿，不能内唾，时不能出唾者，刺然骨之前，出血立已，左刺右，右刺左。

xié kè yú zú tàiyīn zhī luò, lìngrén yāotòng, yǐn shǎofù kòng miǎo, bù kěyǐ yì xī, cì yāo kāo zhī jiě, liǎng jiǎ zhīshàng, shì yāo shù, yǐ yuè sǐ shēng wéi wěi shù, fàzhēn lì yǐ, zuǒ cì yòu, yòu cì zuǒ. 邪客於足太陰之絡，令人腰痛，引少腹控眇，不可以抑息，刺腰尻之解，兩胛之上，是腰俞，以月死生為痏數，發針立已，左刺右，右刺左。/邪客于足太阴之络，令人腰痛，引少腹控眇，不可以抑息，刺腰尻之解，两胛之上，是腰腧，以月死生为痏数，发针立已，左刺右，右刺左。

xié kè yú zú tàiyáng zhī luò, lìngrén jūluán、bèi jí、yǐn xié ér tòng, cì zhī cóng xiàng shǐ, shù jǐzhuī xiá jǐ, àn jí zhī yìngshǒu rú tòng, cì zhī bàng sān wěi, lì yǐ. 邪客於足太陽之絡，令人拘攣、背急、引脅而痛，刺之從項始，數脊椎俠脊，按疾之應手如痛，刺之傍三痏，立已。/邪客于足太阳之络，令人拘挛、背急、引胁而痛，刺之从项始，数脊椎侠脊，按疾之应手如痛，刺之傍三痏，立已。

xié kè yú zú shàoyáng zhī luò, lìngrén liú yú shū zhōng tòng, bì bùkě jǔ, cì shū zhōng, yǐ háozhēn, hán zé jiǔliú. zhēn yǐ yuè sǐ shēng wéishù, lì yǐ. 邪客於足少陽之絡，令人留於樞中痛，髀不可舉，刺樞中，以毫針，寒則久留。針以月死生為數，立已。/邪客于足少阳之络，令人留于枢中痛，髀不可举，刺枢中，以毫针，寒则久留。针以月死生为数，立已。

zhì zhū jīng cì zhī, suǒ guò zhě bù bìng, zé miào cì zhī. 治諸經刺之，所過者不病，則繆刺之。/治诸经刺之，所过者不病，则缪刺之。

ěrlóng、cì shǒu yángmíng, bùyǐ, cì qí tōngmài, chū ěr qiánzhě. 耳聾、刺手陽明，不已，刺其通脈，出耳前者。/耳聋、刺手阳明，不已，刺其通脉，出耳前者。

chǐqǔ, cì shǒu yángmíng. bùyǐ, cì qí mài, rù chǐ zhōng, lì yǐ. 齒齲，刺手陽明。不已，刺其脈，入齒中，立已。/齿龋，刺手阳明。不已，刺其脉，入齿中，立已。

xié kè yú wǔ zàng zhījiān, qí bìng yě, mài yǐn ér tòng, shí lái shí zhǐ, shì qí bìng miào cì zhī yú shǒuzú zhǎojiǎ shàng, shì qí mài, chū qí xuè, jiànrì yī cì, yī cì bùyǐ, wǔ cì yǐ. 邪客於五臟之間，其病也，脈引而痛，時來時止，視其病繆刺之於手足爪甲

上，視其脈，出其血，間日一刺，一刺不已，五刺已。/邪客于五脏之间，其病也，脉引而痛，时来时止，视其病缪刺之于手足爪甲上，视其脉，出其血，间日一刺，一刺不已，五刺已。
miào chuán yǐnshàng chǐ, chǐ chún hán tòng, shì qí shǒubèi mài xuè zhě, qù zhī, zú yángmíng zhōngzhǐ zhǎojiǎ shàng yī wěi, shǒudà zhǐ cì zhǐ zhǎojiǎ shàng gèyī wěi, lì yǐ, zuǒ qǔ yòu, yòu qǔ zuǒ. 繆傳引上齒，齒唇寒痛，視其手背脈血者，去之，足陽明中指爪甲上一痏，手大指次指爪甲上各一痏，立已，左取右，右取左。/缪传引上齿，齿唇寒痛，视其手背脉血者，去之，足阳明中指爪甲上一痏，手大指次指爪甲上各一痏，立已，左取右，右取左。
xié kè yú shǒu zú shàoyīn tàiyīn zú yángmíng zhī luò, cǐ wǔ luò jiē huì yú ěr zhōng, shàng luò zuǒ jiǎo, wǔ luò jù jié, lìngrén shēn mài jiē dòng, ér xíng wúzhī yě, qí zhuàng ruò shī, huò yuē shī jué. 邪客於手足少陰太陰足陽明之絡，此五絡皆會於耳中，上絡左角，五絡俱竭，令人身脈皆動，而形無知也，其狀若屍，或曰屍厥。/邪客于手足少阴太阴足阳明之络，此五络皆会于耳中，上络左角，五络俱竭，令人身脉皆动，而形无知也，其状若尸，或曰尸厥。
cì qí zú dàzhǐ nèicè zhǎojiǎ shàng, qù duān rú jiǔ yè, hòu cì zúxīn, hòu cì zú zhōngzhǐ zhǎojiǎ shàng gèyī wěi, hòu cì shǒudà zhǐ nèicè, qù duān rú jiǔ yè, hòu cì shǒuxīn zhǔ, shàoyīn ruì gǔ zhī duān, gèyī wěi, lì yǐ. bùyǐ, yǐ zhúguǎn chuī qí liǎng'ěr, tì qí zuǒ jiǎo zhī fā, fāng yīcùn fán zhì, yǐn yǐ měijiǔ yī bēi, bù néng yǐn zhě, guàn zhī, lì yǐ. 刺其足大指內側爪甲上，去端如韭葉，後刺足心，後刺足中指爪甲上各一痏，後刺手大指內側，去端如韭葉，後刺手心主，少陰銳骨之端，各一痏，立已。不已，以竹管吹其兩耳，鬄其左角之發，方一寸燔治，飲以美酒一杯，不能飲者，灌之，立已。/刺其足大指内侧爪甲上，去端如韭叶，后刺足心，后刺足中指爪甲上各一痏，后刺手大指内侧，去端如韭叶，后刺手心主，少阴锐骨之端，各一痏，立已。不已，以竹管吹其两耳，鬄其左角之发，方一寸燔治，饮以美酒一杯，不能饮者，灌之，立已。
fán cì zhī shù, wúshì qí jīngmài, qiē ér cóng zhī, shěn qí xūshí ér tiáo zhī. bù tiáo zhě, jīng cì zhī; yǒu tòng ér jīng bù bìngzhě, miào cì zhī. yīn shì qí pí bù yǒu xuè luò zhě, jìn qǔ zhī, cǐ miào cì zhī shù yě. 凡刺之數，無視其經脈，切而從之，審其虛實而調之。不調者，經刺之；有痛而經不病者，繆刺之。因視其皮部有血絡者，盡取之，此繆刺之數也。/凡刺之数，无视其经脉，切而从之，审其虚实而调之。不调者，经刺之；有痛而经不病者，缪刺之。因视其皮部有血络者，尽取之，此缪刺之数也。

sìshí cì nì cóng lùn piān dì - liùshísì 四時刺逆從論篇第六十四/四时刺逆从论篇第六十四

jué yīn yǒuyú bìng yīn bì; bùzú bìng shēngrè bì; huá zé bìng hú shàn fēng; sè zé bìng shǎofù jī qì. 厥陰有餘病陰痹；不足病生熱痹；滑則病狐疝風；澀則病少腹積氣。/厥阴有余病阴痹；不足病生热痹；滑则病狐疝风；涩则病少腹积气。
shàoyīn yǒuyú pí bì yǐn zhěn; bùzú bìng fèi bì; huá zé bìng fèifēng shàn; sè zé bìng jī sōuxiě. 少陰有餘皮痹隱軫；不足病肺痹；滑則病肺風疝；澀則病積溲血。/少阴有余皮痹隐轸；不足病肺痹；滑则病肺风疝；涩则病积溲血。
tàiyīn yǒuyú, bìng ròu bì, hán zhōng; bùzú bìng pí bì; huá zé bìng pí fēng shàn; sè zé bìng jī, xīnfù shí mǎn. 太陰有餘，病肉痹，寒中；不足病脾痹；滑則病脾風疝；澀則病積，心腹時滿。/太阴有余，病肉痹，寒中；不足病脾痹；滑则病脾风疝；涩则病积，心腹时满。
yángmíng yǒuyú, bìngmài bì shēn shí rè; bùzú bìng xīn bì; huá zé bìng xīnfēng shàn; sè zé bìng jī, shí shàn jīng. 陽明有餘，病脈痹身時熱；不足病心痹；滑則病心風疝；澀則病積，時善驚。/阳明有余，病脉痹身时热；不足病心痹；滑则病心风疝；涩则病积，时善惊。
tàiyáng yǒuyú bìnggǔ bì, shēnzhòng; bùzú bìng shèn bì; huá zé bìng shèn fēng shàn; sè zé bìng jī, shàn shí diān jí. 太陽有餘病骨痹，身重；不足病腎痹；滑則病腎風疝；澀則病積，善時巔疾。/太阳有余病

骨痹，身重；不足病肾痹；滑则病肾风疝；涩则病积，善时巅疾。
shàoyáng yǒuyú bìng jīn bì、xié mǎn; bùzú bìng gān bì, huá zé bìng gānfēng shàn; sè zé bìng jī, shí jīn jí mù tòng. 少陽有餘病筋痹、脅滿；不足病肝痹，滑則病肝風疝；濇則病積，時筋急目痛。/少阳有余病筋痹、胁满；不足病肝痹，滑则病肝风疝；涩则病积，时筋急目痛。
shìgù chūnqì zài jīngmài, xià qì zài sūnluò; chángxià qì zài jīròu, qiūqì zài pífū, dōng qì zài gǔsuǐ zhōng. 是故春氣在經脈，夏氣在孫絡；長夏氣在肌肉，秋氣在皮膚，冬氣在骨髓中。/是故春气在经脉，夏气在孙络；长夏气在肌肉，秋气在皮肤，冬气在骨髓中。
dì yuē: yú yuàn wén qí gù. 帝曰：餘願聞其故。/帝曰：余愿闻其故。
Qíbó yuē: chūn zhě tiānqì shǐ kāi, dìqì shǐ xiè, dòng jiě bīngshì, shuǐ xíngjīng tōng, gùrén qì zài mài. xià zhě jīng mǎn qì yì, rù sūnluò shòu xuè, pífū chōngshí. chángxià zhě, jīngluò jiē shèng, nèi yì jī zhōng. qiū zhě tiānqì shǐ shōu, còulǐ bìsè, pífū yǐn jí. dōng zhě, gài cáng xuèqì zài zhōng. nèizhāo gǔsuǐ, tōng yú wǔ zàng. shìgù xiéqì zhě, cháng suí sìshí zhī qìxuè ér rù kè yě. zhì qí biànhuà, bùkě wéi dù, rán bì cóng qí jīng qì, bì chú qí xié, chú qí xié zé luàn qì bù shēng. 岐伯曰：春者天氣始開，地氣始泄，凍解冰釋，水行經通，故人氣在脈。夏者經滿氣溢，入孫絡受血，皮膚充實。長夏者，經絡皆盛，內溢肌中。秋者大氣始收，腠理閉塞，皮膚引急。冬者，蓋藏血氣在中。內著骨髓，通於五臟。是故邪氣者，常隨四時之氣血而入客也。至其變化，不可為度，然必從其經氣，辟除其邪，除其邪則亂氣不生。/岐伯曰：春者天气始开，地气始泄，冻解冰释，水行经通，故人气在脉。夏者经满气溢，入孙络受血，皮肤充实。长夏者，经络皆盛，内溢肌中。秋者天气始收，腠理闭塞，皮肤引急。冬者，盖藏血气在中。内着骨髓，通于五脏。是故邪气者，常随四时之气血而入客也。至其变化，不可为度，然必从其经气，辟除其邪，除其邪则乱气不生。
dì yuē: nì sìshí ér shēng luàn qì nàihé? 帝曰：逆四時而生亂氣奈何？/帝曰：逆四时而生乱气奈何？
Qíbó yuē: chūn cì luòmài, xuèqì wàiyì, lìngrén shǎo qì; chūn cì jīròu, xuèqì huán nì, lìngrén shàngqì; chūn cì jīngǔ, xuèqì nèizhāo, lìngrén fùzhàng. 岐伯曰：春刺絡脈，血氣外溢，令人少氣；春刺肌肉，血氣環逆，令人上氣；春刺筋骨，血氣內著，令人腹脹。/岐伯曰：春刺络脉，血气外溢，令人少气；春刺肌肉，血气环逆，令人上气；春刺筋骨，血气内着，令人腹胀。
xià cì jīngmài, xuèqì nǎi jié, lìngrén jiě（rén yì）; xià cì jīròu, xuèqì nèi què, lìngrén shàn kǒng; xià cì jīngǔ, xuèqì shàng nì, lìngrén shàn nù. 夏刺經脈，血氣乃竭，令人解（亻亦）；夏刺肌肉，血氣內卻，令人善恐；夏刺筋骨，血氣上逆，令人善怒。/夏刺经脉，血气乃竭，令人解（亻亦）；夏刺肌肉，血气内却，令人善恐；夏刺筋骨，血气上逆，令人善怒。
qiū cì jīngmài, xuèqì shàng nì, lìngrén shànwàng, qiū cì luòmài, qì bùwài xíng, lìngrén wò, bù yù dòng; qiū cì jīngǔ, xuèqì nèi sàn, lìngrén hánlì. 秋刺經脈，血氣上逆，令人善忘，秋刺絡脈，氣不外行，令人臥，不欲動；秋刺筋骨，血氣內散，令人寒栗。/秋刺经脉，血气上逆，令人善忘，秋刺络脉，气不外行，令人卧，不欲动；秋刺筋骨，血气内散，令人寒栗。
dōng cì jīngmài, qìxuè jiē tuō, lìngrén mù bùmíng; dōng cì luòmài, nèi qì wàixiè, liú wéi dà bì, dōng cì jīròu, yángqì jié jué, lìngrén shànwàng. 冬刺經脈，氣血皆脫，令人目不明；冬刺絡脈，內氣外泄，留為大痹，冬刺肌肉，陽氣竭絕，令人善忘。/冬刺经脉，气血皆脱，令人目不明；冬刺络脉，内气外泄，留为大痹，冬刺肌肉，阳气竭绝，令人善忘。
fán cǐ sìshí cìzhě, dà nì zhī bìng, bùkěbù cóng yě, fǎnzhī zé shēng luàn qì xiāng yín bìng yān. gù cì bù zhī sìshí zhī jīng, bìng zhī suǒ shēng, yǐ cóng wéi nì, zhèngqì nèiluàn, yǔ jīng xiāng báo, bì shěn jiǔ hòu, zhèngqì bù luàn, jīngqì bù zhuǎn. 凡此四時刺者，大逆之病，不可不從也，反之則生亂氣相淫病焉。故刺不知四時之經，病之所生，以從為逆，正氣內亂，與精相薄，必審九候，正氣不亂，精氣

不轉。/凡此四时刺者，大逆之病，不可不从也，反之则生乱气相淫病焉。故刺不知四时之经，病之所生，以从为逆，正气内乱，与精相薄，必审九候，正气不乱，精气不转。

dì yuē: shàn. cì wǔzàng zhōngxīn yī yuē sǐ, qí dòng wéi yī. zhōng gān Wǔrì sǐ, qí dòng wéi yǔ. zhōng fèi sān rì sǐ, qí dòng wéi ké. zhōng shèn liù rì sǐ, qí dòng wéi tì qiàn. zhōng pí shí rì sǐ, qí dòng wéi tūn. cìshāng rén wǔzàng bì sǐ, qí dòng zé yī qí cáng zhī suǒ biàn hòu, zhī qí sǐ yě. 帝曰：善。刺五臟中心一曰死，其動為噫。中肝五日死，其動為語。中肺三日死，其動為咳。中腎六日死，其動為嚏欠。中脾十日死，其動為吞。刺傷人五臟必死，其動則依其藏之所變候，知其死也。/帝曰：善。刺五脏中心一曰死，其动为噫。中肝五日死，其动为语。中肺三日死，其动为咳。中肾六日死，其动为嚏欠。中脾十日死，其动为吞。刺伤人五脏必死，其动则依其藏之所变候，知其死也。

biāoběn bìng chuán lùn piān dì - liùshí-wǔ 標本病傳論篇第六十五/标本病传论篇第六十五

Huángdì wèn yuē: bìng yǒu biāoběn, cì yǒu nì cóng nàihé? 黄帝問曰：病有標本，刺有逆從奈何？/黄帝问曰：病有标本，刺有逆从奈何？

Qíbó duì yuē: fán cì zhī fāng, bì bié yīn-yáng, qiánhòu xiāngyìng, nì cóng dé shī, biāoběn xiàngyí, gù yuē yǒu qí zài biāo ér qiú zhī yú biāo, yǒu qí zài běn ér qiú zhī yú běn, yǒu qí zài běn ér qiú zhī yú biāo, yǒu qí zài biāo ér qiú zhī yú běn. gù zhì yǒu qǔ biāo ér dé zhě, yǒu qǔ běn ér dé zhě, yǒu nì qǔ ér dé zhě, yǒu cóng qǔ ér dé zhě. gùzhī nì yǔ cóng, zhèng háng wú wèn, zhī biāoběn zhě, wàn jǔ wàn dāng, bù zhī biāoběn, shì wèi wàngxíng. 岐伯對曰：凡刺之方，必別陰陽，前後相應，逆從得施，標本相移，故曰有其在標而求之於標，有其在本而求之於本，有其在本而求之於標，有其在標而求之於本。故治有取標而得者，有取本而得者，有逆取而得者，有從取而得者。故知逆與從，正行無問，知標本者，萬舉萬當，不知標本，是謂妄行。/岐伯对曰：凡刺之方，必别阴阳，前后相应，逆从得施，标本相移，故曰有其在标而求之于标，有其在本而求之于本，有其在本而求之于标，有其在标而求之于本。故治有取标而得者，有取本而得者，有逆取而得者，有从取而得者。故知逆与从，正行无问，知标本者，万举万当，不知标本，是谓妄行。

fū yīn-yáng nì cóng, biāoběn zhī wéi dào yě, xiǎo ér dà, yán yī ér zhī bǎibìng zhī hài, shǎo ér duō, qiǎn ér bó, kěyǐ yán yī ér zhī bǎi yě. yǐ qiǎn ér zhī shēn, chá jìn ér zhī yuǎn, yán biāo yǔ běn, yì ér wù jí. 夫陰陽逆從，標本之為道也，小而大，言一而知百病之害，少而多，淺而博，可以言一而知百也。以淺而知深，察近而知遠，言標與本，易而勿及。/夫阴阳逆从，标本之为道也，小而大，言一而知百病之害，少而多，浅而博，可以言一而知百也。以浅而知深，察近而知远，言标与本，易而勿及。

zhì fǎn wéi nì, zhì dé wéi cóng. 治反為逆，治得為從。/治反为逆，治得为从。

xiān bìng érhòu nì zhě, zhì qí běn; xiān nì érhòu bìngzhě, zhì qí běn. 先病而後逆者，治其本；先逆而後病者，治其本。/先病而后逆者，治其本；先逆而后病者，治其本。

xiān hán érhòu shēngbìng zhě, zhì qí běn; xiān bìng érhòu shēng hán zhě, zhì qí běn. 先寒而後生病者，治其本；先病而後生寒者，治其本。/先寒而后生病者，治其本；先病而后生寒者，治其本。

xiān rè érhòu shēngbìng zhě, zhì qí běn; xiān rè érhòu shēng zhōngmǎn zhě, zhì qí biāo. 先熱而後生病者，治其本；先熱而後生中滿者，治其標。/先热而后生病者，治其本；先热而后生中满者，治其标。

xiān bìng érhòu xiè zhě, zhì qí běn; xiān xiè érhòu shēng tā bìngzhě, zhì qí běn. bì xiān tiáo zhī, nǎi zhì qítā bìng. 先病而後泄者，治其本；先泄而後生他病者，治其本。必先調之，乃治其他病。/先病而后泄者，治其本；先泄而后生他病者，治其本。必先调之，乃治其他病。

xiān bìng érhòu xiān zhōngmǎn zhě, zhì qí biāo; xiān zhōngmǎn érhòu fánxīn zhě, zhì qí běn. 先病而後先中滿者，治其標；先中滿而後煩心者，治其本。/先病而后先

中满者，治其标；先中满而后烦心者，治其本。

rén yǒu kèqi yǒu tóngqì. 人有客氣有同氣。/人有客气有同气。

xiǎo dàbù lì, zhì qí biāo; xiǎo dà lì, zhì qí běn. 小大不利，治其標；小大利，治其本。/小大不利，治其标；小大利，治其本。

bìng fā ér yǒuyú, běn ér biāo zhī, xiān zhì qí běn, hòu zhì qí biāo. bìng fā ér bù zú, biāo ér běn zhī, xiān zhì qí biāo, hòu zhì qí běn. 病發而有餘，本而標之，先治其本，後治其標。病發而不足，標而本之，先治其標，後治其本。/病发而有余，本而标之，先治其本，后治其标。病发而不足，标而本之，先治其标，后治其本。

jǐn chá jiān shèn, yǐ yì tiáo zhī; jiànzhě bìngxíng, shènzhě dúxíng, xiān yǐ xiǎo dàbù lì érhòu shēngbìng zhě, zhì qí běn. 謹察間甚，以意調之；間者並行，甚者獨行，先以小大不利而後生病者，治其本。/谨察间甚，以意调之；间者并行，甚者独行，先以小大不利而后生病者，治其本。

fū bìng chuán zhě xīnbìng, xiān xīntòng, yī rì ér ké, sān rì xié zhī tòng, Wǔrì bìsè bùtōng, shēn tòng tǐzhòng, sān rì bùyǐ sǐ. dōng yèbàn, xiàrì zhōng. 夫病傳者心病，先心痛，一日而咳，三日脅肢痛，五日閉塞不通，身痛體重，三日不已死。冬夜半，夏日中。/夫病传者心病，先心痛，一日而咳，三日胁肢痛，五日闭塞不通，身痛体重，三日不已死。冬夜半，夏日中。

fèibìng chuǎnké, sān rì ér xié zhī mǎn tòng, yī rì shēnzhòng tǐ tòng, Wǔrì ér zhàng, shí rì bùyǐ sǐ. dōngrì rù, xiàrì chū. 肺病喘咳，三日而脅肢滿痛，一日身重體痛，五日而脹，十日不已死。冬日入，夏日出。/肺病喘咳，三日而胁肢满痛，一日身重体痛，五日而胀，十日不已死。冬日入，夏日出。

gānbìng tóumù xuàn xié zhī mǎn, sān rì tǐzhòng shēn tòng, Wǔrì ér zhàng, sān rì yāo jǐ shǎofù tòng jìng suān, sān rì bùyǐ sǐ. dōngrì rù, xià zǎo shí. 肝病頭目眩脅肢滿，三日體重身痛，五日而脹，三日腰脊少腹痛脛酸，三日不已死。冬日入，夏早食。/肝病头目眩胁肢满，三日体重身痛，五日而胀，三日腰脊少腹痛胫酸，三日不已死。冬日入，夏早食。

píbìng shēn tòng tǐzhòng, yī rì ér zhàng, èr rì shǎofù yāo jǐ tòng, jìng suān, sān rì bèi（yuè lǚ）jīn tòng, xiǎobiàn bì, shí rì bùyǐ sǐ. dōng rùdìng, xià yànshí. 脾病身痛體重，一日而脹，二日少腹腰脊痛，脛酸，三日背（月呂）筋痛，小便閉，十日不已死。冬入定，夏晏食。/脾病身痛体重，一日而胀，二日少腹腰脊痛，胫酸，三日背（月吕）筋痛，小便闭，十日不已死。冬入定，夏晏食。

shènbìng shǎofù yāo jǐ tòng（gǔ xíng）suān, sān rì bèi（yuè lǚ）jīn tòng, xiǎobiàn bì, sān rì fùzhàng, sān rì liǎng xié zhī tòng, sān rì bùyǐ sǐ. dōng dà chén, xià yàn bū. 腎病少腹腰脊痛（骨行）酸，三日背（月呂）筋痛，小便閉，三日腹脹，三日兩脅肢痛，三日不已死。冬大晨，夏晏晡。/肾病少腹腰脊痛（骨行）酸，三日背（月吕）筋痛，小便闭，三日腹胀，三日两胁肢痛，三日不已死。冬大晨，夏晏晡。

wèibìng zhàng mǎn, Wǔrì shǎofù yāo jǐ tòng（gǔ xíng）suān, sān rì bèi（yuè lǚ）jīn tòng, xiǎobiàn bì, Wǔrì shēntǐ zhòng, liù rì bùyǐ sǐ. dōng yèbàn hòu, xiàrì zhì. 胃病脹滿，五日少腹腰脊痛（骨行）酸，三日背（月呂）筋痛，小便閉，五日身體重，六日不已死。冬夜半後，夏日昳。/胃病胀满，五日少腹腰脊痛（骨行）酸，三日背（月吕）筋痛，小便闭，五日身体重，六日不已死。冬夜半后，夏日昳。

pángguāng bìng, xiǎobiàn bì, Wǔrì shǎofù zhàng, yāo jǐ tòng（gǔ xíng）suān, yī rì fùzhàng, yī rì shēntǐ tòng, èr rì bùyǐ sǐ. dōng jīmíng, xià xià bū. 膀胱病，小便閉，五日少腹脹，腰脊痛（骨行）酸，一日腹脹，一日身體痛，二日不已死。冬雞鳴，夏下晡。/膀胱病，小便闭，五日少腹胀，腰脊痛（骨行）酸，一日腹胀，一日身体痛，二日不已死。冬鸡鸣，夏下晡。

zhū bìng yǐcì shì xiāngchuán, rúshì zhě, jiē yǒu sǐqī, bùkě cì. jiān yī zàng zhǐ jízhì sānsì zàng zhě, nǎikě cì yě. 諸病以次是相傳，如是者，皆有死期，不可刺。間一髒止及至三四髒者，乃可刺也。/诸病以次是相传，如是者，皆有死期，不可

刺。间一脏止及至三四脏者，乃可刺也。

tiān yuán jì dà lùn piān dì - liùshíliù 天元紀大論篇第六十六/天元纪大论篇第六十六

Huángdì wèn yuē: tiān yǒu wǔ háng yù wǔ wèi, yǐ shēng hánshǔ zàoshī fēng. rén yǒu wǔzàng huà wǔqì, yǐ shēng xǐ-nù sī yōu-kǒng. lùn yán wǔyùn xiāng xí, ér jiē zhì zhī, zhōng qī zhī rì, zhōu ér fù shǐ, yú yǐzhī zhī yǐ. yuàn wén qí yǔ sān yīn sānyáng zhī hòu nàihé hé zhī? 黃帝問曰：天有五行御五位，以生寒暑燥濕風。人有五臟化五氣，以生喜怒思憂恐。論言五運相襲，而皆治之，終期之日，週而復始，餘已知之矣。願聞其與三陰三陽之候奈何合之？/黄帝问曰：天有五行御五位，以生寒暑燥湿风。人有五脏化五气，以生喜怒思忧恐。论言五运相袭，而皆治之，终期之日，周而复始，余已知之矣。愿闻其与三阴三阳之候奈何合之？

guǐ yú qū qǐshǒu zàibài duì yuē: zhāo hū zāi wèn yě. fū wǔyùn yīn-yáng zhě, tiāndì zhī dào yě, wànwù zhī gāngjì, biànhuà zhī fùmǔ, shēng shā zhī běn shǐ, shénmíng zhī fǔ yě, kěbù tōng hū. 鬼臾區稽首再拜對曰：昭乎哉問也。夫五運陰陽者，天地之道也，萬物之綱紀，變化之父母，生殺之本始，神明之府也，可不通乎。/鬼臾区稽首再拜对曰：昭乎哉问也。夫五运阴阳者，天地之道也，万物之纲纪，变化之父母，生杀之本始，神明之府也，可不通乎。

gù wù shēng wèi zhī huà, wù jí wèi zhī biàn; yīn-yáng bùcè wèi zhī shén; shén yòng wúfāng, wèi zhī shèng. 故物生謂之化，物極謂之變；陰陽不測謂之神；神用無方，謂之聖。/故物生谓之化，物极谓之变；阴阳不测谓之神；神用无方，谓之圣。

fū biànhuà zhī wéi yòng yě, zài tiān wéi xuán, zài rénwéi dào, zàidì wéi huà, huà-shēng wǔwèi, dào shēng zhì, xuán shēng shén. 夫變化之為用也，在天為玄，在人為道，在地為化，化生五味，道生智，玄生神。/夫变化之为用也，在天为玄，在人为道，在地为化，化生五味，道生智，玄生神。

shén zài tiān wéi fēng, zàidì wéi mù; zài tiān wéi rè, zàidì wéi huǒ; zài tiān wéi shī, zàidì wéi tǔ; zài tiān wéi zào, zàidì wéi jīn; zài tiān wéi hán, zàidì wéi shuǐ. gù zài tiān wéi qì, zàidì chéngxíng, xíngqì xiāng gǎn, ér huàshēng wànwù yǐ. 神在天為風，在地為木；在天為熱，在地為火；在天為濕，在地為土；在天為燥，在地為金；在天為寒，在地為水。故在天為氣，在地成形，形氣相感，而化生萬物矣。/神在天为风，在地为木；在天为热，在地为火；在天为湿，在地为土；在天为燥，在地为金；在天为寒，在地为水。故在天为气，在地成形，形气相感，而化生万物矣。

rán tiāndì zhě, wànwù zhīshàng xià yě. zuǒyòu zhě, yīn-yáng zhī dào lù yě. shuǐ-huǒ zhě, yīn-yáng zhī zhēngzhào yě. jīn mù zhě, shēngzhǎng zhī zhōngshǐ yě. qì yǒu duōshao, xíng yǒu shèngshuāi, shàng-xià xiāng zhào, ér sǔnyì zhāng yǐ. 然天地者，萬物之上下也。左右者，陰陽之道路也。水火者，陰陽之徵兆也。金木者，生長之終始也。氣有多少，形有盛衰，上下相召，而損益彰矣。/然天地者，万物之上下也。左右者，阴阳之道路也。水火者，阴阳之征兆也。金木者，生长之终始也。气有多少，形有盛衰，上下相召，而损益彰矣。

dì yuē: yuàn wén wǔyùn zhī zhǔ shí yě rúhé? 帝曰：願聞五運之主時也如何？/帝曰：愿闻五运之主时也如何？

guǐ yú qū yuē: wǔqì yùnxíng, gè zhōng qīrì, fēidú zhǔ shí yě. 鬼臾區曰：五氣運行，各終期日，非獨主時也。/鬼臾区曰：五气运行，各终期日，非独主时也。

dì yuē: qǐngwèn qí suǒwèi yě. 帝曰：請問其所謂也。/帝曰：请问其所谓也。

guǐ yú qū yuē: chén jīkǎo tài shǐ tiān yuán cè wén yuē: tàixū liào kuò, zhàojī huà yuán, wànwù zī shǐ, wǔyùn zhōngtiān, bùqì zhēn líng, zǒngtǒng kūn yuán, jiǔ xīng xuán lǎng, Qīyào zhōuxuán. yuē yīn yuē yáng, yuē róu yuē gāng, yōu xiǎn jì wèi, hánshǔ chízhāng, shēngshēng huà huà, pǐn wù xián zhāng, chén sī shí shì, cǐ zhī wèi yě. 鬼臾區曰：臣稽考太始天元冊文曰：

太虛廖廓，肇基化元，萬物資始，五運終天，布氣真靈，總統坤元，九星懸朗，七曜周旋。曰陰曰陽，曰柔曰剛，幽顯既位，寒暑弛張，生生化化，品物咸章，臣斯十世，此之謂也。/鬼臾区曰：臣稽考太始天元册文曰：太虚廖廓，肇基化元，万物资始，五运终天，布气真灵，总统坤元，九星悬朗，七曜周旋。曰阴曰阳，曰柔曰刚，幽显既位，寒暑弛张，生生化化，品物咸章，臣斯十世，此之谓也。

dì yuē: shàn. hé wèi qì yǒu duōshao, xíng yǒu shèngshuāi? 帝曰：善。何謂氣有多少，形有盛衰？/帝曰：善。何谓气有多少，形有盛衰？

[guǐ yú qū yuē: yīn-yáng zhī qì, gè yǒu duōshao, gù yuē sān yīn sānyáng yě. xíng yǒu shèngshuāi, wèi wǔ háng zhī zhì, gè yǒu tàiguò bùjí yě. gù qí shǐ yě, yǒuyú ér wǎng, bùzú suí zhī; bùzú ér wǎng, yǒuyú cóng zhī. zhī yíng zhī suí, qì kě yǔ qī. Yìngtiān wéi tiān fú, chéng suì wéi suì zhí, sān hé wéi zhì. [鬼臾區曰：陰陽之氣，各有多少，故曰三陰三陽也。形有盛衰，謂五行之治，各有太過不及也。故其始也，有餘而往，不足隨之；不足而往，有餘從之。知迎知隨，氣可與期。應天為天符，承歲為歲直，三合為治。/[鬼臾区曰：阴阳之气，各有多少，故曰三阴三阳也。形有盛衰，谓五行之治，各有太过不及也。故其始也，有余而往，不足随之；不足而往，有余从之。知迎知随，气可与期。应天为天符，承岁为岁直，三合为治。

dì yuē: shàng-xià xiāng zhào nàihé? 帝曰：上下相召奈何？/帝曰：上下相召奈何？

guǐ yú qū yuē: hánshǔ zàoshī fēng huǒ, tiān zhī yīn-yáng yě, sān yīn sānyáng shàng fèng zhī. mù huǒtǔ jīnshuǐ, dì zhī yīn-yáng yě, shēngzhǎng huà shōucáng xià yìng zhī. 鬼臾區曰：寒暑燥濕風火，天之陰陽也，三陰三陽上奉之。木火土金水，地之陰陽也，生長化收藏下應之。/鬼臾区曰：寒暑燥湿风火，天之阴阳也，三阴三阳上奉之。木火土金水，地之阴阳也，生长化收藏下应之。

tiān yǐ yáng shēng yīn cháng, dì yǐ yáng shā yīn cáng. 天以陽生陰長，地以陽殺陰藏。/天以阳生阴长，地以阳杀阴藏。

tiān yǒu yīn-yáng, dì yì yǒu yīn-yáng. mù huǒtǔ jīnshuǐ huǒ, dì zhī yīn-yáng yě, shēngzhǎng huà shōucáng, gù yáng zhōng yǒu yīn, yīn zhōng yǒu yáng. suǒyǐ yù zhī tiāndì zhī yīn-yáng zhě, Yìngtiān zhī qì, dòng ér bù xī, gù wǔ suì ér yòu qiān; yìng dì zhī qì, jìng ér shǒu wèi, gù liù qī ér huán huì. dòngjing xiāng zhào, shàng-xià xiāng lín, yīn-yáng xiāng cuò, ér biàn yóu shēng yě. 天有陰陽，地亦有陰陽。木火土金水火，地之陰陽也，生長化收藏，故陽中有陰，陰中有陽。所以欲知天地之陰陽者，應天之氣，動而不息，故五歲而右遷；應地之氣，靜而守位，故六期而環會。動靜相召，上下相臨，陰陽相錯，而變由生也。/天有阴阳，地亦有阴阳。木火土金水火，地之阴阳也，生长化收藏，故阳中有阴，阴中有阳。所以欲知天地之阴阳者，应天之气，动而不息，故五岁而右迁；应地之气，静而守位，故六期而环会。动静相召，上下相临，阴阳相错，而变由生也。

dì yuē: shàng-xià zhōu jì, qí yǒushù hū? 帝曰：上下週紀，其有數乎？/帝曰：上下周纪，其有数乎？

guǐ yú qū yuē: tiān yǐ liù wéi jié, dì yǐ wǔ wéi zhì. zhōutiān qì zhě, liù qī wéi yī bèi; zhōng dì jì zhě, wǔ suì wéi yī zhōu. jūnhuǒ yǐ míng, xiāng huǒ yǐ wèi. wǔ-liù xiānghé, ér qībǎi èrshí qì wéi yī jì, fán sānshí suì, qiān sìbǎi sìshí qì, fán liùshí suì, ér wéi yī zhōu, bùjí tàiguò, sī jiē jiàn yǐ. 鬼臾區曰：天以六為節，地以五為制。周天氣者，六期為一備；終地紀者，五歲為一週。君火以明，相火以位。五六相合，而七百二十氣為一紀，凡三十歲，千四百四十氣，凡六十歲，而為一週，不及太過，斯皆見矣。/鬼臾区曰：天以六为节，地以五为制。周天气者，六期为一备；终地纪者，五岁为一周。君火以明，相火以位。五六相合，而七百二十气为一纪，凡三十岁，千四百四十气，凡六十岁，而为一周，不及太过，斯皆见矣。

dì yuē: fūzǐ zhī yán, shàng zhōngtiān qì, xià bì dì jì, kěwèi xī yǐ. yú yuàn wén ér cáng zhī, shàng yǐ zhì mín, xià yǐ zhì shēn, shǐ bǎixìng zhāozhù, shàng-xià héqīn, dézé xiàliú, zǐsūn wú yōu, chuán zhīhòu shì,

wúyǒu zhōng shí, kě dé wén hū? 帝曰：夫子之言，上終天氣，下畢地紀，可謂悉矣。餘願聞而藏之，上以治民，下以治身，使百姓昭著，上下和親，德澤下流，子孫無憂，傳之後世，無有終時，可得聞乎？/帝曰：夫子之言，上终天气，下毕地纪，可谓悉矣。余愿闻而藏之，上以治民，下以治身，使百姓昭著，上下和亲，德泽下流，子孙无忧，传之后世，无有终时，可得闻乎？
guǐ yú qū yuē: zhì shù zhī jī, pò zé yǐ wēi, qí lái kějiàn, qí wǎng kě zhuī, jìng zhī zhě chāng, màn zhī zhě wáng, wúdào xíng hóng, bìděi tiān yāng. jǐn Fèngtiān dào, qǐng yán zhēn yào. 鬼臾區曰：至數之機，迫迮以微，其來可見，其往可追，敬之者昌，慢之者亡，無道行弘，必得天殃。謹奉天道，請言真要。/鬼臾区曰：至数之机，迫迮以微，其来可见，其往可追，敬之者昌，慢之者亡，无道行弘，必得天殃。谨奉天道，请言真要。
dì yuē: shànyán shǐ zhě, bì huì yú zhōng, shànyán jìn zhě, bì zhī qí yuǎn, shì zé zhì shù jí ér dào bùhuò, suǒwèi míng yǐ. yuàn fūzǐ tuī ér cì zhī, lìng yǒu tiáolǐ, jiǎn ér bù kuì, jiǔ ér bù jué, yì yòng nánwàng, wèi zhī gāngjì. zhì shù zhī yào, yuàn jìn wén zhī. 帝曰：善言始者，必會於終，善言近者，必知其遠，是則至數極而道不惑，所謂明矣。願夫子推而次之，令有條理，簡而不匱，久而不絕，易用難忘，為之綱紀。至數之要，願盡聞之。/帝曰：善言始者，必会于终，善言近者，必知其远，是则至数极而道不惑，所谓明矣。愿夫子推而次之，令有条理，简而不匮，久而不绝，易用难忘，为之纲纪。至数之要，愿尽闻之。
guǐ yú qū yuē: zhāo hū zāi wèn? míng hū zāi dào! rú gǔ zhī yìng fú, xiǎng zhī yìngshēng yě. chén wén zhī, jiǎ yǐ zhī suì, tǔ yùn tǒng zhī; yǐ gēng zhī suì, jīn yùn tǒng zhī; bǐng xīn zhī suì, shuǐyùn tǒng zhī; dīng rén zhī suì, mù yùn tǒng zhī; wù guǐ zhī suì, huǒ yùn tǒng zhī. 鬼臾區曰：昭乎哉問？明乎哉道！如鼓之應桴，響之應聲也。臣聞之，甲乙之歲，土運統之；乙庚之歲，金運統之；丙辛之歲，水運統之；丁壬之歲，木運統之；戊癸之歲，火運統之。/鬼臾区曰：昭乎哉问？明乎哉道！如鼓之应桴，响之应声也。臣闻之，甲乙之岁，土运统之；乙庚之岁，金运统之；丙辛之岁，水运统之；丁壬之岁，木运统之；戊癸之岁，火运统之。
dì yuē: qí yú sān yīn sānyáng hé zhī nàihé? 帝曰：其於三陰三陽合之奈何？/帝曰：其于三阴三阳合之奈何？
guǐ yú qū yuē: zǐ wǔ zhī suì, shàng jiànshǎo yīn; chǒu wèi zhī suì, shàng jiàn tàiyīn; yín shēn zhī suì, shàng jiànshǎo yáng; mǎo yǒu zhī suì, shàng jiàn yángmíng; chén wù zhī suì, shàng jiàn tàiyáng; yǐ hài zhī suì, shàng jiàn jué yīn. shàoyīn suǒwèi biāo yě, jué yīn suǒwèi zhōng yě. 鬼臾區曰：子午之歲，上見少陰；丑未之歲，上見太陰；寅申之歲，上見少陽；卯酉之歲，上見陽明；辰戌之歲，上見太陽；已亥之歲，上見厥陰。少陰所謂標也，厥陰所謂終也。/鬼臾区曰：子午之岁，上见少阴；丑未之岁，上见太阴；寅申之岁，上见少阳；卯酉之岁，上见阳明；辰戌之岁，上见太阳；已亥之岁，上见厥阴。少阴所谓标也，厥阴所谓终也。
jué yīn zhīshàng, fēngqì zhǔ zhī; shàoyīn zhīshàng, rèqì zhǔ zhī; tàiyīn zhīshàng, shīqi zhǔ zhī; shàoyáng zhīshàng, xiāng huǒzhǔ zhī; yángmíng zhīshàng, zào qì zhǔ zhī; tàiyáng zhīshàng, hánqì zhǔ zhī. suǒwèi běn yě, shì wèi liù yuán. 厥陰之上，風氣主之；少陰之上，熱氣主之；太陰之上，濕氣主之；少陽之上，相火主之；陽明之上，燥氣主之；太陽之上，寒氣主之。所謂本也，是謂六元。/厥阴之上，风气主之；少阴之上，热气主之；太阴之上，湿气主之；少阳之上，相火主之；阳明之上，燥气主之；太阳之上，寒气主之。所谓本也，是谓六元。
dì yuē: guāng hū zāi dào, míng hū zāi lùn! qǐngzhe zhī yùbǎn、cáng zhī jīn kuì, shǔ yuē tiān yuán jì. 帝曰：光乎哉道，明乎哉論！請著之玉版、藏之金匱，署曰天元紀。/帝曰：光乎哉道，明乎哉论！请着之玉版、藏之金匮，署曰天元纪。

wǔyùn xíng dà lùn piān dì - liùshíqī 五運行大論篇第六十七/五运行大论篇第六十七

Huángdì zuò míngtáng, shǐ zhèng tiān

gāng, lín guān bājí, kǎo jiàn Wǔcháng. 黃帝坐明堂，始正天綱，臨觀八極，考建五常。/黄帝坐明堂，始正天纲，临观八极，考建五常。

qǐng Tiānshī ér wèn zhī yuē: lùn yán tiāndì zhī dòngjing, shénmíng wèi zhī jì; yīn-yáng zhī shēngjiàng, hánshǔ zhāng qí zhào. 請天師而問之曰：論言天地之動靜，神明為之紀；陰陽之升降，寒暑彰其兆。/请天师而问之曰：论言天地之动静，神明为之纪；阴阳之升降，寒暑彰其兆。

yú wén wǔyùn zhī shù yú fūzǐ, fūzǐ zhī suǒ yán, zhèng wǔ qì zhī gè zhǔ suì ěr, shǒu jiǎ dìng yùn, yú yīn lùn zhī. 餘聞五運之數於夫子，夫子之所言，正五氣之各主歲爾，首甲定運，餘因論之。/余闻五运之数于夫子，夫子之所言，正五气之各主岁尔，首甲定运，余因论之。

guǐ yú qū yuē: tǔ zhǔ jiǎ jǐ, jīnzhǔ yǐ gēng, shuǐ zhǔ bǐng xīn, mùzhǔ dīng rén, huǒzhǔ wù guǐ. zǐ wǔ zhīshàng, shàoyīn zhǔ zhī; chǒu wèi zhīshàng, tàiyīn zhǔ zhī, yín shēn zhīshàng, shàoyáng zhǔ zhī; mǎo yǒu zhīshàng, yángmíng zhǔ zhī; chén xū zhīshàng, tàiyáng zhǔ zhī; yǐ hài zhīshàng, jué yīn zhǔ zhī. bùhé yīn-yáng, qí gù héyě? 鬼臾區曰：土主甲己，金主乙庚，水主丙辛，木主丁壬，火主戊癸。子午之上，少陰主之；丑未之上，太陰主之，寅申之上，少陽主之；卯酉之上，陽明主之；辰戌之上，太陽主之；已亥之上，厥陰主之。不合陰陽，其故何也？/鬼臾区曰：土主甲己，金主乙庚，水主丙辛，木主丁壬，火主戊癸。子午之上，少阴主之；丑未之上，太阴主之，寅申之上，少阳主之；卯酉之上，阳明主之；辰戌之上，太阳主之；已亥之上，厥阴主之。不合阴阳，其故何也？

Qíbó yuē: shì míng dào yě, cǐ tiāndì zhī yīn-yáng yě. 岐伯曰：是明道也，此天地之陰陽也。/岐伯曰：是明道也，此天地之阴阳也。

fū shù zhī kěshǔ zhě, rén zhōng zhī yīn-yáng yě. rán suǒ hé, shù zhī kě dé zhě yě. fū yīn-yáng zhě, shù zhī kě shí, tuī zhī kě bái, shù zhī kě qiān, tuī zhī kě wàn, tiāndì yīn-yáng zhě, bù yǐ shù tuī yǐ xiàng zhī wèi yě. 夫數之可數者，人中之陰陽也。然所合，數之可得者也。夫陰陽者，數之可十，推之可白，數之可千，推之可萬，天地陰陽者，不以數推以象之謂也。/夫数之可数者，人中之阴阳也。然所合，数之可得者也。夫阴阳者，数之可十，推之可白，数之可千，推之可万，天地阴阳者，不以数推以象之谓也。

dì yuē: yuàn wén qí suǒ shǐ yě. 帝曰：願聞其所始也。/帝曰：愿闻其所始也。

Qíbó yuē: zhāo hū zāi! wèn yě. chén lǎn tài shǐ tiān yuán cè wén, dān tiān zhī qì, jīng yú Niúnǚ wù fēn; jīn tiān zhī qì, jīng yú xīn wěi jǐ fēn; cāngtiān zhī qì, jīng yú wēi shì liǔ guǐ; sù tiān zhī qì, jīng yú kàng dǐ áng bì; xuántiān zhī qì, jīng yú zhāng yì lóu wèi; suǒwèi wù jǐ fēn zhě, kuí bì jiǎo zhěn, zé tiāndì zhī ménhù yě. 岐伯曰：昭乎哉！問也。臣覽太始天元冊文，丹天之氣，經於牛女戊分；黅天之氣，經於心尾己分；蒼天之氣，經於危室柳鬼；素天之氣，經於亢氐昂畢；玄天之氣，經於張翼婁胃；所謂戊己分者，奎璧角軫，則天地之門戶也。/岐伯曰：昭乎哉！问也。臣览太始天元册文，丹天之气，经于牛女戊分；黅天之气，经于心尾己分；苍天之气，经于危室柳鬼；素天之气，经于亢氐昂毕；玄天之气，经于张翼娄胃；所谓戊己分者，奎璧角轸，则天地之门户也。

fū hòu zhī suǒ shǐ, dào zhī suǒ shēng, bùkě-bù tōng yě. 夫候之所始，道之所生，不可不通也。/夫候之所始，道之所生，不可不通也。

dì yuē: shàn. lùn yán tiāndì zhě, wànwù zhīshàng xià; zuǒyòu zhě, yīn-yáng zhī dào lù; wèizhī qí suǒwèi yě? 帝曰：善。論言天地者，萬物之上下；左右者，陰陽之道路；未知其所謂也？/帝曰：善。论言天地者，万物之上下；左右者，阴阳之道路；未知其所谓也？

Qíbó yuē: suǒwèi shàng-xià zhě, suì shàng-xià jiàn yīn-yáng zhī suǒzài yě. zuǒyòu zhě, zhū shàng jiàn jué yīn, zuǒ shàoyīn, yòu tàiyáng; jiànshǎo yīn, zuǒ tàiyīn, yòu jué yīn; jiàn tàiyīn, zuǒ shàoyáng, yòu shàoyīn; jiànshǎo yáng, zuǒ yángmíng, yòu tàiyīn; jiàn yángmíng, zuǒ tàiyáng, yòu shàoyáng; jiàn tàiyáng, zuǒ jué yīn, yòu yángmíng; suǒwèi miàn běi ér mìng qí wèi, yán qí jiàn yě. 岐伯曰：所謂上下者，歲上下見陰陽之所在也。左右者，諸上見

厥陰，左少陰，右太陽；見少陰，左太陰，右厥陰；見太陰，左少陽，右少陰；見少陽，左陽明，右太陰；見陽明，左太陽，右少陽；見太陽，左厥陰，右陽明；所謂面北而命其位，言其見也。/岐伯曰：所谓上下者，岁上下见阴阳之所在也。左右者，诸上见厥阴，左少阴，右太阳；见少阴，左太阴，右厥阴；见太阴，左少阳，右少阴；见少阳，左阳明，右太阴；见阳明，左太阳，右少阳；见太阳，左厥阴，右阳明；所谓面北而命其位，言其见也。

dì yuē: hé wèi xià? 帝曰：何謂下？/帝曰：何谓下？

Qíbó yuē: jué yīn zài shàng, zé shàoyáng zàixià, zuǒ yángmíng, yòu tàiyīn; shàoyīn zài shàng, zé yángmíng zàixià, zuǒ tàiyáng, yòu shàoyáng; tàiyīn zài shàng, zé tàiyáng zàixià, zuǒ jué yīn, yòu yángmíng; shàoyáng zài shàng, zé jué yīn zàixià, zuǒ shàoyīn, yòu tàiyáng; yángmíng zài shàng, zé shàoyīn zàixià, zuǒ tàiyīn, yòu jué yīn; tàiyáng zài shàng, zé tàiyīn zàixià, zuǒ shàoyáng, yòu shàoyīn; suǒwèi miàn nán ér mìng qí wèi, yán qí jiàn yě. 岐伯曰：厥陰在上，則少陽在下，左陽明，右太陰；少陰在上，則陽明在下，左太陽，右少陽；太陰在上，則太陽在下，左厥陰，右陽明；少陽在上，則厥陰在下，左少陰，右太陽；陽明在上，則少陰在下，左太陰，右厥陰；太陽在上，則太陰在下，左少陽，右少陰；所謂面南而命其位，言其見也。/岐伯曰：厥阴在上，则少阳在下，左阳明，右太阴；少阴在上，则阳明在下，左太阳，右少阳；太阴在上，则太阳在下，左厥阴，右阳明；少阳在上，则厥阴在下，左少阴，右太阳；阳明在上，则少阴在下，左太阴，右厥阴；太阳在上，则太阴在下，左少阳，右少阴；所谓面南而命其位，言其见也。

shàng-xià xiāng gòu, hánshǔ xiāng lín, qì xiāngdé zé hé, bù xiāngdé zé bìng. 上下相遘，寒暑相臨，氣相得則和，不相得則病。/上下相遘，寒暑相临，气相得则和，不相得则病。

dì yuē: qì xiāngdé ér bìngzhě, héyě? 帝曰：氣相得而病者，何也？/帝曰：气相得而病者，何也？

Qíbó yuē: yǐxià lín shàng, bùdàng wèi yě. 岐伯曰：以下臨上，不當位也。/岐伯曰：以下临上，不当位也。

dì yuē: dòngjing hérú? 帝曰：動靜何如？/帝曰：动静何如？

Qíbó yuē: shàng zhě yòuháng, xià zhě zuǒxíng, zuǒyòu zhōutiān, yú ér fù huì yě. 岐伯曰：上者右行，下者左行，左右周天，餘而覆會也。/岐伯曰：上者右行，下者左行，左右周天，余而覆会也。

dì yuē: yú wén guǐ yú qū yuē: yìng dì zhě jìng, jīn fūzǐ nǎi yán xià zhě zuǒxíng, bù zhī qí suǒwèi yě? yuàn wén héyǐ shēng zhī hū? 帝曰：餘聞鬼臾區曰：應地者靜，今夫子乃言下者左行，不知其所謂也？願聞何以生之乎？/帝曰：余闻鬼臾区曰：应地者静，今夫子乃言下者左行，不知其所谓也？愿闻何以生之乎？

Qíbó yuē: tiāndì dòngjing, wǔ háng qiān fù, suī guǐ yú qū qíshàng hòu éryǐ, yóu bù néng biàn míng. 岐伯曰：天地動靜，五行遷復，雖鬼臾區其上候而已，猶不能遍明。/岐伯曰：天地动静，五行迁复，虽鬼臾区其上候而已，犹不能遍明。

fū biànhuà zhī yòng, tiān chuí xiàng, dì chéngxíng, Qīyào wěi xū, wǔ háng lì dì; dì zhě, suǒyǐ zài shēngchéng zhī xíng lèi yě. xū zhě, suǒyǐ liè Yìngtiān zhī jīngqì yě. xíng jīng zhī dòng, yóu gēnběn zhī yǔ zhīyè yě, yǎng guān qí xiàng, suī yuǎn kězhī yě. 夫變化之用，天垂象，地成形，七曜緯虛，五行麗地；地者，所以載生成之形類也。虛者，所以列應天之精氣也。形精之動，猶根本之與枝葉也，仰觀其象，雖遠可知也。/夫变化之用，天垂象，地成形，七曜纬虚，五行丽地；地者，所以载生成之形类也。虚者，所以列应天之精气也。形精之动，犹根本之与枝叶也，仰观其象，虽远可知也。

dì yuē: dì zhī wéi xià fǒu hū? 帝曰：地之為下否乎？/帝曰：地之为下否乎？

Qíbó yuē: dì wéirén zhīxià, tàixū zhīzhōng zhě yě. 岐伯曰：地為人之下，太虛之中者也。/岐伯曰：地为人之下，太虚之中者也。

dì yuē: píng hū? 帝曰：憑乎？/帝曰：凭乎？

Qíbó yuē: dàqì jǔ zhī yě. 岐伯曰：大氣舉之也。/岐伯曰：大气举之也。

zào yǐ gān zhī, shǔ yǐ zhēng zhī, fēng yǐ

dòng zhī, shī yǐ rùn zhī, hán yǐ jiān zhī, huǒ yǐ wēn zhī. 燥以干之，暑以蒸之，風以動之，濕以潤之，寒以堅之，火以溫之。/燥以干之，暑以蒸之，风以动之，湿以润之，寒以坚之，火以温之。

gù fēnghán zàixià, zàorè zài shàng, shīqi zài zhōng, huǒ yóuxíng qíjiān, hánshǔ liù rù, gù lìng xū ér shēng huà yě. 故風寒在下，燥熱在上，濕氣在中，火遊行其間，寒暑六入，故令虛而生化也。/故风寒在下，燥热在上，湿气在中，火游行其间，寒暑六入，故令虚而生化也。

gù zào shèng zé dì gān, shǔ shèng zé dìrè, fēng shèng zé dìdòng, shī shèng zé dì ní, hán shèng zé dìliè, huǒ shèng zé dì gù yǐ. 故燥勝則地干，暑勝則地熱，風勝則地動，濕勝則地泥，寒勝則地裂，火勝則地固矣。/故燥胜则地干，暑胜则地热，风胜则地动，湿胜则地泥，寒胜则地裂，火胜则地固矣。

dì yuē: tiāndì zhī qì, héyǐ hòu zhī? 帝曰：天地之氣，何以候之？/帝曰：天地之气，何以候之？

Qíbó yuē: tiāndì zhī qì, shèng fù zhī zuò, bù xíng yú zhěn yě. mài fǎ yuē: tiāndì zhī biàn, wú yǐ màizhěn, cǐ zhī wèi yě. 岐伯曰：天地之氣，勝復之作，不形於診也。脈法曰：天地之變，無以脈診，此之謂也。/岐伯曰：天地之气，胜复之作，不形于诊也。脉法曰：天地之变，无以脉诊，此之谓也。

dì yuē: jiān qì hérú? 帝曰：間氣何如？/帝曰：间气何如？

Qíbó yuē: suí qì suǒzài, qīyú zuǒyòu. 岐伯曰：隨氣所在，期於左右。/岐伯曰：随气所在，期于左右。

dì yuē: qī zhī nàihé? 帝曰：期之奈何？/帝曰：期之奈何？

Qíbó yuē: cóng qí qì zé hé, wéi qí qì zé bìng. 岐伯曰：從其氣則和，違其氣則病。/岐伯曰：从其气则和，违其气则病。

bùdàng qí wèi zhě bìng, dié yí qí wèi zhě bìng, shīshǒu qí wèi zhě wēi, chǐcun bái zhě sǐ, yīn-yáng jiāo zhě sǐ. xiān lì qí nián, yǐ zhī qí qì, zuǒyòu yìng jiàn, ránhòu nǎikě yǐ yán sǐ shēng zhī nì shùn. 不當其位者病，迭移其位者病，失守其位者危，尺寸白者死，陰陽交者死。先立其年，以知其氣，左右應見，然後乃可以言死生之逆順。/不当其位者病，迭移其位者病，失守其位者危，尺寸白者死，阴阳交者死。先立其年，以知其气，左右应见，然后乃可以言死生之逆顺。

dì yuē: hánshǔ zàoshī fēng huǒ, zài rén hé zhī nàihé? qí yú wàn wù héyǐ shēnghuà? 帝曰：寒暑燥濕風火，在人合之奈何？其於萬物何以生化？/帝曰：寒暑燥湿风火，在人合之奈何？其于万物何以生化？

Qíbó yuē: dōngfāng shēngfēng, fēng shēng mù, mù shēng suān, suān shēng gān, gān shēng jīn, jīn shēngxīn. 岐伯曰：東方生風，風生木，木生酸，酸生肝，肝生筋，筋生心。/岐伯曰：东方生风，风生木，木生酸，酸生肝，肝生筋，筋生心。

qí zài tiān wéi xuán, zài rénwéi dào, zàidì wéi huà; huàshēng wǔwèi, dào shēng zhì, xuán shēng shén, huàshēng qì. 其在天為玄，在人為道，在地為化；化生五味，道生智，玄生神，化生氣。/其在天为玄，在人为道，在地为化；化生五味，道生智，玄生神，化生气。

shén zài tiān wéi fēng, zàidì wéi mù, zài tǐ wéi jīn, zài qì wéi róu, zài zàng wéi gān. 神在天為風，在地為木，在體為筋，在氣為柔，在髒為肝。/神在天为风，在地为木，在体为筋，在气为柔，在脏为肝。

qí xìng wéi xuān, qí dé wéi hé, qí yòng wéi dòng, qí sè wéi cāng, qí huàwéi róng, qí chóng máo, qí zhèng wéi sàn, qí lìng xuān fā, qí biàn cuī lā, qí shěng wéi yǔn, qí wèi wéi suān, qí zhì wéi nù. 其性為喧，其德為和，其用為動，其色為蒼，其化為榮，其蟲毛，其政為散，其令宣發，其變摧拉，其眚為隕，其味為酸，其志為怒。/其性为喧，其德为和，其用为动，其色为苍，其化为荣，其虫毛，其政为散，其令宣发，其变摧拉，其眚为陨，其味为酸，其志为怒。

nù shāng gān, bēi shèng nù, fēng shāng gān, zào shèng fēng, suān shāng jīn, xīn shèng suān. 怒傷肝，悲勝怒，風傷肝，燥勝風，酸傷筋，辛勝酸。/怒伤肝，悲胜怒，风伤肝，燥胜风，酸伤筋，辛胜酸。

nánfāng shēngrè, rè shēnghuǒ, huǒ shēng kǔ, kǔ shēngxīn, xīn shēng xuè, xuè shēng pí. 南方生熱，熱生火，火生苦，苦生

心，心生血，血生脾。/南方生热，热生火，火生苦，苦生心，心生血，血生脾。
qí zài tiān wéi rè, zàidì wéi huǒ, zài tǐ wéi mài, zài qì wéi xī, zài zàng wéi xīn. 其在天為熱，在地為火，在體為脈，在氣為息，在髒為心。/其在天为热，在地为火，在体为脉，在气为息，在脏为心。
qí xìng wéi shǔ, qí dé wéi shī, qí yòng wéi zào, qí sè wéi chì, qí huàwéi mào, qí chóng yǔ, qí zhèng wéi míng, qí lìng yùzhēng, qí biàn yán shuò, qí shěng fán?, qí wèi wéi kǔ, qí zhì wéi xǐ. 其性為暑，其德為濕，其用為燥，其色為赤，其化為茂，其蟲羽，其政為明，其令鬱蒸，其變炎爍，其眚燔?，其味為苦，其志為喜。/其性为暑，其德为湿，其用为燥，其色为赤，其化为茂，其虫羽，其政为明，其令郁蒸，其变炎烁，其眚燔?，其味为苦，其志为喜。
xǐ shāngxīn, kǒng shèng xǐ; rè shāngqì, hán shèng rè; kǔ shāngqì, xián shèng kǔ. 喜傷心，恐勝喜；熱傷氣，寒勝熱；苦傷氣，咸勝苦。/喜伤心，恐胜喜；热伤气，寒胜热；苦伤气，咸胜苦。
zhōngyāng shēng shī, shī shēngtǔ, tǔshēng gān, gān shēng pí, pí shēngròu, ròu shēng fèi. 中央生濕，濕生土，土生甘，甘生脾，脾生肉，肉生肺。/中央生湿，湿生土，土生甘，甘生脾，脾生肉，肉生肺。
qí zài tiān wéi shī, zàidì wéi tǔ, zài tǐ wéi ròu, zài qì wéi chōng, zài zàng wéi pí. 其在天為濕，在地為土，在體為肉，在氣為充，在髒為脾。/其在天为湿，在地为土，在体为肉，在气为充，在脏为脾。
qí xìng jìng jiān, qí dé wéi rú, qí yòng wéi huà, qí sè wéi huáng, qí huàwéi yíng, qí chóng luǒ, qí zhèng wéi mì, qí lìng yúnyǔ, qí biàndòng zhù, qí shěng yín kuì, qí wèi wéi gān, qí zhì wéi sī. 其性靜兼，其德為濡，其用為化，其色為黃，其化為盈，其蟲倮，其政為謐，其令雲雨，其變動注，其眚淫潰，其味為甘，
其志為思。/其性静兼，其德为濡，其用为化，其色为黄，其化为盈，其虫倮，其政为谧，其令云雨，其变动注，其眚淫溃，其味为甘，其志为思。
sī shāng pí, nù shèng sī; shī shāng ròu, fēng shèng shī; gān shāng pí, suān shèng gān. 思傷脾，怒勝思；濕傷肉，風勝濕；甘傷脾，酸勝甘。/思伤脾，怒胜思；湿伤肉，风胜湿；甘伤脾，酸胜甘。
xīfāng shēng zào, zào shēngjīn, jīn shēng xīn, xīn shēng fèi, fèi shēngpí máo, pímáo shēng shèn. 西方生燥，燥生金，金生辛，辛生肺，肺生皮毛，皮毛生腎。/西方生燥，燥生金，金生辛，辛生肺，肺生皮毛，皮毛生肾。
qí zài tiān wéi zào, zàidì wéi jīn, zài tǐ wéi pímáo, zài qì wéi chéng, zài zàng wéi fèi. 其在天為燥，在地為金，在體為皮毛，在氣為成，在髒為肺。/其在天为燥，在地为金，在体为皮毛，在气为成，在脏为肺。
qí xìng wéi liáng, qí dé wéi qīng, qí yòng wéi gù, qí sè wéi bái, qí huàwéi liǎn, qí chóng jiè, qí zhèng wéi jìn, qí lìng wù lù, qí biàn sùshā, qí shěng cāng luò, qí wèi wéi xīn, qí zhì wéi yōu. 其性為涼，其德為清，其用為固，其色為白，其化為斂，其蟲介，其政為勁，其令霧露，其變肅殺，其眚蒼落，其味為辛，
其志為憂。/其性为凉，其德为清，其用为固，其色为白，其化为敛，其虫介，其政为劲，其令雾露，其变肃杀，其眚苍落，其味为辛，其志为忧。
yōushāng fèi, xǐ shèng yōu; rè shāng pímáo, hán shèng rè; xīn shāng pímáo, kǔ shèng xīn. 憂傷肺，喜勝憂；熱傷皮毛，寒勝熱；辛傷皮毛，苦勝辛。/忧伤肺，喜胜忧；热伤皮毛，寒胜热；辛伤皮毛，苦胜辛。
běifāng shēng hán, hán shēngshuǐ, shuǐshēng xián, xián shēng shèn, shèn shēng gǔsuǐ, suǐ shēng gān. 北方生寒，寒生水，水生咸，咸生腎，腎生骨髓，髓生肝。/北方生寒，寒生水，水生咸，咸生肾，肾生骨髓，髓生肝。
qí zài tiān wéi hán, zàidì wéi shuǐ, zài tǐ wéi gǔ, zài qì wéi jiān, zài zàng wéi shèn. 其在天為寒，在地為水，在體為骨，在氣為堅，在髒為腎。/其在天为寒，在地为水，在体为骨，在气为坚，在脏为肾。
qí xìng wéi lǐn, qí dé wéi hán, qí yòng wéi（què yī zì）, qí sè wéi hēi, qí huàwéi sù, qí chóng lín, qí zhèng wéi jìng, qí lìng（què èr zì）, qí biàn níng liè, qí shěng bīngbáo, qí wèi wéi xián, qí zhì wéi kǒng.

其性為凜，其德為寒，其用為（闕一字），其色為黑，其化為肅，其蟲鱗，其政為靜，其令（闕二字），其變凝冽，其眚冰雹，其味為咸，
其志為恐。/其性为凛，其德为寒，其用为（阙一字），其色为黑，其化为肃，其虫鳞，其政为静，其令（阙二字），其变凝冽，其眚冰雹，其味为咸，其志为恐。
kǒng shāng shèn, sī shèng kǒng; hán shāng xuè, zào shèng hán; xián shāng xuè, gān shèng xián. 恐傷腎，思勝恐；寒傷血，燥勝寒；咸傷血，甘勝咸。/恐伤肾，思胜恐；寒伤血，燥胜寒；咸伤血，甘胜咸。
wǔqì gèng lì, gè yǒusuǒ xiān, fēi qí wèi zé xié, dāng qí wèi zé zhèng. 五氣更立，各有所先，非其位則邪，當其位則正。/五气更立，各有所先，非其位则邪，当其位则正。
dì yuē: bìng shēng zhī biàn hérú? 帝曰：病生之變何如？/帝曰：病生之变何如？
Qíbó yuē: qì xiāngdé zé wēi, bù xiāngdé zéshèn. 岐伯曰：氣相得則微，不相得則甚。/岐伯曰：气相得则微，不相得则甚。
dì yuē: zhǔ suì hérú? 帝曰：主歲何如？/帝曰：主岁何如？
Qíbó yuē: qì yǒuyú, zé zhì jǐ suǒ shèng ér wǔ suǒ bùshèng; qí bùjí, zé jǐ suǒ bùshèng, wǔ ér chéng zhī, jǐ suǒ shèng, qīng ér wǔ zhī. wǔ fǎn shòu xié, wǔ ér shòu xié, guǎ yú wèi yě. 岐伯曰：氣有餘，則制己所勝而侮所不勝；其不及，則己所不勝，侮而乘之，己所勝，輕而侮之。侮反受邪，侮而受邪，寡於畏也。/岐伯曰：气有余，则制己所胜而侮所不胜；其不及，则己所不胜，侮而乘之，己所胜，轻而侮之。侮反受邪，侮而受邪，寡于畏也。
dì yuē: shàn. 帝曰：善。/帝曰：善。

liù wēizhǐ dà lùn piān dì - liùshíbā 六微旨大論篇第六十八/六微旨大论篇第六十八

Huángdì wèn yuē: wūhū, yuǎn zāi! tiān zhī dào yě, rú yíng fúyún, ruò shì shēnyuān shàngkě cè, yíng fúyún mòzhī qí jí. fūzǐ shù yán jǐn Fèngtiān dào, yú wén ér cáng zhī, xīn sī yì zhī, bù zhī qí suǒwèi yě? yuàn fūzǐ yì zhì jìnyán qí shì, lìngzhōng bù miè, jiǔ ér bù jué, tiān zhī dào, kě dé wén hū? 黃帝問曰：嗚呼，遠哉！天之道也，如迎浮雲，若視深淵尚可測，迎浮雲莫知其極。夫子數言謹奉天道，餘聞而藏之，心私異之，不知其所謂也？願夫子溢志盡言其事，令終不滅，久而不絕，天之道，可得聞乎？/黄帝问曰：呜呼，远哉！天之道也，如迎浮云，若视深渊尚可测，迎浮云莫知其极。夫子数言谨奉天道，余闻而藏之，心私异之，不知其所谓也？愿夫子溢志尽言其事，令终不灭，久而不绝，天之道，可得闻乎？
Qíbó qǐshǒu zàibài duì yuē: míng hū zāi wèn! tiān zhī dào yě, cǐ yīn tiān zhī xù, shèngshuāi zhī shí yě. 岐伯稽首再拜對曰：明乎哉問！天之道也，此因天之序，盛衰之時也。/岐伯稽首再拜对曰：明乎哉问！天之道也，此因天之序，盛衰之时也。
dì yuē: yuàn wén tiāndào liù liù zhī jié, shèngshuāi héyě? 帝曰：願聞天道六六之節，盛衰何也？/帝曰：愿闻天道六六之节，盛衰何也？
Qíbó yuē: shàng-xià yǒu wèi, zuǒyòu yǒu jì. gù shàoyáng zhī yòu, yángmíng zhì zhī; yángmíng zhī yòu, tàiyáng zhì zhī; tàiyáng zhī yòu, jué yīn zhì zhī; jué yīn zhī yòu, shàoyīn zhì zhī; shàoyīn zhī yòu, tàiyīn zhì zhī; tàiyīn zhī yòu, shàoyáng zhì zhī; cǐ suǒwèi qì zhī biāo, gài nánmiàn ér dài yě. gù yuē: yīn tiān zhī xù, shèngshuāi zhī shí, yí guāng dìngwèi, zhèng lì ér dài zhī, cǐ zhī wèi yě. 岐伯曰：上下有位，
左右有紀。故少陽之右，陽明治之；陽明之右，太陽治之；太陽之右，厥陰治之；厥陰之右，少陰治之；少陰之右，太陰治之；太陰之右，少陽治之；此所謂氣之標，蓋南面而待也。故曰：因天之序，盛衰之時，移光定位，正立而待之，此之謂也。/岐伯曰：上下有位，左右有纪。故少阳之右，阳明治之；阳明之右，太阳治之；太阳之右，厥阴治之；厥阴之右，少阴治之；少阴之右，太阴治之；太阴之右，少阳治之；此所谓气之标，盖南面而待也。故曰：因天

之序，盛衰之时，移光定位，正立而待之，此之谓也。
shàoyáng zhīshàng, huǒqì zhì zhī, zhōngjiàn jué yīn. 少陽之上，火氣治之，中見厥陰。/少阳之上，火气治之，中见厥阴。
yángmíng zhīshàng, zào qì zhì zhī, zhōngjiàn tàiyīn. 陽明之上，燥氣治之，中見太陰。/阳明之上，燥气治之，中见太阴。
tàiyáng zhīshàng, hánqì zhì zhī, zhōngjiàn shàoyīn. 太陽之上，寒氣治之，中見少陰。/太阳之上，寒气治之，中见少阴。
jué yīn zhīshàng, fēngqì zhì zhī, zhōngjiàn shàoyáng. 厥陰之上，風氣治之，中見少陽。/厥阴之上，风气治之，中见少阳。
shàoyīn zhīshàng, rèqì zhì zhī, zhōngjiàn tàiyáng. 少陰之上，熱氣治之，中見太陽。/少阴之上，热气治之，中见太阳。
tàiyīn zhīshàng, shīqi zhì zhī, zhōngjiàn yángmíng. 太陰之上，濕氣治之，中見陽明。/太阴之上，湿气治之，中见阳明。
běn biāo bùtóng, qì yìng yìxiàng. 本標不同，氣應異象。/本标不同，气应异象。
dì yuē: qí yǒu zhì ér zhì, yǒu zhì ér bù zhì, yǒu zhì ér tàiguò, héyě? 帝曰：其有至而至，有至而不至，有至而太過，何也？/帝曰：其有至而至，有至而不至，有至而太过，何也？
Qíbó yuē: zhì ér zhì zhě hé; zhì ér bù zhì, lái qì bùjí yě; wèi zhì ér zhì, lái qì yǒuyú yě. 岐伯曰：至而至者和；至而不至，來氣不及也；未至而至，來氣有餘也。/岐伯曰：至而至者和；至而不至，来气不及也；未至而至，来气有余也。
dì yuē: zhì ér bù zhì, wèi zhì ér zhì, rúhé? 帝曰：至而不至，未至而至，如何？/帝曰：至而不至，未至而至，如何？
Qíbó yuē: yìng zé shùn, fǒuzé nì, nì zé biàn shēng, biànzé bìng. 岐伯曰：應則順，否則逆，逆則變生，變則病。/岐伯曰：应则顺，否则逆，逆则变生，变则病。
dì yuē: shàn. qǐng yán qí yìng. 帝曰：善。請言其應。/帝曰：善。请言其应。
Qíbó yuē: wù shēng qí yìng yě, qìmài qí yìng yě. 岐伯曰：物生其應也，氣脈其應也。/岐伯曰：物生其应也，气脉其应也。
dì yuē: shàn. yuàn wén dìlǐ zhī yìng liù jié, qì wèi, hérú? 帝曰：善。願聞地理之應六節，氣位，何如？/帝曰：善。愿闻地理之应六节，气位，何如？
Qíbó yuē: xiǎnmíng zhī yòu, jūnhuǒ zhī wèi yě. jūnhuǒ zhī yòu, tuìxíng yī bù, xiāng huǒ zhì zhī, fù xíng yī bù, tǔqì zhì zhī. fù xíng yī bù, jīn qì zhì zhī. fù xíng yī bù, shuǐqì zhì zhī. fù xíng yī bù, mùqì zhì zhī. fù xíng yī bù, jūnhuǒ zhì zhī. 岐伯曰：顯明之右，君火之位也。君火之右，退行一步，相火治之，復行一步，土氣治之。復行一步，金氣治之。復行一步，水氣治之。復行一步，木氣治之。復行一步，君火治之。/岐伯曰：显明之右，君火之位也。君火之右，退行一步，相火治之，复行一步，土气治之。复行一步，金气治之。复行一步，水气治之。复行一步，木气治之。复行一步，君火治之。
xiāng huǒ zhīxià, shuǐqì chéng zhī; shuǐwèi zhīxià, tǔqì chéng zhī; tǔ wèi zhīxià, fēngqì chéng zhī; fēng wèi zhīxià, jīn qì chéng zhī; jīn wèi zhīxià, huǒqì chéng zhī; jūnhuǒ zhīxià, yīn qíng chéng zhī. 相火之下，水氣承之；水位之下，土氣承之；土位之下，風氣承之；風位之下，金氣承之；金位之下，火氣承之；君火之下，陰情承之。/相火之下，水气承之；水位之下，土气承之；土位之下，风气承之；风位之下，金气承之；金位之下，火气承之；君火之下，阴情承之。
dì yuē: héyě? 帝曰：何也？/帝曰：何也？
Qíbó yuē: kàng zé hài, chéng nǎi zhì. zhì zé shēnghuà, wài liè shèngshuāi; hài zé bài luàn, shēnghuà dàbìng. 岐伯曰：亢則害，承乃制。制則生化，外列盛衰；害則敗亂，生化大病。/岐伯曰：亢则害，承乃制。制则生化，外列盛衰；害则败乱，生化大病。
dì yuē: shèngshuāi hérú? 帝曰：盛衰何如？/帝曰：盛衰何如？
Qíbó yuē: fēi qí wèi zé xié, dāng qí wèi zé zhèng, xié zé biàn shèn, zhèngzé wēi. 岐伯曰：非其位則邪，當其位則正，邪則變甚，正則微。/岐伯曰：非其位则邪，当其位则正，邪则变甚，正则微。
dì yuē: hé wèi dāng wèi? 帝曰：何謂當位？/帝曰：何谓当位？
Qíbó yuē: mù yùn lín mǎo, huǒ yùn lín wǔ,

tŭ yùn lín sìjì, jīn yùn lín yŏu, shuĭyùn lín zĭ, suŏwèi suì huì, qì zhī píng yě. 岐伯曰：木運臨卯，火運臨午，土運臨四季，金運臨酉，水運臨子，所謂歲會，氣之平也。/岐伯曰：木运临卯，火运临午，土运临四季，金运临酉，水运临子，所谓岁会，气之平也。

dì yuē: fēi wèi hérú? 帝曰：非位何如？/帝曰：非位何如？

Qíbó yuē: suì bù yùhuì yě. 岐伯曰：歲不與會也。/岐伯曰：岁不与会也。

dì yuē: tŭ yùn zhī suì, shàng jiàn tàiyīn; huŏ yùn zhī suì, shàng jiànshǎo yáng, shàoyīn; jīn yùn zhī suì, shàng jiàn yángmíng; mù yùn zhī suì, shàng jiàn jué yīn; shuĭyùn zhī suì, shàng jiàn tàiyáng; nàihé? 帝曰：土運之歲，上見太陰；火運之歲，上見少陽，少陰；金運之歲，上見陽明；木運之歲，上見厥陰；水運之歲，上見太陽；奈何？/帝曰：土运之岁，上见太阴；火运之岁，上见少阳，少阴；金运之岁，上见阳明；木运之岁，上见厥阴；水运之岁，上见太阳；奈何？

Qíbó yuē: tiān zhī yùhuì yě, gù tiān yuán cè yuē tiān fú. 岐伯曰：天之與會也，故天元冊曰天符。/岐伯曰：天之与会也，故天元册曰天符。

tiān fú suì huì hérú? 天符歲會何如？/天符岁会何如？

Qíbó yuē: tàiyī tiān fú zhī huì yě. 岐伯曰：太一天符之會也。/岐伯曰：太一天符之会也。

dì yuē: qí guìjiàn hérú? 帝曰：其貴賤何如？/帝曰：其贵贱何如？

Qíbó yuē: tiān fú wéi zhífă, suì wèi wéi xínglìng, tàiyī tiān fú wéi guìrén. 岐伯曰：天符為執法，歲位為行令，太一天符為貴人。/岐伯曰：天符为执法，岁位为行令，太一天符为贵人。

dì yuē: xié zhīzhōng yě nàihé? 帝曰：邪之中也奈何？/帝曰：邪之中也奈何？

Qíbó yuē: zhōng zhífăzhě, qí bìng sù ér wēi; Zhōngháng lìng zhě, qí bìng xú ér chí; zhōngguì rén zhě, qí bìng bào ér sĭ. 岐伯曰：中執法者，其病速而危；中行令者，其病徐而持；中貴人者，其病暴而死。/岐伯曰：中执法者，其病速而危；中行令者，其病徐而持；中贵人者，其病暴而死。

dì yuē: wèi zhī yì yě, hérú? 帝曰：位之易也，何如？/帝曰：位之易也，何如？

Qíbó yuē: jūn wèi chén zé shùn, chén wèi jūn zé nì. nì zé qí bìng jìn, qí hài sù; shùn zé qí bìng yuǎn, qí hài wēi; suŏwèi èr huŏ yě. 岐伯曰：君位臣則順，臣位君則逆。逆則其病近，其害速；順則其病遠，其害微；所謂二火也。/岐伯曰：君位臣则顺，臣位君则逆。逆则其病近，其害速；顺则其病远，其害微；所谓二火也。

dì yuē: shàn. yuàn wén qí bù hérú? 帝曰：善。願聞其步何如？/帝曰：善。愿闻其步何如？

Qíbó yuē: suŏwèi bù zhě, liùshí dù ér yŏujī. gù èrshísì bù jī yíng bǎi kè ér chéng yuē yě. 岐伯曰：所謂步者，六十度而有奇。故二十四步積盈百刻而成曰也。/岐伯曰：所谓步者，六十度而有奇。故二十四步积盈百刻而成曰也。

dì yuē: liùqì yìng wŭ háng zhī biàn hérú? 帝曰：六氣應五行之變何如？/帝曰：六气应五行之变何如？

Qíbó yuē: wèi yŏu zhōngshĭ, qì yŏu chūzhōng, shàng-xià bùtóng, qiú zhī yì yì yě. 岐伯曰：位有終始，氣有初中，上下不同，求之亦異也。/岐伯曰：位有终始，气有初中，上下不同，求之亦异也。

dì yuē: qiú zhī nàihé? 帝曰：求之奈何？/帝曰：求之奈何？

Qíbó yuē: tiānqì shĭ yú jiă, dìqì shĭ yú zĭ, zĭ jiă xiānghé, mìng rì suì lì, jĭn hòu qí shí, qì kě yŭ qī. 岐伯曰：天氣始於甲，地氣始於子，子甲相合，命日歲立，謹候其時，氣可與期。/岐伯曰：天气始于甲，地气始于子，子甲相合，命日岁立，谨候其时，气可与期。

dì yuē: yuàn wén qí suì liùqì, shĭzhōng zǎo yàn hérú? 帝曰：願聞其歲六氣，始終早晏何如？/帝曰：愿闻其岁六气，始终早晏何如？

Qíbó yuē: míng hū zāi wèn yě. jiăzĭ zhī suì, chū zhī qì, tiānshù shĭ yú shuĭxià yī kè, zhōngyú bāshíqī kè bàn. èr zhī qì, shĭ yú bāshíqī kè liù fēn, zhōngyú qīshíwŭ kè. sān zhī qì, shĭ yú qīshíliù kè, zhōngyú liùshí'èr kè bàn. sì zhī qì, shĭ yú liùshí'èr kè liù fēn, zhōngyú wŭshí kè. wŭ zhī qì, shĭ yú wŭshíyī kè, zhōngyú sānshíqī kè bàn. liù zhī qì, shĭ yú sānshíqī kè liù fēn, zhōngyú èrshíwŭ

kè. suǒwèi chūliù tiān zhī shù yě. 岐伯曰：明乎哉問也。甲子之歲，初之氣，天數始於水下一刻，
終於八十七刻半。二之氣，始於八十七刻六分，終於七十五刻。三之氣，始於七十六刻，終於六十二刻半。四之氣，始於六十二刻六分，終於五十刻。五之氣，始於五十一刻，
終於三十七刻半。六之氣，始於三十七刻六分，終於二十五刻。所謂初六天之數也。/岐伯曰：明乎哉问也。甲子之岁，初之气，天数始于水下一刻，终于八十七刻半。二之气，始于八十七刻六分，终于七十五刻。三之气，始于七十六刻，终于六十二刻半。四之气，始于六十二刻六分，终于五十刻。五之气，始于五十一刻，终于三十七刻半。六之气，始于三十七刻六分，终于二十五刻。所谓初六天之数也。
Yǐ Chǒu suì, chū zhī qì, tiānshù shǐ yú èrshíliù kè, zhōngyú yīshí'èr kè bàn. èr zhī qì, shǐ yú yīshí'èr kè liù fēn, zhōngyú shuǐxià bǎi kè. sān zhī qì, shǐ yú yī kè, zhōngyú bāshíqī kè bàn. sì zhī qì, shǐ yú bāshíqī kè liù fēn, zhōngyú qīshíwǔ kè. wǔ zhī qì, shǐ yú qīshíliù kè, zhōngyú liùshí'èr kè bàn. liù zhī qì, shǐ yú liùshí'èr kè liù fēn, zhōngyú wǔshí kè. suǒwèi liù èr tiān zhī shù yě. 乙丑歲，初之氣，天數始於二十六刻，終於一十二刻半。二之氣，始於一十二刻六分，終於水下百刻。三之氣，始於一刻，終於八十七刻半。四之氣，始於八十七刻六分，終於七十五刻。五之氣，始於七十六刻，終於六十二刻半。六之氣，始於六十二刻六分，終於五十刻。所謂六二天之數也。/乙丑岁，初之气，天数始于二十六刻，终于一十二刻半。二之气，始于一十二刻六分，终于水下百刻。三之气，始于一刻，终于八十七刻半。四之气，始于八十七刻六分，终于七十五刻。五之气，始于七十六刻，终于六十二刻半。六之气，始于六十二刻六分，
终于五十刻。所谓六二天之数也。
Bǐng Yín suì, chū zhī qì, tiānshù shǐ yú wǔshíyī kè, zhōngyú sānshíqī kè bàn. èr zhī qì, shǐ yú sānshíqī kè liù fēn, zhōngyú èrshíwǔ kè. sān zhī qì, shǐ yú èrshíliù kè, zhōngyú yīshí'èr kè bàn. sì zhī qì, shǐ yú yīshí'èr kè liù fēn, zhōngyú shuǐxià bǎi kè. wǔ zhī qì, shǐ yú yī kè, zhōngyú bāshíqī kè bàn. liù zhī qì, shǐ yú bāshíqī kè liù fēn, zhōngyú qīshíwǔ kè. suǒwèi liù sān tiān zhī shù yě. 丙寅歲，初之氣，天數始於五十一刻，終於三十七刻半。二之氣，始於三十七刻六分，終於二十五刻。三之氣，始於二十六刻，終於一十二刻半。四之氣，始於一十二刻六分，終於水下百刻。五之氣，始於一刻，終於八十七刻半。六之氣，始於八十七刻六分，終於七十五刻。所謂六三天之數也。/丙寅岁，初之气，天数始于五十一刻，终于三十七刻半。二之气，始于三十七刻六分，终于二十五刻。三之气，始于二十六刻，终于一十二刻半。四之气，始于一十二刻六分，终于水下百刻。五之气，始于一刻，终于八十七刻半。六之气，始于八十七刻六分，终于七十五刻。所谓六三天之数也。
Dīng Mǎo suì, chū zhī qì, tiānshù shǐ yú qīshíliù kè, zhōngyú liùshí'èr kè bàn. èr zhī qì, shǐ yú liùshí'èr kè liù fēn, zhōngyú wǔshí kè. sān zhī qì, shǐ yú wǔshíyī kè, zhōngyú sānshíqī kè bàn. sì zhī qì, shǐ yú sānshíqī kè liù fēn, zhōngyú èrshíwǔ kè. wǔ zhī qì, shǐ yú èrshíliù kè, zhōngyú yīshí'èr kè bàn. liù zhī qì, shǐ yú yīshí'èr kè liù fēn, kè yú xià shuǐ bǎi kè. suǒwèi liù sì tiān zhī shù yě. cì Wù Chén suì chū zhī qì fù, shǐ yú yī kè, cháng rúshì wúyǐ, zhōu ér fù shǐ. 丁卯歲，初之氣，天數始於七十六刻，終於六十二刻半。二之氣，始於六十二刻六分，終於五十刻。三之氣，始於五十一刻，終於三十七刻半。四之氣，始於三十七刻六分，終於二十五刻。五之氣，始於二十六刻，終於一十二刻半。六之氣，始於一十二刻六分，刻於下水百刻。所謂六四天之數也。次戊辰歲初之氣復，始於一刻，常如是無已，週而復始。/丁卯岁，初之气，天数始于七十六刻，终于六十二刻半。二之气，始于六十二刻六分，
终于五十刻。三之气，始于五十一刻，终于三十七刻半。四之气，始于三十七刻六分，终于二十五刻。五之气，始于二十六刻，终于一十二刻半。六之气，始于一十二刻六分，刻于下水百刻。所谓六四天之数也。次戊辰岁初之气复，始于一刻，常如是无已，周而复始。
dì yuē: yuàn wén qí suì hòu hérú? 帝曰：

願聞其歲候何如？/帝曰：愿闻其岁候何如？
Qíbó yuē: xī hū zāi wèn yě. rì xíng yī zhōu, tiānqì shǐ yú yī kè. rì xíng zài zhōu, tiānqì shǐ yú èrshíliù kè. rì xíng sān zhōu, tiānqì shǐ yú wǔshíyī kè. rì xíng sìzhōu, tiānqì shǐ yú qīshíliù kè. rì xíng wǔ zhōu, tiānqì fù shǐ yú yī kè, suǒwèi yī jì yě. 岐伯曰：悉乎哉問也。日行一週，
天氣始於一刻。日行再周，天氣始於二十六刻。日行三週，天氣始於五十一刻。日行四周，天氣始於七十六刻。日行五週，天氣復始於一刻，所謂一紀也。/岐伯曰：悉乎哉问也。日行一周，天气始于一刻。日行再周，天气始于二十六刻。日行三周，天气始于五十一刻。日行四周，天气始于七十六刻。日行五周，天气复始于一刻，所谓一纪也。
shìgù yín wǔ xū suì qì huìtóng, mǎo wèi hài suì qì huìtóng, chén shēn zǐ suì qì huìtóng, yǐ yǒu chǒu suì qì huìtóng, zhōng'érfùshǐ. 是故寅午戌歲氣會同，卯未亥歲氣會同，辰申子歲氣會同，已酉丑歲氣會同，終而復始。/是故寅午戌岁气会同，卯未亥岁气会同，辰申子岁气会同，已酉丑岁气会同，终而复始。
dì yuē: yuàn wén qí yòng yě. 帝曰：願聞其用也。/帝曰：愿闻其用也。
Qíbó yuē: yán tiān zhě qiú zhī běn, yán dì zhě qiú zhī wèi, yán rén zhě qiú zhī qì jiāo. 岐伯曰：言天者求之本，言地者求之位，言人者求之氣交。/岐伯曰：言天者求之本，言地者求之位，言人者求之气交。
dì yuē: hé wèi qì jiāo? 帝曰：何謂氣交？/帝曰：何谓气交？
Qíbó yuē: shàng-xià zhī wèi, qì jiāo zhīzhōng, rén zhī jū yě. 岐伯曰：上下之位，氣交之中，人之居也。/岐伯曰：上下之位，气交之中，人之居也。
gù yuē: tiān shū zhīshàng, tiānqì zhǔ zhī; tiān shū zhīxià, dìqì zhǔ zhī; qì jiāo zhī fēn, rénqì cóng zhī, wànwù yóu zhī, cǐ zhī wèi yě. 故曰：天樞之上，天氣主之；天樞之下，地氣主之；氣交之分，人氣從之，萬物由之，此之謂也。/故曰：天枢之上，天气主之；天枢之下，地气主之；气交之分，人气从之，万物由之，此之谓也。

dì yuē: hé wèi chūzhōng? 帝曰：何謂初中？/帝曰：何谓初中？
Qíbó yuē: chū fán sānshí dù ér yǒujī? zhōngqì tóng fǎ. 岐伯曰：初凡三十度而有奇？中氣同法。/岐伯曰：初凡三十度而有奇？中气同法。
dì yuē: chūzhōng héyě? 帝曰：初中何也？/帝曰：初中何也？
Qíbó yuē: suǒyǐ fēn tiāndì yě. 岐伯曰：所以分天地也。/岐伯曰：所以分天地也。
dì yuē: yuàn zú wén zhī? 帝曰：願卒聞之？/帝曰：愿卒闻之？
Qíbó yuē: chū zhě dìqì yě, zhōng zhě tiānqì yě. 岐伯曰：初者地氣也，
中者天氣也。/岐伯曰：初者地气也，中者天气也。
dì yuē: qí shēngjiàng hérú? 帝曰：其升降何如？/帝曰：其升降何如？
Qíbó yuē: qì zhī shēngjiàng, tiāndì zhī gèng yòng yě. 岐伯曰：氣之升降，天地之更用也。/岐伯曰：气之升降，天地之更用也。
dì yuē: yuàn wén qí yòng hérú? 帝曰：願聞其用何如？/帝曰：愿闻其用何如？
Qíbó yuē: shēng yǐ'ér jiàng, jiàng zhě wèi tiān; jiàng yǐ'ér shēng, shēng zhě wèi dì. 岐伯曰：升已而降，降者謂天；降已而升，升者謂地。/岐伯曰：升已而降，降者谓天；降已而升，升者谓地。
tiānqì xiàjiàng, qìliú yú dì, dìqì shàngshēng, qì téng yú tiān, gù gāoxià xiāng zhào, shēngjiàng xiāng yīn, ér biàn zuò yǐ. 天氣下降，氣流於地，地氣上升，氣騰於天，故高下相召，升降相因，而變作矣。/天气下降，气流于地，地气上升，气腾于天，故高下相召，升降相因，而变作矣。
dì yuē: shàn. hán shī xiāng gòu, zàorè xiāng lín, fēng huǒ xiāngzhí, qí yǒu wén shǒu? 帝曰：善。寒濕相遘，燥熱相臨，風火相值，其有聞手？/帝曰：善。寒湿相遘，燥热相临，风火相值，其有闻手？
Qíbó yuē: qì yǒu shèng fù, shèng fù zhī zuò, yǒu dé yǒu huà, yǒuyòng yǒubiàn, biànzé xiéqì jū zhī. 岐伯曰：氣有勝復，勝復之作，有德有化，有用有變，變則邪氣居之。/岐伯曰：气有胜复，胜复之作，有德有化，有用有变，变则邪气居之。

dì yuē: hé wèi xiéhu? 帝曰：何謂邪乎？/帝曰：何谓邪乎？
Qíbó yuē: fū wù zhī shēng, cóng yú huà, wù zhījí, yóu hū biàn, biànhuà zhī xiāng báo, chéngbài zhī suǒyóu yě. 岐伯曰：夫物之生，從於化，物之極，由乎變，變化之相薄，成敗之所由也。/岐伯曰：夫物之生，从于化，物之极，由乎变，变化之相薄，成败之所由也。
gù qì yǒu wǎngfù, yòng yǒu chí sù, sìzhě zhī yǒu, ér huà ér biàn, fēng zhī lái yě. 故氣有往復，用有遲速，四者之有，而化而變，風之來也。/故气有往复，用有迟速，四者之有，而化而变，风之来也。
dì yuē: chí sù wǎngfù, fēng suǒyóu shēng, ér huà ér biàn, gù yīn shèngshuāi zhī biàn ěr. chéngbài yǐfú yóu hū zhōng, héyě? 帝曰：遲速往復，風所由生，而化而變，故因盛衰之變耳。成敗倚伏遊乎中，何也？/帝曰：迟速往复，风所由生，而化而变，故因盛衰之变耳。成败倚伏游乎中，何也？
Qíbó yuē: chéngbài yǐfú, shēng hū dòng, dòng ér bù yǐ, zé biàn zuò yǐ. 岐伯曰：成敗倚伏，生乎動，動而不已，則變作矣。/岐伯曰：成败倚伏，生乎动，动而不已，则变作矣。
dì yuē: yǒuqī hū? 帝曰：有期乎？/帝曰：有期乎？
Qíbó yuē: bù shēng bù huà, jìng zhī qī yě. 岐伯曰：不生不化，靜之期也。/岐伯曰：不生不化，静之期也。
dì yuē: bù shēnghuà hū? 帝曰：不生化乎？/帝曰：不生化乎？
Qíbó yuē: chūrù fèi, zé shén jīhuà miè; shēngjiàng xī, zé qì lì gū wēi. 岐伯曰：出入廢，則神機化滅；升降息，則氣立孤危。/岐伯曰：出入废，则神机化灭；升降息，则气立孤危。
gù fēi chūrù, zé wú yǐ shēng、cháng、zhuàng、lǎo、yǐ; fēi shēngjiàng, zé wú yǐ shēng、cháng、huà、shōu、cáng. 故非出入，則無以生、長、壯、老、已；非升降，則無以生、長、化、收、藏。/故非出入，则无以生、长、壮、老、已；非升降，则无以生、长、化、收、藏。
gù qì zhě, shēnghuà zhī yǔ, qì sàn zé fēnzhī, shēnghuà xī yǐ. gù wúbù chūrù, wúbù shēngjiàng. 故器者，生化之宇，器散則分之，生化息矣。故無不出入，無不升降。/故器者，生化之宇，器散则分之，生化息矣。故无不出入，无不升降。
huà yǒu xiǎo dà, qī yǒu jìn yuǎn. 化有小大，期有近遠。/化有小大，期有近远。
sìzhě zhī yǒu ér guì cháng shǒu, fǎncháng zé zāihài zhì yǐ. 四者之有而貴常守，反常則災害至矣。/四者之有而贵常守，反常则灾害至矣。
gù yuē: wúxíng wú huàn, cǐ zhī wèi yě. 故曰：無形無患，此之謂也。/故曰：无形无患，此之谓也。
dì yuē: shàn. yǒu bù shēng bù huà hū? 帝曰：善。有不生不化乎？/帝曰：善。有不生不化乎？
Qíbó yuē: xī hū zāi wèn yě? yǔ dào hétong, wéi zhēnrén yě. 岐伯曰：悉乎哉問也？與道合同，惟真人也。/岐伯曰：悉乎哉问也？与道合同，惟真人也。
dì yuē: shàn. 帝曰：善。/帝曰：善。

qì jiāobiàn dà lùn piān dì - liùshíjiǔ 氣交變大論篇第六十九/气交变大论篇第六十九

Huángdì wèn yuē: wǔyùn gèng zhì, shàng Yìngtiān qī, yīn-yáng wǎngfù, hánshǔ yíng suí, zhēn xié xiāng báo, nèiwài fēnlí, Liùjīng bōdàng, wǔqì qīng yí, tàiguò bùjí, zhuān shèng jiānbìng, yuàn yán qí shǐ, ér yǒucháng míng, kě dé wén hū? 黄帝問曰：五運更治，上應天期，陰陽往復，寒暑迎隨，真邪相薄，內外分離，六經波蕩，五氣傾移，太過不及，專勝兼併，願言其始，而有常名，可得聞乎？/黄帝问曰：五运更治，上应天期，阴阳往复，寒暑迎随，真邪相薄，内外分离，六经波荡，五气倾移，太过不及，专胜兼并，愿言其始，而有常名，可得闻乎？
Qíbó qǐshǒu zàibài duì yuē: zhāo hū zāi wèn yě! shì míng dào yě. cǐshàng dì suǒ guì, xiānshī chuán zhī, chén suī bùmǐn, wǎng wén qí zhǐ. 岐伯稽首再拜對曰：昭乎哉問也！是明道也。此上帝所貴，先師傳之，臣雖不敏，往聞其旨。/岐伯稽首再拜对曰：昭乎哉问也！是明道也。此上帝所贵，先师传之，臣虽不敏，往闻其旨。
dì yuē: yú wén dé qí rén bù jiāo, shì wèi shī

dào, chuán fēi qí rén, màn xiè Tiānbǎo. yú chéng fēi dé, wèi zúyǐ shòu zhì dào; rán'ér zhòng zǐ āi qí bù zhōng, yuàn fūzǐ bǎo yú wúqióng, liú yú wújí, yú sī qí shì, zé ér xíng zhī, nàihé? 帝曰：餘聞得其人不教，是謂失道，傳非其人，
慢泄天寶。餘誠菲德，未足以受至道；然而眾子哀其不終，願夫子保於無窮，流於無極，餘司其事，則而行之，奈何？/帝曰：余闻得其人不教，是谓失道，传非其人，慢泄天宝。余诚菲德，未足以受至道；然而众子哀其不终，愿夫子保于无穷，流于无极，余司其事，则而行之，奈何？

Qíbó yuē: qǐng suì yán zhī yě. shàng jīng yuē: fū dào zhě, shàng zhī tiānwén, xià zhī dìlǐ, zhōng zhīrén shì, kěyǐ chángjiǔ, cǐ zhī wèi yě. 岐伯曰：請遂言之也。上經曰：夫道者，上知天文，下知地理，中知人事，可以長久，此之謂也。/岐伯曰：请遂言之也。上经曰：夫道者，上知天文，下知地理，中知人事，可以长久，此之谓也。

dì yuē: hé wèi yě? 帝曰：何謂也？/帝曰：何谓也？

Qíbó yuē: běn qì wèi yě. wèi tiān zhě, tiānwén yě. dìwèi zhě, dìlǐ yě. tōng yú rén qì zhī biànhuà zhě, rénshì yě. gù tàiguò zhě xiāntiān, bùjízhě hòutiān, suǒwèi zhì huà ér rén yìng zhī yě. 岐伯曰：本氣位也。位天者，天文也。地位者，地理也。通於人氣之變化者，人事也。故太過者先天，不及者後天，所謂治化而人應之也。/岐伯曰：本气位也。位天者，天文也。地位者，地理也。通于人气之变化者，人事也。故太过者先天，不及者后天，所谓治化而人应之也。

dì yuē: wǔyùn zhī huà, tàiguò hérú? 帝曰：五運之化，太過何如？/帝曰：五运之化，太过何如？

Qíbó yuē: suì mù tàiguò, fēngqì liúxíng, pí tǔ shòu xié. mín bìng sūn xiè, shí jiǎn tǐzhòng, fán yuān、cháng wū、fù zhī mǎn, shàng yìng Suìxīng. shèn zé hūhū shàn nù, xuàn mào diān jí, huà qì bù zhèng, shēngqì dú zhì, yún wù fēidòng, cǎomù bùníng, shèn'ér yáoluò, fǎn xiétòng ér tǔ shèn, chōng yáng jué zhě, sǐbù zhì, shàng yìng Tàibáixīng. 岐伯曰：歲木太過，風氣流行，脾土受邪。民病飧泄，食減體重，煩冤、腸鳴、腹支滿，上應歲星。甚則忽忽善怒，眩冒巔疾，化氣不政，生氣獨治，雲物飛動，草木不寧，甚而搖落，反脅痛而吐甚，沖陽絕者，死不治，上應太白星。/岐伯曰：岁木太过，风气流行，脾土受邪。民病飧泄，食减体重，烦冤、肠鸣、腹支满，上应岁星。甚则忽忽善怒，眩冒巅疾，化气不政，生气独治，云物飞动，草木不宁，甚而摇落，反胁痛而吐甚，冲阳绝者，死不治，上应太白星。

suì huǒ tàiguò, yánshǔ liúxíng, jīn fèi shòu xié. mín bìng nüè, shǎo qì、kéchuǎn、xuè ài、xuè xiè、zhù xià、yì
zào、ěrlóng、zhōng rè、jiānbèi rè, shàng yìng yínghuò xīng. shèn zé xiōngzhōng tòng, xié zhī mǎn, xiétòng、yīng bèi jiānjiǎ jiān tòng, liǎng bì nèi tòng, shēnrè gǔ tòng ér wéi jìn yín. shōu qì bùxíng, cháng qì dú míng, yǔshuǐ shuāng hán, shàng yìng Chénxīng. shàng lín shàoyīn shàoyáng, huǒ fán ruò, shuǐquán hé, wù jiāo gǎo, bìng fǎn zhānwàng kuáng yuè, kéchuǎn xī wū, xià shèn, xuè yì xiè bùyǐ, tài yuān jué zhě, sǐbù zhì, shàng yìng yínghuò xīng. 歲火太過，炎暑流行，金肺受邪。民病瘧，
少氣、咳喘、血嗌、血泄、注下、溢燥、耳聾、中熱、肩背熱，上應熒惑星。甚則胸中痛，脅支滿，脅痛、膺背肩胛間痛，兩臂內痛，身熱骨痛而為浸淫。收氣不行，長氣獨明，雨水霜寒，上應辰星。上臨少陰少陽，火燔焫，水泉涸，物焦槁，病反譫妄狂越，咳喘息鳴，下甚，血溢泄不已，太淵絕者，死不治，上應熒惑星。/岁火太过，炎暑流行，金肺受邪。民病疟，
少气、咳喘、血嗌、血泄、注下、溢燥、耳聋、中热、肩背热，上应荧惑星。甚则胸中痛，胁支满，胁痛、膺背肩胛间痛，两臂内痛，身热骨痛而为浸淫。收气不行，长气独明，雨水霜寒，上应辰星。上临少阴少阳，火燔焫，水泉涸，物焦槁，病反谵妄狂越，咳喘息鸣，下甚，血溢泄不已，太渊绝者，死不治，上应荧惑星。

suì tǔ tàiguò, yǔ shī liúxíng, shèn shuǐ shòu xié. mín bìng fùtòng, qīng jué、yì bù lè、tǐzhòng fán yuān、shàng yìng Zhènxīng. shèn zé jīròu wěi, zú wěi bù shōu xíng, shàn zhì, jiǎoxià tòng、yǐn fā zhōng-

mǎn、shí jiǎn、sìzhī bù jǔ. biàn shēngdé wèi, cáng qì fú huà, qì dú zhì zhī, quányǒng hé yǎn, hé zé shēngyú, fēngyǔ dà zhì, tǔ bēngkuì, lín jiànyú lù, bìng fùmǎn táng xiè, cháng wū, fǎn xià shèn, ér tài xī jué zhě, sǐbù zhì. shàng yìng Suìxīng. 歲土太過，雨濕流行，腎水受邪。民病腹痛，清厥、意不樂、體重煩冤、上應鎮星。甚則肌肉痿，足痿不收行，善瘈，腳下痛、飲發中滿、食減、四肢不舉。變生得位，藏氣伏化，氣獨治之，泉湧河衍，涸澤生魚，風雨大至，土崩潰，鱗見於陸，病腹滿溏泄，腸鳴，反下甚，而太溪絕者，
死不治。上應歲星。/岁土太过，雨湿流行，肾水受邪。民病腹痛，清厥、意不乐、体重烦冤、上应镇星。甚则肌肉痿，足痿不收行，善瘈，脚下痛、饮发中满、食减、四肢不举。变生得位，藏气伏化，气独治之，泉涌河衍，涸泽生鱼，风雨大至，土崩溃，鳞见于陆，病腹满溏泄，肠鸣，反下甚，而太溪绝者，死不治。上应岁星。

suì jīn tàiguò, zào qìliú xíng, gān mù shòu xié. mín bìng liǎng xié xià, shǎofù tòng, mùchì tòng、zì yáng、ěr wú suǒwén. sùshā ér shèn, zé tǐzhòng fán yuān, xiōngtòng yǐn bèi, liǎng xié mǎn qiě tòng yǐn shǎofù, shàng yìng Tàibáixīng. shèn zé chuǎnké nì qì, jiānbèi tòng; kāo yīngǔ xī bì chuǎn（gǔ xíng）zú jiē bìng, shàng yìng yínghuò xīng. shōu qì jùn, shēngqì xià, cǎomù liǎn, cāng gān diāo yǔn, bìng fǎn bào tòng, qū xié bùkě fǎncè, ké nì shèn'ér xuè yì, tài chōng jué zhě, sǐbù zhì. shàng yìng Tàibáixīng. 歲金太過，燥氣流行，肝木受邪。民病兩脅下，少腹痛，目赤痛、眥瘍、耳無所聞。肅殺而甚，則體重煩冤，胸痛引背，兩脅滿且痛引少腹，上應太白星。甚則喘咳逆氣，肩背痛；尻陰股膝髀腨（骨行）足皆病，上應熒惑星。收氣峻，生氣下，草木斂，蒼干雕隕，病反暴痛，胠脅不可反側，咳逆甚而血溢，太沖絕者，死不治。上應太白星。/岁金太过，燥气流行，
肝木受邪。民病两胁下，少腹痛，目赤痛、眦疡、耳无所闻。肃杀而甚，则体重烦冤，胸痛引背，两胁满且痛引少腹，上应太白星。甚则喘咳逆气，肩背痛；尻阴股膝髀腨（骨行）足皆病，上应荧惑星。收气峻，生气下，草木敛，苍干雕陨，病反暴痛，胠胁不可反侧，咳逆甚而血溢，太冲绝者，死不治。上应太白星。

suì shuǐ tàiguò, hánqì liúxíng, xié hàixīn huǒ. mín bìng shēnrè fánxīn, zào jì、yīn jué、shàng-xià zhònghán、zhānwàng xīntòng、hánqì zǎo zhì, shàng yìng Chénxīng. shèn zé fù dà jìng zhǒng, chuǎnké qǐn hàn chū, zēng fēng, dàyǔ zhì, āi wù méng yù, shàng yìng Zhènxīng. shàng lín tàiyáng, yǔ bīngxuě shuāng bùshí jiàng, shīqi biàn wù, bìng fǎn fùmǎn cháng wū táng xiè, shí bù huà, kě ér wàng mào, shén mén jué zhě, sǐbù zhì, shàng yìng yínghuò Chénxīng. 歲水太過，寒氣流行，邪害心火。民病身熱煩心，躁悸、陰厥、上下中寒、譫妄心痛、寒氣早至，上應辰星。甚則腹大脛腫，喘咳寢汗出，憎風，大雨至，埃霧朦鬱，上應鎮星。上臨太陽，雨冰雪霜不時降，濕氣變物，病反腹滿腸鳴溏泄，食不化，渴而妄冒，神門絕者，死不治，上應熒惑辰星。/岁水太过，寒气流行，邪害心火。民病身热烦心，躁悸、阴厥、上下中寒、谵妄心痛、寒气早至，上应辰星。甚则腹大胫肿，喘咳寝汗出，憎风，大雨至，埃雾朦郁，上应镇星。上临太阳，雨冰雪霜不时降，湿气变物，病反腹满肠鸣溏泄，食不化，渴而妄冒，神门绝者，死不治，上应荧惑辰星。

dì yuē: shàn. qí bùjí hérú? 帝曰：善。其不及何如？/帝曰：善。其不及何如？

Qíbó yuē: xī hū zāi wèn yě! suì mù bùjí, zào nǎi dà xíng, shēngqì shī yìng, cǎomù wǎn róng, sùshā ér shèn, zé gāng mù bì zhě, xī wěi cāng gān, shàng yìng Tàibáixīng. mín bìng zhōng qīng, qū xiétòng, shǎofù tòng, cháng wū、táng xiè. liáng yǔ shí zhì, shàng yìng Tàibáixīng, qí gǔ cāng. shàng lín yángmíng, shēngqì shīzhèng, cǎomù zài róng, huà qì nǎi jí, shàng yìng tài bái Zhènxīng, qí zhǔ cāng zǎo. fù zé yánshǔ liúhuǒ, shī xìng zào, róu cuì cǎomù jiāo gǎo, xiàtǐ zàishēng, huá shí qí huà, bìng hánrè chuāngyáng fèi zhēn yōng cuó, shàng yìng yínghuò tài bái, qí gǔ bái jiān. Báilù zǎo jiàng, shōushā qì xíng, hán yǔ hài wù, chóngshí gān huáng, pí tǔ shòu xié, chì qì hòu huà, xīnqì wǎn zhì, shàng shèng fèi jīn, báiqì nǎi qū, qí gǔ bùchéng, ké ér

qiú, shàng yìng yínghuò Tàibáixīng. 岐伯曰：悉乎哉問也！歲木不及，燥乃大行，生氣失應，草木晚榮，肅殺而甚，則剛木闢者，悉萎蒼干，
上應太白星。民病中清，胠脅痛，少腹痛，腸鳴、溏泄。涼雨時至，上應太白星，其谷蒼。上臨陽明，生氣失政，草木再榮，化氣乃急，上應太白鎮星，其主蒼早。復則炎暑流火，濕性燥，柔脆草木焦槁，下體再生，華實齊化，病寒熱瘡瘍疿胗癰痤，上應熒惑太白，其谷白堅。白露早降，收殺氣行，寒雨害物，蟲食甘黃，脾土受邪，赤氣後化，心氣晚治，上勝肺金，白氣乃屈，其谷不成，咳而鼽，上應熒惑太白星。/岐伯曰：悉乎哉问也！岁木不及，燥乃大行，生气失应，草木晚荣，肃杀而甚，则刚木辟者，悉萎苍干，
上应太白星。民病中清，胠胁痛，少腹痛，肠鸣、溏泄。凉雨时至，上应太白星，其谷苍。上临阳明，生气失政，草木再荣，化气乃急，上应太白镇星，其主苍早。复则炎暑流火，湿性燥，柔脆草木焦槁，下体再生，华实齐化，病寒热疮疡疿胗痈痤，上应荧惑太白，其谷白坚。白露早降，收杀气行，寒雨害物，虫食甘黄，脾土受邪，赤气后化，心气晚治，上胜肺金，白气乃屈，其谷不成，咳而鼽，上应荧惑太白星。
suì huǒ bùjí, hán nǎi dà xíng, cháng zhèng bùyòng, wù róng ér xià. níng cǎn ér shèn, zé yángqì bù huà, nǎi zhé róng měi, shàng yìng Chénxīng. mín bìng xiōngzhōng tòng、xié zhī mǎn, liǎng xiétòng, yīng bèi jiānjiǎ jiān jí liǎng bì nèi tòng, yù mào méng mèi, xīntòng bào yīn, xiōng fù dà, xié xià yǔ yāobèi xiāng yǐn ér tòng, shèn zé qū bù néng shēn, kuān bì rú bié, shàng yìng yínghuò Chénxīng, qí gǔ dān. fù zé āi yù, dàyǔ qiě zhì, hēi qì nǎi rǔ, bìng wù táng fù-mǎn shí yǐn bùxià hán zhōng, cháng wū xiè zhù, fùtòng bào luán wěibì, zú bù rèn shēn, shàng yìng Zhènxīng Chénxīng, xuán gǔ bùchéng. 歲火不及，寒乃大行，長政不用，物榮而下。凝慘而甚，則陽氣不化，乃折榮美，上應辰星。民病胸中痛、脅支滿，兩脅痛，膺背肩胛間及兩臂內痛，鬱冒蒙昧，心痛暴喑，胸復大，脅下與腰背相引而痛，甚則屈不能伸，髖髀如別，上應熒惑辰星，其谷丹。復則埃鬱，大雨且至，黑氣乃辱，病鶩溏腹滿食飲不下寒中，腸鳴泄注，腹痛暴攣痿痹，足不任身，上應鎮星辰星，玄谷不成。/岁火不及，寒乃大行，长政不用，物荣而下。凝惨而甚，则阳气不化，乃折荣美，上应辰星。民病胸中痛、胁支满，两胁痛，膺背肩胛间及两臂内痛，郁冒蒙昧，心痛暴喑，胸复大，胁下与腰背相引而痛，甚则屈不能伸，髋髀如别，上应荧惑辰星，其谷丹。复则埃郁，大雨且至，黑气乃辱，病骛溏腹满食饮不下寒中，肠鸣泄注，腹痛暴挛痿痹，足不任身，上应镇星辰星，玄谷不成。
suì tǔ bùjí, fēng nǎi dà xíng, huà qì bù lìng, cǎomù mào róng. piāoyáng ér shèn, xiù'érbùshí, shàng yìng Suìxīng. mín bìng sūn xiè huòluàn, tǐzhòng fùtòng, jīngǔ yáo fù, jīròu? suān, shàn nù, zàng qì jǔshì, zhéchóng zǎo fù, xián bìng hán zhōng, shàng yìng Suìxīng Zhènxīng, qí gǔ jīn. fù zé shōu zhèng yánjùn, míng mù cāng diāo, xiōng xié bào tòng, xià yǐn shǎofù, shàn tàixī, chóngshí gān huáng, qì kè yú pí, jīn gǔ nǎi jiǎn, mínshí shǎo shī wèi, cāng gǔ nǎi sǔn, shàng yìng tài bái Suìxīng. shàng lín jué yīn, liúshuǐ bù bīng, zhéchóng lái jiàn, zàng qì bùyòng, bái nǎi bùfù, shàng yìng Suìxīng, mín nǎi kāng. 歲土不及，風乃大行，化氣不令，草木茂榮。飄揚而甚，秀而不實，上應歲星。民病飧泄霍亂，體重腹痛，筋骨繇復，肌肉?酸，善怒，髒氣舉事，蟄蟲早附，咸病寒中，上應歲星鎮星，其谷黅。復則收政嚴峻，名木蒼雕，胸脅暴痛，下引少腹，善太息，蟲食甘黃，氣客於脾，黅谷乃減，民食少失味，蒼谷乃損，上應太白歲星。上臨厥陰，流水不冰，蟄蟲來見，髒氣不用，白乃不復，上應歲星，民乃康。/岁土不及，风乃大行，化气不令，草木茂荣。飘扬而甚，秀而不实，上应岁星。民病飧泄霍乱，体重腹痛，筋骨繇复，肌肉?酸，善怒，脏气举事，蛰虫早附，咸病寒中，上应岁星镇星，其谷黅。复则收政严峻，名木苍雕，胸胁暴痛，下引少腹，善太息，虫食甘黄，气客于脾，黅谷乃减，民食少失味，苍谷乃损，上应太白岁星。上临厥阴，流水不冰，蛰虫来见，脏气不用，白乃不复，上应岁星，民乃康。

suì jīn bùjí, yán huǒ nǎi xíng, shēngqì nǎi yòng, cháng qì zhuān shèng, shùwù yǐ mào, zào shuò yǐ xíng, shàng yìng yínghuò xīng. mín bìng jiānbèi mào zhòng, qiú tì、xuèbiàn zhù xià, shōu qì nǎi hòu, shàng yìng Tàibáixīng, qí gǔ jiān máng. fù zé hán yǔbào zhì nǎi líng, bīngbáo shuāngxuě shā wù, yīn jué qiě gé, yáng fǎn shàngxíng, tóunǎo hù tòng, yánjí chuāng dǐng, fārè, shàng yìng Chénxīng, dān gǔ bùchéng, mín bìng kǒuchuāng, shèn zé xīntòng. 歲金不及，炎火乃行，生氣乃用，長氣專勝，庶物以茂，燥爍以行，上應熒惑星。民病肩背瞀重，鼽嚔、血便注下，收氣乃後，上應太白星，其谷堅芒。復則寒雨暴至乃零，冰雹霜雪殺物，陰厥且格，陽反上行，頭腦戶痛，延及窗頂，發熱，上應辰星，丹谷不成，民病口瘡，甚則心痛。/岁金不及，炎火乃行，生气乃用，长气专胜，庶物以茂，燥烁以行，上应荧惑星。民病肩背瞀重，鼽嚏、血便注下，收气乃后，上应太白星；其谷坚芒。复则寒雨暴至乃零，冰雹霜雪杀物，阴厥且格，阳反上行，头脑户痛，延及窗顶，发热，上应辰星，丹谷不成，民病口疮，甚则心痛。

suì shuǐ bùjí, shī nǎi dà xíng, cháng qì fǎn yòng, qí huà nǎi sù, shǔyǔ shù zhì, shàng yìng Zhènxīng. mín bìng fùmǎn, shēnzhòng rúxiè, hányáng liúshuǐ, yāo gǔ tòng fā, guó chuǎn gǔ xī bùbiàn, fán yuān、zú wěi qīng jué, jiǎoxià tòng, shèn zé fū zhǒng, cáng qì bù zhèng, shèn qì bù héng, shàng yìng Chénxīng, qí gǔ jù. shàng lín tàiyīn, zé Dàhán shù jǔ, zhéchóng zǎo cáng, dìjī jiānbīng, yángguāng bùzhì, mín bìng hánjí yú xià, shèn zé fùmǎn fúzhǒng, shàng yìng Zhènxīng, qí zhǔ jīn gǔ. fù zé dàfēngbào fā, cǎo yǎn mù líng, shēngzhǎng bù xiān, miànsè shíbiàn, jīngǔ bìng bì, ròu shùn zhì, mùshì（máng máng）, wù shū wèn, jīròu zhēn fā, qì bìng gé zhōng, tòng yú xīnfù, huáng qì nǎi sǔn, qí gǔ bù dēng, shàng yìng Suìxīng. 歲水不及，濕乃大行，長氣反用，其化乃速，暑雨數至，上應鎮星。民病腹滿，身重濡泄，寒瘍流水，腰股痛發，膕腨股膝不便，煩冤、足痿清厥，腳下痛，甚則胕腫，藏氣不政，腎氣不衡，上應辰星，其谷秬。上臨太陰，則大寒數舉，蟄蟲早藏，地積堅冰，陽光不治，民病寒疾於下，甚則腹滿浮腫，上應鎮星，其主黅谷。復則大風暴發，草偃木零，生長不鮮，面色時變，筋骨並闢，肉瞤瘈，目視（𥇖𥇖），物疏璺，肌肉胗發，氣並膈中，痛於心腹，黃氣乃損，其谷不登，上應歲星。/岁水不及，湿乃大行，长气反用，其化乃速，暑雨数至，上应镇星。民病腹满，身重濡泄，寒疡流水，腰股痛发，腘腨股膝不便，烦冤、足痿清厥，脚下痛，甚则胕肿，藏气不政，肾气不衡，上应辰星，其谷秬。上临太阴，则大寒数举，蛰虫早藏，地积坚冰，阳光不治，民病寒疾于下，甚则腹满浮肿，上应镇星，其主黅谷。复则大风暴发，草偃木零，生长不鲜，面色时变，筋骨并辟，肉瞤瘈，目视（𥇖𥇖），物疏璺，肌肉胗发，气并膈中，痛于心腹，黄气乃损，其谷不登，上应岁星。

dì yuē: shàn. yuàn wén qí shí yě. 帝曰：善。願聞其時也。/帝曰：善。愿闻其时也。

Qíbó yuē: xī zāi wèn yě? mù bùjí, chūn yǒu míng tiáolǜ chàng zhī huà, zé qiū yǒu wù lù qīngliáng zhī zhèng. chūn yǒu cǎn qī cán jiàn zhī shèng, zé xià yǒu yánshǔ fán shuò zhī fù. qí shěng dōng, qí zàng gān, qí bìng nèishè qū xié, wàizài guānjié. 岐伯曰：悉哉問也？木不及，春有鳴條律暢之化，則秋有霧露清涼之政。春有慘淒殘賊之勝，則夏有炎暑燔爍之復。其眚東，其髒肝，其病內舍胠脅，外在關節。/岐伯曰：悉哉问也？木不及，春有鸣条律畅之化，则秋有雾露清凉之政。春有惨凄残贼之胜，则夏有炎暑燔烁之复。其眚东，其脏肝，其病内舍胠胁，外在关节。

huǒ bùjí, xià yǒu bǐng míngguāng xiǎn zhī huà, zé dōng yǒu yánsù shuāng hán zhī zhèng. xià yǒu cǎn qī níng liè zhī shèng, zé bùshí yǒu āi hūn dàyǔ zhī fù. qí shěng nán, qí zāngxīn, qí bìng nèishè yīng xié, wàizài jīngluò. 火不及，夏有炳明光顯之化，則冬有嚴肅霜寒之政。夏有慘淒凝冽之勝，則不時有埃昏大雨之復。其眚南，其髒心，其病內舍膺脅，外在經絡。/火不及，夏有炳明光显之化，则冬有严肃霜寒之政。夏有惨凄凝冽之胜，则不时有埃昏大雨之复。其眚南，其脏心，其病内舍膺胁，外在经络。

tǔ bùjí, sìwéi yǒu āi yún rùnzé zhī huà, zé chūn yǒu míng tiáo gǔ chāi zhī zhèng. sìwéi fā zhèn lā piāo téng zhī biàn, zé qiū yǒu sùshā lín yín zhī fù. qí shěng sìwéi, qí zàng pí, qí bìng nèishè xīnfù, wàizài jīròu sìzhī. 土不及，四維有埃雲潤澤之化，則春有鳴條鼓拆之政。四維發振拉飄騰之變，則秋有肅殺霖霪之復。其眚四維，其髒脾，其病內舍心腹，外在肌肉四肢。/土不及，四维有埃云润泽之化，则春有鸣条鼓拆之政。四维发振拉飘腾之变，则秋有肃杀霖霪之复。其眚四维，其脏脾，其病内舍心腹，外在肌肉四肢。

jīn bùjí, xià yǒuguāng xiǎn yùzhēng zhī lìng, zé dōng yǒu yán níng zhěngsù zhī yìng, xià yǒu yán shuò fán liáo zhī biàn, zé qiū yǒu bīngbáo shuāngxuě zhī fù. qí shěng xī, qí zàng fèi, qí bìng nèishè yīng xiéjiān bèi, wàizài pímáo. 金不及，夏有光顯鬱蒸之令，則冬有嚴凝整肅之應，夏有炎爍燔燎之變，則秋有冰雹霜雪之復。其眚西，其髒肺，其病內舍膺脅肩背，外在皮毛。/金不及，夏有光显郁蒸之令，则冬有严凝整肃之应，夏有炎烁燔燎之变，则秋有冰雹霜雪之复。其眚西，其脏肺，其病内舍膺胁肩背，外在皮毛。

shuǐ bùjí, sìwéi yǒu tuān rùn āi yún zhī huà, zé bùshí yǒu héfēng shēngfā zhī yìng. sìwéi fā āi hūn zhòu zhù zhī biàn, zé bùshí yǒu piāodàng zhèn lā zhī fù. qí shěng běi, qí zàng shèn, qí bìng nèishè yāojǐgǔ suǐ, wàizài xīgǔ chuài xī. 水不及，四維有湍潤埃雲之化，
則不時有和風生髮之應。四維發埃昏驟注之變，則不時有飄蕩振拉之復。其眚北，其髒腎，其病內舍腰脊骨髓，外在溪谷踹膝。/水不及，四维有湍润埃云之化，则不时有和风生发之应。四维发埃昏骤注之变，
则不时有飘荡振拉之复。其眚北，其脏肾，其病内舍腰脊骨髓，外在溪谷踹膝。

fū wǔyùn zhī zhèng, yóu quánhéng yě, gāo zhě yì zhī, xià zhě jǔ zhī, huà zhě yìng zhī, biàn zhě fù zhī, cǐshēng cháng huàchéng shōucáng zhī lǐ, qì zhī cháng yě, shīcháng zé tiāndì sì sāi yǐ. gù yuē tiāndì zhī dòngjing, shénmíng wèi zhī jì, yīn-yáng zhī wǎngfù, hánshǔ zhāng qí zhào, cǐ zhī wèi yě. 夫五運之政，猶權衡也，高者抑之，下者舉之，化者應之，變者復之，此生長化成收藏之理，氣之常也，失常則天地四塞矣。故曰天地之動靜，神明為之紀，陰陽之往復，寒暑彰其兆，此之謂也。/夫五运之政，犹权衡也，高者抑之，下者举之，化者应之，变者复之，此生长化成收藏之理，气之常也，失常则天地四塞矣。故曰天地之动静，神明为之纪，阴阳之往复，寒暑彰其兆，此之谓也。

dì yuē: fūzǐ zhī yán wǔqì zhī biàn, sìshí zhī yìng, kěwèi xī yǐ, fū qì zhī dòngluàn, chù yù ér zuò, fā wúcháng huì, cùrán zāi hé, héyǐ qī zhī? 帝曰：夫子之言五氣之變，四時之應，可謂悉矣，夫氣之動亂，觸遇而作，發無常會，卒然災合，何以期之？/帝曰：夫子之言五气之变，四时之应，可谓悉矣，夫气之动乱，触遇而作，发无常会，卒然灾合，何以期之？

Qíbó yuē: tiānqì zhī dòngbiàn, gùbù cháng zài, ér déhuà zhènglìng zāibiàn, bùtóng qí hòu yě. 岐伯曰：天氣之動變，固不常在，而德化政令災變，不同其候也。/岐伯曰：天气之动变，固不常在，而德化政令灾变，不同其候也。

dì yuē: hé wèi yě? 帝曰：何謂也？/帝曰：何谓也？

Qíbó yuē: dōngfāng shēngfēng, fēng shēng mù, qí dé fū hé, qí huàshēng róng, qí zhèng shū qǐ, qí lìng fēng, qí biàn zhènfā, qí zāi sànluò. 岐伯曰：東方生風，風生木，其德敷和，其化生榮，其政舒啟，其令風，其變振發，其災散落。/岐伯曰：东方生风，风生木，其德敷和，其化生荣，其政舒启，其令风，其变振发，其灾散落。

nánfāng shēngrè, rè shēnghuǒ, qí dé zhāngxiǎn, qí huà fánmào, qí zhèng míngyào, qí lìng rè, qí biànxiāo shuò, qí zāi fán?. 南方生熱，熱生火，其德彰顯，其化蕃茂，其政明耀，其令熱，其變銷爍，其災燔?。/南方生热，热生火，其德彰显，其化蕃茂，其政明耀，其令热，其变销烁，其灾燔?。

zhōngyāng shēng shī, shī shēngtǔ, qí dé rùzhēng, qí huà fēng bèi, qí zhèng ānjìng, qí lìng shī, qí biàn zhòu zhù, qí zāi lín kuì. 中央生濕，濕生土，其德溽蒸，其化豐備，其政安靜，其令濕，其變驟注，其災霖潰。/中央生湿，湿生土，其德溽

蒸，其化丰备，其政安静，其令湿，其变骤注，其灾霖溃。
xīfāng shēng zào, zào shēngjīn, qí Déqīng jié, qí huà jǐn liǎn, qí zhèng jìn qiē, qí lìng zào, qí biàn sùshā, qí zāi cāng yǔn. 西方生燥，燥生金，其德清潔，其化緊斂，其政勁切，其令燥，其變肅殺，其災蒼隕。/西方生燥，燥生金，其德清洁，其化紧敛，其政劲切，其令燥，其变肃杀，其灾苍陨。
běifāng shēng hán, hán shēngshuǐ, qí dé qī-cāng, qí huà qīng mì, qí zhèng níng sù, qí lìng hán, qí biàn lìliè, qí zāi bīngxuě shuāng báo. 北方生寒，寒生水，其德淒滄，其化清謐，其政凝肅，其令寒，其變慄冽，其災冰雪霜雹。/北方生寒，寒生水，其德凄沧，其化清谧，其政凝肃，其令寒，其变栗冽，其灾冰雪霜雹。
shìyǐ chá qí dòngsè, yǒu dé, yǒu huà、yǒu zhèng、yǒu lìng、yǒubiàn、yǒu zāi, ér wù yóu zhī, ér rén yìng zhī yě. 是以察其動色，有德，
有化、有政、有令、有變、有災，而物由之，而人應之也。/是以察其动色，有德，有化、有政、有令、有变、有灾，而物由之，而人应之也。
dì yuē: fūzǐ zhī yán suì hòu bùjí, qí tàiguò ér shàng yìng Wǔxīng, jīn fū déhuà zhènglìng zāi shěng biànyì fēicháng ér yǒu yě, cùrán ér dòng, qí yì wèi zhī biàn hū? 帝曰：夫子之言歲候不及，其太過而上應五星，今夫德化政令災眚變易非常而有也，卒然而動，其亦為之變乎？/帝曰：夫子之言岁候不及，其太过而上应五星，今夫德化政令灾眚变易非常而有也，卒然而动，其亦为之变乎？
Qíbó yuē: chéng tiān ér xíng zhī, gù wúwàng dòng, wúbù yìng yě. cùrán ér dòng zhě, qì zhī jiāobiàn yě, qí bù yīng yān. gù yuē yìng cháng bù yīng zú, cǐ zhī wèi yě. 岐伯曰：承天而行之，故無妄動，無不應也。卒然而動者，氣之交變也，其不應焉。故曰應常不應卒，此之謂也。/岐伯曰：承天而行之，故无妄动，无不应也。卒然而动者，气之交变也，其不应焉。故曰应常不应卒，此之谓也。
Huángdì yuē: qí yìng nàihé? 黃帝曰：其應奈何？/黄帝曰：其应奈何？
Qíbó yuē: gè cóng qí qìhuà yě. 岐伯曰：各從其氣化也。/岐伯曰：各从其气化也。
Huángdì yuē: qí xíng zhī xú jí nì shùn hérú? 黃帝曰：
其行之徐疾逆順何如？/黄帝曰：其行之徐疾逆顺何如？
Qíbó yuē: yǐ dào liú jiǔ, nì shǒu ér xiǎo, shì wèi shěngxia. 岐伯曰：以道留久，逆守而小，是謂省下。/岐伯曰：以道留久，逆守而小，是谓省下。
yǐ dào ér qù, qù ér sù lái, qū ér guò zhī, shì wèi shěng yíguò yě. 以道而去，去而速來，曲而過之，是謂省遺過也。/以道而去，去而速来，曲而过之，是谓省遗过也。
jiǔliú ér huán, huò lí huò fù, shì wèi yì zāi, yǔqí dé yě. 久留而環，或離或附，是謂議災，與其德也。/久留而环，或离或附，是谓议灾，与其德也。
yìng jìn zé xiǎo, yìng yuǎn zé dà. 應近則小，應遠則大。/应近则小，应远则大。
máng ér dà, bèi cháng zhī yī, qí huà shèn, dà cháng zhī èr, qí shěng jí yě; xiǎo cháng zhī yī, qí huà jiǎn; xiǎo cháng zhī èr, shì wèi línshì, shěngxia zhīguò yǔqí dé yě, dé zhě fú zhī, guò zhě fá zhī. 芒而大，倍常之一，其化甚，大常之二，其眚即也；小常之一，其化減；小常之二，是謂臨視，省下之過與其德也，德者福之，過者伐之。/芒而大，倍常之一，其化甚，大常之二，其眚即也；小常之一，其化减；小常之二，是谓临视，省下之过与其德也，德者福之，过者伐之。
shìyǐ xiàng zhī jiàn yě, gāo ér yuǎn zé xiǎo, xià ér jìn zé dà, gù dà zé xǐ-nù ěr, xiǎo zé huòfú yuǎn. 是以象之見也，高而遠則小，下而近則大，故大則喜怒邇，小則禍福遠。/是以象之见也，高而远则小，下而近则大，故大则喜怒迩，小则祸福远。
suìyùn tàiguò, zé yùn xīng Běiyuè. yùnqi xiāngdé, zé gè xíng yǐ dào. 歲運太過，則運星北越。運氣相得，則各行以道。/岁运太过，则运星北越。运气相得，则各行以道。
gù suìyùn tàiguò, wèi xīng shīsè, ér jiān qí mǔ; bùjí zé sè jiān qí suǒ bùshèng. 故歲運太過，畏星失色，而兼其母；不及則色兼其所不勝。/故岁运太过，畏星失色，

而兼其母；不及则色兼其所不胜。

xiào zhě jùjù, mòzhī qí miào, mǐn mǐn zhī dāng, shú zhě wéi liáng, wàngxíng wú zhēng, shì wèi hóuwáng. 肖者瞿瞿，莫知其妙，閔閔之當，孰者為良，妄行無徵，示畏侯王。/肖者瞿瞿，莫知其妙，闵闵之当，孰者为良，妄行无徵，示畏侯王。

dì yuē: qí zāi yìng hérú? 帝曰：其災應何如？/帝曰：其灾应何如？

Qíbó yuē: yì gè cóng qí huà yě, gù shí zhì yǒu shèngshuāi, língfàn yǒu nì shùn, liú-shǒu yǒu duōshao, xíng jiàn yǒu shàn'è, sù shǔ yǒu shèng-fù, zhēng yīng yǒu jíxiōng yǐ. 岐伯曰：亦各從其化也，故時至有盛衰，凌犯有逆順，留守有多少，形見有善惡，宿屬有勝負，徵應有吉凶矣。/岐伯曰：亦各从其化也，故时至有盛衰，凌犯有逆顺，留守有多少，形见有善恶，宿属有胜负，徵应有吉凶矣。

dì yuē: qí shàn'è hé wèi yě? 帝曰：其善惡何謂也？/帝曰：其善恶何谓也？

Qíbó yuē: yǒuxǐ yǒu nù, yǒu yōu yǒu sāng, yǒu zé yǒu zào, cǐ xiàng zhī cháng yě, bì jǐn chá zhī. 岐伯曰：有喜有怒，有憂有喪，有澤有燥，此象之常也，必謹察之。/岐伯曰：有喜有怒，有忧有丧，有泽有燥，此象之常也，必谨察之。

dì yuē: liù zhě gāoxià yìhū? 帝曰：六者高下異乎？/帝曰：六者高下异乎？

Qíbó yuē: xiàng jiàn gāoxià, qí yìng yī yě, gùrén yì yìng zhī. 岐伯曰：象見高下，其應一也，故人亦應之。/岐伯曰：象见高下，其应一也，故人亦应之。

dì yuē: shàn. qí déhuà zhènglìng zhī dòngjìng sǔnyì jiē hérú? 帝曰：善。其德化政令之動靜損益皆何如？/帝曰：善。其德化政令之动静损益皆何如？

Qíbó yuē: fū déhuà zhènglìng zāibiàn, bù néng xiāngjiā yě; shèng-fù shèngshuāi, bù néng xiāng duō yě; wǎnglái xiǎo dà, bù néng xiāngguò yě; yòng zhī shēngjiàng, bù néng xiāng wú yě; gè cóng qí dòng ér fù zhī ěr. 岐伯曰：夫德化政令災變，不能相加也；勝負盛衰，不能相多也；往來小大，不能相過也；用之升降，不能相無也；各從其動而復之耳。/岐伯曰：夫德化政令灾变，不能相加也；胜负盛衰，不能相多也；往来小大，不能相过也；用之升降，不能相无也；各从其动而复之耳。

dì yuē: qí bìng shēng hérú? 帝曰：其病生何如？/帝曰：其病生何如？

Qíbó yuē: déhuà zhě, qì zhī xiáng; zhènglìng zhě, qì zhī zhāng; biànyì zhě, fù zhī jì; zāi shěng zhě, shāng zhī shǐ; qì xiāng shèngzhě hé, bù xiāng shèngzhě bìng; zhòng gǎn yú xié zéshèn yě. 岐伯曰：德化者，氣之祥；政令者，氣之章；變易者，復之紀；災眚者，傷之始；氣相勝者和，不相勝者病；重感於邪則甚也。/岐伯曰：德化者，气之祥；政令者，气之章；变易者，复之纪；灾眚者，伤之始；气相胜者和，不相胜者病；重感于邪则甚也。

dì yuē: shàn. suǒwèi jīngguāng zhī lùn, dà shèng zhī yè, xuānmíng dàdào, tōng yú wúqióng, jiū yú wújí yě. yú wén zhī shànyán tiān zhě, bì yìng yú rén, shànyán gǔ zhě, bì yàn yújīn, shànyán qì zhě, bì zhāng yú wù, shànyán yìng zhě, tóng tiāndì zhī huà, shànyán huà yán biàn zhě, tōng shénmíng zhī lǐ, fēi fūzǐ shú néng yán zhì dào yú. nǎi zé liáng zhào ér cáng zhī líng shì, měi dàn dú zhī, mìng yuē qì jiāobiàn, fēi zhāijiè bùgǎn fā, shèn chuán yě. 帝曰：善。所謂精光之論，大聖之業，宣明大道，通於無窮，究於無極也。餘聞之善言天者，必應於人，善言古者，必驗於今，善言氣者，必彰於物，善言應者，同天地之化，善言化言變者，通神明之理，非夫子孰能言至道歟。乃擇良兆而藏之靈室，每旦讀之，命曰氣交變，非齋戒不敢發，慎傳也。/帝曰：善。所谓精光之论，大圣之业，宣明大道，通于无穷，究于无极也。余闻之善言天者，必应于人，善言古者，必验于今，善言气者，必彰于物，善言应者，同天地之化，善言化言变者，通神明之理，非夫子孰能言至道欤。乃择良兆而藏之灵室，每旦读之，命曰气交变，非斋戒不敢发，慎传也。

Wǔcháng zhèng dà lùn piān dì-qīshí 五常政大論篇第七十/五常政大论篇第七十

Huángdì wèn yuē: tàixū liáokuò, wǔyùn huí báo, shèngshuāi bùtóng, sǔnyì xiāng cóng, yuàn wén píngqì, hérú ér míng, hérú ér jì yě? 黃帝問曰：太虛寥廓，五運回

薄，盛衰不同，損益相從，願聞平氣，何如而名，何如而紀也？/黄帝问曰：太虚寥廓，五运回薄，盛衰不同，损益相从，愿闻平气，何如而名，何如而纪也？

Qíbó duì yuē: zhāo hū zāi wèn yě; mù yuē fū hé, huǒ yuē shēng míng, tǔ yuē bèi huà, jīn yuē shěn píng, shuǐ yuē jìng shùn. 岐伯對曰：昭乎哉問也；木曰敷和，火曰升明，土曰備化，金曰審平，水曰靜順。/岐伯对曰：昭乎哉问也；木曰敷和，火曰升明，土曰备化，金曰审平，水曰静顺。

dì yuē: qí bùjí nàihé? 帝曰：其不及奈何？/帝曰：其不及奈何？

Qíbó yuē: mù yuē wěi hé, huǒ yuē fú míng, tǔ yuē bēi jiān, jīn yuē cóng gé, shuǐ yuē hé liú. 岐伯曰：木曰委和，火曰伏明，土曰卑監，金曰從革，水曰涸流。/岐伯曰：木曰委和，火曰伏明，土曰卑监，金曰从革，水曰涸流。

dì yuē: tàiguò hé wèi? 帝曰：太過何謂？/帝曰：太过何谓？

Qíbó yuē: mù yuē fāshēng, huǒ yuē hè xī, tǔ yuē dūn fù, jīn yuē jiān chéng, shuǐ yuē liúyǎn. 岐伯曰：木曰發生，火曰赫曦，土曰敦阜，金曰堅成，水曰流衍。/岐伯曰：木曰发生，火曰赫曦，土曰敦阜，金曰坚成，水曰流衍。

dì yuē: Sānqì zhī jì, yuàn wén qí hòu. 帝曰：三氣之紀，願聞其候。/帝曰：三气之纪，愿闻其候。

Qíbó yuē: xī hū zāi wèn yě! fū hé zhī jì, mù dé zhōu xíng, yáng shū yīn bù, wǔ huà xuān píng. qí qì duān, qí xìng suí, qí yòng qū-zhí, qí huàshēng róng, qí lèi cǎomù, qí zhèng fāsàn, qí hòuwēn hé, qí lìng fēng, qí zàng gān, gān qí wèi qīng; qí zhǔ mù, qí gǔ má, qí guǒ lǐ, qíshí hé, qí yìng chūn, qí chóng máo, qí xù quǎn, qí sè cāng; qí yǎng jīn, qí bìng lǐjí zhī mǎn, qí wèi suān, qí yīn jiǎo, qí wù zhōngjiān, qí shù bā. 岐伯曰：悉乎哉問也！敷和之紀，木德周行，陽舒陰布，五化宣平。其氣端，其性隨，其用曲直，其化生榮，其類草木，其政發散，其候溫和，其令風，其髒肝，肝其畏清；其主目，其谷麻，其果李，其實核，其應春，其蟲毛，其畜犬，其色蒼；其養筋，其病裡急支滿，其味酸，其音角，其物中堅，其數八。/岐伯曰：悉乎哉问也！敷和之纪，木德周行，阳舒阴布，五化宣平。其气端，其性随，其用曲直，其化生荣，其类草木，其政发散，其候温和，其令风，其脏肝，肝其畏清；其主目，其谷麻，其果李，其实核，其应春，其虫毛，其畜犬，其色苍；其养筋，其病里急支满，其味酸，其音角，其物中坚，其数八。

shēng míng zhī jì, zhèng yáng ér zhì, dé shī zhōu pǔ, wǔ huà jūnhéng. qí qì gāo, qí xìng sù, qí yòng fán zhuó, qí huà fánmào, qí lèi huǒ, qí zhèng míng yào, qí hòu yánshǔ, qí lìng rè, qí zāngxīn, xīn qí wèi hán, qí zhǔ shé, qí gǔ mài, qí guǒ xìng, qíshí luò, qí yìng xià, qí chóng yǔ, qí xù mǎ, qí sè chì; qí yǎng xuè, qí bìng? zhì, qí wèi kǔ, qí yīn zhēng, qí wù mài, qí shù qī. 升明之紀，正陽而治，德施周普，五化均衡。其氣高，其性速，其用燔灼，其化蕃茂，其類火，其政明曜，其候炎暑，其令熱，其髒心，心其畏寒，其主舌，其谷麥，其果杏，其實絡，其應夏，其蟲羽，其畜馬，其色赤；其養血，其病?瘈，其味苦，其音徵，其物脈，其數七。/升明之纪，正阳而治，德施周普，五化均衡。其气高，其性速，其用燔灼，其化蕃茂，其类火，其政明曜，其候炎暑，其令热，其脏心，心其畏寒，其主舌，其谷麦，其果杏，其实络，其应夏，其虫羽，其畜马，其色赤；其养血，其病?瘈，其味苦，其音徵，其物脉，其数七。

bèi huà zhī jì, qì xié tiān xiū, dé liú sì zhèng, wǔ huà qí xiū. qí qì píng, qí xìng shùn, qí yòng gāoxià, qí huà fēngmǎn, qí lèi tǔ, qí zhèng ānjìng, qí hòu rùzhēng, qí lìng shī, qí zàng pí, pí qí wèifēng; qí zhǔ kǒu, qí gǔ jì, qí guǒ zǎo, qíshí ròu, qí yìng chángxià, qí chóng luǒ, qí xù niú, qí sè huáng, qí yǎng ròu, qí bìng fǒu, qí wèi gān, qí yīn gōng, qí wù fū, qí shù wǔ. 備化之紀，氣協天休，德流四政，五化齊修。其氣平，其性順，其用高下，其化豐滿，其類土，其政安靜，其候溽蒸，其令濕，其髒脾，脾其畏風；其主口，其谷稷，其果棗，其實肉，其應長夏，其蟲倮，其畜牛，其色黃，其養肉，其病否，其味甘，其音宮，其物膚，其數五。/备化之纪，气协天休，德流四政，五化齐修。其气平，其性顺，

其用高下，其化丰满，其类土，其政安静，其候溽蒸，其令湿，其脏脾，脾其畏风；其主口，其谷稷，其果枣，其实肉，其应长夏，其虫倮，其畜牛，其色黄，其养肉，其病否，其味甘，其音宫，其物肤，其数五。

shěn píng zhī jì, shōu ér bù zhēng, shā ér wú fàn, wǔ huà xuānmíng. qí qì jié, qí xìnggāng, qí yòng sànluò, qí huà jiān liǎn, qí lèi jīn, qí zhèng jìn sù, qí hòu qīngqiè, qí lìng zào, qí zàng fèi, fèi qí wèi rè; qí zhǔ bí, qí gǔ dào, qí guǒ táo, qíshí qiào, qí yìng qiū, qí chóng jiè, qí xù jī, qí sè bái; qí yǎng pímáo, qí bìng ké, qí wèi xīn, qí yīn shāng, qí wùwài jiān, qí shǔjiǔ. 審平之紀，收而不爭，殺而無犯，五化宣明。其氣潔，其性剛，其用散落，其化堅斂，其類金，其政勁肅，其候清切，其令燥，其髒肺，肺其畏熱；其主鼻，其谷稻，其果桃，其實殼，其應秋，其蟲介，其畜雞，其色白；其養皮毛，其病咳，其味辛，其音商，其物外堅，其數九。/审平之纪，收而不争，杀而无犯，五化宣明。其气洁，其性刚，其用散落，其化坚敛，其类金，其政劲肃，其候清切，其令燥，其脏肺，肺其畏热；其主鼻，其谷稻，其果桃，其实壳，其应秋，其虫介，其畜鸡，其色白；其养皮毛，其病咳，其味辛，其音商，其物外坚，其数九。

jìng shùn zhī jì, cáng ér wù hài, zhì ér shàn xià, wǔ huà xián zhěng. qí qì míng, qí xìng xià, qí yòng wòyǎn, qí huà níng jiān, qí lèi shuǐ, qí zhèng liú yǎn, qí hòu níng sù, qí lìng hán, qí zàng shèn, shèn qí wèi shī; qí zhǔ èr yīn, qí gǔ dòu, qí guǒ lì, qíshí rú, qí yìng dōng, qí chóng lín, qí xù zhì, qí sè hēi, qí yǎng gǔsuǐ, qí bìng jué, qí wèi xián, qí yīn yǔ, qí wù rú, qí shù liù. 靜順之紀，藏而勿害，治而善下，五化咸整。其氣明，其性下，其用沃衍，其化凝堅，其類水，其政流演，其候凝肅，其令寒，其髒腎，腎其畏濕；其主二陰，其谷豆，其果栗，其實濡，其應冬，其蟲鱗，其畜彘，其色黑，其養骨髓，其病厥，其味咸，其音羽，其物濡，其數六。/静顺之纪，藏而勿害，治而善下，五化咸整。其气明，其性下，其用沃衍，其化凝坚，其类水，其政流演，其候凝肃，其令寒，其脏肾，肾其畏湿；其主二阴，其谷豆，其果栗，其实濡，其应冬，其虫鳞，其畜彘，其色黑，其养骨髓，其病厥，其味咸，其音羽，其物濡，其数六。

gù shēng ér wù shā, cháng ér wù fá, huà ér wù zhì, shōu ér wù hài, cáng ér wù yì, shì wèi píngqì. 故生而勿殺，長而勿罰，化而勿制，收而勿害，藏而勿抑，是謂平氣。/故生而勿杀，长而勿罚，化而勿制，收而勿害，藏而勿抑，是谓平气。

wěi hé zhī jì, shì wèi shèng shēng, shēngqì bù zhèng, huà qì nǎi yáng, cháng qì zì píng, shōu lìng nǎi zǎo, liáng yǔ shí jiàng, fēngyún bìng xīng, cǎomù wǎn róng, cāng gān diāoluò, wù xiù ér shí, fū ròu nèi chōng. qí qì liǎn, qí yòng jù, qí dòng xū lèi jū huǎn, qí fā jīnghài, qí zàng gān, qí guǒ zǎo lǐ, qíshí hé qiào, qí gǔ jì dào, qí wèi xīnsuān, qí sè bái cāng, qí xù quǎn jī, qí chóng máo jiè, qí zhǔ wù lù qīcāng, qí shēng jiǎo shāng, qí bìng yáodòng zhù kǒng, cóng jīn huà yě. shǎo jiǎo yǔ pàn shāngtóng, shàng jiǎo yǔ zhèng jiǎo tóng, shàng shāng yǔ zhèng shāngtóng. qí bìng zhī fèi yōngzhǒng chuāngyáng, qí gān chóng, xié shāng gān yě. shàng gōng yǔ zhènggōng tóng. xiāo sè sùshā, zé yán hè fèiténg, shěng yú sān, suǒwèi fù yě, qí zhǔ fēi dù qū zhì. nǎi wéi léi tíng. 委和之紀，是謂勝生，生氣不政，化氣乃揚，長氣自平，收令乃早，涼雨時降，風雲並興，草木晚榮，蒼干彫落，物秀而實，膚肉內充。其氣斂，其用聚，其動緛淚拘緩，其發驚駭，其髒肝，其果棗李，其實核殼，其谷稷稻，其味辛酸，其色白蒼，其畜犬雞，其蟲毛介，其主霧露淒滄，其聲角商，其病搖動注恐，從金化也。少角與判商同，上角與正角同，上商與正商同。其病支廢癰腫瘡瘍，其甘蟲，邪傷肝也。上宮與正宮同。蕭飋肅殺，則炎赫沸騰，眚於三，所謂覆也，其主飛蠹蛆雉。乃為雷廷。/委和之纪，是谓胜生，生气不政，化气乃扬，长气自平，收令乃早，凉雨时降，风云并兴，草木晚荣，苍干雕落，物秀而实，肤肉内充。其气敛，其用聚，其动緛泪拘缓，其发惊骇，其脏肝，其果枣李，其实核壳，其谷稷稻，其味辛酸，其色白苍，其畜犬鸡，其虫毛介，其主雾露凄沧，其声角商，其病摇动注恐，

从金化也。少角与判商同，上角与正角同，上商与正商同。其病支废痈肿疮疡，其甘虫，邪伤肝也。上宫与正宫同。萧飋肃杀，则炎赫沸腾，眚于三，所谓覆也，其主飞蠹蛆雉。乃为雷廷。
fú míng zhī jì, shì wéi shèng cháng. cháng qì bù xuān, cáng qì fǎn bù, shōu qì zì zhèng, huà lìng nǎi héng, hán qīngshù jǔ, shǔ lìng nǎi báo, chéng huà wù shēng, shēng ér bù cháng, chéngshi ér zhì, yù huà yǐ lǎo, yángqì qūfú, zhéchóng zǎo cáng. qí qìyù, qí yòng bào, qí dòng zhāng fú biànyì, qí fātòng, qí zāngxīn, qí guǒ lì táo, qíshí luò rú, qí gǔ dòu dào, qí wèi kǔ xián, qí sè xuán dān, qí xù mǎ zhì, qí chóng yǔ lín, qí zhǔ bīngxuě shuāng hán, qí shēng zhēng yǔ, qí bìng hūnhuò bēi wàng. cóng shuǐhuà yě. shǎo zhēng yǔ shǎo yǔ tóng, shàng shāng yǔ zhèng shāngtóng. xié shāngxīn yě. níng cǎn lìliè, zé bàoyǔ lín yín, shěng yú jiǔ, qí zhǔ zhòu zhù, léitíng zhènjīng, chén yīn（yīn yīn yì tóng）yínyǔ. 伏明之紀，是為勝長。長氣不宣，藏氣反布，收氣自政，化令乃衡，寒清數舉，暑令乃薄，承化物生，生而不長，成實而稚，遇化已老，陽氣屈服，
蟄蟲早藏。其氣鬱，其用暴，其動彰伏變易，其發痛，其髒心，其果栗桃，其實絡濡，其谷豆稻，其味苦咸，其色玄丹，其畜馬彘，其蟲羽鱗，其主冰雪霜寒，其聲徵羽，其病昏惑悲忘。從水化也。少徵與少羽同，上商與正商同。邪傷心也。凝慘慄冽，則暴雨霖霪，眚於九，其主驟注，雷霆震驚，沉黔（音陰義同）淫雨。/伏明之纪，是为胜长。长气不宣，藏气反布，收气自政，化令乃衡，寒清数举，暑令乃薄，承化物生，生而不长，成实而稚，遇化已老，阳气屈服，蛰虫早藏。其气郁，其用暴，其动彰伏变易，其发痛，其脏心，其果栗桃，其实络濡，其谷豆稻，其味苦咸，其色玄丹，其畜马彘，其虫羽鳞，其主冰雪霜寒，其声徵羽，
其病昏惑悲忘。从水化也。少徵与少羽同，上商与正商同。邪伤心也。凝惨栗冽，则暴雨霖霪，眚于九，其主骤注，雷霆震惊，沉黔（音阴义同）淫雨。
bēi jiān zhī jì, shì wèi jiǎn huà. huà qì bù lìng, shēng zhèng dú zhāng, cháng qì zhěng, yǔ nǎi qiān, shōu qì píng, fēnghán bìng xīng, cǎomù róng měi, xiù'érbùshí chéng ér bǐ yě. qí qì sàn, qí yòng jìng dìng, qí dòng yáng yǒng, fēn kuì yōngzhǒng, qí fā rúzhì, qí zàng pí, qí guǒ lǐ lì, qíshí rú hé, qí gǔ dòu má, qí wèi suāngān, qí sè cānguáng, qí xù niú quǎn, qí chóng luǒ máo, qí zhǔ piāo nù zhènfā, qí shēng gōng jiǎo, qí bìng liú mǎn fǒu sāi, cóng mù huà yě. shǎo gōng yǔ shǎo jiǎo tóng, shàng gōng yǔ zhènggōng tóng, shàng jiǎo yǔ zhèng jiǎo tóng, qí bìng sūn xiè, xié shāng pí yě. zhèn lā piāoyáng, zé cāng gān sànluò, qí shěng sìwéi, qí zhǔ bài zhé, hǔláng qīngqì nǎi yòng, shēng zhèng nǎi rǔ. 卑監之紀，是謂減化。化氣不令，生政獨彰，長氣整，雨乃愆，收氣平，風寒並興，草木榮美，秀而不實成而秕也。其氣散，其用靜定，其動瘍湧，分潰癰腫，其發濡滯，其髒脾，其果李栗，其實濡核，其谷豆麻，其味酸甘，其色蒼黃，其畜牛犬，其蟲倮毛，其主飄怒振發，其聲宮角，其病流滿否塞，從木化也。少宮與少角同，上宮與正宮同，上角與正角同，其病飧泄，邪傷脾也。振拉飄揚，則蒼干散落，其眚四維，其主敗折，虎狼清氣乃用，生政乃辱。/卑监之纪，是谓减化。化气不令，生政独彰，长气整，雨乃愆，收气平，风寒并兴，草木荣美，秀而不实成而秕也。其气散，其用静定，其动疡涌，分溃痈肿，其发濡滞，其脏脾，其果李栗，其实濡核，其谷豆麻，其味酸甘，其色苍黄，其畜牛犬，其虫倮毛，其主飘怒振发，其声宫角，其病流满否塞，从木化也。少宫与少角同，上宫与正宫同，上角与正角同，其病飧泄，邪伤脾也。振拉飘扬，则苍干散落，其眚四维，其主败折，虎狼清气乃用，生政乃辱。
cóng gé zhī jì, shì wéi zhéshōu. shōu qì nǎi hòu, shēngqì nǎi yáng, cháng huàhé dé, huǒzhèng nǎi xuān, shù lèi yǐ fán. qí qì yáng, qí yòng zào qiē, qí dòng kēng jìn mào jué, qí fā kéchuǎn, qí zàng fèi, qí guǒ lǐxìng, qíshí qiào luò, qí gǔ má mài, qí wèi kǔxīn, qí sè báidān, qí xù jī yáng, qí chóng jiè yǔ, qí zhǔ míng yào yán shuò, qí shēng shāng zhēng, qí bìng tì ké qiú nǜ, cóng huǒhuà yě. shǎoshāng yǔ shǎo zhēng tóng, shàng shāng yǔ zhèng shāngtóng, shàng jiǎo yǔ zhèng jiǎo tóng, xié shāng fèi yě. yán guāng hè liè, zé bīngxuě shuāng báo,

shěng yú qī, qí zhǔ lín fú zhì shǔ, suì qì zǎo zhì, nǎi shēng Dàhán. 從革之紀，是為折收。收氣乃後，生氣乃揚，長化合德，火政乃宣，庶類以蕃。其氣揚，其用躁切，其動鏗禁瞀厥，其發咳喘，其髒肺，其果李杏，其實殼絡，其谷麻麥，其味苦辛，其色白丹，其畜雞羊，其蟲介羽，其主明曜炎爍，其聲商徵，其病嚏咳鼽衄，從火化也。少商與少徵同，上商與正商同，上角與正角同，邪傷肺也。炎光赫烈，則冰雪霜雹，眚於七，其主鱗伏彘鼠，歲氣早至，乃生大寒。/从革之纪，是为折收。收气乃后，生气乃扬，长化合德，火政乃宣，庶类以蕃。其气扬，其用躁切，其动铿禁瞀厥，其发咳喘，其脏肺，其果李杏，其实壳络，其谷麻麦，其味苦辛，其色白丹，其畜鸡羊，其虫介羽，其主明曜炎烁，其声商徵，其病嚏咳鼽衄，从火化也。少商与少徵同，上商与正商同，上角与正角同，邪伤肺也。炎光赫烈，则冰雪霜雹，眚于七，其主鳞伏彘鼠，岁气早至，乃生大寒。

hé liú zhī jì, shì wéi fǎn yáng, cáng lìng bù jǔ, huà qì nǎi chāng, cháng qì xuānbù, zhéchóng bù cáng, tǔ rùn shuǐquán jiǎn, cǎomù tiáo mào, róng xiù mǎn shèng. qí qìzhì, qí yòng shènxiè, qí dòng jiān zhǐ, qí fāzào gǎo, qí zàng shèn, qí guǒ zǎo xìng, qíshí rú ròu, qí gǔ shǔ jì, qí wèi gān xián, qí sè jīn xuán, qí xù zhì niú, qí chóng lín luǒ, qí zhǔ āi yù hūn yì, qí shēng yǔ gōng, qí bìng wěi jué jiān xià, cóng tǔhuà yě. shǎo yǔ yǔ shǎo gōng tóng, shàng gōng yǔ zhènggōng tóng, qí bìng lóng hóng, xié shāng shèn yě. āi hūn zhòuyǔ, zé zhèn lā cuī bá, shěng yú yī, qí zhǔ máo shī hú hé, biànhuà bù cáng. 涸流之紀，是為反陽，藏令不舉，化氣乃昌，長氣宣佈，蟄蟲不藏，土潤水泉減，草木條茂，榮秀滿盛。其氣滯，其用滲泄，其動堅止，其發燥槁，其髒腎，其果棗杏，其實濡肉，其谷黍稷，其味甘鹹，其色黅玄，其畜彘牛，其蟲鱗倮，其主埃鬱昏翳，其聲羽宮，其病痿厥堅下，從土化也。少羽與少宮同，上宮與正宮同，其病癃閟，邪傷腎也。埃昏驟雨，則振拉摧拔，眚於一，其主毛濕狐貉，變化不藏。/涸流之纪，是为反阳，藏令不举，化气乃昌，长气宣布，蛰虫不藏，土润水泉减，草木条茂，荣秀满盛。其气滞，其用渗泄，其动坚止，其发燥槁，其脏肾，其果枣杏，其实濡肉，其谷黍稷，其味甘咸，其色黅玄，其畜彘牛，其虫鳞倮，其主埃郁昏翳，其声羽宫，其病痿厥坚下，从土化也。少羽与少宫同，上宫与正宫同，其病癃闭，邪伤肾也。埃昏骤雨，则振拉摧拔，眚于一，其主毛湿狐貉，变化不藏。

gù chéng wēi ér xíng, bù sù ér zhì, bào nüè wú dé, zāi fǎn jí zhī, wēi zhě fù wēi, shènzhě fù shèn, qì zhī cháng yě. 故乘危而行，不速而至，暴瘧無德，災反及之，微者復微，甚者復甚，氣之常也。/故乘危而行，不速而至，暴疟无德，灾反及之，微者复微，甚者复甚，气之常也。

fāshēng zhī jì, shì wéi qǐ chén. tǔ shū xiè, cāng qì dá, yánghé bù huà, yīnqì nǎi suí, shēngqì Chúnhuà, wànwù yǐ róng. qí huà-shēng, qí qì měi, qí zhèng sàn, qí lìng tiáo shū, qí dòng diàoxuàn diān jí, qí dé míng mí qǐ chè, qí biàn zhèn lā cuī bá, qí gǔ má dào, qí xù jī quǎn, qí guǒ lǐtáo, qí sè qīn-ghuáng bái, qí wèi suāngān xīn, qí xiàng chūn, qí jīng zú jué yīn shàoyáng, qí zàng gān pí, qí chóng máo jiè, qí wù zhōngjiān wài jiān, qí bìng nù. tài jiǎo yǔ shàng shāngtóng. shàng zhēng zé qí qìnì, qí bìng tǔ lì. bù wù qí dé, zé shōu qì fù, qiūqì jìn qiē, shèn zé sùshā, qīngqì dà zhì, cǎomù diāo líng, xié nǎi shāng gān. 發生之紀，是為啟陳。土疏泄，蒼氣達，陽和布化，陰氣乃隨，生氣淳化，萬物以榮。其化生，其氣美，其政散，其令條舒，其動掉眩巔疾，其德鳴靡啟坼，其變振拉摧拔，其谷麻稻，其畜雞犬，其果李桃，其色青黃白，其味酸甘辛，其象春，其經足厥陰少陽，其髒肝脾，其蟲毛介，其物中堅外堅，其病怒。太角與上商同。上徵則其氣逆，其病吐利。不務其德，則收氣復，秋氣勁切，甚則肅殺，清氣大至，草木雕零，邪乃傷肝。/发生之纪，是为启陈。土疏泄，苍气达，阳和布化，阴气乃随，生气淳化，万物以荣。其化生，其气美，其政散，其令条舒，其动掉眩巅疾，其德鸣靡启坼，其变振拉摧拔，其谷麻稻，其畜鸡犬，其果李桃，其色青黄

白，其味酸甘辛，其象春，其经足厥阴少阳，其脏肝脾，其虫毛介，其物中坚外坚，其病怒。太角与上商同。上徵则其气逆，其病吐利。不务其德，则收气复，秋气劲切，甚则肃杀，清气大至，草木雕零，邪乃伤肝。

hè xī zhī jì, shì wéi fánmào. yīnqì nèihuà, yángqì wài róng, yánshǔ shī huà, wù déyǐ chāng. qí huà cháng, qí qì gāo, qí zhèng dòng, qí lìng míngxiǎn, qí dòng yán zhuó wàng rǎo, qí dé xuān shǔ yùzhēng, qí biàn yán liè fèiténg, qí gǔ màidòu, qí xù yáng zhì, qí guǒ xìng lì, qí sè chì bái xuán, qí wèi kǔxīn xián, qí xiàng xià, qí jīngshǒu shàoyīn tàiyáng, shǒu jué yīn shàoyáng, qí zāngxīn fèi, qí chóng yǔ lín, qí wù mài rú, qí bìng xiào nüè chuāngyáng xuèliú kuángwàng mùchì. shàng yǔ yǔ zhèng zhēng tóng. qí shōuqí, qí bìng , shàng zhēng ér shōu qì hòu yě. bàoliè qí zhèng, cáng qì nǎi fù, shí jiàn níng cǎn, shèn zé yǔshuǐ, shuāng báo、qiē hán、xié shāng-xīn yě. 赫曦之紀，是為蕃茂。陰氣內化，陽氣外榮，炎暑施化，
物得以昌。其化長，其氣高，其政動，其令明顯，其動炎灼妄擾，其德喧暑鬱蒸，其變炎烈沸騰，其谷麥豆，其畜羊彘，其果杏栗，其色赤白玄，其味苦辛咸，其象夏，其經手少陰太陽，手厥陰少陽，其髒心肺，其蟲羽鱗，其物脈濡，其病笑瘧瘡瘍血流狂妄目赤。上羽與正徵同。其收齊，其病 ，上徵而收氣後也。暴烈其政，藏氣乃復，時見凝慘，甚則雨水，霜雹、切寒、邪傷心也。/赫曦之纪，是为蕃茂。阴气内化，阳气外荣，炎暑施化，物得以昌。其化长，其气高，其政动，其令明显，其动炎灼妄扰，其德喧暑郁蒸，其变炎烈沸腾，其谷麦豆，其畜羊彘，其果杏栗，其色赤白玄，其味苦辛咸，其象夏，其经手少阴太阳，手厥阴少阳，其脏心肺，其虫羽鳞，其物脉濡，其病笑疟疮疡血流狂妄目赤。上羽与正徵同。其收齐，其病 ，上徵而收气后也。暴烈其政，藏气乃复，时见凝惨，甚则雨水，霜雹、切寒、邪伤心也。

dūn fù zhī jì, shì wéi guǎng huà. hòu Déq-īng jìng, shùn cháng yǐ yíng, zhì yīn nèi shí, wùhuà chōng chéng. yān āi méng yù, jiànyú hòu tǔ, dàyǔ shíxíng, shīqi nǎi yòng, zào zhèng nǎi bì. qí huà yuán, qí qì fēng, qí zhèng jìng, qí lìng zhōubèi, qí dòng rú jī bìng xù, qí dé róurùn zhòng nào, qí biàn zhènjīng, piāo zhòu bēngkuì, qí gǔ jì má, qí xù niú quǎn, qí guǒ zǎo lǐ, qí sè jīn xuán cāng, qí wèi gān xiánsuān, qí xiàng chángxià, qí jīng zú tàiyīn yángmíng, qí zàng pí shèn, qí chóng luǒ máo, qí wù jī hé, qí bìng fùmǎn, sì zhī bù jǔ, dàfēng xùn zhì, xié shāng pí yě. 敦阜之紀，
是為廣化。厚德清靜，順長以盈，至陰內實，物化充成。煙埃朦鬱，見於厚土，大雨時行，濕氣乃用，
燥政乃闢。其化圓，其氣豐，其政靜，其令周備，其動濡積並稸，其德柔潤重淖，其變震驚，飄驟崩潰，其谷稷麻，其畜牛犬，其果棗李，其色黅玄蒼，其味甘咸酸，其象長夏，其經足太陰陽明，其髒脾腎，其蟲倮毛，其物肌核，其病腹滿，四支不舉，大風迅至，邪傷脾也。/敦阜之纪，是为广化。厚德清静，顺长以盈，至阴内实，
物化充成。烟埃朦郁，见于厚土，大雨时行，湿气乃用，燥政乃辟。其化圆，其气丰，其政静，其令周备，其动濡积并稸，其德柔润重淖，其变震惊，飘骤崩溃，其谷稷麻，其畜牛犬，其果枣李，其色黅玄苍，其味甘咸酸，其象长夏，其经足太阴阳明，其脏脾肾，其虫倮毛，其物肌核，其病腹满，四支不举，大风迅至，邪伤脾也。

jiān chéng zhī jì, shì wéi shōu yǐn. tiānqì jié, dìqì míng, yángqì suí yīn zhì huà, zào xíng qí zhèng, wù yǐ sī chéng, shōu qì fán bù, huà qià bù zhōng. qí huàchéng, qí qì xiāo, qí zhèng sù, qí lìng ruì qiē, qí dòng bào zhé yáng zhù, qí dé wù lù xiāo sè, qí biàn sùshā diāo líng, qí gǔ dàoshǔ, qí xù jī mǎ, qí guǒ táo xìng, qí sè báiqīng dān, qí wèi xīnsuān kǔ, qí xiàng qiū, qí jīngshǒu tàiyīn yángmíng, qí zàng fèigān, qí chóng jiè yǔ, qí wù qiào luò, qí bìng chuǎnhè, xiōng? yǎngxī. shàng zhēng yǔ zhèng shāngtóng. qí shēng qí, qí bìng ké. zhèng bào biàn, zé míng mù bù róng, róu cuì jiāo shǒu, cháng qì sī jiù, dàhuǒ liú yán, shuò qiě zhì, wàn jiāng gǎo, xié shāng fèi yě. 堅成之紀，是為收引。天氣潔，地氣明，陽氣隨陰治化，燥行其政，物以司成，收氣繁布，化洽不終。其化成，其氣削，其政肅，其令銳切，其動暴折瘍疰，其德霧露蕭颸，其變肅殺雕零，其

谷稻黍，其畜雞馬，其果桃杏，其色白青丹，其味辛酸苦，其象秋，其經手太陰陽明，其髒肺肝，其蟲介羽，其物殼絡，其病喘喝，胸?仰息。上徵與正商同。其生齊，其病咳。政暴變，則名木不榮，柔脆焦首，長氣斯救，大火流炎，爍且至，蔓將槁，邪傷肺也。/坚成之纪，是为收引。天气洁，地气明，阳气随阴治化，燥行其政，物以司成，收气繁布，化洽不终。其化成，其气削，其政肃，其令锐切，其动暴折疡疰，其德雾露萧飋，其变肃杀雕零，其谷稻黍，其畜鸡马，其果桃杏，其色白青丹，其味辛酸苦，其象秋，其经手太阴阳明，其脏肺肝，其虫介羽，其物壳络，其病喘喝，胸?仰息。上徵与正商同。其生齐，其病咳。政暴变，则名木不荣，柔脆焦首，长气斯救，大火流炎，烁且至，蔓将槁，邪伤肺也。

liúyǎn zhī jì, shì wéi fēng cáng. hán sī wùhuà, tiāndì yán níng, cáng zhèng yǐ bù, cháng lìng bùyáng. qí huà lǐn, qí qì jiān, qí zhèng mì, qí lìng liúzhù, qí dòng piāo xiè wò yǒng, qí dé níng cǎn hán fēn, qí biàn bīngxuě shuāng báo, qí gǔ dòu jì, qí xù zhì niú, qí guǒ lì zǎo, qí sè hēidān jīn, qí wèi xián kǔ gān, qí xiàng dōng, qí jīng zú shàoyīn tàiyáng, qí zàng shèn xīn, qí chóng lín luǒ, qí wù rú mǎn, qí bìng zhàng. shàng yǔ ér cháng qì bù huà yě. zhèng guò zé huà qì dàjǔ, ér āi hūn qì jiāo, dàyǔ shí jiàng, xié shāng shèn yě. 流衍之紀，是為封藏。寒司物化，天地嚴凝，藏政以布，長令不揚。其化凜，其氣堅，其政謐，其令流注，其動漂泄沃湧，其德凝慘寒雰，其變冰雪霜雹，其谷豆稷，其畜彘牛，其果栗棗，其色黑丹黅，其味鹹苦甘，其象冬，其經足少陰太陽，其髒腎心，其蟲鱗倮，其物濡滿，其病脹。上羽而長氣不化也。政過則化氣大舉，而埃昏氣交，大雨時降，邪傷腎也。/流衍之纪，是为封藏。寒司物化，天地严凝，藏政以布，长令不扬。其化凛，其气坚，其政谧，其令流注，其动漂泄沃涌，其德凝惨寒雰，其变冰雪霜雹，其谷豆稷，其畜彘牛，其果栗枣，其色黑丹黅，其味咸苦甘，其象冬，其经足少阴太阳，其脏肾心，其虫鳞倮，其物濡满，其病胀。上羽而长气不化也。政过则化气大举，而埃昏气交，大雨时降，邪伤肾也。

gù yuē: tiān héng qí dé, zé suǒ shèng láifù; zhèng héng qí lǐ, zé suǒ shèng tónghuà, cǐ zhī wèi yě. 故曰：天恆其德，則所勝來復；政恆其理，則所勝同化，此之謂也。/故曰：天恒其德，则所胜来复；政恒其理，则所胜同化，此之谓也。

dì yuē: tiān bùzú xīběi, zuǒ hán ér yòu liáng; dì bùmǎn dōngnán, yòu rè ér zuǒ wēn, qí gù héyě? 帝曰：天不足西北，左寒而右涼；地不滿東南，右熱而左溫，其故何也？/帝曰：天不足西北，左寒而右凉；地不满东南，右热而左温，其故何也？

Qíbó yuē: yīn-yáng zhī qì, gāoxià zhī lǐ, tài shǎo zhī yì yě. dōngnánfāng, yáng yě, yáng zhě, qí jīng jiàng yú xià, gù yòu rè ér zuǒ wēn. xīběifāng, yīn yě. yīn zhě, qí jīng fèng yú shàng, gù zuǒ hán ér yòu liáng. shìyǐ dì yǒu gāoxià, qì yǒu wēn liáng. gāo zhě qì hán, xià zhě qì rè, gù shì hánliáng zhě zhàng zhī, wēnrè zhě chuāng, xià zhī zé zhàng yǐ, hàn zhī zé chuāng yǐ, cǐ còulǐ kāi-bì zhī cháng, tài shǎo zhī yì ěr. 岐伯曰：陰陽之氣，高下之理，太少之異也。東南方，陽也，陽者，其精降於下，故右熱而左溫。西北方，陰也。陰者，其精奉於上，故左寒而右涼。是以地有高下，氣有溫涼。高者氣寒，下者氣熱，故適寒涼者脹之，溫熱者瘡，下之則脹已，汗之則瘡已，此腠理開閉之常，太少之異耳。/岐伯曰：阴阳之气，高下之理，太少之异也。东南方，阳也，阳者，其精降于下，故右热而左温。西北方，阴也。阴者，其精奉于上，故左寒而右凉。是以地有高下，气有温凉。高者气寒，下者气热，故适寒凉者胀之，温热者疮，下之则胀已，汗之则疮已，此腠理开闭之常，太少之异耳。

dì yuē: qí yú shòuyāo, hérú? 帝曰：其於壽夭，何如？/帝曰：其于寿夭，何如？

Qíbó yuē: yīn jīng suǒ fèng qí rén shòu; yáng jīng suǒ jiàng qí rén yāo. 岐伯曰：陰精所奉其人壽；陽精所降其人夭。/岐伯曰：阴精所奉其人寿；阳精所降其人夭。

dì yuē: shàn. qí bìng yě, zhì zhī nàihé? 帝曰：善。其病也，治之奈何？/帝曰：善。其病也，治之奈何？

Qíbó yuē: xīběi zhī qì, sàn ér hán zhī,

dōngnán zhī qì, shōu ér wēn zhī, suǒwèi tóng bìng yì zhì yě. gù yuē qì hánqì liáng, zhì yǐ hánliáng, xíngshuǐ zì zhī; qìwēn qì rè, zhì yǐ wēnrè, qiáng qínèi shǒu, bì tóng qí qì, kě shǐ píng yě, jiǎ zhě fǎnzhī. 岐伯曰：西北之氣，散而寒之，東南之氣，收而溫之，所謂同病異治也。故曰氣寒氣涼，治以寒涼，行水漬之；氣溫氣熱，治以溫熱，強其內守，必同其氣，可使平也，假者反之。/岐伯曰：西北之气，散而寒之，东南之气，收而温之，所谓同病异治也。故曰气寒气凉，治以寒凉，行水渍之；气温气热，治以温热，强其内守，必同其气，可使平也，假者反之。

dì yuē: shàn. yī zhōu zhī qì, shēnghuà shòuyāo bùtóng, qí gù héyě? 帝曰：善。一州之氣，生化壽夭不同，其故何也？/帝曰：善。一州之气，生化寿夭不同，其故何也？

Qíbó yuē: gāoxià zhī lǐ, dìshì shǐrán yě. chónggāo zé yīnqì zhì zhī, wū xiàzé yángqì zhì zhī, yáng shèngzhě xiāntiān, yīn shèngzhě hòutiān, cǐdì lǐ zhī cháng, shēnghuà zhī dào yě. 岐伯曰：高下之理，地勢使然也。崇高則陰氣治之，污下則陽氣治之，陽勝者先天，陰勝者後天，此地理之常，生化之道也。/岐伯曰：高下之理，地势使然也。崇高则阴气治之，污下则阳气治之，阳胜者先天，阴胜者后天，此地理之常，生化之道也。

dì yuē: qí yǒu shòuyāo hū? 帝曰：其有壽夭乎？/帝曰：其有寿夭乎？

Qíbó yuē: gāo zhě qí qì shòu, xià zhě qí qì yāo, dì zhī dà xiǎoyì yě. xiǎozhě xiǎoyì, dàzhě dà yì, gù zhìbìng zhě, bì míngtiān dàodì lǐ, yīn-yáng gēng shèng, qì zhī xiānhòu, rén zhī shòuyāo, shēnghuà zhī qī, nǎikě yǐ zhīrén zhī xíngqì yǐ. 岐伯曰：高者其氣壽，下者其氣夭，地之大小異也。小者小異，大者大異，故治病者，必明天道地理，陰陽更勝，氣之先後，人之壽夭，生化之期，乃可以知人之形氣矣。/岐伯曰：高者其气寿，下者其气夭，地之大小异也。小者小异，大者大异，故治病者，必明天道地理，阴阳更胜，气之先后，人之寿夭，生化之期，乃可以知人之形气矣。

dì yuē: shàn. qí suì yǒu bù bìng, ér cáng qì bù yīng bùyòng zhě, héyě? 帝曰：善。其歲有不病，而藏氣不應不用者，何也？/帝曰：善。其岁有不病，而藏气不应不用者，何也？

Qíbó yuē: tiānqì zhì zhī, qì yǒusuǒ cóng yě. 岐伯曰：天氣制之，氣有所從也。/岐伯曰：天气制之，气有所从也。

dì yuē: yuàn zú wén zhī. 帝曰：願卒聞之。/帝曰：愿卒闻之。

Qíbó yuē: shàoyáng sī tiān, huǒqì xià lín, fèi qìshàng cóng, bái, qǐ jīn yòng, cǎomù shěng, huǒ jiàn fán cuì, gé jīn qiě hào, dàshǔ yǐ xíng, ké tì、qiú nǜ, bí zhì rì yáng, hánrè fū zhǒng. 岐伯曰：少陽司天，火氣下臨，肺氣上從，白，起金用，草木眚，火見燔焫，革金且耗，大暑以行，咳嚏、鼽衄，鼻窒日瘍，寒熱胕腫。/岐伯曰：少阳司天，火气下临，肺气上从，白，起金用，草木眚，火见燔淬，革金且耗，大暑以行，咳嚏、鼽衄，鼻窒日疡，寒热胕肿。

fēngxíng yú dì, chénshā fēiyáng, xīntòng wèiwǎn tòng, jué nì gé bùtōng, qí zhǔ bào sù. 風行於地，塵沙飛揚，心痛胃脘痛，厥逆膈不通，其主暴速。/风行于地，尘沙飞扬，心痛胃脘痛，厥逆膈不通，其主暴速。

yángmíng sī tiān, zào qì xià lín, gānqi shàng cóng, cāng qǐ mù yòng érlì, tǔ nǎi shěng, qīcāng shù zhì, mù fá cǎo wěi, xiétòng mùchì, diào zhèn gǔ lì, jīn wěi bù néng jiǔ lì. 陽明司天，燥氣下臨，肝氣上從，蒼起木用而立，土乃眚，淒滄數至，木伐草萎，脅痛目赤，掉振鼓栗，筋痿不能久立。/阳明司天，燥气下临，肝气上从，苍起木用而立，土乃眚，凄沧数至，木伐草萎，胁痛目赤，掉振鼓栗，筋痿不能久立。

bàorè zhì tǔ nǎi shǔ, yángqì yù fā, xiǎobiàn biàn, hánrè rú nüè, shèn zé xīntòng; huǒ xíng yú gǎo, liúshuǐ bù bīng, zhéchóng nǎi jiàn. 暴熱至土乃暑，陽氣鬱發，小便變，寒熱如瘧，甚則心痛；火行於槁，流水不冰，蟄蟲乃見。/暴热至土乃暑，阳气郁发，小便变，寒热如疟，甚则心痛；火行于槁，流水不冰，蛰虫乃见。

tàiyáng sī tiān, hánqì xià lín, xīnqì shàng cóng, ér huǒ qiě míng. dān qǐ jīn nǎi shěng, hán qīngshí jǔ, shèng zé shuǐ bīng, huǒqì gāomíng, xīnrè fán, yì gān、shàn kě、qiú tì、xǐ bēi shù qiàn, rèqì wàngxíng, hán nǎi fù, shuāng bùshí jiàng, shànwàng, shèn zé xīntòng. 太陽司天，寒氣下臨，心氣上從，而火且明。丹起金乃眚，寒清時舉，勝則水冰，火氣高明，心熱煩，溢干、善渴、鼽嚏、喜悲數欠，熱氣妄行，寒乃復，霜不時降，善忘，甚則心痛。/太阳司天，寒气下临，心气上从，而火且明。丹起金乃眚，寒清时举，胜则水冰，火气高明，心热烦，溢干、善渴、鼽嚏、喜悲数欠，热气妄行，寒乃复，霜不时降，善忘，甚则心痛。

tǔ nǎi rùn, shuǐ fēngyǎn, hánkè zhì, chényīn huà, shīqi biàn wù, shuǐyǐn nèi jī, zhōngmǎn bù shí, pí（chuáng shàng jūn xià jīn）ròu kē, jīnmài bùlì, shèn zé fū zhǒng, shēnhòu yōng. 土乃潤，水豐衍，寒客至，沉陰化，濕氣變物，水飲內稽，中滿不食，皮（疒上君下巾）肉苛，筋脈不利，甚則胕腫，身後癰。/土乃润，水丰衍，寒客至，沉阴化，湿气变物，水饮内稽，中满不食，皮（疒上君下巾）肉苛，筋脉不利，甚则胕肿，身后痈。

jué yīnsī tiān, fēngqì xià lín, píqi shàng cóng, ér shàng qiě lóng, huáng qǐ, shuǐ nǎi shěng, tǔ yòng gé. tǐzhòng, jīròu wěi, shí jiǎn kǒu shuǎng, fēngxíng tàixū, yún wù yáodòng, mù zhuǎn ěrmíng. 厥陰司天，風氣下臨，脾氣上從，而上且隆，黃起，水乃眚，土用革。體重，肌肉萎，食減口爽，風行太虛，雲物搖動，目轉耳鳴。/厥阴司天，风气下临，脾气上从，而上且隆，黄起，水乃眚，土用革。体重，肌肉萎，食减口爽，风行太虚，云物摇动，目转耳鸣。

huǒ zòng qí bào, dì nǎi shǔ, dà rè xiāo shuò, chì wò xià, zhéchóng shù jiàn, liúshuǐ bù bīng, qí fā jī sù. 火縱其暴，地乃暑，大熱消爍，赤沃下，蟄蟲數見，流水不冰，其發機速。/火纵其暴，地乃暑，大热消烁，赤沃下，蛰虫数见，流水不冰，其发机速。

shàoyīn sī tiān, rèqì xià lín, fèi qìshàng cóng, bái qǐ, jīn yòng, cǎomù shěng. chuǎn ǒu、hánrè、tì qiú、nǜ、bí zhì、dàshǔ liúxíng, shèn zé chuāngyáng fán zhuó, jīn shuò shí liú. 少陰司天，熱氣下臨，肺氣上從，白起，金用，草木眚。喘嘔、寒熱、嚏鼽、衄、鼻窒、大暑流行，甚則瘡瘍燔灼，金爍石流。/少阴司天，热气下临，肺气上从，白起，金用，草木眚。喘呕、寒热、嚏鼽、衄、鼻窒、大暑流行，甚则疮疡燔灼，金烁石流。

dì nǎi zào qīng, qīcāng shù zhì, xiétòng、shàn tàixī, sùshā xíng, cǎomù biàn. 地乃燥清，淒滄數至，脅痛、善太息，肅殺行，草木變。/地乃燥清，凄沧数至，胁痛、善太息，肃杀行，草木变。

tàiyīn sī tiān, shīqi xià lín, shèn qìshàng cóng, hēi qǐshuǐ biàn, āi mào yúnyǔ, xiōngzhōng bùlì, yīn wěi qì dà shuāi, ér bù qǐ bùyòng, dāng qí shí, fǎn yāo shuí tòng, dòngzhuǎn bùbiàn yě, jué nì. 太陰司天，濕氣下臨，腎氣上從，黑起水變，埃冒雲雨，胸中不利，陰萎氣大衰，而不起不用，當其時，反腰脽痛，動轉不便也，厥逆。/太阴司天，湿气下临，肾气上从，黑起水变，埃冒云雨，胸中不利，阴萎气大衰，而不起不用，当其时，反腰脽痛，动转不便也，厥逆。

dì nǎi cáng yīn, Dàhán qiě zhì, zhéchóng zǎo fù, xīnxià pǐ tòng, dì liè bīng jiān, shǎofù tòng, shí hài yú shí, chéng jīn zé zhǐshuǐ zēng, wèi nǎi xián, xíngshuǐ jiǎn yě. 地乃藏陰，大寒且至，蟄蟲早附，心下痞痛，地烈冰堅，少腹痛，時害於食，乘金則止水增，味乃咸，行水減也。/地乃藏阴，大寒且至，蛰虫早附，心下痞痛，地烈冰坚，少腹痛，时害于食，乘金则止水增，味乃咸，行水减也。

dì yuē: suì yǒu tāiyùn bùyù, zhì zhī bùquán, hé qìshǐ rán? 帝曰：歲有胎孕不育，治之不全，何氣使然？/帝曰：岁有胎孕不育，治之不全，何气使然？

Qíbó yuē: liùqì wǔ lèi, yǒu xiāng shèng zhì yě, tóng zhě shèng zhī, yì zhě shuāi zhī, cǐ tiāndì zhī dào, shēnghuà zhī cháng yě. 岐伯曰：六氣五類，有相勝制也，同者盛之，異者衰之，此天地之道，生化之常也。/岐伯曰：六气五类，有相胜制也，同者盛之，异者衰之，此天地之道，生化之常也。

gù jué yīnsī tiān, máochóng jìng, yǔchóng yù, jièchóng bùchéng; zài quán, máochóng yù, luǒ chóng hào, yǔchóng bùyù. 故厥陰司天，毛蟲靜，羽蟲育，介蟲不成；在泉，毛蟲育，倮蟲耗，羽蟲不育。/故厥阴司天，毛虫静，羽虫育，介虫不成；

在泉，毛虫育，倮虫耗，羽虫不育。
shàoyīn sī tiān, yǔchóng jìng, jièchóng yù, máochóng bùchéng; zài quán, yǔchóng yù, jièchóng hào bùyù. 少陰司天，羽蟲靜，介蟲育，毛蟲不成；在泉，羽蟲育，介蟲耗不育。/少阴司天，羽虫静，介虫育，毛虫不成；在泉，羽虫育，介虫耗不育。
tàiyīn sī tiān, luǒ chóng jìng, línchóng yù, yǔchóng bùchéng; zài quán, luǒchóng yù, línchóng bùchéng. 太陰司天，倮蟲靜，鱗蟲育，羽蟲不成；在泉，裸蟲育，鱗蟲不成。/太阴司天，倮虫静，鳞虫育，羽虫不成；在泉，裸虫育，鳞虫不成。
shàoyáng sī tiān, yǔchóng jìng, máochóng yù, luǒ chóng bùchéng; zài quán, yǔchóng yù, jièchóng hào, máochóng bùyù. 少陽司天，羽蟲靜，毛蟲育，倮蟲不成；在泉，羽蟲育，介蟲耗，毛蟲不育。/少阳司天，羽虫静，毛虫育，倮虫不成；在泉，羽虫育，介虫耗，毛虫不育。
yángmíng sī tiān, jièchóng jìng, yǔchóng yù, jièchóng bùchéng; zài quán, jièchóng yù, máochóng hào, yǔchóng bùchéng. 陽明司天，介蟲靜，羽蟲育，介蟲不成；在泉，介蟲育，毛蟲耗，羽蟲不成。/阳明司天，介虫静，羽虫育，介虫不成；在泉，介虫育，毛虫耗，羽虫不成。
tàiyáng sī tiān, línchóng jìng, luǒ chóng yù; zài quán, línchóng hào, luǒ chóng bùyù. 太陽司天，鱗蟲靜，倮蟲育；在泉，鱗蟲耗，倮蟲不育。/太阳司天，鳞虫静，倮虫育；在泉，鳞虫耗，倮虫不育。
zhū chéng suǒ bùchéng zhī yùn, zéshèn yě. gù qì zhǔ yǒusuǒ zhì, suì lì yǒusuǒ shēng, dìqì zhì jǐ shèng, tiānqì zhìshèng jǐ, tiān zhì sè, dì zhì xíng, wǔ lèi shuāi shèng, gè suí qí qì zhī suǒ yí yě. gù yǒu tāiyùn bùyù, zhì zhī bùquán, cǐ qì zhī cháng yě. 諸乘所不成之運，則甚也。故氣主有所制，歲立有所生，地氣制己勝，天氣制勝己，天制色，地制形，五類衰盛，各隨其氣之所宜也。故有胎孕不育，治之不全，此氣之常也。/诸乘所不成之运，
则甚也。故气主有所制，岁立有所生，地气制己胜，天气制胜己，天制色，地制形，五类衰盛，
各随其气之所宜也。故有胎孕不育，治之不全，此气之常也。
suǒwèi zhōng gēn yě, gēn yú wài zhě yì wǔ, fàngshēng huà zhī bié, yǒu wǔqì, wǔwèi, wǔsè, wǔ lèi, wǔ yí yě. 所謂中根也，根於外者亦五，放生化之別，有五氣，五味，五色，五類，五宜也。/所谓中根也，根于外者亦五，放生化之别，有五气，五味，五色，五类，五宜也。
dì yuē: hé wèi yě? 帝曰：何謂也？/帝曰：何谓也？
Qíbó yuē: gēn yú zhōng zhě, mìng yuē shén jī, shén qù zé jī xī; gēn yú wài zhě, mìng yuē qì lì, qì zhǐ zé huà jué. gù gè yǒu zhì, gè yǒu shèng, gè yǒushēng, gè yǒuchéng, gù yuē bù zhī nián zhī suǒ jiā, qì zhī tóngyì, bùzúyǐ yán shēnghuà, cǐ zhī wèi yě. 岐伯曰：根於中者，命曰神機，神去則機息；根於外者，命曰氣立，氣止則化絕。故各有制，各有勝，各有生，各有成，故曰不知年之所加，氣之同異，不足以言生化，此之謂也。/岐伯曰：根于中者，命曰神机，神去则机息；根于外者，命曰气立，气止则化绝。故各有制，各有胜，各有生，各有成，故曰不知年之所加，气之同异，不足以言生化，此之谓也。
dì yuē: qì shǐ'ér shēnghuà, qì sàn ér yǒuxíng, qì bù ér fányù, qì zhōng ér xiàng biàn, qí zhì yī yě. rán'ér wǔwèi suǒ zī, shēnghuà yǒu bóhòu, chéngshú yǒu duōshao, zhōngshǐ bùtóng, qí gù héyě? 帝曰：氣始而生化，氣散而有形，氣布而繁育，氣終而象變，其致一也。然而五味所資，生化有薄厚，成熟有多少，終始不同，其故何也？/帝曰：气始而生化，气散而有形，气布而繁育，气终而象变，其致一也。然而五味所资，生化有薄厚，成熟有多少，终始不同，其故何也？
Qíbó yuē: dìqì zhì zhī yě, fēi tiān bù shēng, dì bù cháng yě. 岐伯曰：地氣制之也，非天不生，地不長也。/岐伯曰：地气制之也，非天不生，地不长也。
dì yuē: yuàn wén qí dào. 帝曰：願聞其道。/帝曰：愿闻其道。
Qíbó yuē: hánrè zàoshī bùtóng qí huà yě, gù shàoyáng zài quán, hán dú bù shēng, qí wèi xīn, qí zhì kǔsuān, qí gǔ cāng dān. 岐伯曰：寒熱燥濕不同其化也，故少陽在泉，寒毒不生，其味辛，其治苦酸，其谷蒼丹。/岐伯曰：寒热燥湿不同其化也，故少阳在泉，寒毒不生，其味辛，

其治苦酸，其谷苍丹。

yángmíng zài quán, shīdú bù shēng, qí wèi suān, qí qìshī, qí zhì xīnkǔ gān, qí gǔ dān sù. 陽明在泉，濕毒不生，其味酸，其氣濕，其治辛苦甘，其谷丹素。/阳明在泉，湿毒不生，其味酸，其气湿，其治辛苦甘，其谷丹素。

tàiyáng zài quán, rèdú bù shēng, qí wèi kǔ, qí zhì dàn xián, qí gǔ jīn jù. 太陽在泉，熱毒不生，其味苦，其治淡咸，其谷黅秬。/太阳在泉，热毒不生，其味苦，其治淡咸，其谷黅秬。

jué yīn zài quán, qīng dú bù shēng, qí wèi gān, qí zhì suānkǔ, qí gǔ cāng chì, qí qì zhuān, qí wèi zhèng. 厥陰在泉，清毒不生，其味甘，其治酸苦，其谷蒼赤，其氣專，其味正。/厥阴在泉，清毒不生，其味甘，其治酸苦，其谷苍赤，其气专，其味正。

shàoyīn zài quán, hán dú bù shēng, qí wèi xīn, qí zhì xīnkǔ gān, qí gǔ báidān. 少陰在泉，寒毒不生，其味辛，其治辛苦甘，其谷白丹。/少阴在泉，寒毒不生，其味辛，其治辛苦甘，其谷白丹。

tàiyīn zài quán, zào dú bù shēng, qí wèi xián, qí qì rè, qí zhì gān xián, qí gǔ jīn jù. 太陰在泉，燥毒不生，其味咸，其氣熱，其治甘咸，其谷黅秬。/太阴在泉，燥毒不生，其味咸，其气热，其治甘咸，其谷黅秬。

huà chún zé xián shǒu, qì zhuān zé xīn huà ér jù zhī. 化淳則咸守，氣專則辛化而俱知。/化淳则咸守，气专则辛化而俱知。

gù yuē: bǔshang xià zhě cóng zhī, zhì shàng-xià zhě nì zhī, yǐ suǒzài hánrè shèng-shuāi ér tiáo zhī. 故曰：補上下者從之，治上下者逆之，以所在寒熱盛衰而調之。/故曰：补上下者从之，治上下者逆之，以所在寒热盛衰而调之。

gù yuē: shàng qǔxià qǔ, nèi qǔ wài qǔ, yǐ-qiú qí guò; néng dú zhě yǐ hòu yào, bùshèng dú zhě yǐ báo yào, cǐ zhī wèi yě. 故曰：上取下取，內取外取，以求其過；能毒者以厚藥，不勝毒者以薄藥，此之謂也。/故曰：上取下取，内取外取，以求其过；能毒者以厚药，不胜毒者以薄药，此之谓也。

qì fǎn zhě, bìng zài shàng, qǔ zhīxià; bìng zàixià, qǔ zhīshàng; bìng zài zhōng, bàng qǔ zhī. 氣反者，病在上，取之下；病在下，取之上；病在中，傍取之。/气反者，病在上，取之下；病在下，取之上；病在中，傍取之。

zhì rè yǐ hán, wēn ér xíng zhī; zhì hán yǐ rè, liáng ér xíng zhī; zhì wēn yǐ qīng, lěng ér xíng zhī; zhì qīng yǐ wēn, rè ér xíng zhī. 治熱以寒，溫而行之；治寒以熱，涼而行之；治溫以清，冷而行之；治清以溫，熱而行之。/治热以寒，温而行之；治寒以热，凉而行之；治温以清，冷而行之；治清以温，热而行之。

gù xiāo zhī xiāo zhī, tǔ zhīxià zhī, bǔ zhī xiè zhī, jiǔ xīn tóng fǎ. 故消之削之，吐之下之，補之瀉之，久新同法。/故消之削之，吐之下之，补之泻之，久新同法。

dì yuē: bìng zài zhōng ér bù shí bù jiān, qiě jù qiě sàn, nàihé? 帝曰：病在中而不實不堅，且聚且散，奈何？/帝曰：病在中而不实不坚，且聚且散，奈何？

Qíbó yuē: xī hū zāi wèn yě! wú jī zhě qiú qí zàng, xū zé bǔ zhī, yào yǐ qū zhī, shí yǐ suí zhī, xíngshuǐ zì zhī, hé qízhōng wài, kě shǐ bì yǐ. 岐伯曰：悉乎哉問也！無積者求其髒，虛則補之，藥以祛之，食以隨之，行水漬之，和其中外，
可使畢已。/岐伯曰：悉乎哉问也！无积者求其脏，虚则补之，药以祛之，食以随之，行水渍之，和其中外，可使毕已。

dì yuē: yǒudú wúdú, fú yǒuyuē hū? 帝曰：有毒無毒，服有約乎？/帝曰：有毒无毒，服有约乎？

Qíbó yuē: bìng yǒu jiǔ xīn, fāng yǒu dàx-iǎo, yǒudú wúdú, gùyí cháng zhì yǐ. dà dú zhìbìng, shí qù qí liù, cháng dú zhìbìng, shí qù qí qī, xiǎo dú zhìbìng, shí qù qí bā, wúdú zhìbìng, shí qù qí jiǔ. gǔ ròuguǒ cài, shí yǎng jǐn zhī, wú shǐguò zhī, shāng qí zhèng yě. 岐伯曰：病有久新，方有大小，有毒無毒，固宜常制矣。大毒治病，十去其六，常毒治病，十去其七，小毒治病，十去其八，無毒治病，十去其九。谷肉果菜，食養盡之，無使過之，傷其正也。/岐伯曰：病有久新，方有大小，有毒无毒，固宜常制矣。大毒治病，十去其六，常毒治病，十去其七，小毒治病，十去其八，无毒治病，十去其九。谷肉果菜，食养尽之，无使过之，伤其正也。

bùjìn, xíngfù rú fǎ, bì xiān suì qì, wú fá

tiānhé, wú shèng shèng, wú xū xū, ér yí rén tiān yāng, wú zhì xié, wú shī zhèng, juérén zhǎngbìng. 不盡，行復如法，必先歲氣，無伐天和，無盛盛，無虛虛，而遺人天殃，無致邪，無失正，絕人長病。/不尽，行复如法，必先岁气，无伐天和，无盛盛，无虚虚，而遗人天殃，无致邪，无失正，绝人长病。

dì yuē: qí jiǔbìng zhě, yǒuqì cóng bù kāng, bìng qù ér jí nàihé? 帝曰：其久病者，有氣從不康，病去而瘠奈何？/帝曰：其久病者，有气从不康，病去而瘠奈何？

Qíbó yuē: zhāo hū zāi! shèngrén zhī wèn yě, huà bùkě dài, shí bùkě wéi. fū jīngluò yǐ tōng, xuèqì yǐ cóng, fù qí bùzú, yǔ zhòng qí tóng, yǎng zhī hé zhī, jìng yǐdài shí, jǐnshǒu qí qì, wú shǐ qīng yí, qí xíng nǎi zhāng, shēngqì yǐ cháng, mìng yuē shèng wáng. gù dàyào yuē wú dài huà, wú wéi shí, bì yǎng bì hé, dài qí láifù, cǐ zhī wèi yě. 岐伯曰：昭乎哉！聖人之問也，化不可代，時不可違。夫經絡以通，血氣以從，復其不足，與眾齊同，養之和之，靜以待時，謹守其氣，無使傾移，其形乃彰，生氣以長，命曰聖王。故大要曰無代化，無違時，必養必和，待其來復，此之謂也。/岐伯曰：昭乎哉！圣人之问也，化不可代，时不可违。夫经络以通，血气以从，复其不足，与众齐同，养之和之，静以待时，谨守其气，无使倾移，其形乃彰，生气以长，命曰圣王。故大要曰无代化，无违时，必养必和，待其来复，此之谓也。

dì yuē: shàn. 帝曰：善。/帝曰：善。

liù yuán zhèng jì dà lùn piān dì - qīshíyī
六元正紀大論篇第七十一/六元正纪大论篇第七十一

Huángdì wèn yuē: Liùhuà liù biàn, shèng fù yín zhì, gānkǔ xīn xiánsuān dàn xiān-hòu, yú zhī zhī yǐ. fū wǔyùn zhī huà, huò cóng wǔqì, huò nìtiān qì, huò cóng tiānqì ér nì dìqì, huò cóng dìqì ér nìtiān qì, huò xiāngdé, huò bù xiāngdé, yú wèi néng míng qí shì, yù tōngtiān zhī jì, cóng dì zhī lǐ, hé qí yùn, tiáo qí huà, shǐ shàng-xià hé dé, wú xiāng duó lún, tiāndì shēngjiàng, bù shī qí yí, wǔyùn xuān xíng, wù guāi qí zhèng, tiáo zhī zhèngwèi, cóng nì nàihé? 黃帝問曰：六化六變，勝復淫治，甘苦辛咸酸淡先後，餘知之矣。夫五運之化，或從五氣，或逆天氣，或從天氣而逆地氣，或從地氣而逆天氣，或相得，或不相得，餘未能明其事，欲通天之紀，從地之理，和其運，調其化，使上下合德，無相奪倫，天地升降，不失其宜，五運宣行，勿乖其政，調之正味，從逆奈何？/黄帝问曰：六化六变，胜复淫治，甘苦辛咸酸淡先后，余知之矣。夫五运之化，或从五气，或逆天气，或从天气而逆地气，或从地气而逆天气，或相得，或不相得，余未能明其事，欲通天之纪，从地之理，和其运，调其化，使上下合德，无相夺伦，天地升降，不失其宜，五运宣行，勿乖其政，调之正味，从逆奈何？

Qíbó qǐshǒu zàibài duì yuē: zhāo hū zāi wèn yě! cǐ tiāndì zhī gāngjì, biànhuà zhī yuānyuán, fēi shèng dì shóu néng qióng qí zhìlǐ yú! chén suī bùmǐn, qǐng chén qí dào, lìngzhōng bù miè, jiǔ ér bù yì. 岐伯稽首再拜對曰：昭乎哉問也！此天地之綱紀，變化之淵源，非聖帝熟能窮其至理歟！臣雖不敏，請陳其道，令終不滅，久而不易。/岐伯稽首再拜对曰：昭乎哉问也！此天地之纲纪，变化之渊源，非圣帝熟能穷其至理欤！臣虽不敏，请陈其道，令终不灭，久而不易。

dì yuē: yuàn fūzǐ tuī ér cì zhī, cóng qí lèi xù, fēn qí bù zhǔ, bié qí zōng sī, zhāo qí qìshu, míng qí zhèng huà, kě dé wén hū? 帝曰：願夫子推而次之，從其類序，分其部主，別其宗司，昭其氣數，明其正化，可得聞乎？/帝曰：愿夫子推而次之，从其类序，分其部主，别其宗司，昭其气数，明其正化，可得闻乎？

Qíbó yuē: xiān lì qí nián, yǐ míng qí qì, jīn-mù-shuǐ-huǒ-tǔ, yùnxíng zhī shù; hánshǔ zàoshī fēng huǒ, lín yù zhī huà, zé tiāndào kějiàn, mínqì kětiáo, yīn-yáng juǎn shū, jìn ér wú huò, shù zhī kěshǔ zhě, qǐng suì yán zhī. 岐伯曰：先立其年，以明其氣，金木水火土，運行之數；寒暑燥濕風火，臨御之化，則天道可見，民氣可調，陰陽卷舒，近而無惑，數之可數者，請遂言之。/岐伯曰：先立其年，以明其气，金木水火土，运行之数；寒暑燥湿风火，临御之化，则天道可见，民气可调，阴阳卷舒，近而无惑，数之可数者，请遂言之。

dì yuē: tàiyáng zhī zhèng nàihé? 帝曰：太陽之政奈何？/帝曰：太阳之政奈何？
Qíbó yuē: chén xū zhī jì yě. 岐伯曰：辰戌之紀也。/岐伯曰：辰戌之纪也。
tàiyáng、tài jiǎo、tàiyīn、Rén Chén、Rén Xū、qí yùn fēng, qí huà míng wěn qǐ chāi; qí biàn zhèn lā cuī bá; qí bìng xuàn diào mù míng. tài jiǎo（chū zhèng）、shǎo zhēng、tài gōng、shǎoshāng、tài yǔ（zhōng）. 太陽、太角、太陰、壬辰、壬戌、其運風，其化鳴紊啟拆；其變振拉摧拔；其病眩掉目瞑。太角（初正）、少徵、太宮、少商、太羽（終）。/太阳、太角、太阴、壬辰、壬戌、其运风，其化鸣紊启拆；其变振拉摧拔；
其病眩掉目瞑。太角（初正）、少徵、太宫、少商、太羽（终）。
tàiyáng、tài zhēng、tàiyīn、Wù Chén、Wù Xū tóng zhèng zhēng, qí yùn rè, qí huà xuān shǔ yù yù; qí biàn yán liè fèiténg; qí bìng rèyù. tài zhēng、shǎo gōng、tài shāng、shǎo yǔ（zhōng）、shǎo jiǎo（chū）.
太陽、太徵、太陰、戊辰、戊戌同正徵，其運熱，其化喧暑鬱燠；其變炎烈沸騰；
其病熱鬱。太徵、少宮、太商、少羽（終）、少角（初）。/太阳、太徵、太阴、戊辰、戊戌同正徵，其运热，其化喧暑郁燠；其变炎烈沸腾；
其病热郁。太徵、少宫、太商、少羽（终）、少角（初）。
tàiyáng、tài gōng、tàiyīn、Jiǎ Chén suì huì（tóng tiān fú）、Jiǎ Xū suì huì（tóng tiān fú）, qí yùn yīn āi, qí huà róurùn zhòng zé; qí biàn zhènjīng piāo zhòu; qí bìng shī xià zhòng. tài gōng、shǎoshāng、tài yǔ（zhōng）、tài jiǎo（chū）, shǎo zhēng. 太陽、太宮、太陰、甲辰歲會（同天符）、甲戌歲會（同天符），其運陰埃，其化柔潤重澤；其變震驚飄驟；其病濕下重。太宮、少商、太羽（終）、太角（初），
少徵。/太阳、太宫、太阴、甲辰岁会（同天符）、甲戌岁会（同天符），其运阴埃，其化柔润重泽；其变震惊飘骤；其病湿下重。太宫、少商、太羽（终）、太角（初），少徵。
tàiyáng、tài shāng、tàiyīn、Gēng Chén、Gēng Xū, qí yùn liáng, qí huà wù lù xiāo sè; qí biàn sùshā diāolíng; qí bìng zào, bèi mào xiōng mǎn. tài shāng、shǎo yǔ（zhōng）、shǎo jiǎo（chū）、tài zhēng、shǎo gōng.
太陽、太商、太陰、庚辰、庚戌，其運涼，其化霧露蕭飋；其變肅殺凋零；其病燥，
背瞀胸滿。太商、少羽（終）、少角（初）、太徵、少宮。/太阳、太商、太阴、庚辰、庚戌，其运凉，其化雾露萧飋；其变肃杀凋零；其病燥，背瞀胸满。太商、少羽（终）、少角（初）、太徵、少宫。
tàiyáng、tài yǔ、tàiyīn、Bǐng Chén tiān fú、Bǐng Xū tiān fú, qí yùn hán, qí huà níng cǎn lìliè; qí biàn bīngxuě shuāng báo; qí bìng Dàhán liú yú xīgǔ. tài yǔ（zhōng）、tài jiǎo（chū）、shǎo zhēng、tài gōng、shǎoshāng. 太陽、太羽、太陰、丙辰天符、丙戌天符，其運寒，其化凝慘慄冽；其變冰雪霜雹；其病大寒留於溪谷。太羽（終）、太角（初）、少徵、太宮、少商。/太阳、太羽、太阴、丙辰天符、丙戌天符，其运寒，其化凝惨栗冽；其变冰雪霜雹；其病大寒留于溪谷。太羽（终）、太角（初）、少徵、太宫、少商。
fán cǐ tàiyáng sī tiān zhī zhèng, qìhuà yùnxíng xiāntiān, tiānqì sù、dìqì jìng. hán lín tàixū, yángqì bù lìng, shuǐtǔ hé dé, shàng yìng Chénxīng Zhènxīng. qí gǔ xuán jīn, qí zhèng sù, qí lìng xú. hán zhèng dàjǔ, zé wú yáng yàn, zé huǒfā dàishí. shàoyáng zhōng zhì, shíyǔ nǎi yá. zhǐ jí yǔ sàn, hái yú tàiyīn, yún cháo běijí, shī huà nǎi bù, zé liú wànwù. hán fū yú shàng, léidòng yú xià, hán shī zhī qì, chí yú qì jiāo, mín bìng hán shī fā, jīròu wěi, zú wěi bù shōu, rú xiè xuè yì. 凡此太陽司天之政，氣化運行先天，天氣肅、地氣靜。寒臨太虛，陽氣不令，水土合德，上應辰星鎮星。其谷玄黅，其政肅，其令徐。寒政大舉，澤無陽焰，則火發待時。少陽中治，時雨乃涯。止極雨散，還於太陰，雲朝北極，濕化乃布，澤流萬物。寒敷於上，雷動於下，寒濕之氣，持於氣交，民病寒濕發，肌肉萎，足萎不收，濡瀉血溢。/凡此太阳司天之政，气化运行先天，天气肃、地气静。寒临太虚，阳气不令，水土合德，上应辰星镇星。其谷

玄黔，其政肃，其令徐。寒政大举，泽无阳焰，则火发待时。少阳中治，时雨乃涯。止极雨散，还于太阴，云朝北极，湿化乃布，泽流万物。寒敷于上，雷动于下，寒湿之气，持于气交，民病寒湿发，肌肉萎，足萎不收，濡泻血溢。

chū zhī qì, dìqì qiān, qì nǎi dà wēn, cǎo nǎi zǎo róng, mín nǎi lì, wēnbìng nǎi zuò, shēnrè、tóutòng、ǒutù、jī còu chuāngyáng. 初之氣，地氣遷，氣乃大溫，草乃早榮，民乃厲，溫病乃作，身熱、頭痛、嘔吐、肌腠瘡瘍。/初之气，地气迁，气乃大温，草乃早荣，民乃厉，温病乃作，身热、头痛、呕吐、肌腠疮疡。

èr zhī qì, dà liáng fǎn zhì, mín nǎi cǎn, cǎo nǎi yù hán, huǒqì suì yì, mín bìng qìyù zhōngmǎn, hán nǎi shǐ. 二之氣，大凉反至，民乃慘，草乃遇寒，火氣遂抑，民病氣鬱中滿，寒乃始。/二之气，大凉反至，民乃惨，草乃遇寒，火气遂抑，民病气郁中满，寒乃始。

sān zhī qì, tiān zhèng bù, hánqì xíng, yǔ nǎi jiàng, mín bìng hán, fǎn rèzhōng, yōngjū zhù xià, xīnrè mào mèn, bùzhì zhě sǐ. 三之氣，天政布，寒氣行，雨乃降，民病寒，反熱中，癰疽注下，心熱瞀悶，不治者死。/三之气，天政布，寒气行，雨乃降，民病寒，反热中，痈疽注下，心热瞀闷，不治者死。

sì zhī qì, fēngshī jiāo zhēng, fēnghuà wéi yǔ, nǎi cháng、nǎi huà、nǎi chéng、mín bìng dà rè shǎo qì, jīròu wěi、zú wěi、zhù xià chì bái. 四之氣，風濕交爭，風化為雨，乃長、乃化、乃成、民病大熱少氣，肌肉萎、足萎、注下赤白。/四之气，风湿交争，风化为雨，乃长、乃化、乃成、民病大热少气，肌肉萎、足萎、注下赤白。

wǔ zhī qì, yáng fùhuà, cǎo nǎi cháng, nǎi huà、nǎi chéng、mín nǎi shū. 五之氣，陽復化，草乃長，
乃化、乃成、民乃舒。/五之气，阳复化，草乃长，乃化、乃成、民乃舒。

zhōng zhī qì, dìqì zhèng, shī lìngxíng. yīn níng tàixū, āi hūn jiāoyě, mín nǎi cǎn qī, hánfēng yǐzhì, fǎn zhě yùn nǎi sǐ. 終之氣，地氣正，濕令行。陰凝太虛，埃昏郊野，民乃慘淒，寒風以至，反者孕乃死。/终之气，地气正，湿令行。阴凝太虚，埃昏郊野，民乃惨凄，寒风以至，反者孕乃死。

gù suì yí kǔ yǐ zào zhī wēn zhī, bì zhé qí yùqì, xiān zī qí huà yuán, yì qí yùnqi, fú qí bùshèng, wú shǐ bàoguò ér shēng qí jí. shí suì gǔ yǐ quán qí zhēn, bì xūxié yǐ ān qí zhèng, shì qì tóngyì, duōshǎo zhì zhī. tóng hán shī zhě zàorè huà, yì hán shī zhě zàoshī huà, gù tóng zhě duō zhī, yì zhě shǎo zhī, yòng hán yuǎn hán, yòng liáng yuǎn liáng, yòng wēn yuǎn wēn, yòng rè yuǎn rè, shí yí tóng fǎ, yǒu jiǎ zhě fǎncháng, fǎnshì zhě bìng, suǒwèi shí yě. 故歲宜苦以燥之溫之，必折其鬱氣，先資其化源，抑其運氣，扶其不勝，無使暴過而生其疾。食歲谷以全其真，避虛邪以安其正，適氣同異，多少制之。同寒濕者燥熱化，異寒濕者燥濕化，故同者多之，異者少之，用寒遠寒，用涼遠涼，用溫遠溫，用熱遠熱，食宜同法，有假者反常，反是者病，所謂時也。/故岁宜苦以燥之温之，必折其郁气，先资其化源，抑其运气，扶其不胜，无使暴过而生其疾。食岁谷以全其真，避虚邪以安其正，适气同异，多少制之。同寒湿者燥热化，异寒湿者燥湿化，故同者多之，异者少之，用寒远寒，用凉远凉，用温远温，用热远热，食宜同法，有假者反常，反是者病，所谓时也。

dì yuē: shàn. yángmíng zhī zhèng nàihé? Qíbó shuō: mǎo yǒu zhī jì yě. 帝曰：善。陽明之政奈何？岐伯說：卯酉之紀也。/帝曰：善。阳明之政奈何？岐伯说：卯酉之纪也。

yángmíng、shǎo jiǎo、shàoyīn, qīngrè shèng fù tóng, tóng zhèng shāng, Dīng Mǎo（suì huì）、Dīng Yǒu, qí yùn fēng, qīngrè. shǎo jiǎo（chū zhèng）、tài zhēng、shǎo gōng、tài shāng、shǎo yǔ（zhōng）. 陽明、少角、少陰，清熱勝復同，同正商，丁卯（歲會）、丁酉，其運風，清熱。少角（初正）、太徵、少宮、太商、少羽（終）。/阳明、少角、少阴，清热胜复同，同正商，丁卯（岁会）、丁酉，其运风，清热。少角（初正）、太徵、少宫、太商、少羽（终）。

yángmíng、shǎo zhēng、shàoyīn、hán yǔ shèng fù tóng, tóng zhèng shāng, Guǐ

Mǎo（tóngsuì huì）、Guǐ Yǒu（tóngsuì huì）, qí yùn rè, hán yǔ. shǎo zhēng、tài gōng、shǎoshāng、tài yǔ（zhōng）、tài jiǎo（chū）. 陽明、少徵、少陰、寒雨勝復同，同正商，癸卯（同歲會）、癸酉（同歲會），其運熱，
寒雨。少徵、太宮、少商、太羽（終）、太角（初）。/阳明、少徵、少阴、寒雨胜复同，同正商，
癸卯（同岁会）、癸酉（同岁会），其运热，寒雨。少徵、太宫、少商、太羽（终）、太角（初）。
yángmíng、shǎo gōng、shàoyīn, fēngliáng shèng fù tóng, Jǐ Mǎo、Jǐ Yǒu、qí yùn yǔ fēngliáng. shǎo gōng、tài shāng、shǎo yǔ（zhōng）、shǎo jiǎo（chū）、tài zhēng. 陽明、少宮、少陰，風涼勝復同，
己卯、己酉、其運雨風涼。少宮、太商、少羽（終）、少角（初）、太徵。/阳明、少宫、少阴，风凉胜复同，己卯、己酉、其运雨风凉。少宫、太商、少羽（终）、少角（初）、太徵。
yángmíng、shǎoshāng、shàoyīn, fēngliáng shèng fù tóng, tóng zhèng shāng, Yǐ Mǎo tiān fú、Yǐ Yǒu suì huì, tàiyī tiān fú, qí yùn liáng, rè hán. shǎoshāng、tài yǔ（zhōng）、tài jiǎo（chū）、shǎo zhēng、tài gōng. 陽明、少商、少陰，風涼勝復同，同正商，乙卯天符、乙酉歲會，太一天符，其運涼，
熱寒。少商、太羽（終）、太角（初）、少徵、太宮。/阳明、少商、少阴，风凉胜复同，同正商，乙卯天符、乙酉岁会，太一天符，其运凉，
热寒。少商、太羽（终）、太角（初）、少徵、太宫。
yángmíng、shǎo yǔ、shàoyīn、yǔ fēng shèng fù tóng, Xīn Mǎo shǎo gōng tóng, Xīn Yǒu、Xīn Mǎo、qí yùn hán, yǔ fēng. shǎo yǔ（zhōng）、shǎo jiǎo（chū）、tài zhēng、tài gōng、tài shāng. 陽明、少羽、少陰、雨風勝復同，辛卯少宮同，辛酉、辛卯、其運寒，
雨風。少羽（終）、少角（初）、太徵、太宮、太商。/阳明、少羽、少阴、雨风胜复同，辛卯少宫同，辛酉、辛卯、其运寒，雨风。少羽（终）、少角（初）、太徵、太宫、太商。

fán cǐ yángmíng sī tiān zhī zhèng, qìhuà yùnxíng hòutiān. tiānqì jí, dìqì míng, yáng zhuān qí lìng, yánshǔ dà xíng, wù zào yǐ jiān, chúnfēng nǎi zhì. fēng zào héng yùn, liú yú qì jiāo, duō yáng shàoyīn, yún qū yǔ fǔ, shī huà nǎi fū, zào jí ér zé. qí gǔ báidān, wèn gǔ mìng tài zhě. qí hào bái jiǎ pǐn yǔ. jīn huǒ hé dé, shàng yìng tài bái yínghuò. qí zhèng qiē, qí lìng bào, zhéchóng nǎi jiàn, liúshuǐ bù bīng. mín bìng ké、ài sāi, hánrè fā bào, zhèn lì lóng mèn, qīng xiān ér jìn, máochóng nǎi sǐ, rè hòu ér bào, jièchóng nǎi yāng. qí fā zào, shèng fù zhī zuò, rǎo ér dàluàn, qīngrè zhī qì, chí yú qì jiāo. 凡此陽明司天之政，氣化運行後天。天氣急，地氣明，陽專其令，炎暑大行，物燥以堅，淳風乃治。風燥橫運，流於氣交，多陽少陰，雲趨雨府，濕化乃敷，燥極而澤。其谷白丹，問谷命太者。其耗白甲品羽。金火合德，上應太白熒惑。其政切，其令暴，蟄蟲乃見，流水不冰。民病咳、嗌塞，寒熱發暴，振栗癃悶，清先而勁，毛蟲乃死，熱後而暴，介蟲乃殃。其發躁，勝復之作，擾而大亂，清熱之氣，
持於氣交。/凡此阳明司天之政，气化运行后天。天气急，地气明，阳专其令，炎暑大行，物燥以坚，淳风乃治。风燥横运，流于气交，多阳少阴，云趋雨府，湿化乃敷，燥极而泽。其谷白丹，问谷命太者。其耗白甲品羽。金火合德，上应太白荧惑。其政切，其令暴，蛰虫乃见，流水不冰。民病咳、嗌塞，寒热发暴，振栗癃闷，清先而劲，毛虫乃死，热后而暴，介虫乃殃。其发躁，胜复之作，扰而大乱，清热之气，持于气交。
chū zhī qì, dìqì qiān, yīn shǐ níng, qì shǐ sù, shuǐ nǎi bīng, hán yǔ huà. qí bìng zhōng rè zhàng、miànmù fúzhǒng、shàn
mián、qiú nǜ、tì qiàn、ǒu、xiǎobiàn huáng chì、shèn zé lín. 初之氣，地氣遷，陰始凝，氣始肅，水乃冰，寒雨化。其病中熱脹、面目浮腫、善眠、鼽衄、嚏欠、嘔、小便黃赤、甚則淋。/初之气，地气迁，阴始凝，气始肃，水乃冰，
寒雨化。其病中热胀、面目浮肿、善眠、鼽衄、嚏欠、呕、小便黄赤、甚则淋。

èr zhī qì, yáng nǎi bù、mín nǎi shū, wù nǎi shēng róng. lì dà zhì, mín shàn bàosǐ. 二之氣，陽乃布、民乃舒，物乃生榮。厲大至，民善暴死。/二之气，阳乃布、民乃舒，物乃生荣。厉大至，民善暴死。
sān zhī qì, tiān zhèng bù, liáng nǎi xíng, zàorè jiāohé, zào jí ér zé, mín bìng hánrè. 三之氣，天政布，涼乃行，燥熱交合，燥極而澤，民病寒熱。/三之气，天政布，凉乃行，燥热交合，燥极而泽，民病寒热。
sì zhī qì, hán yǔ jiàng, bìng bào pū、zhèn lì zhānwàng, shǎo qì ài gān, yǐn yǐn, jí wéi xīntòng, yōngzhǒng chuāngyáng, nüè hán zhī jí, gǔ wěi xuèbiàn. 四之氣，寒雨降，病暴僕、振栗譫妄，少氣嗌干，引飲，及為心痛，癰腫瘡瘍，瘧寒之疾，骨痿血便。/四之气，寒雨降，病暴仆、振栗谵妄，少气嗌干，引饮，及为心痛，痈肿疮疡，疟寒之疾，骨痿血便。
wǔ zhī qì, chūnlìng fǎnxíng, cǎo nǎi shēng róng, mínqì hé. 五之氣，春令反行，草乃生榮，民氣和。/五之气，春令反行，草乃生荣，民气和。
zhōng zhī qì, yángqì bù, hòu fǎn wēn, zhéchóng lái jiàn, liúshuǐ bù bīng. mín nǎi kāngpíng, qí bìng wēn. 終之氣，陽氣布，候反溫，蟄蟲來見，流水不冰。民乃康平，其病溫。/终之气，阳气布，候反温，蛰虫来见，流水不冰。民乃康平，其病温。
gù shí suì gǔ yǐ ān qí qì, shí jiān gǔ yǐqù qí xié, suì yí yǐ xián, yǐ kǔ, yǐ xīn、hàn zhī、qīng zhī、sàn zhī. ān qí yùnqi, wú shǐ shòu xié, zhé qí yùqì, zī qí huà yuán. yǐ hánrè qīngzhòng shǎo duō qí zhì, tóng rè zhě duō tiān huà, tóng qīng zhě duō dì huà, yòng liáng yuǎn liáng, yòng rè yuǎn rè, yòng hán yuǎn hán, yòng wēn yuǎn wēn, shí yí tóng fǎ. yǒu jiǎ zhě fǎnzhī, cǐ qí dào yě, fǎnshì zhě luàn tiāndì zhī jīng, rǎo yīn-yáng zhī jì yě. 故食歲谷以安其氣，食間谷以去其邪，歲宜以咸，以苦，
以辛、汗之、清之、散之。安其運氣，無使受邪，折其鬱氣，資其化源。以寒熱輕重少多其制，同熱者多天化，同清者多地化，用涼遠涼，用熱遠熱，用寒遠寒，用溫遠溫，食宜同法。有假者反之，此其道也，反是者亂天地之經，擾陰陽之紀也。/故食岁谷以安其气，食间谷以去其邪，岁宜以咸，以苦，
以辛、汗之、清之、散之。安其运气，无使受邪，折其郁气，资其化源。以寒热轻重少多其制，同热者多天化，同清者多地化，用凉远凉，用热远热，用寒远寒，用温远温，食宜同法。有假者反之，此其道也，反是者乱天地之经，扰阴阳之纪也。
dì yuē: shàn. shàoyáng zhī zhèng nàihé? 帝曰：善。少陽之政奈何？/帝曰：善。少阳之政奈何？
Qíbó yuē: yín shēn zhī jì yě. 岐伯曰：寅申之紀也。/岐伯曰：寅申之纪也。
shàoyáng、tài jiǎo、jué yīn、Rén Yín（tóng tiān fú）、Rén Shēn（tóng tiān fú）、qí yùn fēng gǔ, qí huà wū wěn qǐ chāi, qí biàn zhèn lā cuī bá, qí bìng diàoxuàn、zhī xié、jīnghài. tài jiǎo（少陽、太角、厥陰、壬寅（同天符）、壬申（同天符）、其運風鼓，其化鳴紊啟拆，其變振拉摧拔，
其病掉眩、支脅、驚駭。太角（/少阳、太角、厥阴、壬寅（同天符）、壬申（同天符）、其运风鼓，其化鸣紊启拆，其变振拉摧拔，其病掉眩、支胁、惊骇。太角（
chū zhèng）、shǎo zhēng、tài gōng、shǎoshāng、tài yǔ（zhōng）. 初正）、少徵、太宮、少商、太羽（終）。/初正）、少徵、太宫、少商、太羽（终）。
shàoyáng、tài zhēng、jué yīn、Wù Yín tiān fú、Wù Shēn tiān fú, qí yùn shǔ, qí huà xuānxiāo yù ào, qí biàn yán liè fèiténg. qí bìng shàng、rèyù、xuè yì、xuè xiè、xīntòng, tài zhēng、shǎo gōng、tài shāng、shǎo yǔ（zhōng）、shǎo jiǎo（chū）. 少陽、太徵、厥陰、戊寅天符、戊申天符，其運暑，其化喧囂鬱懊，其變炎烈沸騰。其病上、熱鬱、血溢、血泄、心痛。太徵、少宮、太商、少羽（終）、少角（初）。/少阳、太徵、厥阴、戊寅天符、戊申天符，其运暑，其化喧嚣郁懊，其变炎烈沸腾。其病上、热郁、血溢、血泄、心痛。太徵、少宫、太商、少羽（终）、少角（初）。
shàoyáng、tài gōng、jué yīn、Jiǎ Yín、Jiǎ Shēn, qí yùn yīnyǔ, qí huà róurùn zhòng zé, qí biàn zhènjīng piāo zhòu. qí

bìngtǐ zhòng, fū zhǒng、pǐ yǐn. tài gōng、shǎoshāng、tài yǔ（zhōng）、tài jiǎo（chū）、shǎo zhēng.
少陽、太宮、厥陰、甲寅、甲申，其運陰雨，其化柔潤重澤，
其變震驚飄驟。其病體重，胕腫、痞飲。太宮、少商、太羽（終）、太角（初）、少徵。/少阳、太宫、厥阴、甲寅、甲申，其运阴雨，其化柔润重泽，其变震惊飘骤。其病体重，胕肿、痞饮。太宫、少商、太羽（终）、太角（初）、少徵。
shàoyáng、tài shāng、jué yīn、Gēng Yín、Gēng Shēn tóng zhèng shāng, qí yùn liáng, qí huà wù lù qīngqiè、qí biàn sùshā diāolíng. qí bìng jiānbèi xiōngzhōng. tài shāng、shǎo yǔ（zhōng）、shǎo jiǎo（chū）、tài zhēng、shǎo gōng. 少陽、太商、厥陰、庚寅、庚申同正商，其運涼，其化霧露清切、其變肅殺凋零。其病肩背胸中。太商、少羽（終）、少角（初）、太徵、少宮。/少阳、太商、厥阴、庚寅、庚申同正商，其运凉，其化雾露清切、其变肃杀凋零。其病肩背胸中。太商、少羽（终）、少角（初）、太徵、少宫。
shàoyáng、tài yǔ、jué yīn、Bǐng Yín、Bǐng Shēn, qí yùn hán sù, qí huà níng cǎn lìliè, qí biàn bīngxuě shuāng báo, qí bìng hán, fúzhǒng. tài yǔ（zhōng）、tài jiǎo（chū）、shǎo zhēng、tài gōng、shǎoshāng. 少陽、太羽、厥陰、丙寅、丙申，其運寒肅，其化凝慘慄冽，其變冰雪霜雹，其病寒，浮腫。太羽（終）、太角（初）、少徵、太宮、少商。/少阳、太羽、厥阴、丙寅、丙申，其运寒肃，其化凝惨栗冽，其变冰雪霜雹，其病寒，浮肿。太羽（终）、太角（初）、少徵、太宫、少商。
fán cǐ shàoyáng sī tiān zhī zhèng, qìhuà yùnxíng xiāntiān. tiānqì zhèng, dìqì rǎo, fēng nǎi bàojǔ, mù yǎn shā fēi, yán huǒ nǎi liú, yīn xíng yáng huà, yǔ nǎi shí yìng, huǒ mù tóngdé, shàng yìng yínghuò Suìxīng. qí gǔ dān cāng, qí zhèng yán, qí lìng rǎo. gù fēng rè cān bù, yún wù fèiténg. tàiyīn héngliú, hán nǎi shí zhì, liáng yǔ bìngqǐ. mín bìng hán zhōng, wài fàchuāng yáng, nèi wéi xiè mǎn, gù jīng rén yù zhī, hé ér bù zhēng. wǎngfù zhī zuò, mín bìng hánrè, nüè xiè、lóng míng、ǒutù、shàng fú、zhǒng sèbiàn. 凡此少陽司天之政，氣化運行先天。天氣正，地氣擾，風乃暴舉，木偃沙飛，炎火乃流，陰行陽化，雨乃時應，火木同德，上應熒惑歲星。其谷丹蒼，其政嚴，其令擾。故風熱參布，雲物沸騰。太陰橫流，寒乃時至，涼雨並起。民病寒中，外發瘡瘍，內為泄滿，故經人遇之，和而不爭。往復之作，民病寒熱，瘧泄、聾瞑、嘔吐、上怫、腫色變。/凡此少阳司天之政，气化运行先天。天气正，地气扰，风乃暴举，木偃沙飞，炎火乃流，阴行阳化，雨乃时应，火木同德，上应荧惑岁星。其谷丹苍，其政严，其令扰。故风热参布，云物沸腾。太阴横流，寒乃时至，凉雨并起。民病寒中，外发疮疡，内为泄满，故经人遇之，和而不争。往复之作，民病寒热，疟泄、聋瞑、呕吐、上怫、肿色变。
chū zhī qì, dìqì qiān, fēng shèng nǎi yáo, hán nǎi qù, hòu nǎi dà wēn, cǎomù zǎo róng. hán lái bù shā, wēnbìng nǎi qǐ, qí bìng qì fú yú shàng, xuè yìmù chì, ké nì tóutòng、xuèbēng、xié mǎn、fū còu zhōng chuāng. 初之氣，地氣遷，風勝乃搖，寒乃去，候乃大溫，草木早榮。寒來不殺，溫病乃起，其病氣怫於上，血溢目赤，咳逆頭痛、血崩、脅滿、膚腠中瘡。/初之气，地气迁，风胜乃摇，寒乃去，候乃大温，草木早荣。寒来不杀，温病乃起，其病气怫于上，血溢目赤，咳逆头痛、血崩、胁满、肤腠中疮。
èr zhī qì, huǒ fǎn yù, bái āi sì qǐ, yún qū yǔ fǔ, fēng bùshèng shī, yǔ nǎi líng, mín nǎi kāng. qí bìng rèyù yú shàng, ké nì ǒutù, chuāng fā yú zhōng, xiōng ài bùlì, tóutòng shēnrè, hūnkuì nóngchuāng. 二之氣，火反鬱，白埃四起，雲趨雨府，風不勝濕，雨乃零，民乃康。其病熱鬱於上，咳逆嘔吐，瘡發於中，胸嗌不利，頭痛身熱，昏憒膿瘡。/二之气，火反郁，白埃四起，云趋雨府，风不胜湿，雨乃零，民乃康。其病热郁于上，咳逆呕吐，疮发于中，胸嗌不利，头痛身热，昏愦脓疮。
sān zhī qì, tiān zhèng bù, yánshǔ zhì, shàoyáng lín shàng, yǔ nǎi yá. mín bìng rèzhōng, lóng míng、xuè

yì、nóngchuāng、ké、ǒu、qiú、nǜ、kě、tì qiàn、hóubì、mùchì、shàn bàosǐ. 三之氣，天政布，炎暑至，少陽臨上，雨乃涯。民病熱中，
聾瞑、血溢、膿瘡、咳、嘔、鼽、衄、渴、嚔欠、喉痹、目赤、善暴死。/三之气，天政布，炎暑至，少阳临上，雨乃涯。民病热中，
聋瞑、血溢、脓疮、咳、呕、鼽、衄、渴、嚔欠、喉痹、目赤、善暴死。
sì zhī qì, liáng nǎizhì, yánshǔ jiān huà, Báilù jiàng. mínqì hépíng, qí bìng mǎn, shēnzhòng. 四之氣，涼乃至，炎暑間化，白露降。民氣和平，其病滿，身重。/四之气，凉乃至，炎暑间化，白露降。民气和平，其病满，身重。
wǔ zhī qì, yáng nǎi qù, hán nǎi lái, yǔ nǎi jiàng, qìmén nǎi bì, gāng mù zǎo diāo. mín bì hánxié, jūnzǐ zhōumì. 五之氣，陽乃去，寒乃來，雨乃降，氣門乃閉，剛木早凋。民避寒邪，君子周密。/五之气，阳乃去，寒乃来，雨乃降，气门乃闭，刚木早凋。民避寒邪，君子周密。
zhōng zhī qì, dìqì zhèng, fēng nǎizhì, wànwù fǎn shēng, wù wù yǐ xíng, qí bìng guānbì bùjīn, xīntòng, yángqì bù cáng ér ké. 終之氣，地氣正，風乃至，萬物反生，霿霧以行，其病關閉不禁，心痛，陽氣不藏而咳。/终之气，地气正，风乃至，万物反生，雺雾以行，其病关闭不禁，心痛，阳气不藏而咳。
yì qí yùnqi, zàn suǒ bùshèng. bì zhé qí yùqì, xiān qǔ huà yuán, bàoguò bù shēng, kējí bùqǐ, gù suì yí xián xīn yí suān, shèn zhī xiè zhī, zì zhī fā zhī, guān qì hán wēn yǐ tiáo qí guò. tóng fēng rè zhě duō hán huà, yì fēng rè zhě shǎo hán huà, yòng rè yuǎn rè, yòng wēn yuǎn wēn, yòng hán yuǎn hán, yòng liáng yuǎn liáng, shí yí tóng fǎ, cǐ qí dào yě. yǒu jiǎ zhě fǎnzhī, fǎnshì zhě bìng zhī jiē yě. 抑其運氣，贊所不勝。必折其鬱氣，先取化源，暴過不生，苛疾不起，故歲宜咸辛宜酸，滲之泄之，漬之發之，觀氣寒溫以調其過。同風熱者多寒化，異風熱者少寒化，用熱遠熱，用溫遠溫，用寒遠寒，用涼遠涼，食宜同法，此其道也。有假者反之，反是者病之階也。/抑其运气，赞所不胜。必折其郁气，先取化源，暴过不生，苛疾不起，故岁宜咸辛宜酸，渗之泄之，渍之发之，观气寒温以调其过。同风热者多寒化，异风热者少寒化，用热远热，用温远温，用寒远寒，用凉远凉，食宜同法，此其道也。有假者反之，反是者病之阶也。
dì yuē: shàn. tàiyīn zhī zhèng nàihé? 帝曰：善。太陰之政奈何？/帝曰：善。太阴之政奈何？
Qíbó yuē: chǒu wèi zhī jì yě. 岐伯曰：丑未之紀也。/岐伯曰：丑未之纪也。
tàiyīn、shǎo jiǎo、tàiyáng, qīngrè shèng fù tóng, tóng zhènggōng, Dīng Chǒu、Dīng Wèi、qí yùn fēng、qīngrè. shǎo jiǎo（chū zhèng）、tài zhēng、shǎo gōng、tài shāng、shǎo yǔ（zhōng）. 太陰、少角、太陽，清熱勝復同，同正宮，丁丑、丁未、其運風、清熱。少角（初正）、太徵、少宮、太商、少羽（終）。/太阴、少角、太阳，清热胜复同，同正宫，
丁丑、丁未、其运风、清热。少角（初正）、太徵、少宫、太商、少羽（终）。
tàiyīn、shǎo zhēng、tàiyáng, hán yǔ shèng fù tóng, Guǐ Chǒu、Guǐ Wèi, qí yùn rè、hán yǔ. shǎo zhēng、tài gōng、shǎoshāng、tài yǔ（zhōng）、tài jiǎo. 太陰、少徵、太陽，寒雨勝復同，癸丑、癸未，其運熱、寒雨。少徵、太宮、少商、太羽（終）、太角。/太阴、少徵、太阳，寒雨胜复同，癸丑、癸未，其运热、寒雨。少徵、太宫、少商、太羽（终）、太角。
tàiyīn、shǎo gōng、tàiyáng, fēng qīng shèng fù tóng, tóng zhènggōng, Jǐ Chǒu tàiyī tiān fú、Jǐ Wèi tàiyī tiān fú, qí yùn yǔ、fēng qīng. shǎo gōng、tài shāng、shǎo yǔ（zhōng）、shǎo jiǎo、（chū）、tài zhēng.
太陰、少宮、太陽，風清勝復同，同正宮，己丑太一天符、己未太一天符，其運雨、風清。少宮、太商、少羽（終）、少角、（初）、太徵。/太阴、少宫、太阳，风清胜复同，同正宫，己丑太一天符、己未太一天符，
其运雨、风清。少宫、太商、少羽（终）、少角、（初）、太徵。
tàiyīn、shǎoshāng、tàiyáng, rè hán shèng fù tóng, Yǐ Chǒu、Yǐ Wèi、qí yùn liáng、rè. shǎoshāng、tài

yǔ（zhōng）、tài jiǎo（chū）、shǎo zhēng、tài gōng. 太陰、少商、太陽，熱寒勝復同，
乙丑、乙未、其運涼、熱。少商、太羽（終）、太角（初）、少徵、太宮。/太阴、少商、太阳，热寒胜复同，乙丑、乙未、其运凉、热。少商、太羽（终）、太角（初）、少徵、太宫。
fán cǐ tàiyīn sī tiān zhī zhèng, qìhuà yùn huà yùnxíng hòutiān. yīn zhuān qí zhèng, yángqì tuìbì, dàfēng shí qǐ, tiānqì xiàjiàng, dìqì shàngténg, yuányě hūn méng、bái āi sì qǐ, yún bēn nánjí, hán yǔ shù zhì, wù chéng yú chà xià. mín bìng hán shī, fùmǎn, shēn（yuè zhēn）fèn fū zhǒng, pǐ nì, hánjué jū jí. shīhán hé dé, huáng hēi āi hūn, liúxíng qì jiāo, shàng yìng Zhènxīng Chénxīng. qí zhèng sù, qí lìng jì, qí gǔ qián xuán. gù yīn níng yú shàng, hán jī yú xià, hán shuǐ shèng huǒ zé wéi bīngbáo; yángguāng bùzhì, shāqì nǎi xíng. gù yǒuyú yí gāo, bùjí yí xià, yǒuyú yí wǎn, bùjí yí zǎo. tǔ zhī lì qì zhī huà yě. mínqì yì cóng zhī, jiān gǔ mìng qí tài yě. 凡此太陰司天之政，氣化運化運行後天。陰專其政，陽氣退避，大風時起，天氣下降，地氣上騰，原野昏霧、白埃四起，雲奔南極，寒雨數至，物成於差夏。民病寒濕，腹滿，身（月真）憤胕腫，痞逆，寒厥拘急。濕寒合德，黃黑埃昏，流行氣交，上應鎮星辰星。其政肅，其令寂，其谷黅玄。故陰凝於上，寒積於下，寒水勝火則為冰雹；陽光不治，殺氣乃行。故有餘宜高，不及宜下，有餘宜晚，不及宜早。土之利氣之化也。民氣亦從之，間谷命其太也。/凡此太阴司天之政，气化运化运行后天。阴专其政，阳气退避，大风时起，天气下降，地气上腾，原野昏雾、白埃四起，云奔南极，寒雨数至，物成于差夏。民病寒湿，腹满，身（月真）愤胕肿，痞逆，
寒厥拘急。湿寒合德，黄黑埃昏，流行气交，上应镇星辰星。其政肃，其令寂，其谷黅玄。故阴凝于上，寒积于下，寒水胜火则为冰雹；阳光不治，杀气乃行。故有余宜高，不及宜下，有余宜晚，不及宜早。土之利气之化也。民气亦从之，间谷命其太也。
chū zhī qì, dìqì qiān, hán nǎi qù, chūnqì zhèng, fēng nǎi lái, shēng bù wànwù yǐ róng, mínqì tiáo shū, fēngshī xiāng báo, yǔ nǎi hòu. mín bìng xuè yì, jīnluò jū qiáng, guānjié bùlì, shēnzhòng jīn wěi. 初之氣，地氣遷，寒乃去，春氣正，風乃來，生布萬物以榮，民氣條舒，風濕相薄，雨乃後。民病血溢，筋絡拘強，關節不利，身重筋萎。/初之气，地气迁，寒乃去，春气正，风乃来，生布万物以荣，民气条舒，风湿相薄，雨乃后。民病血溢，筋络拘强，关节不利，身重筋萎。
èr zhī qì, dàhuǒ zhèng, wù chéng huà, mín nǎi hé. qí bìng wēn lì dà xíng, yuǎnjìn xián ruò, shī zhēng xiāng báo, yǔ nǎi shí jiàng. 二之氣，大火正，物承化，民乃和。其病溫厲大行，遠近咸若，濕蒸相薄，雨乃時降。/二之气，大火正，物承化，民乃和。其病温厉大行，远近咸若，湿蒸相薄，雨乃时降。
sān zhī qì, tiān zhèng bù, shīqi jiàng, dìqì téng, yǔ nǎi shí jiàng, hán nǎi suí zhī, gǎn yú hán shī, zé mín bìng shēnzhòng、fū zhǒng、xiōngfù mǎn. 三之氣，天政布，濕氣降，地氣騰，雨乃時降，寒乃隨之，感於寒濕，則民病身重、胕腫、胸腹滿。/三之气，天政布，湿气降，地气腾，雨乃时降，寒乃随之，感于寒湿，则民病身重、胕肿、胸腹满。
sì zhī qì, wèi huǒ lín、rùzhēng huà, dìqì téng, tiānqì pǐgé, hánfēng xiǎo mù, zhēng rè xiāng báo, cǎomù níng yān, shī huà bù liú, zé Báilù yīn bù, yǐ chéng qiūlìng. mín bìng còulǐ rè, xuè bào yì、nüè、xīnfù mǎn rè、lú zhàng、shèn zé fū zhǒng. 四之氣，畏火臨、溽蒸化，地氣騰，天氣否隔，寒風曉暮，蒸熱相薄，草木凝煙，濕化不流，則白露陰布，以成秋令。民病腠理熱，
血暴溢、瘧、心腹滿熱、臚脹、甚則胕腫。/四之气，畏火临、溽蒸化，地气腾，天气否隔，寒风晓暮，蒸热相薄，草木凝烟，湿化不流，则白露阴布，以成秋令。民病腠理热，血暴溢、疟、心腹满热、胪胀、甚则胕肿。
wǔ zhī qì, cǎn lìng yǐ xíng, Hánlù xià, shuāng nǎi zǎo jiàng、cǎomù huángluò、hánqì jí tǐ, jūnzǐ zhōumì, mín bìng pí còu. 五之氣，慘令已行，寒露下，霜乃早降、草木黃落、寒氣及體，君子周密，民病皮腠。/五之气，惨令已行，寒露下，霜乃早降、草木黄落、寒

气及体，君子周密，民病皮腠。
zhōng zhī qì、hán dàjǔ、shī dàhuà、shuāng nǎi jī、yīn nǎi níng、shuǐ jiānbīng、yángguāng bùzhì. gǎn yú hán, zé bìngrén guānjié jìn gù, yāo shuí tòng, hán shī tuī yú qì jiāo ér wéi jí yě. 終之氣、寒大舉、濕大化、霜乃積、陰乃凝、水堅冰、陽光不治。感於寒，則病人關節禁固，腰脽痛，
寒濕推於氣交而為疾也。/终之气、寒大举、湿大化、霜乃积、阴乃凝、水坚冰、阳光不治。感于寒，则病人关节禁固，腰脽痛，寒湿推于气交而为疾也。
bì zhé qí yùqì, ér qǔ huà yuán, yì qí suì qì, wú shǐ xié shèng. shí suì gǔ yǐ quán qí zhēn, shí jiān gǔ yǐ bǎo qí jīng. gù suì yí yǐ kǔ zào zhī wēn zhī. shènzhě fā zhī xiè zhī, bù fā bù xiè, zé shīqi wàiyì, ròu kuì pí zhé, ér shuǐ xuè jiāoliú. bì zàn qí yáng huǒ, lìng yù shèn hán, cóng qì yìtóng, shǎo duō qí pàn yě. tóng hán zhě yǐ rèhuà, tóng shī zhě yǐ zào huà; yì zhě shǎo zhī, tóng zhě duō zhī. yòng liáng yuǎn liáng, yòng hán yuǎn hán, yòng wēn yuǎn wēn, yòng rè yuǎn rè, shí yí tóng fǎ. jiǎ zhě fǎnzhī, cǐ qí dào yě. fǎnshì zhě bìng yě. 必折其鬱氣，而取化源，益其歲氣，無使邪勝。食歲谷以全其真，食間谷以保其精。故歲宜以苦燥之溫之。甚者發之泄之，不發不泄，則濕氣外溢，肉潰皮折，而水血交流。必贊其陽火，令御甚寒，從氣異同，少多其判也。同寒者以熱化，同濕者以燥化；異者少之，同者多之。用涼遠涼，用寒遠寒，用溫遠溫，用熱遠熱，食宜同法。假者反之，此其道也。反是者病也。/必折其郁气，而取化源，益其岁气，无使邪胜。食岁谷以全其真，食间谷以保其精。故岁宜以苦燥之温之。甚者发之泄之，不发不泄，则湿气外溢，肉溃皮折，而水血交流。必赞其阳火，令御甚寒，从气异同，少多其判也。同寒者以热化，同湿者以燥化；异者少之，同者多之。用凉远凉，用寒远寒，用温远温，用热远热，食宜同法。假者反之，此其道也。反是者病也。
dì yuē: shàn. shàoyīn zhī zhèng nàihé? 帝曰：善。少陰之政奈何？/帝曰：善。少阴之政奈何？
Qíbó yuē: zǐ wǔ zhī jì yě. 岐伯曰：子午之紀也。/岐伯曰：子午之纪也。
shàoyīn、dàjiǎo、yángmíng、Rén Zǐ、Rén Wǔ、qí yùn fēng gǔ, qí huà wū wěn qǐ chāi; qí biàn zhèn lā cuī bá; qí bìng zhī mǎn. tài jiǎo（chū zhèng）, shǎo zhēng、tài gōng、shǎoshāng、tài yǔ（少陰、大角、陽明、壬子、壬午、其運風鼓，其化鳴紊啟拆；其變振拉摧拔；其病支滿。太角（初正），
少徵、太宮、少商、太羽（/少阴、大角、阳明、壬子、壬午、其运风鼓，其化鸣紊启拆；其变振拉摧拔；其病支满。太角（初正），少徵、太宫、少商、太羽（
zhōng）. 終）。/终）。
tàiyīn、tài zhēng、yáng yīn、Wù Zǐ tiān fú, Wù Wǔ tàiyī tiān fú, qí yùn yánshǔ, qí huà xuān yào yù yù, qí biàn yán liè fèiténg, qí bìng shàng rè, xuè yì. tài zhēng、shǎo gōng、tài shāng、shǎo yǔ（zhōng）、shǎo jiǎo（chū）. 太陰、太徵、陽陰、戊子天符，戊午太一天符，其運炎暑，其化喧曜鬱燠，其變炎烈沸騰，其病上熱，
血溢。太徵、少宮、太商、少羽（終）、少角（初）。/太阴、太徵、阳阴、戊子天符，戊午太一天符，其运炎暑，其化喧曜郁燠，其变炎烈沸腾，其病上热，
血溢。太徵、少宫、太商、少羽（终）、少角（初）。
shàoyīn、tài gōng、yángmíng、jiǎzǐ、Jiǎ Wǔ、qí yùn yīnyǔ, qí huà róurùn shíyǔ. qí biàn zhènjīng piāo zhòu, qí bìng zhōngmǎn shēnzhòng. tài gōng、shǎoshāng、tài yǔ（zhōng）、tài jiǎo（chū）、shǎo zhēng. 少陰、太宮、陽明、甲子、甲午、其運陰雨，其化柔潤時雨。其變震驚飄驟，
其病中滿身重。太宮、少商、太羽（終）、太角（初）、少徵。/少阴、太宫、阳明、甲子、甲午、其运阴雨，其化柔润时雨。其变震惊飘骤，其病中满身重。太宫、少商、太羽（终）、太角（初）、少徵。
shàoyīn、tài shāng、yángmíng、gēngzǐ（tóng tiān fú）、Gēng Wǔ（tóng tiān fú）、tóng zhèng shāng, qí yùn liáng jìn, qí huà wù lù xiāo sè; qí biàn sù diāolíng. qí bìng xià qīng. tài shāng、shǎo yǔ（少陰、太商、陽明、庚子（同天符）、庚

午（同天符）、同正商，其運涼勁，其化霧露蕭飀；
其變肅凋零。其病下清。太商、少羽（/少阴、太商、阳明、庚子（同天符）、庚午（同天符）、同正商，其运凉劲，其化雾露萧飀；其变肃凋零。其病下清。太商、少羽（
zhōng）、shǎo jiǎo（chū）、tài zhēng、shǎo gōng.
終）、少角（初）、太徵、少宮。/终）、少角（初）、太徵、少宫。
shàoyīn、tài yǔ、yángmíng、Bǐng Zǐ suì huì、Bǐng Wǔ、qí yùn hán、qí huà níng cǎn lìliè; qí biàn bīngxuě shuāng báo, qí bìng hán xià. tài yǔ（zhōng）、tài jiǎo（chū）、shǎo zhēng、tài gōng、shǎoshāng.
少陰、太羽、陽明、丙子歲會、丙午、其運寒、其化凝慘慄冽；其變冰雪霜雹，
其病寒下。太羽（終）、太角（初）、少徵、太宮、少商。/少阴、太羽、阳明、丙子岁会、丙午、其运寒、其化凝惨栗冽；其变冰雪霜雹，其病寒下。太羽（终）、太角（初）、少徵、太宫、少商。
fán cǐ shàoyīn sī tiān zhī zhèng, qìhuà yùnxíng xiāntiān, dìqì sù, tiānqì míng, hán jiāo shǔ, rè jiā zào, yún chí yǔ fǔ, shī huà nǎi xíng, shíyǔ nǎi jiàng. jīn huǒ hé dé, shàng yìng yínghuò, tài bái. qí zhèng míng, qí lìng qiē, qí gǔ dān bái. shuǐhuǒ hánrè chí yú qì jiāo, ér wéi bìng shǐ yě. rèbìng shēng yú shàng, qīng bìng shēng yú xià, hánrè língfàn ér zhēng yú zhōng, mín bìng kéchuǎn, xuè yìxuè xiè, qiú tì mùchì, zì yáng, hánjué rù wèi, xīntòng、yāotòng、fù dà、ài gān、zhǒng shàng. 凡此少陰司天之政，氣化運行先天，地氣肅，天氣明，寒交暑，熱加燥，雲馳雨府，濕化乃行，時雨乃降。金火合德，上應熒惑，太白。其政明，其令切，其谷丹白。水火寒熱持於氣交，
而為病始也。熱病生於上，清病生於下，寒熱凌犯而爭於中，民病咳喘，血溢血泄，鼽嚏目赤，眥瘍，寒厥入胃，心痛、腰痛、腹大、嗌干、腫上。/凡此少阴司天之政，气化运行先天，地气肃，天气明，寒交暑，热加燥，云驰雨府，湿化乃行，时雨乃降。金火合德，上应荧惑，太白。其政明，其令切，其谷丹白。水火寒热持于气交，而为病始也。热病生于上，清病生于下，寒热凌犯而争于中，民病咳喘，血溢血泄，鼽嚏目赤，眥疡，寒厥入胃，心痛、腰痛、腹大、嗌干、肿上。
chū zhī qì、dìqì qiān、zào jiāng qù、hán nǎi shǐ、zhé fù cáng shuǐ nǎi bīng, shuāng fù jiàng, fēng nǎizhì, yángqì yù. mín fǎn zhōumì, guānjié jìn gù, yāo shuí tòng, yánshǔ jiāng qǐ, Zhōng-wài chuāngyáng. 初之氣、地氣遷、燥將去、寒乃始、蟄復藏水乃冰，霜復降，風乃至，陽氣鬱。民反周密，關節禁固，腰脽痛，炎暑將起，中外瘡瘍。/初之气、地气迁、燥将去、寒乃始、蛰复藏水乃冰，霜复降，风乃至，阳气郁。民反周密，关节禁固，腰脽痛，炎暑将起，中外疮疡。
èr zhī qì, yángqì bù, fēng nǎi xíng, chūnqì yǐ zhèng, wànwù yìng róng, hánqì shí zhì, mín nǎi hé. qí bìng lín, mù míngmù chì, qìyù yú shàng ér rè. 二之氣，陽氣布，風乃行，春氣以正，萬物應榮，寒氣時至，民乃和。其病淋，目瞑目赤，氣鬱於上而熱。/二之气，阳气布，风乃行，春气以正，万物应荣，寒气时至，民乃和。其病淋，目瞑目赤，气郁于上而热。
sān zhī qì, tiān zhèng bù, dàhuǒ xíng, shù lèi fán xiān, hánqì shí zhì. mín bìng qìjué xīntòng, hánrè gèng zuò, kéchuǎn mùchì. 三之氣，天政布，大火行，庶類蕃鮮，寒氣時至。民病氣厥心痛，寒熱更作，咳喘目赤。/三之气，天政布，大火行，庶类蕃鲜，寒气时至。民病气厥心痛，寒热更作，咳喘目赤。
sì zhī qì, rùshǔ zhì, dàyǔ shíxíng, hánrè hù zhì. mín bìng hánrè, ài gān、huáng dàn、qiú nǜ、yǐn fā. 四之氣，溽暑至，大雨時行，寒熱互至。民病寒熱，嗌干、黃癉、鼽衄、飲發。/四之气，溽暑至，大雨时行，寒热互至。民病寒热，嗌干、黄瘅、鼽衄、饮发。
wǔ zhī qì, wèi huǒ lín, shǔ fǎn zhì, yáng nǎi huà, wànwù nǎi shēng, nǎi Chángróng, mín nǎi kāng. qí bìng wēn. 五之氣，畏火臨，暑反至，陽乃化，萬物乃生，乃長榮，民乃康。其病溫。/五之气，畏火临，暑反至，阳乃化，万物乃生，乃长荣，民乃康。其病温。

zhōng zhī qì, zào lìngxíng, yú huǒ nèi gé, zhǒng yú shàng, kéchuǎn, shèn zé xuè yì. hánqì shù jǔ, zé méng wùyì. bìng shēngpí còu, nèihán yú xié, xià lián shǎofù ér zuò hán zhōng, dì jiāng yì yě. 終之氣，燥令行，餘火內格，腫於上，咳喘，甚則血溢。寒氣數舉，則霿霧翳。病生皮腠，內含於脅，下連少腹而作寒中，地將易也。/终之气，燥令行，余火内格，肿于上，咳喘，甚则血溢。寒气数举，则霿雾翳。病生皮腠，内含于胁，下连少腹而作寒中，地将易也。

bì yì qí yùnqi, zī qí suì shèng, zhé qí yù fā, xiān qǔ huà yuán, wú shǐ bàoguò ér shēng qí bìng yě. shí suì gǔ yǐ quán zhēn qì, shí jiān gǔ yǐ bì xūxié, suì yí xián yǐ ruǎn zhī, ér tiáo qíshàng, shèn zé yǐ kǔ fā zhī; yǐ suān shōu zhī, ér ān qí xià, shèn zé yǐ kǔ xiè zhī. shì qì tóngyì ér duōshao zhī, tóng tiānqì zhě yǐ hán qīng huà; tóng dìqì zhě yǐ wēnrè huà. yòng rè yuǎn rè, yòng liáng yuǎn liáng, yòng wēn yuǎn wēn, yòng hán yuǎn hán, shí yí tóng fǎ. yǒu jiǎ zé fǎn, cǐ qí dào yě, fǎnshì zhě bìng zuò yǐ. 必抑其運氣，資其歲勝，折其鬱發，先取化源，無使暴過而生其病也。食歲谷以全真氣，食間谷以避虛邪，歲宜咸以軟之，而調其上，甚則以苦發之；以酸收之，而安其下，甚則以苦泄之。適氣同異而多少之，同天氣者以寒清化；同地氣者以溫熱化。用熱遠熱，用涼遠涼，用溫遠溫，用寒遠寒，食宜同法。有假則反，此其道也，反是者病作矣。/必抑其运气，资其岁胜，折其郁发，先取化源，无使暴过而生其病也。食岁谷以全真气，食间谷以避虚邪，岁宜咸以软之，而调其上，甚则以苦发之；以酸收之，而安其下，甚则以苦泄之。适气同异而多少之，同天气者以寒清化；同地气者以温热化。用热远热，用凉远凉，用温远温，用寒远寒，食宜同法。有假则反，此其道也，反是者病作矣。

dì yuē: shàn. jué yīn zhī zhèng nàihé? 帝曰：善。厥陰之政奈何？/帝曰：善。厥阴之政奈何？

Qíbó yuē: Jǐ Hài zhī jì yě. 岐伯曰：己亥之紀也。/岐伯曰：己亥之纪也。

jué yīn、shǎo jiǎo、shàoyáng, qīngrè shèng fù tóng, tóng zhèng jiǎo, Dīng Sì tiān fú、Dīng Hài tiān fú, qí yùn fēng, qīngrè. shǎo jiǎo（chū zhèng）、tài zhēng、shǎo gōng、tài shāng、shǎo yǔ（zhōng）. 厥陰、少角、少陽，清熱勝復同，同正角，丁巳天符、丁亥天符，其運風，清熱。少角（初正）、太徵、少宮、太商、少羽（終）。/厥阴、少角、少阳，清热胜复同，同正角，丁巳天符、丁亥天符，其运风，
清热。少角（初正）、太徵、少宫、太商、少羽（终）。

jué yīn、shǎo zhēng、shàoyáng、hán yǔ shèng fù tóng, Guǐ Sì（tóngsuì huì）、Guǐ Hài（tóngsuì huì）, qí yùn rè, hán yǔ. shǎo zhēng、tài gōng、shǎoshāng、tài yǔ（zhōng）、tài jiǎo（chū）. 厥陰、少徵、少陽、寒雨勝復同，癸巳（同歲會）、癸亥（同歲會），其運熱，寒雨。少徵、太宮、少商、太羽（終）、太角（初）。/厥阴、少徵、少阳、寒雨胜复同，癸巳（同岁会）、癸亥（同岁会），其运热，寒雨。少徵、太宫、少商、太羽（终）、太角（初）。

jué yīn、shǎo gōng、shàoyáng、fēng qīng shèng fù tóng, tóng zhèng jiǎo, Jǐ Sì, Jǐ Hài, qí yùn yǔ, fēng qīng. shǎo gōng、tài shāng、shǎo yǔ（zhōng）、shǎo jiǎo（chū）、tài zhēng. 厥陰、少宮、少陽、風清勝復同，同正角，己巳，己亥，其運雨，風清。少宮、太商、少羽（終）、少角（初）、太徵。/厥阴、少宫、少阳、风清胜复同，同正角，己巳，己亥，其运雨，风清。少宫、太商、少羽（终）、少角（初）、太徵。

jué yīn、shǎoshāng、shàoyáng、rè hán shèng fù tóng, tóng zhèng jiǎo, Yǐ Sì、Yǐ Hài、qí yùn liáng, rè hán. shǎoshāng、tài yǔ（zhōng）、tài jiǎo（chū）、shǎo zhēng、tài gōng. 厥陰、少商、少陽、熱寒勝復同，同正角，乙巳、乙亥、其運涼，
熱寒。少商、太羽（終）、太角（初）、少徵、太宮。/厥阴、少商、少阳、热寒胜复同，同正角，乙巳、乙亥、其运凉，
热寒。少商、太羽（终）、太角（初）、少徵、太宫。

jué yīn、shǎo yǔ、shàoyáng、fēngyǔ shèng fù tóng, Xīn Sì、Xīn Hài、qí yùn hán, yǔ fēng. shǎo yǔ（zhōng）、shǎo

jiǎo（chū）, tài zhēng、shǎo gōng、tài shāng. 厥陰、少羽、少陽、風雨勝復同，辛巳、辛亥、其運寒，雨風。少羽（終）、少角（初），
太徵、少宮、太商。/厥阴、少羽、少阳、风雨胜复同，辛巳、辛亥、其运寒，雨风。少羽（终）、少角（初），太徵、少宫、太商。
fán cǐ jué yīnsī tiān zhī zhèng, qìhuà yùnxíng hòutiān, nuò tóng zhèng suì, qìhuà yùnxíng tóng tiān, tiānqì rǎo, dìqì zhèng, fēng shēng gāo yuǎn, yánrè cóng zhī, yún qū yǔ fǔ, shī huà nǎi xíng, fēng huǒ tóngdé, shàng yìng Suìxīng, yínghuò. qí zhèng náo, qí lìng sù, qí gǔ cāng dān, jiān gǔ yán tài zhě. qí hào wén jiǎo pǐn yǔ. fēng zàohuǒ rè, shèng fù gèng zuò, zhéchóng lái jiàn, liúshuǐ bù bīng, rèbìng xíng yú xià, fēng bìng xíng yú shàng, fēng zào shèng fù, xíng yú zhōng. 凡此厥陰司天之政，氣化運行後天，諸同正歲，氣化運行同天，天氣擾，地氣正，風生高遠，炎熱從之，雲趨雨府，濕化乃行，風火同德，上應歲星，熒惑。其政撓，其令速，其谷蒼丹，
間谷言太者。其耗文角品羽。風燥火熱，勝復更作，蟄蟲來見，流水不冰，熱病行於下，風病行於上，風燥勝復，形於中。/凡此厥阴司天之政，气化运行后天，诸同正岁，气化运行同天，天气扰，地气正，风生高远，炎热从之，云趋雨府，湿化乃行，风火同德，上应岁星，荧惑。其政挠，其令速，其谷苍丹，间谷言太者。其耗文角品羽。风燥火热，胜复更作，蛰虫来见，流水不冰，热病行于下，风病行于上，风燥胜复，形于中。
chū zhī qì, hán shǐ sù, shāqì fāng zhì, mín bìng hán yú yòu zhīxià. 初之氣，寒始肅，殺氣方至，民病寒於右之下。/初之气，寒始肃，杀气方至，民病寒于右之下。
èr zhī qì, hán bù qù, huá xuěshuǐ bīng, shāqì shī huà, shuāng nǎi jiàng, míng cǎo shàngjiāo, hán yǔ shù zhì. yáng fùhuà, mín bìng rè yú zhōng. 二之氣，寒不去，華雪水冰，殺氣施化，霜乃降，名草上焦，寒雨數至。陽復化，民病熱於中。/二之气，寒不去，华雪水冰，杀气施化，霜乃降，名草上焦，寒雨数至。阳复化，民病热于中。
sān zhī qì, tiān zhèng bù, fēng nǎi shí jǔ. mín bìng qì chū, ěr wū diàoxuàn. 三之氣，天政布，風乃時舉。民病泣出，耳鳴掉眩。/三之气，天政布，风乃时举。民病泣出，耳鸣掉眩。
sì zhī qì, rùshǔ shīrè xiāng báo, zhēng yú zuǒ zhīshàng. mín bìng huáng dàn ér wéi fū zhǒng. 四之氣，溽暑濕熱相薄，爭於左之上。民病黃癉而為胕腫。/四之气，溽暑湿热相薄，争于左之上。民病黄瘅而为胕肿。
wǔ zhī qì, zàoshī gèng shèng, chényīn nǎi bù, hánqì jí tǐ, fēngyǔ nǎi xíng. 五之氣，燥濕更勝，沉陰乃布，寒氣及體，風雨乃行。/五之气，燥湿更胜，沉阴乃布，寒气及体，风雨乃行。
zhōng zhī qì, wèi huǒ sīlìng, yáng nǎi dàhuà, zhéchóng chūxiàn, liúshuǐ bù bīng, dìqì dàfā, cǎo nǎi shēng, rén nǎi shū. qí bìng wēn lì. 終之氣，畏火司令，陽乃大化，蟄蟲出現，流水不冰，地氣大發，草乃生，人乃舒。其病溫厲。/终之气，畏火司令，阳乃大化，蛰虫出现，流水不冰，地气大发，草乃生，人乃舒。其病温厉。
bì zhé qí yùqì, zī qí huà yuán, zàn qí yùnqi, wú shǐ xié shèng. suì yí yǐ xīn tiáo shàng, yǐ xián tiáo xià, wèi huǒ zhī qì, wúwàng fàn zhī. yòng wēn yuǎn wēn, yòng rè yuǎn rè, yòng liáng yuǎn liáng, yòng hán yuǎn hán, shí yí tóng fǎ. yǒu jiǎ fǎncháng, cǐ zhī dào yě. fǎnshì zhě bìng. 必折其鬱氣，資其化源，贊其運氣，無使邪勝。歲宜以辛調上，以鹹調下，畏火之氣，無妄犯之。用溫遠溫，用熱遠熱，用涼遠涼，用寒遠寒，食宜同法。有假反常，此之道也。反是者病。/必折其郁气，资其化源，赞其运气，无使邪胜。岁宜以辛调上，以咸调下，畏火之气，
无妄犯之。用温远温，用热远热，用凉远凉，用寒远寒，食宜同法。有假反常，此之道也。反是者病。
dì yuē: shàn. fūzǐ yán kěwèi xī yǐ, rán héyǐ míng qí yìng hū? 帝曰：善。夫子言可謂悉矣，然何以明其應乎？/帝曰：善。夫子言可谓悉矣，然何以明其应乎？
Qíbó yuē: zhāo hū zāi wèn yě. fū liùqì zhě, xíng yǒu cì, zhǐ yǒu wèi, gùcháng yǐ zhèng yuè shuòrì píngdàn shì zhī, dǔ qí wèi ér zhī

qí suǒzài yǐ. yùn yǒuyú qí zhì xiān, yùn bùjí qí zhì hòu, cǐ tiān zhī dào, qì zhī cháng yě. yùn fēi yǒuyú, fēi bùzú, shì wèi zhèng suì, qí zhìdàng qí shí yě. 岐伯曰：昭乎哉問也。夫六氣者，行有次，止有位，故常以正月朔日平旦視之，睹其位而知其所在矣。運有餘其致先，運不及其至後，此天之道，氣之常也。運非有餘，非不足，是謂正歲，其至當其時也。/岐伯曰：昭乎哉问也。夫六气者，行有次，止有位，故常以正月朔日平旦视之，睹其位而知其所在矣。运有余其致先，运不及其至后，此天之道，气之常也。运非有余，非不足，是谓正岁，其至当其时也。

dì yuē: shèng fù zhī qì, qí cháng zài yě, zāi shěng shí zhì, hòu yě nàihé? 帝曰：勝復之氣，其常在也，災眚時至，候也奈何？/帝曰：胜复之气，其常在也，灾眚时至，候也奈何？

Qíbó yuē: fēi qìhuà zhě, shì wèi zāi yě. 岐伯曰：非氣化者，是謂災也。/岐伯曰：非气化者，是谓灾也。

dì yuē: tiāndì zhī shù, zhōngshǐ nàihé? 帝曰：天地之數，終始奈何？/帝曰：天地之数，终始奈何？

Qíbó yuē: xī hū zāi wèn yě. shì míng dào yě. shù zhī shǐ qǐ yú shàng, ér zhōngyú xià, suì bàn zhīqián, tiānqì zhǔ zhī, suì bàn zhīhòu, dìqì zhǔ zhī, shàng-xià jiāohù, qì jiāo zhǔ zhī, suì jì huá yǐ. gù yuē wèi míng, qì yuè kězhī hū, suǒwèi qì yě. 岐伯曰：悉乎哉問也。是明道也。數之始起於上，而終於下，歲半之前，天氣主之，歲半之後，地氣主之，上下交互，氣交主之，歲紀華矣。故曰位明，氣月可知乎，所謂氣也。/岐伯曰：悉乎哉问也。是明道也。数之始起于上，而终于下，岁半之前，天气主之，岁半之后，地气主之，上下交互，气交主之，岁纪华矣。故曰位明，气月可知乎，所谓气也。

dì yuē: yú sī qí shì, zé ér xíng zhī, bùhé qí shù héyě? 帝曰：餘司其事，則而行之，不合其數何也？/帝曰：余司其事，则而行之，不合其数何也？

Qíbó yuē: qì yòng yǒu duōshao, huà qià yǒu shèngshuāi, shuāi shèngduō yǒu, tóng qí huà yě. 岐伯曰：氣用有多少，化洽有盛衰，衰盛多有，同其化也。/岐伯曰：气用有多少，化洽有盛衰，衰盛多有，同其化也。

dì yuē: yuàn wén tónghuà hérú? 帝曰：願聞同化何如？/帝曰：愿闻同化何如？

Qíbó yuē: fēng wēn chūnhuà tóng, rè xūn hūn huǒ xià huà tóng, shèng yǔ fù tóng, zào qīng yān lù qiū huà tóng, yúnyǔ hūn míng āi chángxià huà tóng, hánqì shuāngxuě bīng dōng huà tóng, cǐ tiāndì wǔyùn liùqì zhī huà, gèng yòng shèngshuāi zhī cháng yě. 岐伯曰：風溫春化同，熱曛昏火夏化同，勝與復同，燥清煙露秋化同，雲雨昏暝埃長夏化同，寒氣霜雪冰冬化同，此天地五運六氣之化，更用盛衰之常也。/岐伯曰：风温春化同，热曛昏火夏化同，胜与复同，燥清烟露秋化同，云雨昏暝埃长夏化同，寒气霜雪冰冬化同，此天地五运六气之化，更用盛衰之常也。

dì yuē: wǔyùn xíng tóng tiān huà zhě mìng yuē tiān fú, yú zhī zhī yǐ. yuàn wén tóng dì huà zhě hé wèi yě? 帝曰：五運行同天化者命曰天符，餘知之矣。願聞同地化者何謂也？/帝曰：五运行同天化者命曰天符，余知之矣。愿闻同地化者何谓也？

Qíbó yuē: tàiguò ér tóng tiān huà zhě sān, bùjí ér tóng tiān huà zhě yì sān; tàiguò ér tóng dì huà zhě sān, bùjí ér tóng dì huà zhě yì sān. cǐ fán èrshísì suì yě. 岐伯曰：太過而同天化者三，不及而同天化者亦三；太過而同地化者三，不及而同地化者亦三。此凡二十四歲也。/岐伯曰：太过而同天化者三，不及而同天化者亦三；太过而同地化者三，不及而同地化者亦三。此凡二十四岁也。

dì yuē: yuàn wén qí suǒwèi yě? 帝曰：願聞其所謂也？/帝曰：愿闻其所谓也？

Qíbó yuē: Jiǎ Chén Jiǎ Xū tài gōng xià jiā tàiyīn, Rén Yín Rén Shēn tài jiǎo xià jiā jué yīn, gēng-zǐ Gēng Wǔ tài shāng xià jiā yángmíng, rúshì zhě sān. 岐伯曰：甲辰甲戌太宮下加太陰，壬寅壬申太角下加厥陰，庚子庚午太商下加陽明，如是者三。/岐伯曰：甲辰甲戌太宫下加太阴，壬寅壬申太角下加厥阴，庚子庚午太商下加阳明，如是者三。

Guǐ Sì Guǐ Hài shǎo zhēng xià jiā shàoyáng, Xīn Chǒu Xīn Wèi shǎo yǔ xià jiā tàiyáng, Guǐ Mǎo Guǐ Yǒu shǎo zhēng xià jiā shàoyīn, rúshì zhě sān. 癸巳癸亥少徵下加少陽，辛丑辛未少羽下加太陽，

癸卯癸酉少徵下加少陰，如是者三。/癸巳癸亥少徵下加少阳，辛丑辛未少羽下加太阳，癸卯癸酉少徵下加少阴，如是者三。

Wù Zǐ Wù Wǔ tài zhēng shàng lín shàoyīn, Wù Yín Wù Shēn tài zhēng shàng lín shàoyáng, Bǐng Chén Bǐng Xū tài yǔ shàng lín tàiyáng, rúshì zhě sān. 戊子戊午太徵上臨少陰，戊寅戊申太徵上臨少陽，丙辰丙戌太羽上臨太陽，如是者三。/戊子戊午太徵上临少阴，戊寅戊申太徵上临少阳，丙辰丙戌太羽上临太阳，如是者三。

Dīng Sì Dīng Hài shǎo jiǎo shàng lín jué yīn, Yǐ Mǎo Yǐ Yǒu shǎoshāng shàng lín yángmíng. Jǐ Chǒu Jǐ Wèi, shǎo gōng shàng lín tàiyīn. rúshì zhě sān, chú cǐ èrshísì suì, zé bù jiā bù lín yě. 丁巳丁亥少角上臨厥陰，
乙卯乙酉少商上臨陽明。己丑己未，少宮上臨太陰。如是者三，除此二十四歲，則不加不臨也。/丁巳丁亥少角上临厥阴，乙卯乙酉少商上临阳明。己丑己未，少宫上临太阴。如是者三，除此二十四岁，则不加不临也。

dì yuē: jiā zhě hé wèi? 帝曰：加者何謂？/帝曰：加者何谓？

Qíbó yuē: tàiguò ér jiā tóng tiān fú, bùjí ér jiā tóngsuì huì yě. 岐伯曰：太過而加同天符，不及而加同歲會也。/岐伯曰：太过而加同天符，不及而加同岁会也。

dì yuē: lín zhě hé wèi? 帝曰：臨者何謂？/帝曰：临者何谓？

Qíbó yuē: tàiguò bùjí, jiē yuē tiān fú, ér biàn xíng yǒu duōshao, bìng xíng yǒu wēi shèn, shēngsǐ yǒu zǎo yàn ěr! 岐伯曰：太過不及，皆曰天符，而變行有多少，病形有微甚，生死有早晏耳！/岐伯曰：太过不及，皆曰天符，而变行有多少，病形有微甚，生死有早晏耳！

dì yuē: fūzǐ yán yòng hán yuǎn hán, yòng rè yuǎn rè, yú wèizhī qí rán yě. yuàn wén hé wèi yuǎn? 帝曰：夫子言用寒遠寒，用熱遠熱，餘未知其然也。願聞何謂遠？/帝曰：夫子言用寒远寒，用热远热，余未知其然也。愿闻何谓远？

Qíbó yuē: rè wú fàn rè, hán wú fàn hán, cóngzhě hé, nì zhě bìng, bùkěbù jìngwèi ér yuǎn zhī, suǒwèi shíxīng liù wèi yě. 岐伯曰：熱無犯熱，寒無犯寒，從者和，逆者病，不可不敬畏而遠之，所謂時興六位也。/岐伯曰：热无犯热，寒无犯寒，从者和，逆者病，不可不敬畏而远之，所谓时兴六位也。

dì yuē: wēn liáng hérú? 帝曰：溫涼何如？/帝曰：温凉何如？

Qíbó yuē: sī qì yǐ rè, yòng rè wú fàn, sī qì yǐ hán, yòng hán wú fàn, sī qì yǐ liáng, yòng liáng wú fàn, sī qì yǐ wēn, yòng wēn wú fàn. jiān qì tóng qí zhǔ wú fàn, yì qí zhǔ zé xiǎo fàn zhī, shì wèi sì wèi, bì jǐn chá zhī. 岐伯曰：司氣以熱，用熱無犯，司氣以寒，用寒無犯，司氣以涼，用涼無犯，司氣以溫，用溫無犯。間氣同其主無犯，異其主則小犯之，是謂四畏，必謹察之。/岐伯曰：司气以热，用热无犯，司气以寒，用寒无犯，司气以凉，用凉无犯，司气以温，用温无犯。间气同其主无犯，异其主则小犯之，是谓四畏，必谨察之。

dì yuē: shàn. qí fàn zhě hérú? 帝曰：善。其犯者何如？/帝曰：善。其犯者何如？

Qíbó yuē: tiānqì fǎn shí, zé kě yī zé, jí shèng qí zhǔ zé kě fàn, yǐ píng wéiqī, ér bù kě guò, shì wèi xiéqì fǎn shèngzhě. gù yuē: wú shī tiān xìn, wú nì qì yí, wú yì qí shèng, wú zàn qí fù, shì wèi zhì zhì. 岐伯曰：天氣反時，則可依則，及勝其主則可犯，以平為期，而不可過，是謂邪氣反勝者。故曰：無失天信，無逆氣宜，無翼其勝，無贊其復，是謂至治。/岐伯曰：天气反时，则可依则，及胜其主则可犯，以平为期，而不可过，是谓邪气反胜者。故曰：无失天信，无逆气宜，无翼其胜，无赞其复，是谓至治。

dì yuē: shàn. wǔyùn qì hángzhǔ suì zhī jì, qí yǒucháng shù hū? 帝曰：善。五運氣行主歲之紀，其有常數乎？/帝曰：善。五运气行主岁之纪，其有常数乎？

Qíbó yuē: chén qǐng cì zhī. 岐伯曰：臣請次之。/岐伯曰：臣请次之。

jiǎzǐ、Jiă Wǔ suì, shàng shàoyīn huǒ, zhōng tài gōng tǔ yùn, xià yángmíng jīn. rèhuà èr, yǔ huà wǔ, zào huà sì, suǒwèi zhèng huà rì yě. qí huà shàng xián hán, zhōng kǔ rè, xià suān rè, suǒwèi yào shí yí yě. 甲子、甲午歲，上少陰火，中太宮土運，下陽明金。熱化二，雨化五，燥化四，所謂正化日也。其化上鹹寒，中苦

熱，下酸熱，所謂藥食宜也。/甲子、甲午岁，上少阴火，中太宫土运，下阳明金。热化二，雨化五，燥化四，所谓正化日也。其化上咸寒，中苦热，下酸热，所谓药食宜也。

Yǐ Chǒu、Yǐ Wèi suì, shàng tàiyīn tǔ, zhōng shǎoshāng jīn yùn, xià tàiyáng shuǐ. rèhuà hán huà shèng fù tóng, suǒwèi xiéqì huà rì yě, zāi qīgōng. shī huà wǔ, qīng huà sì, hán huà liù, suǒwèi zhèng huà rì yě. qí huà shàng kǔ rè, zhōng suān hé, xià gān rè, suǒwèi yào shí yí yě. 乙丑、乙未歲，上太陰土，中少商金運，下太陽水。熱化寒化勝復同，所謂邪氣化日也，災七宮。濕化五，清化四，寒化六，所謂正化日也。其化上苦熱，中酸和，下甘熱，所謂藥食宜也。/乙丑、乙未岁，上太阴土，中少商金运，下太阳水。热化寒化胜复同，所谓邪气化日也，灾七宫。湿化五，清化四，寒化六，所谓正化日也。其化上苦热，中酸和，下甘热，所谓药食宜也。

Bǐng Yín、Bǐng Shēn suì, shàng shàoyáng xiāng huǒ, zhōng tài yǔ shuǐyùn, xià jué yīn mù, huǒhuà èr, hán huà liù, fēnghuà sān, suǒwèi zhèng huà rì yě, qí huà shàng xián hán, zhōng xián wēn, xià xīn wēn, suǒwèi yào shí yí yě. 丙寅、丙申歲，上少陽相火，中太羽水運，下厥陰木，火化二，寒化六，風化三，所謂正化日也，其化上咸寒，中咸溫，下辛溫，所謂藥食宜也。/丙寅、丙申岁，上少阳相火，中太羽水运，下厥阴木，火化二，寒化六，风化三，所谓正化日也，其化上咸寒，中咸温，下辛温，所谓药食宜也。

Dīng Mǎo、Dīng Yǒu suì, shàng yángmíng jīn, zhōng shǎo jiǎo mù yùn, xià shàoyīn huǒ. qīng huà rèhuà shèng fù tóng, suǒwèi xiéqì huà rì yě, zāi sān gōng, zào huà jiǔ, fēnghuà sān, rèhuà qī, suǒwèi zhèng huà rì yě. qí huà shàng kǔ, xiǎo wēn, zhōng xīn hé, xià xián hán, suǒwèi yào shí yí yě. 丁卯、丁酉歲，上陽明金，中少角木運，下少陰火。清化熱化勝復同，所謂邪氣化日也，災三宮，燥化九，風化三，熱化七，所謂正化日也。其化上苦，小溫，中辛和，下咸寒，所謂藥食宜也。/丁卯、丁酉岁，上阳明金，中少角木运，下少阴火。清化热化胜复同，所谓邪气化日也，灾三宫，燥化九，风化三，热化七，所谓正化日也。其化上苦，小温，中辛和，下咸寒，所谓药食宜也。

Wù Chén、Wù Xū suì, shàng tàiyáng shuǐ, zhōng tài zhēng huǒ yùn, xià tàiyīn tǔ, hán huà liù, rèhuà qī, shī huà wǔ, suǒwèi zhèng huà rì yě. qí huà shàng kǔ wēn, zhōng gān hé, xià gān wēn, suǒwèi yào shí yí yě. 戊辰、戊戌歲，上太陽水，中太徵火運，下太陰土，寒化六，熱化七，濕化五，所謂正化日也。其化上苦溫，中甘和，下甘溫，所謂藥食宜也。/戊辰、戊戌岁，上太阳水，中太徵火运，下太阴土，寒化六，热化七，湿化五，所谓正化日也。其化上苦温，中甘和，下甘温，所谓药食宜也。

Jǐ Sì、Jǐ Hài suì, shàng jué yīn mù, zhōng shǎo gōng tǔ yùn, xià shàoyáng xiāng huǒ, fēnghuà qīng huà shèng fù tóng, suǒwèi xiéqì huà rì yě, zāi wǔ gōng, fēnghuà sān, shī huà wǔ, huǒhuà qī, suǒwèi zhèng huà rì yě. qí huà shàng xīn liáng, zhōng gān hé, xià xián hán, suǒwèi yào shí yí yě. 己巳、己亥歲，上厥陰木，中少宮土運，下少陽相火，風化清化勝復同，所謂邪氣化日也，災五宮，風化三，濕化五，火化七，所謂正化日也。其化上辛涼，中甘和，下咸寒，所謂藥食宜也。/己巳、己亥岁，上厥阴木，中少宫土运，下少阳相火，风化清化胜复同，所谓邪气化日也，灾五宫，风化三，湿化五，火化七，所谓正化日也。其化上辛凉，中甘和，下咸寒，所谓药食宜也。

Gēng Wǔ、gēng-zǐ suì, shàng shàoyīn huǒ, zhōng tài shāng jīn yùn, xià yángmíng jīn, rèhuà qī, qīng huà jiǔ, zào huà jiǔ, suǒwèi zhèng huà rì yě. qí huà shàng xián hán, zhōng xīn wēn, xià suān wēn, suǒwèi yào shí yí yě. 庚午、庚子歲，上少陰火，中太商金運，下陽明金，熱化七，清化九，燥化九，所謂正化日也。其化上咸寒，中辛溫，下酸溫，所謂藥食宜也。/庚午、庚子岁，上少阴火，中太商金运，下阳明金，热化七，清化九，燥化九，所谓正化日也。其化上咸寒，中辛温，下酸温，所谓药食宜也。

Xīn Wèi、Xīn Chǒu suì, shàng tàiyīn tǔ,

zhōng shǎo yǔ shuǐyùn, xià tàiyáng shuǐ, yǔ huà fēnghuà shèng fù tóng, suǒwèi xiéqì huà rì yě. zāi yī gōng, yǔ huà wǔ, hán huà yī, suǒwèi zhèng huà rì yě. qí huà shàng kǔ rè, zhōng kǔ hé, xiàkǔ rè, suǒwèi yào shí yí yě. 辛未、辛丑歲，上太陰土，中少羽水運，下太陽水，雨化風化勝復同，所謂邪氣化日也。災一宮，雨化五，寒化一，所謂正化日也。其化上苦熱，中苦和，下苦熱，所謂藥食宜也。/辛未、辛丑岁，上太阴土，中少羽水运，下太阳水，雨化风化胜复同，所谓邪气化日也。灾一宫，雨化五，寒化一，所谓正化日也。其化上苦热，中苦和，下苦热，所谓药食宜也。

Rén Shēn、Rén Yín suì, shàng shàoyáng xiāng huǒ, zhōng tài jiǎo mù yùn, xià jué yīn mù. huǒhuà èr, fēnghuà bā, suǒwèi zhèng huà rì yě. qí huà shàng xián hán, zhōng suān hé, xià xīn liáng, suǒwèi yào shí yí yě. 壬申、壬寅歲，上少陽相火，中太角木運，下厥陰木。火化二，風化八，所謂正化日也。其化上咸寒，中酸和，下辛涼，所謂藥食宜也。/壬申、壬寅岁，上少阳相火，中太角木运，下厥阴木。火化二，风化八，所谓正化日也。其化上咸寒，中酸和，下辛凉，所谓药食宜也。

Guǐ Yǒu、Guǐ Mǎo suì, shàng yángmíng jīn, zhōng shǎo zhēng huǒ yùn, xià shàoyīn huǒ. hán huà yǔ huà shèng-fù tóng, suǒwèi xiéqì huà rì yě. zāi Jiǔgōng, zào huà jiǔ, rèhuà èr, suǒwèi zhèng huà rì yě. qí huà shàng kǔ xiǎo wēn, zhōng xián wēn, xià xián hán, suǒwèi yào shí yí yě. 癸酉、癸卯歲，上陽明金，中少徵火運，下少陰火。寒化雨化勝負同，所謂邪氣化日也。災九宮，燥化九，熱化二，所謂正化日也。其化上苦小溫，中咸溫，下咸寒，所謂藥食宜也。/癸酉、癸卯岁，上阳明金，中少徵火运，下少阴火。寒化雨化胜负同，所谓邪气化日也。灾九宫，燥化九，热化二，
所谓正化日也。其化上苦小温，中咸温，下咸寒，所谓药食宜也。

Jiǎ Xū、Jiǎ Chén suì, shàng tàiyáng shuǐ, zhōng tài gōng tǔ yùn, xià tàiyīn tǔ, hán huà liù, shī huà wǔ, zhèng huà rì yě. qí huà shàng kǔ rè, zhōng kǔ wēn, xiàkǔ wēn, yào shí yí yě. 甲戌、甲辰歲，上太陽水，中太宮土運，下太陰土，寒化六，濕化五，正化日也。其化上苦熱，中苦溫，下苦溫，藥食宜也。/甲戌、甲辰岁，上太阳水，中太宫土运，下太阴土，寒化六，湿化五，正化日也。其化上苦热，中苦温，下苦温，药食宜也。

Yǐ Hài、Yǐ Sì suì, shàng jué yīn mù, zhōng shǎoshāng jīn yùn, xià shàoyáng xiāng huǒ, rèhuà hán huà shèng-fù tóng, xiéqì huà rì yě. zāi qīgōng, fēnghuà bā, qīng huà sì, huǒhuà èr, zhèng huàdù yě. qí huà shàng xīn liáng, zhōng suān hé, xià xián hán, yào shí yí yě. 乙亥、乙巳歲，上厥陰木，中少商金運，下少陽相火，熱化寒化勝負同，邪氣化日也。災七宮，風化八，清化四，火化二，正化度也。其化上辛涼，中酸和，下咸寒，藥食宜也。/乙亥、乙巳岁，上厥阴木，中少商金运，下少阳相火，热化寒化胜负同，邪气化日也。灾七宫，风化八，清化四，火化二，正化度也。其化上辛凉，中酸和，下咸寒，药食宜也。

Dīng Chǒu、Dīng Wèi suì, shàng tàiyīn tǔ, zhōng shǎo jiǎo mù yùn, xià tàiyáng shuǐ, qīng huà rèhuà shèng-fù tóng, xiéqì huàdù yě. zāi sān gōng, yǔ huà wǔ, fēnghuà sān, hán huà yī, zhèng huàdù yě. qí huà shàng kǔ wēn, zhōng xīn wēn, xià gān rè, yào shí yí yě. 丁丑、丁未歲，上太陰土，中少角木運，下太陽水，清化熱化勝負同，邪氣化度也。災三宮，雨化五，風化三，寒化一，正化度也。其化上苦溫，中辛溫，下甘熱，藥食宜也。/丁丑、丁未岁，上太阴土，中少角木运，下太阳水，清化热化胜负同，邪气化度也。灾三宫，雨化五，风化三，寒化一，正化度也。其化上苦温，中辛温，下甘热，药食宜也。

Wù Yín、Wù Shēn suì, shàng shàoyáng xiāng huǒ, zhōng tài zhēng huǒ yùn, xià jué yīn mù, huǒhuà qī, fēnghuà sān, zhèng huàdù yě. qí huà shàng xián hán, zhōng gān hé xià xīn liáng, yào shí yí yě.
戊寅、戊申歲，上少陽相火，中太徵火運，下厥陰木，火化七，風化三，正化度也。其化上咸寒，中甘和下辛涼，藥食宜也。/戊寅、戊申岁，上少阳相火，中太徵火运，下厥阴木，火化七，风化三，正化度也。其化上咸寒，中甘和下辛凉，药食宜也。

Jǐ Mǎo、Jǐ Yǒu suì, shàng yángmíng jīn, zhōng shǎo gōng tǔ yùn, xià shàoyīn huǒ, fēnghuà qīng huà shèng-fù tóng, xiéqì huàdù yě. zāi wǔ gōng, qīng huà jiǔ, yǔ huà wǔ, rèhuà qī, zhèng huàdù yě. qí huà shàng kǔ xiǎo wēn, zhōng gān hé, xià xián hán, yào shí yí yě. 己卯、己酉歲，上陽明金，中少宮土運，下少陰火，風化清化勝負同，邪氣化度也。災五宮，清化九，雨化五，熱化七，正化度也。其化上苦小溫，中甘和，下鹹寒，藥食宜也。/己卯、己酉岁，上阳明金，中少宫土运，下少阴火，风化清化胜负同，邪气化度也。灾五宫，清化九，雨化五，热化七，正化度也。其化上苦小温，中甘和，下咸寒，药食宜也。

Gēng Chén、Gēng Xū suì, shàng tàiyáng shuǐ, zhōng tài shāng jīn yùn, xià tàiyīn tǔ, hán huà yī, qīng huà jiǔ, yǔ huà wǔ, zhèng huàdù yě. qí huà shàng kǔ rè, zhōng xīn wēn, xià gān rè, yào shí yí yě. 庚辰、庚戌歲，上太陽水，中太商金運，下太陰土，寒化一，清化九，雨化五，正化度也。其化上苦熱，中辛溫，下甘熱，藥食宜也。/庚辰、庚戌岁，上太阳水，中太商金运，下太阴土，寒化一，清化九，雨化五，正化度也。其化上苦热，中辛温，下甘热，药食宜也。

Xīn Sì、Xīn Hài suì, shàng jué yīn mù, zhōng shǎo yǔ shuǐyùn, xià shàoyáng xiāng huǒ, yǔ huà fēnghuà shèng-fù tóng, xiéqì huàdù yě. zāi yī gōng, fēnghuà sān, hán huà yī, huǒhuà qī, zhèng huàdù yě. qí huà shàng xīn liáng, zhōng kǔ hé, xià xián hán, yào shí yí yě. 辛巳、辛亥歲，上厥陰木，中少羽水運，下少陽相火，雨化風化勝負同，邪氣化度也。災一宮，風化三，寒化一，火化七，正化度也。其化上辛涼，中苦和，下鹹寒，藥食宜也。/辛巳、辛亥岁，上厥阴木，中少羽水运，下少阳相火，雨化风化胜负同，邪气化度也。灾一宫，风化三，寒化一，火化七，正化度也。其化上辛凉，中苦和，下咸寒，药食宜也。

Rén Wǔ、Rén Zǐ suì, shàng shàoyīn huǒ, zhōng tài jiǎo mù yùn, xià yángmíng jīn, rèhuà èr, fēnghuà bā, qīng huà sì, zhèng huàdù yě. qí huà shàng xián hán, zhōng suān liáng, xià suān wēn, yào shí yí yě. 壬午、壬子歲，上少陰火，中太角木運，下陽明金，熱化二，風化八，清化四，正化度也。其化上鹹寒，中酸涼，下酸溫，藥食宜也。/壬午、壬子岁，上少阴火，中太角木运，下阳明金，热化二，风化八，清化四，正化度也。其化上咸寒，中酸凉，下酸温，药食宜也。

Guǐ Wèi、Guǐ Chǒu suì, shàng tàiyīn tǔ, zhōng shǎo zhēng huǒ yùn, xià tàiyáng shuǐ, hán huà yǔ huà shèng-fù tóng, xiéqì huàdù yě. zāi Jiǔgōng, yǔ huà wǔ, huǒhuà èr, hán huà yī, zhèng huàdù yě. qí huà shàng kǔ wēn, zhōng xián wēn, xià gān rè, yào shí yí yě. 癸未、癸丑歲，上太陰土，中少徵火運，下太陽水，寒化雨化勝負同，邪氣化度也。災九宮，雨化五，火化二，寒化一，正化度也。其化上苦溫，中鹹溫，下甘熱，藥食宜也。/癸未、癸丑岁，上太阴土，中少徵火运，下太阳水，寒化雨化胜负同，邪气化度也。灾九宫，雨化五，火化二，寒化一，正化度也。其化上苦温，中咸温，下甘热，药食宜也。

Jiǎ Shēn、Jiǎ Yín suì, shàng shàoyáng xiāng huǒ, zhōng tài gōng tǔ yùn, xià jué yīn mù, huǒhuà èr, yǔ huà wǔ, fēnghuà bā, zhèng huàdù yě. qí huà shàng xián hán, zhōng xián hé, xià xīn liáng, yào shí yí yě. 甲申、甲寅歲，上少陽相火，中太宮土運，下厥陰木，火化二，雨化五，風化八，正化度也。其化上鹹寒，中鹹和，下辛涼，藥食宜也。/甲申、甲寅岁，上少阳相火，中太宫土运，下厥阴木，火化二，雨化五，风化八，正化度也。其化上咸寒，中咸和，下辛凉，药食宜也。

Yǐ Yǒu、Yǐ Mǎo suì, shàng yángmíng jīn, zhōng shǎoshāng jīn yùn, xià shàoyīn huǒ, rèhuà hán huà shèng-fù tóng, xiéqì huàdù yě. zāi qīgōng, zào huà sì, qīng huà sì, rèhuà èr, zhèng huàdù yě. qí huà shàng kǔ xiǎo wēn, zhōng kǔ hé, xià xián hán, yào shí yí yě. 乙酉、乙卯歲，上陽明金，中少商金運，下少陰火，熱化寒化勝負同，邪氣化度也。災七宮，燥化四，清化四，熱化二，正化度也。其化上苦小溫，中苦和，下鹹寒，藥食宜也。/乙酉、乙卯岁，上阳明金，中少商金运，下少阴火，热化寒化胜负同，邪气化度也。灾七宫，燥化四，清化四，热化二，正化度也。其化上苦小温，中苦

和，下咸寒，药食宜也。

Bǐng Xū、Bǐng Chén suì, shàng tàiyáng shuǐ, zhōng tài yǔ shuǐyùn, xià tàiyīn tǔ, hán huà liù, yǔ huà wǔ, zhèng huàdù yě. qí huà shàng kǔ rè, zhōng xián wēn, xià gān rè, yào shí yí yě. 丙戌、丙辰歲，上太陽水，中太羽水運，下太陰土，寒化六，雨化五，正化度也。其化上苦熱，中咸溫，下甘熱，藥食宜也。/丙戌、丙辰岁，上太阳水，中太羽水运，下太阴土，寒化六，雨化五，正化度也。其化上苦热，中咸温，下甘热，药食宜也。

Dīng Hài、Dīng Sì suì, shàng jué yīn mù, zhōng shǎo jiǎo mù yùn, xià shàoyáng xiāng huǒ, qīng huà rèhuà shèng-fù tóng, xiéqì huàdù yě. zāi sān gōng, fēnghuà sān, huǒhuà qī, zhèng huàdù yě. qí huà shàng xīn liáng, zhōng xīn hé, xià xián hán, yào shí yí yě. 丁亥、丁巳歲，上厥陰木，中少角木運，下少陽相火，清化熱化勝負同，邪氣化度也。災三宮，風化三，火化七，正化度也。其化上辛涼，中辛和，下咸寒，藥食宜也。/丁亥、丁巳岁，上厥阴木，中少角木运，下少阳相火，清化热化胜负同，邪气化度也。灾三宫，风化三，火化七，正化度也。其化上辛凉，中辛和，下咸寒，药食宜也。

Wù Zǐ、Wù Wǔ suì, shàng shàoyīn huǒ, zhōng tài zhēng huǒ yùn, xià yángmíng jīn, rèhuà qī, qīng huà jiǔ, zhèng huàdù yě. qí huà shàng xián hán, zhōng gān hán, xià suān wēn, yào shí yí yě. 戊子、戊午歲，上少陰火，中太徵火運，下陽明金，熱化七，清化九，正化度也。其化上咸寒，中甘寒，下酸溫，藥食宜也。/戊子、戊午岁，上少阴火，中太徵火运，下阳明金，热化七，清化九，正化度也。其化上咸寒，中甘寒，下酸温，药食宜也。

Jǐ Chǒu, Jǐ Wèi suì, shàng tàiyīn tǔ, zhōng shǎo gōng tǔ yùn, xià tàiyáng shuǐ, fēnghuà qīng huà shèng-fù tóng, xiéqì huàdù yě. zāi wǔ gōng, yǔ huà wǔ, hán huà yī, zhèng huàdù yě. qí huà shàng kǔ rè, zhōng gān hé, xià gān rè, yào shí yí yě. 己丑，己未歲，上太陰土，中少宮土運，下太陽水，風化清化勝負同，邪氣化度也。災五宮，雨化五，寒化一，正化度也。其化上苦熱，中甘和，下甘熱，藥食宜也。/己丑，己未岁，上太阴土，中少宫土运，下太阳水，风化清化胜负同，邪气化度也。灾五宫，雨化五，寒化一，正化度也。其化上苦热，中甘和，下甘热，药食宜也。

Gēng Yín、Gēng Shēn suì, shàng shàoyáng xiāng huǒ, zhōng tài shāng jīn yùn, xià jué yīn mù, huǒhuà qī, qīng huà jiǔ, fēnghuà sān, zhèng huàdù yě. qí huà shàng xián hán, zhōng xīn wēn, xià xīn liáng, yào shí yí yě. 庚寅、庚申歲，上少陽相火，中太商金運，下厥陰木，火化七，清化九，風化三，正化度也。其化上咸寒，中辛溫，下辛涼，
藥食宜也。/庚寅、庚申岁，上少阳相火，中太商金运，下厥阴木，火化七，清化九，风化三，正化度也。其化上咸寒，中辛温，下辛凉，药食宜也。

Xīn Mǎo、Xīn Yǒu suì, shàng yángmíng jīn, zhōng shǎo yǔ shuǐyùn, xià shàoyīn huǒ, yǔ huà fēnghuà shèng-fù tóng, xiéqì huàdù yě. zāi yī gōng, qīng huà jiǔ, hán huà yī, rèhuà qī, zhèng huàdù yě. qí huà shàng kǔ xiǎo wēn, zhōng kǔ hé, xià xián hán, yào shí yí yě. 辛卯、辛酉歲，上陽明金，中少羽水運，下少陰火，雨化風化勝負同，邪氣化度也。災一宮，清化九，寒化一，熱化七，正化度也。其化上苦小溫，中苦和，下咸寒，藥食宜也。/辛卯、辛酉岁，上阳明金，中少羽水运，下少阴火，雨化风化胜负同，邪气化度也。灾一宫，清化九，寒化一，热化七，正化度也。其化上苦小温，中苦和，下咸寒，药食宜也。

Rén Chén、Rén Xū suì, shàng tàiyáng shuǐ, zhōng tài jiǎo mù yùn, xià tàiyīn tǔ, hán huà liù, fēnghuà bā, yǔ huà wǔ, zhèng huàdù yě. qí huà shàng kǔ wēn, zhōng suān hé, xià gān wēn, yào shí yí yě. 壬辰、壬戌歲，上太陽水，中太角木運，下太陰土，寒化六，風化八，雨化五，正化度也。其化上苦溫，中酸和，下甘溫，藥食宜也。/壬辰、壬戌岁，上太阳水，中太角木运，下太阴土，寒化六，风化八，雨化五，正化度也。其化上苦温，中酸和，下甘温，药食宜也。

Guǐ Sì、Guǐ Hài, shàng jué yīn mù, zhōng shǎo zhēng huǒ yùn, xià shàoyáng xiāng huǒ, hán huà yǔ huà shèng-fù tóng, xiéqì huàdù yě. zāi Jiǔgōng, fēnghuà bā, huǒhuà èr, zhèng huàdù yě. qí huà shàng xīn liáng, zhōng xián hé, xià xián hán, yào shí yí yě. 癸巳、癸亥，上厥陰木，中少徵火運，下少陽相火，寒化雨化勝負同，邪氣化度也。災九宮，風化八，火化二，正化度也。其化上辛涼，中鹹和，下鹹寒，藥食宜也。/癸巳、癸亥，上厥阴木，中少徵火运，下少阳相火，寒化雨化胜负同，邪气化度也。灾九宫，风化八，火化二，正化度也。其化上辛凉，中咸和，下咸寒，药食宜也。

fán cǐ dìngqī zhī jì, shèng fù zhèng huà, jiē yǒucháng shù, bùkěbù chá, gùzhī qí yào zhě, yīyán ér zhōng, bù zhī qí yào, liúsàn wúqióng, cǐ zhī wèi yě. 凡此定期之紀，勝復正化，皆有常數，不可不察，故知其要者，一言而終，不知其要，流散無窮，此之謂也。/凡此定期之纪，胜复正化，皆有常数，不可不察，故知其要者，一言而终，不知其要，流散无穷，此之谓也。

dì yuē: shàn. wǔyùn zhī qì, yì fù suì hū? 帝曰：善。五運之氣，亦復歲乎？/帝曰：善。五运之气，亦复岁乎？

Qíbó yuē: yù jí nǎi fā, dàishí ér zuò yě. 岐伯曰：鬱極乃發，待時而作也。/岐伯曰：郁极乃发，待时而作也。

dì yuē: qǐngwèn qí suǒwèi yě. 帝曰：請問其所謂也。/帝曰：请问其所谓也。

Qíbó yuē: Wǔcháng zhī qì, tàiguò bùjí, qí fā yì yě. 岐伯曰：五常之氣，太過不及，其發異也。/岐伯曰：五常之气，太过不及，其发异也。

dì yuē: yuàn zú wén zhī. 帝曰：願卒聞之。/帝曰：愿卒闻之。

Qíbó yuē: tàiguò zhě bào, bùjízhě xú, bào zhě wéi bìng shèn, xú zhě wéi bìng chí. 岐伯曰：太過者暴，不及者徐，暴者為病甚，徐者為病持。/岐伯曰：太过者暴，不及者徐，暴者为病甚，徐者为病持。

dì yuē: tàiguò bùjí qí shù hérú? 帝曰：太過不及其數何如？/帝曰：太过不及其数何如？

Qíbó yuē: tàiguò zhě qí shù chéng, bùjízhě qí shù shēng, tǔ cháng yǐ shēng yě. 岐伯曰：太過者其數成，不及者其數生，土常以生也。/岐伯曰：太过者其数成，不及者其数生，土常以生也。

dì yuē: qí fā yě hérú? 帝曰：其發也何如？/帝曰：其发也何如？

Qíbó yuē: tǔ yù zhī fā, yángǔ zhènjīng, léi yīn qì jiāo, āi hūnhuáng hēi, huàwéi báiqì, piāo zhòu gāoshēn, jī shí fēi kōng, hóngshuǐ nǎi cóng, chuānliú màn yǎn, tián mù tǔ jū. huà qì nǎi fū, shàn wéishí yǔ, shǐ shēng shǐ cháng, shǐ huà shǐ chéng. gù mín bìng xīnfù zhàng, chángmíng ér wéishù hòu, shèn zé xīntòng xié（yuè zhēn）, ǒutù huòluàn, yǐn fā zhù xià, fū zhǒng shēnzhòng. yún bēn yǔ fǔ, xiá yōng zhāoyáng, shān zé āi hūn, qí nǎi fā yě. yǐ qí sìqì, yún héng Tiān Shān, fúyóu shēng miè, fú zhī xiānzhào. 岐伯曰：土鬱之發，岩谷震驚，雷殷氣交，埃昏黃黑，化為白氣，飄驟高深，擊石飛空，洪水乃從，川流漫衍，田牧土駒。化氣乃敷，善為時雨，始生始長，始化始成。故民病心腹脹，腸鳴而為數後，甚則心痛脅（月真），嘔吐霍亂，飲發注下，胕腫身重。雲奔雨府，霞擁朝陽，山澤埃昏，其乃發也。以其四氣，雲橫天山，浮游生滅，怫之先兆。/岐伯曰：土郁之发，岩谷震惊，雷殷气交，埃昏黄黑，化为白气，飘骤高深，击石飞空，洪水乃从，川流漫衍，田牧土驹。化气乃敷，善为时雨，始生始长，始化始成。故民病心腹胀，肠鸣而为数后，甚则心痛胁（月真），呕吐霍乱，饮发注下，胕肿身重。云奔雨府，霞拥朝阳，山泽埃昏，其乃发也。以其四气，云横天山，浮游生灭，怫之先兆。

jīn yù zhī fā, tiān jié dì míng, fēng qīngqì qiē, dà liáng nǎi jǔ, cǎo shù fú yān, zào qì yǐ xíng, méng wù shù qǐ, shāqì lái zhì, cǎo-mù cāng gān, jīn nǎi yǒushēng. gù mín bìng ké nì, xīn xié mǎn yǐn shǎofù, shàn bào tòng, bùkě fǎncè, ài gānmiàn chén, sè è. shān zé jiāokū, tǔ níngshuāng lǔ, fú nǎi fā yě, qí qì wǔ. yè líng Báilù, línmǎng shēng qī, fú zhī zhào yě. 金鬱之發，天潔地明，風清氣切，大涼乃舉，草樹浮煙，燥氣以行，霿霧數起，殺氣來至，草木蒼干，金乃有聲。故民病咳逆，心脅滿引少腹，善暴痛，不可反側，嗌乾麵塵，色惡。山澤焦枯，土凝霜鹵，怫乃發也，其氣五。夜零白露，林莽聲淒，怫之兆也。/金郁之发，天洁地明，风清气切，大凉乃举，草树浮烟，燥气以行，霿雾数起，杀气来至，草木苍干，金乃有声。故民病咳逆，心胁满引

少腹，善暴痛，不可反侧，嗌干面尘，色恶。山泽焦枯，土凝霜卤，怫乃发也，其气五。夜零白露，林莽声凄，怫之兆也。
shuǐ yù zhī fā, yángqì nǎi bì, yīnqì bàojǔ, Dàhán nǎizhì, chuān zé yán níng, hán fēn jiéwéi shuāngxuě, shèn zé huáng hēi hūn yì, liúxíng qì jiāo, nǎi wéi shuāng shā, shuǐ nǎi jiàn xiáng. gù mín bìng hánkè xīntòng, yāo shuí tòng, dàguān jié bùlì, qūshēn bùbiàn, shàn jué yīn, pǐ jiān, fùmǎn. yángguāng bùzhì, kōng jī chényīn, bái āi hūn míng, ér nǎi fā yě. qí qì èr huǒ qiánhòu. tàixū shēn xuán, qì yóu má sàn, wēi jiàn ér yǐn, sè hēi wēi huáng, fú zhī xiānzhào yě. 水鬱之發，陽氣乃避，陰氣暴舉，大寒乃至，川澤嚴凝，寒氛結為霜雪，甚則黃黑昏翳，流行氣交，乃為霜殺，水乃見祥。故民病寒客心痛，腰脽痛，大關節不利，屈伸不便，善厥陰，痞堅，腹滿。陽光不治，空積沉陰，白埃昏瞑，而乃發也。其氣二火前後。太虛深玄，氣猶麻散，微見而隱，色黑微黃，怫之先兆也。/水郁之发，阳气乃避，阴气暴举，大寒乃至，川泽严凝，寒氛结为霜雪，甚则黄黑昏翳，流行气交，乃为霜杀，水乃见祥。故民病寒客心痛，腰脽痛，大关节不利，屈伸不便，善厥阴，痞坚，腹满。阳光不治，空积沉阴，白埃昏瞑，而乃发也。其气二火前后。太虚深玄，气犹麻散，微见而隐，色黑微黄，怫之先兆也。
mù yù zhī fā, tàixū āi hūn, yún wù yǐ rǎo, dàfēng nǎizhì, wū fā zhé mù, mùyǒu biàn. gù mín bìng wèiwǎn dāngxīn ér tòng, shàng zhī liǎng xié, gé yàn bùtōng, shí yǐn bùxià, shèn zé ěr wū xuàn zhuǎn, mù bù shírén, shàn bào jiāngpú. tàixū cāng āi, Tiān Shān yīsè, huò qì zhuó sè huáng hēi yù ruò, héng yún bùqǐ yǔ, ér nǎi fā yě. qí qì wúcháng. chángchuān cǎo yǎn, róu yè chéng yīn, sōng yín gāoshān, hǔxiào yán xiù, fú zhī xiānzhào yě. 木鬱之發，太虛埃昏，雲物以擾，大風乃至，屋發折木，木有變。故民病胃脘當心而痛，上支兩脅，膈噎不通，食飲不下，甚則耳鳴眩轉，目不識人，善暴僵僕。太虛蒼埃，天山一色，或氣濁色黃黑鬱若，橫雲不起雨，而乃發也。其氣無常。長川草偃，柔葉呈陰，鬆吟高山，虎嘯岩岫，怫之先兆也。/木郁之发，太虚埃昏，云物以扰，大风乃至，屋发折木，木有变。故民病胃脘当心而痛，上支两胁，膈咽不通，食饮不下，甚则耳鸣眩转，目不识人，善暴僵仆。太虚苍埃，天山一色，或气浊色黄黑郁若，横云不起雨，而乃发也。其气无常。长川草偃，柔叶呈阴，松吟高山，虎啸岩岫，怫之先兆也。
huǒ yù zhī fā, tàixū zhǒng yì, Dàmíng bù zhāng, yán huǒ xíng, dàshǔ zhì, shān zé fán liáo, cáimù liú jīn, guǎngshà téng yān, tǔ fú shuāng lǔ, zhǐshuǐ nǎi jiǎn, màncǎo jiāohuáng, fēngxíng huò yán, shī huà nǎi hòu. gù mín bìng shǎo qì, chuāngyáng yōngzhǒng, xié fù xiōng bèi, miànshǒu sì zhī,（yuè zhēn）fèn lú zhàng, yáng fèi ǒu nì, chìzòng gǔ tòng, jié nǎi yǒu dòng, zhù xià wēnnüè, fù zhōng bào tòng, xuè yìliú zhù, jīngyè nǎi shǎo, mùchì xīnrè, shèn zé mào mèn ào（xīn nóng）, shàn bàosǐ. kè zhōng dà wēn, hàn rú xuán fǔ, qí nǎi fā yě. qí qì sì. dòng fù zé jìng, yángjí fǎn yīn, shī lìng nǎi huà nǎi chéng, huáfà shuǐníng, shānchuān bīngxuě, yàn yáng wǔ zé, fú zhī xiānzhào yě. 火鬱之發，太虛腫翳，大明不彰，炎火行，大暑至，山澤燔燎，材木流津，廣廈騰煙，土浮霜鹵，止水乃減，蔓草焦黃，風行惑言，
濕化乃後。故民病少氣，瘡瘍癰腫，脅腹胸背，面首四支，（月真）憤臚脹，瘍痱嘔逆，瘈瘲骨痛，節乃有動，注下溫瘧，腹中暴痛，血溢流注，精液乃少，目赤心熱，甚則瞀悶懊（忄農），善暴死。刻終大溫，汗濡玄府，其乃發也。其氣四。動復則靜，陽極反陰，濕令乃化乃成，華髮水凝，山川冰雪，焰陽午澤，怫之先兆也。/火郁之发，太虚肿翳，大明不彰，炎火行，大暑至，山泽燔燎，材木流津，广厦腾烟，土浮霜卤，止水乃减，蔓草焦黄，风行惑言，湿化乃后。故民病少气，疮疡痈肿，胁腹胸背，面首四支，（月真）愤胪胀，疡痱呕逆，瘈疭骨痛，节乃有动，注下温疟，腹中暴痛，血溢流注，精液乃少，目赤心热，甚则瞀闷懊（忄农），善暴死。刻终大温，汗濡玄府，其乃发也。其气四。动复则静，阳极反阴，湿令乃化乃成，华发水凝，山川冰雪，焰阳午泽，怫之先兆也。
yǒu fú zhī yìng érhòu bào yě, jiē guān qí jí

ér nǎi fā yě. mù fā wú shí, shuǐ suí huǒ yě. jǐn hòu qí shí, bìng kě yǔ qī, shīshí fǎn suì, wǔqì bùxíng, shēnghuà shōucáng, zhèng wúhéng yě. 有怫之應而後報也，皆觀其極而乃發也。木發無時，水隨火也。謹候其時，病可與期，失時反歲，五氣不行，生化收藏，政無恆也。/有怫之应而后报也，皆观其极而乃发也。木发无时，水随火也。谨候其时，病可与期，失时反岁，五气不行，生化收藏，政无恒也。
dì yuē: shuǐfā ér báo xuě, tǔ fā ér piāo zhòu, mù fā ér huǐ zhé, jīnfà ér Qīngmíng, huǒfā ér xūn mèi hé qìshǐ rán? 帝曰：水發而雹雪，土發而飄驟，木發而毀折，金髮而清明，火發而曛昧何氣使然？/帝曰：水发而雹雪，土发而飘骤，木发而毁折，金发而清明，火发而曛昧何气使然？
Qíbó yuē: qì yǒu duōshao, fā yǒu wēi shèn. wēi zhě dāng qí qì, shènzhě jiān qí xià, zhēng qí xiàqì, ér jiàn kězhī yě. 岐伯曰：氣有多少，發有微甚。微者當其氣，甚者兼其下，徵其下氣，而見可知也。/岐伯曰：气有多少，发有微甚。微者当其气，甚者兼其下，徵其下气，而见可知也。
dì yuē: shàn. wǔqì zhī fā bùdàng wèi zhě héyě? 帝曰：善。五氣之發不當位者何也？/帝曰：善。五气之发不当位者何也？
Qíbó yuē: mìng qí chà. 岐伯曰：命其差。/岐伯曰：命其差。
dì yuē: chà yǒushù hū? 帝曰：差有數乎？/帝曰：差有数乎？
Qíbó yuē: hòu jiē sānshí dù ér yǒujī yě. 岐伯曰：後皆三十度而有奇也。/岐伯曰：后皆三十度而有奇也。
dì yuē: qì zhì ér xiānhòu zhě hé? 帝曰：氣至而先後者何？/帝曰：气至而先后者何？
Qíbó yuē: yuǎn tàiguò zé qí zhì xiān, yuǎnbùjí zé qí zhì hòu, cǐhòu zhī cháng yě. 岐伯曰：遠太過則其至先，遠不及則其至後，此後之常也。/岐伯曰：远太过则其至先，远不及则其至后，此后之常也。
dì yuē: dāngshí ér zhì zhě héyě? 帝曰：當時而至者何也？/帝曰：当时而至者何也？
Qíbó yuē: fēi tàiguò fēi bùjí, zé zhìdàng shí, fēishì zhě hài yě. 岐伯曰：非太過非不及，則至當時，非是者害也。/岐伯曰：非太过非不及，则至当时，非是者害也。
dì yuē: shàn. qì yǒu fēi shí'ér huà zhě héyě? 帝曰：善。氣有非時而化者何也？/帝曰：善。气有非时而化者何也？
Qíbó yuē: tàiguò zhě dāng qí shí, bùjízhě guī qí jǐ shèng yě. 岐伯曰：太過者當其時，不及者歸其己勝也。/岐伯曰：太过者当其时，不及者归其己胜也。
dì yuē: sìshí zhī qì, zhì yǒu zǎo yàn gāoxià zuǒyòu, qí hòu hérú? 帝曰：四時之氣，至有早晏高下左右，其候何如？/帝曰：四时之气，至有早晏高下左右，其候何如？
Qíbó yuē: xíng yǒu nì shùn, zhì yǒu chí sù, gù tàiguò zhě huà xiāntiān, bùjízhě huà hòutiān. 岐伯曰：行有逆順，至有遲速，故太過者化先天，
不及者化後天。/岐伯曰：行有逆顺，至有迟速，故太过者化先天，不及者化后天。
dì yuē: yuàn wén qí xíng hé wèi yě? 帝曰：願聞其行何謂也？/帝曰：愿闻其行何谓也？
Qíbó yuē: chūnqì xīxíng, xià qì běi xíng, qiūqì dōngxíng, dōng qì nán xíng. gù chūnqì shǐ yú xià, qiūqì shǐ yú shàng, xià qì shǐ yú zhōng. dōng qì shǐ yú biāo, chūnqì shǐ yú zuǒ, qiūqì shǐ yú yòu, dōng qì shǐ yú hòu, xià qì shǐ yú qián, cǐ sìshí zhèng huà zhī cháng. gù zhì gāo zhī dì, dōng qì cháng zài, zhì xià zhī dì, chūnqì cháng zài. bì jǐn chá zhī. 岐伯曰：春氣西行，夏氣北行，秋氣東行，冬氣南行。故春氣始於下，秋氣始於上，夏氣始於中。冬氣始於標，春氣始於左，秋氣始於右，冬氣始於後，夏氣始於前，
此四時正化之常。故至高之地，冬氣常在，至下之地，
春氣常在。必謹察之。/岐伯曰：春气西行，夏气北行，秋气东行，
冬气南行。故春气始于下，秋气始于上，夏气始于中。冬气始于标，春气始于左，秋气始于右，冬气始于后，夏气始于前，此四时正化之常。故至高之地，冬气常在，至下之地，
春气常在。必谨察之。
dì yuē: shàn. 帝曰：善。/帝曰：善。

Huángdì wèn yuē: wǔyùn liùqì zhī yìng jiàn, Liùhuà zhī zhèng, liù biàn zhī jì hérú? 黃帝問曰：五運六氣之應見，六化之正，六變之紀何如？/黄帝问曰：五运六气之应见，六化之正，六变之纪何如？

Qíbó duì yuē: fū liùqì zhèng jì, yǒu huà yǒubiàn, yǒu shèng yǒu fù, yǒuyòng yǒubìng, bùtóng qí hòu, dì yù hé hū? 岐伯對曰：夫六氣正紀，有化有變，有勝有負，有用有病，不同其候，帝欲何乎？/岐伯对曰：夫六气正纪，有化有变，有胜有负，有用有病，不同其候，帝欲何乎？

dì yuē: yuàn jìn wén zhī. 帝曰：願盡聞之。/帝曰：愿尽闻之。

Qíbó yuē: qǐng suì yán zhī. fū qì zhī suǒ zhì yě, jué yīn suǒ zhìwéi hépíng, shàoyīn suǒ zhìwéi xuān, tàiyīn suǒ zhìwéi āi rù, shàoyáng suǒ zhìwéi yánshǔ, yángmíng suǒ zhìwéi qīng jìn, tàiyáng suǒ zhìwéi hán fēn, shíhuà zhī cháng yě. jué yīn suǒ zhìwéi fēng fǔ, wéi xīng qǐ; shàoyīn suǒ zhìwéi huǒ fǔ, wéi shū róng; tàiyīn suǒ zhìwéi yǔ fǔ, wéi yuán yíng; shàoyáng suǒ zhìwéi rè fǔ, wéi xíng chū; yángmíng suǒ zhìwéi sī shā fǔ, wéi gēng cāng; tàiyáng suǒ zhìwéi hán fǔ, wéi guī cáng; sī huà zhī cháng yě. 岐伯曰：請遂言之。夫氣之所至也，厥陰所至為和平，少陰所至為暄，太陰所至為埃溽，少陽所至為炎暑，陽明所至為清勁，太陽所至為寒氛，時化之常也。厥陰所至為風府，為興啟；少陰所至為火府，為舒榮；太陰所至為雨府，為員盈；少陽所至為熱府，為行出；陽明所至為司殺府，為庚蒼；太陽所至為寒府，為歸藏；司化之常也。/岐伯曰：请遂言之。夫气之所至也，厥阴所至为和平，少阴所至为暄，太阴所至为埃溽，少阳所至为炎暑，阳明所至为清劲，太阳所至为寒氛，时化之常也。厥阴所至为风府，为兴启；少阴所至为火府，为舒荣；太阴所至为雨府，为员盈；少阳所至为热府，为行出；阳明所至为司杀府，为庚苍；太阳所至为寒府，为归藏；司化之常也。

jué yīn suǒ zhì, wéishēng wéi fēng yáo; shàoyīn suǒ zhì, wéi róng wéi xíng jiàn; tàiyīn suǒ zhì, wéi huàwéi yúnyǔ; shàoyáng suǒ zhì, wéi cháng wéi fán xiān; yángmíng suǒ zhì, wéi shōu wéi wù lù; tàiyáng suǒ zhì, wéi cáng wéi zhōumì; qìhuà zhī cháng yě. jué yīn suǒ zhì, wéi fēng shēng, zhōng wéi sù; shàoyīn suǒ zhì, wéi rè shēng, zhōng wéi hán; tàiyīn suǒ zhì, wéi shī shēng, zhōng wéi zhù yǔ, shàoyáng suǒ zhì, wéi huǒ shēng, zhōng wéi zhēng rù; yángmíng suǒ zhì, wéi zào shēng, zhōng wéi liáng; tàiyáng suǒ zhì, wéi hán shēng, zhōng wéi wēn, déhuà zhī cháng yě. 厥陰所至，為生為風搖；少陰所至，為榮為形見；太陰所至，為化為雲雨；少陽所至，為長為蕃鮮；陽明所至，為收為霧露；太陽所至，為藏為周密；氣化之常也。厥陰所至，為風生，終為肅；少陰所至，為熱生，中為寒；太陰所至，為濕生，終為注雨，少陽所至，為火生，終為蒸溽；陽明所至，為燥生，終為涼；太陽所至，為寒生，中為溫，德化之常也。/厥阴所至，为生为风摇；少阴所至，为荣为形见；太阴所至，为化为云雨；少阳所至，为长为蕃鲜；阳明所至，为收为雾露；太阳所至，为藏为周密；气化之常也。厥阴所至，为风生，终为肃；少阴所至，为热生，中为寒；太阴所至，为湿生，终为注雨，少阳所至，为火生，终为蒸溽；阳明所至，为燥生，终为凉；太阳所至，为寒生，中为温，德化之常也。

jué yīn suǒ zhìwéi máo huà, shàoyīn suǒ zhìwéi yǔhuà, tàiyīn suǒ zhìwéi luǒ huà, shàoyáng suǒ zhìwéi yǔhuà, yángmíng suǒ zhìwéi jiè huà, tàiyáng suǒ zhìwéi lín huà, déhuà zhī cháng yě. 厥陰所至為毛化，少陰所至為羽化，太陰所至為倮化，少陽所至為羽化，陽明所至為介化，太陽所至為鱗化，德化之常也。/厥阴所至为毛化，少阴所至为羽化，太阴所至为倮化，少阳所至为羽化，阳明所至为介化，太阳所至为鳞化，德化之常也。

jué yīn suǒ zhìwéi shēnghuà, shàoyīn suǒ zhìwéi róng huà, tàiyīn suǒ zhìwéi rú huà, shàoyáng suǒ zhìwéi mào huà, yángmíng suǒ zhìwéi jiān huà, tàiyáng suǒ zhìwéi cáng huà, bù zhèng zhī cháng yě. 厥陰所至為生化，少陰所至為榮化，太陰所至為濡化，少陽所至為茂化，陽明所至為堅化，太陽所至為藏化，布政之常也。/厥阴所至为生化，少阴所至为荣化，太阴所至为濡化，少阳所至为茂化，阳明所至为坚化，太阳所至为藏化，布政之常也。

jué yīn suǒ zhìwéi piāo nù tài liáng, shàoyīn suǒ zhìwéi tài xuān hán, tàiyīn suǒ zhìwéi léitíng zhòu zhù lièfēng, shàoyáng suǒ zhìwéi piāofēng fán liáo shuāng níng, yángmíng suǒ zhìwéi sànluò wēn, tàiyáng suǒ zhìwéi hán xuě bīngbáo bái āi, qì biàn zhī cháng yě. 厥陰所至為飄怒太涼，少陰所至為太暄寒，太陰所至為雷霆驟注烈風，少陽所至為飄風燔燎霜凝，陽明所至為散落溫，太陽所至為寒雪冰雹白埃，氣變之常也。/厥阴所至为飘怒太凉，少阴所至为太暄寒，太阴所至为雷霆骤注烈风，少阳所至为飘风燔燎霜凝，阳明所至为散落温，太阳所至为寒雪冰雹白埃，气变之常也。

jué yīn suǒ zhìwéi náo dòng, wéi yíng suí; shàoyīn suǒ zhìwéi gāomíng yàn, wéi xūn; tàiyīn suǒ zhìwéi chényīn, wéi bái āi, wéi huì míng; shàoyáng suǒ zhìwéi guāng xiǎn, wéi tóngyún, wéi xūn; yángmíng suǒ zhìwéi yān āi, wéi shuāng, wéi jìn qiē, wéi qī wū; tàiyáng suǒ zhìwéi gāng gù, wéi jiān máng, wéi lì, lìngxíng zhī cháng yě. 厥陰所至為撓動，為迎隨；少陰所至為高明焰，為曛；太陰所至為沉陰，為白埃，為晦瞑；少陽所至為光顯，為彤雲，為曛；陽明所至為煙埃，為霜，為勁切，為淒鳴；太陽所至為剛固，為堅芒，為立，令行之常也。/厥阴所至为挠动，为迎随；少阴所至为高明焰，为曛；太阴所至为沉阴，为白埃，为晦瞑；少阳所至为光显，为彤云，为曛；阳明所至为烟埃，为霜，为劲切，为凄鸣；太阳所至为刚固，为坚芒，为立，令行之常也。

jué yīn suǒ zhìwéi lǐjí, shàoyīn suǒ zhìwéi yáng zhěn shēnrè, tàiyīn suǒ zhìwéi jī yǐn pǐgé, shàoyáng suǒ zhìwéi tì ǒu wéi chuāngyáng, yángmíng suǒ zhìwéi fú xū, tàiyáng suǒ zhìwéi qūshēn bùlì, bìng zhī cháng yě. 厥陰所至為裡急，少陰所至為瘍胗身熱，太陰所至為積飲否隔，少陽所至為嚏嘔為瘡瘍，陽明所至為浮虛，太陽所至為屈伸不利，病之常也。/厥阴所至为里急，少阴所至为疡胗身热，太阴所至为积饮否隔，少阳所至为嚏呕为疮疡，阳明所至为浮虚，太阳所至为屈伸不利，病之常也。

jué yīn suǒ zhìwéi zhī tòng, shàoyīn suǒ zhìwéi jīnghuò, wùhán zhànlì, zhānwàng, tàiyīn suǒ zhìwéi jī mǎn, shàoyáng suǒ zhì jīng zào, mào mèi bàobìng, yángmíng suǒ zhìwéi qiú kāo yīngǔ xī bì chuǎn（gǔ xíng）zú bìng, tàiyáng suǒ zhìwéi yāotòng, bìng zhī cháng yě. 厥陰所至為支痛，少陰所至為驚惑，惡寒戰慄，譫妄，太陰所至為積滿，少陽所至驚躁，瞀昧暴病，陽明所至為鼽尻陰股膝髀腨（骨行）足病，太陽所至為腰痛，病之常也。/厥阴所至为支痛，少阴所至为惊惑，恶寒战栗，谵妄，太阴所至为积满，少阳所至惊躁，瞀昧暴病，阳明所至为鼽尻阴股膝髀腨（骨行）足病，太阳所至为腰痛，病之常也。

jué yīn suǒ zhìwéi ruǎn lì, shàoyīn suǒ zhìwéi bēi wàng nǜ miè, tàiyīn suǒ zhìwéi zhōngmǎn huòluàn tǔ xià, shàoyáng suǒ zhìwéi hóubì ěr wū ǒu yǒng, yángmíng suǒ zhì cūn jiē, tàiyáng suǒ zhìwéi qǐn hàn jìng, bìng zhī cháng yě. 厥陰所至為緛戾，少陰所至為悲妄衄衊，太陰所至為中滿霍亂吐下，少陽所至為喉痹耳鳴嘔湧，陽明所至皴揭，太陽所至為寢汗痙，病之常也。/厥阴所至为緛戾，少阴所至为悲妄衄蔑，太阴所至为中满霍乱吐下，少阳所至为喉痹耳鸣呕涌，阳明所至皴揭，太阳所至为寝汗痉，病之常也。

jué yīn suǒ zhìwéi xiétòng、ǒuxiè, shàoyīn suǒ zhìwéi yǔ xiào, tàiyīn suǒ zhìwéi zhòng fū zhǒng, shàoyáng suǒ zhìwéi bào zhù,? zhì, bàosǐ, yángmíng suǒ zhìwéi qiú tì, tàiyáng suǒ zhìwéi liú xiè, jìnzhǐ, bìng zhī cháng yě. 厥陰所至為脅痛、嘔泄，少陰所至為語笑，太陰所至為重胕腫，少陽所至為暴注，?瘈，暴死，陽明所至為鼽嚏，太陽所至為流泄，禁止，病之常也。/厥阴所至为胁痛、呕泄，少阴所至为语笑，太阴所至为重胕肿，少阳所至为暴注，?瘈，暴死，阳明所至为鼽嚏，太阳所至为流泄，禁止，病之常也。

fán cǐ shí'èr biàn zhě, bàodé yǐ dé, bào huà yǐ huà, bào zhèng yǐ zhèng, bào lìng yǐ lìng, qì gāo zé gāo, qì xiàzé xià, qì hòu zé hòu, qì qián zé qián, qì zhōng zé zhōng, qì wài zé wài, wèi zhī cháng yě. gù fēng shèng zé dòng, rè shèng zé zhǒng, zàorè zé gān, hán shèng zé fú, shī shèng zé rúxiè, shèn zé shuǐ bì fū zhǒng, suí qì suǒzài, yǐ yán qí biàn ěr. 凡此十二變者，報德以德，報化以化，報政以政，報令以令，氣高則高，氣下則下，氣後則後，氣前

則前，氣中則中，氣外則外，位之常也。故風勝則動，熱勝則腫，燥熱則干，寒勝則浮，濕勝則濡泄，甚則水閉胕腫，隨氣所在，以言其變耳。/凡此十二变者，报德以德，报化以化，报政以政，报令以令，气高则高，气下则下，气后则后，气前则前，气中则中，气外则外，位之常也。故风胜则动，热胜则肿，燥热则干，寒胜则浮，湿胜则濡泄，甚则水闭胕肿，随气所在，以言其变耳。

dì yuē: yuàn wén qí yòng yě. 帝曰：願聞其用也。/帝曰：愿闻其用也。

Qíbó yuē: fū liùqì zhī yòng, gè guī bùshèng ér wéi huà, gù tàiyīn yǔ huà, shī yú tàiyáng; tàiyáng hán huà, shī yú shǎo yīn, shàoyīn rèhuà, shī yú yángmíng; yángmíng zào huà, shī yú jué yīn; jué yīnfēng huà, shī yú tàiyīn, gè mìng qí suǒzài yǐ zhēng zhī yě. 岐伯曰：夫六氣之用，各歸不勝而為化，故太陰雨化，施於太陽；太陽寒化，施於少陰，少陰熱化，施於陽明；陽明燥化，施於厥陰；厥陰風化，施於太陰，各命其所在以徵之也。/岐伯曰：夫六气之用，各归不胜而为化，故太阴雨化，施于太阳；太阳寒化，施于少阴，少阴热化，施于阳明；阳明燥化，施于厥阴；厥阴风化，施于太阴，各命其所在以徵之也。

dì yuē: zìdé qí wèi hérú? 帝曰：自得其位何如？/帝曰：自得其位何如？

Qíbó yuē: zìdé qí wèi chánghuà yě. 岐伯曰：自得其位常化也。/岐伯曰：自得其位常化也。

dì yuē: yuàn wén suǒzài yě. 帝曰：願聞所在也。/帝曰：愿闻所在也。

Qíbó yuē: mìng qí wèi ér fāng yuè kězhī yě. 岐伯曰：命其位而方月可知也。/岐伯曰：命其位而方月可知也。

dì yuē: liù wèi zhī qì yíng xū hérú? 帝曰：六位之氣盈虛何如？/帝曰：六位之气盈虚何如？

Qíbó yuē: tài shǎo yì yě. tài zhě zhī zhì xú ér cháng, shàozhě bào ér wáng. 岐伯曰：太少異也。太者之至徐而常，少者暴而亡。/岐伯曰：太少异也。太者之至徐而常，少者暴而亡。

dì yuē: tiāndì zhī qì yíng xū hérú? 帝曰：天地之氣盈虛何如？/帝曰：天地之气盈虚何如？

Qíbó yuē: tiānqì bùzú, dìqì suí zhī; dìqì bùzú, tiānqì cóng zhī, yùn jū qízhōng ér cháng xiān yě. è suǒ bùshèng, guī suǒ tóng hé, suí yùn guī cóng, ér shēng qí bìng yě. gù shàng shèng zé tiānqì jiàng ér xià, xià shèng zé dìqì qiān ér shàng. duōshao ér chà qí fēn, wēi zhě xiǎochāi, shènzhě dà chà, shèn zé wèi yì qì jiāo, yì zé dà biàn shēng ér bìng zuò yǐ. dàyào yuē: shèn jì wǔ fēn, wēi jì qī fēn, qí chākě jiàn, cǐ zhī wèi yě. 岐伯曰：天氣不足，地氣隨之；地氣不足，天氣從之，運居其中而常先也。惡所不勝，歸所同和，隨運歸從，而生其病也。故上勝則天氣降而下，下勝則地氣遷而上。多少而差其分，微者小差，甚者大差，甚則位易氣交，易則大變生而病作矣。大要曰：甚紀五分，微紀七分，其差可見，此之謂也。/岐伯曰：天气不足，地气随之；地气不足，天气从之，运居其中而常先也。恶所不胜，归所同和，随运归从，而生其病也。故上胜则天气降而下，
下胜则地气迁而上。多少而差其分，微者小差，甚者大差，甚则位易气交，易则大变生而病作矣。大要曰：甚纪五分，微纪七分，其差可见，此之谓也。

dì yuē: shàn. lùn yán rè wú fàn rè, hán wú fàn hán, yú yù bùyuǎn hán bùyuǎn rè nàihé? 帝曰：善。論言熱無犯熱，寒無犯寒，餘欲不遠寒不遠熱奈何？/帝曰：善。论言热无犯热，寒无犯寒，余欲不远寒不远热奈何？

Qíbó yuē: xī hū zāi wèn yě. fābiǎo ér bù yuǎn rè, gōng lǐ bùyuǎn hán. 岐伯曰：悉乎哉問也。發表而不遠熱，攻裡不遠寒。/岐伯曰：悉乎哉问也。发表而不远热，攻里不远寒。

dì yuē: bù fā bù gōng, ér fàn hán fàn rè hérú? 帝曰：不發不攻，而犯寒犯熱何如？/帝曰：不发不攻，而犯寒犯热何如？

Qíbó yuē: hánrè nèizéi, qí bìng yìshèn. 岐伯曰：寒熱內賊，其病益甚。/岐伯曰：寒热内贼，其病益甚。

dì yuē: yuàn wén wú bìngzhě hérú? 帝曰：願聞無病者何如？/帝曰：愿闻无病者何如？

Qíbó yuē: wú zhě shēng zhī, yǒu zhě shèn zhī. 岐伯曰：無者生之，有者甚之。/岐伯曰：无者生之，有者甚之。

dì yuē: shēng zhě hérú? 帝曰：生者何如？/帝曰：生者何如？

Qíbó yuē: bùyuǎn rè zé rè zhì, bùyuǎn hán zé hán zhì, hán zhì zé jiān fǒu, fù-mǎn、tòng jí、xià lì zhī bìng shēng yǐ. rè zhì zé shēnrè, tǔ xià huòluàn, yōngjū chuāngyáng、mào yù、zhù xià、? zhì、zhǒngzhàng、ǒu、qiú nǜ、tóutòng、gǔjié biàn、ròutòng、xuè yì、xuè xiè、lín bì zhī bìng zuò yǐ. 岐伯曰：不遠熱則熱至，不遠寒則寒至，寒至則堅否，腹滿、痛急、下利之病生矣。熱至則身熱，吐下霍亂，癰疽瘡瘍、瞀鬱、注下、?瘈、腫脹、嘔、鼽衄、頭痛、骨節變、肉痛、血溢、血泄、淋悶之病作矣。/岐伯曰：不远热则热至，不远寒则寒至，寒至则坚否，腹满、痛急、下利之病生矣。热至则身热，吐下霍乱，痈疽疮疡、瞀郁、注下、?瘈、肿胀、呕、鼽衄、头痛、骨节变、肉痛、血溢、血泄、淋悶之病作矣。

dì yuē: zhì zhī nàihé? 帝曰：治之奈何？/帝曰：治之奈何？

Qíbó yuē: shí bì shùn zhī, fàn zhě zhì yǐ shèng yě. 岐伯曰：時必順之，犯者治以勝也。/岐伯曰：时必顺之，犯者治以胜也。

Huángdì wèn yuē: fùrén zhòng shēn, dú zhī hérú? 黃帝問曰：婦人重身，毒之何如？/黄帝问曰：妇人重身，毒之何如？

Qíbó yuē: yǒu gù wúsǔn, yì wú yǔn yě. 岐伯曰：有故無損，亦無殞也。/岐伯曰：有故无损，亦无殒也。

dì yuē: yuàn wén qí gù hé wèi yě? 帝曰：願聞其故何謂也？/帝曰：愿闻其故何谓也？

Qíbó yuē: dà jī dà jù, qí kě fàn yě, āi qí tàibàn ér zhǐ, guò zhě sǐ. 岐伯曰：大積大聚，其可犯也，衰其太半而止，過者死。/岐伯曰：大积大聚，其可犯也，衰其太半而止，过者死。

dì yuē: shàn. yù zhī shènzhě, zhì zhī nàihé? 帝曰：善。鬱之甚者，治之奈何？/帝曰：善。郁之甚者，治之奈何？

Qíbó yuē: mù yù dá zhī, huǒ yù fā zhī, tǔ yù duó zhī, jīn yù xiè zhī, shuǐ yù zhé zhī, rán tiáo qí qì. guò zhě zhé zhī, yǐ qí wèi yě, suǒwèi xiè zhī. 岐伯曰：木鬱達之，火鬱發之，土鬱奪之，金鬱泄之，水鬱折之，然調其氣。過者折之，以其畏也，所謂瀉之。/岐伯曰：木郁达之，火郁发之，土郁夺之，金郁泄之，水郁折之，然调其气。过者折之，以其畏也，所谓泻之。

dì yuē: jiǎ zhě hérú? 帝曰：假者何如？/帝曰：假者何如？

Qíbó yuē: yǒu jiǎ qí qì, zé wú jìn yě. suǒ-wèi zhǔ qì bùzú, kèqi shèng yě. 岐伯曰：有假其氣，則無禁也。所謂主氣不足，客氣勝也。/岐伯曰：有假其气，则无禁也。所谓主气不足，客气胜也。

dì yuē: zhì zāi. shèngrén zhī dào, tiāndì dàhuà, yùnxíng zhī jié, lín yù zhī jì, yīn-yáng zhī zhèng, hánshǔ zhī lìng, fēi fūzǐ shú néng tōng zhī, qǐng cáng zhī líng lán zhī shì, shǔ yuē liù yuán zhèng jì, fēi zhāi-jiè bùgǎn shì, shèn chuán yě. 帝曰：至哉。聖人之道，天地大化，運行之節，臨御之紀，陰陽之政，寒暑之令，非夫子孰能通之，請藏之靈蘭之室，署曰六元正紀，非齋戒不敢示，慎傳也。/帝曰：至哉。圣人之道，天地大化，运行之节，临御之纪，阴阳之政，寒暑之令，非夫子孰能通之，请藏之灵兰之室，署曰六元正纪，非斋戒不敢示，慎传也。

cì fǎ lùn piān dì - qīshí'èr（yípiān）刺法論篇第七十二（遺篇）/刺法论篇第七十二（遗篇）

Huángdì wèn yuē: shēngjiàng bù qián, qì jiāo yǒubiàn, jí chéng bào yù, yú yǐzhī zhī. hérú yù jiùshēng líng, kě dé què hū? 黃帝問曰：升降不前，氣交有變，即成暴鬱，餘已知之。何如預救生靈，可得卻乎？/黄帝问曰：升降不前，气交有变，即成暴郁，余已知之。何如预救生灵，可得却乎？

Qíbó qǐshǒu zàibài duì yuē: zhāo hū zāi wèn! chén wén fūzǐ yán, jì míngtiān yuán, xū qióng cì fǎ, kěyǐ zhé yù fú yùn, bǔ ruò quán zhēn, xiě shèng juān yú, lìng chú sī kǔ. 岐伯稽首再拜對曰：昭乎哉問！臣聞夫子言，既明天元，須窮刺法，可以折鬱扶運，補弱全真，寫盛蠲餘，令除斯苦。/岐伯稽首再拜对曰：昭乎哉问！臣闻夫子言，既明天元，须穷刺法，可

以折郁扶运，补弱全真，写盛蠲余，令除斯苦。
dì yuē: yuàn zú wén zhī. 帝曰：願卒聞之。/帝曰：愿卒闻之。
Qíbó yuē: shēng zhī bù qián, jí yǒuqī xiōng yě. mù yù shēng ér Tiānzhù zhì yì zhī, mù yù fā yù, yì xū dàishí, dāng cì zú jué yīn zhī jǐng. huǒ yù shēng ér tiān péng zhì yì zhī, huǒ yù fā yù, yì xū dàishí, jūnhuǒ xiāng huǒ tóng cì bāoluò zhī yíng. tǔ yù shēng ér tiān chōng zhì yì zhī, tǔ yù fā yù, yì xū dàishí, dāng cì zú tàiyīn zhī shù. jīn yù shēng ér tiān yīng zhì yì zhī, jīn yù fā yù, yì xū dàishí, dāng cì shǒu tàiyīn zhī jīng. shuǐ yù shēng ér tiān ruì zhì yì zhī, shuǐ yù fā yù, yì xū dàishí, dāng cì zú shàoyīn zhī hé. 岐伯曰：升之不前，即有期凶也。木欲升而天柱窒抑之，木欲發鬱，亦須待時，當刺足厥陰之井。火欲升而天蓬窒抑之，火欲發鬱，亦須待時，君火相火同刺包絡之熒。土欲升而天沖窒抑之，土欲發鬱，亦須待時，當刺足太陰之俞。金欲升而天英窒抑之，金欲發鬱，亦須待時，當刺手太陰之經。水欲升而天芮窒抑之，水欲發鬱，亦須待時，當刺足少陰之合。/岐伯曰：升之不前，即有期凶也。木欲升而天柱窒抑之，木欲发郁，亦须待时，当刺足厥阴之井。火欲升而天蓬窒抑之，火欲发郁，亦须待时，君火相火同刺包络之荥。土欲升而天冲窒抑之，土欲发郁，亦须待时，当刺足太阴之腧。金欲升而天英窒抑之，金欲发郁，亦须待时，当刺手太阴之经。水欲升而天芮窒抑之，水欲发郁，亦须待时，当刺足少阴之合。
dì yuē: shēng zhī bù qián, kěyǐ yùbèi, yuàn wén qí jiàng, kěnéng xiān fáng. 帝曰：升之不前，可以預備，願聞其降，可能先防。/帝曰：升之不前，可以预备，愿闻其降，可能先防。
Qíbó yuē: jì míng qí shēng. bì dá qí jiàng yě, shēngjiàng zhī dào, jiē kě xiān zhì yě. mù yù jiàng ér dì jīng zhì yì zhī, jiàng ér bù rù, yì zhī yù fā, sàn ér kě dé wèi, jiàng ér yù fā, bào rú tiān jiān zhī dàishí yě. jiàng ér bù xià, yù kě sù yǐ, jiàng kě zhé qí suǒ shèng yě, dāng cì shǒu tàiyīn zhī suǒ chū, cì shǒu yángmíng zhī suǒ rù. huǒ yù jiàng, ér dì xuán zhì yì zhī, jiàng ér bù rù, yì zhī yù fā, sàn ér kě yǐ. dàngzhé qí suǒ shèng, kě sàn qí yù, dāng cì zú shàoyīn zhī suǒ chū, cì zú tàiyáng zhī suǒ rù. tǔ yù jiàng ér dì cāng zhì yì zhī, jiàng ér bù xià, yì zhī yù fā, sàn ér kě rù, dàngzhé qí shèng, kě sàn qí yù, dāng cì zú jué yīn zhī suǒ chū, cì zú shàoyáng zhī suǒ rù, jīn yù jiàng ér dì tóng zhì yì, jiàng ér bù xià, yì zhī yù fā, sàn ér kě rù, dàngzhé qí shèng, kě sàn qí yù, dāng cì xīnbāo luò suǒ chū, zhì shǒu shàoyáng suǒ rù yě. shuǐ yù jiàng ér dì fù zhì yì zhī, jiàng ér bù xià, yì zhī yù fā, sàn ér kě rù, dàngzhé qí tǔ, kě sàn qí yù, dāng cì zú tàiyīn zhī suǒ chū, cì zú yángmíng zhī suǒ rù. 岐伯曰：既明其升。必達其降也，升降之道，皆可先治也。木欲降而地晶窒抑之，降而不入，抑之鬱發，散而可得位，降而鬱發，暴如天間之待時也。降而不下，鬱可速矣，降可折其所勝也，當刺手太陰之所出，
刺手陽明之所入。火欲降，而地玄窒抑之，降而不入，抑之鬱發，
散而可矣。當折其所勝，可散其鬱，當刺足少陰之所出，刺足太陽之所入。土欲降而地蒼窒抑之，降而不下，抑之鬱發，散而可入，當折其勝，可散其鬱，當刺足厥陰之所出，刺足少陽之所入，金欲降而地彤窒抑，降而不下，抑之鬱發，散而可入，當折其勝，可散其鬱，當刺心包絡所出，制手少陽所入也。水欲降而地阜窒抑之，降而不下，抑之鬱發，散而可入，當折其土，可散其鬱，當刺足太陰之所出，
刺足陽明之所入。/岐伯曰：既明其升。必达其降也，升降之道，皆可先治也。木欲降而地晶窒抑之，降而不入，抑之郁发，散而可得位，降而郁发，暴如天间之待时也。降而不下，郁可速矣，降可折其所胜也，当刺手太阴之所出，刺手阳明之所入。火欲降，而地玄窒抑之，降而不入，抑之郁发，散而可矣。当折其所胜，可散其郁，当刺足少阴之所出，刺足太阳之所入。土欲降而地苍窒抑之，降而不下，抑之郁发，散而可入，当折其胜，可散其郁，当刺足厥阴之所出，刺足少阳之所入，金欲降而地彤窒抑，降而不下，抑之郁发，散而可入，当折其胜，可散其郁，当刺心包络所出，制手少阳所入也。水欲降而地阜窒抑之，降而不下，抑之郁发，散而可入，当折其土，可散其郁，

当刺足太阴之所出，刺足阳明之所入。
dì yuē: wǔyùn zhī zhì yǒu qiánhòu, yǔ shēngjiàng wǎnglái, yǒusuǒ chéng yì zhī, kě dé wén hū cì fǎ? 帝曰：五運之至有前後，與升降往來，有所承抑之，可得聞乎刺法？/帝曰：五运之至有前后，与升降往来，有所承抑之，可得闻乎刺法？
Qíbó yuē: dāng qǔ qí huà yuán yě. shìgù tàiguò qǔ zhī, bùjí zī zhī, tàiguò qǔ zhī, cì yì qí yù, qǔ qí yùn zhī huà yuán, lìng zhé yùqì; bùjí fú zī, yǐ fú yùnqi, yǐ bì xūxié yě. zī qǔ zhī fǎ, lìng chū《mìyǔ》. 岐伯曰：當取其化源也。是故太過取之，不及資之，太過取之，次抑其鬱，取其運之化源，令折鬱氣；不及扶資，以扶運氣，以避虛邪也。資取之法，令出《密語》。/岐伯曰：当取其化源也。是故太过取之，不及资之，太过取之，次抑其郁，取其运之化源，令折郁气；不及扶资，以扶运气，以避虚邪也。资取之法，令出《密语》。
Huángdì wèn yuē: shēngjiàng zhī cì, yǐ zhī qí yào. yuàn wén sī tiān wèi dé qiān zhèng, shǐ sī huà zhī shī qí cháng zhèng, jí wànhuà zhī huò qí jiē wàng, rán yǔ mín wéi bìng, kě dé xiān chú, yù jì qúnshēng, yuàn wén qí shuō. Qíbó qǐshǒu zàibài yuē: xī hū zāi wèn! yán qí zhìlǐ, shèng niàn cí mǐn, yù jì qúnshēng, chén nǎi jìn chén sī dào, kě shēn dòng wēi. tàiyáng fù bù, jí jué yīn bù qiān zhèng, bù qiān zhèng, qì sāi yú zhǐ, dāng xiě zú jué yīn zhī suǒ liú. jué yīn fù bù, shàoyīn bù qiān zhèng, bù qiān zhèng, jí qì sāi yú shàng, dāng cì xīnbāo luòmài zhī suǒ liú. shàoyīn fù bù, tàiyīn bù qiān zhèng, bù qiān zhèng, jí qì liú yú shàng, dāng cì zú tàiyīn zhī suǒ liú. tàiyīn fù bù, shàoyáng bù qiān zhèng, bù qiān zhèng, zé qì sāi wèi tōng, dāng cì shǒu shàoyáng zhī suǒ liú. shàoyáng fù bù, zé yángmíng bù qiān zhèng, bù qiān zhèng, zé qì wèi tōng shàng, dāng cì shǒu tàiyīn zhī suǒ liú. yángmíng fù bù, tàiyáng qiān zhèng, bù qiān zhèng, zé fù sāi qí qì, dāng cì zú shàoyīn zhī suǒ liú. 黄帝問曰：升降之刺，以知其要。願聞司天未得遷正，使司化之失其常政，即萬化之或其皆妄，然與民為病，可得先除，欲濟群生，願聞其說。岐伯稽首再拜曰：悉乎哉問！言其至理，聖念慈憫，欲濟群生，臣乃盡陳斯道，可申洞微。太陽復布，即厥陰不遷正，不遷正，氣塞於止，當寫足厥陰之所流。厥陰復布，少陰不遷正，不遷正，即氣塞於上，當刺心包絡脈之所流。少陰復布，太陰不遷正，不遷正，即氣留於上，
當刺足太陰之所流。太陰復布，少陽不遷正，不遷正，則氣塞未通，當刺手少陽之所流。少陽復布，則陽明不遷正，不遷正，則氣未通上，當刺手太陰之所流。陽明復布，太陽遷正，不遷正，則復塞其氣，當刺足少陰之所流。/黄帝问曰：升降之刺，以知其要。愿闻司天未得迁正，使司化之失其常政，即万化之或其皆妄，然与民为病，可得先除，欲济群生，愿闻其说。岐伯稽首再拜曰：悉乎哉问！言其至理，圣念慈悯，欲济群生，臣乃尽陈斯道，可申洞微。太阳复布，即厥阴不迁正，不迁正，气塞于止，当写足厥阴之所流。厥阴复布，少阴不迁正，不迁正，即气塞于上，当刺心包络脉之所流。少阴复布，太阴不迁正，不迁正，即气留于上，当刺足太阴之所流。太阴复布，少阳不迁正，不迁正，则气塞未通，
当刺手少阳之所流。少阳复布，则阳明不迁正，不迁正，则气未通上，当刺手太阴之所流。阳明复布，太阳迁正，不迁正，则复塞其气，当刺足少阴之所流。
dì yuē: qiān zhèng bù qián, yǐ tōng qí yào. yuàn wén bù tuì, yù zhé qíyú, wú lìngguò shī, kě dé míng hū? 帝曰：遷正不前，以通其要。願聞不退，欲折其餘，無令過失，可得明乎？/帝曰：迁正不前，以通其要。愿闻不退，欲折其余，无令过失，可得明乎？
Qíbó yuē: qìguò yǒuyú, fù zuò bù zhèng, shì míng bù tuìwèi yě. shǐ dìqì bude hòu huà, xīn sī tiān wèikě qiān zhèng, gù fù bù huà lìng rúgù yě. sì hài zhī suì, tiānshù yǒuyú, gù jué yīn bù tuìwèi yě, fēngxíng yú shàng, mù huà bù tiān, dāng cì zú jué yīn zhī suǒ rù. zǐ wǔ zhī suì, tiānshù yǒuyú, gù shàoyīn bù tuìwèi yě, rè xíng yú shàng, huǒ yú huà bù tiān, dāng cì shǒu jué yīn zhī suǒ rù. chǒu wèi zhī suì, tiānshù yǒuyú, gù tàiyīn bù tuìwèi yě, shī xíng yú shàng, yǔ huà bù tiān, dāng cì zú tàiyīn zhī suǒ rù. yín shēn zhī suì, tiānshù yǒuyú, gù shàoyáng bù tuìwèi yě, rè xíng yú shàng,

huǒhuà bù tiān, dāng cì shǒu shàoyáng suǒ rù. mǎo yǒu zhī suì, tiānshù yǒuyú, gù yángmíng bù tuìwèi yě, jīn xíng yú shàng, zào huà bù tiān, dāng cì shǒu tàiyīn zhī suǒ rù. chén xū zhī suì, tiānshù yǒuyú, gù tàiyáng bù tuìwèi yě, hán xíng yú shàng, lǐn shuǐhuà bù tiān, dāng cì zú shàoyīn zhī suǒ rù. gù tiāndì qìnì, huàchéng mín bìng, yǐ fǎ cì zhī, yù kě píng ē. 岐伯曰：氣過有餘，復作布正，是名不退位也。使地氣不得後化，新司天未可遷正，故復布化令如故也。巳亥之歲，天數有餘，故厥陰不退位也，風行於上，木化布天，當刺足厥陰之所入。子午之歲，天數有餘，故少陰不退位也，熱行於上，火餘化布天，當刺手厥陰之所入。丑未之歲，天數有餘，故太陰不退位也，濕行於上，雨化布天，
當刺足太陰之所入。寅申之歲，天數有餘，故少陽不退位也，熱行於上，火化布天，當刺手少陽所入。卯酉之歲，天數有餘，故陽明不退位也，金行於上，燥化布天，當刺手太陰之所入。辰戌之歲，天數有餘，故太陽不退位也，寒行於上，凜水化布天，當刺足少陰之所入。故天地氣逆，化成民病，以法刺之，預可平痾。/岐伯曰：气过有余，复作布正，是名不退位也。使地气不得后化，新司天未可迁正，故复布化令如故也。巳亥之岁，天数有余，故厥阴不退位也，风行于上，木化布天，当刺足厥阴之所入。子午之岁，天数有余，故少阴不退位也，热行于上，火余化布天，当刺手厥阴之所入。丑未之岁，天数有余，故太阴不退位也，湿行于上，雨化布天，当刺足太阴之所入。寅申之岁，天数有余，故少阳不退位也，热行于上，火化布天，当刺手少阳所入。卯酉之岁，天数有余，故阳明不退位也，金行于上，燥化布天，当刺手太阴之所入。辰戌之岁，天数有余，故太阳不退位也，寒行于上，凛水化布天，当刺足少阴之所入。故天地气逆，化成民病，以法刺之，预可平痾。

Huángdì wèn yuē: gāngróu èr gān, shīshǒu qí wèi, shǐ tiānyùn zhī qì jiē xū hū? yǔ mín wéi bìng, kě dé píng hū? 黃帝問曰：剛柔二干，失守其位，使天運之氣皆虛乎？與民為病，可得平乎？/黄帝问曰：刚柔二干，失守其位，使天运之气皆虚乎？与民为病，可得平乎？

Qíbó yuē: shēn hū zāi wèn! míng qí àozhǐ, tiāndì dié yí, sān nián huà yì, shì wèi gēn zhī kějiàn, bì yǒu táo mén. 岐伯曰：深乎哉問！明其奧旨，天地迭移，三年化疫，是謂根之可見，必有逃門。/岐伯曰：深乎哉问！明其奥旨，天地迭移，三年化疫，是谓根之可见，必有逃门。

jiǎlìng jiǎzǐ gāngróu shīshǒu, gāng wèi zhèng, róu gū ér yǒu kuī, shíxù bù lìng, jí yīnlǜ fēi cóng, rúcǐ sān nián, biàn dà yì yě. xiáng qí wēi shèn. chá qí qiǎn shēn, yù zhì ér kě cì, cì zhī dāngxiān bǔshèn shù, cì sān rì, kě cì zú tàiyīn zhī suǒ zhù. yòu yǒu xià-wèi yǐ mǎo bù zhì, ér jiǎzǐ gūlìzhě, cì sān nián zuò tǔ lì, qí fǎ bǔ xiě, yīrú jiǎzǐ tóng fǎ yě. qí cì yǐ bì, yòu bù xū yèxíng jí yuǎnxíng, lìng qī rì jié, qīngjìng zhāijiè, suǒyǒu zìlái. shèn yǒu jiǔ tòng zhě, kěyǐ yínshí miànxiàng nán, jìng shén bù luàn sī, bìqì bùxī qī biàn, yǐ yǐnjǐng yànqì shùn zhī, rú yān shèn yìng wù, rúcǐ qī biàn hòu, ěr shéxià jīn lìng wúshù. 假令甲子剛柔失守，剛未正，柔孤而有虧，時序不令，即音律非從，如此三年，變大疫也。詳其微甚。察其淺深，欲至而可刺，刺之當先補腎俞，次三日，可刺足太陰之所注。又有下位己卯不至，而甲子孤立者，次三年作土癘，其法補寫，一如甲子同法也。其刺以畢，又不須夜行及遠行，令七日潔，清靜齋戒，
所有自來。腎有久痛者，可以寅時面向南，淨神不亂思，閉氣不息七遍，以引頸嚥氣順之，如咽甚硬物，如此七遍後，餌舌下津令無數。/假令甲子刚柔失守，刚未正，柔孤而有亏，时序不令，即音律非从，如此三年，变大疫也。详其微甚。察其浅深，欲至而可刺，刺之当先补肾腧，次三日，可刺足太阴之所注。又有下位己卯不至，而甲子孤立者，次三年作土疠，其法补写，一如甲子同法也。其刺以毕，又不须夜行及远行，令七日洁，清静斋戒，
所有自来。肾有久痛者，可以寅时面向南，净神不乱思，闭气不息七遍，以引颈咽气顺之，如咽甚硬物，如此七遍后，饵舌下津令无数。

jiǎlìng Bǐng Yín gāngróu shīshǒu, shàng gānggān shīshǒu, xià róu bùkě dú zhǔ zhī, zhōngshuǐ yùn fēi tàiguò, bùkě zhífǎ ér dìng zhī. bù tiān yǒuyú, ér shīshǒu shàng zhèng, tiāndì bùhé, jí lǜlǚ yīn yì, rúcǐ jí tiānyùn shīxù, hòu sān nián biàn yì. xiáng qí wēi shèn, chà yǒu dàxiǎo, xú zhì jí hòu sān nián, zhì shèn jí shǒu sān nián, dāngxiān bǔxīn shù, cì Wǔrì, kě cì shèn zhī suǒ rù. yòu yǒu xiàwèi dìjiǎ zǐ xīn yǐ róu bù fù gāng, yì míng shīshǒu, jí dì yùn jiē xū, hòu sān nián biàn shuǐ lì, jí cì fǎ jiē rúcǐ yǐ. qí cì rú huá, shèn qí dàxǐ yù qíng yú zhōng, rú bù jì, jí qí qì fù sàn yě, lìng jìng qī rì, xīn yù shí, lìng shǎo sī. 假令丙寅剛柔失守，上剛干失守，下柔不可獨主之，中水運非太過，不可執法而定之。布天有餘，而失守上正，天地不合，即律呂音異，如此即天運失序，後三年變疫。詳其微甚，差有大小，徐至即後三年，至甚即首三年，當先補心俞，次五日，可刺腎之所入。又有下位地甲子辛已柔不附剛，亦名失守，即地運皆虛，後三年變水癘，即刺法皆如此矣。其刺如華，慎其大喜欲情於中，如不忌，即其氣復散也，令靜七日，心欲實，令少思。/假令丙寅刚柔失守，上刚干失守，下柔不可独主之，中水运非太过，不可执法而定之。布天有余，而失守上正，天地不合，即律吕音异，如此即天运失序，后三年变疫。详其微甚，差有大小，徐至即后三年，至甚即首三年，当先补心腧，次五日，可刺肾之所入。又有下位地甲子辛已柔不附刚，亦名失守，即地运皆虚，后三年变水疠，即刺法皆如此矣。其刺如华，慎其大喜欲情于中，如不忌，即其气复散也，令静七日，心欲实，令少思。

jiǎlìng Gēng Chén gāngróu shīshǒu, shàngwèi shīshǒu, xiàwèi wú hé, yǐ gēng jīn yùn, gù fēi xiāng zhāo, bù tiān wèi tuì, zhōng yùn shèng lái, shàng-xià xiāng cuò, wèi zhī shīshǒu, gū xǐ lín zhōng, shāng yīn bù yīng yě. rúcǐ zé tiānyùn huà yì, sān nián biàn dà yì. xiáng tiānshù, chà de wēi shèn, wēi jí wēi, sān nián zhì, shèn jí shèn, sān nián zhì, dāngxiān bǔ gān shù, cì sān rì, kě cì fèi zhī suǒ xíng. cì bì, kě jìng Shén Qī rì, shèn wù dà nù, nù bì zhēn qì què sàn zhī. yòu huò zàixià dìjiǎ zǐ Yǐ Wèi shīshǒu zhě, jí yǐ róu gān, jí shàng gēng dú zhì zhī, yì míng shīshǒu zhě, jí tiānyùn gū zhǔ zhī, sān nián biàn lì, míng yuē jīn lì, qí zhì dàishí yě. xiáng qí dì shù zhī děngchā, yì tuī qí wēi shèn, kězhī chí sù ěr. zhūwèi yǐ gēng shīshǒu, cì fǎ tóng. gān yù píng, jí wù nù. 假令庚辰剛柔失守，上位失守，下位無合，乙庚金運，故非相招，布天未退，中運勝來，上下相錯，謂之失守，姑洗林鍾，商音不應也。如此則天運化易，三年變大疫。詳天數，差的微甚，微即微，三年至，甚即甚，三年至，當先補肝俞，次三日，可刺肺之所行。刺畢，可靜神七日，慎勿大怒，怒必真氣卻散之。又或在下地甲子乙未失守者，即乙柔干，即上庚獨治之，亦名失守者，即天運孤主之，三年變癘，名曰金癘，其至待時也。詳其地數之等差，亦推其微甚，可知遲速耳。諸位乙庚失守，刺法同。肝欲平，即勿怒。/假令庚辰刚柔失守，上位失守，下位无合，乙庚金运，故非相招，布天未退，中运胜来，上下相错，谓之失守，姑洗林钟，商音不应也。如此则天运化易，三年变大疫。详天数，差的微甚，微即微，三年至，甚即甚，三年至，当先补肝腧，次三日，可刺肺之所行。刺毕，可静神七日，慎勿大怒，怒必真气却散之。又或在下地甲子乙未失守者，即乙柔干，即上庚独治之，亦名失守者，即天运孤主之，三年变疠，名曰金疠，其至待时也。详其地数之等差，亦推其微甚，可知迟速耳。诸位乙庚失守，刺法同。肝欲平，即勿怒。

jiǎlìng Rén Wǔ gāngróu shīshǒu, shàng rén wèi jìn zhèng, xià dīng dú rán, jí suī yáng nián, kuī jí bùtóng, shàng-xià shīshǒu, xiāng zhāo qí yǒuqī, chà zhī wēi shèn, gè yǒu qí shù yě, lǜlǚ èr jiǎo, shī ér bù hé, tóngyīn yǒurì, wēi shèn rú jiàn, sān nián dà yì. dāng cì pí zhī shù, cì sān rì, kě cì gān zhī suǒ chū yě. cì bì, jìng Shén Qī rì, wù dà zuì gē lè, qí qì fù sàn, yòu wù bǎo shí, wù shí shēngwù, yù lìng pí shí, qì wú zhì bǎo, wú jiǔ zuò, shí wú tài suān, wú shí yīqiè shēngwù, yí gān yí dàn. yòu huò dìxià jiǎzǐ Dīng Yǒu shīshǒu qí wèi, wèi dézhōng sī, jí qì bùdàng wèi, xià bù yǔ rén fèng hé zhě, yì míng shīshǒu, fēi míng hé dé, gù róu bù fù gāng, jí dì yùn bùhé, sān nián biàn lì, qí cì fǎ yì rú mù yì zhī fǎ. 假令壬午剛柔失守，上壬未近正，下丁獨然，即雖陽年，虧及不同，上下失守，相招其有期，差之微甚，各有其數也，律呂二

角，失而不和，同音有日，微甚如見，三年大疫。當刺脾之俞，次三日，可刺肝之所出也。刺畢，靜神七日，勿大醉歌樂，其氣復散，又勿飽食，勿食生物，欲令脾實，氣無滯飽，無久坐，食無太酸，無食一切生物，宜甘宜淡。又或地下甲子丁酉失守其位，未得中司，即氣不當位，下不與壬奉合者，亦名失守，非名合德，故柔不附剛，即地運不合，三年變癘，
其刺法亦如木疫之法。/假令壬午刚柔失守，上壬未近正，下丁独然，即虽阳年，亏及不同，上下失守，相招其有期，差之微甚，各有其数也，律吕二角，失而不和，同音有日，微甚如见，三年大疫。当刺脾之腧，次三日，可刺肝之所出也。刺毕，静神七日，勿大醉歌乐，其气复散，又勿饱食，勿食生物，欲令脾实，气无滞饱，无久坐，食无太酸，无食一切生物，宜甘宜淡。又或地下甲子丁酉失守其位，未得中司，即气不当位，下不与壬奉合者，亦名失守，非名合德，故柔不附刚，即地运不合，三年变疠，其刺法亦如木疫之法。
jiălìng Wù Shēn gāngróu shīshŏu, wù guĭ suī huŏ yùn, yáng nián bù tài guò yě, shàng shī qí gāng, róu dì dú zhŭ, qí qì bù zhèng, gù yŏu xié gān, dié yí qí wèi, chà yŏu qiǎn shēn, yù zhì jiāng hé, yīnlǜ xiān tóng, rúcĭ tiānyùn shīshí, sān nián zhīzhōng, huŏ yì zhì yĭ, dāng cì fèi zhī shù. cì bì, jìng Shén Qī rì, wù dà bēi shāng yě, bēishāng jí fèi dòng, ér qí qì fù sàn yě, rényù shí fèi zhě, yào zài xī qì yě. yòu huò dìxià jiăzĭ Guĭ Hài shīshŏu zhě, jí róu shīshŏu wèi yě, jí shàng shī qí gāng yě. jí yì míng wù guĭ bù xiānghé dé zhě yě, jí yùn yŭ dì xū, hòu sān nián biàn lì, jí míng huŏ lì. 假令戊申剛柔失守，戊癸雖火運，陽年不太過也，上失其剛，柔地獨主，其氣不正，故有邪干，迭移其位，差有淺深，欲至將合，音律先同，如此天運失時，三年之中，火疫至矣，當刺肺之俞。刺畢，靜神七日，勿大悲傷也，悲傷即肺動，而其氣復散也，人欲實肺者，要在息氣也。又或地下甲子癸亥失守者，即柔失守位也，即上失其剛也。即亦名戊癸不相合德者也，即運與地虛，後三年變癘，即名火癘。/假令戊申刚柔失守，戊癸虽火运，阳年不太过也，上失其刚，柔地独主，其气不正，故有邪干，迭移其位，差有浅深，欲至将合，音律先同，如此天运失时，三年之中，火疫至矣，当刺肺之腧。刺毕，静神七日，勿大悲伤也，悲伤即肺动，而其气复散也，人欲实肺者，要在息气也。又或地下甲子癸亥失守者，即柔失守位也，即上失其刚也。即亦名戊癸不相合德者也，即运与地虚，后三年变疠，即名火疠。
shìgù lìdì wŭ nián, yĭ míng shīshŏu, yĭ qióng fă cì, yúshì yì zhī yŭ lì, jíshì shàng-xià gāngróu zhī míng yě, qióng guī yītĭ yě. jí cì yì fă, zhĭyŏu wŭ fă, jí zŏng qí zhūwèi shīshŏu, gù zhĭ guī wŭ háng ér tŏng zhī yě. 是故立地五年，以明失守，以窮法刺，於是疫之與癘，即是上下剛柔之名也，窮歸一體也。即刺疫法，只有五法，即總其諸位失守，
故只歸五行而統之也。/是故立地五年，以明失守，以穷法刺，于是疫之与疠，即是上下刚柔之名也，穷归一体也。即刺疫法，只有五法，即总其诸位失守，故只归五行而统之也。
Huángdì yuē: yú wén wŭ yì zhī zhì, jiē xiāng liáng yì, wú wèn dàxiăo, bìngzhuàng xiāngsì, bù shījiù liáo, rúhé kě dé bù xiàn-gyí yì zhě? 黃帝曰：餘聞五疫之至，皆相梁易，無問大小，病狀相似，不施救療，如何可得不相移易者？/黄帝曰：余闻五疫之至，皆相梁易，无问大小，病状相似，不施救疗，如何可得不相移易者？
Qíbó yuē: bù xiāng răn zhě, zhèngqì cún nèi, xiéqì kě gān, bì qí dúqì, tiān pìn cónglái, fù dé qí wăng, qì chūyú năo, jí bù xié gān. qì chūyú năo, jí shì xiān xiăng xīn rú rì, yù jiāng rù yú yì shì, xiān xiăng qīng-qì zì gān ér chū, zuŏxíng yú dōng, huà zuò línmù; cì xiăng báiqì zì fèi ér chū, yòuháng yú xī, huà zuò gē jiă; cì xiăng chì qì zì xīn ér chū, nán xíng yú shàng, huà zuò yàn míng; cì xiăng hēi qì zì shèn ér chū, běi xíng yú xià, huà zuò shuĭ; cì xiăng huáng qì zì pí ér chū, cún yú zhōngyāng, huà zuò tŭ. wŭqì hùshēn zhī bì, yĭ xiăngtou shàng rú Běidŏu zhī huánghuáng, ránhòu kě rù yú yì shì. yòu yī fă, yú chūnfēn zhī rì, rì wèi chū ér tŭ zhī. yòu yī fă, yú yŭshuĭ rìhòu, sā-nyù yĭ yào xiè hàn. yòu yī fă, xiăojīndān fāng: chénshā èr liăng, shuĭmó xiónghuáng yī liăng, yèzi cíhuáng yī liăng, zĭjīn bàn

liǎng, tóng rù hézhōng, wài gù, le dì yīchǐ zhù dì shí, bùyòng lú, bùxū yào zhì, yòng huǒ èrshí jīn duànle yě; qī rì zhōng, hòu lěng qī rì qǔ, cìrì chū hézi mái yào dì zhōng, qī rì qǔchū, shùn rì yán zhī sān rì, liàn báishā mì wéi wán, rú wútóng zǐ dà, měi rì wàng dōng xī rìhuá qì yīkǒu, bīngshuǐ yīxià wán, héqi yān zhī, fú shí lì, wúyì gān yě. 岐伯曰：不相染者，正氣存內，邪氣可幹，避其毒氣，天牝從來，復得其往，氣出於腦，即不邪干。氣出於腦，即室先想心如日，欲將入於疫室，先想青氣自肝而出，左行於東，化作林木；次想白氣自肺而出，右行於西，化作戈甲；次想赤氣自心而出，南行於上，化作焰明；次想黑氣自腎而出，北行於下，化作水；次想黃氣自脾而出，存於中央，化作土。五氣護身之畢，以想頭上如北斗之煌煌，然後可入於疫室。又一法，於春分之日，日未出而吐之。又一法，於雨水日後，三浴以藥泄汗。又一法，小金丹方：辰砂二兩，水磨雄黃一兩，葉子雌黃一兩，紫金半兩，同入合中，外固，了地一尺築地實，不用爐，不須藥制，用火二十斤鍛了也；七日終，候冷七日取，次日出合子埋藥地中，七日取出，順日研之三日，煉白沙蜜為丸，如梧桐子大，每日望東吸日華氣一口，冰水一下丸，和氣咽之，服十粒，無疫干也。/岐伯曰：不相染者，正气存内，邪气可干，避其毒气，天牝从来，复得其往，气出于脑，即不邪干。气出于脑，即室先想心如日，欲将入于疫室，先想青气自肝而出，左行于东，化作林木；次想白气自肺而出，右行于西，化作戈甲；次想赤气自心而出，南行于上，化作焰明；次想黑气自肾而出，北行于下，化作水；次想黄气自脾而出，存于中央，化作土。五气护身之毕，以想头上如北斗之煌煌，然后可入于疫室。又一法，于春分之日，日未出而吐之。又一法，于雨水日后，三浴以药泄汗。又一法，小金丹方：辰砂二两，水磨雄黄一两，叶子雌黄一两，紫金半两，同入合中，外固，了地一尺筑地实，不用炉，不须药制，用火二十斤锻了也；七日终，候冷七日取，次日出合子埋药地中，七日取出，顺日研之三日，炼白沙蜜为丸，如梧桐子大，每日望东吸日华气一口，冰水一下丸，和气咽之，服十粒，无疫干也。

Huángdì wèn yuē: rén xū jí shényóu shīshǒu wèi, shǐ guǐshén wài gān, shì zhì yāowáng, héyǐ quán zhēn? yuàn wén cì fǎ. Qíbó qǐshǒu zàibài yuē: zhāo hū zāi wèn! wèi shén yí shīshǒu, suī zài qí tǐ, rán bùzhì sǐ, huò yǒu xié gān, gù lìng yāoshòu. zhǐ rú jué yīn shīshǒu, tiān yǐ xū, rénqì gān xū, gǎn tiān zhòng xū. jí hún yóu yú shàng, xié gān, jué dàqì, shēn wēn yóukě cì zhī, zhì qí zú shàoyáng zhī suǒ guò, cì cì gān zhī shù. rén bìng xīnxū, yòu yù qún xiāng èr huǒ sī tiān shīshǒu, gǎn ér sān xū, yù huǒ bùjí, hēi shī guǐ fàn zhī, lìngrén bàowáng, kě cì shǒu shàoyáng zhī suǒ guò, fù cì xīn shù. rén píbìng, yòu yù tàiyīn sī tiān shīshǒu, gǎn ér sān xū, yòu yù tǔ bùjí, qīng shī guǐ xié, fàn zhī yú rén, lìngrén bàowáng, kě cì zú yángmíng zhī suǒ guò, fù cì pí zhī shù. rén fèibìng, yù yángmíng sī tiān shīshǒu, gǎn ér sān xū, yòu yù jīn bùjí, yǒu chì shī guǐ fànrén, lìngrén bàowáng, kě cì shǒu yángmíng zhī suǒ guò, fù cì fèi shù. rén shènbìng, yòu yù tàiyáng sī tiān shīshǒu, gǎn ér sān xū, yòu yù shuǐyùn bùjí zhī nián, yǒu huáng shī guǐ, gānfàn rén zhèngqì, xī rén shénhún, zhì bàowáng, kě cì zú tàiyáng zhī suǒ guò, fù cì shèn shù.
黃帝問曰：人虛即神遊失守位，使鬼神外干，是致夭亡，何以全真？願聞刺法。岐伯稽首再拜曰：昭乎哉問！謂神移失守，雖在其體，然不致死，或有邪干，故令夭壽。只如厥陰失守，天以虛，人氣肝虛，感天重虛。即魂遊於上，邪干，厥大氣，身溫猶可刺之，制其足少陽之所過，次刺肝之俞。人病心虛，又遇群相二火司天失守，感而三虛，遇火不及，黑屍鬼犯之，令人暴亡，可刺手少陽之所過，復刺心俞。人脾病，又遇太陰司天失守，感而三虛，又遇土不及，青屍鬼邪，犯之於人，令人暴亡，可刺足陽明之所過，復刺脾之俞。人肺病，遇陽明司天失守，感而三虛，又遇金不及，有赤屍鬼犯人，令人暴亡，可刺手陽明之所過，
復刺肺俞。人腎病，又遇太陽司天失守，感而三虛，又遇水運不及之年，有黃屍鬼，干犯人正氣，吸人神魂，致暴亡，可刺足太陽之所過，復刺腎俞。/黃帝问曰：人虚即神游失守位，使鬼神外

干，是致夭亡，何以全真？
愿闻刺法。岐伯稽首再拜曰：昭乎哉问！谓神移失守，虽在其体，然不致死，或有邪干，故令夭寿。只如厥阴失守，天以虚，人气肝虚，感天重虚。即魂游于上，邪干，厥大气，身温犹可刺之，制其足少阳之所过，
次刺肝之腧。人病心虚，又遇群相二火司天失守，感而三虚，遇火不及，黑尸鬼犯之，令人暴亡，可刺手少阳之所过，复刺心腧。人脾病，又遇太阴司天失守，感而三虚，又遇土不及，青尸鬼邪，犯之于人，令人暴亡，可刺足阳明之所过，复刺脾之腧。人肺病，遇阳明司天失守，感而三虚，又遇金不及，有赤尸鬼犯人，令人暴亡，可刺手阳明之所过，复刺肺腧。人肾病，又遇太阳司天失守，感而三虚，又遇水运不及之年，有黄尸鬼，干犯人正气，吸人神魂，致暴亡，可刺足太阳之所过，复刺肾腧。
Huángdì wèn yuē: shí'èr cáng zhī xiāng shǐ, shén shī wèi, shǐ shéncǎi zhī bù yuán, kǒng xié gānfàn, zhì zhī kě cì? yuàn wén qí yào. Qíbó qǐshǒu zàibài yuē: xī hū zāi wèn! zhì-lǐ Dàozhēn zōng, cǐ fēi shèng dì, yān qióng sī yuán, shì wèi qì shén hé dào, qìfú shàng-tiān. xīn zhě, jūnzhǔ zhī guān, shénmíng chū yān, kě cì shǒu shàoyīn zhī yuán. fèi zhě, xiāng fù zhī guān, zhì jié chū yān, kě cì shǒu tàiyīn zhī yuán. gān zhě, jiāngjūn zhī guān, móu xū chū yān, kě cì zú jué yīn zhī yuán. dǎn zhě, zhōngzhèng bù guān, juéduàn chū yān, kě cì zú shàoyáng zhī yuán. shān zhōng zhě, chén shǐ zhī guān, xǐlè chū yān, kě cì xīnbāo luò suǒ liú. pí wéi jiàn yì zhī guān, zhī zhōu chū yān, kě cì pí zhī yuán. wèi wéi cānglǐn zhī guān, wǔwèi chū yān, kě cì wèi zhī yuán. dàcháng zhě, chuándào zhī guān, biànhuà chū yān, kě cì dàcháng zhī yuán. xiǎocháng zhě, shòu shèng zhī guān, huà wù chū yān, kě cì xiǎocháng zhī yuán. shèn zhě, zuò qiáng zhī guān, jì qiǎo chū yān, cì qí shèn zhī yuán. sān jiāo zhě, jué dú zhī guān, shuǐdào chū yān, cì sān jiāo zhī yuán. pángguāng zhě, zhōu dōu zhī guān, jīnyè cáng yān, qìhuà zé néng chū yǐ, cì pángguāng zhī yuán. fán cǐ shí'èr guān zhě, bude xiāng shī yě. shìgù cì fǎ yǒu quán shén yǎngzhēn zhī zhǐ, yì fǎ yǒu xiūzhēn zhī dào, fēi zhì jí yě. gù yào xiūyǎng hé shén yě, dào guì chángcún, bǔ shén gù gēn, jīngqì bù sàn, shén shǒu bùfēn, rán jí shén shǒu ér suī bù qù, yì néng quán zhēn, rén shén bù shǒu, fēi dá zhì zhēn, zhì zhēn zhī yào, zàihu tiān xuán, shén shǒu tiān xī, fù rù běn yuán, mìng yuē guīzōng. 黃帝問曰：十二藏之相使，神失位，使神彩之不圓，恐邪干犯，治之可刺？願聞其要。岐伯稽首再拜曰：悉乎哉問！至理道真宗，此非聖帝，焉窮斯源，是謂氣神合道，契符上天。心者，君主之官，神明出焉，可刺手少陰之源。肺者，相傅之官，治節出焉，
可刺手太陰之源。肝者，將軍之官，謀慮出焉，可刺足厥陰之源。膽者，中正不官，決斷出焉，可刺足少陽之源。膻中者，臣使之官，喜樂出焉，可刺心包絡所流。脾為諫議之官，知周出焉，可刺脾之源。胃為倉廩之官，五味出焉，可刺胃之源。大腸者，傳道之官，變化出焉，可刺大腸之源。小腸者，受盛之官，化物出焉，可刺小腸之源。腎者，作強之官，伎巧出焉，刺其腎之源。三焦者，決瀆之官，水道出焉，刺三焦之源。膀胱者，州都之官，津液藏焉，氣化則能出矣，刺膀胱之源。凡此十二官者，不得相失也。是故刺法有全神養真之旨，亦法有修真之道，非治疾也。故要修養和神也，道貴常存，補神固根，精氣不散，神守不分，然即神守而雖不去，亦能全真，人神不守，非達至真，至真之要，在乎天玄，神守天息，復入本元，命曰歸宗。/黄帝问曰：十二藏之相使，神失位，使神彩之不圆，恐邪干犯，治之可刺？愿闻其要。岐伯稽首再拜曰：悉乎哉问！至理道真宗，此非圣帝，焉穷斯源，是谓气神合道，契符上天。心者，君主之官，神明出焉，可刺手少阴之源。肺者，相傅之官，治节出焉，可刺手太阴之源。肝者，将军之官，谋虚出焉，可刺足厥阴之源。胆者，中正不官，决断出焉，可刺足少阳之源。膻中者，臣使之官，喜乐出焉，可刺心包络所流。脾为谏议之官，知周出焉，可刺脾之源。胃为仓廪之官，五味出焉，可刺胃之源。大肠者，传道之官，变化出焉，可刺大肠之源。小肠者，受盛之官，化物出焉，可刺小肠之源。肾者，作强之官，伎巧出焉，刺其

肾之源。三焦者，决渎之官，水道出焉，刺三焦之源。膀胱者，州都之官，津液藏焉，气化则能出矣，刺膀胱之源。凡此十二官者，不得相失也。是故刺法有全神养真之旨，亦法有修真之道，非治疾也。故要修养和神也，道贵常存，补神固根，精气不散，神守不分，然即神守而虽不去，亦能全真，人神不守，非达至真，至真之要，在乎天玄，神守天息，复入本元，命曰归宗。

běn bìng lùn piān dì - qīshísān（yí-piān）本病論篇第七十三（遺篇）/本病论篇第七十三（遗篇）

Huángdì wèn yuē: tiān yuán jiǔ zhì, yú yǐzhī zhī, yuàn wén qì jiāo, hé míng shīshǒu? 黃帝問曰：天元九室，餘已知之，願聞氣交，何名失守？/黄帝问曰：天元九室，余已知之，愿闻气交，何名失守？

Qíbó yuē: wèi qíshàng xià shēngjiàng, qiān zhèng tuìwèi, gè yǒu jīng lùn, shàng-xià gè yǒu bù qián, gù míng shīshǒu yě. shìgù qì jiāo shī yìwèi, qì jiāo nǎi biàn, biànyì fēicháng, jí sì shīxù, wànhuà bù'ān, biàn mín bìng yě. 岐伯曰：謂其上下升降，遷正退位，各有經論，上下各有不前，故名失守也。是故氣交失易位，氣交乃變，變易非常，即四失序，萬化不安，變民病也。/岐伯曰：谓其上下升降，迁正退位，各有经论，上下各有不前，故名失守也。是故气交失易位，气交乃变，变易非常，即四失序，万化不安，变民病也。

dì yuē: shēngjiàng bù qián, yuàn wén qí gù, qì jiāo yǒubiàn, héyǐ míngzhī? 帝曰：升降不前，願聞其故，氣交有變，何以明知？/帝曰：升降不前，愿闻其故，气交有变，何以明知？

Qíbó yuē: zhāo hū zāi wèn, míng hū dào yǐ? qì jiāo yǒubiàn, shì wèi tiāndì jī, dàn yù jiàng ér bù dé jiàng zhě, dì zhì xíng zhī. yòu yǒu wǔyùn tàiguò, ér xiāntiān ér zhì zhě, jíjiāo bù qián, dàn yù shēng ér bù dé qí shēng, zhōng yùn yì zhī, dàn yù jiàng ér bù dé qí jiàng, zhōng yùn yì zhī. yúshì yǒu shēng zhī bù qián, jiàng zhī bùxià zhě, yǒu jiàng zhī bùxià, shēng ér zhì tiān zhě, yǒu shēngjiàng jù bù qián, zuò rúcǐ zhī fēn bié, jí qì jiāo zhī biàn. biàn zhī yǒu yì, cháng gègè bùtóng, zāi yǒu wēi shènzhě yě. 岐伯曰：昭乎哉問，明乎道矣？氣交有變，是謂天地機，但欲降而不得降者，地窒刑之。又有五運太過，而先天而至者，即交不前，但欲升而不得其升，中運抑之，但欲降而不得其降，中運抑之。於是有升之不前，降之不下者，有降之不下，升而至天者，有升降俱不前，作如此之分別，即氣交之變。變之有異，常各各不同，災有微甚者也。/岐伯曰：昭乎哉问，明乎道矣？气交有变，是谓天地机，但欲降而不得降者，地窒刑之。又有五运太过，而先天而至者，即交不前，但欲升而不得其升，中运抑之，但欲降而不得其降，中运抑之。于是有升之不前，降之不下者，有降之不下，升而至天者，有升降俱不前，作如此之分别，即气交之变。变之有异，常各各不同，灾有微甚者也。

dì yuē: yuàn wén qì jiāo yù huì shèng yì zhī yóu, biànchéng mín bìng, qīngzhòng hérú? 帝曰：願聞氣交遇會勝抑之由，變成民病，輕重何如？/帝曰：愿闻气交遇会胜抑之由，变成民病，轻重何如？

Qíbó yuē: shèng xiānghuì, yì fú shǐrán. shìgù chén xū zhī suì, mùqì shēng zhī, zhǔ féng Tiānzhù, shèng ér bù qián; yòu yù Gēng Xū, jīn yùn xiāntiān, zhōng yùn shèng zhī hūrán bù qián, mù yùn shēngtiān, jīn nǎi yì zhī, shēng ér bù qián, jí qīng shēngfēng shǎo, sùshā yú chūn, lù shuāng fù jiàng, cǎomù nǎi wěi. mín bìng wēn yì zǎo fā, yān ài nǎi gān, sìzhī mǎn, zhī jié jiē tòng; jiǔ ér huà yù, jí dàfēng cuī lā, zhé yǔn míng wěn. mín bìng cùzhòng piān bì, shǒuzú bùrén. 岐伯曰：勝相會，抑伏使然。是故辰戌之歲，木氣升之，主逢天柱，勝而不前；又遇庚戌，金運先天，中運勝之忽然不前，木運昇天，金乃抑之，升而不前，即清生風少，肅殺於春，露霜復降，草木乃萎。民病溫疫早發，咽嗌乃干，四肢滿，肢節皆痛；久而化鬱，即大風摧拉，折隕鳴紊。民病卒中偏痹，手足不仁。/岐伯曰：胜相会，抑伏使然。是故辰戌之岁，木气升之，主逢天柱，胜而不前；又遇庚戌，金运先天，中运胜之忽然不前，木运升天，金乃抑之，升而不前，即清生风少，肃杀于春，露霜复降，草木乃萎。民病温疫早发，咽嗌乃干，四肢满，肢节皆痛；久而化郁，即大风

摧拉，折陨鸣紊。民病卒中偏痹，手足不仁。
shìgù sì hài zhī suì, jūnhuǒ shēngtiān, zhǔ zhì tiān péng, shèng zhī bù qián; yòu jué yīn wèi qiān zhèng, zé shàoyīn wèi dé shēngtiān, shuǐyùn yǐzhì qízhōng zhě, jūnhuǒ yù shēng, ér zhōngshuǐ yùn yì zhī, shēng zhī bù qián, jí qīnghán fù zuò, lěng shēng dànmù. mín bìng fú yáng, ér nèi shēng fánrè, xīnshén jīngjì, hánrè jiànzuò; rìjiǔ chéng yù, jí bàorè nǎizhì, chì fēng tóng yì, huà yì, wēn lì nuǎn zuò, chì qì zhāng ér huà huǒ yì, jiē fán ér zào kě, kě shèn, zhì zhī yǐ xiè zhī kě zhǐ. 是故巳亥之歲，君火昇天，主窒天蓬，勝之不前；又厥陰未遷正，則少陰未得昇天，水運以至其中者，君火欲升，而中水運抑之，升之不前，即清寒復作，冷生旦暮。民病伏陽，而內生煩熱，心神驚悸，寒熱間作；日久成鬱，即暴熱乃至，赤風瞳翳，化疫，溫癘暖作，赤氣彰而化火疫，皆煩而燥渴，渴甚，治之以泄之可止。/是故巳亥之岁，君火升天，主窒天蓬，胜之不前；又厥阴未迁正，则少阴未得升天，水运以至其中者，君火欲升，而中水运抑之，升之不前，即清寒复作，冷生旦暮。民病伏阳，而内生烦热，心神惊悸，寒热间作；日久成郁，即暴热乃至，赤风瞳翳，化疫，温疠暖作，赤气彰而化火疫，皆烦而燥渴，渴甚，治之以泄之可止。
shìgù zǐ wǔ zhī suì, tàiyīn shēngtiān, zhǔ zhì tiān chōng, shèng zhī bù qián; yòu huò yù Rén Zǐ, mù yùn xiāntiān ér zhì zhě, zhōng mù yùn yì zhī yě, shēngtiān bù qián, jí fēng āi sì qǐ, shí jǔ āi hūn, yǔ shī bù huà. mín bìng fēng jué xián cháo, piān bì bù suí, zhàng mǎn; jiǔ ér fú yù, jí huáng'āi huà yì yě. mín bìng yāowáng, liǎn zhī fǔ huángdǎn mǎn bì. shī lìng fú bù, yǔ huà nǎi wēi. 是故子午之歲，太陰昇天，主窒天沖，勝之不前；又或遇壬子，木運先天而至者，中木運抑之也，昇天不前，即風埃四起，時舉埃昏，雨濕不化。民病風厥涎潮，偏痹不隨，脹滿；久而伏鬱，即黃埃化疫也。民病夭亡，臉肢府黃疸滿閉。濕令弗布，雨化乃微。/是故子午之岁，太阴升天，主窒天冲，胜之不前；又或遇壬子，木运先天而至者，中木运抑之也，升天不前，即风埃四起，时举埃昏，雨湿不化。民病风厥涎潮，偏痹不随，胀满；久而伏郁，即黄埃化疫也。民病夭亡，脸肢府黄疸满闭。湿令弗布，雨化乃微。
shìgù chǒu wèi zhī nián, shàoyáng shēngtiān, zhǔ zhì tiān péng, shèng zhī bù qián; yòu huò yù tàiyīn wèi qiān zhèng zhě, jí shàoyīn wèi shēngtiān yě, shuǐyùn yǐzhì zhě, shēngtiān bù qián, jí hán bīng fǎn bù, lǐnliè rú dōng, shuǐ fù hé, bīng zài jié, xuānnuǎn zhà zuò, lěng xiàbù zhī, hánxuān bùshí. mín bìng fú yáng zàinèi, fánrè shēng zhōng, xīnshén jīnghài, hánrè jiān zhēng; yǐ jiǔ chéng yù, jí bàorè nǎi shēng, chì fēngqì zhǒng yì, huàchéng yìlì, nǎi huà zuò fú rè nèi fán, bì ér shēng jué, shèn zé xuè yì. 是故丑未之年，少陽昇天，主窒天蓬，勝之不前；又或遇太陰未遷正者，即少陰未昇天也，水運以至者，昇天不前，即寒冰反布，凜冽如冬，水復涸，冰再結，暄暖乍作，冷夏布之，寒暄不時。民病伏陽在內，煩熱生中，心神驚駭，寒熱間爭；以久成鬱，即暴熱乃生，赤風氣腫翳，化成疫癘，乃化作伏熱內煩，痹而生厥，甚則血溢。/是故丑未之年，少阳升天，主窒天蓬，胜之不前；又或遇太阴未迁正者，即少阴未升天也，水运以至者，升天不前，即寒冰反布，凛冽如冬，水复涸，冰再结，暄暖乍作，冷夏布之，寒暄不时。民病伏阳在内，烦热生中，心神惊骇，寒热间争；以久成郁，即暴热乃生，赤风气肿翳，化成疫疠，乃化作伏热内烦，痹而生厥，甚则血溢。
shìgù yín shēn zhī nián, yángmíng shēngtiān, zhǔ zhì tiān yīng, shèng zhī bù qián; yòu huò yù Wù Shēn Wù Yín, huǒ yùn xiāntiān ér zhì; jīn yù shēngtiān, huǒ yùn yì zhī, shēng zhī bù qián. jíshí yǔ bù jiàng, xīfēng shù jǔ, xián lǔ zào shēng. mín bìng shàng rè chuǎnsòu, xuè yì; jiǔ ér huà yù, jí bái āi yì wù, qīng shēng shāqì, mín bìng xié mǎn, bēishāng, hán qiú tì, ài gān, shǒu chè pífū zào. 是故寅申之年，陽明昇天，主窒天英，勝之不前；又或遇戊申戊寅，火運先天而至；金欲昇天，火運抑之，升之不前。即時雨不降，西風數舉，咸鹵燥生。民病上熱喘嗽，血溢；久而化鬱，即白埃翳霧，清生殺氣，民病脅滿，悲傷，寒鼽嚏，嗌干，手拆皮膚

燥。/是故寅申之年，阳明升天，主窒天英，胜之不前；又或遇戊申戊寅，火运先天而至；金欲升天，火运抑之，升之不前。即时雨不降，西风数举，咸卤燥生。民病上热喘嗽，血溢；久而化郁，即白埃翳雾，清生杀气，民病胁满，悲伤，寒鼽嚏，嗌干，手拆皮肤燥。
shìgù mǎo yǒu zhī nián, tàiyáng shēngtiān, zhǔ zhì tiān ruì, shèng zhī bù qián; yòu yù yángmíng wèi qiān zhèng zhě, jí tàiyáng wèi shēngtiān yě, tǔ yùn yǐzhì, shuǐ yù shēngtiān, tǔ yùn yì zhī, shēng zhī bù qián, jí shī ér rè zhēng, hán shēng liǎng jiān. mín bìng zhù xià, shí bùjí huà; jiǔ ér chéng yù, lěng láikè rè, bīngbáo zú zhì. mín bìng jué nì ér yuě, rè shēng yú nèi, qì bì yú wài, zú jìng suānténg, fǎn shēngxīn jì, ào rè, bào fán ér fù jué. 是故卯酉之年，太陽昇天，主窒天芮，勝之不前；又遇陽明未遷正者，即太陽未昇天也，土運以至，水欲昇天，土運抑之，升之不前，即濕而熱蒸，寒生兩間。民病注下，食不及化；久而成鬱，冷來客熱，冰雹卒至。民病厥逆而噦，熱生於內，氣痹於外，足脛酸疼，反生心悸，懊熱，
暴煩而復厥。/是故卯酉之年，太阳升天，主窒天芮，胜之不前；又遇阳明未迁正者，即太阳未升天也，土运以至，水欲升天，土运抑之，升之不前，即湿而热蒸，寒生两间。民病注下，食不及化；久而成郁，冷来客热，
冰雹卒至。民病厥逆而哕，热生于内，气痹于外，足胫酸疼，反生心悸，懊热，暴烦而复厥。
Huángdì yuē: shēng zhī bù qián, yú yǐ jìn zhī qí zhǐ, yuàn wén jiàng zhī bùxià, kě dé míng hū? 黃帝曰：升之不前，餘已盡知其旨，願聞降之不下，可得明乎？/黄帝曰：升之不前，余已尽知其旨，愿闻降之不下，可得明乎？
Qíbó yuē: xī hū zāi wèn yě! shì zhī wèi tiāndì wēizhǐ, kěyǐ jìn chén sī dào. suǒwèi shēng yǐ bì jiàng yě, zhì tiān sān nián, cì suì bì jiàng, jiàng ér rùdì, shǐ wéi zuǒ jiān yě. rúcǐ shēngjiàng wǎnglái, mìng zhī liù jì yě. 岐伯曰：悉乎哉問也！是之謂天地微旨，可以盡陳斯道。所謂升已必降也，至天三年，次歲必降，降而入地，始為左間也。如此升降往來，
命之六紀也。/岐伯曰：悉乎哉问也！是之谓天地微旨，可以尽陈斯道。所谓升已必降也，至天三年，次岁必降，降而入地，始为左间也。如此升降往来，命之六纪也。
shìgù chǒu wèi zhī suì, jué yīn jiàng dì, zhǔ zhì dì jīng, shèng ér bù qián; yòu huò yù shàoyīn wèi tuìwèi, jí jué yīn wèi jiàngxià, jīn yùn yǐzhì zhōng, jīn yùn chéng zhī, jiàng zhī wèi xià, yì zhī biàn yù, mù yù jiàngxià, jīn yùn chéng zhī, jiàng ér bù xià, cāng āi yuǎnjiàn, báiqì chéng zhī, fēng jǔ āi hūn, qīng zào xíng shā, shuāng lù fù xià, sùshā bù lìng. jiǔ ér bù jiàng, yì zhī huà yù, jí zuòfēng zào xiāng fú, xuān ér fǎn Qīng, cǎomù méngdòng, shā shuāng nǎi xià, zhéchóng wèi jiàn, jù qīng shāng cáng. 是故丑未之歲，厥陰降地，主窒地晶，勝而不前；又或遇少陰未退位，即厥陰未降下，金運以至中，金運承之，降之未下，抑之變鬱，木欲降下，金運承之，降而不下，蒼埃遠見，白氣承之，風舉埃昏，清燥行殺，霜露復下，肅殺布令。久而不降，抑之化鬱，即作風燥相伏，暄而反清，草木萌動，殺霜乃下，蟄蟲未見，懼清傷藏。/是故丑未之岁，厥阴降地，主窒地晶，胜而不前；又或遇少阴未退位，即厥阴未降下，金运以至中，金运承之，降之未下，抑之变郁，木欲降下，金运承之，降而不下，苍埃远见，白气承之，风举埃昏，清燥行杀，霜露复下，肃杀布令。久而不降，抑之化郁，即作风燥相伏，暄而反清，草木萌动，杀霜乃下，蛰虫未见，惧清伤藏。
shìgù yín shēn zhī suì, shàoyīn jiàng dì, zhǔ zhì dì xuán, shèng zhī bù rù; yòu huò yù Bǐng Shēn Bǐng Yín, shuǐyùn tàiguò, xiāntiān ér zhì, jūnhuǒ yù jiàng, shuǐyùn chéng zhī, jiàng ér bù xià, jí tóngyún cái jiàn, hēi qì fǎn shēng, xuānnuǎn rú shū, hán cháng bù xuě, lǐnliè fù zuò, tiān yún cǎn qī. jiǔ ér bù jiàng, fú zhī huà yù, hán shèng fù rè, chì fēnghuà yì, mín bìng miàn chì、xīnfán、tóutòng、mùxuàn yě, chì qì zhāng ér wēnbìng yù zuò yě. 是故寅申之歲，少陰降地，主窒地玄，勝之不入；又或遇丙申丙寅，水運太過，先天而至，君火欲降，水運承之，降而不下，即彤雲才見，黑氣反生，暄暖如舒，寒常布雪，凜冽復作，天雲慘淒。久而不降，伏之化鬱，寒勝復熱，赤風化疫，

民病面赤、心煩、頭痛、目眩也，赤氣彰而溫病欲作也。/是故寅申之岁，少阴降地，主窒地玄，胜之不入；又或遇丙申丙寅，水运太过，先天而至，君火欲降，水运承之，降而不下，即彤云才见，黑气反生，暄暖如舒，寒常布雪，凛冽复作，天云惨凄。久而不降，伏之化郁，寒胜复热，赤风化疫，民病面赤、心烦、头痛、目眩也，赤气彰而温病欲作也。

shìgù mǎo yǒu zhī suì, tàiyīn jiàng dì, zhǔ zhì dì cāng, shèng zhī bù rù; yòu huò shàoyáng wèi tuìwèi zhě, jí tàiyīn wèi dé jiàng yě; huò mù yùn yǐzhì, mù yùn chéng zhī, jiàng ér bù xià, jí huáng yún jiàn ér qīng xiá zhāng, yùzhēng zuò ér dàfēng, wùyì āi shèng, zhé yǔn nǎi zuò. jiǔ ér bù jiàng yě, fú zhī huà yù, tiān āi huáng qì, dì bù shī zhēng. mín bìng sìzhī bù jǔ、hūn-xuàn、zhī jié tòng、fùmǎn tián yì. 是故卯酉之歲，太陰降地，主窒地蒼，勝之不入；又或少陽未退位者，即太陰未得降也；或木運以至，木運承之，降而不下，即黃雲見而青霞彰，鬱蒸作而大風，霧翳埃勝，折隕乃作。久而不降也，伏之化鬱，天埃黃氣，
地布濕蒸。民病四肢不舉、昏眩、肢節痛、腹滿填臆。/是故卯酉之岁，太阴降地，主窒地苍，胜之不入；又或少阳未退位者，即太阴未得降也；或木运以至，木运承之，降而不下，即黄云见而青霞彰，郁蒸作而大风，雾翳埃胜，折陨乃作。久而不降也，伏之化郁，天埃黄气，地布湿蒸。民病四肢不举、昏眩、肢节痛、腹满填臆。

shìgù chén xū zhī suì, shàoyáng jiàng dì, zhǔ zhì dì xuán, shèng zhī bù rù; yòu huò yù shuǐyùn tàiguò, xiāntiān ér zhì yě, shuǐyùn chéng zhī, jiàng ér bù xià, jí tóngyún cái jiàn, hēi qì fǎn shēng, xuān-nuǎn yù shēng, lěngqì zú zhì, shèn zé bīng-báo yě. jiǔ ér bù jiàng, fú zhī huà yù, bīng qì fù rè, chì fēnghuà yì, mín bìng miàn chì、xīnfán、tóutòng、mùxuàn yě, chì qì zhāng ér rèbìng yù zuò yě. 是故辰戌之歲，少陽降地，主窒地玄，勝之不入；又或遇水運太過，先天而至也，水運承之，降而不下，即彤雲才見，黑氣反生，暄暖欲生，冷氣卒至，甚則冰雹也。久而不降，伏之化鬱，冰氣復熱，赤風化疫，民病面赤、心煩、頭痛、目眩也，赤氣彰而熱病欲作也。/是故辰戌之岁，少阳降地，主窒地玄，胜之不入；又或遇水运太过，先天而至也，水运承之，降而不下，即彤云才见，黑气反生，暄暖欲生，冷气卒至，甚则冰雹也。久而不降，伏之化郁，冰气复热，赤风化疫，民病面赤、心烦、头痛、目眩也，赤气彰而热病欲作也。

shìgù sì hài zhī suì, yángmíng jiàng dì, zhǔ zhì dì tóng, yòng ér bù rù; yòu huò yù tàiyáng wèi tuìwèi, jí yángmíng wèi dé jiàng; jí huǒ yùn yǐzhì zhī, huǒ yùn chéng zhī bùxià, jí tiān qīng ér sù, chì qì nǎi zhāng, xuān rè fǎn zuò. mín jiē cuò juàn, yè wò bù'ān, yān gān yǐn yǐn, ào rè nèi fán, tiān Qīngcháo mù, xuān hái fù zuò; jiǔ ér bù jiàng, fú zhī huà yù, tiān qīng bóhán, yuǎn shēng báiqì. mín bìng diàoxuàn, shǒuzú zhí ér bù rén, liǎng xié zuòtòng, mǎnmù rán. 是故巳亥之歲，陽明降地，主窒地彤，用而不入；又或遇太陽未退位，即陽明未得降；即火運以至之，火運承之不下，即天清而肅，赤氣乃彰，暄熱反作。民皆錯倦，夜臥不安，咽乾引飲，懊熱內煩，天清朝暮，暄還復作；久而不降，伏之化鬱，天清薄寒，遠生白氣。民病掉眩，手足直而不仁，兩脅作痛，滿目然。/是故巳亥之岁，阳明降地，主窒地彤，用而不入；又或遇太阳未退位，即阳明未得降；即火运以至之，火运承之不下，即天清而肃，赤气乃彰，暄热反作。民皆错倦，夜卧不安，咽干引饮，懊热内烦，天清朝暮，暄还复作；久而不降，伏之化郁，天清薄寒，远生白气。民病掉眩，手足直而不仁，两胁作痛，满目然。

shìgù zǐ wǔ zhī nián, tàiyáng jiàng dì, zhǔ zhì dì fù shèng zhī, jiàng ér bù rù; yòu huò yù tǔ yùn tàiguò, xiāntiān ér zhì, tǔ yùn chéng zhī, jiàng ér bù rù, jí tiān zhāng hēi qì, míng àn qīcǎn, cái shī huáng'āi ér bù shī, hán huà lìng qì, zhēng shī fù lìng. jiǔ ér bù jiàng, fú zhī huà yù, mín bìng dà jué, sìzhī zhòng dài, yīnwěi shǎo lì, tiān bù ché-nyīn, zhēng shī jiànzuò. 是故子午之年，太陽降地，主窒地阜勝之，降而不入；又或遇土運太過，先天而至，土運承之，降而不入，即天彰黑氣，暝暗悽慘，才施黃埃而布濕，寒化令氣，蒸濕

復令。久而不降，伏之化鬱，民病大厥，四肢重怠，陰痿少力，天布沉陰，蒸濕間作。/是故子午之年，太阳降地，主窒地阜胜之，降而不入；又或遇土运太过，先天而至，土运承之，降而不入，即天彰黑气，暝暗凄惨，才施黄埃而布湿，寒化令气，蒸湿复令。久而不降，伏之化郁，民病大厥，四肢重怠，阴痿少力，天布沉阴，蒸湿间作。
dì yuē: shēngjiàng bù qián, xī zhī qí zōng, yuàn wén qiān zhèng, kě dé míng hū? 帝曰：升降不前，晰知其宗，願聞遷正，可得明乎？/帝曰：升降不前，晰知其宗，愿闻迁正，可得明乎？
Qíbó yuē: zhèng sī zhōng wèi, shì wèi qiān zhèng wèi, sī tiān bude qí qiān zhèng zhě, jí qián sī tiān, yǐguò jiāo sī zhī rì, jí yù sī tiān tàiguò yǒuyú rì yě, jí réngjiù zhì tiānshù, xīn sī tiān wèi dé qiān zhèng yě. 岐伯曰：正司中位，是謂遷正位，司天不得其遷正者，即前司天，以過交司之日，即遇司天太過有餘日也，即仍舊治天數，新司天未得遷正也。/岐伯曰：正司中位，是谓迁正位，司天不得其迁正者，即前司天，以过交司之日，即遇司天太过有余日也，即仍旧治天数，新司天未得迁正也。
jué yīn bù qiān zhèng, jí fēng xuān bùshí, huāhuì wěi cuì. mín bìng línsōu, mù xì zhuǎn, zhuànjīn, xǐ-nù, xiǎobiàn chì. fēng yù lìng ér hán yóu bù qù, wēn xuān bù zhèng, chūn zhèng shīshí. 厥陰不遷正，即風暄不時，花卉萎瘁。民病淋溲，目系轉，轉筋，喜怒，小便赤。風欲令而寒由不去，溫暄不正，春正失時。/厥阴不迁正，即风暄不时，花卉萎瘁。民病淋溲，目系转，转筋，喜怒，小便赤。风欲令而寒由不去，温暄不正，春正失时。
shàoyīn bù qiān zhèng, jí lěngqì bù tuì, chūn lěng hòu hán, xuānnuǎn bùshí. mín bìng hánrè, sìzhī fán tòng, yāo jǐ qiángzhí. mùqì suī yǒuyú, ér wèi bùguò yú jūnhuǒ yě. 少陰不遷正，即冷氣不退，春冷後寒，暄暖不時。民病寒熱，四肢煩痛，腰脊強直。木氣雖有餘，而位不過於君火也。/少阴不迁正，即冷气不退，春冷后寒，暄暖不时。民病寒热，四肢烦痛，腰脊强直。木气虽有余，而位不过于君火也。
tàiyīn bù qiān zhèng, jí yúnyǔ shī lìng, wànwù kūjiāo, dāng shēng bù fā. mín bìng shǒuzú zhī jié zhǒng mǎn, dàfù shuǐzhǒng, tián yì bù shí, sūn xiè xié mǎn, sìzhī bù jǔ. yǔ huà yù lìng, rè yóu zhì zhī, wēnxù yú qì, kàng ér bù zé. 太陰不遷正，即雲雨失令，萬物枯焦，當生不發。民病手足肢節腫滿，大腹水腫，填臆不食，飧泄脅滿，四肢不舉。雨化欲令，熱猶治之，溫煦於氣，亢而不澤。/太阴不迁正，即云雨失令，万物枯焦，当生不发。民病手足肢节肿满，大腹水肿，填臆不食，飧泄胁满，四肢不举。雨化欲令，热犹治之，温煦于气，亢而不泽。
shàoyáng bù qiān zhèng, jí yán zhuó fú lìng, miáo yǒu bù róng, kùshǔ yú qiū, sùshā wǎn zhì, shuāng lù bùshí. mín bìng jiē nüè, gǔ rè, xīnjì, jīnghài; shèn shí xuè yì. 少陽不遷正，即炎灼弗令，苗莠不榮，酷暑於秋，肅殺晚至，霜露不時。民病痎瘧，骨熱，心悸，驚駭；甚時血溢。/少阳不迁正，即炎灼弗令，苗莠不荣，酷暑于秋，肃杀晚至，霜露不时。民病痎疟，骨热，心悸，惊骇；甚时血溢。
yángmíng bù qiān zhèng, zé shǔ huà yú qián, sùshā yú hòu, cǎomù fǎn róng. mín bìng hánrè, qiú tì, pímáo zhé, zhǎojiǎ kūjiāo; shèn zé chuǎnsòu xī gāo, bēishāng bù lè. rèhuà nǎi bù, zào huà wèi lìng, jí qīng jìn wèi xíng, fèi jīn fù bìng. 陽明不遷正，則暑化於前，肅殺於後，草木反榮。民病寒熱，鼽嚏，皮毛折，爪甲枯焦；甚則喘嗽息高，悲傷不樂。熱化乃布，燥化未令，即清勁未行，肺金復病。/阳明不迁正，则暑化于前，肃杀于后，草木反荣。民病寒热，鼽嚏，皮毛折，爪甲枯焦；甚则喘嗽息高，悲伤不乐。热化乃布，燥化未令，即清劲未行，肺金复病。
yángmíng bù qiān zhèng, jí dōng qīng fǎn hán, yì lìng yú chūn, shā shuāng zàiqián, hán bīng yú hòu, yángguāng fù zhì, lǐnliè bù zuò, mín bìng wēn lì zhì, hóu bì ài gān, fánzào ér kě, chuǎnxī ér yǒu yīn yě. hán huà dài zào, yóu zhì tiānqì, guòshī xù, yǔ mín zuò zāi. 陽明不遷正，即冬清反寒，易令於春，殺霜在前，寒冰於後，陽光復治，凜冽不作，民病溫癘至，喉閉嗌干，煩躁而渴，喘息而有音也。寒化待

燥，猶治天氣，過失序，與民作災。/阳明不迁正，即冬清反寒，易令于春，杀霜在前，寒冰于后，阳光复治，凛冽不作，民病温疠至，喉闭嗌干，烦躁而渴，喘息而有音也。寒化待燥，犹治天气，过失序，与民作灾。

dì yuē: qiān zhèng zǎowǎn, yǐ mìng qí zhǐ, yuàn wén tuìwèi, kě dé míng zāi? 帝曰：遷正早晚，以命其旨，願聞退位，可得明哉？/帝曰：迁正早晚，以命其旨，愿闻退位，可得明哉？

Qíbó yuē: suǒwèi bù tuì zhě, jí tiānshù wèi zhōng, jí tiānshù yǒuyú, míng yuē fù bù zhèng, gù míng yuē zài zhì tiān yě. jí tiān lìng rúgù, ér bù tuìwèi yě. 岐伯曰：所謂不退者，即天數未終，即天數有餘，名曰復布政，故名曰再治天也。即天令如故，而不退位也。/岐伯曰：所谓不退者，即天数未终，即天数有余，名曰复布政，故名曰再治天也。即天令如故，而不退位也。

jué yīn bù tuìwèi, jí dàfēng zǎo jǔ, shíyǔ bù jiàng, shī lìng bù huà, mín bìng wēn yì, cī fèi, fēng shēng, jiē zhī jié tòng, tóumù tòng, fú rè nèi fán, yānhóu gān yǐn yǐn. 厥陰不退位，即大風早舉，時雨不降，濕令不化，民病溫疫，疵廢，風生，皆肢節痛，頭目痛，伏熱內煩，咽喉干引飲。/厥阴不退位，即大风早举，时雨不降，湿令不化，民病温疫，疵废，风生，皆肢节痛，头目痛，伏热内烦，咽喉干引饮。

shàoyīn bù tuìwèi, jí wēn shēng chūn dōng, zhéchóng zǎo zhì, cǎomù fāshēng, mín bìng gé rè, yān gān, xuè yì, jīnghài, xiǎobiàn chì sè, dān liú, chuāngyáng liú dú. 少陰不退位，即溫生春冬，蟄蟲早至，草木發生，民病膈熱，咽干，血溢，驚駭，小便赤澀，丹瘤，瘡瘍留毒。/少阴不退位，即温生春冬，蛰虫早至，草木发生，民病膈热，咽干，血溢，惊骇，小便赤涩，丹瘤，疮疡留毒。

tàiyīn bù tuìwèi, ér qǔ hánshǔ bùshí, āi hūn bù zuò, shī lìng bù qù, mín bìng sìzhī shǎo lì, shí yǐn bùxià, xiè zhù lín mǎn, zú jìng hán, yīnwěi, bìsè, shī nì, xiǎobiàn shù. 太陰不退位，而取寒暑不時，埃昏布作，濕令不去，民病四肢少力，食飲不下，泄注淋滿，足脛寒，陰痿，閉塞，失溺，小便數。/太阴不退位，而取寒暑不时，埃昏布作，湿令不去，民病四肢少力，食饮不下，泄注淋满，足胫寒，阴痿，闭塞，失溺，小便数。

shàoyáng bù tuìwèi, jí rè shēng yú chūn, shǔ nǎi hòu huà, dōng wēn bùdòng, liúshuǐ bù bīng, zhéchóng chū jiàn, mín bìng shǎo qì, hánrè gèng zuò, biànxiě, shàng rè, xiǎofù jiān mǎn, xiǎobiàn chì wò, shèn zé xuè yì. 少陽不退位，即熱生於春，暑乃後化，冬溫不凍，流水不冰，蟄蟲出見，民病少氣，寒熱更作，便血，上熱，小腹堅滿，小便赤沃，甚則血溢。/少阳不退位，即热生于春，暑乃后化，冬温不冻，流水不冰，蛰虫出见，民病少气，寒热更作，便血，上热，小腹坚满，小便赤沃，甚则血溢。

yángmíng bù tuìwèi, jí chūn shēng qīnglěng, cǎomù wǎn róng, hánrè jiànzuò. mín bìng ǒutù, bào zhù, shí yǐn bùxià, dàbiàn gānzào, sìzhī bù jǔ, mù míng diàoxuàn. 陽明不退位，即春生清冷，草木晚榮，寒熱間作。民病嘔吐，暴注，食飲不下，大便乾燥，四肢不舉，目瞑掉眩。/阳明不退位，即春生清冷，草木晚荣，寒热间作。民病呕吐，暴注，食饮不下，大便干燥，四肢不举，目瞑掉眩。

tàiyáng bù tuìwèi, jí chūnhán xià zuò, lěng báo nǎi jiàng, chényīn hūn yì, èr zhī qì hán yóu bù qù. mín bìng bì jué, yīnwěi, shī nì, yāo xī jiē tòng, wēn lì wǎn fā. 太陽不退位，即春寒夏作，冷雹乃降，沉陰昏翳，二之氣寒猶不去。民病痹厥，陰痿，失溺，腰膝皆痛，溫癘晚發。/太阳不退位，即春寒夏作，冷雹乃降，沉阴昏翳，二之气寒犹不去。民病痹厥，阴痿，失溺，腰膝皆痛，温疠晚发。

dì yuē: tiān suì zǎowǎn, yú yǐzhī zhī, yuàn wén dì shù, kě dé wén hū? 帝曰：天歲早晚，餘已知之，願聞地數，可得聞乎？/帝曰：天岁早晚，余已知之，愿闻地数，可得闻乎？

Qíbó yuē: dìxià qiān zhèng、shēngtiān jí tuìwèi bù qián zhī fǎ, jí dìtǔ chǎn huà, wànwù shīshí zhī huà yě. 岐伯曰：地下遷正、昇天及退位不前之法，即地土產化，萬物失時之化也。/岐伯曰：地下迁正、升天及退位不前之法，即地土产化，万物失时之化也。

dì yuē: yú wén tiāndì èr jiǎzǐ, Shígān

shí'èrzhī, shàng-xià jīngwěi tiāndì, shù yǒu dié yí, shīshǒu qí wèi, kě dé zhāo hū? 帝曰：餘聞天地二甲子，十干十二支，上下經緯天地，數有迭移，失守其位，可得昭乎？/帝曰：余闻天地二甲子，十干十二支，上下经纬天地，数有迭移，失守其位，可得昭乎？

Qíbó yuē: shī zhī dié wèi zhě, wèi suī dé suì zhèng, wèi dé zhèng wèi zhī sī, jí sìshí bù jié, jí shēng dà yì. zhù《xuán zhū mìyǔ》yún: yáng niánsānshí nián, chú liù nián tiānxíng, jìyǒu tàiguò èrshísì nián, chú cǐ liù nián, jiē zuò tàiguò zhī yòng. lìng bùrán zhī zhǐ, jīn yán dié zhī dié wèi, jiē kě zuò qí bùjí yě. 岐伯曰：失之迭位者，謂雖得歲正，未得正位之司，即四時不節，即生大疫。注《玄珠密語》云：陽年三十年，除六年天刑，計有太過二十四年，除此六年，皆作太過之用。令不然之旨，今言迭支迭位，皆可作其不及也。/岐伯曰：失之迭位者，谓虽得岁正，未得正位之司，即四时不节，即生大疫。注《玄珠密语》云：阳年三十年，除六年天刑，计有太过二十四年，除此六年，皆作太过之用。令不然之旨，今言迭支迭位，皆可作其不及也。

jiǎlìng jiǎzǐ yáng nián, tǔ yùn tài zhì, rú Guǐ Hài tiānshù yǒuyú zhě, nián suī jiāo dé jiǎzǐ, jué yīn yóu shàng zhì tiān, dì yǐ qiān zhèng, yángmíng zài quán, qùsuì shàoyáng yǐ zuò yòu jiān, jí jué yīn zhī dì yángmíng, gù bù xiāng hé fèng zhě yě. Guǐ Sì xiānghuì, tǔ yùn tàiguò, xū fǎn shòu mù shèng, gù fēi tàiguò yě, héyǐ yán tǔ yùn tàiguò, kuàng huángzhōng bù yīng tài zhì, mù jí shèng ér jīn hái fù, jīn jì fù ér shàoyīn rú zhì, jí mù shèngrú huǒ ér jīn fù wēi, rúcǐ zé jiǎ yǐ shīshǒu, hòu sān nián huàchéng tǔ yì, wǎn zhì Dīng Mǎo, zǎo zhì Bǐng Yín, tǔ yì zhì yě, dàxiǎo shàn'è, tuī qí tiāndì, xiáng hū tài yǐ. yòu zhǐ rú jiǎzǐ nián, rú jiǎ zhì zǐ ér hé, yìng jiāo sī ér zhì tiān, jí xià Jǐ Mǎo wèi qiān zhèng, ér Wù Yín shàoyáng wèi tuìwèi zhě, yì jiǎ yǐ xià yǒu hé yě, jí tǔ yùn fēi tàiguò, ér mù nǎi chéngxū ér shèng tǔ yě, jīn cì yòu xíngfù shèng zhī, jí fǎn xié huà yě. yīn-yáng tiāndì shūyì ěr, gù qí dàxiǎo shàn'è, yīrú tiāndì zhī fǎzhǐ yě. 假令甲子陽年，土運太室，如癸亥天數有餘者，年雖交得甲子，厥陰猶尚治天，地已遷正，陽明在泉，去歲少陽以作右間，即厥陰之地陽明，故不相和奉者也。癸巳相會，土運太過，虛反受木勝，故非太過也，何以言土運太過，況黃鍾不應太室，木即勝而金還復，金既復而少陰如至，即木勝如火而金復微，如此則甲已失守，後三年化成土疫，晚至丁卯，早至丙寅，土疫至也，大小善惡，推其天地，詳乎太乙。又只如甲子年，如甲至子而合，應交司而治天，即下己卯未遷正，而戊寅少陽未退位者，亦甲已下有合也，即土運非太過，而木乃乘虛而勝土也，金次又行復勝之，

即反邪化也。陰陽天地殊異爾，故其大小善惡，一如天地之法旨也。/假令甲子阳年，土运太室，如癸亥天数有余者，年虽交得甲子，厥阴犹尚治天，地已迁正，阳明在泉，去岁少阳以作右间，即厥阴之地阳明，故不相和奉者也。癸巳相会，土运太过，虚反受木胜，故非太过也，何以言土运太过，况黄钟不应太室，木即胜而金还复，金既复而少阴如至，即木胜如火而金复微，如此则甲已失守，后三年化成土疫，晚至丁卯，早至丙寅，土疫至也，大小善恶，推其天地，详乎太乙。又只如甲子年，如甲至子而合，应交司而治天，即下己卯未迁正，而戊寅少阳未退位者，亦甲已下有合也，即土运非太过，而木乃乘虚而胜土也，金次又行复胜之，

即反邪化也。阴阳天地殊异尔，故其大小善恶，一如天地之法旨也。

jiǎlìng Bǐng Yín yáng nián tàiguò, rú Yǐ Chǒu tiānshù yǒuyú zhě, suī jiāo dé Bǐng Yín, tàiyīn shàng zhì tiān yě. dì yǐ qiān zhèng, jué yīnsī dì, qùsuì tàiyáng yǐ zuò yòu jiān, jí tiān tàiyīn ér dì jué yīn, gùdì bù Fèngtiān huà yě. yǐ xīn xiānghuì, shuǐyùn tàixū, fǎn shòu tǔ shèng, gù fēi tàiguò, jí tài cù zhī guǎn, tài yǔ bù yīng, tǔ shèng ér yǔ huà, mù fù jí fēng, cǐzhě bǐng xīn shīshǒu qí huì, hòu sān nián huàchéng shuǐ yì, wǎn zhì Jǐ Sì, zǎo zhì Wù Chén, shèn jísù, wēi jí xú, shuǐ yì zhì yě, dàxiǎo shàn'è, tuī qí tiāndì shù nǎi tài yǐ yóu gōng. yòu zhǐ rú Bǐng Yín nián, bǐng zhì yín qiě hé, yìng jiāo sī ér zhì tiān, jí Xīn Sì wèi dé qiān zhèng, ér Gēng Chén tàiyáng wèi tuìwèi zhě, yì bǐng xīn bùhé dé yě, jí shuǐyùn yì xiǎo xū ér xiǎoshèng, huò yǒu fù, hòu sān nián huà lì, míng yuē shuǐ lì, qí zhuàngrú shuǐ yì. zhìfǎ

rú qián. jiǎlìng Gēng Chén yáng nián tàiguò, rú Jǐ Mǎo tiānshù yǒuyú zhě, suī jiāo dé Gēng Chén nián yě, yángmíng yóu shàng zhì tiān, dì yǐ qiān zhèng, tàiyīn sī dì, qùsuì shàoyīn yǐ zuò yòu jiān, jí tiān yángmíng ér dì tàiyīn yě, gùdì bù Fèngtiān yě. Yǐ Sì xiānghuì, jīn yùn tàixū, fǎn shòu huǒ shèng, gù fēi tàiguò yě, jí gū xǐ zhī guǎn, tài shāng bù yīng, huǒ shèng rèhuà, shuǐ fù hán xíng, cǐ yǐ gēng shīshǒu, qíhòu sān nián huàchéng jīn yì yě, sù zhì Rén Wǔ, xú zhì Guǐ Wèi, jīn yì zhì yě, dàxiǎo shàn'è, tuīběn nián tiānshù jí tài yǐ yě. yòu zhǐ rú Gēng Chén, rú gēng zhì chén, qiě yìng jiāo sī ér zhì tiān, jí xià Yǐ Wèi dé qiān zhèng zhě, jí dìjiǎ wǔ shàoyīn wèi tuìwèi zhě, qiě yǐ liáng bùhé dé yě, jí xià Yǐ Wèi róu gān shī gāng, yì jīn yùn xiǎo xū yě, yǒu xiǎoshèng huò wú fù, qiě sān nián huà lì, míng yuē jīn lì, qí zhuàngrú jīn yì yě. zhìfǎ rú qián. 假令丙寅陽年太過，如乙丑天數有餘者，雖交得丙寅，太陰尚治天也。地已遷正，厥陰司地，去歲太陽以作右間，即天太陰而地厥陰，故地不奉天化也。乙辛相會，水運太虛，反受土勝，故非太過，即太簇之管，太羽不應，土勝而雨化，木復即風，此者丙辛失守其會，後三年化成水疫，晚至己巳，早至戊辰，甚即速，微即徐，水疫至也，大小善惡，推其天地數乃太乙遊宮。又只如丙寅年，丙至寅且合，應交司而治天，即辛巳未得遷正，而庚辰太陽未退位者，亦丙辛不合德也，即水運亦小虛而小勝，或有復，後三年化癘，名曰水癘，其狀如水疫。治法如前。假令庚辰陽年太過，如己卯天數有餘者，雖交得庚辰年也，陽明猶尚治天，地已遷正，太陰司地，去歲少陰以作右間，即天陽明而地太陰也，
故地不奉天也。乙巳相會，金運太虛，反受火勝，故非太過也，即姑洗之管，太商不應，火勝熱化，水復寒刑，此乙庚失守，其後三年化成金疫也，速至壬午，徐至癸未，金疫至也，大小善惡，推本年天數及太乙也。又只如庚辰，如庚至辰，且應交司而治天，即下乙未得遷正者，即地甲午少陰未退位者，且乙良不合德也，即下乙未柔干失剛，亦金運小虛也，有小勝或無復，且三年化癘，名曰金癘，其狀如金疫也。治法如前。/假令丙寅阳年太过，如乙丑天数有余者，虽交得丙寅，太阴尚治天也。地已迁正，厥阴司地，去岁太阳以作右间，即天太阴而地厥阴，故地不奉天化也。乙辛相会，水运太虚，反受土胜，故非太过，即太簇之管，太羽不应，土胜而雨化，木复即风，此者丙辛失守其会，后三年化成水疫，晚至己巳，早至戊辰，甚即速，微即徐，水疫至也，大小善恶，推其天地数乃太乙游宫。又只如丙寅年，丙至寅且合，应交司而治天，即辛巳未得迁正，而庚辰太阳未退位者，亦丙辛不合德也，即水运亦小虚而小胜，或有复，后三年化疠，名曰水疠，其状如水疫。治法如前。假令庚辰阳年太过，如己卯天数有余者，虽交得庚辰年也，阳明犹尚治天，地已迁正，太阴司地，去岁少阴以作右间，即天阳明而地太阴也，故地不奉天也。乙巳相会，金运太虚，反受火胜，故非太过也，即姑洗之管，太商不应，火胜热化，水复寒刑，此乙庚失守，其后三年化成金疫也，速至壬午，徐至癸未，金疫至也，大小善恶，推本年天数及太乙也。又只如庚辰，如庚至辰，且应交司而治天，即下乙未得迁正者，即地甲午少阴未退位者，且乙良不合德也，即下乙未柔干失刚，亦金运小虚也，有小胜或无复，且三年化疠，名曰金疠，其状如金疫也。治法如前。

jiǎlìng Rén Wǔ yáng nián tàiguò, rú Xīn Sì tiānshù yǒuyú zhě, suī jiāo dé Rén Wǔ nián yě, jué yīn yóu shàng zhì tiān, dì yǐ qiān zhèng, yángmíng zài quán, qùsuì Bǐng Shēn shàoyáng yǐ zuò yòu jiān, jí tiān jué yīn ér dì yángmíng, gùdì bù Fèngtiān zhě yě. dīng xīn xiānghé huì, mù yùn tàixū, fǎn shòu jīn shèng, gù fēi tàiguò yě, jí ruí bīn zhī guǎn, tài jiǎo bù yīng, jīn xíng zào shèng, huǒhuà rè fù, shèn jísù, wēi jí xú. yì zhìdà xiǎo shàn'è, tuī yì zhì zhī nián tiānshù jí tài yǐ. yòu zhǐ rú rén zhì wǔ, qiě yìng jiāo sī ér zhì zhī, jí xià Dīng Yǒu wèi dé qiān zhèng zhě, jí dìxià Bǐng Shēn shàoyáng wèi dé tuìwèi zhě, jiàn dīng rén bùhé dé yě, jí dīng róu gān shī cì, yì mù yùn xiǎo xū yě, yǒu xiǎoshèng xiǎo fù. hòu sān nián huà lì, míng yuē mù lì, qí zhuàngrú fēng yì yě. zhìfǎ rú qián. 假令壬午陽年太過，如辛巳天數有餘者，雖交

得壬午年也，厥陰猶尚治天，地已遷正，陽明在泉，去歲丙申少陽以作右間，即天厥陰而地陽明，故地不奉天者也。丁辛相合會，木運太虛，反受金勝，故非太過也，即蕤賓之管，太角不應，金行燥勝，火化熱復，甚即速，微即徐。疫至大小善惡，推疫至之年天數及太乙。又只如壬至午，且應交司而治之，即下丁酉未得遷正者，即地下丙申少陽未得退位者，見丁壬不合德也，即丁柔干失賜，亦木運小虛也，有小勝小復。後三年化癘，名曰木癘，其狀如風疫也。治法如前。/假令壬午阳年太过，如辛巳天数有余者，虽交得壬午年也，厥阴犹尚治天，地已迁正，阳明在泉，去岁丙申少阳以作右间，即天厥阴而地阳明，故地不奉天者也。丁辛相合会，木运太虚，反受金胜，故非太过也，即蕤宾之管，太角不应，金行燥胜，火化热复，甚即速，微即徐。疫至大小善恶，推疫至之年天数及太乙。又只如壬至午，且应交司而治之，即下丁酉未得迁正者，即地下丙申少阳未得退位者，见丁壬不合德也，即丁柔干失赐，亦木运小虚也，有小胜小复。后三年化疠，名曰木疠，其状如风疫也。治法如前。

jiǎlìng Wù Shēn yáng nián tàiguò, rú Dīng Wèi tiānshù tàiguò zhě, suī jiāo dé Wù Shēn nián yě. tàiyīn yóu shàng sī tiān, dì yǐ qiān zhèng, jué yīn zài quán, qùsuì Rén Xū tàiyáng yǐ tuìwèi zuò yòu jiān, jí tiān Dīng Wèi, dì Guǐ Hài, gùdì bù Fèngtiān huà yě. dīng guǐ xiānghuì, huǒ yùn tàixū, fǎn shòu shuǐ shèng, gù fēi tàiguò yě, jí yízé zhī guǎn, shàng tài zhēng bù yīng, cǐ wù guǐ shīshǒu qí huì, hòu sān nián huà yì yě, sù zhì Gēng Xū, dàxiǎo shàn'è, tuī yì zhì zhī nián tiānshù jí tài yǐ. yòu zhǐ rú Wù Shēn, rú wù zhì shēn, qiě yìng jiāo sī zhì tiān, jí xià Guǐ Hài wèi dé qiān zhèng zhě, jí dìxià Rén Xū tàiyáng wèi tuì zhě, jiàn wù Guǐ Hài wèi hé dé yě, jí xià guǐ róu gān shī gāng, jiàn huǒ yùn xiǎo xū, yǒu xiǎoshèng huò wú fù yě, hòu sān nián huà lì, míng yuē huǒ lì yě. zhìfǎ rú qián; zhì zhī fǎ, kèhán zhī xiè zhī. 假令戊申陽年太過，如丁未天數太過者，雖交得戊申年也。太陰猶尚司天，地已遷正，厥陰在泉，去歲壬戌太陽以退位作右間，即天丁未，地癸亥，故地不奉天化也。丁癸相會，火運太虛，反受水勝，故非太過也，即夷則之管，上太徵不應，此戊癸失守其會，後三年化疫也，速至庚戌，大小善惡，推疫至之年天數及太乙。又只如戊申，如戊至申，且應交司治天，即下癸亥未得遷正者，即地下壬戌太陽未退者，見戊癸亥未合德也，即下癸柔干失剛，見火運小虛，有小勝或無復也，後三年化癘，名曰火癘也。治法如前；治之法，可寒之泄之。/假令戊申阳年太过，如丁未天数太过者，虽交得戊申年也。太阴犹尚司天，地已迁正，厥阴在泉，去岁壬戌太阳以退位作右间，即天丁未，地癸亥，故地不奉天化也。丁癸相会，火运太虚，反受水胜，故非太过也，即夷则之管，上太徵不应，此戊癸失守其会，后三年化疫也，速至庚戌，大小善恶，推疫至之年天数及太乙。又只如戊申，如戊至申，且应交司治天，即下癸亥未得迁正者，即地下壬戌太阳未退者，见戊癸亥未合德也，即下癸柔干失刚，见火运小虚，有小胜或无复也，后三年化疠，名曰火疠也。治法如前；治之法，可寒之泄之。

Huángdì yuē: rénqì bùzú, tiānqì rú xū, rén shén shīshǒu, shén guāng bù jù, xiéguǐ gānrén, zhì yǒu yāowáng, kě dé wén hū? 黃帝曰：人氣不足，天氣如虛，人神失守，神光不聚，邪鬼干人，致有夭亡，可得聞乎？/黄帝曰：人气不足，天气如虚，人神失守，神光不聚，邪鬼干人，致有夭亡，可得闻乎？

Qíbó yuē: rén zhī wǔ cáng, yī cáng bùzú, yòu huì tiān xū, gǎn xié zhī zhì yě. rén yōuchóu sīlǜ jí shāngxīn, yòu huò yù shàoyīn sī tiān, tiānshù bùjí, tàiyīn zuò jiē jiān zhì, jí wèi tiān xū yě, cǐ jí rénqì tiānqì tóng xū yě. yòu yù jīng ér duó jīng, hàn chūyú xīn, yīn'ér sān xū, shénmíng shīshǒu. xīn wéi qún zhǔ zhī guān, shénmíng chū yān, shén shīshǒu wèi, jí shényóu shàng dāntián, zài dì tàiyī dì qún níwán gōng yīxià. shén jì shīshǒu, shén guāng bù jù, què yù huǒ bùjí zhī suì, yǒu hēi shī guǐ jiàn zhī, lìngrén bàowáng. 岐伯曰：人之五藏，一藏不足，又會天虛，感邪之至也。人憂愁思慮即傷心，又或遇少陰司天，天數不及，太陰作接間至，即謂天虛也，此即人氣天氣同虛也。又遇驚而奪精，汗出於心，因而三虛，神明失守。心為群

主之官，神明出焉，神失守位，即神遊上丹田，在帝太一帝群泥丸宮一下。神既失守，神光不聚，卻遇火不及之歲，有黑屍鬼見之，令人暴亡。/岐伯曰：人之五藏，一藏不足，又会天虚，感邪之至也。人忧愁思虑即伤心，又或遇少阴司天，天数不及，太阴作接间至，即谓天虚也，此即人气天气同虚也。又遇惊而夺精，汗出于心，因而三虚，神明失守。心为群主之官，神明出焉，神失守位，即神游上丹田，在帝太一帝群泥丸宫一下。神既失守，神光不聚，却遇火不及之岁，有黑尸鬼见之，令人暴亡。
rén yǐnshí、láojuàn jí shāng pí, yòu huò yù tàiyīn sī tiān, tiānshù bùjí, jí shàoyáng zuò jiē jiān zhì, jí wèi zhī xū yě, cǐ jí rénqì xū ér tiānqì xū yě. yòu yù yǐnshí bǎo shèn, hàn chūyú wèi, zuì bǎo xíngfáng, hàn chūyú pí, yīn'ér sān xū, pí shén shīshǒu, pí wéi jiàn yì zhī guān, zhì zhōu chū yān. shén jì shīshǒu, shén guāng shī wèi ér bù jù yě, què yù tǔ bùjí zhī nián, huò yǐ nián huò jiǎ nián shīshǒu, huò tàiyīn tiān xū, qīng shī guǐ jiàn zhī, lìngrén zú wáng. 人飲食、勞倦即傷脾，又或遇太陰司天，天數不及，即少陽作接間至，即謂之虛也，此即人氣虛而天氣虛也。又遇飲食飽甚，汗出於胃，醉飽行房，汗出於脾，因而三虛，脾神失守，脾為諫議之官，智周出焉。神既失守，神光失位而不聚也，卻遇土不及之年，或已年或甲年失守，或太陰天虛，青屍鬼見之，令人卒亡。/人饮食、劳倦即伤脾，又或遇太阴司天，天数不及，即少阳作接间至，即谓之虚也，此即人气虚而天气虚也。又遇饮食饱甚，汗出于胃，醉饱行房，汗出于脾，因而三虚，脾神失守，脾为谏议之官，智周出焉。神既失守，神光失位而不聚也，却遇土不及之年，或已年或甲年失守，或太阴天虚，青尸鬼见之，令人卒亡。
rén jiǔ zuò shīdì, qiánglì rùshuǐ jí shāng shèn, shèn wéi zuò qiáng zhī guān, jì qiǎo chū yān. yīn'ér sān xū, shèn shén shīshǒu, shénzhì shī wèi, shén guāng bù jù, què yù shuǐ bùjí zhī nián, huò xīn bù huì fú, huò bǐng nián shīshǒu, huò tàiyáng sī tiān xū, yǒu huáng shī guǐ zhì, jiàn zhī lìngrén bàowáng. 人久坐濕地，強力入水即傷腎，腎為作強之官，伎巧出焉。因而三虛，腎神失守，神志失位，神光不聚，卻遇水不及之年，或辛不會符，或丙年失守，或太陽司天虛，有黃屍鬼至，見之令人暴亡。/人久坐湿地，强力入水即伤肾，肾为作强之官，伎巧出焉。因而三虚，肾神失守，神志失位，神光不聚，却遇水不及之年，或辛不会符，或丙年失守，或太阳司天虚，有黄尸鬼至，见之令人暴亡。
rén huò huìnù, qìnì shàng ér bù xià, jí shāng gān yě. yòu yù jué yīnsī tiān, tiānshù bùjí, jí shàoyīn zuò jiē jiān zhì, shì wèi tiān xū yě, cǐ wèi tiān xū rén xū yě. yòu yù jízǒu kǒngjù, hàn chūyú gān. gān wéi jiāngjūn zhī guān, móulǜ chū yān. shénwèi shīshǒu, shén guāng bù jù, yòu yù mù bùjí nián, huò dīngnián bùfú, huò rén nián shīshǒu, huò jué yīnsī tiān xū yě, yǒu bái shī guǐ jiàn zhī, lìngrén bàowáng yě. 人或恚怒，氣逆上而不下，即傷肝也。又遇厥陰司天，天數不及，即少陰作接間至，是謂天虛也，此謂天虛人虛也。又遇疾走恐懼，汗出於肝。肝為將軍之官，謀慮出焉。神位失守，神光不聚，又遇木不及年，或丁年不符，或壬年失守，或厥陰司天虛也，有白屍鬼見之，令人暴亡也。/人或恚怒，气逆上而不下，即伤肝也。又遇厥阴司天，天数不及，即少阴作接间至，是谓天虚也，此谓天虚人虚也。又遇疾走恐惧，汗出于肝。肝为将军之官，谋虑出焉。神位失守，神光不聚，又遇木不及年，或丁年不符，或壬年失守，或厥阴司天虚也，有白尸鬼见之，令人暴亡也。
yǐ shàng wǔ shīshǒu zhě, tiān xū ér rén xū yě, shényóu shīshǒu qí wèi, jí yǒu wǔ shī guǐ gānrén, lìngrén bàowáng yě, wèi zhī yuē shī jué. rénfàn wǔ shén yìwèi, jí shén guāng bù yuán yě. fēidàn shī guǐ, jí yīqiè xié fàn zhě, jiēshì shén shīshǒu wèi gù yě. cǐ wèi dé shǒu zhě shēng, shīshǒu zhě sǐ. déshén zhě chāng, shīshén zhě wáng. 已上五失守者，天虛而人虛也，神遊失守其位，即有五屍鬼干人，令人暴亡也，謂之曰屍厥。人犯五神易位，即神光不圓也。非但屍鬼，即一切邪犯者，皆是神失守位故也。此謂得守者生，失守者死。得神者昌，失神者亡。/已上五失守者，天虚而人虚也，神游失守其位，即有五尸鬼干人，令人暴亡也，谓之曰尸

厥。人犯五神易位，即神光不圆也。非但尸鬼，即一切邪犯者，皆是神失守位故也。此谓得守者生，失守者死。得神者昌，失神者亡。

zhì zhēn yào dà lùn piān dì - qīshísì 至真要大論篇第七十四/至真要大论篇第七十四

Huángdì wèn yuē: wǔqì jiāohé, yíng xū gèng zuò, yú zhī zhī yǐ. liùqì fēnzhì, sī tiān-dì zhě, qí zhì hérú? 黃帝問曰：五氣交合，盈虛更作，餘知之矣。六氣分治，司天地者，其至何如？/黄帝问曰：五气交合，盈虚更作，余知之矣。六气分治，司天地者，其至何如？

Qíbó zàibài duì yuē: míng hū zāi wèn yě. tiāndì zhī dà jì, rén shén zhī tōng yìng yě. 岐伯再拜對曰：明乎哉問也。天地之大紀，人神之通應也。/岐伯再拜对曰：明乎哉问也。天地之大纪，人神之通应也。

dì yuē: yuàn wén shànghé zhāozhāo, xiàhé míngmíng nàihé? 帝曰：願聞上合昭昭，下合冥冥奈何？/帝曰：愿闻上合昭昭，下合冥冥奈何？

Qíbó yuē: cǐdào zhī suǒ zhǔ, gōng zhī suǒ yí yě. 岐伯曰：此道之所主，工之所疑也。/岐伯曰：此道之所主，工之所疑也。

dì yuē: yuàn wén qí dào yě. 帝曰：願聞其道也。/帝曰：愿闻其道也。

Qíbó yuē: jué yīnsī tiān, qí huà yǐ fēng; shàoyīn sī tiān, qí huà yǐ rè; tàiyīn sī tiān, qí huà yǐ shī; shàoyáng sī tiān, qí huà yǐ huǒ; yángmíng sī tiān, qí huà yǐ zào; tàiyáng sī tiān, qí huà yǐ hán, yǐ suǒ lín zàng wèi, mìng qí bìngzhě yě. 岐伯曰：厥陰司天，其化以風；少陰司天，其化以熱；太陰司天，其化以濕；少陽司天，其化以火；陽明司天，其化以燥；太陽司天，其化以寒，以所臨髒位，命其病者也。/岐伯曰：厥阴司天，其化以风；少阴司天，其化以热；太阴司天，其化以湿；少阳司天，其化以火；阳明司天，其化以燥；太阳司天，其化以寒，以所临脏位，命其病者也。

dì yuē: dì huà nàihé? 帝曰：地化奈何？/帝曰：地化奈何？

Qíbó yuē: sī tiān tóng hòu, jiān qì jiērán. 岐伯曰：司天同候，間氣皆然。/岐伯曰：司天同候，间气皆然。

dì yuē: jiān qì hé wèi? 帝曰：間氣何謂？/帝曰：间气何谓？

Qíbó yuē: sī zuǒyòu zhě shì wèi jiān qì yě. 岐伯曰：司左右者是謂間氣也。/岐伯曰：司左右者是谓间气也。

dì yuē: héyǐ yì zhī? 帝曰：何以異之？/帝曰：何以异之？

Qíbó yuē: zhǔ suì zhě jì suì, jiān qì zhě jì bù yě. 岐伯曰：主歲者紀歲，間氣者紀步也。/岐伯曰：主岁者纪岁，间气者纪步也。

dì yuē: shàn. suì zhǔ nàihé? 帝曰：善。歲主奈何？/帝曰：善。岁主奈何？

Qíbó yuē: jué yīnsī tiān wéi fēnghuà, zài quán wéi suānhuà, sī qì wéi cāng huà, jiān qì wéi dòng huà. 岐伯曰：厥陰司天為風化，在泉為酸化，司氣為蒼化，間氣為動化。/岐伯曰：厥阴司天为风化，在泉为酸化，司气为苍化，间气为动化。

shàoyīn sī tiān wéi rèhuà, zài quán wéi kǔ huà, bù sī qìhuà, jū qì wéi zhuó huà. 少陰司天為熱化，在泉為苦化，不司氣化，居氣為灼化。/少阴司天为热化，在泉为苦化，不司气化，居气为灼化。

tàiyīn sī tiān wéi shī huà, zài quán wéi gān huà, sī qì wéi jīn huà, jiān qì wéi róuhuà. 太陰司天為濕化，在泉為甘化，司氣為黅化，間氣為柔化。/太阴司天为湿化，在泉为甘化，司气为黅化，间气为柔化。

shàoyáng sī tiān wéi huǒhuà, zài quán wéi kǔ huà, sī qì wéi dān huà, jiān qì wéi míng huà. 少陽司天為火化，在泉為苦化，司氣為丹化，間氣為明化。/少阳司天为火化，在泉为苦化，司气为丹化，间气为明化。

yángmíng sī tiān wéi zào huà, zài quán wéi xīn huà, sī qì wéi sù huà, jiān qì wéi qīng huà. 陽明司天為燥化，在泉為辛化，司氣為素化，間氣為清化。/阳明司天为燥化，在泉为辛化，司气为素化，间气为清化。

tàiyáng sī tiān wéi hán huà, zài quán wéi xián huà, sī qì wéi xuánhuà, jiān qì wéi cáng huà. 太陽司天為寒化，在泉為咸化，司氣為玄化，間氣為藏化。/太阳司天为寒化，在泉为咸化，司气为玄化，

间气为藏化。
gù zhìbìng zhě, bì míng Liùhuà fēnzhì, wǔwèi wǔsè suǒ shēng, wǔ cáng suǒ yí, nǎikě yǐ yán yíng xū bìng shēng zhī xù yě. 故治病者，必明六化分治，五味五色所生，五藏所宜，
乃可以言盈虛病生之緒也。/故治病者，必明六化分治，五味五色所生，五藏所宜，乃可以言盈虚病生之绪也。
dì yuē: jué yīn zài quán, ér suānhuà xiān, yú zhī zhī yǐ. fēnghuà zhī xíng yě hérú? 帝曰：厥陰在泉，而酸化先，
餘知之矣。風化之行也何如？/帝曰：厥阴在泉，而酸化先，余知之矣。风化之行也何如？
Qíbó yuē: fēngxíng yú dì, suǒwèi běn yě, yú qì tóng fǎ. běn hū tiān zhě, tiān zhī qì yě; běn hū dì zhě, dì zhī qì yě. tiāndì héqì, liù jié fēn ér wànwù huàshēng yǐ. gù yuē: jǐn hòu qì yí, wú shī bìngjī, cǐ zhī wèi yě. 岐伯曰：風行於地，所謂本也，餘氣同法。本乎天者，天之氣也；本乎地者，地之氣也。天地合氣，六節分而萬物化生矣。故曰：謹候氣宜，無失病機，此之謂也。/岐伯曰：风行于地，所谓本也，余气同法。本乎天者，天之气也；本乎地者，地之气也。天地合气，六节分而万物化生矣。故曰：谨候气宜，无失病机，此之谓也。
dì yuē: qí zhǔ bìng hérú? 帝曰：其主病何如？/帝曰：其主病何如？
Qíbó yuē: sī suì bèi wù, zé wúyí zhǔ yǐ. 岐伯曰：司歲備物，則無遺主矣。/岐伯曰：司岁备物，则无遗主矣。
dì yuē: xiān suì wù héyě? 帝曰：先歲物何也？/帝曰：先岁物何也？
Qíbó yuē: tiāndì zhī zhuānjīng yě. 岐伯曰：天地之專精也。/岐伯曰：天地之专精也。
dì yuē: sī qì zhě hérú? 帝曰：司氣者何如？/帝曰：司气者何如？
Qíbó yuē: sī qì zhě zhǔ suì tóng rán, yǒuyú bùzú yě. 岐伯曰：司氣者主歲同然，有餘不足也。/岐伯曰：司气者主岁同然，有余不足也。
dì yuē: fēi sī suì wù hé wèi yě? 帝曰：非司歲物何謂也？/帝曰：非司岁物何谓也？
Qíbó yuē: sàn yě, gù zhì tóng ér shēngděng yě. qìwèi yǒu bóhòu, xìng yòng yǒu zào jìng, zhìbǎo yǒu duōshao, lì huà yǒu qiǎn shēn, cǐ zhī wèi yě. 岐伯曰：散也，故質同而升等也。氣味有薄厚，性用有躁靜，治保有多少，力化有淺深，此之謂也。/岐伯曰：散也，
故质同而升等也。气味有薄厚，性用有躁静，治保有多少，力化有浅深，此之谓也。
dì yuē: suì zhǔ zàng hài hé wèi? 帝曰：歲主髒害何謂？/帝曰：岁主脏害何谓？
Qíbó yuē: yǐ suǒ bùshèng mìng zhī, zé qí yào yě. 岐伯曰：以所不勝命之，則其要也。/岐伯曰：以所不胜命之，则其要也。
dì yuē: zhì zhī nàihé? 帝曰：
治之奈何？/帝曰：治之奈何？
Qíbó yuē: shàng yín yú xià, suǒ shèng píng zhī; wài yín yú nèi, suǒ shèng zhì zhī. 岐伯曰：上淫於下，所勝平之；外淫於內，所勝治之。/岐伯曰：上淫于下，所胜平之；外淫于内，所胜治之。
dì yuē: shàn. píngqì hérú? 帝曰：善。平氣何如？/帝曰：善。平气何如？
Qíbó yuē: jǐn chá yīn-yáng suǒzài ér tiáo zhī, yǐ píng wéiqī. zhèng zhě zhèngzhì, fǎn zhě fǎnzhì. 岐伯曰：謹察陰陽所在而調之，以平為期。正者正治，
反者反治。/岐伯曰：谨察阴阳所在而调之，以平为期。正者正治，反者反治。
dì yuē: fūzǐ yán chá yīn-yáng suǒzài ér tiáo zhī, lùn yán rén yíng yǔ cùnkǒu xiāngyìng, ruò yǐn shéng, xiǎo Dàqí děng, mìng yuē píng. yīn zhī suǒzài cùnkǒu, hérú? 帝曰：夫子言察陰陽所在而調之，論言人迎與寸口相應，若引繩，小大齊等，命曰平。陰之所在寸口，何如？/帝曰：夫子言察阴阳所在而调之，论言人迎与寸口相应，若引绳，小大齐等，命曰平。阴之所在寸口，何如？
Qíbó yuē: shì suì nán-běi kězhī zhī yǐ. 岐伯曰：視歲南北可知之矣。/岐伯曰：视岁南北可知之矣。
dì yuē: yuàn zú wén zhī. 帝曰：願卒聞之。/帝曰：愿卒闻之。
Qíbó yuē: běi zhèng zhī suì, shàoyīn zài quán, zé cùnkǒu bù yīng; jué yīn zài quán, zé yòu bù yīng; tàiyīn zài quán, zé zuǒ bù yīng; nán zhèng zhī suì, shàoyīn sī tiān, zé cùnkǒu bù yīng; jué yīnsī tiān, zé yòu bù yīng; tàiyīn sī tiān, zé zuǒ bù yīng; zhū bù

yīng zhě fǎn qí zhěn zé jiàn yǐ. 岐伯曰：北政之歲，少陰在泉，則寸口不應；厥陰在泉，則右不應；太陰在泉，則左不應；南政之歲，少陰司天，則寸口不應；厥陰司天，則右不應；太陰司天，則左不應；諸不應者反其診則見矣。/岐伯曰：北政之岁，少阴在泉，则寸口不应；厥阴在泉，则右不应；太阴在泉，则左不应；南政之岁，少阴司天，则寸口不应；厥阴司天，则右不应；太阴司天，则左不应；诸不应者反其诊则见矣。

dì yuē: chǐ hòu hérú? 帝曰：尺候何如？/帝曰：尺候何如？

Qíbó yuē: běi zhèng zhī suì, sān yīn zàixià, zé cùn bù yīng, sān yīn zài shàng, zé chǐ bù yīng. nán zhèng zhī suì, sān yīn zài tiān, zé cùn bù yīng, sān yīn zài quán, zé chǐ bù yīng, zuǒyòu tóng. gù yuē zhī qí yào zhě, yīyán ér zhōng, bù zhī qí yào, liúsàn wúqióng, cǐ zhī wèi yě. 岐伯曰：北政之歲，三陰在下，則寸不應，三陰在上，則尺不應。南政之歲，三陰在天，則寸不應，三陰在泉，則尺不應，左右同。故曰知其要者，一言而終，不知其要，流散無窮，此之謂也。/岐伯曰：北政之岁，三阴在下，则寸不应，三阴在上，则尺不应。南政之岁，三阴在天，则寸不应，三阴在泉，则尺不应，左右同。故曰知其要者，一言而终，不知其要，流散无穷，此之谓也。

dì yuē: shàn. tiāndì zhī qì, nèi yín ér bìng hérú? 帝曰：善。天地之氣，內淫而病何如？/帝曰：善。天地之气，内淫而病何如？

Qíbó yuē: suì jué yīn zài quán, fēng yín suǒ shèng, zé dìqì bùmíng, píngyě mèi, cǎo nǎi zǎo xiù. mín bìng sǎsǎ zhèn hán, shàn shēn shù qiàn, xīntòng zhī mǎn, liǎng xié lǐjí, yǐnshí bùxià, gé yàn bùtōng, shí zé ǒu, fùzhàng shàn yī, dé hòu yǔ qì, zé kuài rán rú shuāi, shēntǐ jiē zhòng. 岐伯曰：歲厥陰在泉，風淫所勝，則地氣不明，平野昧，草乃早秀。民病灑灑振寒，善伸數欠，心痛支滿，兩脅裡急，飲食不下，膈噎不通，食則嘔，腹脹善噫，得後與氣，則快然如衰，身體皆重。/岐伯曰：岁厥阴在泉，风淫所胜，则地气不明，平野昧，草乃早秀。民病洒洒振寒，善伸数欠，心痛支满，两胁里急，饮食不下，膈咽不通，食则呕，腹胀善噫，得后与气，则快然如衰，身体皆重。

suì shàoyīn zài quán, rè yín suǒ shèng, zé yàn fú chuān zé, yīnchù fǎn míng. mín bìng fù zhōngcháng wū, qìshàng chōng xiōng、chuǎn、bù néng jiǔ lì, hánrè pífū tòng、mù míng chǐtòng、（chū yè）zhǒng、wùhán fārè rú nüè, shǎofù zhōng tòng、fù dà、zhéchóng bù cáng. 歲少陰在泉，熱淫所勝，則焰浮川澤，陰處反明。民病腹中常鳴，氣上沖胸、喘、不能久立，寒熱皮膚痛、目瞑齒痛、（出頁）腫、惡寒發熱如瘧，少腹中痛、腹大、蟄蟲不藏。/岁少阴在泉，热淫所胜，则焰浮川泽，阴处反明。民病腹中常鸣，气上冲胸、喘、不能久立，寒热皮肤痛、目瞑齿痛、（出页）肿、恶寒发热如疟，少腹中痛、腹大、蛰虫不藏。

suì tàiyīn zài quán, cǎo nǎi zǎo róng, shī yín suǒ shèng, zé āi hūn yángǔ, huáng fǎn jiàn hēi, zhì yīn zhī jiāo. mín bìng yǐn jī xīntòng, ěrlóng, hún hún tún tún, yì zhǒng hóubì, yīn bìng xuè jiàn, shǎofù tòng zhǒng, bude xiǎobiàn, bìng chòngtóu tòng, mù sì tuō, xiàng sì bá, yāo sì zhé, bì bù kěyǐ huí, guó rú jié, chuǎn rú bié. 歲太陰在泉，草乃早榮，濕淫所勝，則埃昏岩谷，黃反見黑，至陰之交。民病飲積心痛，耳聾，渾渾焞焞，溢腫喉痹，陰病血見，少腹痛腫，不得小便，病衝頭痛，目似脫，項似拔，腰似折，髀不可以回，膕如結，腨如別。/岁太阴在泉，草乃早荣，湿淫所胜，则埃昏岩谷，黄反见黑，至阴之交。民病饮积心痛，耳聋，浑浑焞焞，溢肿喉痹，阴病血见，少腹痛肿，不得小便，病冲头痛，目似脱，项似拔，腰似折，髀不可以回，腘如结，腨如别。

suì shàoyáng zài quán, huǒ yín suǒ shèng, zé yàn míng jiāoyě, hánrè gèng zhì. mín bìng zhù xiè chì bái, shǎofù tòng, nì chì, shèn zé xuèbiàn, shàoyīn tóng hòu. 歲少陽在泉，火淫所勝，則焰明郊野，寒熱更至。民病注泄赤白，少腹痛，溺赤，甚則血便，少陰同候。/岁少阳在泉，火淫所胜，则焰明郊野，寒热更至。民病注泄赤白，少腹痛，溺赤，甚则血便，少阴同候。

suì yángmíng zài quán, zào yín suǒ shèng,

zé wù wù qīng míng. mín bìng xǐ ǒu, ǒu yǒu kǔ, shàn tàixī, xīn xiétòng, bù néng fǎncè, shèn zé ài gān, miàn chén, shēn wú gāozé, zú wài fǎn rè. 歲陽明在泉，燥淫所勝，則霧霧清瞑。民病喜嘔，嘔有苦，善太息，心脅痛，不能反側，甚則嗌干，面塵，身無膏澤，足外反熱。/岁阳明在泉，燥淫所胜，则雾雾清瞑。民病喜呕，呕有苦，善太息，心胁痛，不能反侧，甚则嗌干，面尘，身无膏泽，足外反热。

suì tàiyáng zài quán, hán yín suǒ shèng, zé níng sù cǎn lì. mín bìng shǎofù kòng gāo yǐn yāo jǐ, shàngchōng xīntòng, xuè jiàn ài tòng, hàn zhǒng. 歲太陽在泉，寒淫所勝，則凝肅慘栗。民病少腹控睾引腰脊，上沖心痛，血見嗌痛，頷腫。/岁太阳在泉，寒淫所胜，则凝肃惨栗。民病少腹控睾引腰脊，上冲心痛，血见嗌痛，颔肿。

dì yuē: shàn. zhì zhī nàihé? 帝曰：善。治之奈何？/帝曰：善。治之奈何？

Qíbó yuē: zhū qì zài quán, fēng yín yú nèi, zhì yǐ xīn liáng, zuǒ yǐ kǔ; yǐ gān huǎn zhī, yǐ xīn sàn zhī; rè yín yú nèi, zhì yǐ xián hán, zuǒ yǐ gānkǔ, yǐ suān shōu zhī, yǐ kǔ fā zhī; shī yín yú nèi, zhì yǐ kǔ rè, zuǒ yǐ suān dàn, yǐ kǔ zào zhī, yǐ dàn xiè zhī, huǒ yín yú nèi, zhì yǐ xián lěng, zuǒ yǐ kǔxīn, yǐ suān shōu zhī, yǐ kǔ fā zhī; zào yín yú nèi, zhì yǐ kǔ wēn, zuǒ yǐ gān xīn, yǐ kǔ xià zhī; hán yín yú nèi, zhì yǐ gān rè, zuǒ yǐ kǔxīn, yǐ xián xiè zhī, yǐ xīn rùn zhī, yǐ kǔ jiān zhī. 岐伯曰：諸氣在泉，風淫於內，治以辛涼，佐以苦；以甘緩之，以辛散之；熱淫於內，治以咸寒，佐以甘苦，以酸收之，以苦發之；濕淫於內，治以苦熱，佐以酸淡，以苦燥之，以淡泄之，火淫於內，治以咸冷，佐以苦辛，以酸收之，以苦發之；燥淫於內，治以苦溫，佐以甘辛，以苦下之；寒淫於內，治以甘熱，佐以苦辛，以咸瀉之，以辛潤之，以苦堅之。/岐伯曰：诸气在泉，风淫于内，治以辛凉，佐以苦；以甘缓之，以辛散之；热淫于内，治以咸寒，佐以甘苦，以酸收之，以苦发之；湿淫于内，治以苦热，佐以酸淡，以苦燥之，以淡泄之，火淫于内，治以咸冷，佐以苦辛，以酸收之，以苦发之；燥淫于内，治以苦温，佐以甘辛，以苦下之；寒淫于内，治以甘热，佐以苦辛，以咸泻之，以辛润之，以苦坚之。

dì yuē: shàn. tiānqì zhī biàn hérú? 帝曰：善。天氣之變何如？/帝曰：善。天气之变何如？

Qíbó yuē: jué yīnsī tiān, fēng yín suǒ shèng, zé tàixū āi hūn, yún wù yǐ rǎo, hán shēng chūnqì, liúshuǐ bù bīng. mín bìng wèiwǎn dāngxīn ér tòng, shàngzhī liǎng xié, gé yàn bùtōng, yǐnshí bùxià, shéběn qiáng, shí zé ǒu, lěng xiè fùzhàng, táng xiè jiǎ shuǐ bì, zhéchóng bù qùbìng běnyú pí. chōng yáng jué, sǐbù zhì. 岐伯曰：厥陰司天，風淫所勝，則太虛埃昏，雲物以擾，寒生春氣，流水不冰。民病胃脘當心而痛，上肢兩脅，膈噎不通，飲食不下，舌本強，食則嘔，冷泄腹脹，溏泄瘕水閉，蟄蟲不去病本於脾。沖陽絕，死不治。/岐伯曰：厥阴司天，风淫所胜，则太虚埃昏，云物以扰，寒生春气，流水不冰。民病胃脘当心而痛，上肢两胁，膈咽不通，饮食不下，舌本强，食则呕，冷泄腹胀，溏泄瘕水闭，蛰虫不去病本于脾。冲阳绝，死不治。

shàoyīn sī tiān, rè yín suǒ shèng, fú rè zhì, huǒ xíng qí zhèng. mín bìng xiōngzhōng fánrè, yì gān、yòu qū mǎn、pífū tòng, hánrè kéchuǎn, dàyǔ qiě zhì、tuò xuè xuè xiè、qiú nǜ、tì ǒu、nì sèbiàn, shèn zé chuāngyáng fū zhǒng、jiānbèi bì nào jí quēpén zhōng tòng, xīntòng fèi（yuè zhēn）, fù dà mǎn, péng péng ér chuǎnké, bìng běnyú fèi, chǐzé jué, sǐbù zhì. 少陰司天，熱淫所勝，怫熱至，火行其政。民病胸中煩熱，溢干、右胠滿、皮膚痛，寒熱咳喘，大雨且至、唾血血泄、鼽衄、嚏嘔、溺色變，甚則瘡瘍胕腫、肩背臂臑及缺盆中痛，心痛肺（月真），腹大滿，膨膨而喘咳，病本於肺，尺澤絕，死不治。/少阴司天，热淫所胜，怫热至，火行其政。民病胸中烦热，溢干、右胠满、皮肤痛，寒热咳喘，大雨且至、唾血血泄、鼽衄、嚏呕、溺色变，甚则疮疡胕肿、肩背臂臑及缺盆中痛，心痛肺（月真），腹大满，膨膨而喘咳，病本于肺，尺泽绝，死不治。

tàiyīn sī tiān, shī yín suǒ shèng, zé chényīn qiě bù, yǔ biàn kūgǎo, fū zhǒng gǔ tòng, yīn bì. yīn bì zhě, àn zhī bude, yāo jǐ tóuxiàng tòng、shí xuàn、dàbiàn nán, yīn-

qì bùyòng, jī bù yù shí, kétuò zé yǒu xuè, xīn rú xuán. bìng běnyú shèn, tài xī jué, sǐbù zhì. 太陰司天，濕淫所勝，則沉陰且布，雨變枯槁，胕腫骨痛，陰痹。陰痹者，按之不得，
腰脊頭項痛、時眩、大便難，陰氣不用，飢不欲食，咳唾則有血，
心如懸。病本於腎，太溪絕，
死不治。/太阴司天，湿淫所胜，则沉阴且布，雨变枯槁，胕肿骨痛，阴痹。阴痹者，按之不得，
腰脊头项痛、时眩、大便难，阴气不用，饥不欲食，咳唾则有血，
心如悬。病本于肾，太溪绝，死不治。
shàoyáng sī tiān, huǒ yín suǒ shèng, zé wēn qìliú xíng, jīn zhèng bùpíng. mín bìng tóutòng, fārè wùhán ér nüè, rè shàngpí fū tòng, sèbiàn huáng chì, chuán ér wéi shuǐ, shēn miàn fū zhǒng、fùmǎn yǎngxī、xiè zhù chì bái、chuāngyáng、kétuò
xuè、fánxīn, xiōngzhōng rè, shèn zé qiú nǜ, bìng běnyú fèi. tiān fǔ jué, sǐbù zhì. 少陽司天，火淫所勝，則溫氣流行，金政不平。民病頭痛，發熱惡寒而瘧，熱上皮膚痛，色變黃赤，傳而為水，身面胕腫、腹滿仰息、泄注赤白、瘡瘍、咳唾血、煩心，胸中熱，甚則鼽衄，病本於肺。天府絕，死不治。/少阳司天，火淫所胜，则温气流行，金政不平。民病头痛，发热恶寒而疟，热上皮肤痛，色变黄赤，传而为水，身面胕肿、腹满仰息、泄注赤白、疮疡、咳唾血、烦心，胸中热，甚则鼽衄，病本于肺。天府绝，死不治。
yángmíng sī tiān, zào yín suǒ shèng, zé mù nǎi wǎn róng, cǎo nǎi wǎnshēng, jīngǔ nèibiàn. mín bìng zuǒ qū xiétòng, hán qīng yú zhōng, gǎn ér nüè, dà liáng gé hòu, ké、fù zhōng wū, zhù xiè wù táng, míng mù liǎn shēng, wǎn yú xià, cǎo jiāo shàng-shǒu, xīn xié bào tòng, bùkě fǎncè, ài gān-miàn chén yāotòng, zhàngfu? shàn, fùrén shǎofù tòng, mù mèi zì, yáng chuāng cuó yōng, zhéchóng lái jiàn, bìng běnyú gān. tài chōng jué, sǐbù zhì. 陽明司天，燥淫所勝，則木乃晚榮，草乃晚生，筋骨內變。民病左胠脅痛，寒清於中，感而瘧，大涼革候，咳、腹中鳴，注泄鶩溏，名木斂生，菀於下，草焦上首，心脅暴痛，不可反側，嗌乾麵塵腰痛，丈夫?疝，婦人少腹痛，目昧眥，瘍瘡痤癰，蟄蟲來見，病本於肝。太沖絕，死不治。/阳明司天，燥淫所胜，则木乃晚荣，草乃晚生，筋骨内变。民病左胠胁痛，寒清于中，感而疟，大凉革候，咳、腹中鸣，注泄鹜溏，名木敛生，菀于下，草焦上首，心胁暴痛，不可反侧，嗌干面尘腰痛，丈夫?疝，妇人少腹痛，目昧眥，疡疮痤痈，蛰虫来见，病本于肝。太冲绝，死不治。
tàiyáng sī tiān, hán yín suǒ shèng, zé hánqì fǎn zhì, shuǐ qiě bīng, xuè biàn yú zhōng, fā wéi yōngyáng. mín bìng jué xīntòng, ǒuxuè、xuè xiè、qiú nǜ, shàn bēi, shí xuàn pū. yùn huǒ yán liè, yǔbào nǎi báo. xiōngfù mǎn、shǒu rè zhǒu luán, yè zhǒng、xīn dàndàn dà dòng, xiōng xié wèiwǎn bù'ān、miàn chì mù huáng、shàn yī ài gān, shèn zé sè tái, kě ér yù yǐn, bìng běnyú xīn. shén mén jué, sǐbù zhì. 太陽司天，寒淫所勝，則寒氣反至，水且冰，血變於中，發為癰瘍。民病厥心痛，嘔血、血泄、鼽衄，善悲，時眩僕。運火炎烈，雨暴乃雹。胸腹滿、手熱肘攣，掖腫、心淡淡大動，胸脅胃脘不安、面赤目黃、善噫嗌干，甚則色炲，渴而欲飲，病本於心。神門絕，死不治。/太阳司天，寒淫所胜，则寒气反至，水且冰，血变于中，发为痈疡。民病厥心痛，呕血、血泄、鼽衄，善悲，时眩仆。运火炎烈，雨暴乃雹。胸腹满、手热肘挛，掖肿、心淡淡大动，胸胁胃脘不安、面赤目黄、善噫嗌干，甚则色炲，渴而欲饮，病本于心。神门绝，死不治。
suǒwèi dòngqì, zhī qí zàng yě. 所謂動氣，知其髒也。/所谓动气，知其脏也。
dì yuē: shàn. zhì zhī nàihé? 帝曰：善。治之奈何？/帝曰：善。治之奈何？
Qíbó yuē: sī tiān zhī qì, fēng yín suǒ shèng, píng yǐ xīn liáng, zuǒ yǐ kǔ gān, yǐ gān huǎn zhī, yǐ suān xiè zhī. rè yín suǒ shèng, píng yǐ xián hán, zuǒ yǐ kǔ gān, yǐ suān shōu zhī. shī yín suǒ shèng, píng yǐ kǔ rè, zuǒ yǐ suānxīn, yǐ kǔ zào zhī, yǐ dàn xiè zhī. shī shàng shèn'ér rè, zhì yǐ kǔ wēn, zuǒ yǐ gān xīn, yǐ hàn wéi gù'ér zhǐ. huǒ yín suǒ shèng, píng yǐ suān lěng, zuǒ yǐ kǔ gān, yǐ suān shōu zhī, yǐ kǔ fā zhī, yǐ suān fù zhī. rè yín tóng. zào yín suǒ shèng, píng yǐ kǔ shī, zuǒ yǐ suānxīn, yǐ kǔ xià zhī. hán

yín suǒ shèng, píng yǐ xīn rè, zuǒ yǐ gānkǔ, yǐ xián xiè zhī. 岐伯曰：司天之氣，風淫所勝，平以辛涼，佐以苦甘，以甘緩之，以酸瀉之。熱淫所勝，平以咸寒，佐以苦甘，以酸收之。濕淫所勝，平以苦熱，佐以酸辛，以苦燥之，以淡泄之。濕上甚而熱，治以苦溫，佐以甘辛，以汗為故而止。火淫所勝，平以酸冷，佐以苦甘，以酸收之，以苦發之，以酸復之。熱淫同。燥淫所勝，平以苦濕，佐以酸辛，以苦下之。寒淫所勝，平以辛熱，佐以甘苦，以咸瀉之。/岐伯曰：司天之气，风淫所胜，平以辛凉，佐以苦甘，以甘缓之，以酸泻之。热淫所胜，平以咸寒，佐以苦甘，以酸收之。湿淫所胜，平以苦热，佐以酸辛，以苦燥之，以淡泄之。湿上甚而热，治以苦温，佐以甘辛，以汗为故而止。火淫所胜，平以酸冷，佐以苦甘，以酸收之，以苦发之，以酸复之。热淫同。燥淫所胜，平以苦湿，佐以酸辛，以苦下之。寒淫所胜，平以辛热，佐以甘苦，以咸泻之。

dì yuē: shàn. xiéqì fǎn shèng, zhì zhī nàihé? 帝曰：善。邪氣反勝，治之奈何？/帝曰：善。邪气反胜，治之奈何？

Qíbó yuē: fēng sī yú dì, qīng fǎn shèng zhī, zhì yǐ suān wēn, zuǒ yǐ kǔ gān, yǐ xīn píng zhī. rè sī yú dì, hán fǎn shèng zhī, zhì yǐ gān rè, zuǒ yǐ kǔxīn, yǐ Xiánpíng zhī. shī sī yú dì, rè fǎn shèng zhī, zhì yǐ kǔ lěng, zuǒ yǐ xián gān yǐ kǔ píng zhī.. huǒ sī yú dì, hán fǎn shèng zhī, zhì yǐ gān rè, zuǒ yǐ kǔxīn, yǐ Xiánpíng zhī. zào sī yú dì, rè fǎn shèng zhī, zhì yǐ píng hán, zuǒ yǐ kǔ gān, yǐ suān píng zhī, yǐ hé wéi lì. hán sī yú dì, rè fǎn shèng zhī, zhì yǐ xián lěng, zuǒ yǐ gān xīn, yǐ kǔ píng zhī. 岐伯曰：風司於地，清反勝之，治以酸溫，佐以苦甘，以辛平之。熱司於地，寒反勝之，治以甘熱，佐以苦辛，以咸平之。濕司於地，熱反勝之，治以苦冷，佐以咸甘以苦平之。。火司於地，寒反勝之，治以甘熱，佐以苦辛，以咸平之。燥司於地，熱反勝之，治以平寒，佐以苦甘，以酸平之，以和為利。寒司於地，熱反勝之，治以咸冷，佐以甘辛，以苦平之。/岐伯曰：风司于地，清反胜之，治以酸温，佐以苦甘，以辛平之。热司于地，寒反胜之，治以甘热，佐以苦辛，以咸平之。湿司于地，热反胜之，治以苦冷，佐以咸甘以苦平之。。火司于地，寒反胜之，治以甘热，佐以苦辛，以咸平之。燥司于地，热反胜之，治以平寒，佐以苦甘，以酸平之，以和为利。寒司于地，热反胜之，治以咸冷，佐以甘辛，以苦平之。

dì yuē: qí sī tiān xié shèng hérú? 帝曰：其司天邪勝何如？/帝曰：其司天邪胜何如？

Qíbó yuē: fēnghuà yú tiān, qīng fǎn shèng zhī, zhì yǐ suān wēn, zuǒ yǐ gānkǔ. rèhuà yú tiān, hán fǎn shèng zhī, zhì yǐ gān wēn, zuǒ yǐ kǔsuān xīn. shī huà yú tiān, rè fǎn shèng zhī, zhì yǐ kǔhán, zuǒ yǐ kǔsuān. huǒhuà yú tiān, hán fǎn shèng zhī, zhì yǐ gān rè, zuǒ yǐ kǔxīn. zào huà yú tiān, rè fǎn shèng zhī, zhì yǐ xīn hán, zuǒ yǐ kǔ gān. hán huà yú tiān, rè fǎn shèng zhī, zhì yǐ xián lěng, zuǒ yǐ kǔxīn. 岐伯曰：風化於天，清反勝之，治以酸溫，
佐以甘苦。熱化於天，寒反勝之，治以甘溫，佐以苦酸辛。濕化於天，熱反勝之，治以苦寒，佐以苦酸。火化於天，寒反勝之，治以甘熱，佐以苦辛。燥化於天，熱反勝之，治以辛寒，佐以苦甘。寒化於天，熱反勝之，治以咸冷，佐以苦辛。/岐伯曰：风化于天，清反胜之，治以酸温，佐以甘苦。热化于天，寒反胜之，治以甘温，佐以苦酸辛。湿化于天，热反胜之，治以苦寒，佐以苦酸。火化于天，寒反胜之，治以甘热，佐以苦辛。燥化于天，热反胜之，治以辛寒，佐以苦甘。寒化于天，热反胜之，治以咸冷，佐以苦辛。

dì yuē: liùqì xiāng shèng nàihé? 帝曰：六氣相勝奈何？/帝曰：六气相胜奈何？

Qíbó yuē: jué yīn zhī shèng, ěr wū tóuxuàn, kuì kuì yù tǔ, wèigé rú hán. dà-fēng shù chóng bù zī. qū xié qì bìng, huà ér wéi rè, xiǎobiàn huáng chì, wèiwǎn dāng-xīn ér tòng, shàngzhī liǎng xié, cháng wū sūn xiè, shǎofù tòng, zhù xià chì bái, shèn zé ǒutù, gé yàn bùtōng. 岐伯曰：厥陰之勝，耳鳴頭眩，憒憒欲吐，
胃膈如寒。大風數蟲不滋。胠脅氣並，化而為熱，小便黃赤，胃脘當心而痛，上肢兩脅，腸鳴飧泄，少腹痛，注下赤白，甚則嘔吐，膈噎不通。/岐伯曰：厥阴之胜，耳鸣头眩，愦愦欲吐，胃膈如

寒。大风数虫不滋。胠胁气并，化而为热，小便黄赤，胃脘当心而痛，上肢两胁，肠鸣飧泄，少腹痛，注下赤白，甚则呕吐，膈咽不通。

shàoyīn zhī shèng, xīnxià rè, shàn jī, qí xià fǎndòng, qì yóu sān jiāo. yánshǔ zhì, mù nǎi jīn, cǎo nǎi wěi. ǒu nì zàofán、fùmǎn tòng、táng xiè, chuánwéi chì wò. 少陰之勝，心下熱，善飢，齊下反動，氣遊三焦。炎暑至，木乃津，草乃萎。嘔逆躁煩、腹滿痛、溏泄，傳為赤沃。/少阴之胜，心下热，善饥，齐下反动，气游三焦。炎暑至，木乃津，草乃萎。呕逆躁烦、腹满痛、溏泄，传为赤沃。

tàiyīn zhī shèng, huǒqì nèi yù, chuāngyáng yú zhōng, liúsàn yú wài, bìng zài qū xié, shèn zé xīntòng, rè gé, tóutòng、hóubì、xiàng qiáng. dú shèng zé shīqi nèi yù, hán pò xiàjiāo, tòng liú dǐng, hù yǐn méijiān, wèi mǎn. yǔ shù zhì, zào huà nǎi jiàn. shǎofù mǎn, yāo shuí zhòng qiáng, nèi bùbiàn, shàn zhù xiè, zúxià wēn, tóuzhòng, zú jìng fū zhǒng, yǐn fā yú zhōng, fū zhǒng yú shàng. 太陰之勝，火氣內鬱，瘡瘍於中，流散於外，病在胠脅，甚則心痛，熱格，頭痛、喉痹、項強。獨勝則濕氣內鬱，寒迫下焦，痛留頂，互引眉間，胃滿。雨數至，燥化乃見。少腹滿，腰脽重強，內不便，善注泄，足下溫，頭重，足脛胕腫，飲發於中，胕腫於上。/太阴之胜，火气内郁，疮疡于中，流散于外，病在胠胁，甚则心痛，热格，头痛、喉痹、项强。独胜则湿气内郁，寒迫下焦，痛留顶，互引眉间，胃满。雨数至，燥化乃见。少腹满，腰脽重强，内不便，善注泄，足下温，头重，足胫胕肿，饮发于中，胕肿于上。

shàoyáng zhī shèng, rèkè yú wèi, fánxīn、xīntòng、mùchì, yù ǒu、ǒu suān、shàn jī、ěrtòng、nì chì、shàn jīng、zhānwàng. bàorè xiāo shuò, cǎo wěi shuǐ hé, jièchóng nǎi qū. shǎofù tòng, xià wò chì bái. 少陽之勝，熱客於胃，煩心、心痛、目赤，欲嘔、嘔酸、善飢、耳痛、溺赤、善驚、譫妄。暴熱消爍，草萎水涸，介蟲乃屈。少腹痛，下沃赤白。/少阳之胜，热客于胃，烦心、心痛、目赤，欲呕、呕酸、善饥、耳痛、溺赤、善惊、谵妄。暴热消烁，草萎水涸，介虫乃屈。少腹痛，下沃赤白。

yángmíng zhī shèng, qīngfā yú zhōng, zuǒ qū xiétòng、táng xiè、nèi wéi ài sāi、wài fā（chuáng tū yè）shàn. dà liáng sùshā, Huá Yīng gǎiróng, máochóng nǎi yāng. xiōngzhōng bùbiàn, ài sāi ér ké. 陽明之勝，清發於中，左胠脅痛、溏泄、內為嗌塞、外發（疒禿頁）疝。大涼肅殺，華英改容，毛蟲乃殃。胸中不便，嗌塞而咳。/阳明之胜，清发于中，左胠胁痛、溏泄、内为嗌塞、外发（疒秃页）疝。大凉肃杀，华英改容，毛虫乃殃。胸中不便，嗌塞而咳。

tàiyáng zhī shèng, níng lì qiě zhì, fēi shí shuǐ bīng, yǔ nǎi hòu huà. zhì nüè fā, hánjué rù wèi zé nèi shēngxīn tòng, yīn zhōng nǎi yáng, yǐn qū bùlì, hù yǐn yīngǔ, jīnròu jū kē, xuèmài níng qì, luò mǎn sèbiàn, huò wéi xuè xiè, pífū fǒu zhǒng, fùmǎn shí jiǎn, rè fǎn shàngxíng, tóuxiàng chuāng dǐng nǎo hù zhōng tòng, mù rú tuō; hán rù xiàjiāo, chuánwéi rú xiè. 太陽之勝，凝栗且至，非時水冰，羽乃後化。痔瘧發，寒厥入胃則內生心痛，陰中乃瘍，隱曲不利，互引陰股，筋肉拘苛，血脈凝泣，絡滿色變，或為血泄，皮膚否腫，腹滿食減，熱反上行，頭項囟頂腦戶中痛，目如脫；寒入下焦，傳為濡瀉。/太阳之胜，凝栗且至，非时水冰，羽乃后化。痔疟发，寒厥入胃则内生心痛，阴中乃疡，隐曲不利，互引阴股，筋肉拘苛，血脉凝泣，络满色变，或为血泄，皮肤否肿，腹满食减，热反上行，头项囟顶脑户中痛，目如脱；寒入下焦，传为濡泻。

dì yuē: zhì zhī nàihé? 帝曰：治之奈何？/帝曰：治之奈何？

Qíbó yuē: jué yīn zhī shèng, zhì yǐ gān qīng, zuǒ yǐ kǔxīn, yǐ suān xiè zhī. shàoyīn zhī shèng, zhì yǐ xīn hán, zuǒ yǐ kǔ xián, yǐ gān xiè zhī, tàiyīn zhī shèng, zhì yǐ xián rè, zuǒ yǐ xīn gān, yǐ kǔ xiè zhī. shàoyáng zhī shèng, zhì yǐ xīn hán, zuǒ yǐ gān xián, yǐ gān xiè zhī. yángmíng zhī shèng, zhì yǐ suān wēn, zuǒ yǐ xīn gān, yǐ kǔ xiè zhī. tàiyáng zhī shèng, zhì yǐ gān rè, zuǒ yǐ xīn-suān, yǐ xián xiè zhī. 岐伯曰：厥陰之勝，治以甘清，佐以苦辛，以酸瀉之。少陰之勝，治以辛寒，佐以苦咸，以甘瀉之，太陰之勝，治以咸

熱，佐以辛甘，以苦瀉之。少陽之勝，治以辛寒，佐以甘咸，以甘瀉之。陽明之勝，治以酸溫，佐以辛甘，以苦泄之。太陽之勝，治以甘熱，佐以辛酸，以咸瀉之。/岐伯曰：厥阴之胜，治以甘清，佐以苦辛，以酸泻之。少阴之胜，治以辛寒，佐以苦咸，以甘泻之，太阴之胜，治以咸热，佐以辛甘，以苦泻之。少阳之胜，治以辛寒，佐以甘咸，以甘泻之。阳明之胜，治以酸温，佐以辛甘，以苦泄之。太阳之胜，治以甘热，佐以辛酸，以咸泻之。

dì yuē: liùqì zhī fù hérú? 帝曰：六氣之復何如？/帝曰：六气之复何如？

Qíbó yuē: xī hū zāi wèn yě. jué yīn zhī fù, shǎofù jiān mǎn, lǐjí bào tòng. yǎn mù chóng bù róng. jué xīntòng, hàn fā'ǒu tǔ, yǐnshí bù rù, rù ér fùchū, jīngǔ diàoxuàn qīng jué, shèn zé rù pí, shí bì ér tǔ. chōng yáng jué, sǐbù zhì. 岐伯曰：悉乎哉問也。厥陰之復，少腹堅滿，裡急暴痛。偃木蟲不榮。厥心痛，汗發嘔吐，飲食不入，入而復出，筋骨掉眩清厥，甚則入脾，食痹而吐。沖陽絕，死不治。/岐伯曰：悉乎哉问也。厥阴之复，少腹坚满，里急暴痛。偃木虫不荣。厥心痛，汗发呕吐，饮食不入，入而复出，筋骨掉眩清厥，甚则入脾，食痹而吐。冲阳绝，死不治。

shàoyīn zhī fù, yùrè nèi zuò, fán zào qiú tì, shǎofù jiǎotòng, huǒ jiàn fán tái, ài zào, fēn zhù shí zhǐ, qìdòng yú zuǒ, shàngxíng yú yòu, ké、pífū tòng、bào yīn、xīn-tòng、yù mào bù zhī rén, nǎi sǎ xī wùhán zhèn lì, zhānwàng, hán yǐ'ér rè, kě ér yù yǐn, shǎo qìgǔ wěi, gé cháng bùbiàn, wài wéi fúzhǒng, yuě yī. chì qì hòu huà, liúshuǐ bù bīng, rèqì dà xíng, jièchóng bùfù. bìng fèi zhēn chuāngyáng、yōngjū cuó zhì, shèn zé rù, fèi, ké ér bíyuān. tiān fǔ jué, sǐbù zhì. 少陰之復，燠熱內作，煩燥鼽嚏，少腹絞痛，火見燔焫，嗌燥，分注時止，氣動於左，上行於右，咳、皮膚痛、暴喑、心痛、鬱冒不知人，乃灑淅惡寒振栗，譫妄，寒已而熱，渴而欲飲，少氣骨痿，隔腸不便，外為浮腫，噦噫。赤氣後化，流水不冰，熱氣大行，介蟲不復。病痱胗瘡瘍、癰疽痤痔，甚則入，肺，咳而鼻淵。天府絕，死不治。/少阴之复，燠热内作，烦燥鼽嚏，少腹绞痛，火见燔焫，嗌燥，分注时止，气动于左，上行于右，咳、皮肤痛、暴喑、心痛、郁冒不知人，乃洒淅恶寒振栗，谵妄，寒已而热，渴而欲饮，少气骨痿，隔肠不便，外为浮肿，哕噫。赤气后化，流水不冰，热气大行，介虫不复。病痱胗疮疡、痈疽痤痔，甚则入，肺，咳而鼻渊。天府绝，死不治。

tàiyīn zhī fù, shīdù nǎi jǔ, tǐzhòng zhōng-mǎn, shí yǐn bù huà, yīnqì shàng jué, xiōngzhōng bùbiàn, yǐn fā yú zhōng, ké-chuǎn yǒushēng. dàyǔ shíxíng, lín jiànyú lù, tóudǐng tòng zhòng, ér diào zhì yóushèn, ǒu ér mì mò, tuò tǔ qīng yè, shèn zé rù shèn qiào, xiè wúdù. tài xī jué, sǐbù zhì. 太陰之復，濕度乃舉，體重中滿，食飲不化，陰氣上厥，胸中不便，飲發於中，咳喘有聲。大雨時行，鱗見於陸，頭頂痛重，而掉瘛尤甚，嘔而密默，唾吐清液，甚則入腎竅，瀉無度。太溪絕，死不治。/太阴之复，湿度乃举，体重中满，食饮不化，阴气上厥，胸中不便，饮发于中，咳喘有声。大雨时行，鳞见于陆，头顶痛重，而掉瘛尤甚，呕而密默，唾吐清液，甚则入肾窍，泻无度。太溪绝，死不治。

shàoyáng zhī fù, dà rè jiāng zhì, kūzào fán rè, jièchóng nǎi hào. jīng zhì ké nǜ, xīnrè fán zào, biàn shù zēng fēng, jué qìshàng xíng, miàn rú fú āi, mù nǎi shùn zhì; huǒqì nèi fā, shàng wéi kǒumí、ǒu nì、xuè yì、xuè xiè, fā ér wéi nüè, wùhán gǔ lì, Hánjí fǎn rè, yì luò jiāo gǎo, kě yǐnshuǐ jiāng, sèbiàn huáng chì, shǎo qìmài wěi, huà ér wéi shuǐ, chuánwéi fū zhǒng, shèn zé rù fèi, ké ér xuè xiè. chǐzé jué, sǐbù zhì. 少陽之復，大熱將至，枯燥燔熱，介蟲乃耗。驚瘛咳衄，心熱煩燥，便數憎風，厥氣上行，面如浮埃，目乃瞤瘛；火氣內發，上為口糜、嘔逆、血溢、血泄，發而為瘧，惡寒鼓栗，寒極反熱，溢絡焦槁，渴引水漿，色變黃赤，少氣脈萎，化而為水，傳為胕腫，甚則入肺，咳而血泄。尺澤絕，死不治。/少阳之复，大热将至，枯燥燔热，介虫乃耗。惊瘛咳衄，心热烦燥，便数憎风，厥气上行，面如浮埃，目乃瞤瘛；火气内发，上为口糜、呕逆、血溢、血泄，发而为疟，恶寒鼓栗，寒极反热，溢络

焦槁，渴引水浆，色变黄赤，少气脉萎，化而为水，传为胕肿，甚则入肺，咳而血泄。尺泽绝，死不治。
yángmíng zhī fù, qīngqì dàjǔ, sēn mù cāng gān, máochóng nǎi lì. bìng shēng qū xié, qì guīyú zuǒ, shàn tàixī, shèn zé xīntòng, fǒu mǎnfù zhàng ér xiè, ǒu kǔ ké yuě fánxīn, bìng zài gé zhōng, tóutòng, shèn zé rù gān, jīnghài jīn luán. tài chōng jué, sǐbù zhì. 陽明之復，清氣大舉，森木蒼干，毛蟲乃厲。病生胠脅，氣歸於左，善太息，甚則心痛，否滿腹脹而泄，嘔苦咳噦煩心，病在膈中，頭痛，甚則入肝，驚駭筋攣。太沖絕，死不治。/阳明之复，清气大举，森木苍干，毛虫乃厉。病生胠胁，气归于左，善太息，甚则心痛，否满腹胀而泄，呕苦咳哕烦心，病在膈中，头痛，甚则入肝，惊骇筋挛。太冲绝，死不治。
tàiyáng zhī fù, jué qìshàng xíng, shuǐníng yǔ bīng, yǔchóng nǎi sǐ. xīnwèi shēng hán, xiōnggé bùlì, xīntòng fǒu mǎn, tóutòng shàn bēi, shí xuàn pū shí jiǎn, yāo shuí fǎn tòng, qūshēn bùbiàn, dìliè bīng jiān, yángguāng bùzhì, shǎofù kòng gāo, yǐn yāo jǐ, shàngchōng xīn, tuò chūqīng shuǐ, jí wéi yuě yī, shèn zé rù xīn, shànwàng shàn bēi. shén mén jué, sǐbù zhì. 太陽之復，厥氣上行，水凝雨冰，羽蟲乃死。心胃生寒，胸膈不利，心痛否滿，頭痛善悲，時眩僕食減，腰脽反痛，屈伸不便，地裂冰堅，陽光不治，少腹控睾，引腰脊，上沖心，唾出清水，及為噦噫，甚則入心，善忘善悲。神門絕，死不治。/太阳之复，厥气上行，水凝雨冰，羽虫乃死。心胃生寒，胸膈不利，心痛否满，头痛善悲，时眩仆食减，腰脽反痛，屈伸不便，地裂冰坚，阳光不治，少腹控睾，引腰脊，上冲心，唾出清水，及为哕噫，甚则入心，善忘善悲。神门绝，死不治。
dì yuē: shàn. zhì zhī nàihé? 帝曰：善。治之奈何？/帝曰：善。治之奈何？
Qíbó yuē: jué yīn zhī fù, zhì yǐ suān hán, zuǒ yǐ gān xīn, yǐ suān xiè zhī, yǐ gān huǎn zhī. 岐伯曰：厥陰之復，治以酸寒，佐以甘辛，以酸瀉之，以甘緩之。/岐伯曰：厥阴之复，治以酸寒，佐以甘辛，以酸泻之，以甘缓之。
shàoyīn zhī fù, zhì yǐ xián hán, zuǒ yǐ kǔxīn, yǐ gān xiè zhī, yǐ suān shōu zhī, xīnkǔ fā zhī, yǐ xián ruǎn zhī. 少陰之復，治以咸寒，佐以苦辛，以甘瀉之，以酸收之，辛苦發之，以咸軟之。/少阴之复，治以咸寒，佐以苦辛，以甘泻之，以酸收之，辛苦发之，以咸软之。
tàiyīn zhī fù, zhì yǐ kǔ rè, zuǒ yǐ suānxīn, yǐ kǔ xiè zhī, zào zhī、xiè zhī. 太陰之復，治以苦熱，佐以酸辛，以苦瀉之，燥之、泄之。/太阴之复，治以苦热，佐以酸辛，以苦泻之，燥之、泄之。
shàoyáng zhī fù, zhì yǐ xián lěng, zuǒ yǐ kǔxīn, yǐ xián ruǎn zhī, yǐ suān shōu zhī, xīnkǔ fā zhī; fā bùyuǎn rè, wú fàn wēn liáng. shàoyīn tóng fǎ. 少陽之復，治以咸冷，佐以苦辛，以咸軟之，以酸收之，辛苦發之；發不遠熱，無犯溫涼。少陰同法。/少阳之复，治以咸冷，佐以苦辛，以咸软之，以酸收之，辛苦发之；发不远热，无犯温凉。少阴同法。
yángmíng zhī fù, zhì yǐ xīn wēn, zuǒ yǐ kǔ gān, yǐ kǔ xiè zhī, yǐ kǔ xià zhī, yǐ suān bǔ zhī. 陽明之復，治以辛溫，佐以苦甘，以苦泄之，以苦下之，以酸補之。/阳明之复，治以辛温，佐以苦甘，以苦泄之，以苦下之，以酸补之。
tàiyáng zhī fù, zhì yǐ xián rè, zuǒ yǐ gān xīn, yǐ kǔ jiān zhī. 太陽之復，治以咸熱，佐以甘辛，以苦堅之。/太阳之复，治以咸热，佐以甘辛，以苦坚之。
zhì zhū shèng fù, hánzhě rè zhī, rè zhě hán zhī, wēn zhě qīng zhī, qīng zhě wēn zhī, sàn zhě shōu zhī, yì zhě sàn zhī, zào zhě rùn zhī, jí zhě huǎn zhī, jiān zhě ruǎn zhī, cuì zhě jiān zhī, shuāi zhě bǔ zhī, qiángzhě xiè zhī, gè ān qí qì, bì qīng bì jìng, zé bìng qì shuāi qù, guī qí suǒ zōng, cǐ zhì zhī dà tǐ yě. 治諸勝復，寒者熱之，熱者寒之，溫者清之，清者溫之，散者收之，抑者散之，燥者潤之，急者緩之，堅者軟之，脆者堅之，衰者補之，強者瀉之，各安其氣，必清必靜，則病氣衰去，歸其所宗，此治之大體也。/治诸胜复，寒者热之，热者寒之，温者清之，清者温之，散者收之，抑者散之，燥者润之，急者缓之，坚者软之，脆者坚之，衰者补之，强者泻之，各安其气，必清必静，则病气衰去，归其所宗，此治之大体也。
dì yuē: shàn. qì zhīshàng xià hé wèi yě? 帝

曰：善。氣之上下何謂也？/帝曰：善。气之上下何谓也？
Qíbó yuē: shēn bàn yǐshàng qí qì sān yǐ, tiān zhī fēn yě, tiānqì zhǔ zhī; shēn bàn yǐxià, qí qì sān yǐ, dì zhī fēn yě, dìqì zhǔ zhī. yǐ míng mìng qì, yǐ qì mìng chù, ér yán qí bìng bàn, suǒwèi tiān shū yě. 岐伯曰：身半以上其氣三矣，天之分也，天氣主之；身半以下，其氣三矣，地之分也，地氣主之。以名命氣，以氣命處，而言其病半，所謂天樞也。/岐伯曰：身半以上其气三矣，天之分也，天气主之；身半以下，其气三矣，地之分也，地气主之。以名命气，以气命处，而言其病半，所谓天枢也。
gù shàng shèng ér xià jù bìngzhě, yǐ dìmíng zhī; xià shèng ér shàng jù bìngzhě, yǐ tiān míng zhī. suǒwèi shèng zhì, bào qì qūfú ér wèi fā yě. fù zhì zé bù yǐ tiāndì yì míng, jiē rú fù qì wéi fǎ yě. 故上勝而下俱病者，以地名之；下勝而上俱病者，以天名之。所謂勝至，報氣屈伏而未發也。復至則不以天地異名，皆如復氣為法也。/故上胜而下俱病者，以地名之；下胜而上俱病者，以天名之。所谓胜至，报气屈伏而未发也。复至则不以天地异名，皆如复气为法也。
dì yuē: shèng fù zhī dòng, shí yǒu cháng hū? qì yǒu bì hū? 帝曰：勝復之動，時有常乎？氣有必乎？/帝曰：胜复之动，时有常乎？气有必乎？
Qíbó yuē: shí yǒu cháng wèi, ér qì wú bì yě. 岐伯曰：時有常位，而氣無必也。/岐伯曰：时有常位，而气无必也。
dì yuē: yuàn wén qí dào yě. 帝曰：願聞其道也。/帝曰：愿闻其道也。
Qíbó yuē: chū qì zhōng Sānqì, tiānqì zhǔ zhī, shèng zhī cháng yě; sìqì jìn zhōng qì, dìqì zhǔ zhī, fù zhī cháng yě. yǒu shèng zé fù, wú shèng zé fǒu. 岐伯曰：初氣終三氣，天氣主之，勝之常也；四氣盡終氣，地氣主之，復之常也。有勝則復，無勝則否。/岐伯曰：初气终三气，天气主之，胜之常也；四气尽终气，地气主之，复之常也。有胜则复，无胜则否。
dì yuē: shàn. fù yǐ'ér shèng hérú? 帝曰：善。復已而勝何如？/帝曰：善。复已而胜何如？
Qíbó yuē: shèng zhì ér fù, wúcháng shù yě, shuāi nǎi zhǐ ěr. fù yǐ'ér shèng, bùfù zé hài, cǐ shāngshēng yě. 岐伯曰：勝至而復，無常數也，衰乃止耳。復已而勝，不復則害，此傷生也。/岐伯曰：胜至而复，无常数也，衰乃止耳。复已而胜，不复则害，此伤生也。
dì yuē: fù ér fǎn bìng héyě? 帝曰：復而反病何也？/帝曰：复而反病何也？
Qíbó yuē: jū fēi qí wèi, bù xiāngdé yě. dà fù qí shèng, zé zhǔ shèng zhī, gù fǎn bìng yě, suǒwèi huǒzào rè yě. 岐伯曰：居非其位，不相得也。大復其勝，則主勝之，故反病也，所謂火燥熱也。/岐伯曰：居非其位，不相得也。大复其胜，则主胜之，故反病也，所谓火燥热也。
dì yuē: zhì zhī hérú? 帝曰：治之何如？/帝曰：治之何如？
Qíbó yuē: fū qì zhī shèng yě, wēi zhě suí zhī, shènzhě zhì zhī; qì zhī fù yě, hé zhě píng zhī, bào zhě duó zhī. jiē suí shèng qì, ān qí qūfú, wú wèn qí shù, yǐ píng wéiqī, cǐ qí dào yě. 岐伯曰：夫氣之勝也，微者隨之，甚者制之；氣之復也，和者平之，暴者奪之。皆隨勝氣，安其屈伏，無問其數，以平為期，此其道也。/岐伯曰：夫气之胜也，微者随之，甚者制之；气之复也，和者平之，暴者夺之。皆随胜气，安其屈伏，无问其数，以平为期，此其道也。
dì yuē: shàn. kè zhǔ zhī shèng fù nàihé? 帝曰：善。客主之勝復奈何？/帝曰：善。客主之胜复奈何？
Qíbó yuē: kè zhǔ zhī qì, shèng ér wú fù yě. 岐伯曰：客主之氣，勝而無負也。/岐伯曰：客主之气，胜而无负也。
dì yuē: qí nì cónghé rú? 帝曰：其逆從何如？/帝曰：其逆从何如？
Qíbó yuē: zhǔ shèng nì, kè shèng cóng, tiān zhī dào yě. 岐伯曰：主勝逆，客勝從，天之道也。/岐伯曰：主胜逆，客胜从，天之道也。
dì yuē: qí shēngbìng hérú? 帝曰：其生病何如？/帝曰：其生病何如？
Qíbó yuē: jué yīnsī tiān, kè shèng zé ěr wū diàoxuàn, shèn zé ké, zhǔ shèng zé xiōng xiétòng, shé nányǐ yán. 岐伯曰：厥陰司天，客勝則耳鳴掉眩，甚則咳，主勝則胸脅痛，舌難以言。/岐伯曰：厥阴司天，客胜则耳鸣掉眩，甚则咳，主胜则胸胁痛，舌难以言。

shàoyīn sī tiān, kè shèng zé qiú、tì、jǐng-xiàng qiáng、jiānbèi mào
rè、tóutòng、shǎo qì, fārè、ěrlóng、mù míng, shèn zé fū zhǒng、xuè yì、chuāngyáng、kéchuǎn. zhǔ shèng zé xīnrè fánzào, shèn zé xiétòng zhī mǎn. 少陰司天，客勝則鼽、嚏、頸項強、肩背瞀熱、頭痛、少氣，發熱、耳聾、目瞑，甚則胕腫、血溢、瘡瘍、咳喘。主勝則心熱煩躁，甚則脅痛支滿。/少阴司天，客胜则鼽、嚏、颈项强、肩背瞀热、头痛、少气，发热、耳聋、目瞑，甚则胕肿、血溢、疮疡、咳喘。主胜则心热烦躁，甚则胁痛支满。

tàiyīn sī tiān, kè shèng zé shǒu miàn fū zhǒng, hūxī qìchuǎn. zhǔ shèng zé xiōngfù mǎn, shí yǐ'ér mào. 太陰司天，客勝則首面胕腫，呼吸氣喘。主勝則胸腹滿，食已而瞀。/太阴司天，客胜则首面胕肿，呼吸气喘。主胜则胸腹满，食已而瞀。

shàoyáng sī tiān, kè shèng zé dān zhēn wài fā, jí wéi dān biāo、chuāngyáng、ǒu nì、hóubì、tóutòng、yì
zhǒng、ěrlóng、xuè yì、nèi wéi chìzòng. zhǔ shèng zé xiōng mǎn、ké、yǎngxī, shèn'ér yǒu xuè, shǒu rè. 少陽司天，客勝則丹胗外發，
及為丹熛、瘡瘍、嘔逆、喉痹、頭痛、溢腫、耳聾、血溢、內為瘈瘲。主勝則胸滿、咳、仰息，甚而有血，手熱。/少阳司天，客胜则丹胗外发，
及为丹熛、疮疡、呕逆、喉痹、头痛、溢肿、耳聋、血溢、内为瘈疭。主胜则胸满、咳、仰息，甚而有血，手热。

yángmíng sī tiān, qīng fù nèi yú, zé ké、nǜ、ài sāi、xīn lì zhōng rè, ké bùzhǐ, ér bái xuè chū zhě sǐ. 陽明司天，清復內餘，則咳、衄、嗌塞、心鬲中熱，咳不止，而白血出者死。/阳明司天，清复内余，则咳、衄、嗌塞、心鬲中热，咳不止，而白血出者死。

tàiyáng sī tiān, kè shèng zé xiōngzhōng bùlì, chūqīng tì, gǎn hán zé ké, zhǔ shèng zé hóu ài zhōng míng. 太陽司天，客勝則胸中不利，出清涕，感寒則咳，主勝則喉嗌中鳴。/太阳司天，客胜则胸中不利，出清涕，感寒则咳，主胜则喉嗌中鸣。

jué yīn zài quán, kè shèng zé dàguān jié bùlì, nèi wéi jìng qiáng jū zhì, wài wéi bùbiàn; zhǔ shèng zé jīngǔ yáo bìng, yāo fù shí tòng. 厥陰在泉，客勝則大關節不利，內為痙強拘瘈，外為不便；主勝則筋骨繇並，腰腹時痛。/厥阴在泉，客胜则大关节不利，内为痉强拘瘈，外为不便；主胜则筋骨繇并，腰腹时痛。

shàoyīn zài quán, kè shèng zé yāotòng, kāo gǔ xī bì chuǎn（gǔ xíng）zú tòng, mào rè yǐ suān, fū zhǒng bù néng jiǔ lì, sōubiàn biàn. zhǔ shèng zé jué qìshàng xíng, xīn-tòng fārè, lì zhōng, zhòng bì jiē zuò, fā yú qū xié, pò hàn bù cáng, sì nì ér qǐ. 少陰在泉，客勝則腰痛，尻股膝髀腨（骨行）足痛，瞀熱以酸，胕腫不能久立，溲便變。主勝則厥氣上行，心痛發熱，鬲中，眾痹皆作，發於胠脅，魄汗不藏，四逆而起。/少阴在泉，客胜则腰痛，尻股膝髀腨（骨行）足痛，瞀热以酸，胕肿不能久立，溲便变。主胜则厥气上行，心痛发热，鬲中，众痹皆作，发于胠胁，魄汗不藏，四逆而起。

tàiyīn zài quán, kè shèng zé zú wěi xià zhòng, biàn sōu bùshí; shī kè xiàjiāo, fā ér rú xiè jí wéi zhǒng yǐn qū zhī jí. zhǔ shèng zé hánqì nì mǎn, shí yǐn bùxià, shèn zé wéi shàn. 太陰在泉，客勝則足痿下重，便溲不時；濕客下焦，發而濡瀉及為腫隱曲之疾。主勝則寒氣逆滿，食飲不下，甚則為疝。/太阴在泉，客胜则足痿下重，便溲不时；湿客下焦，发而濡泻及为肿隐曲之疾。主胜则寒气逆满，食饮不下，甚则为疝。

shàoyáng zài quán, kè shèng zé yāo fùtòng ér fǎn wùhán, shèn zé xià bái nì bái; zhǔ shèng zé rè fǎn shàngxíng, ér kè yú xīn, xīntòng fārè, gé zhōng ér ǒu, shàoyīn tóng hòu. 少陽在泉，客勝則腰腹痛而反惡寒，甚則下白溺白；主勝則熱反上行，而客於心，心痛發熱，格中而嘔，少陰同候。/少阳在泉，客胜则腰腹痛而反恶寒，甚则下白溺白；主胜则热反上行，而客于心，心痛发热，格中而呕，少阴同候。

yángmíng zài quán, kè shèng zé qīngqì dòng xià, shǎofù jiān mǎn, ér shù biàn xiè. zhǔ shèng zé yāo zhòng fùtòng, shǎofù shēng hán, xià wéi wù táng, zé hánjué yú cháng, shàngchōng xiōngzhōng, shèn zé chuǎn, bù néng jiǔ lì. 陽明在泉，客勝則清氣動下，少腹堅滿，而數便瀉。主勝

則腰重腹痛，少腹生寒，下為鶩溏，則寒厥於腸，上沖胸中，甚則喘，不能久立。/阳明在泉，客胜则清气动下，少腹坚满，而数便泻。主胜则腰重腹痛，少腹生寒，下为鹜溏，则寒厥于肠，上冲胸中，甚则喘，不能久立。
tàiyáng zài quán, hán fù nèi yú, zé yāo kāo tòng, qūshēn bùlì, gǔ jìng zú xī zhōng tòng. 太陽在泉，寒復內餘，則腰尻痛，屈伸不利，股脛足膝中痛。/太阳在泉，寒复内余，则腰尻痛，屈伸不利，股胫足膝中痛。
dì yuē: shàn. zhì zhī nàihé? 帝曰：善。治之奈何？/帝曰：善。治之奈何？
Qíbó yuē: gāo zhě yì zhī, xià zhě jǔ zhī, yǒuyú zhé zhī, bùzú bǔ zhī, zuǒ yǐ suǒ lì, hé yǐ suǒ yí, bì ān qí zhǔkè, shì qí hán wēn, tóng zhě nì zhī, yì zhě cóng zhī. 岐伯曰：高者抑之，下者舉之，有餘折之，不足補之，佐以所利，和以所宜，必安其主客，適其寒溫，同者逆之，
異者從之。/岐伯曰：高者抑之，下者举之，有余折之，不足补之，佐以所利，和以所宜，必安其主客，适其寒温，同者逆之，异者从之。
dì yuē: zhì hán yǐ rè, zhì rè yǐ hán, qì xiāngdé zhě nì zhī, bù xiāngdé zhě cóng zhī, yú yǐ zhī zhī yǐ. qí yú zhèngwèi hérú? 帝曰：治寒以熱，治熱以寒，氣相得者逆之，不相得者從之，餘以知之矣。其於正味何如？/帝曰：治寒以热，治热以寒，气相得者逆之，不相得者从之，余以知之矣。其于正味何如？
Qíbó yuē: mù wèi zhī zhǔ, qí xiè yǐ suān, qí bǔ yǐ xīn; huǒ wèi zhī zhǔ, qí xiè yǐ gān, qí bǔ yǐ xián; tǔ wèi zhī zhǔ, qí xiè yǐ kǔ, qí bǔ yǐ gān; jīn wèi zhī zhǔ, qí bǔ yǐ suān; shuǐwèi zhī zhǔ, qí xiè yǐ xián, qí bǔ yǐ kǔ. 岐伯曰：木位之主，其瀉以酸，其補以辛；火位之主，其瀉以甘，其補以咸；土位之主，其瀉以苦，其補以甘；金味之主，其補以酸；水位之主，其瀉以咸，其補以苦。/岐伯曰：木位之主，其泻以酸，其补以辛；火位之主，其泻以甘，其补以咸；土位之主，其泻以苦，其补以甘；金味之主，其补以酸；水位之主，其泻以咸，其补以苦。
jué yīn zhī kè, yǐ xīn bǔ zhī, yǐ suān xiè zhī, yǐ gān huǎn zhī, shàoyīn zhī kè, yǐ xián bǔ zhī, yǐ gān xiè zhī, yǐ xián shōu zhī; tàiyīn zhī kè, yǐ gān bǔ zhī, yǐ kǔ xiè zhī, yǐ gān huǎn zhī. shàoyáng zhī kè, yǐ xián bǔ zhī, yǐ gān xiè zhī, yǐ xián ruǎn zhī. yángmíng zhī kè, yǐ suān bǔ zhī, yǐ xīn xiè zhī, yǐ kǔ xiè zhī; tàiyáng zhī kè, yǐ kǔ bǔ zhī, yǐ xián xiè zhī, yǐ kǔ jiān zhī, yǐ xīn rùn zhī, kāifā còulǐ, zhì jīnyè tōngqì yě. 厥陰之客，以辛補之，以酸瀉之，以甘緩之，少陰之客，以咸補之，以甘瀉之，以咸收之；太陰之客，以甘補之，以苦瀉之，以甘緩之。少陽之客，以咸補之，以甘瀉之，以咸軟之。陽明之客，以酸補之，以辛瀉之，以苦泄之；太陽之客，以苦補之，以咸瀉之，以苦堅之，以辛潤之，開發腠理，致津液通氣也。/厥阴之客，以辛补之，以酸泻之，以甘缓之，少阴之客，以咸补之，以甘泻之，以咸收之；太阴之客，以甘补之，以苦泻之，以甘缓之。少阳之客，以咸补之，以甘泻之，以咸软之。阳明之客，以酸补之，以辛泻之，以苦泄之；太阳之客，以苦补之，以咸泻之，以苦坚之，以辛润之，开发腠理，致津液通气也。
dì yuē: shàn. yuàn wén yīn-yáng zhī sān yě. hé wèi? 帝曰：善。願聞陰陽之三也。何謂？/帝曰：善。愿闻阴阳之三也。何谓？
Qíbó yuē: qì yǒu duōshao yì yòng yě. 岐伯曰：氣有多少異用也。/岐伯曰：气有多少异用也。
dì yuē: yángmíng hé wèi yě? 帝曰：陽明何謂也？/帝曰：阳明何谓也？
Qíbó yuē: liǎng yáng hé míng yě. 岐伯曰：兩陽合明也。/岐伯曰：两阳合明也。
dì yuē: jué yīn héyě? 帝曰：厥陰何也？/帝曰：厥阴何也？
Qíbó yuē: liǎng yīn jiāo jìn yě. 岐伯曰：兩陰交盡也。/岐伯曰：两阴交尽也。
dì yuē: qì yǒu duōshao, bìng yǒu shèngshuāi, zhì yǒu huǎnjí, fāng yǒu dàxiǎo, yuàn wén qí yuē nàihé? 帝曰：氣有多少，病有盛衰，治有緩急，方有大小，願聞其約奈何？/帝曰：气有多少，病有盛衰，治有缓急，方有大小，愿闻其约奈何？
Qíbó yuē: qì yǒu gāoxià, bìng yǒu yuǎnjìn, zhèng yǒu Zhōng-wài, zhì yǒu qīngzhòng, shì qí zhì suǒwèi gù yě. 岐伯曰：氣有高

下，病有遠近，證有中外，治有輕重，適其至所為故也。/岐伯曰：气有高下，病有远近，证有中外，治有轻重，适其至所为故也。
dàyào yě, jūn yī chén èr, qí zhī zhì yě; jūn èrchén sì, ǒu zhī zhì yě; jūn èrchén sān, qí zhī zhì yě; jūn èrchén liù, ǒu zhī zhì yě. 大要也，君一臣二，奇之制也；君二臣四，偶之制也；君二臣三，奇之制也；君二臣六，偶之制也。/大要也，君一臣二，奇之制也；君二臣四，偶之制也；君二臣三，奇之制也；君二臣六，偶之制也。
gù yuē: jìn zhě qí zhī, yuǎn zhě ǒu zhī; hàn zhě bù yǐ qí, xià zhě bù yǐ ǒu; bǔshang zhì shàng zhì yǐ huǎn, bǔ xià zhìxià zhì yǐ jí; jí zé qìwèi hòu, huǎn zé qìwèi báo, shì qí zhì suǒ, cǐ zhī wèi yě. 故曰：近者奇之，遠者偶之；汗者不以奇，下者不以偶；補上治上制以緩，補下治下制以急；急則氣味厚，緩則氣味薄，適其至所，此之謂也。/故曰：近者奇之，远者偶之；汗者不以奇，下者不以偶；补上治上制以缓，补下治下制以急；急则气味厚，缓则气味薄，适其至所，此之谓也。
bìng suǒ yuǎn ér zhōngdào qìwèi zhī zhě, tān ér guò zhī, wú yuè qí zhìdù yě. shìgù píngqì zhī dào, jìn ér jīǒu, zhì xiǎo qí fú yě; yuǎn ér jīǒu, zhì dà qí fú yě; dà zé shù shǎo, xiǎo zé shùduō, duō zé jiǔ zhī, shǎo zé èr zhī. 病所遠而中道氣味之者，貪而過之，無越其制度也。是故平氣之道，近而奇偶，制小其服也；遠而奇偶，制大其服也；大則數少，小則數多，多則九之，少則二之。/病所远而中道气味之者，贪而过之，无越其制度也。是故平气之道，近而奇偶，制小其服也；远而奇偶，制大其服也；大则数少，小则数多，多则九之，少则二之。
qí zhī bù qù zé ǒu zhī, shì wèi zhòng fāng; ǒu zhī bù qù zé fǎn zuǒ yǐ qǔ zhī, suǒwèi hánrè wēn liáng fǎn cóng qí bìng yě. 奇之不去則偶之，是謂重方；偶之不去則反佐以取之，
所謂寒熱溫涼反從其病也。/奇之不去则偶之，是谓重方；偶之不去则反佐以取之，所谓寒热温凉反从其病也。
dì yuē: shàn. bìng shēng yú běn, yú zhī zhī yǐ. shēng yú biāo zhě, zhì zhī nàihé? 帝曰：善。病生於本，餘知之矣。生於標者，治之奈何？/帝曰：善。病生于本，余知之矣。生于标者，治之奈何？
Qíbó yuē: bìng fǎn qí běn, débiāo zhī bìng, zhì fǎn qí běn, débiāo zhī fāng. 岐伯曰：病反其本，得標之病，治反其本，得標之方。/岐伯曰：病反其本，得标之病，治反其本，得标之方。
dì yuē: shàn. liùqì zhī shèng, héyǐ hòu zhī? 帝曰：善。六氣之勝，何以候之？/帝曰：善。六气之胜，何以候之？
Qíbó yuē: chéng qí zhì yě; qīngqì dà lái, zào zhī shèng yě, fēngmù shòu xié, gānbìng shēng yān; rèqì dà lái, huǒ zhī shèng yě, jīn zào shòu xié, fèibìng shēng yān; hánqì dà lái, shuǐ zhī shèng yě, huǒrè shòu xié, xīnbìng shēng yān; shīqi dà lái, tǔ zhī shèng yě, hán shuǐ shòu xié, shènbìng shēng yān; fēngqì dà lái, mù zhī shèng yě, tǔ shī shòu xié píbìng shēng yān. suǒwèi gǎn xié ér shēng bìng yě. chéng nián zhī xū, zé xié shèn yě. shīshí zhī hé yì xié shèn yě. yù yuè zhī kōng, yì xié shèn yě. zhòng gǎn yú xié, zé bìngwēi yǐ. yǒu shèng zhī qì, qí lái bì fù yě. 岐伯曰：乘其至也；清氣大來，燥之勝也，風木受邪，肝病生焉；熱氣大來，火之勝也，金燥受邪，肺病生焉；寒氣大來，水之勝也，火熱受邪，心病生焉；濕氣大來，土之勝也，寒水受邪，腎病生焉；風氣大來，木之勝也，土濕受邪脾病生焉。所謂感邪而生病也。乘年之虛，則邪甚也。失時之和亦邪甚也。遇月之空，亦邪甚也。重感於邪，則病危矣。有勝之氣，其來必復也。/岐伯曰：乘其至也；清气大来，燥之胜也，风木受邪，肝病生焉；热气大来，火之胜也，金燥受邪，肺病生焉；寒气大来，水之胜也，火热受邪，心病生焉；湿气大来，土之胜也，寒水受邪，肾病生焉；风气大来，木之胜也，土湿受邪脾病生焉。所谓感邪而生病也。乘年之虚，则邪甚也。失时之和亦邪甚也。遇月之空，亦邪甚也。重感于邪，则病危矣。有胜之气，其来必复也。
dì yuē: qí mài zhì hérú? 帝曰：其脈至何如？/帝曰：其脉至何如？
Qíbó yuē: jué yīn zhī zhì qí mài xián, shàoyīn zhī zhì qí mài gōu, tàiyīn zhī zhì qí màichén, shàoyáng zhī zhì dà ér fú, yángmíng zhī zhì duǎn ér sè, tàiyáng zhī

zhì dà ér cháng. zhì ér hé zé píng, zhì ér shèn zé bìng, zhì ér fǎn zhě bìng, zhì ér bù zhì zhě bìng, wèi zhì ér zhì zhě bìng. yīn-yáng yì zhě wēi. 岐伯曰：厥陰之至其脈弦，少陰之至其脈鈎，太陰之至其脈沉，少陽之至大而浮，陽明之至短而澀，太陽之至大而長。至而和則平，至而甚則病，至而反者病，至而不至者病，未至而至者病。陰陽易者危。/岐伯曰：厥阴之至其脉弦，少阴之至其脉钩，太阴之至其脉沉，少阳之至大而浮，阳明之至短而涩，太阳之至大而长。至而和则平，至而甚则病，至而反者病，至而不至者病，
未至而至者病。阴阳易者危。
dì yuē: liùqì biāoběn suǒ cóng bù tóng nàihé? 帝曰：
六氣標本所從不同奈何？/帝曰：六气标本所从不同奈何？
Qíbó yuē: qì yǒu cóng běn zhě, yǒu cóng biāoběn zhě, yǒu bù cóng biāoběn zhě yě. 岐伯曰：氣有從本者，有從標本者，有不從標本者也。/岐伯曰：气有从本者，有从标本者，有不从标本者也。
dì yuē: yuàn zú wén zhī. 帝曰：願卒聞之。/帝曰：愿卒闻之。
Qíbó yuē: shàoyáng tàiyīn cóng běn, shàoyīn tàiyáng cóng běn cóng biāo, yángmíng jué yīn bù cóng biāoběn, cóng hū zhōng yě. gù cóng běn zhě huàshēng yú běn, cóng biāoběn zhě yǒu biāoběn zhī huà, cóngzhōng zhě yǐ zhōngqì wéi huà yě. 岐伯曰：少陽太陰從本，少陰太陽從本從標，陽明厥陰不從標本，
從乎中也。故從本者化生於本，從標本者有標本之化，
從中者以中氣為化也。/岐伯曰：少阳太阴从本，少阴太阳从本从标，阳明厥阴不从标本，从乎中也。故从本者化生于本，从标本者有标本之化，从中者以中气为化也。
dì yuē: mài cóng'ér bìng fǎn zhě, qí zhěn hérú? 帝曰：脈從而病反者，
其診何如？/帝曰：脉从而病反者，其诊何如？
Qíbó yuē: mài zhì ér cóng, àn zhī bù gǔ, zhū yáng jiērán. 岐伯曰：脈至而從，按之不鼓，諸陽皆然。/岐伯曰：脉至而从，按之不鼓，诸阳皆然。
dì yuē: zhū yīn zhī fǎn, qí mài hérú? 帝曰：諸陰之反，其脈何如？/帝曰：诸阴之反，其脉何如？
Qíbó yuē: mài zhì ér cóng, àn zhī gǔ shèn'ér shèng yě. 岐伯曰：脈至而從，按之鼓甚而盛也。/岐伯曰：脉至而从，按之鼓甚而盛也。
shìgù bǎibìng zhī qǐ yǒushēng yú běn zhě, yǒushēng yú biāo zhě, yǒushēng yú zhōng-qì zhě, yǒu qǔ běn ér dé zhě, yǒu qǔ biāo ér dé zhě, yǒu qǔzhòng qì ér dé zhě, yǒu qǔ biāoběn ér dé zhě, yǒu nì qǔ ér dé zhě, yǒu cóng qǔ ér dé zhě. nì, zhèng shùn yě, ruò shùn, nì yě. 是故百病之起有生於本者，有生於標者，有生於中氣者，有取本而得者，有取標而得者，有取中氣而得者，有取標本而得者，有逆取而得者，有從取而得者。逆，正順也，若順，逆也。/是故百病之起有生于本者，有生于标者，有生于中气者，有取本而得者，有取标而得者，有取中气而得者，有取标本而得者，有逆取而得者，有从取而得者。逆，正顺也，若顺，逆也。
gù yuē: zhī biāo yǔ běn, yòng zhī bù dài, míngzhī nì shùn, zhèng háng wú wèn, cǐ zhī wèi yě. bù zhī shì zhě, bùzúyǐ yán zhěn, zúyǐ luàn jīng. gù dàyào yuē: cūgōng xīxī, yǐwéi kězhī, yán rè mē yǐ, hán bìng fù shǐ, tóngqì yìxíng, mí zhěn luàn jīng, cǐ zhī wèi yě. 故曰：知標與本，用之不殆，明知逆順，正行無問，此之謂也。不知是者，不足以言診，足以亂經。故大要曰：粗工嘻嘻，以為可知，言熱未已，寒病復始，同氣異形，迷診亂經，
此之謂也。/故曰：知标与本，用之不殆，明知逆顺，正行无问，
此之谓也。不知是者，不足以言诊，足以乱经。故大要曰：粗工嘻嘻，以为可知，言热未已，寒病复始，同气异形，迷诊乱经，此之谓也。
fū biāoběn zhī dào yào ér bó, xiǎo ér dà, kěyǐ yán yī ér zhī bǎibìng zhī hài, yán biāo yǔ běn, yì ér wúsǔn, chá běn yǔ biāo, qì kě lìng tiáo, míngzhī shèng fù, wéi wànmín shì, tiān zhī dào bì yǐ. 夫標本之道要而博，小而大，可以言一而知百病之害，言標與本，易而無損，察本與標，氣可令調，明知勝復，為萬民式，天之道畢矣。/夫标本之道要而博，小而大，可以言一而知百病之害，言标与本，易而无损，察本与标，气可令调，明知胜复，

为万民式，天之道毕矣。
dì yuē: shèng fù zhī biàn, zǎo yàn hérú? 帝曰：勝復之變，早晏何如？/帝曰：胜复之变，早晏何如？
Qíbó yuē: fū suǒ shèngzhě shèng zhì yǐ bìng, bìng yǐ yùn yùn ér fù yǐ méng yě. fū suǒ fùzhě, shèng jìn ér qǐ, dé wèi ér shèn, shèng yǒu wēi shèn, fù yǒu shǎo duō, shèng hé ér hé, shèng xū ér xū, tiān zhī cháng yě. 岐伯曰：夫所勝者勝至已病，病已慍慍而復已萌也。夫所復者，勝盡而起，得位而甚，勝有微甚，復有少多，勝和而和，勝虚而虚，天之常也。/岐伯曰：夫所胜者胜至已病，病已愠愠而复已萌也。夫所复者，胜尽而起，得位而甚，胜有微甚，复有少多，胜和而和，胜虚而虚，天之常也。
dì yuē: shèng fù zhī zuò, dòng bùdàng wèi, huò hòu shí'ér zhì, qí gù héyě? 帝曰：勝復之作，動不當位，或後時而至，其故何也？/帝曰：胜复之作，动不当位，或后时而至，其故何也？
Qíbó yuē: fū qì zhī shēng yǔqí huà shuāi shèng yì yě. hánshǔ wēn liáng shèngshuāi zhī yòng, qí zài sìwéi, gù yáng zhī dòng shǐ yú wēn, shèng yú shǔ; yīn zhī dòng shǐ yú qīng, shèng yú hán; chūn-xià-qiū-dōng gè chà qí fēn. gù dàyào yuē: bǐ chūn zhī nuǎn; wéi xià zhī shǔ; bǐ qiū zhī fèn, wéi dōng zhī nù. jǐn àn sìwéi, chìhòu jiē guī, qí zhōng kějiàn, qí shǐ kězhī, cǐ zhī wèi yě. 岐伯曰：夫氣之生與其化衰盛異也。寒暑溫涼盛衰之用，其在四維，故陽之動始於溫，盛於暑；陰之動始於清，盛於寒；春夏秋冬各差其分。故大要曰：彼春之暖；為夏之暑；彼秋之忿，為冬之怒。謹按四維，斥候皆歸，其終可見，其始可知，此之謂也。/岐伯曰：夫气之生与其化衰盛异也。寒暑温凉盛衰之用，其在四维，故阳之动始于温，盛于暑；阴之动始于清，盛于寒；春夏秋冬各差其分。故大要曰：彼春之暖；为夏之暑；彼秋之忿，为冬之怒。谨按四维，斥候皆归，其终可见，其始可知，此之谓也。
dì yuē: chà yǒushù hū? 帝曰：差有數乎？/帝曰：差有数乎？
Qíbó yuē: yòu fán sānshí dù yě. 岐伯曰：又凡三十度也。/岐伯曰：又凡三十度也。
dì yuē: qí mài yìng jiē hérú? 帝曰：其脈應皆何如？/帝曰：其脉应皆何如？
Qíbó yuē: chà tóng zhèngfǎ, dàishí ér qù yě. mài yào yuē: chūn bù chén, xià bù xián, dōng bù sè, qiū bù shù, shì wèi sì sāi. chén shèn yuē bìng, xián shèn yuē bìng, sè shèn yuē bìng, shù shèn yuē bìng, cānjiàn yuē bìng, fù jiàn yuē bìng, wèi qù ér qù yuē bìng, qù ér bù qù yuē bìng, fǎn zhě sǐ. gù yuē qì zhī xiāng shǒu sī yě, rú quánhéng zhī bude xiāng shī yě. fū yīn-yáng zhī qì qīngjìng, zé shēnghuà zhì, dòng zé kējí qǐ, cǐ zhī wèi yě. 岐伯曰：差同正法，待時而去也。脈要曰：春不沉，夏不弦，冬不濇，秋不數，是謂四塞。沉甚曰病，弦甚曰病，濇甚曰病，數甚曰病，参見曰病，復見曰病，未去而去曰病，去而不去曰病，反者死。故曰氣之相守司也，如權衡之不得相失也。夫陰陽之氣清淨，則生化治，動則苛疾起，此之謂也。/岐伯曰：差同正法，待时而去也。脉要曰：春不沉，夏不弦，冬不涩，秋不数，是谓四塞。沉甚曰病，弦甚曰病，涩甚曰病，数甚曰病，参见曰病，复见曰病，未去而去曰病，去而不去曰病，反者死。故曰气之相守司也，如权衡之不得相失也。夫阴阳之气清净，则生化治，动则苛疾起，此之谓也。
dì yuē: yōumíng hérú? 帝曰：幽明何如？/帝曰：幽明何如？
Qíbó yuē: liǎng yīn jiāo jìn gù yuē yōu, liǎng yáng hé míng gù yuē míng. yōumíng zhī pèi, hánshǔ zhī yì yě. 岐伯曰：兩陰交盡故曰幽，兩陽合明故曰明。幽明之配，寒暑之異也。/岐伯曰：两阴交尽故曰幽，两阳合明故曰明。幽明之配，寒暑之异也。
dì yuē: fēnzhì hérú? 帝曰：分至何如？/帝曰：分至何如？
Qíbó yuē: qì zhì zhī wèi zhì, qìfen zhī wèi fēn. zhì zé qì tóng, fēnzé qì yì, suǒwèi tiān-dì zhī zhèng jì yě. 岐伯曰：氣至之謂至，氣分之謂分。至則氣同，分則氣異，所謂天地之正紀也。/岐伯曰：气至之谓至，气分之谓分。至则气同，分则气异，所谓天地之正纪也。
dì yuē: fūzǐ yán chūnqiū qì shǐ yú qián, dōng xià qì shǐ yú hòu, yú yǐzhī zhī yǐ. rán

liùqì wǎngfù, zhǔ suì bù cháng yě, qí bǔxiè nàihé? 帝曰：夫子言春秋氣始於前，冬夏氣始於後，餘已知之矣。然六氣往復，主歲不常也，其補瀉奈何？/帝曰：夫子言春秋气始于前，冬夏气始于后，余已知之矣。然六气往复，主岁不常也，其补泻奈何？

Qíbó yuē: shàng-xià suǒ zhǔ, suí qí yōu lì, zhèng qí wèi, zé qí yào yě. zuǒyòu tóng fǎ. dàyào yuē: shàoyáng zhī zhǔ, xiān gān hòu xián; yángmíng zhī zhǔ, xiān xīn hòu suān; tàiyáng zhī zhǔ, xiān xián hòu kǔ; jué yīn zhī zhǔ, xiān suān hòu xīn; shàoyīn zhī zhǔ, xiān gān hòu xián; tàiyīn zhī zhǔ, xiān kǔ hòu gān. zuǒ yǐ suǒ lì, zī yǐ suǒ shēng, shì wèi déqì. 岐伯曰：上下所主，隨其攸利，正其味，則其要也。左右同法。大要曰：少陽之主，先甘後咸；陽明之主，先辛後酸；太陽之主，先咸後苦；厥陰之主，先酸後辛；少陰之主，先甘後咸；太陰之主，先苦後甘。佐以所利，資以所生，是謂得氣。/岐伯曰：上下所主，随其攸利，正其味，则其要也。左右同法。大要曰：少阳之主，先甘后咸；阳明之主，先辛后酸；太阳之主，先咸后苦；厥阴之主，先酸后辛；少阴之主，先甘后咸；太阴之主，先苦后甘。佐以所利，资以所生，是谓得气。

dì yuē: shàn. fū bǎibìng zhī shēng yě, jiē shēng yú fēnghán shǔshī zàohuǒ, yǐ zhī huà zhī biàn yě. jīng yán shèng zhě xiè zhī, xū zé bǔ zhī, yú xī Yīfāng shì, ér fāngshì yòng zhī shàng wèi néng shíquán, yú yù lìng yàodào bì xíng, fúgǔxiāngyìng, yóu bá cì xuě hàn, gōngqiǎo shénshèng, kě dé wén hū? 帝曰：善。夫百病之生也，皆生於風寒暑濕燥火，以之化之變也。經言盛者瀉之，虛則補之，餘錫以方士，而方士用之尚未能十全，餘欲令要道必行，桴鼓相應，猶拔刺雪汗，工巧神聖，可得聞乎？/帝曰：善。夫百病之生也，皆生于风寒暑湿燥火，以之化之变也。经言盛者泻之，虚则补之，余锡以方士，而方士用之尚未能十全，余欲令要道必行，桴鼓相应，犹拔刺雪汗，工巧神圣，可得闻乎？

Qíbó yuē: shěnchá bìngjī, wú shī qì yí, cǐ zhī wèi yě. 岐伯曰：審察病機，無失氣宜，此之謂也。/岐伯曰：审察病机，无失气宜，此之谓也。

dì yuē: yuàn wén bìngjī hérú? 帝曰：願聞病機何如？/帝曰：愿闻病机何如？

Qíbó yuē: zhū fēng diàoxuàn, jiē shǔyú gān; zhū hán shōu yǐn, jiē shǔyú shèn; zhū qì fèn yù, jiē shǔyú fèi; zhū shī zhǒng mǎn, jiē shǔyú pí; zhū rè mào zhì, jiē shǔyú huǒ; zhū tòngyǎng chuāng, jiē shǔyú xīn; zhū jué gù xiè, jiē shǔyú xià; zhū wěi chuǎn ǒu, jiē shǔyú shàng, zhū jìn gǔ lì. rú sāng shén shǒu, jiē shǔyú huǒ; zhū jìng xiàng qiáng, jiē shǔyú shī; zhū nì chōng shàng, jiē shǔyú huǒ; zhū zhàng fù dà, jiē shǔyú rè; zhū zào kuáng yuè, jiē shǔyú huǒ; zhū bào qiángzhí, jiē shǔyú fēng; zhū bìng yǒushēng, gǔ zhī rú gǔ, jiē shǔyú rè; zhū bìng fū zhǒng, téng suān jīnghài, jiē shǔyú huǒ; zhū zhuǎn fǎn lì, shuǐ yè húnzhuó, jiē shǔyú rè; zhū bìng shuǐ yè, chéngchè qīnglěng, jiē shǔyú hán, zhū ǒutù suān, bào zhù xià pò, jiē shǔyú rè. 岐伯曰：諸風掉眩，皆屬於肝；諸寒收引，皆屬於腎；諸氣膹鬱，皆屬於肺；諸濕腫滿，皆屬於脾；諸熱瞀瘛，皆屬於火；諸痛癢瘡，皆屬於心；諸厥固泄，皆屬於下；諸痿喘嘔，皆屬於上，諸禁鼓栗。如喪神守，皆屬於火；諸痙項強，皆屬於濕；諸逆衝上，皆屬於火；諸脹腹大，皆屬於熱；諸燥狂越，皆屬於火；諸暴強直，皆屬於風；諸病有聲，鼓之如鼓，皆屬於熱；諸病胕腫，疼酸驚駭，皆屬於火；諸轉反戾，水液渾濁，皆屬於熱；諸病水液，澄徹清冷，皆屬於寒，諸嘔吐酸，暴注下迫，皆屬於熱。/岐伯曰：诸风掉眩，皆属于肝；诸寒收引，皆属于肾；诸气膹郁，皆属于肺；诸湿肿满，皆属于脾；诸热瞀瘛，皆属于火；诸痛痒疮，皆属于心；诸厥固泄，皆属于下；诸痿喘呕，皆属于上，诸禁鼓栗。如丧神守，皆属于火；诸痉项强，皆属于湿；诸逆冲上，皆属于火；诸胀腹大，皆属于热；诸燥狂越，皆属于火；诸暴强直，皆属于风；诸病有声，鼓之如鼓，皆属于热；诸病胕肿，疼酸惊骇，皆属于火；诸转反戾，水液浑浊，皆属于热；诸病水液，澄彻清冷，皆属于寒，诸呕吐酸，暴注下迫，皆属于热。

gù dàyào yuē: jǐnshǒu bìngjī, gè sī qí shǔ, yǒu zhě qiú zhī, wú zhě qiú zhī, shèng zhě zé zhī, xū zhě zé zhī, bì xiān wǔshèng, shū qí xuèqì, lìng qí tiáodá, ér zhì hépíng, cǐ zhī wèi yě. 故大要曰：謹守病機，各司其屬，有者求之，無者求之，盛者責之，虛者責之，必先五勝，疏其血氣，令其調達，而致和平，此之謂也。/故大要曰：谨守病机，各司其属，有者求之，无者求之，盛者责之，虚者责之，必先五胜，疏其血气，令其调达，而致和平，此之谓也。

dì yuē: shàn. wǔwèi yīn-yáng zhī yòng hérú? 帝曰：善。五味陰陽之用何如？/帝曰：善。五味阴阳之用何如？

Qíbó yuē: xīn gān fāsàn wéi yáng, suānkǔ yǒng xiè wéi yīn, xián wèi yǒng xiè wéi yīn, dàn wèi shènxiè wéi yáng. liù zhě huò shōu huò sàn, huò huǎn huò jí, huò zào huò rùn huò ruǎn huò jiān, yǐ suǒ lì ér xíng zhī, tiáo qí qìshǐ qí píng yě. 岐伯曰：辛甘發散為陽，酸苦湧泄為陰，鹹味湧泄為陰，淡味滲泄為陽。六者或收或散，或緩或急，或燥或潤或軟或堅，以所利而行之，調其氣使其平也。/岐伯曰：辛甘发散为阳，酸苦涌泄为阴，咸味涌泄为阴，淡味渗泄为阳。六者或收或散，或缓或急，或燥或润或软或坚，以所利而行之，调其气使其平也。

dì yuē: fēi tiáoqì ér dé zhě, zhì zhī nàihé? yǒudú wúdú, hé xiān hé hòu, yuàn wén qí dào. 帝曰：非調氣而得者，治之奈何？有毒無毒，何先何後，願聞其道。/帝曰：非调气而得者，治之奈何？有毒无毒，何先何后，愿闻其道。

Qíbó yuē: yǒudú wúdú, suǒ zhì wéizhǔ, shì dàxiǎo wéi zhì yě. 岐伯曰：有毒無毒，所治為主，適大小為制也。/岐伯曰：有毒无毒，所治为主，适大小为制也。

dì yuē: qǐng yán qí zhì? 帝曰：請言其制？/帝曰：请言其制？

Qíbó yuē: jūn yī chén èr, zhì zhī xiǎo yě; jūn yī chén sān zuǒ wǔ, zhì zhīzhōng yě, jūn yī chén sān zuǒ jiǔ, zhì zhī dà yě. 岐伯曰：君一臣二，制之小也；君一臣三佐五，制之中也，君一臣三佐九，制之大也。/岐伯曰：君一臣二，制之小也；君一臣三佐五，制之中也，君一臣三佐九，制之大也。

hánzhě rè zhī, rè zhě hán zhī, wēi zhě nì zhī, shènzhě cóng zhī, jiān zhě xiāo zhī, kè zhě chú zhī, láo zhě wēn zhī, jié zhě sàn zhī, liú zhě gōng zhī, zào zhě rú zhī, jí zhě huǎn zhī, sàn zhě shōu zhī, sǔn zhě wēn zhī, yì zhě xíng zhī, jīng zhě píng zhī, shàng zhīxià zhī, mó zhī yù zhī, báo zhī jié zhī, kāi zhī fā zhī, shì shì wéi gù. 寒者熱之，熱者寒之，微者逆之，甚者從之，堅者削之，客者除之，勞者溫之，結者散之，留者攻之，燥者濡之，急者緩之，散者收之，損者溫之，逸者行之，驚者平之，上之下之，摩之浴之，薄之劫之，開之發之，適事為故。/寒者热之，热者寒之，微者逆之，甚者从之，坚者削之，客者除之，劳者温之，结者散之，留者攻之，燥者濡之，急者缓之，散者收之，损者温之，逸者行之，惊者平之，上之下之，摩之浴之，薄之劫之，开之发之，适事为故。

dì yuē: hé wèi nì cóng? 帝曰：何謂逆從？/帝曰：何谓逆从？

Qíbó yuē: nì zhě zhèngzhì, cóngzhě fǎnzhì, cóng shǎo cóng duō, guān qí shì yě. 岐伯曰：逆者正治，從者反治，從少從多，觀其事也。/岐伯曰：逆者正治，从者反治，从少从多，观其事也。

dì yuē: fǎnzhì hé wèi? 帝曰：反治何謂？/帝曰：反治何谓？

Qíbó yuē: rè yīn hán yòng, hán yīn rè yòng, sāi yīn sāi yòng, tōng yīn tōngyòng, bì fú qí suǒ zhǔ, ér xiān qí suǒ yīn, qí shǐ zé tóng, qí zhōng zé yì, kě shǐ pò jī, kě shǐ kuì jiān, kě shǐqì hé, kě shǐ bì yǐ. 岐伯曰：熱因寒用，寒因熱用，塞因塞用，通因通用，必伏其所主，而先其所因，其始則同，其終則異，可使破積，可使潰堅，可使氣和，可使必已。/岐伯曰：热因寒用，寒因热用，塞因塞用，通因通用，必伏其所主，而先其所因，其始则同，其终则异，可使破积，可使溃坚，可使气和，可使必已。

dì yuē: shàn. qìtiáo ér dé zhě hérú? 帝曰：善。氣調而得者何如？/帝曰：善。气调而得者何如？

Qíbó yuē: nì zhī cóng zhī, nì ér cóng zhī, cóng'ér nì zhī, shū qì lìng tiáo, zé qí dào yě. 岐伯曰：逆之從之，逆而從之，從而逆之，疏氣令調，則其道也。/岐伯曰：逆之从之，逆而从之，从而逆之，疏气令调，则其道也。

dì yuē: shàn. bìng zhīzhōng wài hérú? 帝

曰：善。病之中外何如？/帝曰：善。病之中外何如？
Qíbó yuē: cóng nèi zhīwài zhě, tiáo qínèi, cóng wài zhīnèi zhě, zhì qíwài; cóng nèi zhīwài ér shèng yú wài zhě, xiān tiáo qínèi érhòu zhì qíwài, cóng wài zhīnèi ér shèng yú nèi zhě, xiān zhì qíwài érhòu tiáo qínèi; Zhōng-wài bù xiāng jí, zé zhì zhǔ bìng. 岐伯曰：從內之外者，調其內，從外之內者，治其外；從內之外而盛於外者，先調其內而後治其外，從外之內而盛於內者，先治其外而後調其內；中外不相及，則治主病。/岐伯曰：从内之外者，调其内，从外之内者，治其外；从内之外而盛于外者，先调其内而后治其外，从外之内而盛于内者，先治其外而后调其内；中外不相及，则治主病。
dì yuē: shàn. huǒrè fù, wùhán fārè, yǒurú nüè zhuàng, huò yī rì fā, huò jiān shù rì fā, qí gù héyě? 帝曰：善。火熱復，惡寒發熱，有如瘧狀，或一日發，或間數日發，其故何也？/帝曰：善。火热复，恶寒发热，有如疟状，或一日发，或间数日发，其故何也？
Qíbó yuē: shèng fù zhī qì, huì yù zhī shí, yǒu duōshao yě. yīnqì duō ér yángqì shǎo, zé qí fā rì yuǎn; yángqì duō ér yīnqì shǎo, zé qí fā rì jìn. cǐ shèng fù xiāng báo, shèngshuāi zhī jié, nüè yì tóng fā. 岐伯曰：勝復之氣，會遇之時，有多少也。陰氣多而陽氣少，則其發日遠；陽氣多而陰氣少，則其發日近。此勝復相薄，盛衰之節，瘧亦同法。/岐伯曰：胜复之气，会遇之时，有多少也。阴气多而阳气少，则其发日远；阳气多而阴气少，则其发日近。此胜复相薄，盛衰之节，疟亦同法。
dì yuē: lùn yán zhì hán yǐ rè, zhì rè yǐ hán, ér fāngshì bù néng fèi shéngmò ér gèngqí dào yě. yǒubìng rè zhě hán zhī ér rè, yǒubìng hánzhě rè zhī ér hán, èrzhě jiē zài, xīn bìng fù qǐ, nàihé zhì? 帝曰：論言治寒以熱，治熱以寒，而方士不能廢繩墨而更其道也。有病熱者寒之而熱，有病寒者熱之而寒，二者皆在，新病復起，奈何治？/帝曰：论言治寒以热，治热以寒，而方士不能废绳墨而更其道也。有病热者寒之而热，有病寒者热之而寒，二者皆在，新病复起，奈何治？
Qíbó yuē: zhū hán zhī ér rè zhě, qǔ zhī yīn; rè zhī ér hán zhě, qǔ zhī yáng; suǒwèi qiú qí shǔ yě. 岐伯曰：諸寒之而熱者，取之陰；熱之而寒者，取之陽；所謂求其屬也。/岐伯曰：诸寒之而热者，取之阴；热之而寒者，取之阳；所谓求其属也。
dì yuē: shàn. fú hán ér fǎn rè, fú rè ér fǎn hán, qí gù héyě? 帝曰：善。服寒而反熱，服熱而反寒，其故何也？/帝曰：善。服寒而反热，服热而反寒，其故何也？
Qíbó yuē: zhì qí wáng qì shìyǐ fǎn yě. 岐伯曰：治其王氣是以反也。/岐伯曰：治其王气是以反也。
dì yuē: bùzhì wáng ér rán zhě héyě? 帝曰：不治王而然者何也？/帝曰：不治王而然者何也？
Qíbó yuē: xī hū zāi wèn yě. bùzhì wǔwèi shǔ yě. fū wǔwèi rù wèi, gè guī suǒxǐ, gōng suān xiān rù gān, kǔ xiān rù xīn, gān xiān rù pí, xīn xiān rù fèi, xián xiān rù shèn, jiǔ ér zēng qì, wùhuà zhī cháng yě. qì zēng ér jiǔ, yāo zhī yóu yě. 岐伯曰：悉乎哉問也。不治五味屬也。夫五味入胃，各歸所喜，攻酸先入肝，苦先入心，甘先入脾，辛先入肺，咸先入腎，久而增氣，物化之常也。氣增而久，夭之由也。/岐伯曰：悉乎哉问也。不治五味属也。夫五味入胃，各归所喜，攻酸先入肝，苦先入心，甘先入脾，辛先入肺，咸先入肾，久而增气，物化之常也。气增而久，夭之由也。
dì yuē: shàn. fāng zhì jūnchén, hé wèi yě? 帝曰：善。方制君臣，何謂也？/帝曰：善。方制君臣，何谓也？
Qíbó yuē: zhǔ bìng zhī wèi jūn, zuǒ jūn zhī wèi chén, yìng chén zhī wèi shǐ, fēi shàngxià sānpǐn zhī wèi yě. 岐伯曰：主病之謂君，佐君之謂臣，應臣之謂使，非上下三品之謂也。/岐伯曰：主病之谓君，佐君之谓臣，应臣之谓使，非上下三品之谓也。
dì yuē: sānpǐn hé wèi? 帝曰：三品何謂？/帝曰：三品何谓？
Qíbó yuē: suǒyǐ míng shàn'è zhī shū guàn yě. 岐伯曰：所以明善惡之殊貫也。/岐伯曰：所以明善恶之殊贯也。
dì yuē: shàn. bìng zhīzhōng wài hérú? 帝曰：善。病之中外何如？/帝曰：善。病之中外何如？
Qíbó yuē: tiáoqì zhī fāng, bì bié yīn-yáng,

dìng qízhōng wài, gè shǒu qí xiāng. nèi zhě nèizhì, wài zhě wài zhì, wēi zhě tiáo zhī, qícì píng zhī, shèng zhě duó zhī, hàn zhě xià zhī, hánrè wēn liáng, shuāi zhī yǐ shǔ, suí qí yōu lì, jǐn dào rú fǎ, wàn jǔ wànquán, qìxuè zhèng píng, cháng yǒu tiānmìng. 岐伯曰：調氣之方，必別陰陽，定其中外，各守其鄉。內者內治，外者外治，微者調之，其次平之，盛者奪之，汗者下之，寒熱溫涼，衰之以屬，隨其攸利，謹道如法，萬舉萬全，氣血正平，長有天命。/岐伯曰：调气之方，必别阴阳，定其中外，各守其乡。内者内治，外者外治，微者调之，其次平之，盛者夺之，汗者下之，寒热温凉，衰之以属，随其攸利，谨道如法，万举万全，气血正平，长有天命。
dì yuē: shàn. 帝曰：善。/帝曰：善。

zhù zhì jiāo lùn piān dì - qīshíwǔ 著至教論篇第七十五/着至教论篇第七十五

Huángdì zuò míngtáng zhào Léigōng ér wèn zhī yuē: zǐ zhī yī zhī dào hū? 黃帝坐明堂召雷公而問之曰：子知醫之道乎？/黄帝坐明堂召雷公而问之曰：子知医之道乎？
Léigōng duì yuē: sòng ér pō néng jiě, jiě ér wèi néng bié, bié ér wèi néng míng, míng ér wèi néng zhāng, zúyǐ zhì qún liáo, bùzú zhì hóuwáng. yuàn dé shòu shù tiān zhī dù, sìshí yīn-yáng hé zhī, bié xīngchén yǔ rìyuè guāng, yǐ zhāng jīng héng, hòushì yì míng, shàng tōng Shénnóng, zhù zhì jiāo, yí yú èr huáng. 雷公對曰：誦而頗能解，解而未能別，別而未能明，明而未能彰，足以治群僚，不足至侯王。願得受樹天之度，四時陰陽合之，別星辰與日月光，以彰經衡，後世益明，上通神農，著至教，疑於二皇。/雷公对曰：诵而颇能解，解而未能别，别而未能明，明而未能彰，足以治群僚，不足至侯王。愿得受树天之度，四时阴阳合之，别星辰与日月光，以彰经衡，后世益明，上通神农，着至教，疑于二皇。
dì yuē: shàn. wú shī zhī, cǐ jiē yīn-yáng biǎolǐ, shàng-xià cí xióng xiāng shū yìng yě. ér dào shàng zhī tiānwén, xià zhī dìlǐ, zhōng zhīrén shì, kěyǐ chángjiǔ, yǐ jiāo zhòngshù, yì bù yí dài, yīdào lùn piān, kě chuán hòushì, kěyǐ wéi bǎo. 帝曰：善。無失之，此皆陰陽表裡，上下雌雄相輸應也。而道上知天文，下知地理，中知人事，可以長久，以教眾庶，亦不疑殆，醫道論篇，可傳後世，可以為寶。/帝曰：善。无失之，此皆阴阳表里，上下雌雄相输应也。而道上知天文，下知地理，中知人事，可以长久，以教众庶，亦不疑殆，医道论篇，可传后世，可以为宝。
Léigōng yuē: qǐngshòu dào fěngsòng yòng jiě. 雷公曰：請受道諷誦用解。/雷公曰：请受道讽诵用解。
dì yuē: zǐ bùwén yīn-yáng chuán hū? yuē: bù zhī. yuē: fū sānyáng tiān wéiyè. shàng-xià wúcháng, hé ér bìng zhì, piān hài yīn-yáng. 帝曰：子不聞陰陽傳乎？曰：不知。曰：夫三陽天為業。上下無常，合而病至，偏害陰陽。/帝曰：子不闻阴阳传乎？曰：不知。曰：夫三阳天为业。上下无常，合而病至，偏害阴阳。
Léigōng yuē: sānyáng mò dāng, qǐng wén qí jiě. 雷公曰：三陽莫當，請聞其解。/雷公曰：三阳莫当，请闻其解。
dì yuē: sānyáng dú zhì zhě, shì sānyáng bìng zhì, bìng zhì rú fēngyǔ, shàng wéi diān jí, xià wéi lòu bìng. wài wúqī, nèi wú zhèng, bùzhōng jīngjì, zhěn wúshàng xià yǐ shū bié. 帝曰：三陽獨至者，是三陽並至，並至如風雨，上為巔疾，下為漏病。外無期，內無正，不中經紀，診無上下以書別。/帝曰：三阳独至者，是三阳并至，并至如风雨，上为巅疾，下为漏病。外无期，内无正，不中经纪，诊无上下以书别。
Léigōng yuē: chén zhì shū yù, shuō yì éryǐ. 雷公曰：臣治疏愈，說意而已。/雷公曰：臣治疏愈，说意而已。
dì yuē: sānyáng zhě zhì yáng yě, jī bìng zé wéi jīng, bìng qǐ jífēng, zhì rú pī（shí lì）, Jiǔqiào jiē sāi, yángqì pāng yì, gān ài hóu sāi. bìng yú yīn zé shàng-xià wúcháng, báo wéi cháng pì, cǐ wèi sānyáng zhí xīn, zuòbudé qǐwò zhě, biàn shēn quán sānyáng zhī bìng. 帝曰：三陽者至陽也，積並則為驚，病起疾風，至如礔（石歷），九竅皆塞，陽氣滂溢，干嗌喉塞。並於陰則上下無常，薄為腸澼，此謂三陽直

心，坐不得起臥者，
便身全三陽之病。/帝曰：三阳者至阳也，积并则为惊，病起疾风，
至如礔（石历），九窍皆塞，阳气滂溢，干嗌喉塞。并于阴则上下无常，薄为肠澼，此谓三阳直心，坐不得起卧者，便身全三阳之病。
qiě yǐ zhī tiānxià, héyǐ bié yīn-yáng, yìng sìshí, hé zhī wǔ háng. 且以知天下，何以別陰陽，應四時，合之五行。/且以知天下，何以别阴阳，应四时，合之五行。
Léigōng yuē: yáng yán bù bié, yīn yán bùlǐ, qǐng qǐ shòu jiě, yǐwéi zhì dào. 雷公曰：陽言不別，陰言不理，請起受解，以為至道。/雷公曰：阳言不别，阴言不理，请起受解，以为至道。
dì yuē: zǐ ruò shòu chuán, bù zhī hé zhì dào yǐ huò shī jiāo, yǔ zǐ zhì dào zhī yào. bìng shāng wǔzàng, jīngǔ yǐ xiāo, zǐ yán bùmíng bù bié, shì shìzhǔ xué jìn yǐ. shèn qiě jué, wǎn wǎn rìmù, cóngróng bùchū, rénshì bù yīn. 帝曰：子若受傳，不知合至道以惑師教，語子至道之要。病傷五臟，筋骨以消，子言不明不別，
是世主學盡矣。腎且絕，惋惋日暮，從容不出，人事不殷。/帝曰：子若受传，
不知合至道以惑师教，
语子至道之要。病伤五脏，筋骨以消，子言不明不别，是世主学尽矣。肾且绝，惋惋日暮，从容不出，人事不殷。

shì cóngróng lùn dì - qīshíliù 示從容論第七十六/示从容论第七十六

Huángdì yàn zuò, zhào Léigōng ér wèn zhī yuē: rǔ shòu shù sòng shū zhě, ruò néng lǎn guān zá xué, jíyú bǐ lèi, tōng hé dàoli, wéi yú yán zǐ suǒzhǎng, wǔzàngliùfǔ, dǎn wèi dàxiǎo cháng, pí bāo pángguāng, nǎo-suǐ tì tuò, kūqì bēi'āi, shuǐ suǒ cóng xíng, cǐ jiē rén zhī suǒ shēng, zhì zhīguò shī, zǐ wù míng zhī, kěyǐ shíquán, jí bù néng zhī, wéi shì suǒ yuàn. 黃帝燕坐，召雷公而問之曰：汝受術誦書者，若能覽觀雜學，及於比類，通合道理，為餘言子所長，五臟六腑，膽胃大小腸，脾胞膀胱，腦髓涕唾，哭泣悲哀，水所從行，此皆人之所生，治之過失，子務明之，可以十全，即不能知，為世所怨。/黄帝燕坐，召雷公而问之曰：汝受术诵书者，若能览观杂学，及于比类，通合道理，为余言子所长，五脏六腑，胆胃大小肠，脾胞膀胱，脑髓涕唾，哭泣悲哀，水所从行，此皆人之所生，治之过失，子务明之，可以十全，即不能知，为世所怨。
Léigōng yuē: chén qǐng sòng mài jīng shàng-xià piān, shèn zhòngduō yǐ. biéyì bǐ lèi, yóu wèi néng yǐ shíquán, yòu ān zúyǐ míng zhī? 雷公曰：臣請誦脈經上下篇，甚眾多矣。別異比類，猶未能以十全，又安足以明之？/雷公曰：臣请诵脉经上下篇，甚众多矣。别异比类，犹未能以十全，又安足以明之？
dì yuē: zǐ bié shì tōng wǔzàng zhī guò, liù-fǔ zhī suǒ bùhé, zhēn shí zhī bài, dúyào suǒ yí, tāngyè zīwèi, jù yán qí zhuàng, xī yán yǐ duì, qǐngwèn bù zhī. 帝曰：子別試通五臟之過，六腑之所不和，針石之敗，毒藥所宜，湯液滋味，具言其狀，悉言以對，請問不知。/帝曰：子别试通五脏之过，六腑之所不和，针石之败，毒药所宜，汤液滋味，具言其状，悉言以对，请问不知。
Léigōng yuē: gān xū、shènxū、píxū jiē lìngrén tǐzhòng fán yuān, dāng tóudú yào, cì jiǔ biānshí tāngyè, huò yǐ huò bùyǐ, yuàn wén qí jiě. 雷公曰：肝虛、腎虛、脾虛皆令人體重煩冤，當投毒藥，刺灸砭石湯液，或已或不已，願聞其解。/雷公曰：肝虚、肾虚、脾虚皆令人体重烦冤，当投毒药，刺灸砭石汤液，或已或不已，愿闻其解。
dì yuē: gōng héniián zhī cháng, ér wèn zhī shǎo, yú zhēn wèn yǐ zì miù yě. 帝曰：公何年之長，而問之少，餘真問以自謬也。/帝曰：公何年之长，而问之少，余真问以自谬也。
wú wèn zǐ yǎomíng, zǐ yán shàng-xià piān yǐ duì, héyě? 吾問子窈冥，子言上下篇以對，何也？/吾问子窈冥，子言上下篇以对，何也？
fū píxū fú sì fèi, shèn xiǎo fú sì pí, gān jí chén sàn sì shèn, cǐ jiē gōng zhī suǒ shí luàn yě, rán cóng kè dé zhī. 夫脾虛浮似肺，腎小浮似脾，肝急沉散似腎，此皆工之所時亂也，然從客得之。/夫脾虚浮似肺，肾小浮似脾，肝急沉散似肾，此皆工之所时乱也，然从客得之。
ruòfú sān zāngtǔ mù shuǐ cān jū, cǐ tóngzǐ zhī suǒzhī, wèn zhī héyě? 若夫三髒土木

水参居，此童子之所知，問之何也？/若夫三脏土木水参居，此童子之所知，问之何也？

Léigōng yuē: yúcǐ yǒu rén, tóutòng、jīn luán、gǔ zhòng, qiè rán shǎo qì, yuě、yī、fùmǎn、shí jīng bù shì wò, cǐ hé zàng zhī fā yě? mài fú ér xián, qiē zhī shí jiān, bù zhī qí jiě, fù wèn suǒyǐ sān zàng zhě, yǐ zhī qí bǐ lèi yě. 雷公曰：於此有人，頭痛、筋攣、骨重，怯然少氣，噦、噫、腹滿、時驚不嗜臥，此何髒之發也？脈浮而弦，切之石堅，不知其解，復問所以三髒者，以知其比類也。/雷公曰：于此有人，头痛、筋挛、骨重，怯然少气，哕、噫、腹满、时惊不嗜卧，此何脏之发也？脉浮而弦，切之石坚，不知其解，复问所以三脏者，以知其比类也。

dì yuē: fū cóngróng zhī wèi yě, fū niánzhǎng zé qiú zhī yú fǔ, niánshào zé qiú zhī yú jīng, niánzhuàng zé qiú zhī yú zàng. jīn zǐ suǒ yán, jiē shī bā fēng wǎn rè, wǔzàng xiāo shuò, chuán xié xiāng shòu. fū fú ér xián zhě, shì shèn bùzú yě; chén ér shí zhě, shì shèn qì nèizhāo yě; qiè rán shǎo qì zhě, shì shuǐdào bùxíng, xíngqì xiāosuǒ yě. késou fán yuān zhě, shì shèn qì zhī nì yě. yī rén zhī qì, bìng zài yī zàng yě. ruò yán sān zàng jù xíng, bù zài fǎ yě. 帝曰：夫從容之謂也，夫年長則求之於腑，年少則求之於經，年壯則求之於髒。今子所言，皆失八風菀熱，五臟消爍，傳邪相受。夫浮而弦者，是腎不足也；沉而石者，是腎氣內著也；怯然少氣者，是水道不行，形氣消索也。咳嗽煩冤者，是腎氣之逆也。一人之氣，病在一髒也。若言三髒俱行，不在法也。/帝曰：夫从容之谓也，夫年长则求之于腑，年少则求之于经，年壮则求之于脏。今子所言，皆失八风菀热，五脏消烁，传邪相受。夫浮而弦者，是肾不足也；沉而石者，是肾气内着也；怯然少气者，是水道不行，形气消索也。咳嗽烦冤者，是肾气之逆也。一人之气，病在一脏也。若言三脏俱行，不在法也。

Léigōng yuē: yúcǐ yǒu rén, sìzhī jiě duò, chuǎnké xuè xiè, ér yú zhěn zhī yǐwéi shāng fèi, qièmài fú dà ér jǐn, yú bùgǎn zhì. cūgōng xià biānshí, bìngyù, duō chū xuè, xuè zhǐ shēn qīng, cǐ hé wù yě? 雷公曰：於此有人，四肢解墮，喘咳血泄，而愚診之以為傷肺，切脈浮大而緊，愚不敢治。粗工下砭石，病癒，多出血，血止身輕，此何物也？/雷公曰：于此有人，四肢解堕，喘咳血泄，而愚诊之以为伤肺，切脉浮大而紧，愚不敢治。粗工下砭石，病愈，多出血，血止身轻，此何物也？

dì yuē: zǐ suǒ néng zhì, zhī yì zhòngduō, yǔ cǐ bìng shī yǐ. pì yǐ hóngfēi、yì chōng yú tiān. 帝曰：子所能治，知亦眾多，與此病失矣。譬以鴻飛、亦沖於天。/帝曰：子所能治，知亦众多，与此病失矣。譬以鸿飞、亦冲于天。

fū jīng rén zhī zhìbìng, xúnfǎ shǒu dù, yuán wù bǐ lèi, huà zhī míngmíng, xún shàng jí xià, hébì shǒu shèng. 夫經人之治病，循法守度，援物比類，化之冥冥，循上及下，何必守聖。/夫经人之治病，循法守度，援物比类，化之冥冥，循上及下，何必守圣。

jīn fū mài fú dà xū zhě, shì píqi zhīwài jué, qù wèi wài guī yángmíng yě. 今夫脈浮大虛者，是脾氣之外絕，去胃外歸陽明也。/今夫脉浮大虚者，是脾气之外绝，去胃外归阳明也。

fū èr huǒ bùshèng Sānshuǐ, shìyǐ mài luàn ér wúcháng yě. 夫二火不勝三水，是以脈亂而無常也。/夫二火不胜三水，是以脉乱而无常也。

sì zhī jiě duò, cǐ pí jīng zhī bùxíng yě. chuǎnké zhě, shì shuǐqì bìng yángmíng yě. xuè xiè zhě, mài jí xuè wú suǒ xíng yě. ruòfú yǐwéi shāng fèi zhě, yóu shī yǐ kuáng yě. bù yǐn bǐ lèi, shì zhī bùmíng yě. 四支解墮，此脾精之不行也。喘咳者，是水氣並陽明也。血泄者，脈急血無所行也。若夫以為傷肺者，由失以狂也。不引比類，是知不明也。/四支解堕，此脾精之不行也。喘咳者，是水气并阳明也。血泄者，脉急血无所行也。若夫以为伤肺者，由失以狂也。不引比类，是知不明也。

fū shāng fèi zhě, píqi bù shǒu, wèi qì bùqīng, jīng qì bù wèi shǐ, zhēn zàng huài jué, jīngmài bàng jué, wǔzàng lòuxiè, bù nǜ zé ǒu, cǐ èrzhě bù xiānglèi yě. 夫傷肺者，脾氣不守，胃氣不清，經氣不為使，真髒壞決，經脈傍絕，五臟漏泄，不衄則嘔，此二者不相類也。/夫伤肺者，脾气

不守，胃气不清，经气不为使，真脏坏决，经脉傍绝，五脏漏泄，不衄则呕，此二者不相类也。
pìrú tiān zhī-wú xíng, dì zhī-wú lǐ, bái yǔ hēi xiāngqù yuǎn yǐ. 譬如天之無形，地之無理，白與黑相去遠矣。/譬如天之无形，地之无理，白与黑相去远矣。
shì shī wǒ guò yǐ, yǐ zǐ zhī zhī, gù bù gào zǐ, míng yǐn bǐ lèi cóngróng, shìyǐ míng yuē zhěn qīng, shì wèi zhì dào yě. 是失我過矣，以子知之，故不告子，明引比類從容，是以名曰診輕，是謂至道也。/是失我过矣，以子知之，故不告子，明引比类从容，是以名曰诊轻，是谓至道也。

shū wǔ guò lùn piān dì - qīshíqī 疏五過論篇第七十七/疏五过论篇第七十七
Huángdì yuē: wūhū yuǎn zāi! mǐn mǐn hū ruò shì shēnyuān, ruò yíng fúyún, shì shēnyuān shàngkě cè, yíng fúyún mòzhī qí jì, shèngrén zhī shù, wéi wànmín shì, lùn cái zhì yì, bì yǒu fǎzé, xún jīng shǒu shù, àn xún yīshì, wéi wànmín fù. gùshi yǒu wǔ guò sì dé, rǔ zhī zhī hū? 黃帝曰：嗚呼遠哉！閔閔乎若視深淵，若迎浮雲，視深淵尚可測，迎浮雲莫知其際，聖人之術，為萬民式，論裁志意，必有法則，循經守數，按循醫事，為萬民副。故事有五過四德，汝知之乎？/黄帝曰：呜呼远哉！闵闵乎若视深渊，若迎浮云，视深渊尚可测，迎浮云莫知其际，圣人之术，为万民式，论裁志意，必有法则，循经守数，按循医事，为万民副。故事有五过四德，汝知之乎？
Léigōng bìxí zàibài yuē: chén niányòu xiǎo, méng yú yǐ huò, bùwén wǔ guò yǔ sì dé, bǐ lèi xíng míng, xū yǐn qí jīng, xīn wú suǒ duì. 雷公避席再拜曰：臣年幼小，蒙愚以惑，不聞五過與四德，比類形名，虛引其經，心無所對。/雷公避席再拜曰：臣年幼小，蒙愚以惑，不闻五过与四德，比类形名，虚引其经，心无所对。
dì yuē: fán wèi zhěnbìng zhě, bì wèn cháng guì hòu jiàn, suī bùzhōng xié, bìng cóng nèi shēng, míng yuē tuō yíng. cháng fù hòu tān, míng yuē shī jīng, wǔqì liúlián, bìng yǒusuǒ bìng. yī gōng zhěn zhī, bù zài zàngfǔ, bùbiàn qū xíng, zhěn zhī ér yí, bù zhī bìng míng, shēntǐ rì jiǎn, qìxū wú jīng, bìng shēn wú qì, sǎsǎ rán shí jīng. bìng shēn zhě, yǐ qíwài hào yú wèi, nèi duó yú róng. liánggōng suǒ shī, bù zhī bìngqíng, cǐ yì zhì zhī yī guò yě. 帝曰：凡未診病者，必問嘗貴後賤，雖不中邪，病從內生，名曰脫營。嘗富後貪，名曰失精，五氣留連，病有所並。醫工診之，不在臟腑，不變軀形，診之而疑，不知病名，身體日減，氣虛無精，病深無氣，灑洒然時驚。病深者，以其外耗於衛，內奪於榮。良工所失，不知病情，此亦治之一過也。/帝曰：凡未诊病者，必问尝贵后贱，虽不中邪，病从内生，名曰脱营。尝富后贪，名曰失精，五气留连，病有所并。医工诊之，不在脏腑，不变躯形，诊之而疑，不知病名，身体日减，气虚无精，病深无气，洒洒然时惊。病深者，以其外耗于卫，内夺于荣。良工所失，不知病情，此亦治之一过也。
fán yù zhěnbìng zhě, bì wèn yǐnshí jūchù, bào lè bào kǔ, shǐ lè hòu kǔ, jiē shāng jīngqì. jīngqì jié jué, xíngtǐ huǐjǔ. bàonù shāng yīn, bào xǐ shāng yáng. jué qìshàng xíng, mǎn mài qù xíng. yú yīzhì zhī, bù zhī bǔxiè, bù zhī bìngqíng, jīnghuá rì tuō, xiéqì nǎi bìng, cǐ zhì zhī èrguò yě. 凡欲診病者，必問飲食居處，暴樂暴苦，始樂後苦，皆傷精氣。精氣竭絕，形體毀沮。暴怒傷陰，暴喜傷陽。厥氣上行，滿脈去形。愚醫治之，不知補瀉，不知病情，精華日脫，邪氣乃並，此治之二過也。/凡欲诊病者，必问饮食居处，暴乐暴苦，始乐后苦，皆伤精气。精气竭绝，形体毁沮。暴怒伤阴，暴喜伤阳。厥气上行，满脉去形。愚医治之，不知补泻，不知病情，精华日脱，邪气乃并，此治之二过也。
shàn wéi mài zhě, bì yǐ bǐ lèi、qí héng, cóngróng zhī zhī, wéi gōng ér bù zhīdao, cǐ zhěn zhī bùzú guì, cǐ zhì zhī Sānguò yě. 善為脈者，必以比類、奇恆，從容知之，為工而不知道，此診之不足貴，此治之三過也。/善为脉者，必以比类、奇恒，从容知之，为工而不知道，此诊之不足贵，此治之三过也。
zhěn yǒu sān cháng, bì wèn guìjiàn, fēngjūn bài shāng, jí yù hóuwáng? gù guì tuō

shì, suī bùzhōng xié, jīngshén nèishāng, shēn bì bài wáng. 診有三常，必問貴賤，封君敗傷，及欲侯王？故貴脫勢，雖不中邪，精神內傷，身必敗亡。/诊有三常，必问贵贱，封君败伤，及欲侯王？故贵脱势，虽不中邪，精神内伤，身必败亡。
shǐ fù hòu pín, suī bù shāng xié, pí jiāo jīn qū, wěibì wéi luán, yī bù néng yán, bù néng dòng shén, wài wéi róuruò, luàn zhì shīcháng, bìng bù néng yí, zé yīshì bùxíng, cǐ zhì zhī sì guò yě. 始富後貧，雖不傷邪，皮焦筋屈，痿躄為攣，醫不能嚴，不能動神，外為柔弱，亂至失常，病不能移，則醫事不行，此治之四過也。/始富后贫，虽不伤邪，皮焦筋屈，痿躄为挛，医不能严，不能动神，外为柔弱，乱至失常，病不能移，则医事不行，此治之四过也。
fán zhěn zhě, bì zhī zhōngshǐ, yǒu zhī yú xù, qièmài wènmíng, dāng hé nán-nǚ. 凡診者，必知終始，有知餘緒，切脈問名，當合男女。/凡诊者，必知终始，有知余绪，切脉问名，当合男女。
líjué wǎn jié, yōukǒng xǐ-nù, wǔzàng kōng-xū, xuèqì lí shǒu, gōng bù néng zhī, hé shù zhī yǔ. 離絕菀結，憂恐喜怒，五臟空虛，血氣離守，工不能知，何術之語。/离绝菀结，忧恐喜怒，五脏空虚，血气离守，工不能知，何术之语。
cháng fù dà shāng, zhǎn jīn jué mài, shēntǐ fù xíng, lìng zé bùxī, gù shāng bài jié, liú báo guī yáng, nóng jī hánrè. cūgōng zhì zhī, jí cì yīn-yáng, shēntǐ jiěsàn, sì zhī zhuànjīn, sǐ rì yǒuqī, yī bù néng míng, bùwèn suǒ fā, wéi yán sǐ rì, yì wéi cūxīn, cǐ zhì zhī wǔ guò yě. 嘗富大傷，斬筋絕脈，身體復行，令澤不息，故傷敗結，留薄歸陽，膿積寒熱。粗工治之，亟刺陰陽，身體解散，四支轉筋，死日有期，醫不能明，不問所發，惟言死日，亦為粗心，此治之五過也。/尝富大伤，斩筋绝脉，身体复行，令泽不息，故伤败结，留薄归阳，脓积寒热。粗工治之，亟刺阴阳，身体解散，四支转筋，死日有期，医不能明，不问所发，惟言死日，亦为粗心，此治之五过也。
fán cǐ wǔzhě, jiē shòu shù bùtōng, rénshì bùmíng yě. 凡此五者，皆受術不通，人事不明也。/凡此五者，皆受术不通，人事不明也。
gù yuē: shèngrén zhī zhìbìng yě, bì zhī tiāndì yīn-yáng, sìshí jīngjì, wǔzàngliùfǔ, cí xióng biǎolǐ. cì jiǔ biānshí, dúyào suǒ zhǔ, cóngróng rénshì, yǐ míngjīng dào, guìjiàn tān fù, gè yì pǐn lǐ, wèn niánshào cháng yǒng jù zhī lǐ shěn yú fēn bù, zhī bìng běn shǐ, bā zhèng jiǔ hòu, zhěn bì fù yǐ. 故曰：聖人之治病也，必知天地陰陽，四時經紀，五臟六腑，雌雄表裡。刺灸砭石，毒藥所主，從容人事，以明經道，貴賤貪富，各異品理，問年少長勇懼之理審於分部，知病本始，八正九候，診必副矣。/故曰：圣人之治病也，必知天地阴阳，四时经纪，五脏六腑，雌雄表里。刺灸砭石，毒药所主，从容人事，以明经道，贵贱贪富，各异品理，问年少长勇惧之理审于分部，知病本始，八正九候，诊必副矣。
zhìbìng zhī dào, qì nèi wéi bǎo, xún qiú qí lǐ, qiúzhībùdé, guò zài biǎolǐ. 治病之道，氣內為寶，循求其理，求之不得，過在表裡。/治病之道，气内为宝，循求其理，求之不得，过在表里。
shǒu shùjù zhì, wú shī shù lǐ, néngxíng cǐ shù, zhōngshēn bù dài. 守數據治，無失俞理，能行此術，終身不殆。/守数据治，无失腧理，能行此术，终身不殆。
bù zhī shù lǐ, wǔzàng wǎn rè, yōng fā liùfǔ. zhěnbìng bù shěn, shì wèi shīcháng, jǐn-shǒu cǐ zhì, yǔ jīng xiāng míng. 不知俞理，五臟菀熱，癰發六腑。診病不審，是謂失常，謹守此治，與經相明。/不知腧理，五脏菀热，痈发六腑。诊病不审，是谓失常，谨守此治，与经相明。
shàng jīng xià jīng, kuíduó yīn-yáng, qí héng wǔzhōng, jué yǐ míngtáng, shěn yú shǐzhōng, kěyǐ héngxíng. 上經下經，揆度陰陽，奇恆五中，決以明堂，審於始終，可以橫行。/上经下经，揆度阴阳，奇恒五中，决以明堂，审于始终，可以横行。

zhēng sì shī lùn piān dì - qīshíbā 徵四失論篇第七十八/徵四失论篇第七十八

Huángdì zài míngtáng, Léigōng shì zuò. 黄帝在明堂，雷公侍坐。/黄帝在明堂，雷公侍坐。

Huángdì yuē: fūzǐ suǒ tōngshū, shòushì zhòngduō yǐ. shì yán dé-shī zhī yì, suǒyǐ dé zhī, suǒyǐ shī zhī. 黃帝曰：夫子所通書，受事眾多矣。試言得失之意，所以得之，所以失之。/黄帝曰：夫子所通书，受事众多矣。试言得失之意，所以得之，所以失之。

Léigōng duì yuē: xún jīngshòu yè, jiē yán shíquán, qí shí yǒuguò shī zhě, qǐng wén qí shì jiě yě. 雷公對曰：循經受業，皆言十全，其時有過失者，請聞其事解也。/雷公对曰：循经受业，皆言十全，其时有过失者，请闻其事解也。

dì yuē: zǐ niánshào, zhì wèijí xié, jiāng yán yǐ zá hé yé. fū jīngmài shí'èr、luòmài sānbǎi liùshíwǔ, cǐ jiē rén zhī suǒ míngzhī, gōng zhī suǒ xún yòng yě. suǒyǐ bù shíquán zhě. jīngshén bùzhuān, zhì yì bùlǐ, wài nèi xiāng shī, gù shí yí dài. 帝曰：子年少，智未及邪，將言以雜合耶。夫經脈十二、絡脈三百六十五，此皆人之所明知，
工之所循用也。所以不十全者。精神不專，志意不理，外內相失，
故時疑殆。/帝曰：子年少，智未及邪，将言以杂合耶。夫经脉十二、络脉三百六十五，此皆人之所明知，工之所循用也。所以不十全者。精神不专，志意不理，外内相失，故时疑殆。

zhěn bù zhī yīn-yáng nì cóng zhī lǐ, cǐ zhì zhī yī shī yǐ. 診不知陰陽逆從之理，此治之一失矣。/诊不知阴阳逆从之理，此治之一失矣。

shòu shī bù zú, wàng zuò zá shù, miùyán wéi dào, gēngmíng zì gōng, wàng yòng biānshí、hòu yí shēn jiù, cǐ zhì zhī èr shī yě. 受師不卒，妄作雜術，謬言為道，更名自功，妄用砭石、後遺身咎，此治之二失也。/受师不卒，妄作杂术，谬言为道，更名自功，妄用砭石、后遗身咎，此治之二失也。

bùshì pín-fù guìjiàn zhī jū, zuò zhī bóhòu, xíng zhī hán wēn, bùshì yǐnshí zhī yí, bù biéren zhī yǒng qiè, bù zhī bǐ lèi, zúyǐ zì luàn, bùzúyǐ zìmíng, cǐ zhì zhī sān shī yě. 不適貧富貴賤之居，坐之薄厚，形之寒溫，不適飲食之宜，不別人之勇怯，不知比類，足以自亂，不足以自明，此治之三失也。/不适贫富贵贱之居，坐之薄厚，形之寒温，不适饮食之宜，不别人之勇怯，不知比类，足以自乱，不足以自明，此治之三失也。

zhěnbìng bùwèn qí shǐ, yōuhuàn yǐnshí zhī shījié, qǐjū zhīguò dù, huò shāng yú dú, bù xiān yán cǐ, zú chí cùnkǒu, hé bìng néng zhōng, wàngyán zuò míng, wéi cū suǒ qióng, cǐ zhì zhī sì shī yě. 診病不問其始，憂患飲食之失節，起居之過度，或傷於毒，不先言此，卒持寸口，何病能中，妄言作名，為粗所窮，此治之四失也。/诊病不问其始，忧患饮食之失节，起居之过度，或伤于毒，不先言此，卒持寸口，何病能中，妄言作名，为粗所穷，此治之四失也。

shìyǐ shìrén zhī yǔ zhě, chí qiān lǐ zhī wài, bùmíng chǐcun zhī lùn, zhěn wúrén shì, zhì shù zhī dào, cóngróng zhī bǎo. 是以世人之語者，馳千里之外，不明尺寸之論，診無人事，治數之道，從容之葆。/是以世人之语者，驰千里之外，不明尺寸之论，诊无人事，治数之道，从容之葆。

zuò chí cùnkǒu, zhěn bùzhōng wǔ mài, bǎibìng suǒqǐ, shǐ yǐ zì yuàn, yí shī qí jiù, shìgù zhì bù néng xúnlǐ, qì shù yú shì, wàng zhì shí yù, yú xīn zìdé. 坐持寸口，診不中五脈，百病所起，始以自怨，遺師其咎，是故治不能循理，棄術於市，妄治時愈，愚心自得。/坐持寸口，诊不中五脉，百病所起，始以自怨，遗师其咎，是故治不能循理，弃术于市，妄治时愈，愚心自得。

wūhū, yǎo yǎomíng míng, shúzhī qí dào. dào zhī dà zhě, nǐyú tiāndì, pèi yú sì hǎi, rǔ bù zhīdào zhī yù, shòu yǐ míng wéi huì. 嗚呼，窈窈冥冥，孰知其道。道之大者，擬於天地，配於四海，汝不知道之諭，受以明為晦。/呜呼，窈窈冥冥，孰知其道。道之大者，拟于天地，配于四海，汝不知道之谕，受以明为晦。

yīn-yáng lèi lùn piān dì - qīshíjiǔ 陰陽類論篇第七十九/阴阳类论篇第七十九

mèngchūn shǐ zhì, Huángdì yàn zuò lín guān bājí, zhèng bā fēng zhī qì, ér wèn Léigōng yuē: yīn-yáng zhīlèi, jīngmài zhī dào, wǔzhōng suǒ zhǔ, hé zàng zuì guì. 孟春始至，黃帝燕坐臨觀八極，正八風之氣，而問雷公曰：陰陽之類，經脈之道，五中所主，何髒最貴。/孟春始至，黄帝燕

坐临观八极，正八风之气，而问雷公曰：阴阳之类，经脉之道，五中所主，何脏最贵。

Léigōng duì yuē: chūn jiǎ yǐ qīng, zhōng zhǔ gān, zhì qīshí'èr rì, shì mài zhī zhǔ shí, chén yǐ qí zàng zuì guì. 雷公對曰：春甲乙青，中主肝，治七十二日，是脈之主時，臣以其髒最貴。/雷公对曰：春甲乙青，中主肝，治七十二日，是脉之主时，臣以其脏最贵。

dì yuē: què niàn shàng-xià jīng, yīn-yáng cóngróng, zǐ suǒ yán guì, zuì qí xià yě. 帝曰：卻念上下經，陰陽從容，子所言貴，最其下也。/帝曰：却念上下经，阴阳从容，子所言贵，最其下也。

Léigōng zhì zhāiqī rì, dàn fù shì zuò. 雷公至齋七日，旦復侍坐。/雷公至斋七日，旦复侍坐。

dì yuē: sānyáng wéi jīng, èr yáng wéi wéi, yī yáng wéi yóu bù, cǐ zhī wǔzàng zhōngshǐ. sānyáng wéi biǎo, èr yīn wéi lǐ, yī yīn zhì jué, zuò shuòhuì, què jù hé yǐ zhèng qí lǐ. 帝曰：三陽為經，二陽為維，一陽為遊部，此知五臟終始。三陽為表，二陰為裡，一陰至絕，作朔晦，卻具合以正其理。/帝曰：三阳为经，二阳为维，一阳为游部，此知五脏终始。三阳为表，二阴为里，一阴至绝，作朔晦，却具合以正其理。

Léigōng yuē: shòuyè wèi néng míng? 雷公曰：受業未能明？/雷公曰：受业未能明？

dì yuē: suǒwèi sānyáng zhě, tàiyáng wéi jīng. sānyáng mài zhì shǒu tàiyīn, xián fú ér bù chén, jué yǐ dù, chá yǐ xīn, hé zhī yīn-yáng zhī lùn. suǒwèi èr yáng zhě yángmíng yě, zhì shǒu tàiyīn, xián ér chén jí bù gǔ, jiǒng zhì yǐ bìng jiē sǐ. yī yáng zhě shàoyáng yě, zhì shǒu tàiyīn shàng lián rén yíng, xián jí xuán bùjué, cǐ shàoyáng zhī bìng yě, zhuān yīn zé sǐ. 帝曰：所謂三陽者，太陽為經。三陽脈至手太陰，弦浮而不沉，決以度，察以心，合之陰陽之論。所謂二陽者陽明也，至手太陰，弦而沉急不鼓，炅至以病皆死。一陽者少陽也，至手太陰上連人迎，弦急懸不絕，此少陽之病也，專陰則死。/帝曰：所谓三阳者，太阳为经。三阳脉至手太阴，弦浮而不沉，决以度，察以心，合之阴阳之论。所谓二阳者阳明也，至手太阴，弦而沉急不鼓，炅至以病皆死。一阳者少阳也，至手太阴上连人迎，弦急悬不绝，此少阳之病也，专阴则死。

sān yīn zhě, Liùjīng zhī suǒ zhǔ yě. jiāo yú tàiyīn、fú gǔ bù fú, shàngkōng zhìxīn. èr yīn zhì fèi, qí qì guī pángguāng, wài lián píwèi. yī yīn dú zhì, jīng jué qì fú, bù gǔ, gōu ér huá. cǐ liùmài zhě, zhà yīn zhà yáng, jiāo shǔxiang bìng, miào tōng wǔzàng, héyú yīn-yáng. xiān zhìwéi zhǔ, hòu zhìwéi kè. 三陰者，六經之所主也。交於太陰、伏鼓不浮，上空志心。二陰至肺，其氣歸膀胱，外連脾胃。一陰獨至，經絕氣浮，不鼓，鉤而滑。此六脈者，乍陰乍陽，交屬相並，繆通五臟，合於陰陽。先至為主，後至為客。/三阴者，六经之所主也。交于太阴、伏鼓不浮，上空志心。二阴至肺，其气归膀胱，外连脾胃。一阴独至，经绝气浮，不鼓，钩而滑。此六脉者，乍阴乍阳，交属相并，缪通五脏，合于阴阳。先至为主，后至为客。

Léigōng yuē: chén xī jìnyì, shòu chuánjīng mài, sòng dé cóngróng zhī dào yǐ hé cóngróng, bù zhī yīn-yáng, bù zhī cí xióng? 雷公曰：臣悉盡意，受傳經脈，頌得從容之道以合從容，不知陰陽，不知雌雄？/雷公曰：臣悉尽意，受传经脉，颂得从容之道以合从容，不知阴阳，不知雌雄？

dì yuē: sānyáng wéi fù, èr yáng wéi wèi, yī yáng wéi jì; sān yīn wéi mǔ, èr yīn wéi cí, yī yīn wéi dú shǐ. 帝曰：三陽為父，二陽為衛，一陽為紀；三陰為母，二陰為雌，一陰為獨使。/帝曰：三阳为父，二阳为卫，一阳为纪；三阴为母，二阴为雌，一阴为独使。

èr yáng yī yīn, yángmíng zhǔ bìng, bùshèng yī yīn, ruǎn ér dòng, Jiǔqiào jiē chén. 二陽一陰，陽明主病，不勝一陰，軟而動，九竅皆沉。/二阳一阴，阳明主病，不胜一阴，软而动，九窍皆沉。

sānyáng yī yīn, tàiyáng mài shèng, yī yīn bù wéizhǐ, nèiluàn wǔzàng, wài wéi jīnghài. 三陽一陰，太陽脈勝，一陰不為止，內亂五臟，外為驚駭。/三阳一阴，太阳脉胜，一阴不为止，内乱五脏，外为惊骇。

èr yīn èr yáng bìng zài fèi, shàoyīn

màichén, shèng fèi shāng pí, wàishāng sì zhī. 二陰二陽病在肺，少陰脈沉，勝肺傷脾，外傷四支。/二阴二阳病在肺，少阴脉沉，胜肺伤脾，外伤四支。
èr yīn èr yáng jiē jiāo zhì, bìng zài shèn, màlì wàngxíng, diān jí wéi kuáng. 二陰二陽皆交至，病在腎，罵詈妄行，巔疾為狂。/二阴二阳皆交至，病在肾，骂詈妄行，巅疾为狂。
èr yīn yī yáng, bìng chūyú shèn. yīnqì kè yóu yú xīn wǎn, xià kōngqiào dī, bìsè bù-tōng, sìzhī biélí. 二陰一陽，病出於腎。陰氣客遊於心脘，下空竅堤，閉塞不通，四肢別離。/二阴一阳，病出于肾。阴气客游于心脘，下空窍堤，闭塞不通，四肢别离。
yī yīn yī yáng dài jué, cǐ yīnqì zhìxīn, shàng-xià wúcháng, chūrù bù zhī, hóuyān yú zào, bìng zài tǔ pí. 一陰一陽代絕，此陰氣至心，上下無常，出入不知，喉咽於燥，病在土脾。/一阴一阳代绝，此阴气至心，上下无常，出入不知，喉咽于燥，病在土脾。
èr yáng sān yīn, zhì yīn jiē zài, yīn bùguò yáng, yángqì bù néng zhǐ yīn, yīn-yáng bìng jué, fú wéi xuè shòu, chén wéi nóng fù. yīn-yáng jiē zhuàng, xià zhì yīn-yáng, shànghé zhāozhāo, xiàhé míngmíng, zhěn juésǐ shēng zhī qī, suì hán suìshǒu. 二陽三陰，至陰皆在，陰不過陽，陽氣不能止陰，陰陽並絕，浮為血瘦，沉為膿附。陰陽皆壯，下至陰陽，上合昭昭，下合冥冥，診決死生之期，遂含歲首。/二阳三阴，至阴皆在，阴不过阳，阳气不能止阴，阴阳并绝，浮为血瘦，沉为脓附。阴阳皆壮，下至阴阳，上合昭昭，下合冥冥，诊决死生之期，遂含岁首。
Léigōng yuē: qǐngwèn duǎnqī, Huángdì bù yīng. Léigōng fù wèn, Huángdì yuē: zài jīng lùn zhōng. Léigōng yuē: qǐngwèn duǎnqī? Huángdì yuē: dōng Sānyuè zhī bìng, bìng héyú yáng zhě, zhì chūn zhèng yuè, mài yǒu sǐ zhèng, jiē guī chū chūn. 雷公曰：請問短期，黃帝不應。雷公復問，黃帝曰：在經論中。雷公曰：請問短期？黃帝曰：冬三月之病，病合於陽者，至春正月，脈有死證，皆歸出春。/雷公曰：请问短期，黄帝不应。雷公复问，黄帝曰：在经论中。雷公曰：请问短期？黄帝曰：冬三月之病，病合于阳者，至春正月，脉有死证，皆归出春。
dōng Sānyuè zhī bìng, zàilǐ yǐ jìn, cǎo yǔ liǔ yè jiē shā, chūnyīn yáng jiē, jué qī zài mèngchūn. 冬三月之病，在理已盡，草與柳葉皆殺，春陰陽皆，絕期在孟春。/冬三月之病，在理已尽，草与柳叶皆杀，春阴阳皆，绝期在孟春。
chūn Sānyuè zhī bìng yuē yáng shā, yīn-yáng jiē jué, qī zàicǎo gān. 春三月之病曰陽殺，陰陽皆絕，期在草干。/春三月之病曰阳杀，阴阳皆绝，期在草干。
xià Sānyuè zhī bìng, zhì yīn bùguò shí rì, yīn-yáng jiāo, qī zài lián shuǐ. 夏三月之病，至陰不過十日，陰陽交，期在溓水。/夏三月之病，至阴不过十日，阴阳交，期在溓水。
qiū Sānyuè zhī bìng, sānyáng jù qǐ, bùzhì zìjǐ. yīn-yáng jiāohé zhě, lì bù néng zuò, zuò bù néng qǐ. sānyáng dú zhì, qī zài shí shuǐ. èr yīn dú zhì, qī zài chéngshuǐ. 秋三月之病，三陽俱起，不治自己。陰陽交合者，立不能坐，坐不能起。三陽獨至，期在石水。二陰獨至，期在盛水。/秋三月之病，三阳俱起，不治自己。阴阳交合者，立不能坐，坐不能起。三阳独至，期在石水。二阴独至，期在盛水。

fāng shèngshuāi lùn piān dì-bāshí 方盛衰論篇第八十/方盛衰论篇第八十

Léigōng qǐngwèn: qì zhī duō shǎo, hézhě wéi nì, hézhě wéi cóng? Huángdì dá yuē: yáng cóng zuǒ, yīn cóng yòu, lǎo cóng shàng, shǎo cóng xià, shìyǐ chūn xià guī yáng wéishēng, guī qiū dōng wéi sǐ, fǎnzhī zé guī qiū dōng wéishēng, shìyǐ qì duōshao, nì jiē wéi jué. 雷公請問：氣之多少，何者為逆，何者為從？黃帝答曰：陽從左，陰從右，老從上，少從下，是以春夏歸陽為生，歸秋冬為死，反之則歸秋冬為生，是以氣多少，逆皆為厥。/雷公请问：气之多少，何者为逆，何者为从？黄帝答曰：阳从左，阴从右，老从上，少从下，是以春夏归阳为生，归秋冬为死，反之则归秋冬为生，是以气多少，逆皆为厥。

wèn yuē: yǒuyú zhě jué yé? dá yuē: yī shàng bùxià, hánjué dào xī, shàozhě qiū dōng sǐ, lǎozhě qiū dōng shēng, qìshàng bùxià, tóutòng diān jí, qiú yáng bude, qiú yīn bù shěn, wǔ bù gé wú zhēng, ruò jū kuàngyě, ruò fú kōng shì, miánmián hū shǔ bùmǎn rì. 問曰：有餘者厥耶？答曰：一上不下，寒厥到膝，少者秋冬死，老者秋冬生，氣上不下，頭痛巔疾，求陽不得，求陰不審，五部隔無徵，若居曠野，若伏空室，綿綿乎屬不滿日。/问曰：有余者厥耶？答曰：一上不下，寒厥到膝，少者秋冬死，老者秋冬生，气上不下，头痛巅疾，求阳不得，求阴不审，五部隔无徵，若居旷野，若伏空室，绵绵乎属不满日。

shìyǐ shǎo qì zhī jué, lìngrén wàng mèng, qí jí zhì mí. sānyáng jué, sān yīn wēi, shì wéi shǎo qì. 是以少氣之厥，令人妄夢，其極至迷。三陽絕，三陰微，是為少氣。/是以少气之厥，令人妄梦，其极至迷。三阳绝，三阴微，是为少气。

shìyǐ fèi qìxū, zé shǐ rén mèngjian bái wù, jiànrén zhǎn xuè jíjí. dé qí shí zé mèngjian bīng zhàn. 是以肺氣虛，則使人夢見白物，見人斬血借借。得其時則夢見兵戰。/是以肺气虚，则使人梦见白物，见人斩血借借。得其时则梦见兵战。

shèn qìxū, zé shǐ rén mèngjian zhōu chuán nì rén, dé qí shí zé mèng fú shuǐ zhōng, ruòyǒu wèi kǒng. 腎氣虛，則使人夢見舟船溺人，得其時則夢伏水中，若有畏恐。/肾气虚，则使人梦见舟船溺人，得其时则梦伏水中，若有畏恐。

gānqi xū, zé mèngjian jùn xiāng shēng cǎo, dé qí shí zé mèng fú shù xià bùgǎn qǐ. 肝氣虛，則夢見菌香生草，得其時則夢伏樹下不敢起。/肝气虚，则梦见菌香生草，得其时则梦伏树下不敢起。

xīnqì xū, zé mèng jiùhuǒ yángwù, dé qí shí zé mèng fán zhuó. 心氣虛，則夢救火陽物，得其時則夢燔灼。/心气虚，则梦救火阳物，得其时则梦燔灼。

píqi xū, zé mèng yǐnshí bùzú, dé qí shí zé mèng zhù yuán gài wū. 脾氣虛，則夢飲食不足，得其時則夢築垣蓋屋。/脾气虚，则梦饮食不足，得其时则梦筑垣盖屋。

cǐ jiē wǔzàng qìxū, yángqì yǒuyú, yīnqì bùzú, hé zhī wǔ zhěn, tiáo zhī yīn-yáng, yǐ zài《jīngmài》. 此皆五臟氣虛，陽氣有餘，陰氣不足，合之五診，調之陰陽，以在《經脈》。/此皆五脏气虚，阳气有余，阴气不足，合之五诊，调之阴阳，以在《经脉》。

zhěn yǒu shí dù, dù rén、mài dù、zàng dù、ròu dù、jīn dù、shù dù. yīn-yáng qìjìn, rén bìng zì jù. màidòng wúcháng, sàn yīn pō yáng, mài tuō bùjù, yú wúcháng xíng, zhěn bì shàng-xià, dù mín jūn qīng, shòu shī bù zú, shǐ shù bùmíng, bù chá nì cóng, shì wéi wàngxíng, chí cí shī xióng, qì yīn fù yáng, bù zhī bìnghé, zhěn gù bùmíng, chuán zhīhòu shì, fǎn lùn zì zhāng. 診有十度，度人、脈度、髒度、肉度、筋度、俞度。陰陽氣盡，人病自具。脈動無常，散陰頗陽，脈脫不具，於無常行，診必上下，度民君卿，受師不卒，使術不明，不察逆從，是為妄行，持雌失雄，棄陰附陽，不知併合，診故不明，傳之後世，反論自章。/诊有十度，度人、脉度、脏度、肉度、筋度、腧度。阴阳气尽，人病自具。脉动无常，散阴颇阳，脉脱不具，于无常行，诊必上下，度民君卿，受师不卒，使术不明，不察逆从，是为妄行，持雌失雄，弃阴附阳，不知并合，诊故不明，传之后世，反论自章。

zhì yīnxū, tiānqì jué; zhì yáng shèng, dìqì bùzú. yīn-yáng bìng jiāo, zhì rén zhī suǒ xíng. yīn-yáng bìng jiāo zhě, yángqì xiān zhì, yīnqì hòu zhì. 至陰虛，天氣絕；至陽盛，地氣不足。陰陽並交，至人之所行。陰陽並交者，陽氣先至，陰氣後至。/至阴虚，天气绝；至阳盛，地气不足。阴阳并交，至人之所行。阴阳并交者，阳气先至，阴气后至。

shìyǐ jīng rén chí zhěn zhī dào, xiānhòu yīn-yáng ér chí zhī, qí héng zhī shì, nǎi liùshí shǒu, zhěn hé wēi zhī shì, zhuī yīn-yáng zhī biàn, zhāng wǔzhōng zhī qíng, qízhōng zhī lùn, shèng xūshí zhī yào, dìng wǔ dù zhī shì, zhī cǐ nǎi zúyǐ zhěn. 是以經人持診之道，先後陰陽而持之，奇恆之勢，乃六十首，診合微之事，追陰陽之變，章五中之情，其中之論，聖虛實之要，定五度之事，知此乃足以診。/是以经人持诊之道，先后阴阳而持之，奇恒之势，乃六十首，诊合微之事，追阴阳

之变，章五中之情，其中之论，圣虚实之要，定五度之事，知此乃足以诊。
shìyǐ qiē yīn bude yáng, zhěn xiāowáng; dé yáng bude yīn, shǒu xué bù zhàn. zhī zuǒ bù zhī yòu, zhī yòu bù zhī zuǒ, zhī shàng bù zhī xià, zhī xiān bù zhī hòu, gù zhì bùjiǔ. zhī chǒu zhī shàn, zhī bìng zhī bù bìng, zhī gāozhī xià, zhī zuò zhī qǐ, zhīxíng zhī zhǐ, yòng zhī yǒu jì, zhěn dào nǎi jù, wànshì bù dài. 是以切陰不得陽，診消亡；得陽不得陰，守學不湛。知左不知右，知右不知左，知上不知下，知先不知後，故治不久。知丑知善，知病知不病，知高知下，知坐知起，知行知止，用之有紀，診道乃具，萬世不殆。/是以切阴不得阳，诊消亡；得阳不得阴，守学不湛。知左不知右，知右不知左，知上不知下，知先不知后，故治不久。知丑知善，知病知不病，知高知下，知坐知起，知行知止，用之有纪，诊道乃具，万世不殆。
qǐ suǒyǒu yú, zhī suǒ bùzú, dù shì shàngxià, mài shì yīn gé. shìyǐ xíng ruò qìxū sǐ, xíngqì yǒuyú, màiqì bùzú sǐ; màiqì yǒuyú, xíngqì bùzú shēng. 起所有餘，知所不足，度事上下，脈事因格。是以形弱氣虛死，形氣有餘，脈氣不足死；脈氣有餘，形氣不足生。/起所有余，知所不足，度事上下，脉事因格。是以形弱气虚死，形气有余，脉气不足死；脉气有余，形气不足生。
shìyǐ zhěn yǒu dàfang, zuò qǐ yǒucháng, chūrù yǒu xíng, yǐ zhuǎn shénmíng, bì qīng bì jìng, shàng guān xià guān, sī bā zhèng xié, bié wǔzhōng bù, ànmài dòngjing, xún chǐ huá sè hán wēn zhī yì, shì qí dàxiǎo, hé zhī bìng néng, nì cóng yǐ dé, fù zhī bìng míng, zhěn kě shíquán, bù shīrén qíng, gù zhěn zhī huò shì xī shì yì, gù bù shī tiáolǐ, dào shèn míngchá, gù néng chángjiǔ. bù zhī cǐdào, shī jīng jué lǐ, wáng yán wàng qī, cǐ wèi shī dào. 是以診有大方，坐起有常，出入有行，以轉神明，必清必淨，上觀下觀，司八正邪，別五中部，按脈動靜，循尺滑澀寒溫之意，視其大小，合之病能，逆從以得，復知病名，診可十全，不失人情，故診之或視息視意，故不失條理，道甚明察，故能長久。不知此道，失經絕理，亡言妄期，此謂失道。/是以诊有大方，坐起有常，出入有行，以转神明，必清必净，上观下观，司八正邪，别五中部，按脉动静，循尺滑涩寒温之意，视其大小，合之病能，逆从以得，复知病名，诊可十全，不失人情，故诊之或视息视意，故不失条理，道甚明察，故能长久。不知此道，失经绝理，亡言妄期，此谓失道。

jiě jīngwēi lùn piān dì - bāshíyī 解精微論篇第八十一/解精微论篇第八十一
Huángdì zài míngtáng, Léigōng qǐng yuē: chén shòuyè chuán zhī, xíng jiāo yǐ jīng lùn, cóngróng xíng fǎ, yīn-yáng cì jiǔ, tāngyè suǒ zī, xíng zhì yǒu xiánbùxiào, wèibì néng shíquán. ruò xiān yán bēi'āi xǐ-nù, zàoshī hánshǔ, yīn-yáng fùnǚ, qǐngwèn qí suǒyǐrán zhě. bēijiàn fùguì, rén zhī xíngtǐ suǒ cóng, qún xià tōng shǐ, lín shì yǐ shì dàoshù, jǐnwén mìng yǐ. qǐngwèn yǒu（shàng miǎn xià miǎn）yú pū lòu zhī wèn, bù zài jīng zhě, yù wén qí zhuàng. 黄帝在明堂，雷公請曰：臣授業傳之，行教以經論，從容形法，陰陽刺灸，湯液所滋，行治有賢不肖，未必能十全。若先言悲哀喜怒，燥濕寒暑，陰陽婦女，請問其所以然者。卑賤富貴，人之形體所從，群下通使，臨事以適道術，謹聞命矣。請問有（上免下免）愚僕漏之問，不在經者，欲聞其狀。/黄帝在明堂，雷公请曰：臣授业传之，行教以经论，从容形法，阴阳刺灸，汤液所滋，行治有贤不肖，未必能十全。若先言悲哀喜怒，燥湿寒暑，阴阳妇女，请问其所以然者。卑贱富贵，人之形体所从，群下通使，临事以适道术，谨闻命矣。请问有（上免下免）愚仆漏之问，不在经者，欲闻其状。
dì yuē: dà yǐ. 帝曰：大矣。/帝曰：大矣。
gōngqǐng wèn: kūqì ér lèi bùchū zhě, ruò chū ér shǎo tì, qí gù héyě? 公請問：哭泣而淚不出者，若出而少涕，其故何也？/公请问：哭泣而泪不出者，若出而少涕，其故何也？
dì yuē: zài jīng yǒu yě. 帝曰：在經有也。/帝曰：在经有也。
fù wèn: bù zhī shuǐ suǒ cóng shēng, tì suǒ cóng chū yě. 復問：不知水所從生，涕所從出也。/复问：不知水所从生，涕所从

出也。
dì yuē: ruò wèn cǐzhě, wúyìyú zhì yě. gōng zhī suǒzhī, dào zhī suǒ shēng yě. fū xīn zhě, wǔzàng zhī zhuānjīng yě, mù zhě qí qiào yě, huá sè zhě qí róng yě. shìyǐ rén yǒu dé yě, zé qì hé yú mù, yǒu wáng, yōu zhī yú sè. 帝曰：若問此者，無益於治也。工之所知，道之所生也。夫心者，五臟之專精也，目者其竅也，華色者其榮也。是以人有德也，則氣和於目，有亡，憂知於色。/帝曰：若问此者，无益于治也。工之所知，道之所生也。夫心者，五脏之专精也，目者其窍也，华色者其荣也。是以人有德也，则气和于目，有亡，忧知于色。
shìyǐ bēi'āi zé qì xià, qì xiàshuǐ suǒyóu shēng. shuǐ zōng zhě, jīshuǐ yě, jīshuǐ zhě, zhì yīn yě. zhì yīn zhě, shèn zhī jīng yě. zōng jīng zhī shuǐ suǒyǐ bùchū zhě, shì jīng chí zhī yě, fǔ zhī guǒ zhī, gù shuǐ bùxíng yě. fū shuǐ zhī jīng wéi zhì, huǒ zhī jīng wéi shén, shuǐhuǒ xiāng gǎn, shénzhì jù bēi, shìyǐ mù zhī shuǐshēng yě. gù yàn yuē: xīn bēi míng yuē zhì bēi, zhì yǔ xīn jīng gòng còu yú mù yě. 是以悲哀則泣下，泣下水所由生。水宗者，積水也，積水者，至陰也。至陰者，腎之精也。宗精之水所以不出者，是精持之也，輔之裹之，故水不行也。夫水之精為志，火之精為神，水火相感，神志俱悲，是以目之水生也。故諺曰：心悲名曰志悲，志與心精共湊於目也。/是以悲哀则泣下，泣下水所由生。水宗者，积水也，积水者，至阴也。至阴者，肾之精也。宗精之水所以不出者，是精持之也，辅之裹之，故水不行也。夫水之精为志，火之精为神，水火相感，神志俱悲，是以目之水生也。故谚曰：心悲名曰志悲，志与心精共凑于目也。
shìyǐ jù bēi zé shénqì chuán yú xīn, jīng shàng bù chuán yú zhì, ér zhì dú bēi, gù qì chū yě. qìtì zhě, nǎo yě, nǎo zhě yīn yě. suǐ zhě, gǔ zhī chōng yě. gù nǎo shèn wéi tì. 是以俱悲則神氣傳於心，精上不傳於志，而志獨悲，故泣出也。泣涕者，腦也，腦者陰也。髓者，骨之充也。故腦滲為涕。/是以俱悲则神气传于心，精上不传于志，而志独悲，故泣出也。泣涕者，脑也，脑者阴也。髓者，骨之充也。故脑渗为涕。
zhì zhě gǔ zhī zhǔ yě, shìyǐ shuǐliú ér tì cóng zhī zhě, qí xíng lèi yě. fū tì zhī yǔ qì zhě, pìrú rén zhī xiōngdì, jí zé jù sǐ, shēng zé jù shēng, qí zhì yǐ zǎo bēi, shìyǐ tìqì jù chū ér héngxíng yě. fūrén tìqì jù chū ér xiāng cóngzhě, suǒshǔ zhīlèi yě. 志者骨之主也，是以水流而涕從之者，其行類也。夫涕之與泣者，譬如人之兄弟，急則俱死，生則俱生，其志以早悲，是以涕泣俱出而橫行也。夫人涕泣俱出而相從者，所屬之類也。/志者骨之主也，是以水流而涕从之者，其行类也。夫涕之与泣者，譬如人之兄弟，急则俱死，生则俱生，其志以早悲，是以涕泣俱出而横行也。夫人涕泣俱出而相从者，所属之类也。
Léigōng yuē: dà yǐ. qǐngwèn rén kūqì ér lèi bùchū zhě, ruò chū ér shǎo, tì bù cóng zhī héyě? 雷公曰：大矣。請問人哭泣而淚不出者，若出而少，涕不從之何也？/雷公曰：大矣。请问人哭泣而泪不出者，若出而少，涕不从之何也？
dì yuē: fū qì bùchū zhě, kū bù bēi yě. bù qì zhě, shén bù cí yě. shén bù cí, zé zhì bù bēi, yīn-yáng xiāngchí, qì ānnéng dú lái. 帝曰：夫泣不出者，哭不悲也。不泣者，神不慈也。神不慈，則志不悲，陰陽相持，泣安能獨來。/帝曰：夫泣不出者，哭不悲也。不泣者，神不慈也。神不慈，则志不悲，阴阳相持，泣安能独来。
fū zhì bēi zhě wǎn, wǎn zé chōng yīn, chōng yīn zé zhì qù mù, zhì qù zé shén bù shǒu jīng, jīngshén qù mù, tìqì chū yě. qiě zǐ dú bù sòng bù niàn fū jīng yán hū? jué zé mù wú suǒjiàn. fūrén jué zé yángqì bìng yú shàng, yīnqì bìng yú xià, yáng bìng yú shàng zé huǒ dú guāng yě; yīn bìng yú xià zé zú hán, zú hán zé zhàng yě. fū yīshuǐ bùshèng wǔ huǒ, gù mù zì máng. 夫志悲者惋，惋則沖陰，沖陰則志去目，志去則神不守精，精神去目，涕泣出也。且子獨不誦不念夫經言乎？厥則目無所見。夫人厥則陽氣並於上，陰氣並於下，陽並於上則火獨光也；陰並於下則足寒，足寒則脹也。夫一水不勝五火，故目眥盲。/夫志悲者惋，惋则冲阴，冲阴则志去目，志去则神不守精，精神去目，涕泣出也。且子独不诵不念夫经言乎？厥则目无所见。夫人厥则阳气并于

上，阴气并于下，阳并于上则火独光也；阴并于下则足寒，足寒则胀也。夫一水不胜五火，故目眥盲。
shìyǐ chōng fēng, qì xià ér bù zhǐ. fū fēng zhīzhōng mù yě, yángqì nèi shǒu yú jīng. shì huǒqì fán mù, gù jiàn fēng zé qì xià yě. yǒu yǐ bǐ zhī, fū huǒ jífēng shēng, nǎi néng yǔ, cǐ zhīlèi yě. 是以衝風，
泣下而不止。夫風之中目也，陽氣內守於精。是火氣燔目，
故見風則泣下也。有以比之，夫火疾風生，乃能雨，此之類也。/是以冲风，泣下而不止。夫风之中目也，阳气内守于精。是火气燔目，故见风则泣下也。有以比之，夫火疾风生，乃能雨，此之类也。

Huángdì Nèijīng
黃帝內經/黄帝内经

Líng shū 靈樞/灵枢

jiǔ zhēn shí'èr yuán dì-yī 九針十二原第一/九针十二原第一

Huángdì wèn yú Qíbó yuē: yú zǐ wànmín, yǎng bǎixìng ér shōu qí zūshuì; yú āi qí bùjǐ ér shǔ yǒu jíbìng. yú yù wù shǐ bèidú yào, wúyòng biānshí, yù yǐ wēi zhēn tōng qí jīngmài, tiáo qí xuèqì, róng qí nì shùn chūrù zhī huì. lìng kě chuán yú hòushì, bì míng wèi zhī fǎ, lìngzhōng ér bù miè, jiǔ ér bù jué, yì yòng nánwàng, wèi zhī jīngjì, yì qí zhāng, bié qí biǎolǐ, wèi zhī zhōngshǐ. lìng gè yǒuxíng, xiān lì zhēn jīng. yuàn wén qí qíng. 黃帝問於岐伯曰：餘子萬民，養百姓而收其租稅；餘哀其不給而屬有疾病。餘欲勿使被毒藥，無用砭石，欲以微針通其經脈，調其血氣，榮其逆順出入之會。令可傳於後世，必明為之法，令終而不滅，久而不絕，易用難忘，為之經紀，異其章，別其表裡，為之終始。令各有形，先立針經。願聞其情。/黄帝问于岐伯曰：余子万民，养百姓而收其租税；余哀其不给而属有疾病。余欲勿使被毒药，无用砭石，欲以微针通其经脉，调其血气，荣其逆顺出入之会。令可传于后世，必明为之法，令终而不灭，久而不绝，易用难忘，为之经纪，异其章，别其表里，为之终始。令各有形，先立针经。愿闻其情。

Qíbó dá yuē: chén qǐng tuī ér cì zhī, lìng yǒu gāngjì, shǐ yú yī, zhōngyú jiǔ yān. qǐng yán qí dào! xiǎo zhēn zhī yào, yì chén ér nán rù. cū shǒu xíng, shàng shǒu shén. shénhu shén, kè zài mén. wèi zhě qí jí, è zhī qí yuán? cì zhī wēi zài sù chí. cū shǒu guān, shàng shǒu jī, jī zhī dòng, bùlí qí kōng. kōngzhōng zhī jī, qīngjìng ér wēi. qí lái bùkě féng, qí wǎng bùkě zhuī. zhī jī zhī dào zhě, bùkě guà yǐ fā. bù zhī jī dào, kòu zhī bù fā. zhī qí wǎnglái, yào yǔ zhī qī. cū zhī àn hū, miào zāi, gōng dúyǒu zhī. wǎng zhě wéi nì, láizhě wéi shùn, míngzhī nì shùn, zhèng háng wú wèn. yíng ér duó zhī, è dé wú xū? zhuī ér jì zhī, è dé wú shí? yíng zhī suí zhī, yǐ yì hé zhī, zhēn dào bì yǐ. 岐伯 答曰：臣請推而次之，令有綱紀，始於一，終於九焉。請言其道！小針之要，易陳而難入。粗守形，上守神。神乎神，客在門。未睹其疾，惡知其原？刺之微在速 遲。粗守關，上守機，機之動，不離其空。空中之機，清靜而微。其來不可逢，其往不可追。知機之道者，不可掛以發。不知機道，扣之不發。知其往來，要與之 期。粗之闇乎，妙哉，工獨有之。往者為逆，來者為順，明知逆順，正行無問。迎而奪之，惡得無虛？追而濟之，惡得無實？迎之隨之，以意和之，針道畢矣。/岐伯 答曰：臣请推而次之，令有纲纪，始于一，终于九焉。请言其道！小针之要，易陈而难入。粗守形，上守神。神乎神，客在门。未睹其疾，恶知其原？刺之微在速 迟。粗守关，上守机，机之动，不离其空。空中之机，清静而微。其来不可逢，其往不可追。知机之道者，不可挂以发。不知机道，扣之不发。知其往来，要与之 期。粗之暗乎，妙哉，工独有之。往者为逆，来者为顺，明知逆顺，正行无问。迎而夺之，恶得无虚？追而济之，恶得无实？迎之随之，以意和之，针道毕矣。

fán yòng zhēn zhě, xū zé shí zhī, mǎn zé xiè zhī, wǎn chén zé chú zhī, xié shèng zé xū zhī. dàyào yuē: xú ér jí zé shí, jí ér xú zé xū. yán shí yǔ xū, ruòyǒuruòwú. chá hòu yǔ xiān. ruò cún ruò wáng. wéi xū yǔ shí, ruò dé ruò shī. 凡用針者，虛則實之，滿則泄之，宛陳則除之，邪勝則虛之。大要曰：徐而疾則實，疾而徐則虛。言實與虛，若有若無。察後與先。若存若亡。為虛與實，若得若失。/凡用针者，虚则实之，满则泄之，宛陈则除之，邪胜则虚之。大要曰：徐而疾则实，疾而徐则虚。言实与虚，若有若无。察后与先。若存若亡。为虚与实，若得若失。

xūshí zhī yào, jiǔ zhēn zuì miào, bǔxiè zhī shí, yǐ zhēn wèi zhī. xiè yuē, bì chí nèi zhī, fàng ér chū zhī, pái yáng dé zhēn, xiéqì dé xiè. àn ér yǐnzhēn, shì wèi nèi wēn, xuè bude sàn, qì bude chū yě. bǔ yuē, suí zhī suí zhī, yì ruò wàng zhī. ruò xíng ruò àn, rú wén méng zhǐ, rú liú rú hái, qù rú xián jué, lìng zuǒ shǔ yòu, qí qì gù zhǐ, wài mén yǐ bì, zhōngqì nǎi shí, bì wú liú xuè, jí qǔ zhū zhī. 虛實之要，九針最妙，補瀉之時，以針為之。瀉曰，必持內之，放而出之，排陽得針，邪氣得泄。按而引針，是謂內溫，血不得散，氣不得出也。補曰，隨之隨之，意若妄之。若行若按，如蚊虻止，如留如還，去如弦絕，令左屬右，其氣故止，外門已閉，中氣乃實，必無留血，急取誅之。/虚实之要，九针最妙，补泻之时，以针为之。泻曰，必持内之，放而出之，排阳得针，邪气得泄。按而引针，是谓内温，血不得散，气不得出也。补曰，随之随之，意若妄之。若行若按，如蚊虻止，如留如还，去如弦绝，令左属右，其气故止，外门已闭，中气乃实，必无留血，急取诛之。

chí zhēn zhī dào, jiān zhě wéi bǎo. zhèng zhǐ zhící, wú zhēn zuǒyòu. shén zài qiūháo, zhǔyì bìngzhě. shěnshì xuèmài zhě, cì zhī-wú dài.

fāng cì zhī shí, bì zài xuán yáng, jí yǔ liǎng wèi. shén shǔ wù qù, zhī bìng cúnwáng. xuèmài zhě zài shù héng jū, shì zhī dú chéng, qiē zhī dú jiān. 持針之道，堅者為寶。正指直刺，無針左右。神在秋毫，屬意病者。審視血脈者，刺之無殆。方刺之時，必在懸陽，及與兩衛。神屬勿去，知病存亡。血脈者在俞橫居，視之獨澄，切之獨堅。/持针之道，坚者为宝。正指直刺，无针左右。神在秋毫，属意病者。审视血脉者，刺之无殆。方刺之时，必在悬阳，及与两卫。神属勿去，知病存亡。血脉者在腧横居，视之独澄，切之独坚。

jiǔ zhēn zhī míng, gè bùtóng xíng. yī yuē chán zhēn, cháng yīcùn liù fēn; èr yuē yuán zhēn, cháng yīcùn liù fēn; sān yuē tí zhēn, zhǎngsān cùn bàn; sì yuē fēng zhēn, cháng yīcùn liù fēn; wǔ yuē pí zhēn, cháng sì cùn, guǎng èr fēn bàn; liù yuē yuánlìzhēn, cháng yīcùn liù fēn; qī yuē háozhēn, zhǎngsān cùn liù fēn; bā yuē chángzhēn, cháng qī cùn; jiǔ yuē dà zhēn, cháng sì cùn. chán zhēn zhě, tóudà mē ruì, qù xiè yángqì; yuán zhēn zhě, zhēn rú luǎnxíng, kāi mó fēn jiān, bude shāng jīròu zhě, yǐ xiè fēn qì; tí zhēn zhě, fēng rú shǔ sù zhī ruì, zhǔ ànmài wù xiàn, yǐzhì qí qì; fēng zhēn zhě, rèn sān yú yǐ fā gùjí, pí zhēn zhě, mē rú jiàn fēng, yǐ qǔ dà nóng; yuánlìzhēn zhě, dà rú lí, qiě yuán qiě ruì, zhōngshēn wēi dà, yǐ qǔ bào qì; háozhēn zhě, jiān rú wén méng huì, jìng yǐ xú wǎng, wēi yǐ jiǔliú zhī ér yǎng, yǐ qǔ tòngbì; chángzhēn zhě, fēnglì shēn báo, kěyǐ qǔ yuǎn-bì; dà zhēn zhě, jiān rú tǐng, qí fēng wēi yuán, yǐ xiè jīguān zhī shuǐ yě. jiǔ zhēn bì yǐ. 九 針之名，各不同形。一曰鑱針，長一寸六分；二曰員針，長一寸六分；三曰提針，長三寸半；四曰鋒針，長 寸六分；五曰鈹針，長四寸，廣二分半；六曰員利針， 長一寸六分；七曰毫針，長三寸六分；八曰長針，長七寸；九曰大針，長四寸。鑱針者，頭大末銳，去瀉陽氣；員針者，針如卵形，揩摩分間，不得傷肌肉者，以瀉 分氣；提針者，鋒如黍粟之銳，主按脈勿陷，以致其氣；鋒針者，刃三隅以發痼疾，鈹針者，末如劍鋒，以取大膿；員利針者，大如氂，且員且銳，中身微大，以取 暴氣；毫針者，尖如蚊虻喙，靜以徐往，微以久留之而養，以取痛痹；長針者，鋒利身薄，可以取遠痹；大針者，尖如梃，其鋒微員，以瀉機關之水也。九針畢矣。/九 针之名，各不同形。一曰镵针，长一寸六分；二曰员针，长一寸六分；三曰提针，长三寸半；四曰锋针，长一寸六分；五曰铍针，长四寸，广二分半；六曰员利针， 长一寸六分；七曰毫针，长三寸六分；八曰长针，长七寸；九曰大针，长四寸。镵针者，头大末锐，去泻阳气；员针者，针如卵形，揩摩分间，不得伤肌肉者，以泻 分气；提针者，锋如黍粟之锐，主按脉勿陷，以致其气；锋针者，刃三隅以发痼疾，铍针者，末如剑锋，以取大脓；员利针者，大如厘，且员且锐，中身微大，以取暴气；毫针者，尖如蚊虻喙，静以徐往，微以久留之而养，以取痛痹；长针者，锋利身薄，可以取远痹；大针者，尖如梃，其锋微员，以泻机关之水也。九针毕矣。

fū qì zhī zài mài yě, xiéqì zài shàng, zhuó qì zài zhōng, qīngqì zàixià. gù zhēn xiàn mài zé xiéqì chū, zhēn zhōng mài zé zhuó qì chū, zhēn tài shēn zé xiéqì fǎn chén、bìng yì. gù yuē: píròu jīnmài, gè yǒusuǒ chù. bìng gè yǒusuǒ yí. gè bùtóng xíng, gè yǐ rèn qí suǒ yí, wú shí wú xū. sǔn bùzú ér yì yǒuyú, shì wèi shèn bìng. bìng yìshèn, qǔ wǔ mài zhě sǐ, qǔ sān mài zhě kuāng; duó yīn zhě sǐ, duó yáng zhě kuáng, zhēn hài bì yǐ. 夫 氣之在脈也，邪氣在上，濁氣在中，清氣在下。故針陷脈則邪氣出，針中脈則濁氣出，針太深則邪氣反沉、病益。故曰：皮肉筋脈，各有所處。病各有所宜。各不同 形，各以任其所宜，無實無虛。損不足而益有餘，是謂甚病。病益甚，取五脈者死，取三脈者恇；奪陰者死，奪陽者狂，針害畢矣。/夫 气之在脉也，邪气在上，浊气在中，清气在下。故针陷脉则邪气出，针中脉则浊气出，
针太深则邪气反沉、病益。故曰：皮肉筋脉，各有所处。病各有所宜。各不同 形，各以任其所宜，无实无虚。损不足而益有余，是谓甚病。病益甚，取五脉者死，取三脉者恇；夺阴者死，夺阳者狂，针害毕矣。

cì zhī ér qì bù zhì, wú wèn qí shù. cì zhī ér qì zhì, nǎi qù zhī, wù fù zhēn. zhēn gè yǒusuǒ yí, gè bùtóng xíng, gè rèn qí suǒ, wéi cì zhī yào. qì zhì ér yǒuxiào, xiào zhī xìn, ruò fēng zhī chuī yún, míng hū ruò jiàn cāngtiān, cì zhī dào bì yǐ. 刺之而氣不至，無問其數。刺之而氣至，乃去之，勿復針。針各有所宜，各不同形，各任其所，為刺之要。氣至而有效，效之信，若風之吹雲，明乎若見蒼天，刺之道畢矣。/刺之而气不至，无问其数。刺之而气至，乃去之，勿复针。针各有所宜，各不同形，各任其所，为刺之要。气至而有效，效之信，若风之吹云，明乎若见苍天，刺之道毕矣。

Huángdì yuē: yuàn wén wǔzàngliùfǔ suǒ chū zhī chù. Qíbó yuē: wǔzàng wǔ shù, wǔ wǔ èrshíwǔ shù, liùfǔ liù shù, liù liù sānshíliù shù, jīngmài shí'èr, luòmài shíwǔ, fán èrshíqī qì, yǐshàng xià. suǒ chū wéi jǐng, suǒ liū wéi yíng, suǒ zhù wéi shù, suǒ xíngwéi jīng, suǒ rù wéi hé, èrshíqī qì suǒ xíng, jiē zài wǔ shù yě. 黃帝

曰：願聞五臟六腑所出之處。岐伯曰：五臟五俞，五五二十五俞，六腑六俞，六六三十六俞，經脈十二，絡脈十五，凡二十七氣，以上下。所出為井，所溜為滎，所注為俞，所行為經，所入為合，二十七氣所行，皆在五俞也。/黄帝曰：愿闻五脏六腑所出之处。岐伯曰：五脏五腧，五五二十五腧，六腑六腧，六六三十六腧，经脉十二，络脉十五，凡二十七气，以上下。所出为井，所溜为荥，所注为腧，所行为经，所入为合，二十七气所行，皆在五腧也。

jié zhī jiāo, sānbǎi liùshíwǔ huì, zhī qí yào zhě, yīyán ér zhōng, bù zhī qí yào, liúsàn wúqióng. suǒ yán jié zhě, shénqì zhī suǒ yóuxíng chūrù yě. fēi píròu jīngǔ yě. 節之交，三百六十五會，知其要者，一言而終，不知其要，流散無窮。所言節者，神氣之所遊行出入也。非皮肉筋骨也。/节之交，三百六十五会，知其要者，一言而终，不知其要，流散无穷。所言节者，神气之所游行出入也。非皮肉筋骨也。

guān qí sè, chá qí mù, zhī qí sàn fù. yī qí xíng, tīng qí dòngjing, zhī qí xié zhèng, yòu zhǔtuī zhī, zuǒ chí ér yù zhī, qì zhì ér qù zhī. 觀其色，察其目，知其散復。一其形，聽其動靜，知其邪正，右主推之，左持而御之，氣至而去之。/观其色，察其目，知其散复。一其形，听其动静，知其邪正，右主推之，左持而御之，气至而去之。

fán jiāng yòng zhēn, bì xiān zhěnmài, shì qì zhī jù yì, nǎikě yǐ zhì yě. wǔzàng zhī qì, yǐ jué yú nèi, ér yòng zhēn zhě fǎn shí qíwài, shì wèi zhòng jié. zhòng jié bì sǐ, qí sǐ yě jìng. zhì zhī zhě zhé fǎn qí qì, qǔ yè yǔ yīng. wǔzàng zhī qì, yǐ jué yú wài, ér yòng zhēn zhě fǎn shí qínèi, shì wèi nì jué. nì jué zé bì sǐ, qí sǐ yě zào. zhì zhī zhě fǎn qǔ sì mē. 凡將用針，必先診脈，視氣之劇易，乃可以治也。五臟之氣，已絕於內，而用針者反實其外，是謂重竭。重竭必死，其死也靜。治之者輒反其氣，取腋與膺。五臟之氣，已絕於外，而用針者反實其內，是謂逆厥。逆厥則必死，其死也躁。治之者反取四末。/凡将用针，必先诊脉，视气之剧易，乃可以治也。五脏之气，已绝于内，而用针者反实其外，是谓重竭。重竭必死，其死也静。治之者辄反其气，取腋与膺。五脏之气，已绝于外，而用针者反实其内，是谓逆厥。逆厥则必死，其死也躁。治之者反取四末。

cì zhī hài zhōng ér bù qù, zé jīng xiè; hài zhōng ér qù, zé zhì qì. jīng xiè zé bìng yìshèn ér kuāng, zhì qì zé shēng wéi yōngyáng. 刺之害中而不去，則精泄；害中而去，則致氣。精泄則病益甚而恇，致氣則生為癰瘍。/刺之害中而不去，则精泄；害中而去，则致气。精泄则病益甚而恇，致气则生为痈疡。

wǔzàng yǒu liùfǔ, liùfǔ yǒu shí'èr yuán, shí'èr yuán chūyú sì guān, sì guān zhǔzhì wǔzàng. wǔzàng yǒu jí, dāng qǔ zhī shí'èr yuán. shí'èr yuán zhě, wǔzàng zhī suǒyǐ bǐng sānbǎi liùshíwǔ jié qìwèi yě. wǔzàng yǒu jí yě, yìng chū shí'èr yuán. shí'èr yuán gè yǒusuǒ chū. míngzhī qí yuán, dǔ qí yìng, ér zhī wǔzàng zhī hài yǐ. yáng zhōng zhī shàoyīn, fèi yě, qí yuán chūyú tài yuān, tài yuān èr. yáng zhōng zhī tàiyáng, xīn yě, qí yuán chūyú dà líng, dà líng èr. yīn zhōng zhī shàoyáng, gān yě, qí yuán chūyú tài chōng, tài chōng èr. yīn zhōng zhī zhì yīn, pí yě, qí yuán chūyú tài bái, tài bái èr. yīn zhōng zhī tàiyīn, shèn yě, qí yuán chūyú tài xī, tài xī èr. gāo zhī yuán, chūyú jiū wěi, jiū wěi yī. huāng zhī yuán, chūyú bó yāng, bó yāng yī. fán cǐ shí'èr yuán zhě, zhǔzhì wǔzàngliùfǔ zhī yǒu jí zhě yě. 五臟有六腑，六腑有十二原，十二原出於四關，四關主治五臟。五臟有疾，當取之十二原。十二原者，五臟之所以稟三百六十五節氣味也。五臟有疾也，應出十二原。十二原各有所出。明知其原，睹其應，而知五臟之 害矣。陽中之少陰，肺也，其原出於太淵，太淵二。陽中之太陽，心也，其原出於大陵，大陵二。陰中之少陽，肝也，其原出於太沖，太沖二。陰中之至陰，脾也， 其原出於太白，太白二。陰中之太陰，腎也，其原出於太溪，太溪二。膏之原，出於鳩尾，鳩尾一。肓之原，出於脖胦，脖胦一。凡此十二原者，主治五臟六腑之有疾者也。/五脏有六腑，六腑有十二原，十二原出于四关，四关主治五脏。五脏有疾，当取之十二原。十二原者，五脏之所以禀三百六十五节气味也。五脏有疾也，应出十二原。十二原各有所出。明知其原，睹其应，而知五脏之 害矣。阳中之少阴，肺也，其原出于太渊，太渊二。阳中之太阳，心也，其原出于大陵，大陵二。阴中之少阳，肝也，其原出于太冲，太冲二。阴中之至阴，脾也， 其原出于太白，太白二。阴中之太阴，肾也，其原出于太溪，太溪二。膏之原，出于鸠尾，鸠尾一。肓之原，出于脖胦，脖胦一。凡此十二原者，主治五脏六腑之有疾者也。

zhàng qǔ sānyáng, sūn xiè qǔ sān yīn. 脹取三陽，飧泄取三陰。/胀取三阳，飧泄取三阴。

bǐng jīn fū wǔzàng zhī yǒu jí yě, pì yóu cì yě, yóu wū yě, yóu jié yě, yóu bì yě. cì suī jiǔ yóukě bá yě, wū suī jiǔ yóukě xuě yě, jié suī jiǔ yóukě jiě yě, bì suī jiǔ yóukě jué yě. huò yán jiǔ jí zhī bùkěqǔ zhě, fēi qí shuō yě. fū shànyòng zhēn zhě, qǔ qí jí yě, yóu bá cì yě, yóu xuě wū yě, yóu jiě jié yě, yóu jué bì yě. jí suī jiǔ, yóukě bì yě. yán bùkě zhì zhě, wèi dé qí shù yě. 稟今夫五臟之有疾也，譬猶刺也，猶污也，猶結也，猶閉也。刺雖久猶可拔也，污雖久猶可雪也，結雖久猶可解也，閉雖久猶可決也。或言久疾之不可取者，非其說也。夫善用針者，取其疾也，猶拔刺也，猶雪污也，猶解結也，猶決閉也。疾雖久，猶可畢也。言不可治者，未得其術也。/稟今夫五脏之有疾也，譬犹刺也，犹污也，犹结也，犹闭也。刺虽久犹可拔也，污虽久犹可雪也，结虽久犹可解也，闭虽久犹可决也。或言久疾之不可取者，非其说也。夫善用针者，取其疾也，犹拔刺也，犹雪污也，犹解结也，犹决闭也。疾虽久，犹可毕也。言不可治者，未得其术也。

cì zhū rè zhě, rú yǐ shǒu tàntāng; cì hán qīng zhě, rú rén bù yù xíng. yīn yǒu yáng jí zhě, qǔ zhīxià líng sān lí, zhèng wǎng wú dài, qì xià nǎi zhǐ, bùxià fù shǐ yě. jí gāo ér nèi zhě, qǔ zhī yīn zhī líng quán; jí gāo érwài zhě, qǔ zhī yáng zhī líng quán yě. 刺諸熱者，如以手探湯；刺寒清者，如人不欲行。陰有陽疾者，取之下陵三里，正往無殆，氣下乃止，不下復始也。疾高而內者，取之陰之陵泉；疾高而外者，取之陽之陵泉也。/刺诸热者，如以手探汤；刺寒清者，如人不欲行。阴有阳疾者，取之下陵三里，正往无殆，气下乃止，不下复始也。疾高而内者，取之阴之陵泉；疾高而外者，取之阳之陵泉也。

běn shū dì-èr 本輸第二/本输第二

Huángdì wèn yú Qíbó yuē: fán cì zhī dào, bì tōng Shí'èrjīng luò zhī suǒ zhōngshǐ, luòmài zhī suǒ biéchù, wǔ shù zhī suǒ liú, liùfǔ zhī suǒ yǔ hé, sìshí zhī suǒ chūrù, wǔzàng zhī suǒ liū chù, kuò shù zhī dù, qiǎn shēn zhī zhuàng, gāoxià suǒ zhì. yuàn wén qí jiě. 黃帝問於岐伯曰：凡刺之道，必通十二經絡之所終始，絡脈之所別處，五俞之所留，六腑之所與合，四時之所出入，五臟之所溜處，闊數之度，淺深之狀，高下所至。願聞其解。/黄帝问于岐伯曰：凡刺之道，必通十二经络之所终始，络脉之所别处，五腧之所留，六腑之所与合，四时之所出入，五脏之所溜处，阔数之度，浅深之状，高下所至。愿闻其解。

Qíbó yuē: qǐng yán qícì yě. fèi chūyú shǎoshāng, shǎoshāng zhě, shǒudà zhǐ duān nèicè yě, wéi jǐng mù; liū yú yújì, yújì zhě, shǒu yú yě, wéi yíng; zhù yú tài yuān, tài yuān yú hòu yīcùn xiàn zhě zhōng yě, wéi shù; xíng yú jīng qú, jīng qú cùnkǒu zhōng yě, dòng ér bù jū wéi jīng; rù yú chǐzé, chǐzé zhǒu zhōng zhī dòngmài yě, wéi hé. shǒutàiyīnjīng yě. 岐伯曰：請言其次也。肺出於少商，少商者，手大指端內側也，為井木；溜於魚際，魚際者，手魚也，為滎；注於太淵，太淵魚後一寸陷者中也，為俞；行於經渠，經渠寸口中也，動而不居為經；入於尺澤，尺澤肘中之動脈也，為合。手太陰經也。/岐伯曰：请言其次也。肺出于少商，少商者，手大指端内侧也，为井木；溜于鱼际，鱼际者，手鱼也，为荥；注于太渊，太渊鱼后一寸陷者中也，为腧；行于经渠，经渠寸口中也，动而不居为经；入于尺泽，尺泽肘中之动脉也，为合。手太阴经也。

xīn chūyú zhōng chōng, zhōng chōng, shǒuzhōng zhǐ zhī duān yě, wéi jǐng mù; liú yú láo gōng, láo gōng zhǎng zhōng zhōngzhǐ běn jié zhīnèi jiān yě, wéi yíng; zhù yú dà líng, dà líng zhǎng hòu liǎng gǔ zhījiān fāng xià zhě yě, wéi shù; xíng yú jiān shǐ, jiān shǐ zhī dào, liǎng jīn zhījiān, sān cùn zhīzhōng yě, yǒuguò zé zhì, wúguò zé zhǐ, wéi jīng; rù yú qū zé, qū zé, zhǒu nèi lián xiàxiàn zhě zhīzhōng yě, qū ér dé zhī, wéi hé. shǒu shàoyīn yě. 心出於中沖，中沖，手中指之端也，為井木；流於勞宮，勞宮掌中中指本節之內間也，為滎；注於大陵，大陵掌後兩骨之間方下者也，為俞；行於間使，間使之道，兩筋之間，三寸之中也，有過則至，無過則止，為經；入於曲澤，曲澤，肘內廉下陷者之中也，屈而得之，為合。手少陰也。/心出于中冲，中冲，手中指之端也，为井木；流于劳宫，劳宫掌中中指本节之内间也，为荥；注于大陵，大陵掌后两骨之间方下者也，为腧；行于间使，间使之道，两筋之间，三寸之中也，有过则至，无过则止，为经；入于曲泽，曲泽，肘内廉下陷者之中也，屈而得之，为合。手少阴也。

gān chūyú dà dūn, dà dūn zhě, zú dà zhǐ zhī duān, jí sān máo zhīzhōng yě, wéi jǐng mù; liū yú háng jiān, hángjiān zú dà zhǐ jiān yě, wéi yíng; zhù yú tài chōng, tài chōng hángjiān shàng èr cùn xiàn zhě zhīzhōng yě, wéi shù; xíng yú zhōng fēng, zhōng fēng nèihuái zhīqián yīcùn bàn, xiàn zhě zhīzhōng, shǐ nì zé wǎn, shǐ hé zé tōng, yáo zú ér dé zhī, wéi jīng; rù yú qū quán, qū quán fǔ gǔ zhīxià, dà jīn zhīshàng yě, qūxī ér dé zhī, wéi hé. zú jué yīn yě. 肝 出於大敦，大敦者，足大趾之端，及三毛之中也，為井木；溜於行間，行間足大趾間也，為滎；注於太沖，太沖行間上二寸陷者之中也，為俞；行於中封，中封內踝之前一寸半，陷者之中，使逆則宛，使和則通，搖足而得之，為經；入於曲泉，曲泉輔骨之下，大筋之上也，屈膝而得之，為合。足厥陰也。/肝 出于大敦，大敦者，足大趾之端，及三毛之中也，为井木；溜于

行间，行间足大趾间也，为荥；注于太冲，太冲行间上二寸陷者之中也，为腧；行于中封，中封内踝 之前一寸半，陷者之中，使逆则宛，使和则通，摇足而得之，为经；入于曲泉，曲泉辅骨之下，大筋之上也，屈膝而得之，为合。足厥阴也。

pí chūyú yǐn bái, yǐn bái zhě, zú dà zhǐ zhī duān nèicè yě, wéi jǐng mù; liū yú dàdōu, dàdōu běn jié zhīhòu xiàxiàn zhě zhīzhōng yě, wéi yíng; zhù yú tài bái, tài bái wàngǔ zhīxià yě, wéi shù; xíng yú Shāngqiū, Shāngqiū nèihuái zhīxià xiàn zhě zhīzhōng yě, wéi jīng; rù yú yīn zhī líng quán, yīn zhī líng quán, fǔ gǔ zhīxià xiàn zhě zhīzhōng yě, shēn ér dé zhī, wéi hé. zú tàiyīn yě. 脾出於隱白，隱白者，足大趾之端內側也，為井木；溜於大都，大都本節之後下陷者之中也，為滎；注於太白，太白腕骨之下也，為俞；行於商丘，商丘內踝之下陷者之中也，為經；入於陰之陵泉，陰之陵泉，輔骨之下陷者之中也，伸而得之，為合。足太陰也。/脾出于隐白，隐白者，足大趾之端内侧也，为井木；溜于大都，大都本节之后下陷者之中也，为荥；注于太白，太白腕骨之下也，为腧；行于商丘，商丘内踝之下陷者之中也，为经；入于阴之陵泉，阴之陵泉，辅骨之下陷者之中也，伸而得之，为合。足太阴也。

shèn chūyú yǒngquán, yǒngquán zhě zúxīn yě, wéi jǐng mù; liū yú rán gǔ, rán gǔ, rán gǔ zhīxià zhě yě, wéi yíng; zhù yú tài xī, tài xī nèihuái zhīhòu gēn gǔ zhīshàng xiànzhōng zhě yě, wéi shù; xíng yú fù liū, fù liū, shàng nèihuái èr cùn, dòng ér bù xiū, wéi jīng; rù yú yīn gǔ, yīn gǔ, fǔ gǔ zhīhòu, dà jīn zhīxià, xiǎo jīn zhīshàng yě, àn zhī yìngshǒu, qūxī ér dé zhī, wéi hé. zúshǎoyīnjīng yě. 腎出於湧泉，湧泉者足心也，為井木；溜於然谷，然谷，然骨之下者也，為滎；注於太溪，太溪內踝之後跟骨之上陷中者也，為俞；行於復溜，復溜，上內踝二寸，動而不休，為經；入於陰谷，陰谷，輔骨之後，大筋之下，小筋之上也，按之應手，屈膝而得之，為合。足少陰經也。/肾出于涌泉，涌泉者足心也，为井木；溜于然谷，然谷，然骨之下者也，为荥；注于太溪，太溪内踝之后跟骨之上陷中者也，为腧；行于复溜，复溜，上内踝二寸，动而不休，为经；入于阴谷，阴谷，辅骨之后，大筋之下，小筋之上也，按之应手，屈膝而得之，为合。足少阴经也。

pángguāng chūyú zhì yīn, zhì yīn zhě, zú xiǎozhǐ zhī duān yě, wéi jǐng jīn; liū yú tōng gǔ, tōng gǔ, běn jié zhīqián wàicè yě, wéi yíng; zhù yú shù gǔ, shù gǔ, běn jié zhīhòu xiàn zhě zhōng yě, wéi shù; guòyú jīng gǔ, jīng gǔ, zú wàicè dà gǔ zhīxià, wéi yuán; xíng yú Kūnlún, Kūnlún, zàiwài huái zhīhòu, gēn gǔ zhīshàng, wéi jīng; rù yú wěizhōng, wěizhōng, guó zhōngyāng, wéi hé, wěi ér qǔ zhī. zú tàiyáng yě. 膀胱出於至陰，至陰者，足小趾之端也，為井金；溜於通谷，通谷，本節之前外側也，為滎；注於束骨，束骨，本節之後陷者中也，為俞；過於京骨，京骨，足外側大骨之下，為原；行於崑崙，崑崙，在外踝之後，跟骨之上，為經；入於委中，委中，膕中央，為合，委而取之。足太陽也。/膀胱出于至阴，至阴者，足小趾之端也，为井金；溜于通谷，通谷，本节之前外侧也，为荥；注于束骨，束骨，本节之后陷者中也，为腧；过于京骨，京骨，足外侧大骨之下，为原；行于昆仑，昆仑，在外踝之后，跟骨之上，为经；入于委中，委中，腘中央，为合，委而取之。足太阳也。

dǎn chūyú qiào yīn, qiào yīn zhě, zú xiǎozhǐ cì zhǐ zhī duān yě, wéi jǐng jīn; liū yú xiá xī, xiá xī, zú xiǎozhǐ cì zhǐ zhījiān yě, wéi yíng; zhù yú lín qì, lín qì, shàngxíng yīcùn bàn, xiàn zhě zhōng yě, wéi shù; guòyú qiūxū, qiūxū, wàihuái zhīqián xiàxiàn zhě zhōng yě, wéi yuán. xíng yú yáng fǔ, yáng fǔ wàihuái zhīshàng fǔ gǔ zhīqián jí jué gǔ zhī duān yě, wéi jīng; rù yú yáng zhī líng quán, yáng zhī líng quán, zài xī wài xiàn zhě zhōng yě, wéi hé, shēn ér dé zhī. zú shàoyáng yě. 膽 出於竅陰，竅陰者，足小趾次趾之端也，為井金；溜於俠溪，俠溪，足小趾次趾之間也，為滎；注於臨泣，臨泣，上行一寸半，陷者中也，為俞；過於丘墟，丘墟，外踝之前下陷者中也，為原。行於陽輔，陽輔外踝之上輔骨之前及絕骨之端也，為經；入於陽之陵泉，陽之陵泉，在膝外陷者中也，為合，伸而得之。足少陽也。/胆 出于窍阴，窍阴者，足小趾次趾之端也，为井金；溜于侠溪，侠溪，足小趾次趾之间也，为荥；注于临泣，临泣，上行一寸半，陷者中也，为腧；过于丘墟，丘墟，外踝之前下陷者中也，为原。行于阳辅，阳辅外踝之上辅骨之前及绝骨之端也，为经；入于阳之陵泉，阳之陵泉，在膝外陷者中也，为合，伸而得之。足少阳也。

wèi chūyú lì duì, lì duì zhě, zú dà zhǐ nèi cì zhǐ zhī duān yě, wéi jǐng jīn; liū yú nèi tíng, nèi tíng, cì zhǐ wàijiān yě, wéi yíng; zhù yú xiàn gǔ, xiàn gǔ zhě, shàngzhōng zhǐ nèijiān shàngxíng èr cùn xiàn zhě zhōng yě, wéi shù; guòyú chōng yáng, chōng yáng, zú fū shàng wǔ cùn xiàn zhě zhōng yě, wéi yuán, yáo zú ér dé zhī; xíng yú jiě xī, jiě xī, shàngchōng yáng yīcùn bàn xiàn zhě zhōng yě, wéi jīng; rù yú xià líng, xià líng, xīxià sān cùn héng gǔ wài sān lí yě, wéi hé; fù xiàsān lí sān cùn, wéi jù xū shàng lián, fù xià shàng lián sān cùn, wéi jù xū xià lián yě; dàcháng shǔ shàng, xiǎocháng shǔxià, zú yángmíng wèi mài yě. dàcháng xiǎocháng, jiē shǔyú wèi, shì zú yángmíng yě. 胃 出於厲兑，厲兑者，足大趾内次趾之端也，為井金；溜於內庭，內庭，次趾外間也，為滎；注於陷谷，陷谷者，上中指內間上行二寸陷者中也，為俞；過於沖陽，沖陽，足跗上五寸陷者中也，為原，搖足而得之；行於解溪，解溪，上沖陽一寸半陷者中也，為經；入於下陵，下陵，膝下三寸胻骨外三里也，為合；復下三里三寸， 為巨虛上廉，復下上廉三寸，為巨虛下廉也；大腸屬上，小腸屬下，足陽明胃脈也。大腸小腸，皆屬於胃，是足陽明也。/胃 出于厉兑，厉兑者，足大趾内次趾之端也，为井金；溜于内庭，内庭，次趾外间也，为荥；注于陷谷，陷谷者，上中指内间上行二寸陷者中也，为腧；过于冲阳，冲 阳，足跗上五寸陷者中也，为原，摇足而得之；行于解溪，解溪，上冲阳一寸半陷者中也，为经；入于下陵，下陵，膝下三寸胻骨外三里也，为合；复下三里三寸， 为巨虚上廉，复下上廉三寸，为巨虚下廉也；大肠属上，小肠属下，足阳明胃脉也。大肠小肠，皆属于胃，是足阳明也。

sān jiāo zhě, shànghé shǒu shàoyáng, chūyú guān chōng, guān chōng zhě, shǒu xiǎozhǐ cì zhǐ zhī duān yě, wéi jǐng jīn; liū yú yè mén, yè mén, xiǎozhǐ cì zhǐ zhījiān yě, wéi yíng; zhù yú zhōng zhǔ, zhōng zhǔ, běn jié zhīhòu xiàn zhě zhōng yě, wéi shù; guòyú yáng chí, yáng chí, zài wàn shàng xiàn zhě zhīzhōng yě, wéi yuán; xíng yú zhī gōu, zhī gōu, shàng wàn sān cùn liǎng gǔ zhījiān xiàn zhě zhōng yě, wéi jīng; rù yú tiān jǐng, tiānjǐng, zài zhǒu wài dà gǔ zhīshàng xiàn zhě zhōng yě, wéi hé, qū zhǒu ér dé zhī; sān jiāo xià shù zàiyú zú dà zhǐ zhīqián, shàoyáng zhīhòu, chūyú guó Zhōng-wài lián, míng yuē wěi yáng, shì tàiyáng luò yě, shǒush-àoyángjīng yě. sān jiāo zhě, zú shàoyáng tàiyīn zhī suǒ jiāng, tàiyáng zhī bié yě, shànghuái wǔ cùn, bié rù guàn chuǎn cháng, chūyú wěi yáng, bìng tàiyáng zhī zhèng, rù luò pángguāng, yuē xiàjiāo, shízé bì lóng, xū zé yíniào, yíniào zé bǔ zhī, bì lóng zé xiè zhī. 三焦者，上合手少陽，出於 關沖，關沖者，手小指次指之端也，為井金；溜於液門，液門，小指次指之間也，為滎；注於中渚，中渚，本節之後陷者中也，為俞；過於陽池，陽池，在腕上陷者 之中也，為原；行於支溝，支溝，上腕三寸兩骨之間陷者中也，為經；入於天井，天井，在肘外大骨之上陷者中也，為合，屈肘而得之；三焦下俞在於足大趾之前， 少陽之後，出於膕中外廉，名曰委陽，是太陽絡也，手少陽經也。三焦者，足少陽太陰之所將，太陽之別也，上踝五寸，別入貫腨腸，出於委陽，並太陽之正，入絡 膀胱，約下焦，實則閉癃，虛則遺溺，遺溺則補之，閉癃則瀉之。/三焦者，上合手少阳，出于 关冲，关冲者，手小指次指之端也，为井金；溜于液门，液门，小指次指之间也，为荥；注于中渚，中渚，本节之后陷者中也，为腧；过于阳池，阳池，在腕上陷者之中也，为原；行于支沟，支沟，上腕三寸两骨之间陷者中也，为经；入于天井，天井，在肘外大骨之上陷者中也，为合，屈肘而得之；三焦下腧在于足大趾之前， 少阳之后，出于腘中外廉，名曰委阳，是太阳络也，手少阳经也。三焦者，足少阳太阴之所将，太阳之别也，上踝五寸，别入贯腨肠，出于委阳，并太阳之正，入络 膀胱，约下焦，实则闭癃，虚则遗溺，遗溺则补之，闭癃则泻之。

shǒu tàiyáng xiǎocháng zhě, shànghé shǒu tàiyáng, chūyú shǎozé, shǎozé, xiǎozhǐ zhī duān yě, wéi jǐng jīn; liū yú qián gǔ, qián gǔ, zàishǒu wài lián běn jiéqián xiàn zhě zhōng yě, wéi yíng; zhù yú hòu xī, hòu xī zhě, zàishǒu wàicè běn jié zhīhòu yě, wéi shù; guòyú wàn-gǔ, wàngǔ, zàishǒu wàicè wàngǔ zhīqián, wéi yuán; xíng yú Yánggǔ, Yánggǔ, zài ruì gǔ zhī xiàxiàn zhě zhōng yě, wéi jīng; rù yú xiǎo hǎi, xiǎo hǎi, zài zhǒu nèi dà gǔ zhīwài, qù duān bàn cùn, xiàn zhě zhōng yě, shēn bì ér dé zhī, wéi hé. shǒutàiyángjīng yě. 手太陽小腸者，上合手太陽，出於少澤，少澤，小指之端也，為井金；溜於前谷， 前谷，在手外廉本節前陷者中也，為滎；注於後溪，後溪者，在手外側本節之後也，為俞；過於腕骨，腕骨，在手外側腕骨之前，為原；行於陽谷，陽谷，在銳骨之 下陷者中也，為經；入於小海，小海，在肘內大骨之外，去端半寸，陷者中也，伸臂而得之，為合。手太陽經也。/手太阳小肠者，上合手太阳，出于少泽，少泽，小指之端也，为井金；溜于前谷， 前谷，在手外廉本节前陷者中也，为荥；注于后溪，后溪者，在手外侧本节之后也，为腧；过于腕骨，腕骨，在手外侧腕骨之前，为原；行于阳谷，阳谷，在锐骨之 下陷者中也，为经；入于小海，小海，在肘内大骨之外，去端半寸，陷者中也，伸臂而得之，为合。手太阳经也。

dàcháng shànghé shǒu yángmíng, chūyú shāng yáng, shāng yáng, dàzhǐ cì zhǐ zhī duān yě, wéi jǐng jīn; liū yú běn jié zhīqián èr jiān, wéi yíng; zhù yú běn jié zhīhòu sān jiān, wéi shù; guòyú hé gǔ, hé gǔ, zài dàzhǐ qí gǔ zhījiān, wéi yuán; xíng yú yáng xī, yáng xī, zài liǎng jīn jiān xiàn zhě zhōng yě, wéi jīng; rù yú qū chí, zài zhǒu wài fŭ gŭ xiàn zhě zhōng, qūbì ér dé zhī, wéi hé. shǒu yángmíng yě. 大腸上合手陽明，出於商陽，商陽，大指次指之端也，為井金；溜於本節之前二間，為滎；注於本節之後三間，為俞；過於合谷，合谷，在大指岐骨之間，為原；行於陽溪，陽溪，在兩筋間陷者中也，為經；入於曲池，在肘外輔骨陷者中，屈臂而得之，為合。手陽明也。/大肠上合手阳明，出于商阳，商阳，大指次指之端也，为井金；溜于本节之前二间，为荥；注于本节之后三间，为腧；过于合谷，合谷，在大指岐骨之间，为原；行于阳溪，阳溪，在两筋间陷者中也，为经；入于曲池，在肘外辅骨陷者中，屈臂而得之，为合。手阳明也。

shì wèi wǔzàngliùfŭ zhī shù, wŭ wŭ èrshíwǔ shù, liù liù sānshíliù shù yě. liùfŭ jiē chū zú zhī sānyáng, shànghé yú shǒu zhě yě. 是謂五臟六腑之俞，五五二十五俞，六六三十六俞也。六腑皆出足之三陽，上合於手者也。/是谓五脏六腑之腧，五五二十五腧，六六三十六腧也。六腑皆出足之三阳，上合于手者也。

quē pén zhīzhōng, rènmài yě, míng yuē tiān tū. yī cì, rènmài cè zhī dòngmài zú yángmíng yě, míng yuē rén yíng; èrcì mài, shǒu yángmíng yě, míng yuē fú tū; sāncì mài, shǒu tàiyáng yě, míng yuē tiānchuāng; sìcì mài, zú shàoyáng yě, míng yuē tiān róng; wǔ cì mài, shǒu shàoyáng yě, míng yuē tiān yǒu; liù cì mài, zú tàiyáng yě, míng yuē Tiānzhù; qī cì mài, jǐng zhōngyāng zhī mài, dūmài yě, míng yuē fēng fŭ. yè nèi dòngmài shǒu tàiyīn yě, míng yuē tiān fŭ. yèxià sān cùn shǒuxīn zhǔ yě, míng yuē tiānchí. 缺 盆之中，任脈也，名曰天突。一次，任脈側之動脈足陽明也，名曰人迎；二次脈，手陽明也，名曰扶突；三次脈，手太陽也，名曰天窗；四次脈，足少陽也，名曰天 容；五次脈，手少陽也，名曰天牖；六次脈，足太陽也，名曰天柱；七次脈，頸中央之脈，督脈也，名曰風府。腋內動脈手太陰也，名曰天府。腋下三寸手心主也， 名曰天池。/缺 盆之中，任脉也，名曰天突。一次，任脉侧之动脉足阳明也，名曰人迎；二次脉，手阳明也，名曰扶突；三次脉，手太阳也，名曰天窗；四次脉，足少阳也，名曰天 容；五次脉，手少阳也，名曰天牖；六次脉，足太阳也，名曰天柱；七次脉，颈中央之脉，督脉也，名曰风府。腋内动脉手太阴也，名曰天府。腋下三寸手心主也， 名曰天池。

cì shàng guān zhě, qū bù néng qiàn. cì Xiàguān zhě, qiànbu néng qū. cì dúbí zhě, qū bù néng shēn. cì liăng guān zhě, shēn bù néng qū. 刺上關者，呿不能欠。刺下關者，欠不能呿。刺犢鼻者，屈不能伸。刺兩關者，伸不能屈。/刺上关者，呿不能欠。刺下关者，欠不能呿。刺犊鼻者，屈不能伸。刺两关者，伸不能屈。

zú yángmíng, xiá hóu zhī dòngmài yě, qí shù zài yīng zhōng. shǒu yángmíng, cì zài qí shù wài, bù zhì qū jiá yīcùn. shǒu tàiyáng dāng qū jiá. zú shàoyáng zài ěr xià qū jiá zhīhòu. shǒu shàoyáng chū ěr hòu shàng jiā wán gŭ zhīshàng. zú tàiyáng xiá xiàng dà jīn zhīzhōng, fàjì. 足陽明，俠喉之動脈也，其俞在膺中。手陽明，次在其俞外，不至曲頰一寸。手太陽當曲頰。足少陽在耳下曲頰之後。手少陽出耳後上加完骨之上。足太陽俠項大筋之中，發際。/足阳明，侠喉之动脉也，其腧在膺中。手阳明，次在其腧外，不至曲颊一寸。手太阳当曲颊。足少阳在耳下曲颊之后。手少阳出耳后上加完骨之上。足太阳侠项大筋之中，发际。

yīn chǐdòngmài, zài wǔ lí, wǔ shù zhī jìn yě. 陰尺動脈，在五里，五俞之禁也。/阴尺动脉，在五里，五腧之禁也。

fèi hé dàcháng, dàcháng zhě, chuándào zhī fŭ. xīn hé xiăocháng, xiăocháng zhě, shòu shèng zhī fŭ. gān hé dăn, dăn zhě zhōng jīng zhī fŭ. pí hé wèi, wèi zhě wŭgŭ zhī fŭ. shèn hé pángguāng, pángguāng zhě jīnyè zhī fŭ yě. shàoyáng shŭ shèn, shèn shàng lián fèi, gù jiāng liăng zàng. sān jiāo zhě, zhōng dú zhī fŭ yě, shuĭdào chū yān, shŭ pángguāng, shì gū zhī fŭ yě, shì liùfŭ zhī suǒ yǔ hé zhě. 肺合大腸，大腸者，傳道之腑。心合小腸，小腸者，受盛之腑。肝合膽，膽者中精之腑。脾合胃，胃者五穀之腑。腎合膀胱，膀胱者津液之腑也。少陽屬腎，腎上連肺，故將兩髒。三焦者，中瀆之腑也，水道出焉，屬膀胱，是孤之腑也，是六腑之所與合者。/肺合大肠，大肠者，传道之腑。心合小肠，小肠者，受盛之腑。肝合胆，胆者中精之腑。脾合胃，胃者五谷之腑。肾合膀胱，膀胱者津液之腑也。少阳属肾，肾上连肺，故将两脏。三焦者，中渎之腑也，水道出焉，属膀胱，是孤之腑也，是六腑之所与合者。

chūn qǔ luòmài zhū yíng dàjīng fēn ròu zhījiān, shènzhě shēn qǔ zhī, jiànzhě qiăn qǔ zhī. xià qǔ zhū shù sūnluò jīròu pífū zhīshàng. qiū qǔ zhū hé, yú rú chūn fă. dōng qǔ zhū jǐng zhū shù zhī fēn, yù shēn ér liú zhī. cǐ sìshí zhī xù, qì zhī suǒ chù, bìng zhī suǒ shè, zàng zhī suǒ yí. zhuànjīn zhě, lì ér qǔ zhī, kě lìng suì yǐ. wěi jué zhě, zhāng ér cì zhī, kě lìng lì kuài yě. 春取絡脈諸滎大經分肉之間，甚者深取之，間者淺取之。夏取諸俞孫絡肌肉皮膚之上。秋取諸合，餘如春法。冬取諸井諸俞之分，欲深而

留之。此四時之序，氣之所處，病之所舍，髒之所宜。轉筋者，立而取之，
可令遂已。痿厥者，張而刺之，可令立快也。/春取络脉诸荥大经分肉之间，甚者深取之，间者浅取之。夏取诸腧孙络肌肉皮肤之上。秋取诸合，余如春法。冬取诸井诸腧之分，欲深而留之。此四时之序，气之所处，病之所舍，脏之所宜。转筋者，立而取之，可令遂已。痿厥者，张而刺之，可令立快也。

xiǎo zhēn jiě dì-sān 小針解第三/小针解第三

suǒwèi yì chén zhě, yì yán yě. nán rù zhě, nànzhe yú rén yě. cū shǒu xíng zhě, shǒu cì fǎ yě. shàng shǒu shén zhě, shǒu rén zhī xuèqì yǒuyú bùzú kě bǔxiè yě. shén kè zhě, zhèng xié gòng huì yě. shén zhě, zhèngqì yě, kè zhě xiéqì yě. zài mén zhě, xié xún zhèngqì zhī suǒ chūrù yě. wèi dǔ qí jí zhě, xiānzhī xié zhèng hé jīng zhī jí yě. è zhī qí yuán zhě, xiānzhī hé jīng zhī bìng suǒ qǔ zhī chù yě. 所謂易陳者，易言也。難入者，難著於人也。粗守形者，守刺法也。上守神者，守人之血氣有餘不足可補瀉也。神客者，正邪共會也。神者，正氣也，客者邪氣也。在門者，邪循正氣之所出入也。未睹其疾者，
先知邪正何經之疾也。惡知其原者，先知何經之病所取之處也。/所谓易陈者，易言也。难入者，难着于人也。粗守形者，守刺法也。上守神者，守人之血气有余不足可补泻也。神客者，正邪共会也。神者，正气也，客者邪气也。在门者，邪循正气之所出入也。未睹其疾者，
先知邪正何经之疾也。恶知其原者，先知何经之病所取之处也。

cì zhī wēi zài shù chí zhě, xú jí zhī yì yě. cū shǒu guān zhě, shǒu sì zhī ér bù zhī xuèqì zhèng xié zhī wǎnglái yě. shàng shǒu jī zhě, zhī shǒu qì yě. jī zhī dòng bùlí qí kōngzhōng zhě, zhī qì zhī xūshí, yòng zhēn zhī xú jí yě. kōngzhōng zhī jī, qīng jìng yǐ wēi zhě, zhēn yǐ déqì, mì yì shǒu qì wù shī yě. qí lái bùkě féng zhě, qìshèng bùkě bǔ yě. qí wǎng bùkě zhuī zhě, qìxū bùkě xiè yě. bùkě guà yǐ fā zhě, yán qì yì shī yě. kòu zhī bù fā zhě, yán bù zhī bǔxiè zhī yì yě. xuèqì yǐ jìn ér qì bùxià yě. 刺 之微在數遲者，徐疾之意也。粗守關者，守四支而不知血氣正邪之往來也。上守機者，知守氣也。機之動不離其空中者，知氣之虛實，用針之徐疾也。空中之機，清 靜以微者，
針以得氣，密意守氣勿失也。其來不可逢者，氣盛不可補也。其往不可追者，氣虛不可瀉也。不可掛以發者，言氣易失也。扣之不發者，言不知補瀉之意 也。血氣已盡而氣不下也。/刺 之微在数迟者，徐疾之意也。粗守关者，守四支而不知血气正邪之往来也。上守机者，知守气也。机之动不离其空中者，知气之虚实，用针之徐疾也。空中之机，清 静以微者，针以得气，密意守气勿失也。其来不可逢者，气盛不可补也。其往不可追者，气虚不可泻也。不可挂以发者，言气易失也。扣之不发者，言不知补泻之意 也。血气已尽而气不下也。

zhī qí wǎnglái zhě, zhī qì zhī nì shùn shèng xū yě. yào yǔ zhī qī zhě, zhī qì zhī kěqǔ zhī shí yě. cū zhī àn zhě, míngmíng bù zhī qì zhī wēi mì yě. miào zāi! gōng dúyǒu zhī zhě, jìn zhī zhēn yì yě. wǎng zhě wéi nì zhě, yán qì zhī xū ér xiǎo, xiǎozhě nì yě. láizhě wéi shùnzhě, yán xíngqì zhī píng, píng zhě shùn yě. míngzhī nì shùn zhèng háng wú wèn zhě, yán zhī suǒ qǔ zhī chù yě. yíng ér duó zhī zhě, xiè yě; zhuī ér jì zhī zhě, bǔ yě. 知其往來者，知氣之逆順盛虛也。要與之期者，知氣之可取之時也。粗之闇者，冥冥不知氣之微密也。妙哉！工獨有之 者，盡知針意也。往者為逆者，言氣之虛而小，小者逆也。來者為順者，言形氣之平，平者順也。明知逆順正行無問者，言知所取之處也。迎而奪之者，瀉也；追而濟之者，補也。/知其往来者，知气之逆顺盛虚也。要与之期者，
知气之可取之时也。粗之暗者，冥冥不知气之微密也。妙哉！工独有之 者，尽知针意也。往者为逆者，言气之虚而小，小者逆也。来者为顺者，言形气之平，
平者顺也。明知逆顺正行无问者，言知所取之处也。迎而夺之者，泻也；追而 济之者，补也。

suǒwèi xū zé shí zhī zhě, qìkǒu xū ér dāng bǔ zhī yě. mǎn zé xiè zhī zhě, qìkǒu shèng ér dāng xiè zhī yě. wǎn chén zé chú zhī zhě, qù xuèmài yě. xié shèng zé xū zhī zhě, yán zhū jīng yǒu shèng zhě, jiē xiè qí xié yě. xú ér jí zé shí zhě, yán xú nèi ér jí chū yě. jí ér xú zé xū zhě, yán jí nèi ér xú chū yě. yán shí yǔ xū ruòyǒuruòwú zhě, yán shí zhě yǒuqì, xū zhě wú qì yě. chá hòu yǔ xiān ruò wáng ruò cúnzhě, yán qì zhī xū shí, bǔxiè zhī xiānhòu yě, chá qí qì zhī yǐ xià yǔ chángcún yě. wéi xū wéi shí, ruò dé ruò shī zhě, yán bǔ zhě bí rán ruòyǒu dé yě, xiè zé huǎngrán ruòyǒu shī yě. 所謂虛則實之者，氣口虛而當補之也。滿則泄之者，氣口盛而當瀉之也。宛陳則除之者，去血脈也。邪勝則虛之者，言諸經有盛者，皆瀉其邪也。徐而疾則實者，言徐內而疾出也。疾而徐則虛者，言疾內而徐出也。言實與虛若有若無者，言實者有氣，虛者無氣也。察後與先若亡若存者，言氣之虛 實，補瀉之先後也，

察其氣之已下與常存也。為虛為實，若得若失者，言補者佖然若有得也，瀉則怳然若有失也。/所谓虚则实之者，气口虚而当补之也。满则泄之者，气口盛而当泻之也。宛陈则除之者，去血脉也。邪胜则虚之者，言诸经有盛者， 皆泻其邪也。徐而疾则实者，言徐内而疾出也。疾而徐则虚者，言疾内而徐出也。言实与虚若有若无者，言实者有气，虚者无气也。察后与先若亡若存者，言气之虚 实，补泻之先后也，察其气之已下与常存也。为虚为实，若得若失者，言补者佖然若有得也，泻则怳然若有失也。

fū qì zhī zài mài yě, xiéqì zài shàng zhě, yán xié qì zhīzhōng rén yě gāo, gù xiéqì zài shàng yě. zhuó qì zài zhōng zhě, yán shuǐ gǔ jiē rù yú wèi, qí jīngqì shàng zhù yú fèi, zhuó liū yú chángwèi, yán hán wēn bùshì, yǐnshí bù jié, ér bìng shēng yú chángwèi, gù mìng yuē zhuó qì zài zhōng yě. qīngqì zài xià zhě, yán qīng shīdì qì zhīzhōng rén yě, bì cóng zú shǐ, gù yuē qīng-qì zàixià yě. zhēn xiàn mài, zé xiéqì chū zhě qǔ zhīshàng, zhēn zhōng mài zé zhuó qì chū zhě, qǔ zhī yángmíng hé yě. zhēn tài shēn zé xiéqì fǎn chén zhě, yán qiǎn fú zhī bìng, bù yù shēn cì yě. shēn zé xiéqì cóng zhī rù, gù yuē fǎn chén yě. píròu jīnmài gè yǒusuǒ chù zhě, yán jīngluò gè yǒusuǒ zhǔ yě. qǔ wǔ mài zhě sǐ, yán bìng zài zhōngqì bùzú, dàn yòng zhēn jìn dà xiè qí zhū yīn zhī mài yě. qǔ sānyáng zhī mài zhě, wéi yán jìn xiè sānyáng zhī qì, lìng bìngrén kuāng rán bùfù yě. duó yīn zhě sǐ, yán qǔ chǐ zhī wǔ lí wǔ wǎng zhě yě. duó yáng zhě kuáng, zhèng yán yě. 夫氣之在脈也，邪氣在上者，言邪 氣之中人也高，故邪氣在上也。濁氣在中者，言水谷皆入於胃，其精氣上注於肺，濁溜於腸胃，言寒溫不適，飲食不節，而病生於腸胃，

故命曰濁氣在中也。清氣在 下者，言清濕地氣之中人也，必從足始，故曰清氣在下也。針陷脈，則邪氣出者取之上，針中脈則濁氣出者，取之陽明合也。針太深則邪氣反沉者，言淺浮之病，不 欲深刺也。深則邪氣從之入，故曰反沉也。皮肉筋脈各有所處者，言經絡各有所主也。取五脈者死，言病在中氣不足，

但用針盡大瀉其諸陰之脈也。取三陽之脈者， 唯言盡瀉三陽之氣，令病人恇然不復也。奪陰者死，言取尺之五里五往者也。奪陽者狂，正言也。/夫气之在脉也，邪气在上者，言邪 气之中人也高，故邪气在上也。浊气在中者，言水谷皆入于胃，其精气上注于肺，浊溜于肠胃，言寒温不适，饮食不节，而病生于肠胃，

故命曰浊气在中也。清气在 下者，言清湿地气之中人也，必从足始，故曰清气在下也。针陷脉，则邪气出者取之上，针中脉则浊气出者，取之阳明合也。针太深则邪气反沉者，言浅浮之病，不 欲深刺也。深则邪气从之入，故曰反沉也。皮肉筋脉各有所处者，言经络各有所主也。取五脉者死，言病在中气不足，

但用针尽大泻其诸阴之脉也。取三阳之脉者， 唯言尽泻三阳之气，令病人恇然不复也。夺阴者死，言取尺之五里五往者也。夺阳者狂，正言也。

dǔ qí sè, chá qí mù, zhī qí sàn fù, yī qí xíng, tīng qí dòngjing zhě, yán shànggōng zhī xiāng wǔsè yú mù. yǒu zhī tiáo chǐcun xiǎo dà huǎnjí huá sè yǐ yán suǒ bìng yě. zhī qí xié zhèng zhě, zhī lùn xūxié yǔ zhèng xié zhī fēng yě. yòu zhǔtuī zhī, zuǒ chí ér yù zhī zhě, yán chí zhēn ér chūrù yě. qì zhì ér qù zhī zhě, yán bǔxiè qìtiáo ér qù zhī yě. tiáoqì zàiyú zhōngshǐ yīzhě, chí xīn yě. jié zhī jiāo sānbǎi liùshíwǔ huì zhě, luòmài zhī shèn guàn zhū jié zhě yě. 睹其色，察其目，知其散復，一其形，聽其動靜 者，言上工知相五色於目。有知調尺寸小大緩急滑澀以言所病也。知其邪正者，知論虛邪與正邪之風也。右主推之，左持而御之者，言持針而出入也。氣至而去之 者，言補瀉氣調而去之也。調氣在於終始一者，持心也。節之交三百六十五會者，絡脈之滲灌諸節者也。/睹其色，察其目，知其散复，一其形，听其动静 者，言上工知相五色于目。有知调尺寸小大缓急滑涩以言所病也。知其邪正者，知论虚邪与正邪之风也。右主推之，左持而御之者，言持针而出入也。气至而去之 者，言补泻气调而去之也。调气在于终始一者，持心也。节之交三百六十五会者，络脉之渗灌诸节者也。

suǒwèi wǔzàng zhī qì, yǐ jué yú nèi zhě, mài-kǒu qì nèi juébù zhì, fǎn qǔ qíwài zhī bìng chù, yǔ yáng jīng zhī hé, yǒu liúzhēn yǐzhì yángqì, yángqì zhì zé nèi zhòng jié, zhòng jié zé sǐ yǐ. qí sǐ yě, wú qì yǐ dòng, gù jìng. suǒwèi wǔzàng zhī qì, yǐ jué yú wài zhě, màikǒu qì wài juébù zhì, fǎn qǔ qí sì mē zhī shū, yǒu liúzhēn yǐzhì qí yīnqì, yīnqì zhì zé yángqì fǎn rù, rù zé nì, nì zé sǐ yǐ. qí sǐ yě, yīnqì yǒuyú, gù zào. 所謂五臟之氣，已絕於內者，脈口氣內絕不至，反取其外之病處，與陽經之合，有留針以致陽氣，陽氣至則內重竭，重竭則死矣。其死也，無氣以動，故靜。所謂五臟之氣，已絕於外者，脈口氣外絕不至，反取其四末之輸，有留針以致其陰氣，陰氣至則陽氣反入，入則逆，逆則死矣。其死也，陰氣有餘，故躁。/所谓五脏之气，已绝于内者，脉口气内绝不至，反取其外之病处，与阳经之合，有留针以致阳气，阳气至则内重竭，重竭则死矣。其死也，无气以动，故静。所

谓五脏之气，已绝于外者，脉口气外绝不至，反取其四末之输，有留针以致其阴气，阴气至则阳气反入，入则逆，逆则死矣。其死也，阴气有余，故躁。
suǒyǐ chá qí mù zhě, wǔzàng shǐ wǔsè xún míng. xún míng zéshēng zhāng. shēng zhāng zhě, zé yán shēng yǔ píngshēng yì yě. 所以察其目者，五臟使五色循明。循明則聲章。聲章者，則言聲與平生異也。/所以察其目者，五脏使五色循明。循明则声章。声章者，则言声与平生异也。

xiéqì zàngfǔ bìng xíng dì-sì 邪氣藏府病形第四/邪气藏府病形第四

Huángdì wèn yú Qíbó yuē: xiéqì zhīzhōng rén yě nàihé? Qíbó dá yuē: xiéqì zhīzhōng rén gāo yě. 黃帝問於岐伯曰：邪氣之中人也奈何？岐伯答曰：邪氣之中人高也。/黄帝问于岐伯曰：邪气之中人也奈何？岐伯答曰：邪气之中人高也。
Huángdì yuē: gāoxià yǒudù hū? Qíbó yuē: shēn bàn yǐshǎngzhě, xié zhōng zhī yě. shēn bàn yǐ xià zhě, shī zhōng zhī yě. gù yuē: xié zhīzhōng rén yě. wúyǒu cháng, zhōng yú yīn zé liū yú fǔ, zhōng yú yáng zé liū yú jīng. 黃帝曰：高下有度乎？岐伯曰：身半以上者，邪中之也。身半已下者，濕中之也。故曰：邪之中人也。無有常，中於陰則溜於腑，中於陽則溜於經。/黄帝曰：高下有度乎？岐伯曰：身半以上者，邪中之也。身半已下者，湿中之也。故曰：邪之中人也。无有常，中于阴则溜于腑，中于阳则溜于经。
Huángdì yuē: yīn zhī yǔ yáng yě, yì míng tónglèi, shàng-xià xiānghuì, jīngluò zhī xiāng guàn, rú huán wúduān, xié zhīzhōng rén, huò zhōng yú yīn, huò zhōng yú yáng, shàng-xià zuǒyòu, wúyǒu héngcháng, qí gù héyě? 黃帝曰：陰之與陽也，異名同類，上下相會，經絡之相貫，如環無端。邪之中人，或中於陰，或中於陽，上下左右，無有恆常，其故何也？/黄帝曰：阴之与阳也，异名同类，上下相会，经络之相贯，如环无端。邪之中人，或中于阴，或中于阳，上下左右，无有恒常，其故何也？
Qíbó yuē: zhū yáng zhī huì, jiē zàiyú miàn. zhōngrén yě, fāng chéngxū shí jí xīn yònglì, ruò yǐnshí hàn chū, còulǐ kāi ér zhōng yú xié. zhōng yú miàn, zé xià yángmíng. zhōng yú xiàng, zé xià tàiyáng. zhōng yú jiá, zé xià shàoyáng. qízhōng yú yīng bèi liǎng xié, yì zhōng qí jīng. 岐伯曰：諸陽之會，皆在於面。中人也，方乘虛時及新用力，若飲食汗出，腠理開而中於邪。中於面，則下陽明。中於項，則下太陽。中於頰，則下少陽。其中於膺背兩脅，亦中其經。/岐伯曰：诸阳之会，皆在于面。中人也，方乘虚时及新用力，若饮食汗出，腠理开而中于邪。中于面，则下阳明。中于项，则下太阳。中于颊，则下少阳。其中于膺背两胁，亦中其经。
Huángdì yuē: qízhōng yú yīn, nàihé? Qíbó dá yuē: zhōng yú yīn zhě, cháng cóng bì héng shǐ. fū bì yǔ héng, qí yīn pí báo, qí ròu nào zé, gù jù shòu yú fēng, dú shāng qí yīn. 黃帝曰：其中於陰，奈何？岐伯答曰：中於陰者，常從臂胻始。夫臂與胻，其陰皮薄，其肉淖澤，故俱受於風，獨傷其陰。/黄帝曰：其中于阴，奈何？岐伯答曰：中于阴者，常从臂胻始。夫臂与胻，其阴皮薄，其肉淖泽，故俱受于风，独伤其阴。
Huángdì yuē: cǐ gù shāng qí cáng hū? Qíbó dá yuē: shēn zhīzhōng yú fēng yě, bùbì dòng cáng. gù xié rù yú yīn jīng, zé qí cáng qì shí, xiéqì rù ér bù néng kè, gù hái zhī yú fǔ. gù zhōng yáng zé liū yú jīng, zhōng yīn zé liū yú fǔ. 黃帝曰：此故傷其藏乎？岐伯答曰：身之中於風也，不必動藏。故邪入於陰經，則其藏氣實，邪氣入而不能客，
故還之於腑。故中陽則溜於經，中陰則溜於府。/黄帝曰：此故伤其藏乎？岐伯答曰：身之中于风也，不必动藏。故邪入于阴经，则其藏气实，邪气入而不能客，故还之于腑。故中阳则溜于经，中阴则溜于府。
Huángdì yuē: xié zhīzhōng rén zàng nàihé? Qíbó yuē: chóu yōukǒng jù zé shāngxīn. xíng hán hán yǐn zé shāng fèi, yǐ qí liǎng hán xiāng gǎn, Zhōng-wài jiē shāng, gù qìnì ér shàngxíng. yǒusuǒ duò zhuì, è xuè liú nèi; ruòyǒu suǒ dà nù, qìshàng ér bù xià, jī yú xié xià, zé shāng gān. yǒusuǒ jī pū, ruò zuì rùfáng, hàn chū dāng fēng, zé shāng pí. yǒusuǒ yònglì jǔzhòng, ruò rùfáng guòdù, hàn chūyù shuǐ, zé shāng shèn. 黃帝曰：邪之中人髒奈何？岐伯曰：愁憂恐懼則傷心。形寒寒飲則傷肺，以其兩寒相感，中外皆傷，故氣逆而上行。有所墮墜，惡血留內；若有所大怒，氣上而不下，積於脅下，則傷肝。有所擊僕，若醉入房，汗出當風，則傷脾。有所用力舉重，若入房過度，汗出浴水，則傷腎。/黄帝曰：邪之中人脏奈何？岐伯曰：愁忧恐惧则伤心。形寒寒饮则伤肺，以其两寒相感，中外皆伤，故气逆而上行。有所堕坠，恶血留内；若有所大怒，气上而不下，积于胁下，则伤肝。有所击仆，若醉入房，汗出当风，则伤脾。有所用力举重，若入房过度，汗出浴水，则伤肾。
Huángdì yuē: wǔzàng zhīzhōng fēng, nàihé? Qíbó yuē: yīn-yáng jù gǎn, xié nǎi dé wǎng. Huángdì yuē: shàn zāi. 黃帝曰：五臟之中

風，奈何？岐伯曰：陰陽俱感，邪乃得往。黄帝曰：善哉。/黄帝曰：五脏之中风，奈何？岐伯曰：阴阳俱感，邪乃得往。黄帝曰：善哉。

huáng dì wèn yú Qíbó yuē: shǒu miàn yǔ shēnxíng yě, shǔ gǔ lián jīn, tóng xuè héyú qì ěr. tiān hán zé liè dì líng bīng, qí zú hán, huò shǒuzú xièduò, rán'ér qí miàn bù yī, héyě? Qíbó dá yuē: Shí'èrjīng mài, sānbǎi liùshíwǔ luò, qí xuèqì jiē shàng yú miàn ér zǒu kōngqiào. qí jīng yángqì shàng zǒu yú mù ér wéi jīng. qí bié qì zǒu yú ěr ér wéi tīng. qí zōng qìshàng chūyú bí ér wéi chòu. qí zhuó qì chūyú wèi, zǒu chúnshé ér wéi wèi. qí qì zhī jīnyè, jiē shàng xūn yú miàn, ér pí yòu hòu, qí ròu jiān, gù tiānqì shèn hán, bù néng shèng zhī yě. 黄帝問於岐伯曰：首面與身形也，屬骨連筋，同血合於氣耳。天寒則裂地凌冰，其卒寒，或手足懈惰，然而其面不衣，何也？岐伯答曰：十二經脈，三百六十五絡，其血氣皆上於面而走空竅。其精陽氣上走於目而為睛。其別氣走於耳而為聽。其宗氣上出於鼻而為臭。其濁氣出於胃，走唇舌而為味。其氣之津液，皆上熏於面，而皮又厚，其肉堅，故天氣甚寒，不能勝之也。/黄帝问于岐伯曰：首面与身形也，属骨连筋，同血合于气耳。天寒则裂地凌冰，其卒寒，或手足懈惰，然而其面不衣，何也？岐伯答曰：十二经脉，三百六十五络，其血气皆上于面而走空窍。其精阳气上走于目而为睛。其别气走于耳而为听。其宗气上出于鼻而为臭。其浊气出于胃，走唇舌而为味。其气之津液，皆上熏于面，而皮又厚，其肉坚，故天气甚寒，不能胜之也。

Huángdì yuē: xié zhīzhōng rén, qí bìng xíng hérú? Qíbó yuē: xūxié zhīzhōng shēn yě, sǎ xī dòng xíng. zhèng xié zhīzhōng rén yě, wēi, xiānjiàn yú sè, bù zhī yú shēn, ruòyǒuruòwú, ruò wáng ruò cún, yǒuxíng wúxíng, mòzhī qí qíng. Huángdì yuē: shàn zāi. 黄帝曰：邪之中人，其病形何如？岐伯曰：虛邪之中身也，灑淅動形。正邪之中人也，微，先見於色，不知於身，若有若無，若亡若存，有形無形，莫知其情。黄帝曰：善哉。/黄帝曰：邪之中人，其病形何如？岐伯曰：虚邪之中身也，洒淅动形。正邪之中人也，微，先见于色，不知于身，若有若无，若亡若存，有形无形，莫知其情。黄帝曰：善哉。

Huángdì wèn yú Qíbó yuē: yú wén zhī, jiàn qí sè, zhī qí bìng, mìng yuē míng. àn qí mài, zhī qí bìng, mìng yuē shén. wèn qí bìng, zhī qí chù, mìng yuē gōng. yú yuàn wénjiàn ér zhī zhī, àn ér dé zhī, wèn ér jí zhī, wèi zhī nàihé? 黄帝問於岐伯曰：餘聞之，見其色，知其病，命曰明。按其脈，知其病，命曰神。問其病，知其處，命曰工。餘願聞見而知之，按而得之，問而極之，為之奈何？/黄帝问于岐伯曰：余闻之，见其色，知其病，命曰明。按其脉，知其病，命曰神。问其病，知其处，命曰工。余愿闻见而知之，按而得之，问而极之，为之奈何？

Qíbó dá yuē: fū sè mài yǔ chǐ zhī xiāngyìng yě, rú fúgǔ yǐngxiāng zhī xiāngyìng yě, bude xiāng shī yě, cǐ yì běnmò gēn yè zhī chū hòu yě, gù gēn sǐ zé yè kū yǐ. sè mài xíng ròu, bude xiāng shī yě. gùzhī yīzé wéi gōng, zhī èrzé wéi shén, zhī sān zé shén qiě míng yǐ. 岐伯答曰：夫色脈與尺之相應也，如桴鼓影響之相應也，不得相失也，此亦本末根葉之出候也，故根死則葉枯矣。色脈形肉，不得相失也。故知一則為工，知二則為神，知三則神且明矣。/岐伯答曰：夫色脉与尺之相应也，如桴鼓影响之相应也，不得相失也，此亦本末根叶之出候也，故根死则叶枯矣。色脉形肉，不得相失也。故知一则为工，知二则为神，知三则神且明矣。

Huángdì yuē: yuàn zú wén zhī. Qíbó dá yuē: sè qīng zhě, qí mài xián yě, chì zhě, qí mài gōu yě, huáng zhě, qí mài dài yě, bái zhě, qí mài máo, hēi zhě, qí màishí. jiàn qí sè ér bù dé qí mài, fǎn dé qí xiāng shèng zhī mài, zé sǐ yǐ; dé qí xiāngshēng zhī mài, zé bìng yǐyǐ. 黄帝曰：願卒聞之。岐伯答曰：色青者，其脈弦也，赤者，其脈鉤也，黄者，其脈代也，白者，其脈毛，黑者，其脈石。見其色而不得其脈，反得其相勝之脈，則死矣；得其相生之脈，則病已矣。/黄帝曰：愿卒闻之。岐伯答曰：色青者，其脉弦也，赤者，其脉钩也，黄者，其脉代也，白者，其脉毛，黑者，其脉石。见其色而不得其脉，反得其相胜之脉，则死矣；得其相生之脉，则病已矣。

Huángdì wèn yú Qíbó yuē: wǔzàng zhī suǒ shēng, biànhuà zhī bìng xíng hérú? 黄帝問於岐伯曰：五臟之所生，變化之病形何如？/黄帝问于岐伯曰：五脏之所生，变化之病形何如？

Qíbó dá yuē: xiān dìng qí wǔsè wǔ mài zhī yìng, qí bìng nǎikě bié yě. 岐伯答曰：先定其五色五脈之應，其病乃可別也。/岐伯答曰：先定其五色五脉之应，其病乃可别也。

Huángdì yuē: sè mài yǐdìng, bié zhī nàihé? 黄帝曰：色脈已定，別之奈何？/黄帝曰：色脉已定，别之奈何？

Qíbó shuō: tiáo qí mài zhī huǎn、jí、xiǎo、dà、huá、sè, ér bìngbiàn dìng yǐ. 岐伯說：調其脈之緩、急、小、大、滑、澀，而病變定矣。/岐伯说：调其脉之缓、急、小、大、滑、涩，而病变

定矣。
huáng dì yuē: tiáo zhī nàihé? Qíbó dá yuē: mài jí zhě, chǐ zhī pífū yì jí; mài huǎn zhě, chǐ zhī fū yì huǎn; mài xiǎozhě, chǐ zhī pífū yì jiǎn ér shǎo qì; mài dàzhě, chǐ zhī pífū yì bì ér qǐ; mài huá zhě, chǐ zhī pífū yì huá; mài sè zhě, chǐ zhī pífū yì sè. fán cǐ biàn zhě, yǒu wēi yǒu shèn. gù shàn tiáo chǐ zhě, bùdài yú cùn, shàn tiáo mài zhě, bùdài yú sè. néng cānhé ér xíng zhī zhě, kěyǐ wéi shànggōng, shànggōng shíquán jiǔ. háng'èr zhě, wéi zhōnggōng, zhōnggōng shíquán qī. xíng yīzhě, wéi xiàgōng, xiàgōng shíquán liù. 黄 帝曰：調之奈何？岐伯答曰：脈急者，尺之皮膚亦急；脈緩者，尺之膚亦緩；脈小者，尺之皮膚亦減而少氣；脈大者，尺之皮膚亦賁而起；脈滑者，尺之皮膚亦滑；脈濇者，尺之皮膚亦濇。凡此變者，有微有甚。故善調尺者，不待於寸，善調脈者，不待於色。能參合而行之者，可以為上工，上工十全九。行二者，為中工，中工 十全七。行一者，為下工，下工十全六。/黄 帝曰：调之奈何？岐伯答曰：脉急者，尺之皮肤亦急；脉缓者，尺之肤亦缓；脉小者，尺之皮肤亦减而少气；脉大者，尺之皮肤亦贲而起；脉滑者，尺之皮肤亦滑；脉涩者，尺之皮肤亦涩。凡此变者，有微有甚。故善调尺者，不待于寸，善调脉者，不待于色。能参合而行之者，可以为上工，上工十全九。行二者，为中工，中工 十全七。行一者，为下工，下工十全六。
Huángdì yuē: qǐngwèn mài zhī huǎn、jí, xiǎo、dà, huá、sè zhī bìng xíng hérú? 黄帝曰：請問脈之緩、急，小、大，滑、濇之病形何如？/黄帝曰：请问脉之缓、急，小、大，滑、涩之病形何如？
Qíbó yuē: chén qǐng yán wǔ cáng zhī bìngbiàn yě. xīn mài jí shènzhě wéi chìzòng; zhēng jí, wéi xīntòng yǐn bèi, shí bùxià. huǎn shèn, wéi kuángxiào; wēi huǎn, wéi fú liáng, zàixīn xià, shàng-xià xíng, shí tuò xuè. dà shèn, wéi hóu jiè; wēi dà, wéi xīn bì yǐn bèi, shàn lèi chū. xiǎo shènwéi shàn yuē; wēixiǎo wéi xiāo bìng. huá shènwéi shàn kě; wēi huá wéi xīn shàn, yǐn qí, xiǎofù míng. sè wéi wéi yīn; wēi sè wéi xuè yì, wéi jué ěrmíng, diān jí. 岐伯曰：臣請言五藏之病變也。心 脈急甚者為瘈瘲；微急，為心痛引背，食不下。緩甚，為狂笑；微緩，為伏梁，在心下，上下行，時唾血。大甚，為喉吤；微大，為心痹引背，善淚出。小甚為善 噦；微小為消病。滑甚為善渴；微滑為心疝，引臍，小腹鳴。濇為為瘖；微濇為血溢，維厥耳鳴，顛疾。/岐伯曰：臣请言五藏之病变也。心 脉急甚者为瘈疭；微急，为心痛引背，食不下。缓甚，为狂笑；微缓，为伏梁，在心下，上下行，时唾血。大甚，为喉吤；微大，为心痹引背，善泪出。小甚为善 哕；微小为消病。滑甚为善渴；微滑为心疝，引脐，小腹鸣。涩为为瘖；微涩为血溢，维厥耳鸣，颠疾。
fèi mài jí shèn, wéi diān jí; wēi jí, wéi fèi hánrè, dàiduò, kétuò xuè, yǐn yāobèi xiōng, ruò bíxīròu bùtōng. huǎn shèn, wéi duō hàn; wēi huǎn, wéi wěi, wěi, piānfēng, tóu yǐxià hàn chū bùkě zhǐ. dà shèn, wéi jìng zhǒng; wēi dà, wéi fèi bì, yǐn xiōng bèi, qǐ è jiàn rìguāng. xiǎo shèn, wéi xiè; wēixiǎo, wéi xiāo bì. huá shèn, wéi xī bì shàngqì; wēi huá, wéi shàng-xià chūxuè. sè shèn, wéi ǒuxuè; wēi sè, wéi shǔ?, zài jǐng zhī yè zhījiān, xià bùshèng qíshàng, qí yìng shàn suān yǐ. 肺脈急甚，為癲疾；微急，為肺寒熱，怠惰，咳唾血，引腰背胸，若鼻息肉不通。緩甚，為多汗；微緩，為痿，痿，偏風，頭以下汗出不可止。大甚，為脛腫；微大，為肺痹，引胸背，起惡見日光。小甚，為泄；微小，為消痹。滑甚，為息賁上氣；微滑，為上下出血。濇甚，為嘔血；微濇，為鼠?，在頸支腋之間，下不勝其上，其應善酸矣。/肺脉急甚，为癫疾；微急，为肺寒热，怠惰，咳唾血，引腰背胸，若鼻息肉不通。缓甚，为多汗；微缓，为痿，痿，偏风，头以下汗出不可止。大甚，为胫肿；微大，为肺痹，引胸背，起恶见日光。小甚，为泄；微小，为消痹。滑甚，为息贲上气；微滑，为上下出血。涩甚，为呕血；微涩，为鼠?，在颈支腋之间，下不胜其上，其应善酸矣。
gān mài jí shènzhě wéi èyán; wēi jí wéi féi qì zài xié xià, ruò fù bēi. huǎn shènwéi shàn ǒu, wēi huǎn wéi shuǐ jiǎ bì yě. dà shènwéi nèi yōng, shàn ǒu nǜ; wēi dàwéi gān bì, yīn suō, ké yǐn xiǎofù. xiǎo shènwéi duō yǐn; wēixiǎo wéi xiāo dàn. huá shènwéi（chuáng guì）shàn; wēi huá wéi yíniào. sè shènwéi yì yǐn; wēi sè wéi zhì luán jīn bì. 肝脈急甚者為惡言；微急為肥氣在脅下，若復杯。緩甚為善嘔，微緩為水瘕痹也。大甚為內癰，善嘔衄；微大為肝痹，陰縮，咳引小腹。小甚為多飲；微小為消癉。滑甚為（疒貴）疝；微滑為遺溺。濇甚為溢飲；微濇為瘈攣筋痹。/肝脉急甚者为恶言；微急为肥气在胁下，若复杯。缓甚为善呕，微缓为水瘕痹也。大甚为内痈，善呕衄；微大为肝痹，阴缩，咳引小腹。小甚为多饮；微小为消瘅。滑甚为（疒贵）疝；微滑为遗溺。涩甚为溢饮；微涩为瘈挛筋痹。
pí mài jí shènwéi chìzòng; wēi jí wéi gé zhōng, shí yǐn rù ér hái chū, hòu wò mò. huǎn shènwéi wěi jué; wēi huǎn wéi fēng wěi, sìzhī bùyòng, xīn huì rán ruò wú bìng. dà shènwéi jī pū; wēi

dàwéi shànqì, fùlǐ dà nóngxuè zài chángwèi zhīwài. xiǎo shènwéi hánrè; wēixiǎo wéi xiāo dàn. huá shènwéi（chuáng guì）lóng; wēi huá wéi chóng dú huí xiē fù rè. sè shènwéi cháng（chuáng guì）; wēi sè wéi nèi（chuáng guì）, duō xià nóngxuè. 脾脈急甚為瘈瘲；微急為膈中，食飲入而還出，後沃沫。緩甚為痿厥；微緩為風痿，四肢不用，心慧然若無病。大甚為擊僕；微大為疝氣，腹裡大膿血在腸胃之外。小甚為寒熱；微小為消癉。滑甚為（疒貴）癃；微滑為蟲毒蛕蝎腹熱。澀甚為腸（疒貴）；微澀為內（疒貴），多下膿血。/脾脉急甚为瘈疭；微急为膈中，食饮入而还出，后沃沫。缓甚为痿厥；微缓为风痿，四肢不用，心慧然若无病。大甚为击仆；微大为疝气，
腹里大脓血在肠胃之外。小甚为寒热；微小为消瘅。滑甚为（疒贵）癃；微滑为虫毒蛕蝎腹热。涩甚为肠（疒贵）；微涩为内（疒贵），多下脓血。

shèn mài jí shènwéi gǔ diān jí; wēi jí wéi chén jué bēn tún, zú bù shōu, bude qiánhòu. huǎn shènwéi zhé jǐ; wēi huǎn wéi dòng, dòng zhě, shí bù huà, xià ài zhúchū. dà shènwéi yīnwěi; wēi dàwéi shí shuǐ, qǐ qí yǐ xià zhì xiǎofù shuì shuì rán, shàng zhì wèiwǎn, sǐbù zhì. xiǎo shènwéi dòngxiè; wēixiǎo wéi xiāo dàn. huá shènwéi lóng（chuáng guì）; wēi huá wéi gǔ wěi, zuò bù néng qǐ, qǐ zé mù wú suǒjiàn. sè shènwéi dà yōng; wēi sè wéi bù yuè, chén zhì. 腎脈急甚為骨癲疾；微急為沉厥奔豚，足不收，不得前後。緩甚為折脊；微緩為洞，洞者，食不化，下嗌逐出。大甚為陰痿；微大為石水，起臍已下至小腹腄腄然，上至胃脘，死不治。小甚為洞泄；
微小為消癉。滑甚為癃（疒貴）；微滑為骨痿，坐不能起，起則目無所見。澀甚為大癰；微澀為不月，沉痔。/肾脉急甚为骨癫疾；微急为沉厥奔豚，足不收，
不得前后。缓甚为折脊；微缓为洞，洞者，食不化，下嗌逐出。大甚为阴痿；微大为石水，起脐已下至小腹腄腄然，上至胃脘，死不治。小甚为洞泄；微小为消瘅。滑甚为癃（疒贵）；微滑为骨痿，坐不能起，起则目无所见。涩甚为大痈；微涩为不月，沉痔。

huáng dì yuē: bìng zhī liù biàn zhě, cì zhī nàihé? Qíbó yuē: zhū jí zhě duō hán; huǎn zhě duō rè; dàzhě duō qì shǎo xuè; xiǎozhě xuèqì jiē shǎo; huá zhě yángqì shèng, wēi yǒu rè; sè zhě duō xuè、shǎo qì, wēi yǒu hán. shìgù cì jí zhě, shēn nèi ér jiǔliú zhī; cì huǎn zhě, qiǎn nèi ér jí fàzhēn, yǐqù qí rè; cì dàzhě, wēixiè qí qì, wú chū qí xuè; cì huá zhě, jí fàzhēn ér qiǎn nèi zhī, yǐ xiè qí yángqì ér qù qí rè; cì sè zhě, bì zhōng qí mài, suí qí nì shùn ér jiǔliú zhī, bì xiān àn ér xún zhī, yǐ fàzhēn, yǐ àn qí shàn, wú lìng qí xuè chū, yǐ hé qí mài; zhū xiǎozhě, yīnyáng xíngqì jù bùzú, wù qǔ yǐ zhēn ér tiáo yǐ gān yào yě. 黃帝曰：病之六變者，刺之奈何？岐伯曰：諸急者多寒；緩者多熱；大者多氣少血；小者血氣皆少；滑者陽氣盛，微有熱；澀者多血、少氣，微有寒。是故刺急者，深內而久留之；刺緩者，淺內而疾發針，以去其熱；刺大者，微瀉其氣，無出其血；刺滑者，疾發針而淺內之，以瀉其陽氣而去其熱；刺澀者，必中其脈，隨其逆順而久留之，必先按而循之，已發針，已按其痏，無令其血出，以和其脈；諸小者，陰陽形氣俱不足，勿取以針而調以甘藥也。/黃帝曰：病之六变者，刺之奈何？岐伯曰：诸急者多寒；缓者多热；大者多气少血；小者血气皆少；滑者阳气盛，微有热；涩者多血、少气，微有寒。是故刺急者，深内而久留之；刺缓者，浅内而疾发针，以去其热；刺大者，微泻其气，无出其血；刺滑者，疾发针而浅内之，以泻其阳气而去其热；刺涩者，必中其脉，随其逆顺而久留之，必先按而循之，已发针，已按其痏，无令其血出，以和其脉；诸小者，阴阳形气俱不足，勿取以针而调以甘药也。

Huángdì yuē: yú wén wǔzàng liù fǔ zhī qì, yíng、shù suǒ rù wéi hé, lìng hé dào cóng rù, rù ān lián guò, yuàn wén qí gù. Qíbó dá yuē: cǐ yáng mài zhī bié rù yú nèi, shǔyú fǔ zhě yě. 黃帝曰：餘聞五臟六府之氣，滎、俞所入為合，令何道從入，入安連過，願聞其故。岐伯答曰：此陽脈之別入於內，屬於府者也。/黄帝曰：余闻五脏六府之气，荥、腧所入为合，令何道从入，入安连过，
愿闻其故。岐伯答曰：此阳脉之别入于内，属于府者也。

Huángdì yuē: yíng shù yǔ hé, gè yǒumíng hū? Qíbó yuē: yíng shù zhì wàijīng, hé zhì nèifǔ. 黃帝曰：滎俞與合，各有名乎？岐伯曰：滎俞治外經，合治內府。/黄帝曰：荥腧与合，各有名乎？岐伯曰：荥腧治外经，合治内府。

Huángdì yuē: zhì nèifǔ nàihé? Qíbó yuē: qǔ zhī yú hé. 黃帝曰：治內府奈何？岐伯曰：取之於合。/黄帝曰：治内府奈何？岐伯曰：取之于合。

Huángdì yuē: hé gè yǒumíng hū? Qíbó dá yuē: wèi héyú sān lí, dàcháng hé rù yú jù xū shàng lián, xiǎocháng hé rù yú jù xū xià lián, sān jiāo hé rù yú wěi yáng, pángguāng hé rù yú wěizhōng yāng, dǎn hé rù yú yáng líng quán. 黃帝曰：合各有名乎？岐伯答曰：胃合於三里，大腸合入於巨虛上廉，小腸合入於巨虛下廉，三焦合入於委陽，膀胱合入於委中央，

膽合入於陽陵泉。/黄帝曰：合各有名乎？岐伯答曰：胃合于三里，大肠合入于巨虚上廉，小肠合入于巨虚下廉，三焦合入于委阳，膀胱合入于委中央，胆合入于阳陵泉。

Huángdì yuē: qǔ zhī nàihé? Qíbó dá yuē: qǔ zhī sān lí zhě, dī fū qǔ zhī; jù xū zhě, jǔ zú qǔ zhī; wěi yáng zhě, qūshēn ér suǒ zhī; wěizhōng zhě, qū ér qǔ zhī; yáng líng quán zhě, zhèng shù xī yú zhī qí xià, zhì wěi yáng zhī yáng qǔ zhī; qǔ zhū wàijīng zhě, yú shēn ér cóng zhī. 黃帝曰：取之奈何？岐伯答曰：取之三里者，低跗取之；巨虛者，舉足取之；委陽者，屈伸而索之；委中者，屈而取之；陽陵泉者，正豎膝予之齊下，至委陽之陽取之；取諸外經者，揄申而從之。/黄帝曰：取之奈何？岐伯答曰：取之三里者，低跗取之；巨虚者，举足取之；委阳者，屈伸而索之；委中者，屈而取之；阳陵泉者，正竖膝予之齐下，至委阳之阳取之；取诸外经者，揄申而从之。

Huángdì yuē: yuàn wén liù fǔ zhī bìng. Qíbó dá yuē: miàn rè zhě zú yángmíng bìng, yú luò xuè zhě shǒu yángmíng bìng, liǎng fū zhīshàng mài shù xiàn zhě, zú yángmíng bìng, cǐ wèi mài yě. 黃帝曰：願聞六府之病。岐伯答曰：面熱者足陽明病，魚絡血者手陽明病，兩跗之上脈豎陷者，足陽明病，此胃脈也。/黄帝曰：愿闻六府之病。岐伯答曰：面热者足阳明病，鱼络血者手阳明病，两跗之上脉竖陷者，足阳明病，此胃脉也。

dàcháng bìngzhě, cháng zhōng qiē tòng, ér míng zhuózhuó. dōngrì zhòng gǎn yú hán jí xiè, dāng qí ér tòng, bù néng jiǔ lì, yǔ wèi tóng hòu, qǔ jù xū shàng lián. 大腸病者，腸中切痛，而鳴濯濯。冬日重感於寒即泄，當臍而痛，不能久立，與胃同候，
取巨虛上廉。/大肠病者，肠中切痛，而鸣濯濯。冬日重感于寒即泄，当脐而痛，不能久立，与胃同候，取巨虚上廉。

wèibìng zhě, fù（yuè zhēn）zhàng, wèiwǎn dāngxīn ér tòng, shàngzhī liǎng xié, gé yàn bù-tōng, shí yǐn bùxià, qǔ zhī sān lí yě. 胃病者，腹（月真）脹，胃脘當心而痛，上肢兩脅，膈嚥不通，食飲不下，取之三里也。/胃病者，腹（月真）胀，胃脘当心而痛，上肢两胁，膈咽不通，食饮不下，取之三里也。

xiǎocháng bìngzhě, xiǎofù tòng, yāo jǐ kòng gāo ér tòng, shí jiǒng zhīhòu, dāng ěr qián rè, ruò hán shèn, ruò dú jiānshang rè shèn, jí shǒu xiǎozhǐ cì zhǐ zhījiān rè, ruò mài xiàn zhě, cǐ qí hòu yě. shǒu tàiyángbìng yě, qǔ zhī jù xū xià lián. 小腸病者，小腹痛，腰脊控睪而痛，時窘之後，當耳前熱，若寒甚，若獨肩上熱甚，及手小指次指之間熱，若脈陷者，此其候也。手太陽病也，取之巨虛下廉。/小肠病者，小腹痛，腰脊控睾而痛，时窘之后，当耳前热，若寒甚，若独肩上热甚，及手小指次指之间热，若脉陷者，此其候也。手太阳病也，取之巨虚下廉。

sān jiāo bìngzhě, fù qì mǎn, xiǎofù yóu jiān, bude xiǎobiàn, jiǒngjí, yì zé shuǐ liú, jíwéi zhàng. hòu zài zú tàiyáng zhīwài dà luò, dà luò zài tàiyáng shàoyáng zhījiān, yì jiànyú mài, qǔ wěi yáng. 三焦病者，腹氣滿，小腹尤堅，不得小便，窘急，溢則水留，即為脹。候在足太陽之外大絡，大絡在太陽少陽之間，亦見於脈，取委陽。/三焦病者，腹气满，小腹尤坚，不得小便，窘急，溢则水留，即为胀。候在足太阳之外大络，大络在太阳少阳之间，亦见于脉，取委阳。

pángguāng bìngzhě, xiǎofù piān zhǒng ér tòng, yǐ shǒu àn zhī, jí yù xiǎobiàn ér bù dé, jiān-shang rè, ruò mài xiàn, jí zú xiǎozhǐ wài lián jí jìng huái hòu jiē rè, ruò mài xiàn, qǔ wěizhōng yāng. 膀胱病者，小腹偏腫而痛，以手按之，即欲小便而不得，肩上熱，若脈陷，及足小趾外廉及脛踝後皆熱，若脈陷，取委中央。/膀胱病者，小腹偏肿而痛，以手按之，即欲小便而不得，肩上热，若脉陷，及足小趾外廉及胫踝后皆热，若脉陷，取委中央。

dǎn bìngzhě, shàn tàixī, kǒu kǔ, ǒu sù zhī, xīn-xià dàndàn, kǒng rén jiāng bǔ zhī, ài zhōng jiè jiè rán shù tuò. zài zú shàoyáng zhī běnmò, yì shì qí mài zhī xiàn xià zhě jiǔ zhī; qí hánrè zhě qǔ yáng líng quán. 膽病者，善太息，口苦，嘔宿汁，心下淡淡，恐人將捕之，嗌中吤吤然數唾。在足少陽之本末，亦視其脈之陷下者灸之；其寒熱者取陽陵泉。/胆病者，善太息，口苦，呕宿汁，心下淡淡，恐人将捕之，嗌中吤吤然数唾。在足少阳之本末，亦视其脉之陷下者灸之；其寒热者取阳陵泉。

Huángdì yuē: cì zhī yǒudào hū? Qíbó dá yuē: cì cǐzhě, bì zhōngqì xué, wú zhōng ròu jié. zhōngqì xué, zé zhēn yóu yú xiàng; zhōng ròu jié, jí pífū tòng; bǔxiè fǎn, zé bìng yì dǔ. zhōng jīn zé jīn huǎn, xiéqì bùchū, yǔqí zhēnxiàng bó luàn ér bù qù, fǎn hái nèizhāo. yòng zhēn bù shěn, yǐ shùn wéi nì yě. 黃帝曰：刺之有道乎？岐伯答曰：刺此者，必中氣穴，無中肉節。中氣穴，則針遊於巷；中肉節，即皮膚痛；補瀉反，則病益篤。中筋則筋緩，邪氣不出，與其真相搏亂而不去，反還內著。用針不審，以順為逆也。/黄帝曰：刺之有道乎？岐伯答曰：刺此者，必中气穴，无中肉节。中气穴，则针游于巷；中肉节，即皮肤痛；补泻反，则病益笃。中筋则筋缓，邪气不出，与其真相搏乱而不去，反还内着。用针不审，以顺为逆也。

gēn jié dì-wǔ 根結第五/根结第五

Qíbó yuē: tiāndì xiāng gǎn, hán nuǎn xiàngyí, yīn-yáng zhī dào, shú shǎo shú duō, yīndào ǒu, yángdào qí. fā yú chūn xià, yīnqì shǎo, yángqì duō, yīn-yáng bù tiáo, hé bǔ hé xiè. fā yú qiū dōng, yángqì shǎo, yīnqì duō; yīnqì shèng ér yángqì shuāi, gù jīng yè kūgǎo, shī yǔ xià guī, yīn-yáng xiàngyí, hé xiè hé bǔ. qí xié líjīng, bùkěshèngshǔ, bù zhī gēn jié, wǔzàngliùfǔ, zhé guān bài shū, kāihé ér zǒu, yīn-yáng dà shī, bùkě fù qǔ. jiǔ zhēn zhī xuán, yào zài zhōngshǐ; gù néng zhī zhōngshǐ, yīyán ér bì, bù zhī zhōngshǐ, zhēn dào xián jué. 岐伯曰：天地相感，寒暖相移，陰陽之道，孰少孰多，陰道偶，陽道奇。發於春夏，陰氣少，陽氣多，陰陽不調，何補何瀉。發於秋冬，陽氣少，陰氣多；陰氣盛而陽氣衰，故莖葉枯槁，濕雨下歸，陰陽相移，何瀉何補。奇邪離經，不可勝數，不知根結，五臟六腑，折關敗樞，開合而走，陰陽大失，不可復取。九針之玄，要在終始；故能知終始，一言而畢，不知終始，針道咸絕。/岐伯曰：天地相感，寒暖相移，阴阳之道，孰少孰多，阴道偶，阳道奇。发于春夏，阴气少，阳气多，阴阳不调，何补何泻。发于秋冬，阳气少，阴气多；阴气盛而阳气衰，故茎叶枯槁，湿雨下归，阴阳相移，何泻何补。奇邪离经，不可胜数，不知根结，五脏六腑，折关败枢，开合而走，阴阳大失，不可复取。九针之玄，要在终始；故能知终始，一言而毕，不知终始，针道咸绝。

tài yáng gēn yú zhì yīn, jié yú mìngmén. mìngmén zhě, mù yě. yángmíng gēn yú lì duì, jié yú sǎng dà. sǎng dàzhě, qián ěr yě. shàoyáng gēn yú qiào yīn, jié yú chuāng lóng. chuāng lóng zhě, ěr zhōng yě. tàiyáng wéi kāi, yángmíng wéi hé, shàoyáng wéi shū, gù kāi zhé, zé ròu jié dú ér bàobìng qǐ yǐ. gù bàobìng zhě, qǔ zhī tàiyáng, shì yǒuyú bùzú. dú zhě, píròu wǎn jiāo ér ruò yě. hé zhé, zé qì wú suǒ zhǐxī ér wěi jí qǐ yǐ. gù wěi jí zhě, qǔ zhī yángmíng, shì yǒuyú bù zú. wú suǒ zhǐxī zhě, zhēn qì jīliú, xiéqì jū zhī yě. shū zhé, jí gǔ yáo ér bù ānyú dì. gù gǔ yáo zhě, qǔ zhī shàoyáng, shì yǒuyú bùzú. gǔ yáo zhě, jié huǎn ér bù shōu yě. suǒwèi gǔ yáo zhě, yáo gù yě. dāng qiè qí běn yě. 太 陽根於至陰，結於命門。命門者，目也。陽明根於厲兌，結於顙大。顙大者，鉗耳也。少陽根於竅陰，結於窗籠。窗籠者，耳中也。太陽為開，陽明為合，少陽為 樞，故開折，則肉節瀆而暴病起矣。故暴病者，取之太陽，視有餘不足。瀆者，皮肉宛膲而弱也。合折，則氣無所止息而痿疾起矣。故痿疾者，取之陽明，視有餘不足。無所止息者，真氣稽留，邪氣居之也。樞折，即骨繇而不安於地。故骨繇者，取之少陽，視有餘不足。骨繇者，節緩而不收也。所謂骨繇者，搖故也。當竊其本 也。/太 阳根于至阴，结于命门。命门者，目也。阳明根于厉兑，结于颡大。颡大者，钳耳也。少阳根于窍阴，结于窗笼。窗笼者，耳中也。太阳为开，阳明为合，少阳为 枢，故开折，则肉节渎而暴病起矣。故暴病者，取之太阳，视有余不足。渎者，皮肉宛膲而弱也。合折，则气无所止息而痿疾起矣。故痿疾者，取之阳明，视有余不足。无所止息者，真气稽留，邪气居之也。枢折，即骨繇而不安于地。故骨繇者，取之少阳，视有余不足。骨繇者，节缓而不收也。所谓骨繇者，摇故也。当窃其本 也。

tàiyīn gēn yú yǐn bái, jié yú Tàicāng. shàoyīn gēn yú yǒngquán, jié yú liánquán. jué yīn gēn yú dà dūn, jié yú yù yīng, luò yú shān zhōng. tàiyīn wéi hé, shàoyáng wéi shū. gù kāi zhé, zé cānglǐn wú suǒ shū, gé dòng. gé dòng zhě, qǔ zhī tàiyīn, shì yǒuyú bùzú, gù kāi zhé zhě, qì bùzú ér shēng bìng yě. hé zhé, jí qìjué ér xǐ bēi. bēi zhě qǔ zhī jué yīn, shì yǒuyú bùzú. shū zhé, zé mài yǒusuǒ jié ér bù tōng. bùtōng zhě, qǔ zhī shǎo yīn, shì yǒuyú bùzú, yǒu jié zhě, jiē qǔ zhī bùzú. 太陰根於隱白，結於太倉。少陰根於湧泉，結於廉泉。厥陰根於大敦，結於玉英，絡於膻中。太陰為合，少陽為樞。故開折，則倉廩無所輸，膈洞。膈洞者，取之太陰，視有餘不足，故開折者，氣不足而生病也。合折，即氣絕而喜悲。悲者取之厥陰，視有餘不足。樞折，則脈有所結而不通。不通者，取之少 陰，視有餘不足，有結者，皆取之不足。/太阴根于隐白，结于太仓。少阴根于涌泉，结于廉泉。厥阴根于大敦，结于玉英，络于膻中。太阴为合，少阳为枢。故开折，则仓廪无所输，膈 洞。膈洞者，取之太阴，视有余不足，故开折者，气不足而生病也。合折，即气绝而喜悲。悲者取之厥阴，视有余不足。枢折，则脉有所结而不通。不通者，取之少 阴，视有余不足，有结者，皆取之不足。

zú tàiyáng gēn yú zhì yīn, liū yú jīng gǔ, zhù yú Kūnlún, rù yú tiān zhù、fēiyáng yě. zú shàoyáng gēn yú qiào yīn, liū yú qiū xū, zhù yú yáng fǔ, rù yú tiānróng、guāngmíng yě. zú yángmíng gēn yú lì duì, liū yú chōng yáng, zhù yú xià líng, rù yú rén yíng, fēng lóng yě. shǒu tàiyáng gēn yú shǎo zé, liū yú Yánggǔ, zhù yú xiǎo hǎi, rù yú tiān chuāng, zhī zhèng yě. shàoyáng gēn yú guān chōng, liū yú yáng chí, zhù yú zhī gōu, rù yú tiān yǒu、wài guān yě. shǒu yángmíng gēn yú shāng yáng, liū yú hé gǔ, zhù yú yáng xī, rù yú fú tū、piān lì yě. cǐ suǒwèi Shí'èrjīng zhě, shèng luò jiē dāng qǔ zhī. 足太陽根於至陰，溜於京骨，注於崑崙，入於天柱、飛揚也。足少陽根於竅陰，溜於丘墟，注於陽輔，入於 天容、光明也。足陽明根於厲兌，溜於沖陽，注於下陵，入於人迎，豐隆也。手太陽根於少澤，溜於陽谷，注於小海，入於天窗，支正也。少陽根於關沖，溜於陽 池，注於支溝，入於天牖、外關也。手陽明根於商陽，溜於合谷，注於陽溪，入於扶突、偏歷也。此所謂十二經者，盛絡皆當取之。/足太阳根于至阴，溜于京骨，注于昆仑，入于天柱、飞扬也。足少阳根于窍阴，溜于丘墟，注于阳辅，入于 天容、光明也。足阳明根于厉兑，溜于冲阳，注于下陵，入于人迎，丰隆也。手太阳根于少泽，溜于阳谷，注于小海，入于天窗，支正也。少阳根于关冲，溜于阳 池，注于支沟，入于天牖、外关也。手阳明根于商阳，溜于合谷，注于阳溪，入于扶突、偏历也。此所谓十二经者，盛络皆当取之。

yī rì yīyè wǔshí yíng, yǐ yíng wǔzàng zhī jīng, bù yīng shù zhě, míng yuē kuángshēng. suǒwèi wǔshí yíng zhě, wǔzàng jiē shòuqì, chí qí mài-kǒu, shù qí zhì yě. wǔshí dòng ér bù yīdài zhě, wǔzàng jiē shòuqì. sìshí dòng yīdài zhě, yī zàng wú qì. sānshí dòng yīdài zhě, èr zàng wú qì. èrshí dòng yīdài zhě, sān zàng wú qì. shí dòng yīdài zhě, sì zàng wú qì. bùmǎn shí dòng yīdài zhě, wǔzàng wú qì. yú zhī duǎnqī, yào zài zhōngshǐ. suǒwèi wǔshí dòng ér bù yīdài zhě, yǐwéi cháng yě. yǐ zhī wǔzàng zhī qī, yú zhī duǎnqī zhě, zhà shù zhà shū yě. 一日一夜五十營，以營五臟之精，不應數者，名曰狂生。所謂五十營者，五臟皆受氣，持其脈口，數其至也。五十動而不一代者，五臟皆受氣。四十動一代者，一髒無氣。三十動一代者，二髒無氣。二十動一代者，三髒無氣。十動一代者，四髒無氣。不滿十動一代者，五臟無氣。予之短期，要在終始。所謂五十動而不一代者，以為常也。以知五臟之期，予之短期者，乍數乍疏也。/一日一夜五十营，以营五脏之精，不应数者，名曰狂生。所谓五十营者，五脏皆受气，持其脉口，数其至也。五十动而不一代者，五脏皆受气。四十动一代者，一脏无气。三十动一代者，二脏无气。二十动一代者，三脏无气。十动一代者，四脏无气。不满十动一代者，五脏无气。予之短期，要在终始。所谓五十动而不一代者，以为常也。以知五脏之期，予之短期者，乍数乍疏也。

huáng dì yuē: nì shùn wǔtǐ zhě, yán rén gǔjié zhī dà xiǎo, ròu zhī jiāncuì, pí zhī hòubó, xuè zhī qīngzhuó, qì zhī huá sè, mài zhī chángduǎn, xuè zhī duō shǎo, jīngluò zhī shù, yú yǐzhī zhī yǐ, cǐ jiē bùyī pǐfū zhī shì yě. fū wánggōng dà rén, xuè shí zhī jūn, shēntǐ róu cuì, jīròu ruǎn-ruò, xuèqì piāohàn huáli, qí cì zhī xú jí qiǎn shēn duōshao, kě dé tóng zhī hū. Qíbó dá yuē: gāo liáng shū huò zhī wèi, hé kě tóng yě? qì huá jí chū jí, qí qì sè zé chū chí, qì hàn zé zhēn xiǎo ér rù qiǎn, qì sè zé zhēn dà ér rù shēn, shēn zé yù liú, qiǎn zé yù jí. yǐcǐ guān zhī, cì bùyī zhě, shēn yǐ liú zhī, cì dàren zhě, wēi yǐ xú zhī, cǐ jiēyīn qì piāohàn huáli yě. 黄 帝曰：逆順五體者，言人骨節之大小，肉之堅脆，皮之厚薄，血之清濁，氣之滑澀，脈之長短，血之多少，經絡之數，餘已知之矣，此皆布衣匹夫之士也。夫王公大 人，血食之君，身體柔脆，肌肉軟弱，血氣慓悍滑利，其刺之徐疾淺深多少，可得同之乎。岐伯答曰：膏梁菽藿之味，何可同也？氣滑即出疾，其氣澀則出遲，氣悍 則針小而入淺，氣澀則針大而入深，深則欲留，淺則欲疾。以此觀之，刺布衣者，深以留之，刺大人者，微以徐之，此皆因氣慓悍滑利也。/黄 帝曰：逆顺五体者，言人骨节之大小，肉之坚脆，皮之厚薄，血之清浊，气之滑涩，脉之长短，血之多少，经络之数，余已知之矣，此皆布衣匹夫之士也。夫王公大 人，血食之君，身体柔脆，肌肉软弱，血气慓悍滑利，其刺之徐疾浅深多少，可得同之乎。岐伯答曰：膏梁菽藿之味，何可同也？气滑即出疾，其气涩则出迟，气悍 则针小而入浅，气涩则针大而入深，深则欲留，浅则欲疾。以此观之，刺布衣者，深以留之，刺大人者，微以徐之，此皆因气慓悍滑利也。

Huángdì yuē: xíngqì zhī nì shùn nàihé? Qíbó yuē: xíngqì bùzú, bìng qì yǒuyú, shì xié shèng yě, jí xiè zhī; xíngqì yǒuyú, bìng qì bùzú, jí bǔ zhī; xíngqì bùzú, bìng qì bùzú, cǐ yīn-yáng qì jù bùzú yě, bùkě cì zhī, cì zhī zé zhòng bùzú. zhòng bùzú zé yīn-yáng jù jié, xuèqì jiē jìn, wǔzàng kōngxū, jīngǔ suǐ kū, lǎozhě juémiè, zhuàng zhě bùfù yǐ. xíngqì yǒuyú, bìng qì yǒuyú, cǐ wèi yīn-yáng jùyǒu yú yě. jí xiè qí xié, tiáo qí xūshí. gù yuē: yǒuyú zhě xiè zhī, bùzú zhě bǔ zhī, cǐ zhī wèi yě. 黄帝曰：形氣之逆順奈何？岐伯曰：形氣不足，病氣有餘，是邪勝也，急瀉之；形氣有餘，病氣不足，急補之；形氣不足，病氣不足，此陰陽氣俱不足也，不可刺之，刺之則重不足。重不足則陰陽俱竭，血氣皆盡，五臟空虛，筋骨髓枯，老者絕滅，壯者不復矣。形氣有餘，病氣有餘，此謂陰陽俱有餘也。急瀉其邪，調其虛實。故曰：有餘者瀉之，不足者補之，此之謂也。/黄帝曰：形气之逆顺奈何？岐伯曰：形气不足，病气有余，是邪胜

也，急泻之；形气有余，病气不足，急补之；形气不足，病气不足，此阴阳气俱不足也，不可刺之，刺之则重不足。重不足则阴阳俱竭，血气皆尽，五脏空虚，筋骨髓枯，老者绝灭，壮者不复矣。形气有余，病气有余，此谓阴阳俱有余也。急泻其邪，调其虚实。故曰：有余者泻之，不足者补之，此之谓也。

gù yuē: cì bù zhī nì shùn, zhēn xié xiāng bó. mǎn ér bǔ zhī, zé yīn-yáng sìyì, chángwèi chōng guō, gānfèi nèi（yuè zhēn）, yīn-yáng xiāng cuò. xū ér xiè zhī, zé jīngmài kōngxū, xuèqì jié kū, chángwèi（rén ěr ěr ěr）bì, pífū báo zhù, máo còu yāo jiāo, yú zhī sǐqī. 故曰：刺不知逆順，真邪相搏。滿而補之，則陰陽四溢，腸胃充郭，肝肺內（月真），陰陽相錯。虛而瀉之，則經脈空虛，血氣竭枯，腸胃（亻耳耳耳）辟，皮膚薄著，毛腠夭膲，予之死期。/故曰：刺不知逆顺，真邪相搏。满而补之，则阴阳四溢，肠胃充郭，肝肺内（月真），阴阳相错。虚而泻之，则经脉空虚，血气竭枯，肠胃（亻耳耳耳）辟，皮肤薄着，毛腠夭膲，予之死期。

gù yuē: yòng zhēn zhī yào, zàiyú zhī tiáo yīn yǔ yáng. tiáo yīn yǔ yáng, jīngqì nǎi guāng, hé xíng yǔ qì, shǐ shén nèicáng. gù yuē: shàng-gōng píngqì, zhōnggōng luàn mài, xiàgōng jué qì wēi shēng. gù yuē: xiàgōng bùkěbù shèn yě, bì shěn wǔ cáng biànhuà zhī bìng, wǔ mài zhī yìng, jīngluò zhī shí xū, pí zhī róu cū, érhòu qǔ zhī yě. 故曰：用針之要，
在於知調陰與陽。調陰與陽，精氣乃光，合形與氣，使神內藏。故曰：上工平氣，中工亂脈，下工絕氣危生。故曰：下工不可不慎也，必審五藏變化之病，五脈之應，經絡之實虛，皮之柔麤，而後取之也。/故曰：用针之要，在于知调阴与阳。调阴与阳，精气乃光，合形与气，使神内藏。故曰：上工平气，中工乱脉，下工绝气危生。故曰：下工不可不慎也，必审五藏变化之病，五脉之应，经络之实虚，皮之柔粗，而后取之也。

shòuyāo gāngróu dì-liù 壽夭剛柔第六/寿夭刚柔第六

Huángdì wèn yú shǎo shī yuē: yú wénrén zhī shēng yě, yǒu gāng yǒu róu, yǒu ruò yǒu qiáng, yǒu duǎn yǒu cháng, yǒu yīn yǒu yáng, yuàn wén qí fāng. 黃帝問於少師曰：餘聞人之生也，有剛有柔，有弱有強，有短有長，有陰有陽，願聞其方。/黄帝问于少师曰：余闻人之生也，有刚有柔，有弱有强，有短有长，有阴有阳，愿闻其方。

shǎo shī dá yuē: yīn zhōng yǒu yīn, yáng zhōng yǒu yáng, shěn zhī yīn-yáng, cì zhī yǒufāng. débìng suǒ shǐ, cì zhī yǒulǐ. jǐn dù bìng duān, yǔ shí xiāngyìng. nèi héyú wǔzàngliùfǔ, wài héyú jīngǔ pífū. shìgù nèi yǒu yīn-yáng, wài yì yǒu yīn-yáng. zàinèi zhě, wǔzàng wéi yīn, liùfǔ wéi yáng, zàiwài zhě, jīngǔ wéi yīn, pífū wéi yáng. gù yuē, bìng zài yīn zhī yīn zhě, cì yīn zhī yíng shù, bìng zài yáng zhī yáng zhě, cì yáng zhī hé, bìng zài yáng zhī yīn zhě, cì yīn zhī jīng, bìng zài yīn zhī yáng zhě, cì luòmài. gù yuē, bìng zài yáng zhě míng yuē fēng, bìng zài yīn zhě míng yuē bì, yīn-yáng jù bìng míng yuē fēngbì. bìng yǒuxíng ér bù tòng zhě, yáng zhīlèi yě; wúxíng ér tòng zhě, yīn zhīlèi yě. wúxíng ér tòng zhě, qí yáng wán ér yīn shāng zhī yě. jí zhì qí yīn, wú gōng qí yáng. yǒuxíng ér bù tòng zhě, qí yīn wán ér yáng shāng zhī yě. jí zhì qí yáng, wú gōng qí yīn. yīn-yáng jù dòng, zhà yǒuxíng, zhà wúxíng, jiāyǐ fánxīn, mìng yuē yīn shèng qí yáng. cǐ wèi bù biǎo bù lǐ, qí xíng bùjiǔ. 少師答曰：陰中有陰，陽中有陽，審知陰陽，刺之有方。得病所始，刺之有理。謹度病端，與時相應。內合於五臟六腑，外合於筋骨皮膚。是故內有陰陽，外亦有陰陽。在內者，五臟為陰，六腑為陽，在外者，筋骨為陰，皮膚為陽。故曰，病在陰之陰者，刺陰之榮俞，病在陽之陽者，刺陽之合，病在陽之陰者，刺陰之經，病在陰之陽者，刺絡脈。故曰，病在 陽者名曰風，病在陰者名曰痹，陰陽俱病名曰風痹。病有形而不痛者，陽之類也；無形而痛者，陰之類也。無形而痛者，其陽完而陰傷之也。急治其陰，無攻其陽。 有形而不痛者，其陰完而陽傷之也。急治其陽，無攻其陰。陰陽俱動，乍有形，乍無形，加以煩心，命曰陰勝其陽。此謂不表不裡，其形不久。/少师答曰：阴中有阴，阳中有阳，审知阴阳，刺之有方。得病所始，
刺之有理。谨度病端，与时相应。内合于五脏六腑，外合于筋骨皮肤。是故内有阴阳，外亦有阴阳。在内者，五脏为阴，六腑为阳，在外者，筋骨为阴，皮肤为阳。故曰，病在阴之阴者，刺阴之荥腧，病在阳之阳者，刺阳之合，病在阳之阴者，刺阴之经，病在阴之阳者，刺络脉。故曰，病在 阳者名曰风，病在阴者名曰痹，阴阳俱病名曰风痹。病有形而不痛者，阳之类也；无形而痛者，阴之类也。无形而痛者，其阳完而阴伤之也。急治其阴，无攻其阳。 有形而不痛者，其阴完而阳伤之也。急治其阳，无攻其阴。阴阳俱动，乍有形，乍无形，加以烦心，命曰阴胜其阳。此谓不表不里，其形不久。

Huángdì wèn yú bó gāo yuē: yú wén xíngqì zhī bìng xiānhòu, wài nèi zhī yìng nàihé? bó gāo dá yuē: fēnghán shāng xíng, yōukǒng fènnù shāngqì; qì shāng zàng, nǎi bìng zàng, hán shāng xíng, nǎi yìng xíng; fēng shāng jīnmài, jīnmài nǎi yìng. cǐ xíngqì wài nèi zhī xiāngyìng yě. 黃帝問於伯高曰：餘聞形氣之病先後，外內之應奈何？伯高答曰：風寒傷形，憂恐忿怒傷氣；氣傷髒，乃病髒，寒傷形，乃應形；風傷筋脈，筋脈乃應。此形氣外內之相應也。/黄帝问于伯高曰：余闻形气之病先后，外内之应奈何？伯高答曰：风寒伤形，忧恐忿怒伤气；气伤脏，乃病脏，寒伤形，乃应形；风伤筋脉，筋脉乃应。此形气外内之相应也。

Huángdì yuē: cì zhī nàihé? bó gāo dá yuē: bìng jiǔrì zhě, sāncì éryǐ; bìng Yīyuè zhě, shí cì éryǐ; duōshao yuǎnjìn, yǐcǐ shuāi zhī. jiǔ bì bù qù shēn zhě, shì qí xuè luò, jìn chū qí xuè. 黃帝曰：刺之奈何？伯高答曰：病九日者，三刺而已；病一月者，十刺而已；多少遠近，以此衰之。久痹不去身者，視其血絡，盡出其血。/黄帝曰：刺之奈何？伯高答曰：病九日者，三刺而已；病一月者，十刺而已；多少远近，以此衰之。久痹不去身者，视其血络，尽出其血。

Huángdì yuē: wài nèi zhī bìng, nányì zhī zhì nàihé? bó gāo dá yuē: xíng xiān bìng ér wèi rù zàng zhě, cì zhī bàn qí rì. zàng xiān bìng ér xíng nǎi yìng zhě, cì zhī bèi qí rì. cǐ yuènèi nányì zhī yìng yě. 黃帝曰：外內之病，難易之治奈何？伯高答曰：形先病而未入髒者，刺之半其日。髒先病而形乃應者，刺之倍其日。此月內難易之應也。/黄帝曰：外内之病，难易之治奈何？伯高答曰：形先病而未入脏者，刺之半其日。脏先病而形乃应者，刺之倍其日。此月内难易之应也。

Huángdì wèn yú bó gāo yuē: yú wén xíng yǒu huǎnjí, qì yǒu shèngshuāi, gǔ yǒu dàxiǎo, ròu yǒu jiāncuì, pí yǒu hòubó, qí yǐ lì shòuyāo nàihé? bó gāo dá yuē: xíng yǔ qì xiāng rèn zé shòu, bù xiāng rèn zé yāo. pí yǔ ròu xiāng guǒ zé shòu, bù xiāng guǒ zé yāo, xuèqì jīngluò shèng xíng zé shòu, bùshèng xíng zé yāo. 黃帝問於伯高曰：餘聞形有緩急，氣有盛衰，骨有大小，肉有堅脆，皮有厚薄，其以立壽夭奈何？伯高答曰：形與氣相任則壽，不相任則夭。皮與肉相果則壽，不相果則夭，血氣經絡勝形則壽，不勝形則夭。/黄帝问于伯高曰：余闻形有缓急，气有盛衰，骨有大小，肉有坚脆，皮有厚薄，其以立寿夭奈何？伯高答曰：形与气相任则寿，不相任则夭。皮与肉相果则寿，不相果则夭，血气经络胜形则寿，不胜形则夭。

huáng dì yuē: hé wèi xíng zhī huǎnjí? bó gāo dá yuē: xíng chōng ér pífū huǎn zhě zé shòu, xíng chōng ér pífū jí zhě zé yāo, xíng chōng ér mài jiān dàzhě shùn yě, xíng chōng ér mài xiǎo yǐ ruòzhě qì shuāi, shuāi zé wēi yǐ. ruò xíng chōng ér quán bùqǐ zhě gǔ xiǎo, gǔ xiǎo zé yāo yǐ. xíng chōng ér dàròu yān jiān ér yǒufèn zhě ròu jiān, ròu jiān zé shòu yǐ; xíng chōng ér dàròu wúfèn lǐ bù jiān zhě ròu cuì, ròu cuì zé yāo yǐ. cǐ tiān zhī shēngmìng, suǒyǐ lì xíng dìng qì ér shì shòuyāo zhě, bì míng hū cǐ lì xíng dìng qì, érhòu yǐ línbìng rén, jué shēngsǐ. 黃 帝曰：何謂形之緩急？伯高答曰：形充而皮膚緩者則壽，形充而皮膚急者則夭，形充而脈堅大者順也，形充而脈小以弱者氣衰，衰則危矣。若形充而顴不起者骨小，骨小則夭矣。形充而大肉䐃堅而有分者肉堅，肉堅則壽矣；形充而大肉無分理不堅者肉脆，肉脆則夭矣。此天之生命，所以立形定氣而視壽夭者，必明乎此立形定 氣，而後以臨病人，決生死。/黄 帝曰：何谓形之缓急？伯高答曰：形充而皮肤缓者则寿，形充而皮肤急者则夭，形充而脉坚大者顺也，形充而脉小以弱者气衰，衰则危矣。若形充而颧不起者骨小， 骨小则夭矣。形充而大肉䐃坚而有分者肉坚，肉坚则寿矣；形充而大肉无分理不坚者肉脆，肉脆则夭矣。此天之生命，所以立形定气而视寿夭者，必明乎此立形定 气，而后以临病人，决生死。

Huángdì yuē: yú wén shòuyāo, wú yǐ dù zhī. bó gāo dá yuē: qiángjī bēi, gāo bùjí qí dì zhě, bùmǎn sānshí ér sǐ. qí yǒuyīn jiā jí zhě, bùjí èrshí ér sǐ yě. 黃帝曰：餘聞壽夭，無以度之。伯高答曰：牆基卑，高不及其地者，不滿三十而死。其有因加疾者，不及二十而死也。/黄帝曰：余闻寿夭，无以度之。伯高答曰：墙基卑，高不及其地者，不满三十而死。其有因加疾者，不及二十而死也。

Huángdì yuē: xíngqì zhī xiāng shèng, yǐ lì shòuyāo nàihé? bó gāo dá yuē: píngrén ér qì shèng xíng zhě shòu; bìng ér xíng ròu tuō, qì shèng xíng zhě sǐ, xíngshèng qì zhě wēi yǐ. 黃帝曰：形氣之相勝，以立壽夭奈何？伯高答曰：平人而氣勝形者壽；病而形肉脫，氣勝形者死，形勝氣者危矣。/黄帝曰：形气之相胜，以立寿夭奈何？伯高答曰：平人而气胜形者寿；病而形肉脱，气胜形者死，形胜气者危矣。

Huángdì yuē: yú wén cì yǒu sānbiàn, hé wèi sānbiàn? bó gāo dá yuē: yǒu cì yíng zhě, yǒu cì wèi zhě, yǒu cì hánbì zhī liú jīng zhě. 黃帝曰：餘聞刺有三變，何謂三變？伯高答曰：有刺營者，有刺衛者，有刺寒痹之留經者。/黄帝曰：余闻刺有三变，何谓三变？伯高答曰：有刺营者，有刺卫者，有刺寒痹之留经者。

Huángdì yuē: cì sānbiàn zhě nàihé? bó gāo dá yuē: cì yíng zhě chūxuè, cì wèi zhě chūqì, cì hánbì zhě nèirè. 黃帝曰：刺三變者奈何？伯

高答曰：刺營者出血，刺衛者出氣，刺寒痹者內熱。/黄帝曰：刺三变者奈何？伯高答曰：刺营者出血，刺卫者出气，刺寒痹者内热。

Huángdì yuē: yíngwèi hánbì zhī wéi bìng nàihé? bó gāo dá yuē: yíng zhī shēngbìng yě, hánrè shǎo qì, xuè shàng-xià xíng. wèi zhī shēngbìng yě, qì tòng shí lái shí qù, fú kài bì xiǎng, fēnghán kè yú chángwèi zhīzhōng. hánbì zhī wéi bìng yě, liú ér bù qù, shí tòng ér pí bùrén. 黃帝曰：營衛寒痹之為病奈何？伯高答曰：營之生病也，寒熱少氣，血上下行。衛之生病也，氣痛時來時去，怫愾賁響，風寒客於腸胃之中。寒痹之為病也，留而不去，時痛而皮不仁。/黄帝曰：营卫寒痹之为病奈何？伯高答曰：营之生病也，寒热少气，血上下行。卫之生病也，气痛时来时去，怫忾贲响，风寒客于肠胃之中。寒痹之为病也，留而不去，时痛而皮不仁。

Huángdì yuē: cì hánbì nèirè nàihé? bó gāo dá yuē: cì bùyī zhě, yǐ huǒ cuì zhī; cì dàren zhě, yǐ yào yùn zhī. 黃帝曰：刺寒痹內熱奈何？伯高答曰：刺布衣者，以火焠之；刺大人者，以藥熨之。/黄帝曰：刺寒痹内热奈何？伯高答曰：刺布衣者，以火淬之；刺大人者，以药熨之。

Huángdì yuē: yào yùn nàihé? bó gāo dá yuē: yòng chún jiǔ èrshí jīn, shǔjiāo yī jīn, gānjiāng yī jīn, guì xīn yī jīn, fán sì zhǒng, jiē jiáo jǔ, zì jiǔ zhōng, yòng miánxù yī jīn, xì báibù sì zhàng, bìng nèi jiǔ zhōng, zhìjiǔ mǎshǐ yùn zhōng, fēng tú fēng, wù shǐ xiè. Wǔrì wǔyè, chū miánxù pù gān zhī, gān fù kuì, yǐ jìn qí zhī. měi zì bì zuì qí rì, nǎi chū gān. gān, bìngyòng zǐ yǔ miánxù, fù bù wéi fù jīn, cháng liù-qī chǐ, wéi liù-qī jīn, zé yòng zhī shēng sāng tàn zhì jīn, yǐ yùn hánbì suǒ cì zhī chù, lìng rè rù zhìyú bìng suǒ, hán fù zhì jīn yǐ yùn zhī, sānshí biàn ér zhǐ. hàn chū yǐ jīn shì shēn, yì sānshí biàn ér zhǐ. qǐbù nèizhōng, wú jiàn fēng. měi cì bì yùn, rúcǐ bìng yǐyǐ. 黃帝曰：藥熨奈何？伯高答曰：用淳酒二十斤，蜀椒一斤，乾薑一斤，桂心一斤，凡四種，皆嚼咀，漬酒中，用綿絮一斤，細白布四丈，並內酒中，置酒馬矢煴中，封涂封，勿使泄。五日五夜，出綿絮曝干之，干復漬，以盡其汁。 每漬必晬其日，乃出干。干，並用滓與綿絮，復布為復巾，長六七尺，為六七巾，則用之生桑炭炙巾，以熨寒痹所刺之處，令熱入至於病所，寒復炙巾以熨之，三十 遍而止。汗出以巾拭身，亦三十遍而止。起步內中，無見風。每刺必熨，如此病已矣。/黄帝曰：药熨奈何？伯高答曰：用淳酒二十斤，蜀椒一斤，干姜一 斤，桂心一斤，凡四种，皆嚼咀，渍酒中，用绵絮一斤，细白布四丈，并内酒中，置酒马矢煴中，封涂封，勿使泄。五日五夜，出绵絮曝干之，干复渍，以尽其汁。 每渍必晬其日，乃出干。干，并用滓与绵絮，复布为复巾，长六七尺，为六七巾，则用之生桑炭炙巾，以熨寒痹所刺之处，令热入至于病所，寒复炙巾以熨之，三十 遍而止。汗出以巾拭身，亦三十遍而止。起步内中，无见风。每刺必熨，如此病已矣。

guān zhēn dì-qī 官針第七/官针第七

fán cì zhī yào, guān zhēn zuì miào. jiǔ zhēn zhī yí, gè yǒusuǒwéi, cháng、duǎn、dà、xiǎo, gè yǒusuǒ shī yě. bude qí yòng, bìng fú néng yí. jí qiǎn zhēn shēn, nèishāng liáng ròu, pífū wéi yōng; bìng shēn zhēn qiǎn, bìng qì bù xiè, zhī wéi dà nóng. bìng xiǎo zhēn dà, qì xiè tàishèn, jí bì wéihài; bìng dà zhēn xiǎo, qì bù xièxiè, yì fù wéi bài. shī zhēn zhī yí. dàzhě xiè, xiǎozhě bùyí. yǐ yán qí guò, qǐng yán qí suǒ shī. 凡刺之要，官針最妙。九針之宜，各有所為，長、短、大、小，各有所施也。不得其用，病弗能移。疾淺針深，內傷良肉，皮膚為癰；病深針淺，病氣不瀉，支為大膿。病小針大，氣瀉太甚，疾必為害；病大針小，氣不泄瀉，亦復為敗。失針之宜。大者瀉，小者不移。已言其過，請言其所施。/凡刺之要，官针最妙。九针之宜，各有所为，长、短、大、小，各有所施也。不得其用，病弗能移。疾浅针深，内伤良肉，皮肤为痈；病深针浅，病气不泻，支为大脓。病小针大，气泻太甚，疾必为害；病大针小，气不泄泻，亦复为败。失针之宜。大者泻，小者不移。已言其过，请言其所施。

bìng zài pífū wúcháng chù zhě, qǔ yǐ chán zhēn yú bìng suǒ, fū bái wù qǔ. bìng zài fēn ròu jiān, qǔ yǐ yuán zhēn yú bìng suǒ. bìng zài jīngluò gù bì zhě, qǔ yǐ fēng zhēn. bìng zài mài, qì shao, dang bǔ zhī zhě, qǔ yǐ chí zhēn yú jǐng yíng fēn shù. bìng wéi dà nóng zhě, qǔ yǐ pí zhēn. bìng bì qì bàofāzhě, qǔ yǐ yuánlìzhēn. bìng bì qì tòng ér bù qù zhě, qǔ yǐ háozhēn. bìng zài zhōng zhě, qǔ yǐ chángzhēn. bìng shuǐzhǒng bù néng tōng guānjié zhě, qǔ yǐ dà zhēn. bìng zài wǔzàng gù jū zhě, qǔ yǐ fēng zhēn, xiè yú jǐng yíng fēn shù, qǔ yǐ sìshí. 病在皮膚無常處者，取以鑱針於病所，膚白勿取。病在分肉間，取以圓針於病所。病在經絡痼痹者，取以鋒針。病在脈，氣少，當補之者，取以鍉針於井滎分俞。病為大膿者，取以鈹針。病痹氣暴發者，取以圓利針。病痹氣痛而不去者，取以毫針。病在中者，取以長針。病水腫不能通關節者，取以大針。病在五臟固居者，取以鋒針，瀉

於井滎分俞，取以四時。/病在皮肤无常处者，取以镵针于病所，肤白勿取。病在分肉间，取以圆针于病所。病在经络痼痹者，取以锋针。病在脉，气少，当补之者，取以鍉针于井荥分腧。病为大脓者，取以铍针。病痹气暴发者，取以圆利针。病痹气痛而不去者，取以毫针。病在中者，取以长针。病水肿不能通关节者，取以大针。病在五脏固居者，取以锋针，泻于井荥分腧，取以四时。fán cì yǒu jiǔ, yǐyìng jiǔ biàn. yī yuē shù cì, shù cīzhě, cì zhū jīng yíng shù zàng shù yě; èr yuē yuǎndào cì, yuǎndào cīzhě, bìng zài shàng, qǔ zhīxià, cì fǔ shù yě; sān yuē jīng cì, jīng cīzhě, cì dàjīng zhī jié luò jīng fēn yě; sì yuē luò cì, luò cīzhě, cì xiǎo luò zhī xuèmài yě; wǔ yuē fēn cì, fēn cīzhě, cì fēn ròu zhījiān yě; liù yuē dà xiè cì, dà xiè cīzhě, cì dà nóng yǐ pí zhēn yě; qī yuē máocì, máocì zhě, cì fú bì pífū yě; bā yuē jù cì, jù cīzhě, zuǒ qǔ yòu, yòu qǔ zuǒ; jiǔ yuē cuì cì, cuì cīzhě, cì fánzhēn zé qǔ bì yě. 凡 刺有九，以應九變。一曰俞刺，俞刺者，刺諸經滎俞髒俞也；二曰遠道刺，遠道刺者，病在上，取之下，刺腑俞也；三曰經刺，經刺者，刺大經之結絡經分也；四曰絡刺，絡刺者，刺小絡之血脈也；五曰分刺，分刺者，刺分肉之間也；六曰大瀉刺，大瀉刺者，刺大膿以鈹針也；七曰毛刺，毛刺者，刺浮痹皮膚也；八曰巨刺，巨 刺者，左取右，右取左；九曰焠刺，焠刺者，刺燔針則取痹也。/凡 刺有九，
以应九变。一曰腧刺，腧刺者，刺诸经荥腧脏腧也；二曰远道刺，远道刺者，病在上，取之下，刺腑腧也；三曰经刺，经刺者，刺大经之结络经分也；四曰 络刺，络刺者，刺小络之血脉也；五曰分刺，分刺者，刺分肉之间也；六曰大泻刺，大泻刺者，刺大脓以铍针也；七曰毛刺，毛刺者，刺浮痹皮肤也；八曰巨刺，巨 刺者，左取右，右取左；九曰淬刺，淬刺者，刺燔针则取痹也。fán cì yǒu shí'èr jié, yǐyìng Shí'èrjīng. yī yuē ǒu cì, ǒu cīzhě, yǐ shǒu zhí xīn ruò bèi, zhí tòng suǒ, yī cì qián, yī cì hòu, yǐ zhì xīn bì. cì cǐzhě, bàng zhēn zhī yě. èr yuē bào cì, bào cīzhě, cìtòng wúcháng chù yě. shàng-xià xíngzhě, zhí nèi wú bázhēn, yǐ zuǒshǒu suí bìng suǒ àn zhī, nǎi chūzhēn, fù cì zhī yě. sān yuē huī cì, huī cīzhě, zhícì bàng zhī, jǔ zhīqián hòu, huī jīn jí, yǐ zhì jīn bì yě. sì yuē qí cì, qí cīzhě, zhí rù yī, bàng rù èr, yǐ zhì hánqì xiǎo shēn zhě; huò yuē sāncì, sāncì zhě, zhì bì qì xiǎo shēn zhě yě. wǔ yuē yáng cì, yáng cīzhě, zhèng nèi yī, bàng nèi sì, ér fú zhī, yǐ zhì hánqì zhī bó dàzhě yě. liù yuē zhí zhēncì, zhí zhēncì zhě, yǐn pí nǎi cì zhī, yǐ zhì hánqì zhī qiǎn zhě yě. qī yuē shū zhēn, shū cīzhě, zhí rùzhí chū, xī fàzhēn ér shēn zhī, yǐ zhì qìshèng ér rè zhě yě. bā yuē duǎn cì, duǎn cīzhě, cìgǔ bì, shāo yáo ér shēn zhī, zhì zhēn gǔ suǒ, yǐshàng xià mó gǔ yě. jiǔ yuē fú cì, fú cīzhě, bàng rù ér fú zhī, yǐ zhì jī jí ér hán zhě yě. shí yuē yīn cì, yīn cīzhě, zuǒyòu lǜ cì zhī, yǐ zhì hánjué; zhònghán jué, zúhuái hòu shàoyīn yě. shíyī yuē bàng zhēncì, bàng zhēncì zhě, zhícì bàng cì gèyī, yǐ zhì liú bì jiǔ jū zhě yě. shí'èr yuē zàn cì, zàn cīzhě, zhí rùzhí chū, shù fàzhēn ér qiǎn zhī, chūxuè shì wèi zhì yōngzhǒng yě. 凡刺有十二節，以應十二經。一曰偶刺，偶刺者，以手直心若背，直痛所，一刺前， 一刺後，以治心痹。刺此者，傍針之也。二曰報刺，報刺者，刺痛無常處也。上下行者，直內無拔針，以左手隨病所按之，乃出針，復刺之也。三曰恢刺，恢刺者， 直刺傍之，舉之前後，恢筋急，以治筋痹也。四曰齊刺，齊刺者，直入一，傍入二，以治寒氣小深者；或曰三刺，三刺者，治痹氣小深者也。五曰揚刺，揚刺者，正 內一，傍內四，而浮之，以治寒氣之搏大者也。六曰直針刺，直針刺者，引皮乃刺之，以治寒氣之淺者也。七曰輸針，輸刺者，直入直出，稀發針而深之，以治氣盛而熱者也。八曰短刺，短刺者，刺骨痹，稍搖而深之，致針骨所，以上下摩骨也。九曰浮刺，浮刺者，傍入而浮之，以治肌急而寒者也。十曰陰刺，陰刺者，左右率 刺之，以治寒厥；中寒厥，足踝後少陰也。十一曰傍針刺，傍針刺者，直刺傍刺各一，以治留痹久居者也。十二曰贊刺，贊刺者，直入直出，數發針而淺之，
出血是謂治癰腫也。/凡刺有十二节，以应十二经。一曰偶刺，偶刺者，以手直心若背，直痛所，一刺前， 一刺后，以治心痹。刺此者，傍针之也。二曰报刺，报刺者，刺痛无常处也。上下行者，直内无拔针，以左手随病所按之，乃出针，复刺之也。三曰恢刺，恢刺者， 直刺傍之，举之前后，恢筋急，以治筋痹也。四曰齐刺，齐刺者，直入一，傍入二，以治寒气小深者；或曰三刺，三刺者，治痹气小深者也。五曰扬刺，扬刺者，正 内一，傍内四，而浮之，以治寒气之搏大者也。六曰直针刺，直针刺者，引皮乃刺之，
以治寒气之浅者也。七曰输针，输刺者，直入直出，稀发针而深之，以治气盛 而热者也。八曰短刺，短刺者，刺骨痹，稍摇而深之，致针骨所，以上下摩骨也。九曰浮刺，浮刺者，傍入而浮之，
以治肌急而寒者也。十曰阴刺，阴刺者，左右率 刺之，以治寒厥；中寒厥，足踝后少阴也。十一曰傍针刺，傍针刺者，直刺傍刺各一，以治留痹久居者也。十二曰赞刺，赞

刺者，直入直出，数发针而浅之，出血是谓治痈肿也。
mài zhī suǒ jū, shēn bùjiàn zhě, cì zhī wēi nèi zhēn ér jiǔliú zhī, yǐzhì qí kōng màiqì yě. mài qiǎn zhě, wù cì, àn jué qí mài nǎi cì zhī, wú lìng jīng chū, dú chū qí xiéqì ěr. 脈之所居，深不見者，刺之微內針而久留之，以致其空脈氣也。脈淺者，勿刺，按絕其脈乃刺之，無令精出，獨出其邪氣耳。/脉之所居，深不见者，刺之微内针而久留之，以致其空脉气也。脉浅者，勿刺，按绝其脉乃刺之，无令精出，独出其邪气耳。
suǒwèi sāncì, zé gǔ qì chū zhě. xiān qiǎn cì jué pí, yǐ chū yáng xié, zài cì zé yīn xié chū zhě, shǎo yì shēn jué pí, zhì jīròu, wèi rù fēn ròu jiān yě; yǐ rù fēn ròu zhījiān, zé gǔ qì chū. gù cì fǎ yuē: shǐ cì qiǎn zhī, yǐ zhú xiéqì, ér lái xuèqì, hòu cì shēn zhī, yǐzhì yīnqì zhī xié, zuìhòu cì jí shēn zhī, yǐxià gǔ qì. cǐ zhī wèi yě. 所謂三刺，則穀氣出者。先淺刺絕皮，以出陽邪，再刺則陰邪出者，少益深絕皮，致肌肉，未入分肉間也；已入分肉之間，則穀氣出。故刺法曰：始刺淺之，以逐邪氣，而來血氣，後刺深之，以致陰氣之邪，最後刺極深之，以下穀氣。此之謂也。/所谓三刺，则谷气出者。先浅刺绝皮，以出阳邪，再刺则阴邪出者，少益深绝皮，致肌肉，未入分肉间也；已入分肉之间，则谷气出。故刺法曰：始刺浅之，以逐邪气，而来血气，后刺深之，以致阴气之邪，最后刺极深之，以下谷气。此之谓也。
gù yòng zhēn zhě, bù zhī nián zhī suǒ jiā, qì zhī shèngshuāi, xūshí zhī suǒqǐ, bù kěyǐ wéi gōng yě. 故用針者，不知年之所加，氣之盛衰，虛實之所起，不可以為工也。/故用针者，不知年之所加，气之盛衰，虚实之所起，不可以为工也。
fán cì yǒu wǔ, yǐyìng wǔzàng, yī yuē bàn cì, bàn cìzhě, qiǎn nèi ér jí fàzhēn, wú zhēn shāng ròu, rú bá máo zhuàng, yǐ qǔ píqì, cǐ fèi zhī yìng yě. 凡刺有五，以應五臟，一曰半刺，半刺者，淺內而疾發針，無針傷肉，如拔毛狀，以取皮氣，此肺之應也。/凡刺有五，以应五脏，一曰半刺，半刺者，浅内而疾发针，无针伤肉，如拔毛状，以取皮气，此肺之应也。
èr yuē bào wén cì, bào wén cìzhě, zuǒyòu qiánhòu zhēn zhī, zhōng mài wéi gù, yǐ qǔjīng luò zhī xuè zhě, cǐ xīn zhī yìng yě. 二曰豹文刺，豹文刺者，左右前後針之，中脈為故，以取經絡之血者，此心之應也。/二曰豹文刺，豹文刺者，左右前后针之，中脉为故，以取经络之血者，此心之应也。
sān yuē guān cì, guān cìzhě, zhícì zuǒyòu jìn jīn shàng, yǐ qǔ jīn bì, shèn wú chūxuè, cǐ gān zhī yìng yě; huò yuē yuān cì; yī yuē qǐ cì. 三曰關刺，關刺者，直刺左右盡筋上，以取筋痹，慎無出血，此肝之應也；或曰淵刺；一曰豈刺。/三曰关刺，关刺者，直刺左右尽筋上，以取筋痹，慎无出血，此肝之应也；或曰渊刺；一曰岂刺。
sì yuē hé gǔ cì, hé gǔ cìzhě, zuǒyòu jī zú, zhēn yú fēn ròu zhījiān, yǐ qǔ jībì, cǐ pí zhī yìng yě. 四曰合谷刺，合谷刺者，左右雞足，針於分肉之間，以取肌痹，此脾之應也。/四曰合谷刺，合谷刺者，左右鸡足，针于分肉之间，以取肌痹，此脾之应也。
wǔ yuē shū cì, shū cìzhě, zhí rùzhí chū, shēn nèi zhī zhì gǔ, yǐ qǔ gǔ bì, cǐ shèn zhī yìng yě. 五曰輸刺，輸刺者，直入直出，深內之至骨，以取骨痹，此腎之應也。/五曰输刺，输刺者，直入直出，深内之至骨，以取骨痹，此肾之应也。

běn shén dì-bā 本神第八/本神第八

Huángdì wèn yú Qíbó yuē: fán cì zhī fǎ, xiān bì běnyú shén. xuè、mài、yíng、qì、jīng-shén, cǐ wǔzàng zhī suǒ cáng yě. zhì qí yínyì lí zàng zé jīng shī、húnpò fēiyáng、zhì yì huǎng luàn、zhì lǜ qù shēn zhě, hé yīn'ér rán hū? tiān zhī zuì yǔ? rén zhīguò hū? hé wèi
dé、qì、shēng、jīng、shén、hún、pò、xīn、yì、zhì、sī、zhì、lǜ? qǐngwèn qí gù. 黃帝問於岐伯曰：凡刺之法，
先必本於神。血、脈、營、氣、精神，此五臟之所藏也。至其淫泆離髒則精失、魂魄飛揚、志意恍亂、智慮去身者，何因而然乎？天之罪與？人之過乎？
何謂德、氣、生、精、神、魂、魄、心、意、志、思、智、慮？請問其故。/黄帝问于岐伯曰：凡刺之法，
先必本于神。血、脉、营、气、精神，此五脏之所藏也。至其淫泆离脏则精失、魂魄飞扬、志意恍乱、智虑去身者，何因而然乎？天之罪与？人之过乎？
何谓德、气、生、精、神、魂、魄、心、意、志、思、智、虑？请问其故。
Qíbó dá yuē: tiān zhī zài wǒ zhě dé yě, dì zhī zài wǒ zhě qì yě. dé liúqì báo ér shēng zhě yě. gù shēng zhī lái wèi zhī jīng; liǎng jīng xiāng bó wèi zhī shén; suí shénwǎng láizhě wèi zhī hún; bìng jīng ér chūrù zhě wèi zhī pò; suǒyǐ rèn wù zhě wèi zhī xīn; xīn yǒusuǒ yì wèi zhī yì; yì zhī suǒcún wèi zhī zhì; yīn zhì ér cún biàn wèi zhī sī; yīn sī ér yuǎn mù wèi zhī lǜ; yīn lǜ ér chù wù wèi zhī zhì. 岐伯答曰：天之在我者德也，地之在我者氣也。德流氣薄而生者也。故生之來謂之精；兩精相搏謂之神；隨神往來者謂之魂；並精而出入者謂之

魄；所以任物者謂之心；心有所憶謂之意；意之所存謂之志；因志而存變謂之思；因思而遠慕謂之慮；因慮而處物謂之智。/岐伯答曰：天之在我者德也，
地之在我者气也。德流气薄而生者也。故生之来谓之精；两精相搏谓之神；随神往来者谓之魂；并精而出入者谓之魄；所以任物者谓之心；心有所忆谓之意；意之所存谓之志；因志而存变谓之思；因思而远慕谓之虑；因虑而处物谓之智。

gùzhì zhě zhī yǎngshēng yě, bì shùn sìshí ér shì hánshǔ, hé xǐ-nù ér ānjū chù, jié yīn-yáng ér tiáo gāngróu. rúshì, zé pì xié bù zhì, chángshēng jiǔshì. 故智者之養生也，必順四時而適寒暑，和喜怒而安居處，節陰陽而調剛柔。如是，則僻邪不至，長生久視。/故智者之养生也，必顺四时而适寒暑，和喜怒而安居处，节阴阳而调刚柔。如是，则僻邪不至，长生久视。

shìgù chùtì sīlǜ zhě zé shāngshén, shénshāng zé kǒngjù liú yín ér bù zhǐ. yīn bēi'āi dòng zhōng zhě, jié jué ér shī shēng. xǐlè zhě, shén dàn sàn ér bù cáng. chóu yōu zhě, qì bìsè ér bù xíng. shèngnù zhě, míhuo ér bù zhì. kǒngjù zhě, shén dàng dàn ér bù shōu. 是故怵惕思慮者則傷神，神傷則恐懼流淫而不止。因悲哀動中者，竭絕而失生。喜樂者，神憚散而不藏。愁憂者，氣閉塞而不行。盛怒者，迷惑而不治。恐懼者，神蕩憚而不收。/是故怵惕思虑者则伤神，
神伤则恐惧流淫而不止。因悲哀动中者，竭绝而失生。喜乐者，神惮散而不藏。愁忧者，气闭塞而不行。盛怒者，
迷惑而不治。恐惧者，神荡惮而不收。

xīn, chùtì sīlǜ zé shāngshén, shénshāng zé kǒngjù zìshī. pò（yuè qūn）tuō ròu, máo cuì sè yāosǐ yú dōng. 心，怵惕思慮則傷神，神傷則恐懼自失。破（月囷）脫肉，毛悴色夭死於冬。/心，怵惕思虑则伤神，神伤则恐惧自失。破（月囷）脱肉，毛悴色夭死于冬。

pí, chóu yōu ér bù jiě zé shāng yì, yì shāng zé mán luàn, sìzhī bù jǔ, máo cuì sè yāosǐ yú chūn. 脾，愁憂而不解則傷意，意傷則悗亂，四肢不舉，毛悴色夭死於春。/脾，愁忧而不解则伤意，意伤则悗乱，四肢不举，毛悴色夭死于春。

gān, bēi'āi dòng zhōng zé shānghún, hún shāng zé kuáng wàng bù jīng, bù jīng zé bù zhèng, dāng rén yīn suō ér luán jīn, liǎng xiégǔ bù jǔ, máo cuì sè yāosǐ yú qiū. 肝，悲哀動中則傷魂，魂傷則狂忘不精，不精則不正，當人陰縮而攣筋，兩脅骨不舉，毛悴色夭死於秋。/肝，悲哀动中则伤魂，魂伤则狂忘不精，不精则不正，当人阴缩而挛筋，两胁骨不举，毛悴色夭死于秋。

fèi, xǐlè wújí zé shāng pò, pò shāng zé kuáng, kuáng zhě yì bù cún rén, pígé jiāo, máo cuì sè yāosǐ yú xià. 肺，喜樂無極則傷魄，魄傷則狂，狂者意不存人，皮革焦，毛悴色夭死於夏。/肺，喜乐无极则伤魄，魄伤则狂，狂者意不存人，皮革焦，毛悴色夭死于夏。

shèn, shèngnù ér bù zhǐ zé shāng zhì, zhì shāng zé xǐ wàng qí qiányán, yāo jǐ bù kěyǐ fǔ yǎng qūshēn, máo cuì sè yāosǐ yú jìxià. 腎，盛怒而不止則傷志，志傷則喜忘其前言，腰脊不可以俛仰屈伸，毛悴色夭死於季夏。/肾，盛怒而不止则伤志，志伤则喜忘其前言，腰脊不可以俛仰屈伸，毛悴色夭死于季夏。

kǒngjù ér bù jiě zé shāng jīng, jīng shāng zé gǔ suān wěi jué, jīng shí zì xià. shìgù wǔzàng zhǔ cáng jīng zhě yě, bùkě shāng, shāng zé shīshǒu ér yīnxū; yīnxū zé wú qì, wú qì zé sǐ yǐ. 恐懼而不解則傷精，精傷則骨酸痿厥，精時自下。是故五臟主藏精者也，不可傷，傷則失守而陰虛；陰虛則無氣，無氣則死矣。/恐惧而不解则伤精，精伤则骨酸痿厥，精时自下。是故五脏主藏精者也，不可伤，伤则失守而阴虚；阴虚则无气，无气则死矣。

shìgù yòng zhēn zhě, chá guān bìngrén zhī tài, yǐ zhī jīng、shén、hún、pò zhī cúnwáng, dé-shī zhī yì, wǔzhě yǐ shāng, zhēn bù kěyǐ zhì zhī yě. 是故用針者，察觀病人之態，
以知精、神、魂、魄之存亡，得失之意，五者以傷，針不可以治之也。/是故用针者，察观病人之态，以知精、神、魂、魄之存亡，得失之意，五者以伤，针不可以治之也。

gān cáng xuè, xuè shè hún, gānqi xū zé kǒng, shízé nù. 肝藏血，血舍魂，肝氣虛則恐，實則怒。/肝藏血，血舍魂，肝气虚则恐，实则怒。

pí cáng yíng, yíngshè yì, píqi xū zé sìzhī bùyòng, wǔzàng bù'ān, shízé fùzhàng jīng sōu bùlì. 脾藏營，營舍意，脾氣虛則四肢不用，五臟不安，實則腹脹經溲不利。/脾藏营，营舍意，脾气虚则四肢不用，五脏不安，实则腹胀经溲不利。

xīn cáng mài, mài shè shén, xīnqì xū zé bēi, shízé xiào bùxiū. 心藏脈，脈舍神，心氣虛則悲，實則笑不休。/心藏脉，脉舍神，心气虚则悲，实则笑不休。

fèi cáng qì, qì shè pò, fèi qìxū, zé bísè bùlì shǎo qì, shízé chuǎnhè xiōng yíng yǎngxī. 肺藏氣，氣舍魄，肺氣虛，則鼻塞不利少氣，實則喘喝胸盈仰息。/肺藏气，气舍魄，肺气虚，则鼻塞不利少气，实则喘喝胸盈仰息。

shèn cáng jīng, jīngshè zhì, shèn qìxū zé jué, shízé zhàng. wǔzàng bù'ān. bì shěn wǔzàng zhī bìng xíng, yǐ zhī qí qì zhī xūshí, jǐn ér tiáo zhī yě. 腎藏精，精舍志，腎氣虛則厥，實則脹。五臟不安。必審五臟之病形，以知其氣之虛實，謹而調之也。/肾藏精，精舍志，肾气虚则厥，实则胀。五脏不安。必审五脏之病形，以知其气之虚实，谨而调之也。

zhōngshǐ dì-jiǔ 終始第九/终始第九

fán cì zhī dào, bì yú zhōngshǐ, míngzhī zhōngshǐ, wǔzàng wéi jì, yīn-yáng dìng yǐ. yīn zhě zhǔ zàng, yáng zhě zhǔ fǔ, yáng shòuqì yú sì mē, yīn shòuqì yú wǔ zàng, gù xiè zhě yíng zhī, bǔ zhě suí zhī, zhī yíng zhī suí, qì kě lìng hé, héqi zhī fāng, bì tōng yīn-yáng. wǔzàng wéi yīn, liùfǔ wéi yáng, chuán zhīhòu shì, yǐ xuè wéi méng. jìng zhī zhě chāng, màn zhī zhě wáng. wúdào xíng sī, bìděi yāo yāng. 凡刺之道，畢於終始，明知終始，五臟為紀，陰陽定矣。陰者主髒，陽者主腑，陽受氣於四末，陰受氣於五臟，故瀉者迎之，補者隨之，知迎知隨，氣可令和，和氣之方，必通陰陽。五臟為陰，六腑為陽，傳之後世，以血為盟。敬之者昌，慢之者亡。無道行私，必得夭殃。/凡刺之道，毕于终始，明知终始，五脏为纪，阴阳定矣。阴者主脏，阳者主腑，阳受气于四末，阴受气于五脏，故泻者迎之，补者随之，知迎知随，气可令和，和气之方，必通阴阳。五脏为阴，六腑为阳，传之后世，以血为盟。敬之者昌，慢之者亡。无道行私，必得夭殃。

jǐn Fèngtiān dào, qǐng yán zhōngshǐ. zhōngshǐ zhě, jīngmài wéi jì. chí qí màikǒu rén yíng, yǐ zhī yīn-yáng yǒuyú bùzú, píng yǔ bùpíng, tiāndào bì yǐ. suǒwèi píngrén zhě bù bìng, bù bìngzhě, màikǒu rén yíng yìng sìshí yě, shàngxià xiāngyìng ér jù wǎng lái yě, Liùjīng zhī mài bù jié dòng yě, běnmò zhī hán wēn zhī xiāng shǒu sī yě. xíng ròu xuèqì bì xiāngchèn yě, shì wèi píngrén. shǎo qì zhě, màikǒu rén yíng jù shǎo, ér bù chēng chǐcùn yě. rúshì zhě, zé yīn-yáng jù bùzú, bǔ yáng zé yīn jié, xiè yīn zé yáng tuō. rúshì zhě, kě jiāng yǐ gān yào, bùkě yǐn yǐzhì jì, rúcǐ zhě fú jiǔ. bù sì zhě yīn'ér xiè zhī, zé wǔzàng qìhuài yǐ. 謹奉天道，請言終始。終始者，經脈為紀。持其脈口人迎，以知陰陽有餘不足，平與不平，天道畢矣。所謂平人者不病，不病者，脈口人迎應四時也，上下相應而俱往 來也，六經之脈不結動也，本末之寒溫之相守司也。形肉血氣必相稱也，是謂平人。少氣者，脈口人迎俱少，而不稱尺寸也。如是者，則陰陽俱不足，補陽則陰竭，瀉陰則陽脫。如是者，可將以甘藥，不可飲以至劑，如此者弗灸。不巳者因而瀉之，則五臟氣壞矣。/谨奉天道，请言终始。终始者，经脉为纪。持其脉口人迎，以知阴阳有余不足，平与不平，天道毕矣。所谓平人者不病，不病者，脉口人迎应四时也，上下相应而俱往 来也，六经之脉不结动也，本末之寒温之相守司也。形肉血气必相称也，是谓平人。少气者，脉口人迎俱少，而不称尺寸也。如是者，则阴阳俱不足，补阳则阴竭，泻阴则阳脱。如是者，可将以甘药，不可饮以至剂，如此者弗灸。不巳者因而泻之，则五脏气坏矣。

rén yíng yī shèng, bìng zài zú shàoyáng, yī shèng ér zào, bìng zàishǒu shàoyáng. rén yíng èr shèng, bìng zài zú tàiyáng, èr shèng ér zào, bìng zàishǒu tàiyáng, rén yíng sān shèng, bìng zài zú yángmíng, sān shèng ér zào, bìng zàishǒu yángmíng. rén yíng sì shèng, qiě dà qiě shù, míng yuē yì yáng, yì yáng wéi wài gé. 人迎一盛，病在足少陽，一盛而躁，病在手少陽。人迎二盛，病在足太陽，二盛而躁，病在手太陽，人迎三盛，病在足陽明，三盛而躁，病在手陽明。人迎四盛，且大且數，名曰溢陽，溢陽為外格。/人迎一盛，病在足少阳，一盛而躁，病在手少阳。人迎二盛，病在足太阳，二盛而躁，病在手太阳，人迎三盛，病在足阳明，三盛而躁，病在手阳明。人迎四盛，且大且数，名曰溢阳，溢阳为外格。

màikǒu yī shèng, bìng zài zú jué yīn; jué yīn yī shèng ér zào, zàishǒu xīn zhǔ. màikǒu èr shèng, bìng zài zú shàoyīn; èr shèng ér zào, zàishǒu shàoyīn. màikǒu sān shèng, bìng zài zú tàiyīn; sān shèng ér zào, zàishǒu tàiyīn. màikǒu sì shèng, qiě dà qiě shù zhě, míng yuē yì yīn. yì yīn wéi nèi guān, nèi guān bùtōng, sǐbù zhì. rén yíng yǔ tàiyīn màikǒu jù shèng sìbèi yǐshàng, míng yuē guān gé. guān gé zhě, yǔ zhī duǎnqī. 脈口一盛，病在足厥陰；厥陰一盛而躁，在手心主。脈口二盛，病在足少陰；二盛而躁，在手少陰。脈口三盛，病在足太陰；三盛而躁，在手太陰。脈口四盛，且大且數者，名曰溢陰。溢陰為內關，內關不通，死不治。人迎與太陰脈口俱盛四倍以上，名曰關格。關格者，與之短期。/脉口一盛，病在足厥阴；厥阴一盛而躁，在手心主。脉口二盛，病在足少阴；二盛而躁，在手少阴。脉口三盛，病在足太阴；三盛而躁，在手太阴。脉口四盛，且大且数者，名曰溢阴。溢阴为内关，内关不通，死不治。人迎与太阴脉口俱盛四倍以上，名曰关格。关格者，与之短期。

rén yíng yī shèng, xiè zú shàoyáng ér bǔzú jué yīn, èr xiè yī bǔ, rì yī qǔ zhī, bì qiē ér yàn zhī, shū qǔ zhī, shàngqì hé nǎi zhǐ. rén yíng èr shèng, xiè zú tàiyáng bǔzú shàoyīn, èr xiè yī bǔ, èr rì yī qǔ zhī, bì qiē ér yàn zhī, shū qǔ zhī, shàngqì hé nǎi zhǐ. rén yíng sān shèng, xiè zú yángmíng ér bǔzú tàiyīn, èr xiè yī bǔ, rì èr qǔ zhī, bì qiē ér yàn zhī, shū qǔ zhī, shàngqì hé nǎi zhǐ. 人迎一盛，瀉足少陽而補足厥陰，二瀉一補，日一取之，必切而驗之，疏取之，上氣和乃止。人迎二盛，瀉足太陽補足少陰，二瀉一補，二日一取之，必切而驗之，疏取之，上氣和乃止。人迎三盛，瀉足陽明而補足太陰，二瀉一補，日二取之，必切而驗之，疏取之，上氣和乃止。/人迎一盛，泻足少阳而补足厥阴，二泻一补，日一取之，必切而验之，疏取之，上气和乃止。人迎二盛，泻足太阳补足少阴，二泻一补，二日一取之，必切而验之，疏取之，上气和乃止。人迎三盛，泻足阳明而补足太阴，二泻一补，日二取之，必切而验之，疏取之，上气和乃止。

mài kǒu yī shèng, xiè zú jué yīn ér bǔzú shàoyáng, èr bǔ yī xiè, rì yī qǔ zhī, bì qiē ér yàn zhī, shū ér qǔ, shàngqì hé nǎi zhǐ. màikǒu èr shèng, xiè zú shàoyīn ér bǔzú tàiyáng, èr bǔ yī xiè, èr rì yī qǔ zhī, bì qiē ér yàn zhī, shū qǔ zhī, shàngqì hé nǎi zhǐ. màikǒu sān shèng, xiè zú tàiyīn ér bǔzú yángmíng, èr bǔ yī xiè, rì èr qǔ zhī, bì qiē ér yàn zhī, shū ér qǔ zhī, shàngqì hé nǎi zhǐ. suǒyǐ rì èr qǔ zhī zhě, tài、yáng zhǔ wèi, dà fùyú gǔ qì, gù kě rì èr qǔ zhī yě. 脈口一盛，瀉足厥陰而補足少陽，二補一瀉，日一取之，必切而驗之，疏而取，上氣和乃止。脈口二盛，瀉足少陰而補足太陽，二補一瀉，二日一取之，必切而驗之，疏取之，上氣和乃止。脈口三盛，瀉足太陰而補足陽明，二補一瀉，日二取之，必切而驗之，疏而取之，上氣和乃止。所以日二取之者，太、陽主胃，大富於穀氣，故可日二取之也。/脉口一盛，泻足厥阴而补足少阳，二补一泻，日一取之，必切而验之，疏而取，上气和乃止。脉口二盛，泻足少阴而补足太阳，二补一泻，二日一取之，必切而验之，疏取之，上气和乃止。脉口三盛，泻足太阴而补足阳明，二补一泻，日二取之，必切而验之，疏而取之，上气和乃止。所以日二取之者，太、阳主胃，大富于谷气，故可日二取之也。

rén yíng yǔ màikǒu jù shèng sānbèi yǐshàng, mìng yuē yīn-yáng jù yì, rúshì zhě bù kāi, zé xuèmài bìsè, qì wú suǒ xíng, liú yín yú zhōng, wǔzàng nèishāng. rúcǐ zhě, yīn'ér jiǔ zhī, zé biànyì ér wéi tā bìng yǐ. 人迎與脈口俱盛三倍以上，命曰陰陽俱溢，如是者不開，則血脈閉塞，氣無所行，流淫於中，五臟內傷。如此者，因而灸之，則變易而為他病矣。/人迎与脉口俱盛三倍以上，命曰阴阳俱溢，如是者不开，则血脉闭塞，气无所行，流淫于中，五脏内伤。如此者，因而灸之，则变易而为他病矣。

fán cì zhī dào, qìtiáo ér zhǐ, bǔ yīn xiè yáng, yīn qì yì zhāng, ěr-mù cōngming. fǎn cǐzhě, xuèqì bùxíng. 凡刺之道，氣調而止，補陰瀉陽，音氣益彰，耳目聰明。反此者，血氣不行。/凡刺之道，气调而止，补阴泻阳，音气益彰，耳目聪明。反此者，血气不行。

suǒ wèi qì zhì ér yǒuxiào zhě, xiè zé yì xū, xū zhě, mài dà rúqí gù'ér bù jiān yě; jiān rúqí gù zhě, shì suī yán gù, bìng wèi qù yě. bǔ zé yì shí, shí zhě, mài dà rúqí gù'ér yì jiān yě; fū rúqí gù'ér bù jiān zhě, shì suī yán kuài, bìng wèi qù yě. gù bǔ zé shí、xiè zé xū, tòng suī bù suí zhēn, bìng bì shuāi qù. bì xiān tōng Shí'èrjīng mài zhī suǒ shēngbìng, érhòu kě dé chuán yú zhōngshǐ yǐ. gù yīn-yáng bù xiàngyí, xūshí bù xiāng qīng, qǔ zhī qí jīng. 所謂氣至而有效者，瀉則益虛，虛者，脈大如其故而不堅也；堅如其故者，適雖言故，病未去也。補則益實，實者，脈大如其故而益堅也；夫如其故而不堅者，適雖言快，病未去也。故補則實、瀉則虛，痛雖不隨針，病必衰去。必先通十二經脈之所生病，而後可得傳於終始矣。故陰陽不相移，虛實不相傾，取之其經。/所谓气至而有效者，泻则益虚，虚者，脉大如其故而不坚也；坚如其故者，适虽言故，病未去也。补则益实，实者，脉大如其故而益坚也；夫如其故而不坚者，适虽言快，病未去也。故补则实、泻则虚，痛虽不随针，病必衰去。必先通十二经脉之所生病，而后可得传于终始矣。故阴阳不相移，虚实不相倾，取之其经。

fán cì zhī shǔ, sāncì zhì gǔ qì, xiépì wàng hé, yīn-yáng yì jū, nì shùn xiāngfǎn, chénfú yì chù, sìshí bude, jīliú yínyì xū zhēn ér qù. gù yī cì zé yáng xié chū, zài cì zé yīn xié chū, sāncì zé gǔ qì zhì, gǔ qì zhì ér zhǐ. suǒwèi gǔ qì zhì zhě, yǐ bǔ ér shí, yǐ xiè ér xū, gù yǐ zhī gǔ qì zhì yě. xiéqì dú qù zhě, yīn yǔ yáng wèi néng tiáo ér bìng zhī yù yě. gù yuē: bǔ zé shí, xiè zé xū, tòng suī bù suí zhēn, bìng bì shuāi qù yǐ. 凡刺之屬，三刺至穀氣，邪僻妄合，陰陽易居，逆順相反，沉浮異處，四時不得，稽留淫泆須針而去。故一刺則陽邪出，再刺則陰邪出，三刺則穀氣至，穀氣至而止。所謂穀氣至者，已補而實，已瀉而虛，故以知穀氣至也。邪氣獨去者，陰與陽未能調而病知愈也。故曰：補則實，瀉則虛，痛雖不隨針，病必衰去矣。/凡刺之属，三刺至谷气，邪僻妄合，阴阳易居，逆顺相反，沉浮异处，四时不得，稽留淫泆须针而去。故一刺则阳邪出，再刺则阴邪出，三刺则谷气至，谷气至而止。所谓谷气至者，已补而实，已泻而虚，故以知谷气至也。邪气独去者，阴与阳未能调而病知愈也。故曰：补则实，泻则

虛，痛虽不随针，病必衰去矣。
yīn shèng ér yángxū, xiān bǔ qí yáng, hòu xiè qí yīn ér hé zhī. yīnxū ér yáng shèng, xiān bǔ qí yīn, hòu xiè qí yáng ér hé zhī. 陰盛而陽虛，先補其陽，後瀉其陰而和之。陰虛而陽盛，先補其陰，後瀉其陽而和之。/阴盛而阳虚，先补其阳，后泻其阴而和之。阴虚而阳盛，先补其阴，后泻其阳而和之。
sān màidòng yú zú dà zhǐ zhījiān, bì shěn qíshí xū, xū ér xiè zhī, shì wèi zhòng xū. zhòng xū bìng yìshèn. fán cì cǐzhě, yǐ zhǐ àn zhī, màidòng ér shí qiě jí zhě jí xiè zhī, xū ér xú zhě zé bǔ zhī. fǎn cǐzhě, bìng yìshèn. qí dòng yě, yángmíng zài shàng, jué yīn zài zhōng, shàoyīn zàixià. 三脈動於足大趾之間，必審其實虛，虛而瀉之，是謂重虛。重虛病益甚。凡刺此者，以指按之，脈動而實且疾者疾瀉之，虛而徐者則補之。反此者，病益甚。其動也，陽明在上，厥陰在中，少陰在下。/三脉动于足大趾之间，必审其实虚，虚而泻之，是谓重虚。重虚病益甚。凡刺此者，以指按之，脉动而实且疾者疾泻之，虚而徐者则补之。反此者，病益甚。其动也，阳明在上，厥阴在中，少阴在下。
yīng shù zhōng yīng, bèi shù zhōng bèi, jiānbó xū zhě, qǔ zhīshàng. 膺俞中膺，背俞中背，肩膊虛者，取之上。/膺腧中膺，背腧中背，肩膊虚者，取之上。
chóngshé, cì shé zhù yǐ pí zhēn yě. 重舌，刺舌柱以鈹針也。/重舌，刺舌柱以铍针也。
shǒu qū ér bù shēn zhě, qí bìng zài jīn, shēn ér bù qū zhě, qí bìng zài gǔ, zài gǔ shǒu gǔ, zài jīn shǒu jīn. 手屈而不伸者，其病在筋，伸而不屈者，其病在骨，在骨守骨，在筋守筋。/手屈而不伸者，其病在筋，伸而不屈者，其病在骨，在骨守骨，在筋守筋。
bǔ xū yī fāng shí, shēn qǔ zhī, xī àn qí wěi, yǐ jí chū qí xiéqì. yī fāng xū, qiǎn cì zhī, yǐ yǎng qí mài, jí àn qí wěi, wú shǐ xiéqì dé rù. xiéqì lái yě jǐn ér jí, gǔ qì lái yě xú ér hé. mài shí zhě shēn cì zhī, yǐ xiè qí qì; mài xū zhě, qiǎn cì zhī, shǐ jīngqì wú xiè chū, yǐ yǎng qí mài, dú chū qí xiéqì. 補須一方實，深取之，稀按其痏，以極出其邪氣。一方虛，淺刺之，以養其脈，疾按其痏，無使邪氣得入。邪氣來也緊而疾，穀氣來也徐而和。脈實者深刺之，以泄其氣；脈虛者，淺刺之，使精氣無瀉出，以養其脈，獨出其邪氣。/补须一方实，深取之，稀按其痏，以极出其邪气。一方虚，浅刺之，以养其脉，疾按其痏，无使邪气得入。邪气来也紧而疾，谷气来也徐而和。脉实者深刺之，以泄其气；脉虚者，浅刺之，使精气无泻出，以养其脉，独出其邪气。
cì zhū tòng zhě, qí mài jiē shí. 刺諸痛者，其脈皆實。/刺诸痛者，其脉皆实。
gù yuē: cóng yāo yǐshǎngzhě, shǒu tàiyīn yángmíng jiē zhǔ zhī; cóng yāo yǐxiàzhě, zú tàiyīn yángmíng jiē zhǔ zhī. 故曰：從腰以上者，手太陰陽明皆主之；從腰以下者，足太陰陽明皆主之。/故曰：从腰以上者，手太阴阳明皆主之；从腰以下者，足太阴阳明皆主之。
bìng zài shàng zhě xià qǔ zhī; bìng zàixià zhě gāo qǔ zhī; bìng zài tóu zhě qǔ zhī zú; bìng zài yāo zhě qǔ zhī guó. 病在上者下取之；病在下者高取之；病在頭者取之足；病在腰者取之膕。/病在上者下取之；病在下者高取之；病在头者取之足；病在腰者取之腘。
bìng shēng yú tóu zhě, tóuzhòng; shēng yú shǒu zhě, bì zhòng; shēng yú zú zhě, zú zhòng. zhìbìng zhě, xiān cì qí bìng suǒ cóng shēng zhě yě. 病生於頭者，頭重；生於手者，臂重；生於足者，足重。治病者，先刺其病所從生者也。/病生于头者，头重；生于手者，臂重；生于足者，足重。治病者，先刺其病所从生者也。
chūnqì zài máo, xià qì zài pífū, qiūqì zài fēn ròu, dōng qì zài jīngǔ. cì cǐ bìngzhě, gè yǐ qí shí wéi qí. gù cì féi rén zhě, yǐ qiū dōng zhī qí, cì shòu rén zhě, yǐ chūn xià zhī qí. 春氣在毛，夏氣在皮膚，秋氣在分肉，冬氣在筋骨。刺此病者，各以其時為齊。故刺肥人者，以秋冬之齊，刺瘦人者，以春夏之齊。/春气在毛，夏气在皮肤，秋气在分肉，冬气在筋骨。刺此病者，各以其时为齐。故刺肥人者，以秋冬之齐，刺瘦人者，以春夏之齐。
bìngtòng zhě, yīn yě, tòng ér yǐ shǒu àn zhī bude zhě, yīn yě, shēn cì zhī. bìng zài shàng zhě, yáng yě. bìng zàixià zhě, yīn yě. yǎng zhě, yáng yě, qiǎn cì zhī. 病痛者，陰也，痛而以手按之不得者，陰也，深刺之。病在上者，陽也。病在下者，陰也。癢者，陽也，淺刺之。/病痛者，阴也，痛而以手按之不得者，阴也，深刺之。病在上者，阳也。病在下者，阴也。痒者，阳也，浅刺之。
bìng xiān qǐ yīn zhě, xiān zhì qí yīn, érhòu zhì qí yáng; bìng xiān qǐ yáng zhě, xiān zhì qí yáng, érhòu zhì qí yīn. 病先起陰者，先治其陰，而後治其陽；病先起陽者，先治其陽，而後治其陰。/病先起阴者，先治其阴，而后治其阳；病先起阳者，先治其阳，而后治其阴。
cì rè jué zhě, liúzhēn fǎn wéi hán; cì hánjué zhě, liúzhēn fǎn wéi rè. cì rè jué zhě, èr yīn yī yáng; cì hánjué zhě, èr yáng yī yīn. suǒwèi èr yīn zhě, èr cì yīn yě; yī yáng zhě, yī cì yáng yě. 刺熱厥者，留針反為寒；刺寒厥者，留針反為熱。刺熱厥者，二陰一陽；刺寒厥者，二陽一陰。所謂二陰者，二刺陰也；一陽者，一刺陽也。/刺热厥者，留针反为寒；刺寒

厥者，留针反为热。刺热厥者，二阴一阳；刺寒厥者，二阳一阴。所谓二阴者，二刺阴也；一阳者，一刺阳也。
jiǔbìng zhě, xiéqì rù shēn. cì cǐ bìngzhě, shēn nèi ér jiǔliú zhī, jiànrì ér fù cì zhī, bì xiān tiáo qí zuǒyòu, qù qí xuèmài, cì dào bì yǐ. 久病者，邪氣入深。刺此病者，深內而久留之，間日而復刺之，必先調其左右，去其血脈，刺道畢矣。/久病者，邪气入深。刺此病者，深内而久留之，间日而复刺之，必先调其左右，去其血脉，刺道毕矣。
fán cì zhī fǎ, bì chá qí xíngqì. xíng ròu wèi tuō, shǎo qì ér mài yòu zào, zào jué zhě, bì wéi miào cì zhī, sàn qì kě shōu, jù qì kě bù. 凡刺之法，必察其形氣。形肉未脫，少氣而脈又躁，躁厥者，必為繆刺之，散氣可收，聚氣可布。/凡刺之法，必察其形气。形肉未脱，少气而脉又躁，躁厥者，必为缪刺之，散气可收，聚气可布。
shēn jū jìng chù, zhàn shénwǎng lái, bìhù sāi yǒu, húnpò bù sàn, zhuānyì yī shén, jīngqì zhī fēn, wú wénrén shēng, yǐ shōu qí jīng, bì yī qí shén, lìng zhì zài zhēn. 深居靜處，佔神往來，閉戶塞牖，魂魄不散，專意一神，精氣之分，毋聞人聲，以收其精，必一其神，令志在針。/深居静处，占神往来，闭户塞牖，魂魄不散，专意一神，精气之分，毋闻人声，以收其精，必一其神，令志在针。
qiǎn ér liú zhī, wēi ér fú zhī, yǐ yí qí shén, qì zhì nǎi xiū. 淺而留之，微而浮之，以移其神，氣至乃休。/浅而留之，微而浮之，以移其神，气至乃休。
nán nèi nǚ wài, jiānjù wù chū, jǐnshǒu wù nèi, shì wèi déqì. 男內女外，堅拒勿出，謹守勿內，是謂得氣。/男内女外，坚拒勿出，谨守勿内，是谓得气。
fán cì zhī jìn: xīn nèi wù cì, xīn cì wù nèi; yǐ zuì wù cì, yǐ cì wù zuì; xīn nù wù cì, yǐ cì wù nù; xīn láo wù cì, yǐ cì wù láo; yǐ bǎo wù cì, yǐ cì wù bǎo; yǐ jī wù cì, yǐ cì wù jī; yǐ kě wù cì, yǐ cì wù kě; dà jīng dà kǒng, bìdìng qí qì nǎi cì zhī. chéngchē láizhě, wò ér xiū zhī, rú shíqǐng nǎi cì zhī. chūxíng láizhě, zuò ér xiū zhī, rú xíng qiānlǐ qǐng nǎi cì zhī. fán cǐ shí'èr jìn zhě, qí mài luàn qì sàn, nì qí yíngwèi, jīng qì bù cì, yīn'ér cì zhī, zé yáng bìng rù yú yīn, yīn bìng chū wéi yáng, zé xiéqì fùshēng. cūgōng wù chá, shì wèi fá shēn, xíngtǐ yínluàn, nǎi xiāo nǎosuǐ, jīnyè bù huà, tuō qí wǔwèi, shì wèi shī qì yě. 凡 刺之禁：新內勿刺，新刺勿內；已醉勿刺，已刺勿醉；新怒勿刺，已刺勿怒；新勞勿刺，已刺勿勞；已飽勿刺，已刺勿飽；已飢勿刺，已刺勿飢；已渴勿刺，已刺勿 渴；大驚大恐，必定其氣乃刺之。乘車來者，臥而休之，如食頃乃刺之。出行來者，坐而休之，如行千里頃乃刺之。凡此十二禁者，其脈亂氣散，逆其營衛，經氣不次，因而刺之，則陽病入於陰，陰病出為陽，則邪氣復生。粗工勿察，是謂伐身，形體淫亂，乃消腦髓，津液不化，脫其五味，是謂失氣也。/凡 刺之禁：新内勿刺，新刺勿内；已醉勿刺，已刺勿醉；新怒勿刺，已刺勿怒；新劳勿刺，已刺勿劳；已饱勿刺，已刺勿饱；已饥勿刺，已刺勿饥；已渴勿刺，已刺勿 渴；大惊大恐，必定其气乃刺之。乘车来者，卧而休之，如食顷乃刺之。出行来者，坐而休之，如行千里顷乃刺之。凡此十二禁者，其脉乱气散，逆其营卫，经气不 次，因而刺之，则阳病入于阴，阴病出为阳，则邪气复生。粗工勿察，是谓伐身，形体淫乱，乃消脑髓，津液不化，脱其五味，是谓失气也。
tàiyáng zhī mài, qí zhōng yě. dàiyǎn, fǎn zhé, chìzòng, qí sè bái, jué pí nǎi jué hàn, jué hàn zé zhōng yǐ. 太陽之脈，其終也。戴眼，反折，瘈瘲，其色白，絕皮乃絕汗，絕汗則終矣。/太阳之脉，其终也。戴眼，反折，瘈疭，其色白，绝皮乃绝汗，绝汗则终矣。
shàoyáng zhōng zhě, ěrlóng, bǎi jié jìn zòng, mù xì jué, mù xì jué, yī rì bàn zé sǐ yǐ. qí sǐ yě, sè qīngbái, nǎi sǐ. 少陽終者，耳聾，百節盡縱，目系絕，目系絕，一日半則死矣。其死也，色青白，乃死。/少阳终者，耳聋，百节尽纵，目系绝，目系绝，一日半则死矣。其死也，色青白，乃死。
yángmíng zhōng zhě, kǒu mù dòngzuò, xǐ jīng、wàngyán、sè huáng; qíshàng xià zhī jīng shèng ér bù xíng, zé zhōng yǐ. 陽明終者，口目動作，喜驚、妄言、色黃；其上下之經盛而不行，則終矣。/阳明终者，口目动作，喜惊、妄言、色黄；其上下之经盛而不行，则终矣。
shàoyīn zhōng zhě, miàn hēi, chǐ cháng ér gòu, fùzhàng bìsè, shàng-xià bùtōng ér zhōng yǐ. 少陰終者，面黑，齒長而垢，腹脹閉塞，上下不通而終矣。/少阴终者，面黑，齿长而垢，腹胀闭塞，上下不通而终矣。
jué yīn zhōng zhě, zhōng rè yì gān, xǐ nì, xīnfán, shèn zé shé juǎn, luǎn shàng suō ér zhōng yǐ. 厥陰終者，中熱溢干，喜溺，心煩，甚則舌卷，卵上縮而終矣。/厥阴终者，中热溢干，喜溺，心烦，甚则舌卷，卵上缩而终矣。
tàiyīn zhōng zhě, fùzhàng bì, bude xī, qì yī, shàn ǒu, ǒu zé nì, nì zé miàn chì, bù nì zé shàng-xià bùtōng, shàng-xià bùtōng zé miàn hēi, pímáo qiáo ér zhōng yǐ. 太陰終者，腹脹閉，不得息，氣噫，善嘔，嘔則逆，逆則面赤，不逆則上下不通，上下不通則面黑，皮毛憔而終矣。/太阴终者，腹胀闭，不得

息，气噫，善呕，呕则逆，逆则面赤，不逆则上下不通，上下不通则面黑，皮毛憔而终矣。

jīngmài dì-shí 經脈第十/经脉第十

Léigōng wèn yú Huángdì yuē:「jìn mài」zhī yán, fán cì zhī lǐ, jīngmài wéi shǐ, yíng qí suǒ xíng, zhì qí dùliàng, nèi cì wǔ cáng, wài bié liù fǔ, yuàn jìn wén qí dào.
雷公問於黃帝曰：「禁脈」之言，凡刺之理，經脈為始，營其所行，制其度量，內次五藏，外別六府，願盡聞其道。/雷公问于黄帝曰：「禁脉」之言，凡刺之理，经脉为始，营其所行，制其度量，内次五藏，外别六府，愿尽闻其道。
Huángdì yuē: rén shǐ shēng, xiān chéngjīng, jīng chéng ér nǎosuǐ shēng, gǔ wéi gān, mài wéi yíng, jīn wéi gāng, ròu wéi qiáng, pífū jiān ér máofà cháng, gǔ rù yú wèi, màidao yǐ tōng, xuèqì nǎi xíng. 黃帝曰：人始生，先成精，精成而腦髓生，骨為干，脈為營，筋為剛，肉為牆，皮膚堅而毛髮長，谷入於胃，脈道以通，血氣乃行。/黄帝曰：人始生，先成精，精成而脑髓生，骨为干，脉为营，筋为刚，肉为墙，皮肤坚而毛发长，谷入于胃，脉道以通，血气乃行。
Léigōng yuē: yuàn zú wén jīngmài zhī shǐ yě. Huángdì yuē: jīngmài zhě, suǒyǐ néng juésǐ shēng、chù bǎibìng、tiáo xūshí, bùkěbù tōng.
雷公曰：願卒聞經脈之始也。黃帝曰：經脈者，所以能決死生、處百病、調虛實，不可不通。/雷公曰：愿卒闻经脉之始也。黄帝曰：经脉者，所以能决死生、处百病、调虚实，不可不通。
fèi shǒu tàiyīn zhī mài, qǐ yú zhōngjiāo, xià luò dàcháng, hái xún wèikǒu, shàng gé shǔ fèi, cóng fèi xì héng chū yèxià, xià xún nào nèi, xíng shàoyīn xīn zhǔ zhīqián, xià zhǒu zhōng, xún bì nèi shàng gǔ xià lián, rù cùnkǒu, shàng yú, xún yújì, chū dàzhǐ zhī duān; qí zhī zhě, cóng wàn hòu zhí chū cì zhǐ nèi lián chū qí duān. 肺手太陰之脈，起於中焦，下絡大腸，還循胃口，上膈屬肺，從肺系橫出腋下，下循臑內，行少陰心主之前，下肘中，循臂內上骨下廉，入寸口，上魚，循魚際，出大指之端；其支者，從腕後直出次指內廉出其端。/肺手太阴之脉，起于中焦，下络大肠，还循胃口，上膈属肺，从肺系横出腋下，下循臑内，行少阴心主之前，下肘中，循臂内上骨下廉，入寸口，上鱼，循鱼际，出大指之端；其支者，从腕后直出次指内廉出其端。
shì dòng zé bìng fèizhàng mǎn, péngzhàng ér chuǎnké, quēpén zhōng tòng, shèn zé jiāo liǎng shǒu ér mào, cǐ wéi bì jué. shì zhǔ fèi suǒ shēngbìng zhě, ké shàngqì, chuǎn kě, fánxīn, xiōng mǎn, nào bì nèi qián lián tòng jué, zhǎng zhōng rè. qìshèng yǒuyú, zé jiānbèi tòng, fēnghán hàn chū zhòngfēng, xiǎobiàn shù ér qiàn. qìxū zé jiānbèi tòng, hán, shǎo qì bùzúyǐ xī, nì sèbiàn. wèicǐ zhū bìng, shèng zé xiè zhī, xū zé bǔ zhī, rè zé jí zhī, hán zé liú zhī, xiàn xiàzé jiǔ zhī, bù shèng bù xū, yǐ jīng qǔ zhī. shèng zhě, cùnkǒu dàsān bèi yú rén yíng, xū zhě, zé cùnkǒu fǎn xiǎo yú rén yíng yě. 是動則病肺脹滿，膨脹而喘咳，缺盆中痛，甚則交兩手而瞀，此為臂厥。是主肺所生病者，咳上氣，喘渴，煩心，胸滿，臑臂內前廉痛厥，掌中熱。氣盛有餘，則肩背痛，風寒汗出中風，小便數而欠。氣虛則肩背痛，寒，少氣不足以息，溺色變。為此諸病，盛則瀉之，虛則補之，熱則疾之，寒則留之，陷下則灸之，不盛不虛，以經取之。盛者，寸口大三倍於人迎，虛者，則寸口反小於人迎也。/是动则病肺胀满，膨胀而喘咳，缺盆中痛，甚则交两手而瞀，此为臂厥。是主肺所生病者，咳上气，喘渴，烦心，胸满，臑臂内前廉痛厥，掌中热。气盛有余，则肩背痛，风寒汗出中风，小便数而欠。气虚则肩背痛，寒，少气不足以息，溺色变。为此诸病，盛则泻之，虚则补之，热则疾之，寒则留之，陷下则灸之，不盛不虚，
以经取之。盛者，寸口大三倍于人迎，虚者，则寸口反小于人迎也。
dàcháng shǒu yángmíng zhī mài, qǐ yú dàzhǐ cì zhǐ zhī duān, xún zhǐ shàng lián, chū hé gǔ liǎng gǔ zhījiān, shàng rù liǎng jīn zhīzhōng, xún bì shàng lián, rù zhǒu wài lián, shàng nào wài qián lián, shàng jiān, chū? gǔ zhīqián lián, shàng chūyú zhù gǔ zhī huìshàng, xiàrù quē-pén, luò fèi, xià gé, shǔ dàcháng. qí zhī zhě, cóng quēpén shàng jǐng, guàn jiá, rù xiàchǐ zhōng, hái chū jiā kǒu, jiāorén zhōng, zuǒ zhī yòu, yòu zhī zuǒ, shàng jiā bíkǒng. 大腸手陽明之脈，起於大指次指之端，循指上廉，出合谷兩骨之間，上入兩筋之中，循臂上廉，入肘外廉，上臑外前廉，上肩，出?骨之前廉，上出於柱骨之會上，下入缺盆，絡肺，下膈，屬大腸。其支者，從缺盆上頸，貫頰，入下齒中，還出挾口，交人中，左之右，右之左，上挾鼻孔。/大肠手阳明之脉，起于大指次指之端，循指上廉，出合谷两骨之间，上入两筋之中，循臂上廉，入肘外廉，上臑外前廉，上肩，出?骨之前廉，上出于柱骨之会上，下入缺盆，络肺，下膈，属大肠。其支者，从缺盆上颈，贯颊，入下齿中，还出挟口，交人中，左之右，右之左，上挟鼻孔。
shì dòng zé bìng chǐtòng, jǐng zhǒng. shì zhǔ jī-

nyè suǒ shēngbìng zhě, mù huáng, kǒugān, qiú nǜ, hóubì, jiān qián nào tòng, dàzhǐ cì zhǐ tòng bùyòng, qì yǒuyú zé dāng mài suǒ guò zhě rè zhǒng; xū zé hánlì bùfù. wèicǐ zhū bìng, shèng zé xiè zhī, xū zé bǔ zhī, rè zé jí zhī, hán zé liú zhī, xiàn xiàzé jiǔ zhī, bù shèng bù xū, yǐ jīng qǔ zhī. shèng zhě, rén yíng dàsān bèi yú cùn-kǒu; xū zhě, rén yíng fǎn xiǎo yú cùnkǒu yě. 是動則病齒痛，頸腫。是主津液所生病者，目黃，口乾，鼽衄，喉痹，肩前臑痛，大指次指痛不用，氣有餘則當脈所過者熱腫；虛則寒栗不復。為此諸病，盛則瀉之，虛則補之，熱則疾之，寒則留之，陷下則灸之，不盛不虛，以經取之。盛者，人迎大三倍於寸口；虛者，人迎反小於寸口也。/是动则病齿痛，颈肿。是主津液所生病者，目黄，口干，鼽衄，喉痹，肩前臑痛，大指次指痛不用，气有余则当脉所过者热肿；虚则寒栗不复。为此诸病，盛则泻之，虚则补之，热则疾之，寒则留之，陷下则灸之，不盛不虚，以经取之。盛者，人迎大三倍于寸口；虚者，人迎反小于寸口也。

wèi zú yángmíng zhī mài, qǐ yú bí zhī jiāo è zhōng, páng nà tàiyáng zhī mài, xià xún bí wài, rù shàngchǐ zhōng, hái chū jiā kǒu huán chún, xiàjiāo chéng jiāng, què xún yí hòu xià lián, chū dà yíng, xún jiáchē, shàng ěr qián, guòkè zhǔrén, xún fàjì, zhì élú; qí zhī zhě, cóng dà yíngqián xiàrén yíng, xún hóulóng, rù quēpén, xià gé, shǔ wèi, luò pí; qí zhí zhě, cóng quēpén xiàrǔ nèi lián, xià jiā qí, rù qì chōng zhōng; qí zhī zhě, qǐ yú wèikǒu, xià xún fùlǐ, xià zhì qì chōng zhōng ér hé, yǐxià bì guān, dǐ fú tù, xià xī bìn zhōng, xià xún jìng wài lián, xià zú fū, rù zhōngzhǐ nèijiān; qí zhī zhě, xià lián sān cùn ér bié xiàrù zhōngzhǐ wàijiān; qí zhī zhě, bié fū shàng, rù dà zhǐ jiān chū qí duān. 胃 足陽明之脈，起於鼻之交頞中，旁納太陽之脈，下循鼻外，入上齒中，還出挾口環唇，下交承漿，卻循頤後下廉，出大迎，循頰車，上耳前，過客主人，循發際，至 額顱；其支者，從大迎前下人迎，循喉嚨，入缺盆，下膈，屬胃，絡脾；其直者，從缺盆下乳內廉，下挾臍，入氣沖中；其支者，起於胃口，下循腹裡，下至氣沖中 而合，以下髀關，抵伏兔，下膝臏中，下循脛外廉，下足跗，入中指內間；其支者，下廉三寸而別下入中趾外間；其支者，別跗上，入大趾間出其端。/胃 足阳明之脉，起于鼻之交頞中，旁纳太阳之脉，下循鼻外，入上齿中，还出挟口环唇，下交承浆，却循颐后下廉，出大迎，循颊车，上耳前，过客主人，循发际，至 额颅；其支者，从大迎前下人迎，循喉咙，入缺盆，下膈，属胃，络脾；其直者，从缺盆下乳内廉，下挟脐，入气冲中；其支者，起于胃口，下循腹里，下至气冲中 而合，以下髀关，抵伏兔，下膝膑中，下循胫外廉，下足跗，入中指内间；其支者，下廉三寸而别下入中趾外间；其支者，别跗上，入大趾间出其端。

shì dòng zé bìng sǎsǎ zhèn hán, shàn shēn, shù qiàn, yán hēi, bìng zhì zé èrén yǔ huǒ, wén mù shēng zé tì rán'ér jīng, xīn yù dòng, dú bìhù sāi yǒu ér chù. shèn zé yù shànggāo ér gē, qì yī ér zǒu, bì xiàng fùzhàng, shì wéi gàn jué. shì zhǔ xuè suǒ shēngbìng zhě, kuáng nüè wēn yín, hàn chū, qiú nǜ, kǒu wāi, chún zhēn, jǐng zhǒng, hóubì, dàfù shuǐzhǒng, xī bìn zhǒng-tòng, xún yīng rǔ、qì chōng、gǔ、fú tù、gàn wài lián、zú fū shàng jiē tòng, zhōngzhǐ bùyòng, qìshèng zé shēn yǐqián jiē rè, qí yǒuyú yú wèi, zé xiāo gǔ shàn jī, nì sè huáng; qì bùzú zé shēn yǐqián jiē hánlì, wèi zhònghán zé zhàng mǎn. wèicǐ zhū bìng, shèng zé xiè zhī, xū zé bǔ zhī, rè zé jí zhī, hán zé liú zhī, xiàn xiàzé jiǔ zhī, bù shèng bù xū, yǐ jīng qǔ zhī. shèng zhě, rén yíng dàsān bèi yú cùnkǒu, xū zhě, rén yíng fǎn xiǎo yú cùnkǒu yě. 是動則病灑灑振寒，善呻，數欠，顏黑，病至則惡人與火，聞木聲則惕然而驚，心欲動，獨閉戶塞牖而處。甚則欲上高而歌，棄衣而走，賁向腹脹，是為骭厥。是主血所生病者，狂瘧溫淫，汗出，鼽衄，口喎，唇胗，頸腫，喉痹，大腹水腫，膝臏腫痛，循膺乳、氣沖、股、伏兔、骭外廉、足跗上皆痛，中趾不用，氣盛則身以前皆熱，其有餘於胃，則消谷善飢，溺色黃；氣不足則身以前皆寒栗，胃中寒則 脹滿。為此諸病，盛則瀉之，虛則補之，熱則疾之，寒則留之，陷下則灸之，不盛不虛，以經取之。盛者，人迎大三倍於寸口，虛者，人迎反小於寸口也。/是动则病洒洒振寒，善呻，数欠，颜黑，病至则恶人与火，闻木声则惕然而惊，心欲动，独闭户塞牖而处。甚则欲上高而歌，弃衣而走，贲向腹胀，是为骭厥。是主血所生病者，狂疟温淫，汗出，鼽衄，口㖞，唇胗，颈肿，喉痹，大腹水肿，膝膑肿痛，循膺乳、气冲、股、伏兔、骭外廉、足跗上皆痛，中趾不用，气盛则身以前皆热，其有余于胃，则消谷善饥，溺色黄；气不足则身以前皆寒栗，胃中寒则 胀满。为此诸病，盛则泻之，虚则补之，热则疾之，寒则留之，陷下则灸之，不盛不虚，以经取之。盛者，人迎大三倍于寸口，虚者，人迎反小于寸口也。

pí zú tàiyīn zhī mài, qǐ yú dà zhǐ zhī duān, xún zhǐ nèicè báiròu jì, guò hé gǔ hòu, shàng nèi-huái qián lián, shàng chuài nèi, xún jìnggǔ hòu, jiāochū jué yīn zhīqián, shàng xī gǔ nèi qián lián, rù fù, shǔ pí, luò wèi, shàng gé, jiā yān, lián tūn běn, sàn shéxià; qí zhī zhě, fù cóng wèi, biéshàng gé、zhù xīnzhōng. 脾足太陰之脈，起於大趾之端，循趾內側白肉際，過核骨後，上內踝前廉，上踹內，循脛骨後，交出厥陰之前，上膝股內前廉，入腹，屬脾，絡胃，上膈，挾咽，連吞本，散舌下；其支者，復從胃，別上膈、注心中。/脾足太阴之脉，起于大趾之端，循趾内侧白肉际，过核骨后，上内踝前廉，上踹内，循胫骨后，交出厥阴之前，上膝股内前廉，入腹，属脾，络胃，上膈，挟咽，连吞本，散舌下；其支者，复从胃，别上膈、注心中。

shì dòng zé bìng shéběn qiáng, shí zé ǒu, wèiwǎn tòng, fùzhàng, shàn yī, dé hòu yǔ qì, zé kuài rán rú shuāi, shēntǐ jiē zhòng. shì zhǔ pí suǒ shēngbìng zhě, shéběn tòng, tǐ bù néng dòngyáo, shí bùxià, fánxīn, xīnxià jí tòng, táng jiǎ xiè, shuǐ bì, huángdǎn, bù néng wò, qiáng lì, gǔ xī nèi zhǒng jué, zú dà zhǐ bùyòng. wèicǐ zhū bìng, shèng zé xiè zhī, xū zé bǔ zhī, rè zé jí zhī, hán zé liú zhī, xiàn xiàzé jiǔ zhī, bù shèng bù xū, yǐ jīng qǔ zhī. shèng zhě, cùnkǒu dàsān bèi yú rén yíng, xū zhě, cùnkǒu fǎn xiǎo yú rén yíng. 是動則病舌本強，食則嘔，胃脘痛，腹脹，善噫，得後與氣，則快然如衰，身體皆重。是主脾所生病者，舌本痛，體不能動搖，食不下，煩心，心下急痛，溏瘕泄，水閉，黃疸，不能臥，強立，股膝內腫厥，足大趾不用。為此諸病，盛則瀉之，虛則補之，熱則疾之，寒則留之，陷下則灸之，不盛不虛，以經取之。盛者，寸口大三倍於人迎，虛者，寸口反小於人迎。/是动则病舌本强，食则呕，胃脘痛，腹胀，善噫，得后与气，则快然如衰，身体皆重。是主脾所生病者，舌本痛，体不能动摇，食不下，烦心，心下急痛，溏瘕泄，水闭，黄疸，不能卧，强立，股膝内肿厥，足大趾不用。为此诸病，盛则泻之，虚则补之，热则疾之，寒则留之，陷下则灸之，不盛不虚，以经取之。盛者，寸口大三倍于人迎，虚者，寸口反小于人迎。

xīn shǒu shàoyīn zhī mài, qǐ yú xīnzhōng, chū shǔxīn xì, xià gé, luò xiǎocháng; qí zhī zhě, cóng xīnxì, shàng jiā yān, xì mù xì; qí zhí zhě, fù cóng xīnxì què shàng fèi, xià chū yèxià, xià xún nào nèi hòu lián, xíng tàiyīn xīn zhǔ zhīhòu, xià zhǒu nèi, xún bì nèi hòu lián, dǐ zhǎng hòu ruì gǔ zhī duān, rù zhǎng nèi hòu lián, xún xiǎozhǐ zhīnèi, chū qí duān. 心手少陰之脈，起於心中，出屬心繫，下膈，絡小腸；其支者，從心繫，上挾咽，系目系；其直者，復從心繫卻上肺，下出腋下，下循臑內後廉，行太陰心主之後，下肘內，循臂內後廉，抵掌後銳骨之端，入掌內後廉，循小指之內，出其端。/心手少阴之脉，起于心中，出属心系，下膈，络小肠；其支者，从心系，上挟咽，系目系；其直者，复从心系却上肺，下出腋下，下循臑内后廉，行太阴心主之后，下肘内，循臂内后廉，抵掌后锐骨之端，入掌内后廉，循小指之内，出其端。

shì dòng zé bìng ài gān, xīntòng, kě ér yù yǐn, shì wéi bì jué. shì zhǔ xīn suǒ shēngbìng zhě, mù huáng, xiétòng, nào bì nèi hòu lián tòng jué, zhǎng zhōng rè tòng. wèicǐ zhū bìng, shèng zé xiè zhī, xū zé bǔ zhī, rè zé jí zhī, hán zé liú zhī, xiàn xiàzé jiǔ zhī, bù shèng bù xū, yǐ jīng qǔ zhī. shèng zhě, cùnkǒu dà zài bèi yú rén yíng, xū zhě, cùnkǒu fǎn xiǎo yú rén yíng yě. 是動則病嗌干，心痛，渴而欲飲，是為臂厥。是主心所生病者，目黃，脅痛，臑臂內後廉痛厥，掌中熱痛。為此諸病，盛則瀉之，虛則補之，熱則疾之，寒則留之，陷下則灸之，不盛不虛，以經取之。盛者，寸口大再倍於人迎，虛者，寸口反小於人迎也。/是动则病嗌干，心痛，渴而欲饮，是为臂厥。是主心所生病者，目黄，胁痛，臑臂内后廉痛厥，掌中热痛。为此诸病，盛则泻之，虚则补之，热则疾之，寒则留之，陷下则灸之，不盛不虚，以经取之。盛者，寸口大再倍于人迎，虚者，寸口反小于人迎也。

xiǎocháng shǒu tàiyáng zhī mài, qǐ yú xiǎozhǐ zhī duān, xún shǒu wàicè, shàng wàn, chū huái zhōng, zhíshàng xún bì gǔ xià lián, chū zhǒu nèicè liǎng jīn zhījiān, shàng xún nào wài hòu lián, chū jiān jiě, rào jiānjiǎ, jiāo jiānshang, rù quēpén, luò xīn, xún yān, xià gé, dǐ wèi, shǔ xiǎocháng; qí zhī zhě, cóng quēpén xún jǐng shàng jiá, zhì mù ruì zì, què rù'ěr zhōng; qí zhī zhě, bié jiá shàng?, dǐ bí, zhì mù nèi zì, xié luò yú quán. 小腸手太陽之脈，起於小指之端，循手外側，上腕，出踝中，直上循臂骨下廉，出肘內側兩筋之間，上循臑外後廉，出肩解，繞肩胛，交肩上，入缺盆，絡心，循咽，下膈，抵胃，屬小腸；其支者，從缺盆循頸上頰，至目銳眥，卻入耳中；其支者，別頰上?，抵鼻，至目內眥，斜絡於顴。/小肠手太阳之脉，起于小指之端，循手外侧，上腕，出踝中，直上循臂骨下廉，出肘内侧两筋之间，上循臑外后廉，出肩解，绕肩胛，交肩上，入缺盆，络心，循咽，下膈，抵胃，属小肠；其支者，从缺盆循颈上颊，至目锐眥，却入耳中；其支者，别颊上?，抵鼻，至目内眥，斜络于颧。

shì dòng zé bìng ài tòng, hàn zhǒng, bù kěyǐ gù, jiān sì bá, nào sì zhé. shì zhǔ yè suǒ shēngbìng zhě, ěrlóng、mù huáng, jiá zhǒng, jǐng、hàn、jiān、nào、zhǒu、bì wài hòu lián tòng. wèicǐ zhū bìng, shèng zé xiè zhī, xū zé bǔ zhī, rè zé jí zhī, hán zé liú zhī, xiàn xiàzé jiǔ zhī, bù shèng bù xū, yǐ jīng qǔ zhī. shèng zhě,

rén yíng dà zài bèi yú cùnkǒu, xū zhě, rén yíng fǎn xiǎo yú cùnkǒu yě. 是動則病嗌痛，頷腫，不可以顧，肩似拔，臑似折。是主液所生病者，耳聾、目黃，頰腫，
頸、頷、肩、臑、肘、臂外後廉痛。為此諸病，盛則瀉之，虛則補之，熱則疾之，寒則留之，陷下則灸之，不盛不虛，
以經取之。盛者，人迎大再倍於寸口，虛者，人迎反小於寸口也。/是动则病嗌痛，颔肿，不可以顾，肩似拔，臑似折。是主液所生病者，耳聋、目黄，颊肿，
颈、颔、肩、臑、肘、臂外后廉痛。为此诸病，盛则泻之，虚则补之，热则疾之，寒则留之，陷下则灸之，不盛不虚，
以经取之。盛者，人迎大再倍于寸口，虚者，人迎反小于寸口也。

bǎng guāng zú tàiyáng zhī mài, qǐ yú mù nèi zì, shàng é, jiāo diān; qí zhī zhě, cóng diān zhì ěr shàng jiǎo; qí zhí zhě, cóng diān rù luò nǎo, hái chū bié xià xiàng, xún jiān bó nèi, jiā jǐ, dǐ yāo zhōng, rù xún lǚ, luò shèn, shǔ pángguāng; qí zhī zhě, cóng yāo zhōngxià jiā jǐ, guàn tún, rù guó zhōng; qí zhī zhě, cóng bó nèi zuǒyòu, bié xià, guàn jiǎ, jiā jǐ nèi, guò bìshū, xún bì wài, cóng hòu lián, xiàhé guó zhōng, yǐxià guàn chuài（chuǎn）nèi, chūwài huái zhīhòu, xún jīng gǔ, zhì xiǎozhǐ wàicè. 膀胱足太陽之脈，起於目內眥，上額，交巔；其支者，從巔至耳上角；其直者，從巔入絡腦，還出別下項，循肩髆內，挾脊，抵腰中，入循膂，絡腎，屬膀胱；其支 者，從腰中下挾脊，貫臀，入膕中；其支者，從髆內左右，別下，貫胛，挾脊內，過髀樞，循髀外，從後廉，下合膕中，以下貫踹（腨）內，出外踝之後，循京骨， 至小趾外側。/膀胱足太阳之脉，起于目内眥，上额，交巅；其支者，从巅至耳上角；其直者，从巅入络脑，还出别下项，循肩髆内，挟脊，抵腰中，入循膂，络肾，属膀胱；其支 者，从腰中下挟脊，贯臀，入腘中；其支者，从髆内左右，别下，贯胛，挟脊内，过髀枢，循髀外，从后廉，下合腘中，以下贯踹（腨）内，出外踝之后，循京骨， 至小趾外侧。

shì dòng zé bìng chòngtóu tòng, mù sì tuō, xiàng rú bá, jǐ tòng, yāo sì zhé, bì bù kěyǐ qū, guó rú jié, chuài（chuǎn）rú liè, shì wéi huái jué. shì zhǔ jīn suǒ shēngbìng zhě,
zhì、nüè、kuáng、diān jí、tóu? xiàng tòng, mù huáng、lèi chū, qiú nǜ,
xiàng、bèi、yāo、kāo、guó
chuài（chuǎn）、jiǎo jiē tòng, xiǎozhǐ bùyòng. wèicǐ zhū bìng, shèng zé xiè zhī, xū zé bǔ zhī, rè zé jí zhī, hán zé liú zhī, xiàn xiàzé jiǔ zhī, bù shèng bù xū, yǐ jīng qǔ zhī. shèng zhě, rén yíng dà zài bèi yú cùnkǒu, xū zhě, rén yíng fǎn xiǎo yú cùnkǒu yě. 是動則病衝頭痛，目似脫，項如拔，脊痛，腰似折，髀不可以曲，膕如結，踹（腨）如裂，是為踝厥。是主筋所生病者，痔、瘧、狂、癲疾、頭?項痛，目黃、淚出，鼽衄，
項、背、腰、尻、膕踹（腨）、腳皆痛，小趾不用。為此諸病，盛則瀉之，虛則補之，熱則疾之，寒則留之，陷下則灸之，不盛不虛，以經取之。盛者，人迎大再倍於寸口，虛者，人迎反小於寸口也。/是动则病冲头痛，目似脱，项如拔，脊痛，腰似折，髀不可以曲，腘如结，踹（腨）如裂，是为踝厥。是主筋所生病者，
痔、疟、狂、癫疾、头?项痛，目黄、泪出，鼽衄，
项、背、腰、尻、腘踹（腨）、脚皆痛，小趾不用。为此诸病，盛则泻之，虚则补之，热则疾之，寒则留之，陷下则灸之，不盛不虚，以经取之。盛者，人迎大再倍于寸口，虚者，人迎反小于寸口也。

shèn zú shàoyīn zhī mài, qǐ yú xiǎozhǐ zhīxià, xié zǒu zúxīn, chūyú rán gǔ zhīxià, xún nèihuái zhīhòu, bié rù gēn zhōng, yǐshàng
chuài（chuǎn）nèi, chū guó nèi lián, shàng gǔ nèi hòu lián, guàn jǐ, shǔ shèn, luò pángguāng; qí zhí zhě, cóng shèn shàng guàn gān gé, rù fèi zhōng, xún hóulóng, jiā shéběn; qí zhī zhě, cóng fèi chū luò xīn, zhù xiōngzhōng. 腎足少陰之脈，起於小趾之下，邪走足心，出於然谷之下，循內踝之後，別入跟中，
以上踹（腨）內，出膕內廉，上股內後廉，貫脊，屬腎，絡膀胱；其直者，從腎上貫肝膈，入肺中，循喉嚨，挾舌本；其支者，從肺出絡心，注胸中。/肾足少阴之脉，起于小趾之下，邪走足心，出于然谷之下，循内踝之后，别入跟中，以上踹（腨）内，出腘内廉，上股内后廉，贯脊，属肾，络膀胱；其直者，从肾上贯肝膈，入肺中，循喉咙，挟舌本；其支者，从肺出络心，注胸中。

shì dòng zé bìng jī bù yù shí, miàn rú qī chái, kétuò zé yǒu xuè, hē hē ér chuǎn, zuò ér yù qǐ, mù（máng máng）rú wú suǒjiàn, xīn rú xuán ruò jī zhuàng. qì bùzú zé shàn kǒng, xīn tìtì rú rén jiāng bǔ zhī, shì wéi gǔ jué. shì zhǔ shèn suǒ shēngbìng zhě, kǒu rè, shé gān, yān zhǒng, shàngqì, ài gānjí tòng, fánxīn, xīntòng, huángdǎn, cháng pì, jǐ gǔ nèi hòu lián tòng, wěi jué, shì wò, zúxià rè ér tòng. wèicǐ zhū bìng, shèng zé xiè zhī, xū zé bǔ zhī, rè zé jí zhī, hán zé liú zhī, xiàn xiàzé jiǔ zhī, bù shèng bù xū, yǐ jīng qǔ zhī. jiǔ zé qiáng shí shēngròu, huǎn dài pīfà, dà zhàng zhòng lǚ ér bù. shèng zhě, cùnkǒu dà zài bèi yú rén yíng, xū zhě, cùnkǒu fǎn xiǎo yú rén yíng yě. 是動則病飢不欲食，面如漆柴，咳唾則有血，喝喝而喘，坐而欲起，目（肮

�）如無所見，心如懸若飢狀。氣不足則善恐，心惕惕如人將捕之，是為骨厥。是主腎所生病者，口熱，舌干，咽腫，上氣，嗌干及痛，煩心，心痛，黃疸，腸澼，脊股內後廉痛，痿厥，嗜臥，足下熱而痛。為此諸病，盛則瀉之，虛則補之，熱則疾之，寒則留之，陷下則灸之，不盛不虛，
以經取之。灸則強食生肉，緩帶披髮，大杖重履而步。盛者，寸口大再倍於人迎，虛者，寸口反小於人迎也。/是动则病饥不欲食，面如漆柴，咳唾则有血，喝喝而喘，坐而欲起，目（𥄂𥄂）如无所见，心如悬若饥状。气不足则善恐，心惕惕如人将捕之，是为骨厥。是主肾所生病者，口热，舌干，咽肿，上气，嗌干及痛，烦心，心痛，黄疸，肠澼，脊股内后廉痛，痿厥，嗜卧，足下热而痛。为此诸病，盛则泻之，虚则补之，热则疾之，寒则留之，陷下则灸之，不盛不虚，以经取之。灸则强食生肉，缓带披发，大杖重履而步。盛者，寸口大再倍于人迎，虚者，寸口反小于人迎也。
xīn zhǔshǒu jué yīn xīnbāo luò zhī mài, qǐ yú xiōngzhōng, chū shǔxīn bāoluò, xià gé, lì luò sān jiāo; qí zhī zhě, xún xiōng chū xié, xià yè sān cùn, shàng dǐ yèxià, xún nào nèi, xíng tàiyīn、shàoyīn zhījiān, rù zhǒu zhōng, xià bì, xíng liǎng jīn zhījiān, rù zhǎng zhōng, xún zhōngzhǐ, chū qí duān; qí zhī zhě, bié zhǎng zhōng, xún xiǎozhǐ cì zhǐ, chū qí duān. 心主手厥陰心包絡之脈，起於胸中，出屬心包絡，下膈，歷絡三焦；其支者，循胸出脅，下腋三寸，上抵腋下，循臑內，行太陰、少陰之間，入肘中，下臂，行兩筋之間，入掌中，循中指，出其端；其支者，別掌中，循小指次指，出其端。/心主手厥阴心包络之脉，起于胸中，出属心包络，下膈，历络三焦；其支者，循胸出胁，下腋三寸，上抵腋下，循臑内，行太阴、少阴之间，入肘中，下臂，行两筋之间，入掌中，循中指，出其端；其支者，别掌中，循小指次指，出其端。
shì dòng zé bìng shǒuxīn rè, bìzhǒu luán jí, yè zhǒng, shèn zé xiōng xié zhī mǎn, xīnzhōng dàn dàn dà dòng, miàn chì, mù huáng, xǐxiào bùxiū. shì zhǔmài suǒ shēngbìng zhě, fánxīn, xīntòng, zhǎng zhōng rè. wèicǐ zhū bìng, shèng zé xiè zhī, xū zé bǔ zhī, rè zé jí zhī, hán zé liú zhī, xiàn xiàzé jiǔ zhī, bù shèng bù xū, yǐ jīng qǔ zhī. shèng zhě, cùnkǒu dàyī bèi yú rén yíng, xū zhě, cùnkǒu fǎn xiǎo yú rén yíng yě. 是動則病手心熱，臂肘攣急，腋腫，甚則胸脅支滿，心中憺憺大動，面赤，目黃，喜笑不休。是主脈所生病者，煩心，心痛，掌中熱。為此諸病，盛則瀉之，虛則補之，熱則疾之，寒則留之，陷下則灸之，不盛不虛，
以經取之。盛者，寸口大一倍於人迎，虛者，寸口反小於人迎也。/是动则病手心热，臂肘挛急，腋肿，甚则胸胁支满，心中憺憺大动，面赤，目黄，喜笑不休。是主脉所生病者，烦心，心痛，掌中热。为此诸病，盛则泻之，虚则补之，热则疾之，寒则留之，陷下则灸之，不盛不虚，
以经取之。盛者，寸口大一倍于人迎，虚者，寸口反小于人迎也。
sān jiāo shǒu shàoyáng zhī mài, qǐ yú xiǎozhǐ cì zhǐ zhī duān, shàng chū liǎng zhǐ zhījiān, xún shǒubiǎo wàn, chū bì wài liǎng gǔ zhījiān, shàng guàn zhǒu, xún nào wài, shàng jiān, ér jiāochū zú shàoyáng zhīhòu, rù quēpén, bù shān zhōng, sànluò xīnbāo, xià gé, xún shǔ sān jiāo; qí zhī zhě, cóng shān zhōngshàng chūquē pén, shàngxiàng xì ěr hòu, zhíshàng chū ěr shàng jiǎo, yǐ qū xià jiá zhì?, qí zhī zhě, cóng ěr hòu rù'ěr zhōng, chūzǒu ěr qián, guòkè zhǔrén qián, jiāo jiá, zhì mù ruì zì. 三 焦手少陽之脈，起於小指次指之端，上出兩指之間，循手錶腕，出臂外兩骨之間，上貫肘，循臑外，上肩，而交出足少陽之後，入缺盆，布膻中，散落心包，下膈， 循屬三焦；其支者，從膻中上出缺盆，上項系耳後，直上出耳上角，以屈下頰至?，其支者，從耳後入耳中，出走耳前，過客主人前，交頰，至目銳眥。/三 焦手少阳之脉，起于小指次指之端，上出两指之间，循手表腕，出臂外两骨之间，上贯肘，循臑外，上肩，而交出足少阳之后，入缺盆，布膻中，散落心包，下膈， 循属三焦；其支者，从膻中上出缺盆，上项系耳后，直上出耳上角，以屈下颊至?，其支者，从耳后入耳中，出走耳前，过客主人前，交颊，至目锐眥。
shì dòng zé bìng ěrlóng hún hún tún tún, ài zhǒng, hóubì. shì zhǔ qì suǒ shēngbìng zhě, hàn chū, mù ruì zì tòng, jiá tòng, ěr hòu、jiān、nào、zhǒu、bì wài jiē tòng, xiǎozhǐ cì zhǐ bùyòng. wèicǐ zhū bìng, shèng zé xiè zhī, xū zé bǔ zhī, rè zé jí zhī, hán zé liú zhī, xiàn xiàzé jiǔ zhī, bù shèng bù xū, yǐ jīng qǔ zhī. shèng zhě, rén yíng dàyī bèi yú cùnkǒu, xū zhě, rén yíng fǎn xiǎo yú cùnkǒu yě. 是動則病耳聾渾渾焞焞，嗌腫，喉痹。是主氣所生病者，汗出，目銳眥痛，頰痛，
耳後、肩、臑、肘、臂外皆痛，小指次指不用。為此諸病，盛則瀉之，虛則補之，熱則疾之，寒則留之，陷下則灸之，不盛不虛，以經取之。盛者，人迎大一倍於寸口，虛者，人迎反小於寸口也。/是动则病耳聋浑浑焞焞，嗌肿，喉痹。是主气所生病者，汗出，目锐眥痛，颊痛，
耳后、肩、臑、肘、臂外皆痛，小指次指不用。为此诸病，盛则泻之，虚则补之，热则

疾之，寒则留之，陷下则灸之，不盛不虚，以经取之。盛者，人迎大一倍于寸口，虚者，人迎反小于寸口也。

dǎn zú shàoyáng zhī mài, qǐ yú mù ruì zì, shàng dǐtou jiǎo xià ěr hòu, xún jǐng hángshǒu shàoyáng zhīqián, zhì jiānshang què jiāochū shǒu shàoyáng zhīhòu, rù quēpén; qí zhī zhě, cóng ěr hòu rù'ěr zhōng, chūzǒu ěr qián, zhì mù ruì zì hòu; qí zhī zhě, bié ruì zì, xià dà yíng, héyú shǒu shàoyáng, dǐ yú? xià, jiā jiáchē, xià jǐng, hé quēpén, yǐxià xiōngzhōng, guàn gé, luò gān, shǔ dǎn, xún xié lǐ, chūqì chōng, rào máojì, héng rù bì yàn zhōng; qí zhí zhě, cóng quēpén xià yè, xún xiōng, guòjì xié xiàhé bì yàn zhōng, yǐxià xún bì yáng, chū xī wài lián, xià wài fǔ gǔ zhīqián, zhí xià dǐ jué gǔ zhī duān, xià chūwài huái zhīqián, xún zú fū shàng, rù xiǎozhǐ cì zhǐ zhījiān; qí zhī zhě, bié fū shàng, rù dàzhǐ zhījiān, xún dàzhǐ qí gǔ nèi, chū qí duān, hái guàn zhǎojiǎ, chū sān máo. 膽足少陽之脈，起於目銳眥，上抵頭角下耳後，循頸行手少陽之前，至肩上卻交出手少陽之後，入缺盆；其支者，從耳後入耳中，出走耳前，至目銳眥後；其支者，別銳眥，下大迎，合於手少陽，抵於?下，加頰車，下頸，合缺盆，以下胸中，貫膈，絡肝，屬膽，循脅裡，出氣沖，繞毛際，橫入髀厭中；其直者，從缺盆下腋，循胸，過季脅下合髀厭中，以下循髀陽，出膝外廉，下外輔骨之前，直下抵絕骨之端，下出外踝之前，循足跗上，入小趾次趾之間；其支者，別跗上，入大指之間，循大指歧骨內，出其端，還貫爪甲，出三毛。/胆 足少阳之脉，起于目锐眥，上抵头角下耳后，循颈行手少阳之前，至肩上却交出手少阳之后，入缺盆；其支者，从耳后入耳中，出走耳前，至目锐眥后；其支者，别锐眥，下大迎，合于手少阳，抵于?下，加颊车，下颈，合缺盆，以下胸中，贯膈，络肝，属胆，循胁里，出气冲，绕毛际，横入髀厌中；其直者，从缺盆下腋，循胸，过季胁下合髀厌中，以下循髀阳，出膝外廉，下外辅骨之前，直下抵绝骨之端，下出外踝之前，循足跗上，入小趾次趾之间；其支者，别跗上，入大指之间，循大指歧骨内，出其端，还贯爪甲，出三毛。

shì dòng zé bìng kǒu kǔ, shàn tàixī, xīn xiétòng, bù néng zhuǎncè, shèn zé miàn wēi yǒu chén, tǐ wú gāozé, zú wài fǎn rè, shì wéi yáng jué. shì zhǔ gǔ suǒ shēngbìng zhě, tóutòng, hàn tòng, mù ruì zì tòng, quēpén zhōng zhǒngtòng, yèxià zhǒng, mǎdāo xiá yǐng, hàn chū zhèn hán, nüè, xiōng、xié、lèi、bì、xī wài zhì jìng、jué gǔ、wàihuái qián jí zhū jié jiē tòng, xiǎozhǐ cì zhǐ bùyòng. wèicǐ zhū bìng, shèng zé xiè zhī, xū zé bǔ zhī, rè zé jí zhī, hán zé liú zhī, xiàn xiàzé jiǔ zhī, bù shèng bù xū, yǐ jīng qǔ zhī. shèng zhě, rén yíng dàyī bèi yú cùnkǒu, xū zhě, rén yíng fǎn xiǎo yú cùnkǒu yě. 是動則病口苦，善太息，心脅痛，不能轉側，甚則面微有塵，體無膏澤，足外反熱，是為陽厥。是主骨所生病者，頭痛，頷痛，目銳眥痛，缺盆中腫痛，腋下腫，馬刀俠癭，汗出振寒，瘧，胸、脅、肋、髀、膝外至脛、絕骨、外踝前及諸節皆痛，小趾次趾不用。為此諸病，盛則瀉之，虛則補之，熱則疾之，寒則留之，陷下則灸之，不盛不虛，
以經取之。盛者，人迎大一倍於寸口，虛者，人迎反小於寸口也。/是动则病口苦，善太息，心胁痛，不能转侧，甚则面微有尘，体无膏泽，足外反热，是为阳厥。是主骨所生病者，头痛，颔痛，目锐眥痛，缺盆中肿痛，腋下肿，马刀侠瘿，汗出振寒，疟，胸、胁、肋、髀、膝外至胫、绝骨、外踝前及诸节皆痛，小趾次趾不用。为此诸病，盛则泻之，虚则补之，热则疾之，寒则留之，陷下则灸之，不盛不虚，
以经取之。盛者，人迎大一倍于寸口，虚者，人迎反小于寸口也。

gān zú jué yīn zhī mài, qǐ yú dà zhǐ cóng máo zhījì, shàng xún zú fū shàng lián, qù nèihuái yī-cùn, shànghuái bā cùn, jiāochū tàiyīn zhīhòu, shàng guó nèi lián, xún gǔ yīn, rù máo zhōng, guò yīnqì, dǐ xiǎofù, jiā wèi, shǔ gān, luò dǎn, shàng guàn gé, bù xié lèi, xún hóulóng zhīhòu, shàng rù háng sǎng, lián mù xì, shàng chū é, yǔ dūmài huì yú diān; qí zhī zhě, cóng mù xì xià jiá lǐ, huán chún nèi; qí zhī zhě, fù cóng gān, bié guàn gé, shàng zhù fèi. 肝 足厥陰之脈，起於大趾叢毛之際，上循足跗上廉，去內踝一寸，上踝八寸，交出太陰之後，上膕內廉，循股陰，入毛中，過陰器，抵小腹，挾胃，屬肝，絡膽，上貫膈，布脅肋，循喉嚨之後，上入頏顙，連目系，上出額，與督脈會於巔；其支者，從目系下頰裡，環唇內；其支者，復從肝，別貫膈，
上注肺。/肝 足厥阴之脉，起于大趾丛毛之际，上循足跗上廉，去内踝一寸，上踝八寸，交出太阴之后，上腘内廉，循股阴，入毛中，过阴器，抵小腹，挟胃，属肝，络胆，上贯膈，布胁肋，循喉咙之后，上入颃颡，连目系，上出额，与督脉会于巅；其支者，从目系下颊里，环唇内；其支者，复从肝，别贯膈，上注肺。

shì dòng zé bìng yāotòng bù kěyǐ fǔ yǎng, zhàngfu（chuáng guì）shàn, fùrén shǎofù zhǒng, shèn zé ài gān, miàn chén, tuōsè. shì zhǔ gān suǒ shēngbìng zhě, xiōng mǎn, ǒu nì, sūn xiè, hú shàn, yíniào, bì lóng. wèicǐ zhū bìng, shèng zé xiè zhī, xū zé bǔ zhī, rè zé jí zhī, hán zé liú zhī, xiàn xiàzé jiǔ zhī, bù shèng bù xū, yǐ jīng qǔ zhī. shèng zhě, cùnkǒu dàyī bèi yú rén yíng, xū zhě, cùnkǒu fǎn xiǎo yú rén yíng yě. 是動則病腰痛不可以俛仰，丈夫（疒貴）疝，婦人少腹腫，甚則嗌干，面塵，脫色。是主肝所生病者，胸滿，嘔逆，飧泄，狐疝，遺溺，閉癃。為此諸病，盛則瀉之，虛則補之，熱則疾之，寒則留之，陷下則灸之，不盛不虛，以經取之。盛者，寸口大一倍於人迎，虛者，寸口反小於人迎也。/是动则病腰痛不可以俛仰，丈夫（疒贵）疝，妇人少腹肿，甚则嗌干，面尘，脱色。是主肝所生病者，胸满，呕逆，飧泄，狐疝，遗溺，闭癃。为此诸病，盛则泻之，虚则补之，热则疾之，寒则留之，陷下则灸之，不盛不虚，以经取之。盛者，寸口大一倍于人迎，虚者，寸口反小于人迎也。

shǒu tàiyīn qìjué, zé pímáo jiāo. tàiyīn zhě, xíngqì wēn yú pímáo zhě yě. gù qì bù róng, zé pímáo jiāo; pímáo jiāo, zé jīnyè qùpí jié; jīnyè qùpí jié zhě, zé zhǎo kū máo zhé; máo zhé zhě, zé máo xiān sǐ. liǎng dǔ dīng sǐ, huǒ shèng jīn yě. 手太陰氣絕，則皮毛焦。太陰者，行氣溫於皮毛者也。故氣不榮，則皮毛焦；皮毛焦，則津液去皮節；津液去皮節者，則爪枯毛折；毛折者，則毛先死。兩篤丁死，火勝金也。/手太阴气绝，则皮毛焦。太阴者，行气温于皮毛者也。故气不荣，则皮毛焦；皮毛焦，则津液去皮节；津液去皮节者，则爪枯毛折；毛折者，则毛先死。两笃丁死，火胜金也。

shǒu shàoyīn qìjué, zé mài bùtōng; mài bùtōng, zé xuè bù liú; xuè bù liú, zé fā sè bù zé, gù qí miàn hēi rú qī chái zhě, xuè xiān sǐ. rén dǔ guǐ sǐ, shuǐ shèng huǒ yě. 手少陰氣絕，則脈不通；脈不通，則血不流；血不流，則發色不澤，故其面黑如漆柴者，血先死。壬篤癸死，水勝火也。/手少阴气绝，则脉不通；脉不通，则血不流；血不流，则发色不泽，故其面黑如漆柴者，血先死。壬笃癸死，水胜火也。

zú tàiyīn qìjué zhě, zé mài bù róng jīròu. chúnshé zhě, jīròu zhī běn yě. mài bù róng, zé jīròu ruǎn; jīròu ruǎn, zé shé wěi rén zhōng mǎn; rén zhōng mǎn, zé chún fǎn; chún fǎn zhě, ròu xiān sǐ. jiǎ dǔ yǐ sǐ, mù shèng tǔ yě. 足太陰氣絕者，則脈不榮肌肉。唇舌者，肌肉之本也。脈不榮，則肌肉軟；肌肉軟，則舌萎人中滿；人中滿，則唇反；唇反者，肉先死。甲篤乙死，木勝土也。/足太阴气绝者，则脉不荣肌肉。唇舌者，肌肉之本也。脉不荣，则肌肉软；肌肉软，则舌萎人中满；人中满，则唇反；唇反者，肉先死。甲笃乙死，木胜土也。

zú shàoyīn qìjué, zé gǔ kū. shàoyīn zhě, dōng mài yě, fú xíng ér rú gǔsuǐ zhě yě, gù gǔ bù rú, zé ròu bù néng zhù yě; gǔròu bù xiāngqīn, zé ròu ruǎn què; ròu ruǎn què, gù chǐ cháng ér gòu, fā wú zé; fā wú zé zhě, gǔ xiān sǐ. wù dǔ jǐ sǐ, tǔ shèng shuǐ yě. 足少陰氣絕，則骨枯。少陰者，冬脈也，伏行而濡骨髓者也，故骨不濡，則肉不能著也；骨肉不相親，則肉軟卻；肉軟卻，故齒長而垢，發無澤；發無澤者，骨先死。戊篤己死，土勝水也。/足少阴气绝，则骨枯。少阴者，冬脉也，伏行而濡骨髓者也，故骨不濡，则肉不能着也；骨肉不相亲，则肉软却；肉软却，故齿长而垢，发无泽；发无泽者，骨先死。戊笃己死，土胜水也。

zú jué yīnqì jué, zé jīn jué. jué yīn zhě, gān mài yě, gān zhě, jīn zhī hé yě, jīn zhě, jù yú yīnqì, ér màiluò yú shéběn yě. gù mài fú róng, zé jīn jí; jīn jí zé yǐn shé yǔ luǎn, gù chún qīng shé juǎn luǎn suō, zé jīn xiān sǐ. gēng dǔ xīn sǐ, jīn shèng mù yě. 足厥陰氣絕，則筋絕。厥陰者，肝脈也，肝者，筋之合也，筋者，聚於陰氣，而脈絡於舌本也。故脈弗榮，則筋急；筋急則引舌與卵，故唇青舌卷卵縮，則筋先死。庚篤辛死，金勝木也。/足厥阴气绝，则筋绝。厥阴者，肝脉也，肝者，筋之合也，筋者，聚于阴气，而脉络于舌本也。故脉弗荣，则筋急；筋急则引舌与卵，故唇青舌卷卵缩，则筋先死。庚笃辛死，金胜木也。

wǔyīn qì jù jué, zé mù xì zhuǎn, zhuǎn zé mù yùn; mù yùn zhě, wéi zhì xiān sǐ; zhì xiān sǐ, zé yuǎn yī rì bànsǐ yǐ. liù yángqì jué, zé yīn yǔ yáng xiāng lí, lí zé còulǐ fāxiè, jué hàn nǎi chū, gù dàn zhàn xī sǐ, xī zhàn dàn sǐ. 五陰氣俱絕，則目系轉，轉則目運；目運者，為志先死；志先死，則遠一日半死矣。六陽氣絕，則陰與陽相離，離則腠理髮泄，絕汗乃出，故旦佔夕死，夕佔旦死。/五阴气俱绝，则目系转，转则目运；目运者，为志先死；志先死，则远一日半死矣。六阳气绝，则阴与阳相离，离则腠理发泄，绝汗乃出，故旦占夕死，夕占旦死。

jīng mài shí'èr zhě, fú xíng fēn ròu zhījiān, shēn ér bù jiàn; qí chángjiàn zhě, zú tàiyīn guòyú wàihuái zhīshàng, wú suǒ yǐn gù yě. zhū mài zhī fú ér chángjiàn zhě, jiē luòmài yě. Liùjīng luò, shǒu yángmíng shàoyáng zhī dà luò, qǐ yú wǔ zhǐ jiān, shàng hé zhǒu zhōng. yǐnjiǔzhě, wèiqì xiānxíng pífū, xiān chōng luòmài, luòmài xiān shèng. gù wèiqì yǐ píng, yíngqì nǎi mǎn, ér jīngmài dà shèng. mài zhī cùrán dòng zhě, jiē xiéqì jū zhī, liú yú běn mē, bù dòng zé rè, bù jiān zé xiàn qiě kōng, bù yǔ zhòng tóng, shìyǐ zhī qí hé mài zhī dòng yě. 經 脈十二者，伏行分肉之間，深而不見；其常見者，足太陰過於外踝之上，無所隱故也。諸脈之浮而常見者，皆絡脈也。六經絡，手陽明少陽之大絡，起於五指間，上 合肘中。飲酒者，衛氣先行皮膚，先充絡脈，絡脈先盛。故衛氣已平，營氣乃滿，而經脈大盛。脈之卒然動者，皆邪氣居之，留於本末，不動則熱，不堅則陷且空，不與眾同，是以知其何脈之動也。/经 脉十二者，伏行分肉之间，深而不见；其常见者，足太阴过于外踝之上，无所隐故也。诸脉之浮而常见者，皆络脉也。六经络，手阳明少阳之大络，起于五指间，上 合肘中。饮酒者，卫气先行皮肤，先充络脉，络脉先盛。故卫气已平，营气乃满，而经脉大盛。脉之卒然动者，皆邪气居之，留于本末，不动则热，不坚则陷且空，不与众同，是以知其何脉之动也。

Léigōng yuē: héyǐ zhī jīngmài zhī yǔ luòmài yì yě? Huángdì yuē: jīngmài zhě, cháng bùkějiàn yě, qí xūshí yě, yǐ qìkǒu zhī zhī. mài zhī jiàn zhě, jiē luòmài yě. 雷公曰：何以知經脈之與絡脈異也？黃帝曰：經脈者，常不可見也，其虛實也，以氣口知之。脈之見者，皆絡脈也。/雷公曰：何以知经脉之与络脉异也？黄帝曰：经脉者，常不可见也，其虚实也，以气口知之。脉之见者，皆络脉也。

léi gōng yuē: xì zǐ wú yǐ míng qí rán yě. Huángdì yuē: zhū luòmài jiē bù néng jīng dàjié zhījiān, bì xíng jué dào ér chūrù, fùhé yú pí zhōng, qí huì jiē jiànyú wài. gù zhū cì luòmài zhě, bì cì qí jié shàng shèn xuè zhě. suī wú jié, jí qǔ zhī, yǐ xiè qí xié ér chū qí xuè. liú zhī fā wéi bì yě. fán zhěn luòmài, mài sè qīng, zé hán, qiě tòng; chì zé yǒu rè. wèi zhònghán, shǒu yú zhī luò duō qīng yǐ; wèi zhōng yǒu rè, yújì luò chì. qí bào hēi zhě, liú jiǔ bì yě. qí yǒu chì、yǒu hēi、yǒu qīng zhě, hánrè qì yě. qí qīng duǎn zhě, shǎo qì yě. fán cì hánrè zhě, jiē duō xuè luò, bì jiànrì ér yī qǔ zhī, xuè jìn ér zhǐ, nǎi tiáo qí xūshí. qí xiǎo ér duǎn zhě, shǎo qì, shènzhě, xiè zhī zé mèn, mèn shèn zé pū, bude yán, mèn zé jí zuò zhī yě. 雷 公曰：細子無以明其然也。黃帝曰：諸絡脈皆不能經大節之間，必行絕道而出入，複合於皮中，其會皆見於外。故諸刺絡脈者，必刺其結上甚血者。雖無結，急取 之，以瀉其邪而出其血。留之發為痹也。凡診絡脈，脈色青，則寒，且痛；赤則有熱。胃中寒，手魚之絡多青矣；胃中有熱，魚際絡赤。其暴黑者，留久痹也。其有 赤、有黑、有青者，寒熱氣也。其青短者，少氣也。凡刺寒熱者，皆多血絡，必間日而一取之，血盡而止，乃調其虛實。其小而短者，少氣，甚者，瀉之則悶，悶甚 則僕，不得言，悶則急坐之也。/雷 公曰：细子无以明其然也。黄帝曰：诸络脉皆不能经大节之间，必行绝道而出入，复合于皮中，其会皆见于外。故诸刺络脉者，必刺其结上甚血者。虽无结，急取 之，以泻其邪而出其血。留之发为痹也。凡诊络脉，脉色青，则寒，且痛；赤则有热。胃中寒，手鱼之络多青矣；胃中有热，鱼际络赤。其暴黑者，留久痹也。其有 赤、有黑、有青者，寒热气也。其青短者，少气也。凡刺寒热者，皆多血络，必间日而一取之，血尽而止，乃调其虚实。其小而短者，少气，甚者，泻之则闷，闷甚 则仆，不得言，闷则急坐之也。

shǒu tàiyīn zhī bié, míng yuē liè quē. qǐ yú wàn shàng fēn jiān, bìng tàiyīn zhī jīng, zhí rù zhǎng zhōng, sàn rù yú yújì. qí bìng shízé shǒu ruì zhǎng rè; xū zé qiàn（qù qiàn）, xiǎobiàn yí shù. qǔ zhī qù wàn cùn bàn. bié zǒuyáng míng yě. 手太陰之別，名曰列缺。起於腕上分間，並太陰之經，直入掌中，散入於魚際。其病實則手銳掌熱；虛則欠（去欠），小便遺數。取之去腕寸半。別走陽明也。/手太阴之别，名曰列缺。起于腕上分间，并太阴之经，直入掌中，散入于鱼际。其病实则手锐掌热；虚则欠（去欠），小便遗数。取之去腕寸半。别走阳明也。

shǒu shàoyīn zhī bié, míng yuē tōng lǐ. qù wàn yīcùn bàn, bié ér shàngxíng, xún jīng rù yú xīnzhōng, xì shéběn, zhǔmù xì. qíshí zé zhī gé, xū zé bù néng yán. qǔ zhī zhǎng hòu yīcùn, bié zǒu tàiyáng yě. 手少陰之別，名曰通裡。去腕一寸半，別而上行，循經入於心中，系舌本，屬目系。其實則支膈，虛則不能言。取之掌後一寸，別走太陽也。/手少阴之别，名曰通里。去腕一寸半，别而上行，循经入于心中，系舌本，属目系。其实则支膈，虚则不能言。取之掌后一寸，别走太阳也。

shǒuxīn zhǔ zhī bié, míng yuē nèi guān. qù wàn èr cùn, chūyú liǎng jīn zhījiān, xún jīng yǐshàng, xìyú xīnbāo luò. xīnxì shízé xīntòng, xū zé wéitóu qiáng. qǔ zhī liǎng jīn jiān yě. 手心主之別，名曰內關。去腕二寸，出於兩筋之間，循經以上，繫於心包絡。心繫實則心痛，虛則為頭強。取之兩筋間也。/手心主之别，名曰内关。去腕二寸，出于两筋之间，循经以上，系于心包络。心系实则心痛，虚则为头强。取之两筋间也。

shǒu tàiyáng zhī bié, míng yuē zhī zhèng. shàng wàn wǔ cùn, nèi zhù shàoyīn; qí bié zhě, shàng zǒu zhǒu, luò jiān yú. shízé jié chí zhǒu fèi; xū zé shēng（yuè yóu）, xiǎozhě rú zhǐ jiā jiè. qǔ zhī suǒ bié yě. 手太陽之別，名曰支正。上腕五寸，內注少陰；其別者，上走肘，絡肩髃。實則節弛肘廢；虛則生（月

尤），小者如指痂疥。取之所別也。/手太阳之别，名曰支正。上腕五寸，内注少阴；其别者，上走肘，络肩髃。实则节弛肘废；虚则生（月尤），小者如指痂疥。取之所别也。

shǒu yángmíng zhī bié, míng yuē piān lì. qù wàn sān cùn, bié rù tàiyīn; qí bié zhě, shàng xún bì, chéng jiān yú, shàng qū jiá shāng chǐ; qí bié zhě, rù'ěr, héyú zōngmài. shízé qǔ lóng; xū zé chǐ hánbì gé. qǔ zhī suǒ bié yě. 手陽明之別，名曰偏歷。去腕三寸，別入太陰；其別者，上循臂，乘肩髃，上曲頰傷齒；其別者，入耳，合於宗脈。實則齲聾；虛則齒寒痹隔。取之所別也。/手阳明之别，名曰偏历。去腕三寸，别入太阴；其别者，上循臂，乘肩髃，上曲颊伤齿；其别者，入耳，合于宗脉。实则龋聋；虚则齿寒痹隔。取之所别也。

shǒu shàoyáng zhī bié, míng yuē wài guān. qù wàn èr cùn, wài rào bì, zhù xiōngzhōng, héxīn zhǔ. bìng shízé zhǒu luán, xū zé bù shōu. qǔ zhī suǒ bié yě. 手少陽之別，名曰外關。去腕二寸，外繞臂，注胸中，合心主。病實則肘攣，虛則不收。取之所別也。/手少阳之别，名曰外关。去腕二寸，外绕臂，注胸中，合心主。病实则肘挛，虚则不收。取之所别也。

zú tàiyáng zhī bié, míng yuē fēiyáng. qù huái qī cùn, bié zǒu shàoyīn. shízé qiú zhì, tóu bèitòng; xū zé qiú nǜ. qǔ zhī suǒ bié yě. 足太陽之別，名曰飛揚。去踝七寸，別走少陰。實則鼽窒，頭背痛；虛則鼽衄。取之所別也。/足太阳之别，名曰飞扬。去踝七寸，别走少阴。实则鼽窒，头背痛；虚则鼽衄。取之所别也。

zú shàoyáng zhī bié, míng yuē guāngmíng, qù huái wǔ cùn, bié zǒu jué yīn, xià luò zú fū. shízé jué, xū zé wěibì, zuò bù néng qǐ. qǔ zhī suǒ bié yě. 足少陽之別，名曰光明，去踝五寸，別走厥陰，下絡足跗。實則厥，虛則痿躄，坐不能起。取之所別也。/足少阳之别，名曰光明，去踝五寸，别走厥阴，下络足跗。实则厥，虚则痿躄，坐不能起。取之所别也。

zú yángmíng zhī bié, míng yuē fēng lóng. qù huái bā cùn. bié zǒu tàiyīn; qí bié zhě, xún jìng-gǔ wài lián, shàng luòtóu xiàng, hé zhū jīng zhī qì, xià luò hóu ài. qí bìng qìnì zé hóubì cuì yīn. shízé kuáng diān, xū zé zú bù shōu, jìng kū. qǔ zhī suǒ bié yě. 足陽明之別，名曰豐隆。去踝八寸。別走太陰；其別者，循脛骨外廉，上絡頭項，合諸經之氣，下絡喉嗌。其病氣逆則喉痹瘁瘖。實則狂巔，虛則足不收，脛枯。取之所別也。/足阳明之别，名曰丰隆。去踝八寸。别走太阴；其别者，循胫骨外廉，上络头项，合诸经之气，下络喉嗌。其病气逆则喉痹瘁喑。实则狂巅，虚则足不收，胫枯。取之所别也。

zú tàiyīn zhī bié, míng yuē Gōngsūn. qù běn jié zhīhòu yīcùn, bié zǒuyáng míng; qí bié zhě, rù luò chángwèi, jué qìshàng nì zé huòluàn, shízé cháng zhōng qiē tòng; xū zé gǔzhàng. qǔ zhī suǒ bié yě. 足太陰之別，名曰公孫。去本節之後一寸，別走陽明；其別者，入絡腸胃，厥氣上逆則霍亂，實則腸中切痛；虛則鼓脹。取之所別也。/足太阴之别，名曰公孙。去本节之后一寸，别走阳明；其别者，入络肠胃，厥气上逆则霍乱，实则肠中切痛；虚则鼓胀。取之所别也。

zú shàoyīn zhī bié, míng yuē dà zhōng. dāng huái hòu rào gēn, bié zǒu tàiyáng; qí bié zhě, bìng jīng shàng zǒu yú xīnbāo xià, wài guàn yāo jǐ. qí bìng qìnì zé fánmèn, shízé bì lóng, xū zé yāotòng. qǔ zhī suǒ bié zhě yě. 足少陰之別，名曰大鐘。當踝後繞跟，別走太陽；其別者，並經上走於心包下，外貫腰脊。其病氣逆則煩悶，實則閉癃，虛則腰痛。取之所別者也。/足少阴之别，名曰大钟。当踝后绕跟，别走太阳；其别者，并经上走于心包下，外贯腰脊。其病气逆则烦闷，实则闭癃，虚则腰痛。取之所别者也。

zú jué yīn zhī bié, míng yuē lǐ gōu. qù nèihuái wǔ cùn, bié zǒu shàoyáng; qí bié zhě, jīng jìng shàng gāo, jié yú jīng. qí bìng qìnì zé gāo zhǒng zú shàn. shízé tǐng cháng, xū zé bào yǎng. qǔ zhī suǒ bié yě. 足厥陰之別，名曰蠡溝。去內踝五寸，別走少陽；其別者，經脛上睪，結於莖。其病氣逆則睪腫卒疝。實則挺長，虛則暴癢。取之所別也。/足厥阴之别，名曰蠡沟。去内踝五寸，别走少阳；其别者，经胫上睾，结于茎。其病气逆则睾肿卒疝。实则挺长，虚则暴痒。取之所别也。

rènmài zhī bié, míng yuē wěi yì. xià jiū wěi, sàn yú fù. shízé fù pí tòng, xū zé yǎng sāo. qǔ zhī suǒ bié yě. 任脈之別，名曰尾翳。下鳩尾，散於腹。實則腹皮痛，虛則癢搔。取之所別也。/任脉之别，名曰尾翳。下鸠尾，散于腹。实则腹皮痛，虚则痒搔。取之所别也。

dūmài zhī bié, míng yuē cháng qiáng. jiā lǚ shàngxiàng, sàn tóu shàng, xià dāng jiānjiǎ zuǒyòu, bié zǒu tàiyáng, rù guàn lǚ. shízé jǐ qiáng, xū zé tóuzhòng, gāo yáo zhī, jiā jǐ zhī yǒuguò zhě. qǔ zhī suǒ bié yě. 督脈之別，名曰長強。挾膂上項，散頭上，下當肩胛左右，別走太陽，入貫膂。實則脊強，虛則頭重，高搖之，挾脊之有過者。取之所別也。/督脉之别，名曰长强。挟膂上项，散头上，下当肩胛左右，别走太阳，入贯膂。实则脊强，虚则头重，高摇之，挟脊之有过

者。取之所别也。
pí zhī dà luò, míng yuē dàbāo. chū yuān yèxià sān cùn, bù xiōng xié. shízé shēn jìn tòng, xū zé bǎi jié jìn jiē zòng. cǐ mài ruò bà luò zhī xuè zhě, jiē qǔ zhī pí zhī dà luòmài yě. 脾之大絡，名曰大包。出淵腋下三寸，布胸脅。實則身盡痛，虛則百節盡皆縱。此脈若罷絡之血者，皆取之脾之大絡脈也。/脾之大络，名曰大包。出渊腋下三寸，布胸胁。实则身尽痛，虚则百节尽皆纵。此脉若罢络之血者，皆取之脾之大络脉也。
fán cǐ shíwǔ luò zhě, shízé bì jiàn, xū zé bì xià. shì zhī bùjiàn, qiú zhīshàng xià. rén jīng bùtóng, luòmài yì suǒ bié yě. 凡此十五絡者，實則必見，虛則必下。視之不見，求之上下。人經不同，絡脈亦所別也。/凡此十五络者，实则必见，虚则必下。视之不见，求之上下。人经不同，络脉亦所别也。

jīng biédì shíyī 經別第十一/经别第十一

Huángdì wèn yú Qíbó yuē: yú wénrén zhī héyú tiāndì dào yě, nèi yǒu wǔzàng, yǐyìng wǔyīn、wǔsè、wǔ shí、wǔwèi、wǔ wèi yě; wài yǒu liùfǔ, yǐyìng Liùlǜ. Liùlǜ jiàn yīn-yáng zhū jīng ér hé zhī Shí'èryuè、shí'èrchén、shí'èr jié、Shí'èrjīng shuǐ、shí'èr shí、Shí'èrjīng mài zhě, cǐ wǔzàngliùfǔ zhī suǒyǐ Yìngtiān dào. fū Shí'èrjīng mài zhě, rén zhī suǒyǐ shēng, bìng zhī suǒyǐ chéng, rén zhī suǒyǐ zhì, bìng zhī suǒyǐ qǐ, xué zhī suǒ shǐ, gōng zhī suǒ zhǐ yě. cū zhī suǒ yì, shàng zhī suǒ nán yě. qǐngwèn qí líhé, chūrù nàihé? Qíbó qǐshǒu zàibài yuē: míng hū zāi wèn yě! cǐ cū zhī suǒ guò, shàng zhī suǒ xī yě, qǐng zú yán zhī. 黃帝問於岐伯曰：餘聞人之合於天地道也，內有五臟，以應五音、五色、五時、五味、五位也；外有六腑，以應六律。六律建陰陽諸經而合之十二月、十二辰、十二節、十二經水、十二時、十二經脈者，此五臟六腑之所以應天道。夫十二經脈者，人之所以生，病之所以成，人之所以治，病之所以起，學之所始，工之所止也。粗之所易，上之所難也。請問其離合，出入奈何？岐伯稽首再拜曰：明乎哉問也！此粗之所過，上之所息也，請卒言之。/黄帝问于岐伯曰：余闻人之合于天地道也，内有五脏，
以应五音、五色、五时、五味、五位也；外有六腑，以应六律。六律建阴阳诸经而合之十二月、十二辰、十二节、十二经水、十二时、十二经脉者，此五脏六腑之所以应天道。夫十二经脉者，人之所以生，病之所以成，人之所以治，病之所以起，学之所始，工之所止也。粗之所易，上之所难也。请问其离合，出入奈何？岐伯稽首再拜曰：明乎哉问也！此粗之所过，上之所息也，请卒言之。
zú tàiyáng zhī zhèng, bié rù yú guó zhōng, qíyī dào xià kāo wǔ cùn, bié rù yú gāng, shǔyú pángguāng, sàn zhī shèn, xún lǚ, dāngxīn rù sàn; zhí zhě, cóng lǚ shàng chūyú xiàng, fù shǔyú tàiyáng, cǐ wéi yījīng yě. zú shàoyīn zhī zhèng, zhì guó zhōng, bié zǒu tàiyáng ér hé, shàng zhì shèn, dāng shísì zhuī chū shǔ dàimài; zhí zhě, xì shéběn, fùchū yú xiàng, héyú tàiyáng, cǐ wéi yī hé. chéng yǐ zhū yīn zhī bié, jiē wéi zhèng yě. 足太陽之正，別入於膕中，其一道下尻五寸，別入於肛，屬於膀胱，散之腎，循膂，當心入散；直者，從膂上出於項，復屬於太陽，此為一經也。足少陰之正，至膕中，別走太陽而合，上至腎，當十四椎出屬帶脈；直者，系舌本，復出於項，合於太陽，此為一合。成以諸陰之別，皆為正也。/足太阳之正，别入于腘中，其一道下尻五寸，别入于肛，属于膀胱，散之肾，循膂，当心入散；直者，从膂上出于项，复属于太阳，此为一经也。足少阴之正，至腘中，别走太阳而合，上至肾，当十四椎出属带脉；直者，系舌本，复出于项，合于太阳，此为一合。成以诸阴之别，皆为正也。
zú shàoyáng zhī zhèng, rào bì rù máojì, héyú jué yīn, bié zhě rù jìxié zhījiān, xún xiōng lǐ shǔ dǎn, sàn zhīshàng gān, guàn xīn yǐshàng jiā yān, chū yí gé zhōng, sàn yú miàn, xì mù xì, hé shàoyáng yú wài zì yě. zú jué yīn zhī zhèng, bié fū shàng, shàng zhì máojì, héyú shàoyáng, yǔ bié jù xíng, cǐ wéi èr hé yě. 足少陽之正，繞髀入毛際，合於厥陰，別者入季脅之間，循胸裡屬膽，散之上肝，貫心以上挾咽，出頤頷中，散於面，系目系，合少陽於外眥也。足厥陰之正，別跗上，上至毛際，合於少陽，與別俱行，此為二合也。/足少阳之正，绕髀入毛际，合于厥阴，别者入季胁之间，循胸里属胆，散之上肝，贯心以上挟咽，出颐颌中，散于面，系目系，合少阳于外眦也。足厥阴之正，别跗上，上至毛际，合于少阳，与别俱行，此为二合也。
zú yángmíng zhī zhèng, shàng zhì pí, rù yú fùlǐ shǔ wèi, sàn zhī pí, shàng tōng yú xīn, shàng xún yān chūyú kǒu, shàng è?, hái xì mù xì, héyú yángmíng yě. zú tàiyīn zhī zhèng, shàng zhì bì, héyú yángmíng, yǔ bié jù xíng, shàngjié yú yān, guàn shé zhōng, cǐ wéi sān hé yě. 足陽明之正，上至脾，入於腹裡屬胃，散之脾，上通於心，上循咽出於口，上頞?，還系目系，合於陽明也。足太陰之正，上至髀，合於陽明，與別俱行，上結於咽，貫舌中，此為三合也。/足阳明之正，上至脾，入于腹里属胃，散之脾，上通于心，上循咽出于口，上頞?，还系目系，合于阳明也。足太

阴之正，上至髀，合于阳明，与别俱行，上结于咽，贯舌中，此为三合也。
shǒu tàiyáng zhī zhèng, zhǐ dì, bié yú jiān jiě, rù yè zǒuxīn, xì xiǎocháng yě. shǒu shàoyīn zhī zhèng, bié rù yú yuān yè liǎng jīn zhījiān, shǔyú xīn, shàng zǒu hóulóng, chūyú miàn, hé mù nèi zì, cǐ wéi sì hé yě. 手太陽之正，指地，別於肩解，入腋走心，系小腸也。手少陰之正，別入於淵腋兩筋之間，屬於心，上走喉嚨，出於面，合目內眥，此為四合也。/手太阳之正，指地，别于肩解，入腋走心，系小肠也。手少阴之正，别入于渊腋两筋之间，属于心，上走喉咙，出于面，合目内眦，此为四合也。
shǒu shàoyáng zhī zhèng, zhǐ tiān, bié yú diān, rù quēpén, xiàzǒu sān jiāo, sàn yú xiōngzhōng yě. shǒuxīn zhǔ zhī zhèng, bié xià yuān yè sān cùn, rù xiōngzhōng, bié shǔ sān jiāo, chū xún hóulóng, chū ěr hòu, hé shàoyáng wán gǔ zhīxià, cǐ wéi wǔ hé yě. 手少陽之正，指天，別於巔，入缺盆，下走三焦，散於胸中也。手心主之正，別下淵腋三寸，入胸中，別屬三焦，出循喉嚨，出耳後，合少陽完骨之下，此為五合也。/手少阳之正，指天，别于巅，入缺盆，下走三焦，散于胸中也。手心主之正，别下渊腋三寸，入胸中，别属三焦，出循喉咙，出耳后，合少阳完骨之下，此为五合也。
shǒu yángmíng zhī zhèng, cóng shǒu xún yīng rǔ, bié yú jiān?, rù zhù gǔ, xiàzǒu dàcháng, shǔyú fèi, shàng xún hóulóng, chūquē pén, héyú yángmíng yě. shǒu tàiyīn zhī zhèng, bié rù yuān yè shàoyīn zhīqián, rù zǒu fèi, sàn zhī dà yáng（cháng）, shàng chūquē pén, xún hóulóng, fùhé yángmíng, cǐ liù hé yě. 手陽明之正，從手循膺乳，別於肩?，入柱骨，下走大腸，屬於肺，上循喉嚨，出缺盆，合於陽明也。手太陰之正，別入淵腋少陰之前，入走肺，散之大陽（腸），上出缺盆，循喉嚨，複合陽明，此六合也。/手阳明之正，从手循膺乳，别于肩?，入柱骨，下走大肠，属于肺，上循喉咙，出缺盆，合于阳明也。手太阴之正，别入渊腋少阴之前，入走肺，散之大阳（肠），上出缺盆，循喉咙，复合阳明，此六合也。

jīngshuǐ dì-shí'èr 經水第十二/经水第十二

Huángdì wèn yú Qíbó yuē: jīngmài shí'èr zhě, wài héyú Shí'èrjīng shuǐ, ér nèi shǔyú wǔzàngliùfǔ. fū Shí'èrjīng shuǐ zhě, qí yǒu dàxiǎo、shēnqiǎn、guǎng xiá、yuǎnjìn gè bùtóng; wǔzàngliùfǔ zhī gāoxià、dàxiǎo、shòu gǔ zhī duō shǎo yì bùděng, xiāngyìng nàihé? fū jīngshuǐ zhě, shòu shuǐ ér xíng zhī; wǔzàng zhě, hé shénqì húnpò ér cáng zhī; liùfǔ zhě, shòu gǔ ér xíng zhī, shòuqì ér yáng zhī; jīngmài zhě, shòu xuè ér yíng zhī. hé ér yǐ zhì, nàihé? cì zhī shēnqiǎn, jiǔ zhī zhuàngshù, kě dé wén hū? 黃帝問於岐伯曰：經脈十二者，外合於十二經水，而內屬於五臟六腑。夫十二經水者，其有大小、深淺、廣狹、遠近各不同；五臟六腑之高下、大小、受谷之多少亦不等，相應奈何？夫經水者，受水而行之；五臟者，合神氣魂魄而藏之；六腑者，受谷而行之，受氣而揚之；經脈者，受血而營之。合而以治，奈何？刺之深淺，灸之壯數，可得聞乎？/黄帝问于岐伯曰：经脉十二者，外合于十二经水，而内属于五脏六腑。夫十二经水者，其有大小、深浅、广狭、远近各不同；五脏六腑之高下、大小、受谷之多少亦不等，相应奈何？夫经水者，受水而行之；五脏者，合神气魂魄而藏之；六腑者，受谷而行之，受气而扬之；经脉者，受血而营之。合而以治，奈何？刺之深浅，灸之壮数，可得闻乎？
qí bó dá yuē: shàn zāi wèn yě! tiān zhì gāo bùkě dù, dì zhì guǎng bùkě liáng, cǐ zhī wèi yě. qiěfū rénshēng yú tiān dì zhījiān, liù hé zhīnèi, cǐ tiān zhī gāo, dì zhī guǎng yě, fēirén lì zhī suǒ néng dùliàng ér zhì yě. ruòfú bā chǐ zhī shì, píròu zàicǐ, wài kě dùliàng qiē xún ér dé zhī, qí sǐ kějiě pōu ér shì zhī. qí cáng zhī jiāncuì, fǔ zhī dà xiǎo, gǔ zhī duō shǎo, mài zhī chángduǎn, xuè zhī qīngzhuó, qì zhī duō shǎo, Shí'èrjīng zhī duō xuè shǎo qì, yǔqí shǎo xuè duō qì, yǔ qí jiē duō xuèqì, yǔqí jiē shǎo xuèqì, jiē yǒu dàshù. qí zhì yǐ zhēn'ài, gè tiáo qí jīng qì, gù qí chángyǒu héhū. 岐伯答曰：善哉問也！天至高不可度，地至廣不可量，此之謂也。且夫人生於天地之間，六合之內，此天之高，地之廣也，非人力之所能度量而至也。若夫八尺之士，皮肉在此，外可度量切循而得之，其死可解剖而視之。其藏之堅脆，腑之大小，谷之多少，脈之長短，血之清濁，氣之多少，十二經之多血少氣，與其少血多氣，與其皆多血氣，與其皆少血氣，皆有大數。其治以針艾，各調其經氣，固其常有合乎。/岐伯答曰：善哉问也！天至高不可度，地至广不可量，此之谓也。且夫人生于天地之间，六合之内，此天之高，地之广也，非人力之所能度量而至也。若夫八尺之士，皮肉在此，外可度量切循而得之，其死可解剖而视之。其藏之坚脆，腑之大小，谷之多少，脉之长短，血之清浊，气之多少，十二经之多血少气，与其少血多气，与其皆多血气，与其皆少血气，皆有大数。其治以针艾，各调其经气，

固其常有合乎。
Huángdì yuē: yú wén zhī, kuàiyú ěr bùjiě yú xīn, yuàn zú wén zhī. Qíbó dá yuē: cǐ rén zhī suǒyǐ cāntiān dì ér yìng yīn-yáng yě, bùkěbù chá. zú tàiyáng wài hé qīngshuǐ, nèi shǔyú pángguāng, ér tōngshuǐ dào yān. zú shàoyáng wài héyú wèi shuǐ, nèi shǔyú dǎn. zú yángmíng wài héyú hǎishuǐ, nèi shǔyú wèi. zú tàiyīn wài héyú hú shuǐ, nèi shǔyú pí. zú shàoyīn wài héyú rǔ shuǐ, nèi shǔyú shèn. zú jué yīn wài héyú Shéng Shuǐ, nèi shǔyú gān. shǒu tàiyáng wài héyú huái shuǐ, nèi shǔyú xiǎocháng, ér shuǐdào chū yān. shǒu shàoyáng wài héyú tà shuǐ, nèi shǔyú sān jiāo. shǒu yángmíng wài héyú jiāngshuǐ, nèi shǔyú dàcháng. shǒu tàiyīn wài héyú héshuǐ, nèi shǔyú fèi. shǒu shàoyīn wài hé Jǐ Shuǐ, nèi shǔyú xīn. shǒuxīn zhǔ wài héyú zhāng shuǐ, nèi shǔyú xīnbāo. fán cǐ wǔ-zàngliùfǔ Shí'èrjīng shuǐ zhě, wài yǒuyuán quán, ér nèi yǒu suǒ bǐng, cǐ jiē nèiwài xiāng guàn, rú huán wúduān, rén jīng yìrán. gù tiān wéi yáng, dì wéi yīn, yāo yǐshàng wéi tiān, yāo yǐxià wéi dì. gù hǎi yǐběi zhě wéi yīn, hú yǐběi zhě wéi yīn zhōng zhī yīn; zhāng yǐnán zhě wéi yáng, hé yǐběi zhì zhāng zhě wéi yáng zhōng zhī yīn; tà yǐnán zhì jiāng zhě, wéi yáng zhōng zhī tàiyáng, cǐ yīyú zhī yīn-yáng yě, suǒyǐ rén yǔ tiāndì xiāngcān yě. 黃帝曰：餘聞之，快於耳不解於心，願卒聞之。岐伯答曰：此人之所以參天地而應陰陽也，不可不察。足太陽外合清水，內屬於膀胱，而通水道焉。足少陽外合於渭水，內屬於膽。足陽明外合於海水，內屬於胃。足太陰外合於湖 水，內屬於脾。足少陰外合於汝水，內屬於腎。足厥陰外合於澠水，內屬於肝。手太陽外合於淮水，內屬於小腸，而水道出焉。手少陽外合於漯水，內屬於三焦。手 陽明外合於江水，內屬於大腸。手太陰外合於河水，內屬於肺。手少陰外合濟水，內屬於心。手心主外合於漳水，內屬於心包。凡此五臟六腑十二經水者，外有源泉，而內有所稟，此皆內外相貫，如環無端，人經亦然。故天為陽，地為陰，腰以上為天，腰以下為地。故海以北者為陰，湖以北者為陰中之陰；漳以南者為陽，河以北至漳者為陽中之陰；漯以南至江者，為陽中之太陽，此一隅之陰陽也，所以人與天地相參也。/黄帝曰：余闻之，快于耳不解于心，愿卒闻之。岐伯答曰：此人之所以参天地而应阴阳也，不可不察。足太阳外合清水，内属于膀胱，而通水道焉。足少阳外合于渭水，内属于胆。足阳明外合于海水，内属于胃。足太阴外合于湖 水，内属于脾。足少阴外合于汝水，内属于肾。足厥阴外合于渑水，内属于肝。手太阳外合于淮水，内属于小肠，而水道出焉。手少阳外合于漯水，内属于三焦。手 阳明外合于江水，内属于大肠。手太阴外合于河水，内属于肺。手少阴外合济水，内属于心。手心主外合于漳水，内属于心包。凡此五脏六腑十二经水者，外有源泉，而内有所禀，此皆内外相贯，如环无端，人经亦然。故天为阳，地为阴，腰以上为天，腰以下为地。故海以北者为阴，湖以北者为阴中之阴；漳以南者为阳，河以北至漳者为阳中之阴；漯以南至江者，为阳中之太阳，此一隅之阴阳也，所以人与天地相参也。
Huángdì yuē: fū jīngshuǐ zhī yìng jīngmài yě, qí yuǎnjìn qiǎn shēn, shuǐ xuè zhī duō shǎo, gè bùtóng, hé ér yǐ cì zhī nàihé? Qíbó dá yuē: zú yángmíng, wǔzàngliùfǔ zhī hǎi yě, qí mài dà, xuè duō qìshèng, rè zhuàng, cì cǐzhě bùshēn wù sàn, bùliú bù xiè yě. zú yángmíng cì shēn liù fēn, liú shí hū. zú tàiyáng shēn wǔ fēn, liú qī hū. zú shàoyáng shēn sì fēn, liú wǔ hū. zú tàiyīn shēn sān fēn, liú sì hū. zú shàoyīn shēn èr fēn, liú sān hū. zú jué yīn shēn yī fēn, liú èr hū. shǒu zhī yīn-yáng, qí shòuqì zhī dào jìn, qí qì zhī lái jí, qí cì shēn zhě, jiē wúguò èr fēn, qí liú, jiē wúguò yī hū. qí shàozhǎng、dàx-iǎo、féi-shòu, yǐ xīn cā zhī, mìng yuē fǎ tiān zhī cháng, jiǔ zhī yìrán. jiǔ ér guò cǐzhě, dé è huǒ zé gǔ kū mài sè, cì ér guò cǐzhě, zé tuōqì. 黃帝曰：夫經水之應經脈也，其遠近淺深，水血之多少，各不同，合而以刺之奈何？岐伯答曰：足陽明，五臟六腑之 海也，其脈大，血多氣盛，熱壯，刺此者不深勿散，不留不瀉也。足陽明刺深六分，留十呼。足太陽深五分，留七呼。足少陽深四分，留五呼。足太陰深三分，留四 呼。足少陰深二分，留三呼。足厥陰深一分，留二呼。手之陰陽，其受氣之道近，其氣之來疾，其刺深者，皆無過二分，其留，皆無過一呼。其少長、大小、肥瘦， 以心撩之，命曰法天之常，灸之亦然。灸而過此者，得惡火則骨枯脈澀，刺而過此者，則脫氣。/黄帝曰：夫经水之应经脉也，其远近浅深，水血之多少，各不同，合而以刺之奈何？岐伯答曰：足阳明，五脏六腑之 海也，其脉大，血多气盛，热壮，刺此者不深勿散，不留不泻也。足阳明刺深六分，留十呼。足太阳深五分，留七呼。足少阳深四分，留五呼。足太阴深三分，留四 呼。足少阴深二分，留三呼。足厥阴深一分，留二呼。手之阴阳，其受气之道近，其气之来疾，其刺深者，皆无过二分，其留，皆无过一呼。其少长、大小、肥瘦， 以心撩之，命曰法天之常，灸之亦然。灸而过此者，得恶火则骨枯脉涩，刺而过此者，则脱气。
Huángdì yuē: fū jīngmài zhī dà xiǎo, xuè zhī duō shǎo, fū zhī hòubó, ròu zhī jiāncuì jí guó

zhī dà xiǎo, kě wéi liángdù hū? Qíbó dá yuē: qí kě wéi dùliàng zhě, qǔ qízhōng dù yě. bùshèn tuō ròu, ér xuèqì bù shuāi yě. ruòfú dù zhī rén, xiāoshòu ér xíng ròu tuō zhě, è kěyǐ dùliàng cì hū. shěn、qiē、xún、mén、àn, shì qí hán wēn shèngshuāi ér tiáo zhī, shì wèi yīn shì ér wèi zhī zhēn yě. 黃帝曰：夫經脈之大小，血之多少，膚之厚薄，肉之堅脆及膕之大小，可為量度乎？岐伯答曰：其可為度量者，取其中度也。不甚脫肉，而血氣不衰也。若夫度之人，消瘦而形肉脫者，
惡可以度量刺乎。審、切、循、捫、按，視其寒溫盛衰而調之，是謂因適而為之真也。/黄帝曰：夫经脉之大小，血之多少，肤之厚薄，肉之坚脆及腘之大小，可为量度乎？岐伯答曰：其可为度量者，取其中度也。不甚脱肉，而血气不衰也。若夫度之人，消瘦而形肉脱者，
恶可以度量刺乎。审、切、循、扪、按，视其寒温盛衰而调之，是谓因适而为之真也。

jīng jīn dì-shísān 經筋第十三/经筋第十三

zú tàiyáng zhī jīn, qǐ yú zú xiǎozhǐ, shàngjié yú huái, xié shàngjié yú xī, qí xià xún zú wàicè, jié yú zhǒng, shàng xún gēn, jié yú guó; qí bié zhě, jié yú chuǎn wài, shàng guó zhōng nèi lián, yǔ guó zhōng bìng shàngjié yú tún, shàng jiā jǐ shàngxiàng; qí zhī zhě, bié rù jié yú shéběn; qí zhí zhě, jié yú zhěngǔ, shàngtou, xià yán, jié yú bí; qí zhī zhě, wéi mù shàngwǎng, xià jié yú kuí; qí zhī zhě, cóng yè hòu wài lián jié yú jiān yú; qí zhī zhě, rù yèxià, shàng chū-quē pén, shàngjié yú wán gǔ; qí zhī zhě, chū-quē pén, xié shàng chūyú kuí. qí bìng xiǎozhǐ zhī gēn zhǒngtòng, guó luán, jǐ fǎn zhé, xiàng jīn jí, jiān bù jǔ, yè zhī quēpén zhōng niǔ tòng, bùkě zuǒyòu yáo. zhì zài fánzhēn jié cì, yǐ zhī wéishù, yǐ tòng wéi shū, míng yuē zhòngchūn bì yě. 足太陽之筋，起於足小趾，上結於踝，邪上結於膝，其下循足外側，結於踵，上循跟，結於膕；其別者，結於腨外，上膕中內廉，與膕中並上結於臀，上挾脊上項；其支者，別入結於舌本；其直者，結於枕骨，上頭，下顏，結於鼻；其支者，為目上網，下結於頄；其支者，從腋後外廉結於肩髃；其支者，入腋下，上出缺盆，上結於完骨；其支者，出缺盆，邪上出於頄。其病小趾支跟腫痛，膕攣，脊反折，項筋急，肩不舉，腋支缺盆中紐痛，不可左右搖。治在燔針劫刺，以知為數，以痛為輸，名曰仲春痹也。/足太阳之筋，起于足小趾，上结于踝，邪上结于膝，其下循足外侧，结于踵，上循跟，结于腘；其别者，结于腨外，上腘中内廉，与腘中并上结于臀，上挟脊上项；其支者，别入结于舌本；其直者，结于枕骨，上头，下颜，结于鼻；其支者，为目上网，下结于頄；其支者，从腋后外廉结于肩髃；其支者，入腋下，上出缺盆，上结于完骨；其支者，出缺盆，
邪上出于頄。其病小趾支跟肿痛，腘挛，脊反折，项筋急，肩不举，腋支缺盆中纽痛，不可左右摇。治在燔针劫刺，以知为数，以痛为输，名曰仲春痹也。

zú shàoyáng zhī jīn, qǐ yú xiǎozhǐ cì zhǐ, shàngjié wàihuái, shàng xún jìng wài lián, jié yú xī wài lián; qí zhī zhě, bié qǐ wài fǔ gǔ, shàng zǒu bì, qiánzhě jié yú fú tù zhīshàng, hòuzhě, jié yú kāo; qí zhí zhě, shàngchéng shā jìxié, shàng zǒu yè qián lián, xìyú yīng rǔ, jié yú quēpén; zhí zhě, shàng chū yè, guàn quē-pén, chū tàiyáng zhīqián, xún ěr hòu, shàng éjiǎo, jiāo diān shàng, xiàzǒu hàn, shàngjié yú kuí; zhī zhě, jié yú mù zì wéi wài wéi. qí bìng xiǎozhǐ cì zhǐ zhī zhuànjīn, yǐn xī wài zhuànjīn, xī bùkě qūshēn, guó jīn jí, qiányǐn bì, hòu yǐn kāo, jí shàngchéng（yuè shǎo）jìxié tòng, shàng yǐn quēpén、yīng rǔ、jǐng wéi jīn jí. cóng zuǒ zhī yòu, yòu mù bù kāi, shàngguò yòu jiǎo, bìng qiāo mài ér xíng, zuǒ luò yú yòu, gù shāng zuǒ jiǎo, yòu zú bùyòng, mìng yuē wéi jīn xiāngjiāo. zhì zài fánzhēn jié cì, yǐ zhī wéishù, yǐ tòng wéi shū, míng yuē mèngchūn bì yě. 足少陽之筋，起於小指次指，上結外踝，上循脛外廉，結於膝外廉；其支者，別起外輔骨，上走髀，前者結於伏兔之上，後者，結於尻；其直者，上乘䏚季脅，上走腋前廉，繫於膺乳，結於缺盆；直者，上出腋，貫缺盆，出太陽之前，循耳後，上額角，交巔上，下走頷，上結於頄；支者，結於目眥為外維。其病小指次指支轉筋，引膝外轉筋，膝不可屈伸，膕筋急，前引髀，後引尻，即上乘（月少）季脅痛，上引缺盆、膺乳、頸維筋急。從左之右，右目不開，上過右角，並蹻脈而行，左絡於右，故傷左角，右足不用，命曰維筋相交。治在燔針劫刺，以知為數，以痛為輸，名曰孟春痹也。/足少阳之筋，起于小指次指，上结外踝，上循胫外廉，结于膝外廉；其支者，别起外辅骨，上走髀，前者结于伏兔之上，后者，结于尻；其直者，上乘䏚季胁，上走腋前廉，系于膺乳，结于缺盆；直者，上出腋，贯缺盆，出太阳之前，循耳后，上额角，交巅上，下走颔，上结于頄；支者，结于目眥为外维。其病小指次指支转筋，引膝外转筋，膝不可屈伸，腘筋急，前引髀，后引尻，即上乘（月少）季胁痛，上引缺盆、膺乳、颈维筋急。从左之右，右目不开，上过右角，并蹻脉而行，左络于右，故

伤左角，右足不用，命曰维筋相交。治在燔针劫刺，以知为数，以痛为输，名曰孟春痹也。
zú yángmíng zhī jīn, qǐ yú zhōng sānzhǐ, jié yú fū shàng, xié wài shàng jiāyú fǔ gǔ, shàngjié yú xī wài lián, zhíshàng jié yú bìshū, shàng xún xié shǔ jǐ; qí zhí zhě, shàng xún（gǔgàn）, jié yú xī; qí zhī zhě, jié yú wài fǔ gǔ, hé shǎo yáng; qí zhí zhě, shàng xún fú tù, shàngjié yú bì, jù yú yīnqì, shàngfù ér bù, zhì quēpén ér jié, shàng jǐng, shàng jiā kǒu, héyú kuí, xià jié yú bí, shànghé yú tàiyáng. tàiyáng wéi mù shàng-wǎng, yángmíng wéi mùxià wǎng; qí zhī zhě, cóng jiá jié yú ěr qián. qí bìng zú zhōngzhǐ zhī jìng zhuànjīn, jiǎo tiào jiān, fú tù zhuànjīn, bì qián zhǒng,（chuáng guì）shàn, fùjīn jí, yǐn quēpén jí jiá, zú kǒu pì; jí zhě, mù bùhé, rè zé jīn zòng, mù bù kāi, jiá jīn yǒu hán, zé jí, yǐn jiá yí kǒu, yǒu rè zé jīn chí zòng, huǎn bùshèng shōu, gù pì. zhì zhī yǐ mǎ gāo, gāo qí jí zhě; yǐ báijiǔ hé guì, yǐ tú qí huǎn zhě, yǐ sāng gōu gōu zhī, jí yǐ shēng sāng tàn zhì zhī kǎn zhōng, gāoxià yǐ zuòděng. yǐ gāo yùn jí jiá, qiě yǐn měijiǔ, gǎn měi zhì ròu, bù yǐnjiǔzhě, zìqiáng yě, wèi zhī sān fǔ éryǐ. zhì zài fánzhēn jié cì, yǐ zhī wéishù, yǐ tòng wéi shū, míng yuē jìchūn bì yě. 足陽明之筋，起於中三指，結於跗上，邪外上加於輔骨，上結於膝外廉，直上結於髀樞，上循脅屬脊；其直者，上循（骨幹），結於膝；其支者，結於外輔骨，合少陽；其直者，上循伏兔，上結於髀，聚於陰器，上腹而布，至缺盆而結，上頸，上挾口，合於頄，下結於鼻，上合於太陽。太陽為目上網，陽明為目下網；其支者，從頰結於耳前。其病足中指支脛轉筋，腳跳堅，伏兔轉筋，髀前踵，（疒貴）疝，腹筋急，引缺盆及頰，卒口僻；急者，目不合，熱則筋縱，目不開，頰筋有寒，則急，引頰移口，有熱則筋弛縱，緩不勝收，故僻。治之以馬膏，膏其急者；以白酒和桂，以涂其緩者，以桑鉤鉤之，即以生桑炭置之坎中，高下以坐等。以膏熨急頰，且飲美酒，敢美炙肉，不飲酒者，自強也，
為之三拊而已。治在燔針劫刺，以知為數，以痛為輸，名曰季春痹也。/足阳明之筋，起于中三指，结于跗上，邪外上加于辅骨，上结于膝外廉，直上结于髀枢，上循胁属脊；其直者，上循（骨干），结于膝；其支者，结于外辅骨，合少阳；其直者，上循伏兔，上结于髀，聚于阴器，上腹而布，至缺盆而结，上颈，上挟口，合于頄，下结于鼻，上合于太阳。太阳为目上网，阳明为目下网；其支者，从颊结于耳前。其病足中指支胫转筋，脚跳坚，伏兔转筋，髀前踵，（疒贵）疝，腹筋急，引缺盆及颊，卒口僻；急者，目不合，热则筋纵，目不开，颊筋有寒，则急，引颊移口，有热则筋弛纵，缓不胜收，故僻。治之以马膏，膏其急者；以白酒和桂，以涂其缓者，以桑钩钩之，即以生桑炭置之坎中，高下以坐等。以膏熨急颊，且饮美酒，敢美炙肉，不饮酒者，自强也，为之三拊而已。治在燔针劫刺，以知为数，以痛为输，名曰季春痹也。
zú tàiyīn zhī jīn, qǐ yú dàzhǐ zhī duān nèicè, shàngjié yú nèihuái; qí zhí zhě, luò yú xī nèi fǔ gǔ, shàng xún yīngǔ, jié yú bì, jù yú yīnqì, shàngfù jié yú qí, xún fùlǐ, jié yú lèi, sàn yú xiōngzhōng; qínèi zhě, zhù yú jǐ. qí bìng zú dàzhǐ zhī nèihuái tòng, zhuànjīn tòng, xī nèi fǔ gǔ tòng, yīngǔ yǐn bì ér tòng, yīnqì niǔ tòng, shàng yǐn qí liǎng xiétòng, yǐn yīng zhōngjǐ nèi tòng. zhì zài fánzhēn jié cì, yǐ zhī wéishù, yǐ tòng wéi shū, mìng yuē mèngqiū bì yě. 足太陰之筋，起於大指之端內側，上結於內踝；其直者，絡於膝內輔骨，上循陰股，結於髀，聚於陰器，上腹結於臍，循腹裡，結於肋，散於胸中；其內者，著於脊。其病足大指支內踝痛，轉筋痛，膝內輔骨痛，陰股引髀而痛，陰器紐痛，上引臍兩脅痛，引膺中脊內痛。治在燔針劫刺，以知為數，以痛為輸，命曰孟秋痹也。/足太阴之筋，起于大指之端内侧，上结于内踝；其直者，络于膝内辅骨，上循阴股，结于髀，聚于阴器，上腹结于脐，循腹里，结于肋，散于胸中；其内者，着于脊。其病足大指支内踝痛，转筋痛，膝内辅骨痛，阴股引髀而痛，阴器纽痛，上引脐两胁痛，引膺中脊内痛。治在燔针劫刺，以知为数，以痛为输，命曰孟秋痹也。
zú shàoyīn zhī jīn, qǐ yú xiǎozhǐ zhīxià, bìng zú tàiyīn zhī jīn, xié zǒu nèihuái zhīxià, jié yú zhǒng, yǔ tàiyáng zhī jīn hé, ér shàngjié yú nèi fǔ zhīxià, bìng tàiyīn zhī jīn, ér shàng xún yīn-gǔ, jié yú yīnqì, xún jǐ nèi jiā lǚ shàng zhì xiàng, jié yú zhěngǔ, yǔ zú tàiyáng zhī jīn hé. qí bìng zúxià zhuànjīn, jí suǒ guò ér jié zhě jiē tòng jí zhuànjīn. bìng zàicǐ zhě, zhǔ jiàn zhì jí jìng, zàiwài zhě bù néng wǎn, zàinèi zhě bù néng yǎng. gù yáng bìngzhě, yāo fǎn zhé bù néng fǔ, yīn bìng zhě, bù néng yǎng. zhì zài fánzhēn jié cì, yǐ zhī wéishù, yǐ tòng wéi shū. zàinèi zhě yùn yǐn yǐn yào, cǐ jīn zhé niǔ, niǔ fā shù shènzhě sǐbù zhì, míng yuē zhòngqiū bì yě. 足少陰之筋，起於小指之下，並足太陰之筋，邪走內踝之下，結於踵，與太陽之筋合，而上結於內輔之下，並太陰之筋，而上循陰股，結於陰器，循脊內挾膂上至項，結於枕骨，與足太陽之筋合。其病足下轉筋，及所過而結者皆痛及轉筋。病在此者，主癇瘈及痙，在外者不能挽，在內者不能

仰。故陽病者，腰反折不能俛，陰病 者，不能仰。治在燔針劫刺，以知為數，以痛為輸。在內者熨引飲藥，此筋折紐，紐發數甚者死不治，名曰仲秋痹也。/足 少阴之筋，起于小指之下，并足太阴之筋，邪走内踝之下，结于踵，与太阳之筋合，而上结于内辅之下，并太阴之筋，而上循阴股，结于阴器，循脊内挟膂上至项， 结于枕骨，与足太阳之筋合。其病足下转筋，及所过而结者皆痛及转筋。病在此者，主痼瘛及痉，在外者不能挽，在内者不能仰。故阳病者，腰反折不能俛，阴病 者，不能仰。治在燔针劫刺，以知为数，以痛为输。在内者熨引饮药，此筋折纽，纽发数甚者死不治，名曰仲秋痹也。

zú jué yīn zhī jīn, qǐ yú dàzhǐ zhīshàng, shàngjié yú nèihuái zhīqián, shàng xún jìng, shàngjié nèi fǔ zhīxià, shàng xún yīngǔ, jié yú yīnqì, luò zhū jīn. qí bìng zú dàzhǐ zhī nèihuái zhīqián tòng, nèi fǔ tòng, yīngǔ tòng zhuànjīn, yīnqì bùyòng, shāng yú Nèizé bùqǐ, shāng yú hán zé yīn suō rù, shāng yú rè zé zòng tǐng bù shōu, zhì zàiháng shuǐ qīng yīnqì; qí bìng zhuànjīn zhě, zhì zài fánzhēn jié cì, yǐ zhī wéishù, yǐ tòng wéi shū, mìng yuē jìqiū bì yě. 足厥陰之筋，起於大指之上， 上結於內踝之前，上循脛，上結內輔之下，上循陰股，結於陰器，絡諸筋。其病足大指支內踝之前痛，內輔痛，陰股痛轉筋，陰器不用，傷於內則不起，傷於寒則陰 縮入，傷於熱則縱挺不收，治在行水清陰氣；其病轉筋者，治在燔針劫刺，以知為數，以痛為輸，命曰季秋痹也。/足厥阴之筋，起于大指之上， 上结于内踝之前，上循胫，上结内辅之下，上循阴股，结于阴器，络诸筋。其病足大指支内踝之前痛，内辅痛，阴股痛转筋，阴器不用，伤于内则不起，伤于寒则阴 缩入，伤于热则纵挺不收，治在行水清阴气；其病转筋者，治在燔针劫刺，以知为数，以痛为输，命曰李秋痹也。

shǒu tàiyáng zhī jīn, qǐ yú xiǎozhǐ zhīshàng, jié yú wàn, shàng xún bì nèi lián, jié yú zhǒu nèi ruì gǔ zhīhòu, dàn zhī yìng xiǎozhǐ zhīshàng, rù jié yú yèxià; qí zhī zhě, hòu zǒu yè hòu lián, shàng rào jiānjiǎ, xún jǐng chūzǒu tàiyáng zhīqián, jié yú ěr hòu wán gǔ; qí zhī zhě, rù'ěr zhōng; zhí zhě, chū ěr shàng, xià jié yú hàn, shàngshǔ mù wài zì. qí bìng xiǎozhǐ zhī zhǒu nèi ruì gǔ hòu lián tòng, xún bì yīn, rù yèxià, yèxià tòng, yè hòu lián tòng, rào jiānjiǎ yǐnjǐng ér tòng, yìng ěr zhōng míng tòng yǐn hàn, mù míng liángjiǔ nǎi dé shì, jǐng jīn jí, zé wéi jīn wěi jǐng zhǒng, hánrè zài jǐng zhě. zhì zài fánzhēn jié cì zhī, yǐ zhī wéishù, yǐ tòng wéi shū. qí wéi zhǒng zhě, fù ér ruì zhī. běnzhī zhě, shàng qū yá, xún ěr qián zhǔmù wài zì, shànghàn jié yú jiǎo, qí tòng dāng suǒ guò zhě zhī zhuànjīn. zhì zài fánzhēn jié cì, yǐ zhī wéishù, yǐ tòng wéi shū, míng yuē zhòngxià bì yě. 手太陽之筋，起於小指之上，結於 腕，上循臂內廉，結於肘內銳骨之後，彈之應小指之上，入結於腋下；其支者，後走腋後廉，上繞肩胛，循頸出走太陽之前，結於耳後完骨；其支者，入耳中；直 者，出耳上，下結於頷，上屬目外眥。其病小指支肘內銳骨後廉痛，循臂陰，入腋下，腋下痛，腋後廉痛，繞肩胛引頸而痛，應耳中鳴痛引頷，目瞑良久乃得視，頸 筋急，則為筋痿頸腫，寒熱在頸者。治在燔針劫刺之，以知為數，以痛為輸。其為腫者，復而銳之。本支者，上曲牙，循耳前屬目外眥，上頷結於角，其痛當所過者 支轉筋。治在燔針劫刺，以知為數，以痛為輸，名曰仲夏痹也。/手太阳之筋，起于小指之上，结于 腕，上循臂内廉，结于肘内锐骨之后，弹之应小指之上，入结于腋下；其支者，后走腋后廉，上绕肩胛，循颈出走太阳之前，结于耳后完骨；其支者，入耳中；直 者，出耳上，下结于颔，上属目外眥。其病小指支肘内锐骨后廉痛，循臂阴，入腋下，腋下痛，腋后廉痛，绕肩胛引颈而痛，应耳中鸣痛引颔，目瞑良久乃得视，颈 筋急，则为筋痿颈肿，寒热在颈者。治在燔针劫刺之，以知为数，以痛为输。其为肿者，复而锐之。本支者，上曲牙，循耳前属目外眥，上颔结于角，其痛当所过者 支转筋。治在燔针劫刺，以知为数，以痛为输，名曰仲夏痹也。

shǒu shàoyáng zhī jīn, qǐ yú xiǎozhǐ cì zhǐ zhī duān, jié yú wàn, zhōng xún bì, jié yú zhǒu, shàng rào nào wài lián、shàng jiān、zǒu jǐng, héshǒu tàiyáng; qí zhī zhě, dāng qū jiá rù xì shéběn; qí zhī zhě, shàng qū yá, xún ěr qián, zhǔmù wài zì, shàngchéng hàn, jié yú jiǎo. qí bìng dāng suǒ guò zhě, jí zhī zhuànjīn, shé juǎn. zhì zài fánzhēn jié cì, yǐ zhī wéishù, yǐ tòng wéi shū, míng yuē jìxià bì yě. 手少陽之筋，起於小指次指之端，結於腕，中循臂，結於肘，上繞臑外廉、上肩、走頸，合手太陽；其支者，當曲頰入系舌本；其支者，上曲牙，循耳前，屬目外眥，上乘頷，結於角。其病當所過者，即支轉筋，舌卷。治在燔針劫刺，以知為數，以痛為輸，名曰季夏痹也。/手少阳之筋，起于小指次指之端，结于腕，中循臂，结于肘，上绕臑外廉、上肩、走颈，合手太阳；其支者，当曲颊入系舌本；其支者，上曲牙，循耳前，属目外眥，上乘颔，结于角。其病当所过者，即支转筋，舌卷。治在燔针劫刺，以知为数，以痛为输，名曰季夏痹也。

shǒu yángmíng zhī jīn, qǐ yú dàzhǐ cì zhǐ zhī

duān, jié yú wàn, shàng xún bì, shàngjié yú zhǒu wài, shàng nào, jié yú yú; qí zhī zhě, rào jiānjiǎ, jiā jǐ; zhí zhě, cóng jiān yú shàng jǐng; qí zhī zhě, shàng jiá, jié yú kuí; zhí zhě, shàng chūshǒu tàiyáng zhīqián, shàng zuǒ jiǎo, luòtóu, xià yòu hàn. qí bìng dāng suǒ guò zhě, zhī tòng jí zhuànjīn, jiān bù jǔ, jǐng bùkě zuǒyòu shì. zhì zài fánzhēn jié cì, yǐ zhī wéishù, yǐ tòng wéi shū, míng yuē mèngxià bì yě. 手 陽明之筋，起於大指次指之端，結於腕，上循臂，上結於肘外，上臑，結於髃；其支者，繞肩胛，挾脊；直者，從肩髃上頸；其支者，上頰，結於頄；直者，上出手太陽之前，上左角，絡頭，下右頷。其病當所過者，支痛及轉筋，肩不舉，頸不可左右視。治在燔針劫刺，以知為數，以痛為輸，名曰孟夏痹也。/手 阳明之筋，起于大指次指之端，结于腕，上循臂，上结于肘外，上臑，结于髃；其支者，绕肩胛，挟脊；直者，从肩髃上颈；其支者，上颊，结于頄；直者，上出手 太阳之前，上左角，络头，下右颔。其病当所过者，支痛及转筋，肩不举，颈不可左右视。治在燔针劫刺，以知为数，以痛为输，名曰孟夏痹也。

shǒu tàiyīn zhī jīn, qǐ yú dàzhǐ zhīshàng, xún zhǐ shàngxíng, jié yú yú hòu, xíng cùnkǒu wàicè, shàng xún bì, jié zhǒu zhōng, shàng nào nèi lián, rù yèxià, chūquē pén, jié jiān qián yú, shàngjié quēpén, xià jiéxiōng lǐ, sàn guàn bì, hé bì xià dǐ jìxié. qí bìng dāng suǒ guò zhě, zhī zhuànjīn, tòng shèn chéng xī bì, xié jí tùxiě. zhì zài fánzhēn jié cì, yǐ zhī wéishù, yǐ tòng wéi shū. míng yuē zhòngdōng bì yě. 手太陰之筋，起於大指之上，循指上行，結於魚後，行寸口外側，上循臂，結肘中，上臑內廉，入腋下，出缺盆，結肩前髃，上結缺盆，下結胸裡，散貫賁，合賁下抵季脅。其病當所過者，支轉筋，痛甚成息賁，脅急吐血。治在燔針劫刺，以知為數，以痛為輸。名曰仲冬痹也。/手太阴之筋，起于大指之上，循指上行，结于鱼后，行寸口外侧，上循臂，结肘中，上臑内廉，入腋下，出缺盆，结肩前髃，上结缺盆，下结胸里，散贯贲，合贲下抵季胁。其病当所过者，支转筋，痛甚成息贲，胁急吐血。治在燔针劫刺，以知为数，以痛为输。名曰仲冬痹也。

shǒuxīn zhǔ zhī jīn, qǐ yú zhōngzhǐ, yǔ tàiyīn zhī jīn bìngxíng, jié yú zhǒu nèi lián, shàngbì yīn, jié yèxià, xià sàn qiánhòu jiā xié; qí zhī zhě, rù yè, sàn xiōngzhōng, jié yú bì. qí bìng dāng suǒ guò zhě, zhī zhuànjīn qián jí xiōngtòng xī bì. zhì zài fánzhēn jié cì, yǐ zhī wéishù, yǐ tòng wéi shū, míng yuē mèngdōng bì yě. 手心主之筋，起於中指，與太陰之筋並行，結於肘內廉，上臂陰，結腋下，下散前後挾脅；其支者，入腋，散胸中，結於臂。其病當所過者，支轉筋前及胸痛息賁。治在燔針劫刺，以知為數，以痛為輸，名曰孟冬痹也。/手心主之筋，起于中指，与太阴之筋并行，结于肘内廉，上臂阴，结腋下，下散前后挟胁；其支者，入腋，散胸中，结于臂。其病当所过者，支转筋前及胸痛息贲。治在燔针劫刺，以知为数，以痛为输，名曰孟冬痹也。

shǒu tàiyīn zhī jīn, qǐ yú xiǎozhǐ zhīnèi cè, jié yú ruì gǔ, shàngjié zhǒu nèi lián, shàng rù yè, jiāo tàiyīn, jiā rǔ lǐ, jié yú xiōngzhōng, xún bì xià xìyú qí. qí bìng nèijí xīn chéng fú liáng, xià wéi zhǒu wǎng. qí bìng dāng suǒ guò zhě, zhī zhuǎn jīn, jīn tòng. zhì zài fánzhēn jié cì, yǐ zhī wéishù, yǐ tòng wéi shū. qí chéng fú liáng tuò xuè nóng zhě, sǐbù zhì. jīng jīn zhī bìng, hán zé fǎn zhé jīn jí, rè zé jīn chí zòng bù shōu, yīnwěi bùyòng. yáng jí zé fǎn zhé, yīn jí zé fǔ bù shēn. cuì cīzhě, cì hán jí yě, rè zé jīn zòng bù shōu, wúyòng fánzhēn, míng yuē jìdōng bì yě. 手 太陰之筋，起於小指之內側，結於銳骨，上結肘內廉，上入腋，交太陰，挾乳裡，結於胸中，循臂下繫於臍。其病內急心承伏梁，下為肘網。其病當所過者，支轉筋，筋痛。治在燔針劫刺，以知為數，以痛為輸。其成伏梁唾血膿者，死不治。經筋之病，寒則反折筋急，熱則筋弛縱不收，陰痿不用。陽急則反折，陰急則俯不 伸。焠刺者，刺寒急也，熱則筋縱不收，無用燔針，名曰季冬痹也。/手 太阴之筋，起于小指之内侧，结于锐骨，上结肘内廉，上入腋，交太阴，挟乳里，结于胸中，循臂下系于脐。其病内急心承伏梁，下为肘网。其病当所过者，支转 筋，筋痛。治在燔针劫刺，以知为数，以痛为输。其成伏梁唾血脓者，死不治。经筋之病，寒则反折筋急，热则筋弛纵不收，阴痿不用。阳急则反折，阴急则俯不 伸。淬刺者，刺寒急也，热则筋纵不收，无用燔针，名曰季冬痹也。

zú zhī yángmíng, shǒu zhī tàiyáng, jīn jí zé kǒu mùwéi pì, zì jí bù néng zú shì, zhì jiē rú yòufāng yě. 足之陽明，手之太陽，筋急則口目為僻，眥急不能卒視，治皆如右方也。/足之阳明，手之太阳，筋急则口目为僻，眦急不能卒视，治皆如右方也。

gǔ dù dì-shísì 骨度第十四/骨度第十四

Huángdì wèn yú bó gāo yuē: mài dù yán jīngmài zhī chángduǎn, héyǐ lì zhī? bó gāo yuē: xiān dù qí gǔjié zhī dà xiǎo、guǎng xiá、chángduǎn, ér mài dù dìng yǐ. 黃帝問於伯高曰：脈度言經脈之長短，何以立之？伯高曰：先度其骨節之大小、廣狹、長短，而

脈度定矣。/黄帝问于伯高曰：脉度言经脉之长短，何以立之？伯高曰：先度其骨节之大小、广狭、长短，而脉度定矣。
Huángdì yuē: yuàn wén zhòngrén zhī dù. rén cháng qīchǐ wǔ cùn zhě, qí gǔjié zhī dà xiǎo chángduǎn gè jǐhé? bó gāo yuē: tóu zhī dà gǔ wéi, èr chǐ liù cùn, xiōngwéi sì chǐwǔ cùn. yāowéi sì chǐ èr cùn. fā suǒ fù zhě lú zhì xiàng, chǐ èr cùn. fā yǐxià zhì yí, cháng yīchǐ, jūnzǐ zhōng zhé. 黃帝曰：願聞眾人之度。人長七尺五寸者，其骨節之大小長短各幾何？伯高曰：頭之大骨圍，二尺六寸，胸圍四尺五寸。腰圍四尺二寸。發所覆者顱至項，尺二寸。發以下至頤，長一尺，君子終折。/黄帝曰：愿闻众人之度。人长七尺五寸者，其骨节之大小长短各几何？伯高曰：头之大骨围，二尺六寸，胸围四尺五寸。腰围四尺二寸。发所覆者颅至项，尺二寸。发以下至颐，长一尺，君子终折。
jié hóu yǐxià zhì quēpén zhōng, cháng sì cùn. quēpén yǐxià zhì（gǔ hé）（gǔ kuī），cháng jiǔ cùn, guò zé fèi dà, bùmǎn zé fèi xiǎo.（gǔ hé）（gǔ kuī）yǐxià zhì tiān shū, cháng bā cùn, guò zé wèi dà, bùjí zé wèi xiǎo. tiān shū yǐxià zhì héng gǔ, cháng liù cùn bàn, guò zé huícháng guǎng cháng, bùmǎn zé xiá duǎn. héng gǔ, cháng liù cùn bàn. héng gǔ shàng lián yǐxià zhì nèi fǔ zhīshàng lián, cháng yīchǐ bā cùn. nèi fǔ zhīshàng lián yǐxià zhì xià lián, zhǎngsān cùn bàn. nèi fǔ xià lián, xià zhì nèihuái, cháng yīchǐ sān cùn. nèihuái yǐxià zhì dì, zhǎngsān cùn. xī guó yǐxià zhì fùshǔ, cháng yīchǐ liù cùn. fùshǔ yǐxià zhì dì, zhǎngsān cùn. gù gǔ wéi dà zé tàiguò, xiǎo zé bùjí. 結 喉以下至缺盆中，長四寸。缺盆以下至（骨曷）（骨虧），長九寸，過則肺大，不滿則肺小。（骨曷）（骨虧）以下至天樞，長八寸，過則胃大，不及則胃小。天樞以下至橫骨，長六寸半，過則迴腸廣長，不滿則狹短。橫骨，長六寸半。橫骨上廉以下至內輔之上廉，長一尺八寸。內輔之上廉以下至下廉，長三寸半。內輔下廉，下至內踝，長一尺三寸。內踝以下至地，長三寸。膝膕以下至附屬，長一尺六寸。附屬以下至地，長三寸。故骨圍大則太過，小則不及。/结 喉以下至缺盆中，长四寸。缺盆以下至（骨曷）（骨亏），长九寸，过则肺大，不满则肺小。（骨曷）（骨亏）以下至天枢，长八寸，过则胃大，不及则胃小。天枢 以下至横骨，长六寸半，过则回肠广长，不满则狭短。横骨，长六寸半。横骨上廉以下至内辅之上廉，长一尺八寸。内辅之上廉以下至下廉，长三寸半。内辅下廉，下至内踝，长一尺三寸。内踝以下至地，长三寸。膝腘以下至附属，长一尺六寸。附属以下至地，长三寸。故骨围大则太过，小则不及。
jiǎo yǐxià zhì zhù gǔ, cháng yīchǐ. xíng yè zhōng bùjiàn zhě, cháng sì cùn. yè yǐxià zhì jìxié, cháng yīchǐ èr cùn. jìxié yǐxià zhì bìshū, cháng liù cùn, bìshū yǐxià zhì xī zhōng, cháng yīchǐ jiǔ cùn. xī yǐxià zhì wàihuái, cháng yīchǐ liù cùn. wàihuái yǐxià zhì jīng gǔ, zhǎngsān cùn. jīng gǔ yǐxià zhì dì, cháng yīcùn. 角以下至柱骨，長一尺。行腋中不見者，長四寸。腋以下至季脅，長一尺二寸。季脅以下至髀樞，長六寸，髀樞以下至膝中，長一尺九寸。膝以下至外踝，長一尺六寸。外踝以下至京骨，長三寸。京骨以下至地，長一寸。/角以下至柱骨，长一尺。行腋中不见者，长四寸。腋以下至季胁，长一尺二寸。季胁以下至髀枢，长六寸，髀枢以下至膝中，长一尺九寸。膝以下至外踝，长一尺六寸。外踝以下至京骨，长三寸。京骨以下至地，长一寸。
ěr hòu dāng wán gǔ zhě, guǎng jiǔ cùn. ěr qián dāng ěrmén zhě, guǎng yīchǐ sān cùn. liǎng quán zhījiān, xiāngqù qī cùn. liǎng rǔ zhījiān, guǎng jiǔ cùn bàn. liǎng bì zhījiān, guǎng liù cùn bàn. 耳後當完骨者，廣九寸。耳前當耳門者，廣一尺三寸。兩顴之間，相去七寸。兩乳之間，廣九寸半。兩髀之間，廣六寸半。/耳后当完骨者，广九寸。耳前当耳门者，广一尺三寸。两颧之间，相去七寸。两乳之间，广九寸半。两髀之间，广六寸半。
zú cháng yīchǐ èr cùn, guǎng sì cùn bàn. jiān zhì zhǒu, cháng yīchǐ qī cùn; zhǒu zhì wàn, cháng yīchǐ èr cùn bàn. wàn zhì zhōngzhǐ běn jié, cháng sì cùn. běn jié zhì qí mē, cháng sì cùn bàn. 足長一尺二寸，廣四寸半。肩至肘，長一尺七寸；肘至腕，長一尺二寸半。腕至中指本節，長四寸。本節至其末，長四寸半。/足长一尺二寸，广四寸半。肩至肘，长一尺七寸；肘至腕，长一尺二寸半。腕至中指本节，长四寸。本节至其末，长四寸半。
xiàng fā yǐxià zhì bèigǔ, cháng èr cùn bàn, lǚ gǔ yǐxià zhìwěi dǐ, èrshíyī jié, zhǎngsān chǐ, shàngjié cháng yīcùn sì fēn fēnzhī yī, qí fēn zàixià, gù shàng qī jié zhìyú lǚ gǔ, jiǔ cùn bā fēn fēnzhī qī. cǐ zhòngrén gǔ zhī dù yě, suǒyǐ lì jīngmài zhī chángduǎn yě. shìgù shì qí jīngmài zhī 項發以下至背骨，長二寸半，膂骨以下至尾骶，二十一節，長三尺，上節長一寸四分分之一，奇分在下，故上七節至於膂骨，九寸八分分之七。此眾人骨之度也，所以立經脈之長短也。是故視其經脈之/项发以下至背骨，长二寸半，膂骨以下至尾骶，二十

一节，长三尺，上节长一寸四分分之一，奇分在下，故上七节至于膂骨，九寸八分分之七。此众人骨之度也，所以立经脉之长短也。是故视其经脉之
zàiyú shēn yě, qí jiàn fú ér jiān, qí jiàn míng ér dàzhě, duō xuè, xì ér chén zhě, duō qì yě. 在於身也，其見浮而堅，其見明而大者，多血，細而沉者，多氣也。/在于身也，其见浮而坚，其见明而大者，多血，细而沉者，多气也。

wǔshí yíng dì-shíwǔ 五十營第十五/五十营第十五

Huángdì yuē: yú yuàn wén wǔshí yíng nàihé? 黄帝曰：餘願聞五十營奈何？/黄帝曰：余愿闻五十营奈何？

Qíbó dá yuē: tiān Zhōu'èr shíbā xiǔ, sù sānshíliù fēn; rénqì xíng yī zhōu, qiān bā fēn, rì háng'èr shíbā xiǔ. rén jīngmài shàng-xià zuǒyòu qiánhòu èrshíbā mài, zhōushēn shíliù zhàng èr chǐ, yǐyìng èrshíbā xiǔ, lòushuǐ xià bǎi kè, yǐ fēn zhòuyè. gùrén yī hū mài zài dòng, qì xíng sān cùn, hūxī dìngxī, qì xíng liù cùn; shí xī, qì xíng liù chǐ, rì háng'èr fēn. èrbǎi qīshí xī, qì xíng shíliù zhàng èr chǐ, qì xíng jiāotōng yú zhōng, yī zhōu yú shēn, xiàshuǐ èr kè, rì háng'èr shíwǔ fēn. wǔbǎi sìshí xī, qì xíng zài zhōu yú shēn, xiàshuǐ sì kè, rì xíng sìshí fēn. èrqiān qībǎi xī, qì xíng shí zhōu yú shēn, xiàshuǐ èrshí kè, rì xíng wǔ xiǔ èrshí fēn. yīwàn sānqiān wǔbǎi xī, qì xíng wǔshí yíng yú shēn, shuǐxià bǎi kè, rì háng'èr shíbā xiǔ, lòushuǐ jiē jìn mài zhōng yǐ. suǒwèi jiāotōng zhě, bìngxíng yī shù yě. gù wǔshí yíng bèi, dé jìn tiāndì zhī shòu yǐ, fán xíng bā bǎi yīshí zhàng yě. 岐伯答曰：天週二十八宿，宿三十六分；人氣行一週，千八分，
日行二十八宿。人經脈上下左右前後二十八脈，周身十六丈二尺，以應二十八宿，漏水下百刻，以分晝夜。故人一呼脈再動，氣行三寸，呼吸定息，氣行六寸；十息，氣行六尺，日行二分。二百七十息，氣行十六丈二尺，氣行交通於中，一週於身，下水二刻，日行二十五分。五百四十息，氣行再周於身，下水四刻，日行四十分。二千七百息，氣行十週於身，下水二十刻，日 行五宿二十分。一萬三千五百息，氣行五十營於身，水下百刻，日行二十八宿，漏水皆盡脈終矣。所謂交通者，並行一數也。故五十營備，得盡天地之壽矣，凡行八 百一十丈也。/岐伯答曰：天周二十八宿，宿三十六分；人气行一周，千八分，
日行二十八宿。人经脉上下左右前后二十八脉，周身十六丈二尺，以应二十八宿，漏水下百刻，以分昼夜。故人一呼脉再动，气行三寸，呼吸定息，气行六寸；十息，气行六尺，日行二分。二百七十息，气行十六丈二尺，气行交通于中，一周于身，下水二刻，日行二十五分。五百四十息，气行再周于身，下水四刻，日行四十分。二千七百息，气行十周于身，下水二十刻，日 行五宿二十分。一万三千五百息，气行五十营于身，水下百刻，日行二十八宿，漏水皆尽脉终矣。所谓交通者，并行一数也。故五十营备，得尽天地之寿矣，凡行八 百一十丈也。

yíngqì dì-shíliù 營氣第十六/营气第十六

Huángdì yuē: yíngqì zhī dào, nèi gǔ wéi bǎo. gǔ rù yú wèi, nǎi chuán zhī fèi, liúyì yú zhōng, bùsàn yú wài, jīng zhuān zhě, xíng yú jīng suì, cháng yíng wúyǐ, zhōng'érfùshǐ, shì wèi tiāndì zhī jì. gù qì cóng tàiyīn chū zhù shǒu yáng míng, shàngxíng zhù zú yángmíng, xiàxíng zhì fū shàng, zhù dàzhǐ jiān, yǔ tàiyīn hé; shàngxíng dǐ bì, cóng pí zhù xīnzhōng; xún shǒu shàoyīn, chū yè zhōng bì, zhù xiǎozhǐ, héshǒu tàiyáng; shàngxíng chéng yè, chū? nèi, zhùmù nèi zì, shàng diān, xià xiàng, hé zú tàiyáng; xún jǐ, xià kāo, xiàxíng zhù xiǎozhǐ zhī duān, xún zúxīn, zhù zú shàoyīn; shàngxíng zhù shèn, cóng shèn zhù xīn wài, sàn yú xiōngzhōng; xún xīn zhǔmài, chū yè, xià bì, chū liǎng jīn zhījiān, rù zhǎng zhōng, chū zhōngzhǐ zhī duān, hái zhù xiǎozhǐ cì zhǐ zhī duān, héshǒu shàoyáng; shàngxíng zhù shān zhōng, sàn yú sān jiāo, cóng sān jiāo zhù dǎn, chū xié, zhù zú shàoyáng; xiàxíng zhì fū shàng, fù cóng fū zhù dàzhǐ jiān, hé zú jué yīn, shàngxíng zhì gān, cóng gān shàng zhù fèi, shàng xún hóulóng, rù háng sǎng zhī qiào, jiū yú xù mén. qí zhī bié zhě, shàng é, xún diān, xià xiàng zhōng, xún jǐ, rù dǐ, shì dūmài yě; luò yīnqì, shàngguò máo zhōng, rù qí zhōng, shàng xún fùlǐ, rù quēpén, xiàzhù fèi zhōng, fùchū tài yīn. cǐ yíngqì zhī suǒ xíng yě, nì shùn zhī cháng yě. 黄帝曰：營氣之道，
內谷為寶。谷入於胃，乃傳之肺，流溢於中，布散於外，精專者，行於經隧，常營無已，終而復始，是謂天地之紀。故氣從太陰出注手陽 明，上行注足陽明，下行至跗上，注大指間，與太陰合；上行抵髀，從脾注心中；循手少陰，出腋中臂，注小指，合手太陽；上行乘腋，出?內，注目內眥，上巔，下項，合足太陽；循脊，下尻，下行注小指之端，循足心，注足少陰；上行注腎，從腎注心外，散於胸中；循心主脈，出腋，下臂，出兩筋之間，入掌中，出中指之

端，還注小指次指之端，合手少陽；上行注膻中，散於三焦，從三焦注膽，出脅，注足少陽；下行至跗上，復從跗注大指間，合足厥陰，上行至肝，從肝上注肺，上 循喉嚨，入頏顙之竅，究於畜門。其支別者，上額，循巔，下項中，循脊，入骶，是督脈也；絡陰器，上過毛中，入臍中，上循腹裡，入缺盆，下注肺中，復出太 陰。此營氣之所行也，逆順之常也。/黄帝曰：营气之道，内谷为宝。谷入于胃，乃传之肺，流溢于中，布散于外，精专者，行于经隧，常营无已，终而复始，是谓天地之纪。故气从太阴出注手阳 明，上行注足阳明，下行至跗上，注大指间，与太阴合；上行抵髀，从脾注心中；循手少阴，出腋中臂，注小指，合手太阳；上行乘腋，出?内，注目内眥，上巅， 下项，合足太阳；循脊，下尻，下行注小指之端，循足心，注足少阴；上行注肾，从肾注心外，散于胸中；循心主脉，出腋，下臂，出两筋之间，入掌中，出中指之端，还注小指次指之端，合手少阳；上行注膻中，散于三焦，从三焦注胆，出胁，注足少阳；下行至跗上，复从跗注大指间，合足厥阴，上行至肝，从肝上注肺，上 循喉咙，入颃颡之窍，究于畜门。其支别者，上额，循巅，下项中，循脊，入骶，是督脉也；络阴器，上过毛中，入脐中，上循腹里，入缺盆，下注肺中，复出太 阴。此营气之所行也，逆顺之常也。

mài dù dì-shíqī 脈度第十七/脉度第十七

Huángdì yuē: yuàn wén mài dù. Qíbó dá yuē: shǒu zhī liù yáng, cóng shǒu zhì tóu, cháng wǔ chǐ, wǔ liù sān zhàng. shǒu zhī liù yīn, cóng shǒu zhì xiōngzhōng, sānchǐ wǔ cùn, sān liù yī zhàngbā chǐ, wǔ liù sān chǐ, hé èr zhàng yīchǐ. zú zhī liù yáng, cóng zú shàng zhì tóu, bā chǐ, liù bā sì zhàngbā chǐ. zú zhī liù yīn, cóng zú zhì xiōngzhōng, liù chǐwǔ cùn, liù liù sān zhàng liù chǐ, wǔ liù sān chǐ hé sān zhàng jiǔ chǐ. qiāo mài cóng zú zhì mù, qīchǐ wǔ cùn, èr qī yī zhàng sì chǐ, èr Wǔyī chǐ, héyī zhàng wǔ chǐ. dūmài、rènmài, gè sì chǐwǔ cùn, èr sì bā chǐ, èr wǔ yī chǐ, hé jiǔ chǐ. fán dōu héyī shíliù zhàng èr chǐ, cǐ qì zhī dà jīng suì yě. 黃帝曰：願聞脈度。岐伯答曰：手之六陽，從手至頭，長五尺，五六三丈。手之六陰，從手至胸中，三尺五寸，三六一丈八尺，五六三尺，合二丈一尺。足之 六陽，從足上至頭，八尺，六八四丈八尺。足之六陰，從足至胸中，六尺五寸，六六三丈六尺，五六三尺合三丈九尺。蹻脈從足至目，七尺五寸，二七一丈四尺，二 五一尺，合一丈五尺。督脈、任脈，各四尺五寸，二四八尺，二五一尺，合九尺。凡都合一十六丈二尺，此氣之大經隧也。/黄帝曰：愿闻脉度。岐伯答曰：手之六阳，从手至头，长五尺，五六三丈。手之六阴，从手至胸中，三尺五寸，三六一丈八尺，五六三尺，合二丈一尺。足之 六阳，从足上至头，八尺，六八四丈八尺。足之六阴，从足至胸中，六尺五寸，六六三丈六尺，五六三尺合三丈九尺。蹻脉从足至目，七尺五寸，二七一丈四尺，二 五一尺，合一丈五尺。督脉、任脉，各四尺五寸，二四八尺，二五一尺，合九尺。凡都合一十六丈二尺，此气之大经隧也。

jīngmài wéi lǐ, zhī ér héng zhě wéi luò, luò zhī bié zhě wéi sūn, shèng ér xuè zhě jí zhū zhī, shèng zhě xiè zhī, xū zhě yǐn yào yǐ bǔ zhī. wǔ cáng cháng nèi yuè yú shàng qīqiào yě. gù fèi qì tōng yú bí, fèi hé zé bí néng zhī chòu xiāng yǐ; xīnqì tōng yú shé, xīn hé zé shé néng zhī wǔwèi yǐ; gānqi tōng yú mù, gān hé zé mù néng biàn wǔsè yǐ; píqi tōng yú kǒu, pí hé zé kǒunéng zhī wǔgǔ yǐ; shèn qì tōng yú ěr, shèn hé zé ěr néng wén wǔyīn yǐ. wǔzàng bùhé, zé qīqiào bùtōng; liùfǔ bùhé zé liú wéi yōng. gù xié zài fǔ zé yáng mài bùhé, yáng mài bùhé zé qì liú zhī, qì liú zhī zé yángqì shèng yǐ. yángqì tài shèng, zé yīn bùlì, yīn mài bùlì zé xuè liú zhī, xuè liú zhī zé yīnqì shèng yǐ. yīnqì tài shèng zé yángqì bù néng róng yě, gù yuē guān. yángqì tài shèng, zé yīnqì fú néng róng yě, gù yuē gé. yīn-yáng jù shèng, bude xiāng róng, gù yuē guān gé. guān gé zhě, bude jìn qī ér sǐ yě. 經脈為裡，支而横者為 絡，絡之別者為孫，盛而血者疾誅之，盛者瀉之，虛者飲藥以補之。五藏常內閱於上七竅也。故肺氣通於鼻，肺和則鼻能知臭香矣；心氣通於舌，心和則舌能知五味 矣；肝氣通於目，肝和則目能辨五色矣；脾氣通於口，脾和則口能知五穀矣；腎氣通於耳，腎和則耳能聞五音矣。五臟不和，則七竅不通；六腑不合則留為癰。故邪在腑則陽脈不和，陽脈不和則氣留之，氣留之則陽氣盛矣。陽氣太盛，則陰不利，陰脈不利則血留之，血留之則陰氣盛矣。陰氣太盛則陽氣不能榮也，故曰關。陽氣太盛，則陰氣弗能榮也，故曰格。陰陽俱盛，不得相榮，故曰關格。關格者，不得盡期而死也。/经脉为里，支而横者为 络，络之别者为孙，盛而血者疾诛之，盛者泻之，虚者饮药以补之。五藏常内阅于上七窍也。故肺气通于鼻，肺和则鼻能知臭香矣；心气通于舌，心和则舌能知五味 矣；肝气通于目，肝和则目能辨五色矣；脾气通于口，脾和则口能知五谷矣；肾气通于耳，肾和则耳能闻五音矣。五脏不和，则七窍不通；六腑不合则留为痈。故邪在腑则阳脉不和，阳脉

不和则气留之，气留之则阳气盛矣。阳气太盛，则阴不利，阴脉不利则血留之，血留之则阴气盛矣。阴气太盛则阳气不能荣也，故曰关。阳气太盛，则阴气弗能荣也，故曰格。阴阳俱盛，不得相荣，故曰关格。关格者，不得尽期而死也。

Huángdì yuē: qiāo mài ān qǐ ān zhǐ, hé qì róng shuǐ? Qíbó dá yuē: qiāo mài zhě, shàoyīn zhī bié, qǐ yú rán gǔ zhīhòu. shàng nèihuái zhīshàng, zhíshàng xún yīngǔ, rù yīn, shàng xún xiōng lǐ, rù quēpén, shàng chū rén yíng zhīqián, rù kuí, zhǔmù nèi zì, héyú tàiyáng, yáng qiāo ér shàngxíng, qì bìng xiāng hái, zé wéi rú, mù qì bù róng, zé mù bùhé. 黃帝曰：蹻脈安起安止，何氣榮水？岐伯答曰：蹻脈者，少陰之別，起於然骨之後。上內踝之上，直上循陰股，入陰，上循胸裡，入缺盆，上出人迎之前，入頄，屬目內眥，合於太陽，陽蹻而上行，氣並相還，則為濡，目氣不榮，則目不合。/黄帝曰：蹻脉安起安止，何气荣水？岐伯答曰：蹻脉者，少阴之别，起于然骨之后。上内踝之上，直上循阴股，入阴，上循胸里，入缺盆，上出人迎之前，入頄，属目内眥，合于太阳，阳蹻而上行，气并相还，则为濡，目气不荣，则目不合。

Huángdì yuē: qì dúxíng wǔzàng, bù róng liùfǔ, héyě? Qíbó dá yuē: qì zhī bude wúxíng yě, rú shuǐ zhī liú, rú rìyuè zhī xíng bùxiū, gù yīn mài róng qí zàng, yáng mài róng qí fǔ, rú huán zhīwú duān, mòzhī qí jì, zhōng'érfùshǐ, qí liúyì zhī qì, nèi gài zàngfǔ, wài rú còulǐ. 黃帝曰：氣獨行五臟，不榮六腑，何也？岐伯答曰：氣之不得無行也，如水之流，如日月之行不休，故陰脈榮其髒，陽脈榮其腑，如環之無端，莫知其紀，終而復始，其流溢之氣，內溉臟腑，外濡腠理。/黄帝曰：气独行五脏，不荣六腑，何也？岐伯答曰：气之不得无行也，如水之流，如日月之行不休，故阴脉荣其脏，阳脉荣其腑，如环之无端，莫知其纪，终而复始，其流溢之气，内溉脏腑，外濡腠理。

Huángdì yuē: qiāo mài yǒu yīn-yáng, hé mài dāng qí shù? Qíbó yuē: nánzǐ shù qí yáng, nǚzǐ shù qí yīn, dāng shù zhě wéi yīn, qí bùdàng shù zhě wéi luò yě. 黃帝曰：蹻脈有陰陽，何脈當其數？岐伯曰：男子數其陽，女子數其陰，當數者為陰，其不當數者為絡也。/黄帝曰：蹻脉有阴阳，何脉当其数？岐伯曰：男子数其阳，女子数其阴，当数者为阴，其不当数者为络也。

yíngwèi shēng huì dì-shíbā 營衛生會第十八/营卫生会第十八

Huángdì wèn yú Qíbó yuē: rén yān shòuqì? yīn-yáng yān huì? hé qì wéi yíng? hé qì wéi wèi? yíng ān cóng shēng? wèi yúyān huì? lǎo zhuàng bùtóng qì, yīn-yáng yìwèi, yuàn wén qí huì. Qíbó dá yuē: rén shòuqì yú gǔ, gǔ rù yú wèi, yǐ chuán yǔ fèi, wǔzàngliùfǔ, jiē yǐ shòuqì, qí qīng zhě wéi yíng, zhuó zhě wéi wèi, yíng zài mài zhōng, wèi zài mài wài, yíng zhōu bùxiū, wǔshí dù ér fù dàhuì, yīn-yáng xiāng guàn, rú huán wúduān, wèiqì xíng yú yīn èrshíwǔ dù, xíng yú yáng èrshíwǔ dù, fēnwéi zhòuyè, gù qì zhì yáng ér qǐ, zhì yīn ér zhǐ. gù yuē rìzhōng ér yáng lǒng, wéi zhòng yáng, yèbàn ér yīn lǒng wéi zhòng yīn, gù tàiyīn zhǔ nèi, tàiyáng zhǔ wài, gè háng'èr shíwǔ dù fēnwéi zhòuyè. yèbàn wéi yīn lǒng, yèbàn hòu ér wéi yáng shuāi, píng qiě yīn jìn ér yáng shòuqì yǐ. rìzhōng ér yáng lǒng, rì xī ér yáng shuāi, rì rù yáng jìn ér yīn shòuqì yǐ. yèbàn ér dàhuì, wànmín jiē wò, mìng yuē hé yīn, píngdàn yīn jìn ér yáng shòuqì, rúshì wú jǐ, yǔ tiāndì tóng jì. 黃帝問於岐伯曰：人焉受氣？陰陽焉會？何氣為營？何氣為衛？營安從生？衛於焉會？老壯不同氣，陰陽異位，願聞其會。岐伯答曰：人受氣於谷，谷入於胃，以傳與肺，五臟六腑，皆以受氣，其清者為營，濁者為衛，營在脈中，衛在脈外，營周不休，五十度而復大會，陰陽相貫，如環無端，衛氣行於陰二十五度，行於陽二十五度，分為晝夜，故氣至陽而起，至陰而止。故曰日中而陽隴，為重陽，夜半而陰隴為重陰，故太陰主內，太陽主外，各行二十五度分為晝夜。夜半為陰隴，夜半後而為陽衰，平旦陰盡而陽受氣矣。日中而陽隴，日西而陽衰，日入陽盡而陰受氣矣。夜半而大會，萬民皆臥，命曰合陰，平旦陰盡而陽受氣，如是無已，與天地同紀。/黄帝问于岐伯曰：人焉受气？阴阳焉会？何气为营？何气为卫？营安从生？卫于焉会？老壮不同气，阴阳异位，愿闻其会。岐伯答曰：人受气于谷，谷入于胃，以传与肺，五脏六腑，皆以受气，其清者为营，浊者为卫，营在脉中，卫在脉外，营周不休，五十度而复大会，阴阳相贯，如环无端，卫气行于阴二十五度，行于阳二十五度，分为昼夜，故气至阳而起，至阴而止。故曰日中而阳陇，为重阳，夜半而阴陇为重阴，故太阴主内，太阳主外，各行二十五度分为昼夜。夜半为阴陇，夜半后而为阳衰，平旦阴尽而阳受气矣。日中而阳陇，日西而阳衰，日入阳尽而阴受气矣。夜半而大会，万民皆卧，命曰合阴，平旦阴尽而阳受气，如是无已，与天地同纪。

Huángdì yuē: lǎorén zhī bù yè míng zhě, hé qìshǐ rán? shǎo zhuàng zhī rén, bù zhòu míng zhě, hé qìshǐ rán? Qíbó dá yuē: zhuàng zhě zhī qìxuè shèng, qí jīròu huá, qìdào tōng, yíngwèi zhī xíng bù shī qí cháng, gù zhòu jīng ér yè míng. lǎozhě zhī qìxuè shuāi, qí jīròu kū, qìdào sè, wǔzàng zhī qì xiāng bó, qí yíngqì shuāi shǎo ér wèiqì nèi fá, gù zhòu bù jīng, yè bù míng. 黃帝曰：老人之不夜瞑者，何氣使然？少壯之人，不晝瞑者，何氣使然？岐伯答曰：壯者之氣血盛，其肌肉滑，氣道通，營衛之行不失其常，故晝精而夜瞑。老者之氣血衰，其肌肉枯，氣道澀，五臟之氣相博，其營氣衰少而衛氣內伐，故晝不精，夜不瞑。/黄帝曰：老人之不夜瞑者，何气使然？少壮之人，不昼瞑者，何气使然？岐伯答曰：壮者之气血盛，其肌肉滑，气道通，营卫之行不失其常，故昼精而夜瞑。老者之气血衰，其肌肉枯，气道涩，五脏之气相博，其营气衰少而卫气内伐，故昼不精，夜不瞑。

huáng dì yuē: yuàn wén yíngwèi zhī suǒ xíng, jiē hé dào cónglái? Qíbó dá yuē: yíng chū zhōngjiāo, wèi chū xiàjiāo. Huángdì yuē: yuàn wén sān jiāo zhī suǒ chū. Qíbó dá yuē: shàng-jiāo chūyú wèi shàngkǒu, bìng yān yǐshàng, guàn gé, ér bù xiōngzhōng, zǒu yè, xún tàiyīn zhī fēn ér xíng, hái zhì yángmíng, shàng zhì shé, xià zú yángmíng, cháng yǔ yíng jù xíng yú yáng èrshíwǔ dù, xíng yú yīn yì èrshíwǔ dù yī zhōu yě. gù wǔshí dù ér fù dàhuì yú shǒu tàiyīn yǐ. 黃帝曰：願聞營衛之所行，皆何道從來？岐伯答曰：營出中焦，衛出下焦。黃帝曰：願聞三焦之所出。岐伯答曰：上焦出於胃上口，並咽以上，貫膈，而布胸中，走腋，循太陰之分而行，還至陽明，上至舌，下足陽明，常與營俱行於陽二十五度，行於陰亦二十五度一週也。故五十度而復大會於手太陰矣。/黄帝曰：愿闻营卫之所行，皆何道从来？岐伯答曰：营出中焦，卫出下焦。黄帝曰：愿闻三焦之所出。岐伯答曰：上焦出于胃上口，并咽以上，贯膈，而布胸中，走腋，循太阴之分而行，还至阳明，上至舌，下足阳明，常与营俱行于阳二十五度，行于阴亦二十五度一周也。故五十度而复大会于手太阴矣。

Huángdì yuē: rén yǒu rè, yǐnshí xià wèi, qí qì wèidìng, hàn zé chū, huò chūyú miàn, huò chūyú bèi, huò chūyú shēn bàn, qí bù xún wèiqì zhī dào ér chū, héyě? Qíbó yuē: cǐwài shāng yú fēng, nèikāi còulǐ, máo zhēng lǐ xiè, wèiqì zǒu zhī, gùbù dé xún qí dào, cǐ qì piāo-hàn huá jí, jiàn kāi ér chū, gù bude cóng qí dào, gù mìng yuē lòuxiè. 黃帝曰：人有熱，飲食下胃，其氣未定，汗則出，或出於面，或出於背，或出於身半，其不循衛氣之道而出，何也？岐伯曰：此外傷於風，內開腠理，毛蒸理泄，衛氣走之，固不得循其道，此氣慓悍滑疾，見開而出，故不得從其道，故命曰漏泄。/黄帝曰：人有热，饮食下胃，其气未定，汗则出，或出于面，或出于背，或出于身半，其不循卫气之道而出，何也？岐伯曰：此外伤于风，内开腠理，毛蒸理泄，卫气走之，固不得循其道，此气慓悍滑疾，见开而出，故不得从其道，故命曰漏泄。

Huángdì yuē: yuàn wén zhōngjiāo zhī suǒ chū. Qíbó dá yuē: zhōngjiāo yì bìng wèi zhōng, chū shàngjiāo zhīhòu, cǐ suǒ shòuqì zhě, mì zāopò, zhēng jīnyè, huà qí jīngwēi, shàng zhù yú fèi mài nǎi huà ér wéi xuè, yǐ fèng shēngshēn, mò guì yúcǐ, gù dúdé xíng yú jīng suì, mìng yuē yíngqì. 黃帝曰：願聞中焦之所出。岐伯答曰：中焦亦並胃中，出上焦之後，此所受氣者，泌糟粕，蒸津液，化其精微，上注於肺脈乃化而為血，以奉生身，莫貴於此，故獨得行於經隧，命曰營氣。/黄帝曰：愿闻中焦之所出。岐伯答曰：中焦亦并胃中，出上焦之后，此所受气者，泌糟粕，蒸津液，化其精微，上注于肺脉乃化而为血，以奉生身，莫贵于此，故独得行于经隧，命曰营气。

Huángdì yuē: fū xuè zhī yǔ qì, yì míng tónglèi. hé wèi yě? Qíbó dá yuē: yíngwèi zhě, jīngqì yě, xuè zhě, shénqì yě, gù xuè zhī yǔ qì, yì míng tónglèi yān. gù duó xuè zhě wú hàn, duó hàn zhě wú xuè, gùrén shēng yǒu liǎng sǐ ér wúliǎng shēng. 黃帝曰：夫血之與氣，異名同類。何謂也？岐伯答曰：營衛者，精氣也，血者，神氣也，故血之與氣，異名同類焉。故奪血者無汗，奪汗者無血，故人生有兩死而無兩生。/黄帝曰：夫血之与气，异名同类。何谓也？岐伯答曰：营卫者，精气也，血者，神气也，故血之与气，异名同类焉。故夺血者无汗，夺汗者无血，故人生有两死而无两生。

Huángdì yuē: yuàn wén xiàjiāo zhī suǒ chū. Qíbó dá yuē: xiàjiāo zhě, bié huícháng, zhù yú pángguāng, ér shènrù yān; gù shuǐ gǔ zhě, cháng bìngjū yú wèi zhōng, chéng zāopò, ér jù xià yú dàcháng ér chéng xiàjiāo, shèn ér jù xià. jì mì bié zhī, xún xiàjiāo ér shènrù pángguāng yān. 黃帝曰：願聞下焦之所出。岐伯答曰：下焦者，別迴腸，注於膀胱，而滲入焉；故水谷者，常並居於胃中，成糟粕，而俱下於大腸而成下焦，滲而俱下。濟泌別汁，循下焦而滲入膀胱焉。/黄帝曰：愿闻下焦之所出。岐伯答曰：下焦者，别回肠，注于膀胱，而渗入焉；故水谷者，常并居于胃中，成糟粕，而俱下于大肠而成下焦，渗而俱下。济泌别汁，循下焦而渗入膀胱焉。

Huángdì yuē: rén yǐnjiǔ, jiǔ yì rù wèi, gǔ wèi shóu, ér xiǎobiàn dú xiān xià, héyě? Qíbó dá yuē: jiǔ zhě, shóu gǔ zhī yè yě. qí qì hàn yǐ qīng, gù hòu gǔ ér rù, xiān gǔ ér yè chū yān. Huángdì yuē: shàn. yú wén shàngjiāo rú wù, zhōngjiāo rú òu, xiàjiāo rú dú, cǐ zhī wèi yě. 黃帝曰：人飲酒，酒亦入胃，谷未熟，而小便獨先下，何也？岐伯答曰：酒者，熟谷之液也。其氣悍以清，故後谷而入，先谷而液出焉。黃帝曰：善。餘聞上焦如霧，中焦如漚，下焦如瀆，此之謂也。/黄帝曰：人饮酒，酒亦入胃，谷未熟，而小便独先下，何也？岐伯答曰：酒者，熟谷之液也。其气悍以清，故后谷而入，先谷而液出焉。黄帝曰：善。余闻上焦如雾，中焦如沤，下焦如渎，此之谓也。

sìshí qì dì-shíjiǔ 四時氣第十九/四时气第十九

Huángdì wèn yú Qíbó yuē: fū sìshí zhī qì, gè bùtóng xíng, bǎibìng zhī qǐ, jiē yǒusuǒ shēng, jiǔ cì zhī dào, hézhě wéi dìng? Qíbó dá yuē: sìshí zhī qì, gè yǒusuǒ zài, jiǔ cì zhī dào, déqì xué wéi dìng. gù chūn qǔ jīng、xuèmài、fēn ròu zhījiān, shènzhě, shēn cì zhī, jiànzhě, qiǎn cì zhī; xià qǔ shèng jīng sūnluò, qǔ fēn jiān jué pífū; qiū qǔjīng shù. xié zài fǔ, qǔ zhī hé; dōng qǔ jǐng yíng, bì shēn yǐ liú zhī. 黃帝問於岐伯曰：夫四時之氣，各不同形，百病之起，皆有所生，灸刺之道，何者為定？岐伯答曰：四時之氣，各有所在，灸刺之道，得氣穴為定。故春取 經、血脈、分肉之間，甚者，深刺之，間者，淺刺之；夏取盛經孫絡，取分間絕皮膚；秋取經俞。邪在腑，取之合；冬取井滎，必深以留之。/黄帝问于岐伯曰：夫四时之气，各不同形，百病之起，皆有所生，灸刺之道，何者为定？岐伯答曰：四时之气，各有所在，灸刺之道，得气穴为定。故春取 经、血脉、分肉之间，甚者，深刺之，间者，浅刺之；夏取盛经孙络，取分间绝皮肤；秋取经腧。邪在腑，取之合；冬取井荥，必深以留之。

wēnnüè hàn bùchū, wéi wǔshíjiǔ wěi, fēng（chuáng shuǐ）fū zhàng, wéi wǔshí wěi. qǔ pífū zhī xuè zhě, jìn qǔ zhī. sūn xiè bǔ sān yīn zhīshàng, bǔ yīn líng quán, jiē jiǔliú zhī, rè xíng nǎi zhǐ. 溫瘧汗不出，為五十九痏，風（疒水）膚脹，為五十痏。取皮膚之血者，盡取之。飧泄補三陰之上，補陰陵泉，皆久留之，熱行乃止。/温疟汗不出，为五十九痏，风（疒水）肤胀，为五十痏。取皮肤之血者，尽取之。飧泄补三阴之上，补阴陵泉，皆久留之，热行乃止。

zhuànjīn yú yáng, zhì qí yáng; zhuànjīn yú yīn, zhì qí yīn. jiē zú cì zhī. tú（chuáng shuǐ）xiān qǔ huán gǔ xiàsān cùn, yǐ pí zhēn zhēn zhī, yǐ cì ér tǒng zhī, ér nèi zhī, rù ér fù zhī, yǐ jìn qí（chuáng shuǐ）, bì jiān. lái huǎn zé fán mán, lái jí zé ānjìng, jiànrì yī cì zhī,（chuáng shuǐ）jìn nǎi zhǐ. yǐn bì yào, fāng cì zhī shí tú yǐn zhī, fāng yǐn wú shí, fāng shí wú yǐn, wú shí tā shí, bǎi sānshíwǔ rì. 轉筋於陽，治其陽；轉筋於陰，治其陰。皆卒刺之。徒（疒水）先取環谷下三寸，以鈹針針之，已刺而筩之，而內之，入而復之，以盡其（疒水），必堅。來緩則煩悗，來急則安靜，間日一刺之，（疒水）盡乃止。飲閉藥，方刺之時徒飲之，方飲無食，方食無飲，無食他食，百三十五日。/转筋于阳，治其阳；转筋于阴，治其阴。皆卒刺之。徒（疒水）先取环谷下三寸，以铍针针之，已刺而筒之，而内之，入而复之，以尽其（疒水），必坚。来缓则烦悗，来急则安静，间日一刺之，（疒水）尽乃止。饮闭药，方刺之时徒饮之，方饮无食，方食无饮，无食他食，百三十五日。

zhù bì bù qù, jiǔ hán bùyǐ, zú qǔ qísān lí. gǔ wéi gān. cháng zhōng bùbiàn, qǔ sān lí, shèng xiè zhī, xū bǔ zhī. lìfēng zhě, sù cì qí zhǒng shàng. yǐ cì, yǐ ruì zhēn zhēn qí chù, àn chū qí èqì, zhǒng jìn nǎi zhǐ. cháng shí fāng shí, wú shí tā shí. 著痹不去，久寒不已，卒取其三里。骨為干。腸中不便，取三里，盛瀉之，虛補之。癘風者，素刺其腫上。已刺，以銳針針其處，按出其惡氣，腫盡乃止。常食方食，無食他食。/着痹不去，久寒不已，卒取其三里。骨为干。肠中不便，取三里，盛泻之，虚补之。疠风者，素刺其肿上。已刺，以锐针针其处，按出其恶气，肿尽乃止。常食方食，无食他食。

fù zhōngcháng míng, qìshàng chōng xiōng, chuǎn bù néng jiǔ lì. xié zài dàcháng, cì huāng zhī yuán, jù xū shàng lián、sān lí. xiǎofù kòng gāo, yǐn yāo jǐ, shàngchōng xīn. xié zài xiǎocháng zhě, lián gāo xì, shǔyú jǐ, guàn gān-fèi, luò xīnxì. qìshèng zé jué nì, shàngchōng chángwèi, xūn gān, sàn yú huāng, jié yú qí, gù qǔ zhī huāng yuán yǐ sàn zhī, cì tàiyīn yǐ yú zhī, qǔ jué yīn yǐxià zhī, qǔ jù xū xià lián yǐqù zhī, àn qí suǒ guò zhī jīng yǐ tiáo zhī. 腹中常鳴，氣上沖胸，喘不能久立。邪在大腸，刺肓之原，巨虛上廉、三里。小腹控睪，引腰脊，上沖心。邪在小腸者，連睪系，屬於脊，貫肝肺，絡心繫。氣盛則厥逆，上沖腸胃，熏肝，散於肓，結於臍，故取之肓原以散之，刺太陰以予之，取厥陰以下之，取巨虛下廉以去之，按其所過之經以調之。/腹中常鸣，气上冲胸，喘不能久立。邪在大肠，刺肓之原，巨虚上廉、三里。小腹控睾，引腰脊，上冲心。邪在小肠者，连睾系，属于脊，贯肝肺，络心系。气盛则厥逆，上冲肠胃，熏

肝，散于肓，结于脐，故取之肓原以散之，刺太阴以予之，取厥阴以下之，取巨虚下廉以去之，按其所过之经以调之。
shàn ǒu, ǒu yǒu kǔ, cháng tàixī, xīnzhōng dàn dàn, kǒng rén jiāng bǔ zhī; xié zài dǎn, nì zài wèi, dǎn yè xiè, zé kǒu kǔ, wèi qìnì, zé ǒu kǔ, gù yuē ǒu dǎn. qǔ sān lí yǐxià. wèi qìnì, zé cì shàoyáng xuè luò, yǐ bì dǎn nì, què tiáo qí xūshí, yǐqù qí xié. 善嘔，嘔有苦，長太息，心中憺憺，恐人將捕之；邪在膽，逆在胃，膽液泄，則口苦，胃氣逆，則嘔苦，故曰嘔膽。取三里以下。胃氣逆，則刺少陽血絡，以閉膽逆，卻調其虛實，以去其邪。/善呕，呕有苦，长太息，心中憺憺，恐人将捕之；邪在胆，逆在胃，胆液泄，则口苦，胃气逆，则呕苦，故曰呕胆。取三里以下。胃气逆，则刺少阳血络，以闭胆逆，却调其虚实，以去其邪。
yǐnshí bùxià, gé sāi bùtōng, xié zài wèiwǎn, zài shàngwǎn, zé cì yì ér xià zhī, zàixià wǎn, zé sàn ér qù zhī. xiǎofù tòng zhǒng, bude xiǎo-biàn, xié zài sān jiāo, yuē qǔ zhī tàiyáng dà luò, shì qí luòmài yǔ jué yīn xiǎo luò jié ér xuè zhě, zhǒng shàng jí wèiwǎn, qǔ sān lí. 飲食不下，膈塞不通，邪在胃脘，在上脘，則刺抑而下之，在下脘，則散而去之。小腹痛腫，不得小便，邪在三焦，約取之太陽大絡，視其絡脈與厥陰小絡結而血者，腫上及胃脘，取三里。/饮食不下，膈塞不通，邪在胃脘，在上脘，则刺抑而下之，在下脘，则散而去之。小腹痛肿，不得小便，邪在三焦，约取之太阳大络，视其络脉与厥阴小络结而血者，肿上及胃脘，取三里。
dǔ qí sè, chá qí yǐ, zhī qí sàn fùzhě, shì qí mù sè, yǐ zhī bìng zhī cúnwáng yě. yī qí xíng, tīng qí dòngjing zhě, chí qìkǒu rén yíng yǐ shì qí mài, jiān qiě shèng qiě huá zhě, bìng rì jìn, mài ruǎn zhě, bìng jiāng xià, zhū jīng shí zhě, bìng sān rì yǐ. qìkǒu hòu yīn, rén yínghòu yáng yě. 睹其色，察其以，知其散復者，視其目色，以知病之存亡也。一其形，聽其動靜者，持氣口人迎以視其脈，堅且盛且滑者，病日進，脈軟者，病將下，諸經實者，病三日已。氣口候陰，人迎候陽也。/睹其色，察其以，知其散复者，视其目色，以知病之存亡也。一其形，听其动静者，持气口人迎以视其脉，坚且盛且滑者，病日进，脉软者，病将下，诸经实者，病三日已。气口候阴，人迎候阳也。

wǔ xié dì-èrshí 五邪第二十/五邪第二十
xié zài fèi, zé bìng pífū tòng, hánrè, shàngqì chuǎn, hàn chū, kài dòng jiānbèi. qǔ zhī yīng Zhōng-wài yù, bèi Sānjié wǔzàng zhī bàng, yǐ shǒu jí àn zhī, kuài rán, nǎi cì zhī. qǔ zhī quē-pén zhōng yǐ yuè zhī. 邪在肺，則病皮膚痛，寒熱，上氣喘，汗出，欬動肩背。取之膺中外喻，背三節五臟之傍，以手疾按之，快然，乃刺之。取之缺盆中以越之。/邪在肺，则病皮肤痛，寒热，上气喘，汗出，欬动肩背。取之膺中外喻，背三节五脏之傍，以手疾按之，快然，乃刺之。取之缺盆中以越之。
xié zài gān, zé liǎng xié zhōng tòng, hán zhōng, è xuè zàinèi, xíngshàn chè jié, shí jiǎo zhǒng. qǔ zhī xíng jiān, yǐ yǐn xié xià, bǔ sān lí yǐ wēn wèi zhōng, qǔxiě mài yǐ sàn è xuè; qǔ'ěr jiān qīng mài, yǐqù qí chè. 邪在肝，則兩脅中痛，寒中，惡血在內，行善掣節，時腳腫。取之行間，以引脅下，補三里以溫胃中，取血脈以散惡血；取耳間青脈，以去其掣。/邪在肝，则两胁中痛，寒中，恶血在内，行善掣节，时脚肿。取之行间，以引胁下，补三里以温胃中，取血脉以散恶血；取耳间青脉，以去其掣。
xié zài píwèi, zé bìng jīròu tòng, yángqì yǒuyú, yīnqì bùzú, zé rèzhōng shàn jī; yángqì bùzú, yīnqì yǒuyú, zé hán zhōng chángmíng、fùtòng; yīn-yáng jùyǒu yú, ruò jù bùzú, zé yǒu hán yǒu rè, jiē tiáo yú sān lí. 邪在脾胃，則病肌肉痛，陽氣有餘，陰氣不足，則熱中善飢；陽氣不足，陰氣有餘，則寒中腸鳴、腹痛；陰陽俱有餘，若俱不足，則有寒有熱，皆調於三里。/邪在脾胃，则病肌肉痛，阳气有余，阴气不足，则热中善饥；阳气不足，阴气有余，则寒中肠鸣、腹痛；阴阳俱有余，若俱不足，则有寒有热，皆调于三里。
xié zài shèn, zé bìnggǔ tòng, yīn bì. yīn bì zhě, àn zhī ér bù dé, fùzhàng, yāotòng, dàbiàn nán, jiānbèi jǐngxiàng tòng, shí xuàn. qǔ zhī yǒng-quán、Kūnlún. shì yǒu xuè zhě, jìn qǔ zhī. 邪在腎，則病骨痛，陰痺。陰痺者，按之而不得，腹脹，腰痛，大便難，肩背頸項痛，時眩。取之湧泉、崑崙。視有血者，盡取之。/邪在肾，则病骨痛，阴痹。阴痹者，按之而不得，腹胀，腰痛，大便难，肩背颈项痛，时眩。取之涌泉、昆仑。视有血者，尽取之。
xié zàixīn, zé bìng xīntòng, xǐ bēi shí xuàn pū; shì yǒuyú bùzú ér tiáo zhī qí shū yě. 邪在心，則病心痛，喜悲時眩僕；視有餘不足而調之其輸也。/邪在心，则病心痛，喜悲时眩仆；视有余不足而调之其输也。

hánrèbìng dì-èrshíyī 寒熱病第二十一/寒热病第二十一
pí hánrè zhě, bùkě fù xí, máofà jiāo, bí gǎo là. bude hàn, qǔ sānyáng zhī luò, yǐ bǔ shǒu

tàiyīn. jī hánrè zhě, jī tòng, máofà jiāo ér chún gǎo là. bude hàn, qǔ sānyáng yú xià, yǐqù qí xuè zhě, bǔzú tàiyīn, yǐ chū qí hàn. 皮寒熱者，不可附席，毛髮焦，鼻槁臘。不得汗，取三陽之絡，以補手太陰。肌寒熱者，肌痛，毛髮焦而唇槁臘。不得汗，取三陽於下，以去其血者，補足太陰，
以出其汗。/皮寒热者，不可附席，毛发焦，鼻槁腊。不得汗，取三阳之络，以补手太阴。肌寒热者，肌痛，
毛发焦而唇槁腊。不得汗，取三阳于下，以去其血者，补足太阴，以出其汗。

gǔ hánrè zhě, bìng wú suǒ ān, hàn zhù bùxiū. chǐ wèi gǎo, qǔ qí shàoyīn yú yīngǔ zhī luò; chǐ yǐ gǎo, sǐbù zhì. gǔ jué yìrán. gǔ bì, jǔ jié bùyòng ér tòng, hàn zhù、fánxīn. qǔ sān yīn zhī jīng, bǔ zhī. 骨寒熱者，病無所安，汗注不休。齒未槁，取其少陰於陰股之絡；齒已槁，死不治。骨厥亦然。骨痹，舉節不用而痛，汗注、煩心。取三陰之經，補之。/骨寒热者，病无所安，汗注不休。齿未槁，取其少阴于阴股之络；齿已槁，死不治。骨厥亦然。骨痹，举节不用而痛，
汗注、烦心。取三阴之经，补之。

shēn yǒusuǒ shāng, xuè chū duō jí zhòngfēng hán, ruòyǒu suǒ duò zhuì, sìzhī xièduò bù shōu, míng yuē tǐ duò. qǔ qí xiǎofù qí xiàsān jiéjiāo. sān jiéjiāo zhě, yángmíng tàiyīn yě, qí xiàsān cùn guānyuán yě. jué bì zhě, jué qìshàng jí fù. qǔ yīn-yáng zhī luò, shì zhǔ bìng yě, xiè yáng bǔ yīn jīng yě. 身有所傷，血出多及中風寒，若有所墮墜，四肢懈惰不收，名曰體惰。取其小腹臍下三結交。三結交者，陽明太陰也，臍下三寸關元也。厥痹者，厥氣上及腹。取陰陽之絡，視主病也，瀉陽補陰經也。/身有所伤，血出多及中风寒，若有所堕坠，四肢懈惰不收，名曰体惰。取其小腹脐下三结交。三结交者，阳明太阴也，脐下三寸关元也。厥痹者，厥气上及腹。取阴阳之络，视主病也，泻阳补阴经也。

jǐng cè zhī dòngmài rén yíng. rén yíng, zú yángmíng yě, zài yīng jīn zhīqián. yīng jīn zhīhòu, shǒu yángmíng yě, míng yuē fú tū. cì mài, zú shàoyáng mài yě, míng yuē tiān yǒu. cì mài, zú tàiyáng yě, míng yuē Tiānzhù. yèxià dòngmài, bì tàiyīn yě, míng yuē tiān fǔ. 頸側之動脈人迎。人迎，足陽明也，在嬰筋之前。嬰筋之後，手陽明也，名曰扶突。次脈，足少陽脈也，名曰天牖。次脈，足太陽也，名曰天柱。腋下動脈，臂太陰也，名曰天府。/颈侧之动脉人迎。人迎，足阳明也，在婴筋之前。婴筋之后，手阳明也，名曰扶突。次脉，足少阳脉也，名曰天牖。次脉，足太阳也，名曰天柱。腋下动脉，臂太阴也，名曰天府。

yáng yíngtóu tòng, xiōng mǎn bude xī, qǔ zhī rén yíng. bào yīn qì biān, qǔ fú tū yǔ shéběn chūxuè. bào xí qì méng, ěr-mù bùmíng, qǔ tiān yǒu. bào luán? xuàn, zú bù rèn shēn, qǔ Tiānzhù. bào bì nèi nì, gānfèi xiāng bó, xuè yì bí kǒu, qǔ tiān fǔ. cǐ wéi tiān yǒu wǔ bù. 陽迎頭痛，胸滿不得息，取之人迎。暴瘖氣鞕，取扶突與舌本出血。暴聾氣蒙，耳目不明，取天牖。暴攣?眩，足不任身，取天柱。暴痹內逆，肝肺相搏，血溢鼻口，取天府。此為天牖五部。/阳迎头痛，胸满不得息，取之人迎。暴喑气鞕，取扶突与舌本出血。暴袭气蒙，耳目不明，取天牖。暴挛?眩，足不任身，取天柱。暴痹内逆，肝肺相搏，血溢鼻口，取天府。此为天牖五部。

bì yángmíng, yǒu rù kuí biàn chǐ zhě, míng yuē dà yíng. xiàchǐ qǔ, qǔ zhī bì. wùhán bǔ zhī, bù wùhán xiè zhī. zú tàiyáng yǒu rù kuí biàn chǐ zhě, míng yuē jiǎo sūn. shàngchǐ qǔ, qǔ zhī zài bí yǔ kuí qián. fāng bìng zhī shí, qí mài shèng, shèng zé xiè zhī, xū zé bǔ zhī. yī yuē qǔ zhī chū bí wài. 臂陽明，有入頄遍齒者，名曰大迎。下齒齲，取之臂。惡寒補之，不惡寒瀉之。足太陽有入頄遍齒者，名曰角孫。上齒齲，取之在鼻與頄前。方病之時，其脈盛，盛則瀉之，
虛則補之。一曰取之出鼻外。/臂阳明，有入頄遍齿者，名曰大迎。下齿龋，
取之臂。恶寒补之，不恶寒泻之。足太阳有入頄遍齿者，名曰角孙。上齿龋，取之在鼻与頄前。方病之时，其脉盛，盛则泻之，虚则补之。一曰取之出鼻外。

zú yángmíng yǒu jiā bí rù yú miàn zhě, míng yuē xuán lú. shǔ kǒu, duì rù xì mù běn, shì yǒuguò zhě qǔ zhī. sǔn yǒuyú, yì bùzú, fǎn zhě yì qí. zú tàiyáng yǒu tōng xiàng rù yú nǎo zhě, zhèng zhǔmù běn, míng yuē yǎn xì. tóumù kǔ-tòng, qǔ zhī zài xiàng zhōng liǎng jīn jiān. rù-nǎo nǎi bié yīn qiāo、yáng qiāo, yīn-yáng xiāngjiāo, yáng rù yīn, yīn chū yáng, jiāo yú mù ruì zì, yángqì shèng zé chēnmù, yīnqì shèng zé míngmù. 足陽明有挾鼻入於面者，名曰懸顱。屬口，對入系目本，視有過者取之。損有餘，益不足，反者益其。足太陽有通項入於腦者，正屬目本，名曰眼系。頭目苦痛，
取之在項中兩筋間。入腦乃別陰蹻、陽蹻，陰陽相交，陽入陰，陰出陽，交於目銳眥，陽氣盛則瞋目，陰氣盛則瞑目。/足阳明有挟鼻入于面者，名曰悬颅。属口，对入系目本，视有过者取之。损有余，益不足，反者益其。足太阳有通项入于脑者，正属目本，名曰眼系。头目苦痛，
取之在项中两筋间。入脑乃别阴蹻、阳蹻，阴阳相交，阳入阴，阴出阳，交于目锐眥，

阳气盛则瞋目，阴气盛则瞑目。
rè jué qǔ zú tàiyīn、shàoyáng, jiē liú zhī; hánjué qǔ zú yángmíng、shàoyīn yú zú, jiē liú zhī. shé zòng xián xià, fán mán, qǔ zú shàoyīn. zhèn hán sǎsǎ gǔ hàn, bude hàn chū, fùzhàng fán mán, qǔ shǒu tàiyīn, cì xū zhě, cì qí qù yě; cì shí zhě, cì qí lái yě. 熱厥取足太陰、少陽，皆留之；寒厥取足陽明、少陰於足，皆留之。舌縱涎下，煩悗，取足少陰。振寒灑灑鼓頷，不得汗出，腹脹煩悗，取手太陰，刺虛者，刺其去也；刺實者，刺其來也。/热厥取足太阴、少阳，皆留之；寒厥取足阳明、少阴于足，皆留之。舌纵涎下，烦悗，取足少阴。振寒洒洒鼓颔，不得汗出，腹胀烦悗，取手太阴，刺虚者，刺其去也；刺实者，刺其来也。
chūn qǔ luòmài, xià qǔ fēn còu, qiū qǔ qìkǒu, dōng qǔjīng shū. fán cǐ sìshí, gè yǐ shí wéi qí. luòmài zhì pífū, fēn còu zhì jīròu, qìkǒu zhì jīnmài, jīng shū zhì gǔsuǐ. wǔzàng, shēn yǒu wǔ bù: fú tù yī; féi èr, féi zhě chuǎn yě; bèi sān, wǔzàng zhī shū sì; xiàng wǔ. cǐ wǔ bù yǒu yōngjū zhě sǐ. 春取絡脈，夏取分腠，秋取氣口，冬取經輸。凡此四時，各以時為齊。絡脈治皮膚，分腠治肌肉，氣口治筋脈，經輸治骨髓。五臟，身有五部：伏兔一；腓二，腓者腨也；背三，五臟之輸四；項五。此五部有癰疽者死。/春取络脉，夏取分腠，秋取气口，冬取经输。凡此四时，各以时为齐。络脉治皮肤，分腠治肌肉，气口治筋脉，经输治骨髓。五脏，身有五部：伏兔一；腓二，腓者腨也；背三，五脏之输四；项五。此五部有痈疽者死。
bìng shǐ shǒubì zhě, xiān qǔ shǒu yángmíng、tàiyīn ér hàn chū; bìng shǐ tóu shǒu zhě, xiān qǔ xiàng tàiyáng ér hàn chū; bìng shǐ zú jìng zhě, xiān qǔ zú yángmíng ér hàn chū. bì tàiyīn kèhán chū, zú yángmíng kèhán chū, gù qǔ yīn ér hàn chū shènzhě, zhǐ zhī yú yáng, qǔ yáng ér hàn chū shènzhě, zhǐ zhī yú yīn. 病始手臂者，先取手陽明、太陰而汗出；病始頭首者，先取項太陽而汗出；病始足脛者，先取足陽明而汗出。臂太陰可汗出，足陽明可汗出，故取陰而汗出甚者，止之於陽，取陽而汗出甚者，止之於陰。/病始手臂者，先取手阳明、太阴而汗出；病始头首者，先取项太阳而汗出；病始足胫者，先取足阳明而汗出。臂太阴可汗出，足阳明可汗出，故取阴而汗出甚者，止之于阳，取阳而汗出甚者，止之于阴。
fán cì zhī hài, zhōng ér bù qù zé jīng xiè; bùzhōng ér qù zé zhì qì. jīng xiè zé bìng shèn'ér òu, zhì qì zé shēng wéi yōngjū yě. 凡刺之害，中而不去則精泄；不中而去則致氣。精泄則病甚而恇，致氣則生為癰疽也。/凡刺之害，中而不去则精泄；不中而去则致气。精泄则病甚而恇，致气则生为痈疽也。

diānkuáng bìng dì-èrshí'èr 癲狂病第二十二/癫狂病第二十二

mù zì wài jué yú miàn zhě, wéi ruì zì; zàinèi jìn bí zhě, wéi nèi zì; shàng wéi wài zì, xià wéi nèi zì. 目眥外決於面者，為銳眥；在內近鼻者，為內眥；上為外眥，下為內眥。/目眦外决于面者，为锐眦；在内近鼻者，为内眦；上为外眦，下为内眦。
diān jí shǐ shēng, xiān bù lè, tóuzhòng tòng, shì jǔmù chì, shèn zuò jí, yǐ'ér fánxīn. hòu zhī yú yán. qǔ shǒu tàiyáng、yángmíng、tàiyīn, xuè biànwéi zhǐ. 癲疾始生，先不樂，頭重痛，視舉目赤，甚作極，已而煩心。候之於顏。取手太陽、陽明、太陰，血變為止。/癫疾始生，先不乐，头重痛，视举目赤，甚作极，已而烦心。候之于颜。取手太阳、阳明、太阴，血变为止。
diān jí shǐ zuò, ér yǐn kǒu tí hū chuǎn jì zhě, hòu zhī shǒu yángmíng、tàiyáng. zuǒjiàng zhě, gōng qí yòu; yòu qiángzhě, gōng qí zuǒ, xuè biànwéi zhǐ. diān jí shǐ zuò, xiān fǎn jiāng, yīn'ér jǐ tòng, hòu zhī zú tàiyáng、yángmíng、tàiyīn、shǒu tàiyáng, xuè biànwéi zhǐ. 癲疾始作，而引口啼呼喘悸者，候之手陽明、太陽。左強者，攻其右；右強者，攻其左，血變為止。癲疾始作，先反僵，因而脊痛，候之足太陽、陽明、太陰、手太陽，血變為止。/癫疾始作，而引口啼呼喘悸者，候之手阳明、太阳。左强者，攻其右；右强者，攻其左，血变为止。癫疾始作，先反僵，因而脊痛，候之足太阳、阳明、太阴、手太阳，血变为止。
zhì diān jí zhě, cháng yǔ zhī jū, chá qí suǒ dāng qǔ zhī chù. bìng zhì, shì zhī yǒuguò zhě xiè zhī, zhì qí xuè yú hù hú zhīzhōng, zhì qí fā shí, xuè dú dòng yǐ, bù dòng, jiǔ qióng gǔ èrshí zhuàng. qióng gǔ zhě, dǐgǔ yě. 治癲疾者，常與之居，察其所當取之處。病至，視之有過者瀉之，置其血於瓠壺之中，至其發時，血獨動矣，不動，灸窮骨二十壯。窮骨者，骶骨也。/治癫疾者，常与之居，察其所当取之处。病至，视之有过者泻之，置其血于瓠壶之中，至其发时，血独动矣，不动，灸穷骨二十壮。穷骨者，骶骨也。
gǔ diān jí zhě, kǎn、chǐ zhū shù、fēn ròu jiē mǎn ér gǔ jū, hàn chū、fán mán, ǒu duō wò mò, qì xiàxiè, bùzhì. 骨癲疾者，顑、齒諸俞、分肉皆滿而骨居，汗出、煩悗，嘔多沃沫，氣下泄，不治。/骨癫疾者，顑、齿诸

腧、分肉皆满而骨居，汗出、烦悗，呕多沃沫，气下泄，不治。
jīn diān jí zhě, shēn juàn luán jí dà, cì xiàng dàjīng zhī dà zhù mài, ǒu duō wò mò, qì xiàxiè, bùzhì. 筋癲疾者，身倦攣急大，刺項大經之大杼脈，嘔多沃沫，氣下泄，不治。/筋癫疾者，身倦挛急大，刺项大经之大杼脉，呕多沃沫，气下泄，不治。
mài diān jí zhě, bào pū, sìzhī zhī mài jiē zhàng ér zòng, mài mǎn, jìn cì zhī chūxuè, bùmǎn, jiǔ zhī xiàng tàiyáng, jiǔ dàimài yú yāo xiāngqù sān cùn, zhū fēn ròu běn shū. ǒutù wò mò, qì xiàxiè, bùzhì. diān jí zhě, jí fā rú kuáng zhě, sǐbù zhì. 脈癲疾者，暴僕，四肢之脈皆脹而縱，脈滿，盡刺之出血，不滿，灸之項太陽，灸帶脈於腰相去三寸，諸分肉本輸。嘔吐沃沫，氣下泄，不治。癲疾者，疾發如狂者，死不治。/脉癫疾者，暴仆，四肢之脉皆胀而纵，脉满，尽刺之出血，不满，灸之项太阳，灸带脉于腰相去三寸，诸分肉本输。呕吐沃沫，气下泄，不治。癫疾者，疾发如狂者，死不治。
kuáng shǐ shēng, xiān zì bēi yě, xǐ wàng、kǔ nù、shàn kǒng zhě dé zhī yōu jī, zhì zhī qǔ shǒu tàiyáng、yángmíng, xuè biàn ér zhǐ, jí qǔ zú tàiyīn、yángmíng. kuáng shǐfā, shǎo wò bù jī, zìgāo xián yě, zì biàn zhì yě, zìzūn guì yě, shàn màlì, rìyè bùxiū, zhì zhī qǔ shǒu yángmíng tàiyáng tàiyīn shéxià shàoyīn, shì zhī shèng zhě, jiē qǔ zhī, bù shèng, shì zhī yě. 狂始生，先自悲也，喜忘、苦怒、善恐者得之憂飢，治之取手太陽、陽明，血變而止，及取足太陰、陽明。狂始發，少臥不飢，自高賢也，自辯智也，自尊貴也，善罵詈，日夜不休，治之取手陽明太陽太陰舌下少陰，視之盛者，皆取之，不盛，釋之也。/狂始生，先自悲也，喜忘、苦怒、善恐者得之忧饥，治之取手太阳、阳明，血变而止，及取足太阴、阳明。狂始发，少卧不饥，自高贤也，自辩智也，自尊贵也，善骂詈，日夜不休，治之取手阳明太阳太阴舌下少阴，视之盛者，皆取之，不盛，释之也。
kuángyán, jīng, shàn xiào, hǎo gē lè, wàngxíng bùxiū zhě, dé zhī dà kǒng, zhì zhī qǔ shǒu yángmíng tàiyáng tàiyīn. kuáng, mù wàng jiàn, ěr wàng wén, shàn hū zhě, shǎo qì zhī suǒ shēng yě; zhì zhī qǔ shǒu tàiyáng tàiyīn yángmíng, zú tàiyīn tóu liǎng kǎn. 狂言，驚，善笑，好歌樂，妄行不休者，得之大恐，治之取手陽明太陽太陰。狂，目妄見，耳妄聞，善呼者，少氣之所生也；治之取手太陽太陰陽明，足太陰頭兩顑。/狂言，惊，善笑，好歌乐，妄行不休者，得之大恐，治之取手阳明太阳太阴。狂，目妄见，耳妄闻，善呼者，少气之所生也；治之取手太阳太阴阳明，足太阴头两顑。
kuáng zhě duō shí, shàn jiànguǐ shén, shàn xiào ér bù fā yú wài zhě, dé zhī yǒusuǒ dàxǐ, zhì zhī qǔ zú tàiyīn tàiyáng yángmíng, hòu qǔ shǒu tàiyīn tàiyáng yángmíng. kuáng ér xīn fā, wèi yìng rúcǐ zhě, xiān qǔ qū quán zuǒyòu dòngmài, jí shèng zhě jiàn xuè, yǒuqǐng yǐ, bùyǐ, yǐ fǎ qǔ zhī, jiǔ gǔ dǐ èrshí zhuàng. 狂者多食，善見鬼神，善笑而不發於外者，得之有所大喜，治之取足太陰太陽陽明，後取手太陰太陽陽明。狂而新發，未應如此者，先取曲泉左右動脈，及盛者見血，有頃已，不已，以法取之，灸骨骶二十壯。/狂者多食，善见鬼神，善笑而不发于外者，得之有所大喜，治之取足太阴太阳阳明，后取手太阴太阳阳明。狂而新发，未应如此者，先取曲泉左右动脉，及盛者见血，有顷已，不已，以法取之，灸骨骶二十壮。
fēng nì, bào sìzhī zhǒng, shēn tà tà, xī rán shí hán, jī zé fán, bǎo zé shànbiàn, qǔ shǒu tài biǎolǐ, zú shàoyīn yángmíng zhī jìng, ròu qīng qǔ yíng, gǔ qīng qǔ jǐng、jīng yě. 風逆，暴四肢腫，身漯漯，唏然時寒，飢則煩，飽則善變，取手太表裡，足少陰陽明之徑，肉清取滎，骨清取井、經也。/风逆，暴四肢肿，身漯漯，唏然时寒，饥则烦，饱则善变，取手太表里，足少阴阳明之径，肉清取荥，骨清取井、经也。
jué nì wéi bìng yě, zú bào qīng, xiōng ruò jiāng liè, cháng ruò jiāng yǐ dāo qiē zhī, fán ér bù néng shí, mài dàxiǎo jiē sè, nuǎn qǔ zú shàoyīn, qīng qǔ zú yángmíng, qīng zé bǔ zhī, wēn zé xiè zhī. jué nì fùzhàng mǎn, chángmíng, xiōng mǎn bude xī, qǔ zhīxià xiōng èr xié, ké ér dòngshǒu zhě, yǔ bèi shū, yǐ shǒu àn zhī, lì kuài zhě shì yě. 厥逆為病也，足暴清，胸若將裂，腸若將以刀切之，煩而不能食，脈大小皆澀，暖取足少陰，清取足陽明，清則補之，溫則瀉之。厥逆腹脹滿，腸鳴，胸滿不得息，取之下胸二脅，咳而動手者，與背輸，以手按之，
立快者是也。/厥逆为病也，足暴清，胸若将裂，肠若将以刀切之，烦而不能食，脉大小皆涩，暖取足少阴，清取足阳明，清则补之，温则泻之。厥逆腹胀满，肠鸣，胸满不得息，取之下胸二胁，咳而动手者，与背输，以手按之，立快者是也。
nèi bì bude sōu, cì zú shàoyīn tàiyáng, yǔ dǐ shàng yǐ chángzhēn. qìnì, zé qǔ qí tàiyīn、yángmíng、jué yīn, shèn qǔ shàoyīn、yángmíng, dòng zhě zhī jīng yě. 內閉不得溲，刺足少陰太陽，
與抵上以長針。氣逆，
則取其太陰、陽明、厥陰，甚取少陰、陽明，動者之經也。/内闭不得溲，刺足少阴

太阳，与抵上以长针。气逆，
则取其太阴、阳明、厥阴，甚取少阴、阳明，动者之经也。
shǎo qì, shēn tà tà yě, yán xīxī yě, gǔ suān tǐzhòng, xièduò bù néng dòng, bǔzú shàoyīn. duǎnqì xī duǎn, bù shǔ, dòngzuò qìsuǒ, bǔzú shàoyīn, qù xuè luò yě. 少氣，身漯漯也，言吸吸也，骨酸體重，懈惰不能動，補足少陰。短氣息短，不屬，動作氣索，補足少陰，去血絡也。/少气，身漯漯也，言吸吸也，骨酸体重，懈惰不能动，补足少阴。短气息短，不属，动作气索，补足少阴，去血络也。

rèbìng dì-èrshísān 熱病第二十三/热病第二十三

piānkū, shēn piān bùyòng ér tòng, yán bùbiàn, zhì bù luàn, bìng zài fēn còu zhījiān, jù zhēn qǔ zhī, yì qí bùzú, sǔn qí yǒuyú, nǎikě fù yě. 偏枯，身偏不用而痛，言不變，志不亂，病在分腠之間，巨針取之，益其不足，損其有餘，乃可復也。/偏枯，身偏不用而痛，言不变，志不乱，病在分腠之间，巨针取之，益其不足，损其有余，乃可复也。
fèi zhī wéi bìng yě, shēn wútòng zhě, sìzhī bù shōu; zhì luàn bùshèn, qí yán wēi zhī, kězhì; shèn zé bù néng yán, bùkě zhì yě. bìng xiān qǐ yú yáng, fù rù yú yīn zhě, xiān qǔ qí yáng, hòu qǔ qí yīn, fú ér qǔ zhī. 痱之為病也，身無痛者，四肢不收；智亂不甚，其言微知，可治；甚則不能言，不可治也。病先起於陽，復入於陰者，先取其陽，後取其陰，浮而取之。/痱之为病也，身无痛者，四肢不收；智乱不甚，其言微知，可治；甚则不能言，不可治也。病先起于阳，复入于阴者，先取其阳，后取其阴，浮而取之。
rèbìng sān rì, ér qìkǒu jìng、rén yíng zào zhě, qǔ zhī zhū yáng, wǔshíjiǔ cì, yǐ xiè qí rè, ér chū qí hàn, shí qí yīn, yǐ bǔ qí bùzú zhě. shēnrè shèn, yīn-yáng jiē jìng zhě, wù cì yě; qí kě cīzhě, jí qǔ zhī, bù hàn chūzé xiè. suǒwèi wù cīzhě, yǒu sǐ zhēng yě. 熱病三日，而氣口靜、人迎躁者，取之諸陽，五十九刺，以瀉其熱，而出其汗，實其陰，
以補其不足者。身熱甚，陰陽皆靜者，勿刺也；其可刺者，急取之，不汗出則泄。所謂勿刺者，有死徵也。/热病三日，而气口静、人迎躁者，取之诸阳，五十九刺，以泻其热，而出其汗，实其阴，
以补其不足者。身热甚，阴阳皆静者，勿刺也；其可刺者，急取之，不汗出则泄。所谓勿刺者，有死徵也。
rèbìng qī rì bā rì, màikǒu dòng, chuǎn ér duǎn zhě, jí cì zhī, hàn qiězì chū, qiǎn cì shǒudà zhǐ jiān. 熱病七日八日，脈口動，喘而短者，急刺之，汗且自出，淺刺手大指間。/热病七日八日，脉口动，喘而短者，急刺之，汗且自出，浅刺手大指间。
rèbìng qī rì bā rì, mài wēixiǎo, bìngzhě sōuxiě, kǒuzhōng gān, yī rì bàn ér sǐ. mài dài zhě, yī rì sǐ. 熱病七日八日，脈微小，病者溲血，口中干，一日半而死。脈代者，一日死。/热病七日八日，脉微小，病者溲血，口中干，一日半而死。脉代者，一日死。
rèbìng yǐ dé hàn chū, ér mài shàng zào, chuǎn qiě fù rè, wù cì fū, chuǎn shènzhě sǐ. 熱病已得汗出，而脈尚躁，喘且復熱，勿刺膚，喘甚者死。/热病已得汗出，而脉尚躁，喘且复热，勿刺肤，喘甚者死。
rèbìng qī rì bā rì, mài bù zào, zào bù sàn gǎi, hòu kànzhòng yǒu hàn; sān rì bù hàn, sì rì sǐ. wèicéng hàn zhě, wù còu cì zhī. 熱病七日八日，脈不躁，躁不散改，後看中有汗；三日不汗，四日死。未曾汗者，勿腠刺之。/热病七日八日，脉不躁，躁不散改，后看中有汗；三日不汗，四日死。未曾汗者，勿腠刺之。
rèbìng xiān fū tòng, zhì bí chōng miàn, qǔ zhī pí, yǐ dì-yī zhēn, wǔshíjiǔ, kē zhěn bí, suǒ pí yú fèi, bude, suǒ zhī huǒ, huǒ zhě, xīn yě. 熱病先膚痛，窒鼻充面，取之皮，以第一針，五十九，苛軫鼻，索皮於肺，不得，索之火，火者，心也。/热病先肤痛，窒鼻充面，取之皮，以第一针，五十九，苛轸鼻，索皮于肺，不得，索之火，火者，心也。
rèbìng xiān shēn sè yǐ ér rè, fán fǔ, gān chún kǒu yì, qǔ zhī pí, yǐ dì-yī zhēn, wǔshíjiǔ; fū zhàng kǒugān, hán hàn chū, suǒ mài yú xīn, bude, suǒ zhī shuǐ, shuǐ zhě, shèn yě. 熱病先身澀倚而熱，煩俛，干唇口溢，取之皮，以第一針，五十九；膚脹口乾，寒汗出，索脈於心，不得，索之水，水者，腎也。/热病先身涩倚而热，烦俛，干唇口溢，取之皮，以第一针，五十九；肤胀口干，寒汗出，索脉于心，不得，索之水，水者，肾也。
rèbìng yì gān duō yǐn, shàn jīng, wò bù néng qǐ, qǔ zhī fū ròu, yǐ dì-liù zhēn, wǔshíjiǔ, mù zì qīng, suǒ ròu yú pí, bude, suǒ zhī shuǐ, mù zhě, gān yě. 熱病溢干多飲，善驚，臥不能起，取之膚肉，以第六針，五十九，目眥青，索肉於脾，不得，索之水，木者，肝也。/热病溢干多饮，善惊，卧不能起，取之肤肉，以第六针，五十九，目眦青，索肉于脾，不得，索之水，木者，肝也。
rèbìng miàn qīng, nǎo tòng, shǒuzú zào, qǔ zhī jīn jiān, yǐ dì-sì zhēn yú sì nì; jīn bì mù jìn, suǒ jīn yú gān, bude, suǒ zhī jīn, jīn zhě, fèi yě. 熱病面青，腦痛，手足躁，取之筋間，以第四針於四逆；筋躄目浸，索筋於肝，不得，索

之金，金者，肺也。/热病面青，脑痛，手足躁，取之筋间，以第四针于四逆；筋躄目浸，索筋于肝，不得，索之金，金者，肺也。

rèbìng shù jīng, chìzòng ér kuáng, qǔ zhī mài, yǐ dì-sì zhēn, jí xiè yǒuyú zhě, diān jí máofà qù, suǒ xuè yú xīn, bude, suǒ zhī shuǐ, shuǐ zhě, shèn yě. 熱病數驚，瘈瘲而狂，取之脈，以第四針，急瀉有餘者，癲疾毛髮去，索血於心，不得，索之水，水者，腎也。/热病数惊，瘈疭而狂，取之脉，以第四针，急泻有余者，癫疾毛发去，索血于心，不得，索之水，水者，肾也。

rèbìng shēnzhòng gǔ tòng, ěrlóng ér hǎo míng, qǔ zhī gǔ, yǐ dì-sì zhēn, wǔshíjiǔ, cìgǔ; bìng bù shí, nièchǐ ěr qīng, suǒ gǔ yú shèn, bude, suǒ zhī tǔ, tǔ zhě, pí yě. 熱病身重骨痛，耳聾而好瞑，取之骨，以第四針，五十九，刺骨；病不食，嚙齒耳青，索骨於腎，不得，索之土，土者，脾也。/热病身重骨痛，耳聋而好瞑，取之骨，以第四针，五十九，刺骨；病不食，啮齿耳青，索骨于肾，不得，索之土，土者，脾也。

rèbìng bù zhī suǒ tòng, ěrlóng, bù néng zì shōu, kǒugān, yáng rè shèn, yīn pō yǒu hán zhě, rè zài suǐ, sǐbù kězhì. 熱病不知所痛，耳聾，不能自收，口乾，陽熱甚，陰頗有寒者，熱在髓，死不可治。/热病不知所痛，耳聋，不能自收，口干，阳热甚，阴颇有寒者，热在髓，死不可治。

rèbìng tóutòng, nièrú, mù（chuáng fēng bāo shǒu）mài tòng, shàn nǜ, jué rèbìng yě, qǔ zhī yǐ dì-sān zhēn, shì yǒuyú bùzú, hánrè zhì. 熱病頭痛，顳顬，目（疒豐勹手）脈痛，善衄，厥熱病也，取之以第三針，視有餘不足，寒熱痔。/热病头痛，颞颥，目（疒丰勹手）脉痛，善衄，厥热病也，取之以第三针，视有余不足，寒热痔。

rèbìng, tǐzhòng, cháng zhōng rè, qǔ zhī yǐ dì-sì zhēn, yú qí shù, jí xià zhū zhǐ jiān, suǒ qì yú wèi gē（yìng zuò luò）déqì yě. 熱病，體重，腸中熱，取之以第四針，於其俞，及下諸趾間，索氣於胃胳（應作絡）得氣也。/热病，体重，肠中热，取之以第四针，于其腧，及下诸趾间，索气于胃胳（应作络）得气也。

rèbìng jiā qí jí tòng, xiōng xié mǎn, qǔ zhī yǒngquán yǔ yīn líng quán, qǔ yǐ dì-sì zhēn, zhēn ài lǐ. 熱病挾臍急痛，胸脅滿，取之湧泉與陰陵泉，取以第四針，針嗌裡。/热病挟脐急痛，胸胁满，取之涌泉与阴陵泉，取以第四针，针嗌里。

rèbìng, ér hàn qiě chū, jí mài shùn kèhán zhě, qǔ zhī yújì、tài yuān、dàdōu、tài bái. xiè zhī zé rè qù, bǔ zhī zé hàn chū, hàn chū dà shèn, qǔ nèihuái shàng héng mài yǐ zhǐ zhī. 熱病，而汗且出，及脈順可汗者，取之魚際、太淵、大都、太白。瀉之則熱去，補之則汗出，汗出大甚，取內踝上橫脈以止之。/热病，而汗且出，及脉顺可汗者，取之鱼际、太渊、大都、太白。泻之则热去，补之则汗出，汗出大甚，取内踝上横脉以止之。

rèbìng yǐ dé hàn ér mài shàng zào shèng, cǐ yīn mài zhījí yě, sǐ; qí dé hàn ér mài jìng zhě, shēng. 熱病已得汗而脈尚躁盛，此陰脈之極也，死；其得汗而脈靜者，生。/热病已得汗而脉尚躁盛，此阴脉之极也，死；其得汗而脉静者，生。

rèbìng zhě, mài shàng shèng zào ér bù dé hàn zhě, cǐ yáng mài zhījí yě, sǐ; mài shèng zào dé hàn jìng zhě, shēng. 熱病者，脈尚盛躁而不得汗者，此陽脈之極也，死；脈盛躁得汗靜者，生。/热病者，脉尚盛躁而不得汗者，此阳脉之极也，死；脉盛躁得汗静者，生。

rè bìng bùkě cīzhě yǒu jiǔ: yī yuē: hàn bùchū, dà quán fā chì huì zhě sǐ; èr yuē: xiè ér fùmǎn shènzhě sǐ; sān yuē: mù bùmíng, rè bùyǐ zhě sǐ; sì yuē: lǎorén yīng'ér rè ér fùmǎn zhě sǐ; wǔ yuē: hàn bùchū ǒu xià xuè zhě sǐ; liù yuē: shéběn làn, rè bùyǐ zhě sǐ; qī yuē: ké ér nǜ, hàn bùchū, chū bù zhì zú zhě sǐ; bā yuē: suǐ rè zhě sǐ; jiǔ yuē: rè ér jìng zhě sǐ. yāo zhé, bìng bìng, chǐ jìn yě. fán cǐ jiǔ zhě, bùkě cì yě. 熱 病不可刺者有九：一曰：汗不出，大顴發赤穢者死；二曰：泄而腹滿甚者死；三曰：目不明，熱不已者死；四曰：老人嬰兒熱而腹滿者死；五曰：汗不出嘔下血者 死；六曰：舌本爛，熱不已者死；七曰：咳而衄，汗不出，出不至足者死；八曰：髓熱者死；九曰：熱而痓者死。腰折，瘈瘲，齒噤也。凡此九者，不可刺也。/热 病不可刺者有九：一曰：汗不出，大颧发赤秽者死；二曰：泄而腹满甚者死；三曰：目不明，热不已者死；四曰：老人婴儿热而腹满者死；五曰：汗不出呕下血者 死；六曰：舌本烂，热不已者死；七曰：咳而衄，汗不出，出不至足者死；八曰：髓热者死；九曰：热而痓者死。腰折，瘈瘲，齿噤也。凡此九者，不可刺也。

suǒwèi wǔshíjiǔ cīzhě, liǎng shǒu wài nèicè gè sān, fán shí'èr wěi. wǔzhǐ jiān gèyī, fán bā wěi, zú yì rúshì. tóu rù fā yīcùn páng sān fēn gè sān, fán liù wěi. gèng rù fā sān cùn biān wǔ, fán shí wěi. ěr qiánhòu kǒu xià zhě gèyī, xiàng zhōng yī, fán liù wěi. diān shàng yī, cōng huì yī, fàjì yī, liánquán yī, fēngchí èr, Tiānzhù èr. 所謂五十九刺者，兩手外內側各三，凡十二痏。五指間各一，凡八痏，足亦如是。頭入發一寸旁三分各三，凡六痏。更入發三寸邊五，凡

十痏。耳前後口下者各一，項中一，凡六痏。巔上一，聰會一，發際一，廉泉一，風池二，天柱二。/所谓五十九刺者，两手外内侧各三，凡十二痏。五指间各一，凡八痏，足亦如是。头入发一寸旁三分各三，凡六痏。更入发三寸边五，凡十痏。耳前后口下者各一，项中一，凡六痏。巅上一，聪会一，发际一，廉泉一，风池二，天柱二。

qì mǎn xiōngzhōng chuǎnxī, qǔ zú tàiyīn dà zhǐ zhī duān, qù zhǎojiǎ rú xiè yè, hán zé liú zhī, rè zé jí zhī, qì xià nǎi zhǐ. 氣滿胸中喘息，取足太陰大趾之端，去爪甲如薤葉，寒則留之，熱則疾之，氣下乃止。/气满胸中喘息，取足太阴大趾之端，去爪甲如薤叶，寒则留之，热则疾之，气下乃止。

xīn shàn bào tòng, qǔ zú tàiyīn jué yīn, jìn cì qù qí xuè luò. 心疝暴痛，取足太陰厥陰，盡刺去其血絡。/心疝暴痛，取足太阴厥阴，尽刺去其血络。

hóubì shé juǎn, kǒuzhōng gān, fánxīn, xīntòng, bì nèi lián tòng, bù kě jí tóu, qǔ shǒu xiǎozhǐ cì zhǐ zhǎojiǎ xià, qù duān rú jiǔ yè. 喉痹舌卷，口中干，煩心，心痛，臂內廉痛，不可及頭，取手小指次指爪甲下，去端如韭葉。/喉痹舌卷，口中干，烦心，心痛，臂内廉痛，不可及头，取手小指次指爪甲下，去端如韭叶。

mù zhōng chì tòng, cóng nèi zì shǐ, qǔ zhī yīn qiāo. 目中赤痛，從內眥始，取之陰蹻。/目中赤痛，从内眥始，取之阴蹻。

fēng jìng shēn fǎn zhé, xiān qǔ zú tàiyáng jí guó zhōng jí xuè luò chūxuè, zhōng yǒu hán, qǔ sān lǐ. 風痙身反折，先取足太陽及膕中及血絡出血，中有寒，取三里。/风痉身反折，先取足太阳及腘中及血络出血，中有寒，取三里。

lóng, qǔ zhī yīn qiāo jí sān máo shàng jí xuè luò chūxuè. 癃，取之陰蹻及三毛上及血絡出血。/癃，取之阴蹻及三毛上及血络出血。

nánzǐ rú gǔ, nǚzǐ rú cū, shēntǐ yāo jǐ rú jiě, bù yù yǐnshí, xiān qǔ yǒngquán jiàn xuè, shì fū shàng shèng zhě, jìn jiàn xuè yě. 男子如蠱，女子如怚，身體腰脊如解，不欲飲食，先取湧泉見血，視跗上盛者，盡見血也。/男子如蛊，女子如怚，身体腰脊如解，不欲饮食，先取涌泉见血，视跗上盛者，尽见血也。

jué bìng dì - èrshísì 厥病第二十四/厥病第二十四

jué tóutòng, miàn ruò zhǒng qǐ ér fánxīn, qǔ zhī zú yángmíng tàiyīn. jué tóutòng, tóu mài tòng, xīn bēi, shàn qì, shì tóu dòngmài fǎn shèng zhě, cì jìn qù xuè, hòu tiáo zú jué yīn. 厥頭痛，面若腫起而煩心，取之足陽明太陰。厥頭痛，頭脈痛，心悲，善泣，視頭動脈反盛者，刺盡去血，後調足厥陰。/厥头痛，面若肿起而烦心，取之足阳明太阴。厥头痛，头脉痛，心悲，善泣，视头动脉反盛者，刺尽去血，后调足厥阴。

jué tóutòng, zhēn zhēn tóuzhòng ér tòng, xiětóu shàng wǔ háng, xíng wǔ, xiān qǔ shǒu shàoyīn, hòu qǔ zú shàoyīn. jué tóutòng, yì shànwàng, àn zhī bude, qǔ tóumian zuǒyòu dòngmài, hòu qǔ zú tàiyīn. 厥頭痛，貞貞頭重而痛，寫頭上五行，行五，先取手少陰，後取足少陰。厥頭痛，意善忘，按之不得，取頭面左右動脈，後取足太陰。/厥头痛，贞贞头重而痛，写头上五行，行五，先取手少阴，后取足少阴。厥头痛，意善忘，按之不得，取头面左右动脉，后取足太阴。

jué tóutòng, xiàng xiān tòng, yāo jǐ wéi yìng, xiān qǔ Tiānzhù, hòu qǔ zú tàiyáng. jué tóutòng, tóutòng shèn, ěr qiánhòu mài yǒng yǒu rè, xiè chū qí xuè, hòu qǔ zú shàoyáng. 厥頭痛，項先痛，腰脊為應，先取天柱，後取足太陽。厥頭痛，頭痛甚，耳前後脈湧有熱，瀉出其血，後取足少陽。/厥头痛，项先痛，腰脊为应，先取天柱，后取足太阳。厥头痛，头痛甚，耳前后脉涌有热，泻出其血，后取足少阳。

zhēn tóutòng, tóutòng shèn, nǎo jìn tòng, shǒuzú hán zhì jié, sǐbù zhì. 真頭痛，頭痛甚，腦盡痛，手足寒至節，死不治。/真头痛，头痛甚，脑尽痛，手足寒至节，死不治。

tóutòng bùkěqǔ yú shù zhě, yǒusuǒ jī duò, è xuè zàiyú nèi, ruò ròu shāng, tòng wèi yǐ, kě zé cì, bùkě yuǎn qǔ yě. tóutòng bùkě cīzhě, dà bì wéi è, rì zuòzhě, kě lìng shǎo yù, bùkě yǐ. tóu bàn hán tòng, xiān qǔ shǒu shàoyáng yángmíng, hòu qǔ zú shàoyáng yángmíng. 頭痛不可取於俞者，有所擊墮，惡血在於內，若肉傷，痛未已，可則刺，不可遠取也。頭痛不可刺者，大痹為惡，日作者，可令少愈，不可已。頭半寒痛，先取手少陽陽明，後取足少陽陽明。/头痛不可取于腧者，有所击堕，恶血在于内，若肉伤，痛未已，可则刺，不可远取也。头痛不可刺者，大痹为恶，日作者，可令少愈，不可已。头半寒痛，先取手少阳阳明，后取足少阳阳明。

jué xīntòng, yǔ bèi xiāng kòng, shàn zhì, rú cóng hòu chù qí xīn, yǔlǚ zhě, shèn xīntòng yě, xiān qǔ jīng gǔ、Kūnlún, fākuáng bùyǐ, qǔ rán gǔ. jué xīntòng, fùzhàng xiōng mǎn, xīn yóu tòng shèn, wèi xīntòng yě, qǔ zhī dà dōu、dàbái. 厥心痛，與背相控，善瘈，如

從後觸其心，傴僂者，腎心痛也，先取京骨、崑崙，發狂不已，取然谷。厥心痛，腹脹胸滿，心尤痛甚，胃心痛也，
取之大都、大白。/厥心痛，与背相控，善瘈，如从后触其心，伛偻者，肾心痛也，先取京骨、昆仑，发狂不已，取然谷。厥心痛，腹胀胸满，心尤痛甚，胃心痛也，取之大都、大白。
jué xīntòng, tòng rú yǐ zhuī zhēncì qí xīn, xīntòng shènzhě, pí xīntòng yě, qǔ zhī rán gǔ、tài xī. 厥心痛，痛如以錐針刺其心，心痛甚者，脾心痛也，取之然谷、太溪。/厥心痛，痛如以锥针刺其心，心痛甚者，脾心痛也，取之然谷、太溪。
jué xīntòng, sè cāngcāng rú sǐ zhuàng, zhōngrì bude tàixī, gān xīntòng yě, qǔ zhī xíng jiān、tài chōng. 厥心痛，色蒼蒼如死狀，終日不得太息，肝心痛也，取之行間、太冲。/厥心痛，色苍苍如死状，终日不得太息，肝心痛也，取之行间、太冲。
jué xīntòng, wò ruò tú jū, xīntòng jiān, dòngzuò, tòng yìshèn, sè bùbiàn, fèi xīntòng yě, qǔ zhī yújì、tài yuān. 厥心痛，臥若徒居，心痛間，動作，痛益甚，色不變，肺心痛也，取之魚際、太淵。/厥心痛，卧若徒居，心痛间，动作，痛益甚，色不变，肺心痛也，取之鱼际、太渊。
zhēnxīntòng, shǒuzú qīng zhì jié, xīntòng shèn, rì fā xī sǐ, xī fā dàn sǐ. xīntòng bùkě cīzhě, zhōng yǒu shèng jù, bùkěqǔ yú shù. 真心痛，手足清至節，心痛甚，日發夕死，夕發旦死。心痛不可刺者，中有盛聚，不可取於俞。/真心痛，手足清至节，心痛甚，日发夕死，夕发旦死。心痛不可刺者，中有盛聚，不可取于腧。
cháng zhōng yǒu chóng jiǎ jí jiāo huí, jiē bùkěqǔ yǐ xiǎo zhēn; xīncháng tòng, náo zuòtòng, zhǒng jù, wǎnglái shàng-xià xíng, tòng yǒu xiūzhǐ, fù rè xǐ kě xián chū zhě, shì jiāo huí yě. yǐ shǒu jù àn ér jiānchí zhī, wú lìng dé yí, yǐ dà zhēncì zhī, jiǔ chí zhī, chóng bù dòng, nǎi chūzhēn yě. kǒng fù nóng tòng, xíng zhōngshàng zhě. 腸中有蟲瘕及蛟蛕，皆不可取以小針；心腸痛，憹作痛，腫聚，往來上下行，痛有休止，腹熱喜渴涎出者，是蛟蛕也。以手聚按而堅持之，無令得移，以大針刺之，久持之，蟲不動，乃出針也。恐腹濃痛，形中上者。/肠中有虫瘕及蛟蛕，皆不可取以小针；心肠痛，憹作痛，肿聚，往来上下行，痛有休止，腹热喜渴涎出者，是蛟蛕也。以手聚按而坚持之，无令得移，以大针刺之，久持之，虫不动，乃出针也。恐腹浓痛，形中上者。
ěrlóng wú wén, qǔ'ěr zhōng; ěrmíng, qǔ'ěr qián dòngmài; ěrtòng bùkě cīzhě, ěr zhōng yǒu nóng, ruòyǒu gān líng liáo, ěr wú wén yě; ěrlóng qǔ shǒu xiǎozhǐ cì zhǐ zhǎojiǎ shàng yǔ ròu jiāo zhě, xiān qǔ shǒu, hòu qǔ zú; ěrmíng qǔ shǒuzhōng zhǐ zhǎojiǎ shàng, zuǒ qǔ yòu, yòu qǔ zuǒ, xiān qǔ shǒu, hòu qǔ zú. 耳聾無聞，取耳中；耳鳴，取耳前動脈；耳痛不可刺者，耳中有膿，若有干聆聊，耳無聞也；耳聾取手小指次指爪甲上與肉交者，先取手，後取足；耳鳴取手中指爪甲上，左取右，右取左，先取手，後取足。/耳聋无闻，取耳中；耳鸣，取耳前动脉；耳痛不可刺者，耳中有脓，若有干聆聊，耳无闻也；耳聋取手小指次指爪甲上与肉交者，先取手，后取足；耳鸣取手中指爪甲上，左取右，右取左，先取手，后取足。
zú bì bùkě jǔ, cè ér qǔ zhī, zài shū hézhōng, yǐ yuánlìzhēn, dà zhēn bùkě cì. bìng zhù xià xuè, qǔ qū quán. 足髀不可舉，側而取之，在樞合中，以員利針，大針不可刺。病注下血，取曲泉。/足髀不可举，侧而取之，在枢合中，以员利针，大针不可刺。病注下血，取曲泉。
fēngbì yín lì, bìng bùkě yǐ zhě, zú rú lǚbīng, shí rú rù tāng zhōng, gǔ jìng yín lì, fánxīn tóutòng, shí ǒu shí mán, xuàn yǐ hàn chū, jiǔ zé mùxuàn, bēi yǐ xǐ kǒng, duǎnqì, bù lè, bùchū sān nián sǐ yě. 風痹淫礫，病不可已者，足如履冰，時如入湯中，股脛淫礫，煩心頭痛，時嘔時悗，眩已汗出，久則目眩，悲以喜恐，短氣，不樂，不出三年死也。/风痹淫砾，病不可已者，足如履冰，时如入汤中，股胫淫砾，烦心头痛，时呕时悗，眩已汗出，久则目眩，悲以喜恐，短气，不乐，不出三年死也。

bìng běn dì - èrshíwǔ 病本第二十五/病本第二十五

xiān bìng érhòu nì zhě, zhì qí běn; xiān nì érhòu bìngzhě, zhì qí běn; xiān hán érhòu shēngbìng zhě, zhì qí běn; xiān bìng érhòu shēng hán zhě, zhì qí běn; xiān rè érhòu shēngbìng zhě, zhì qí běn. 先病而後逆者，治其本；先逆而後病者，治其本；先寒而後生病者，治其本；先病而後生寒者，治其本；先熱而後生病者，治其本。/先病而后逆者，治其本；先逆而后病者，治其本；先寒而后生病者，治其本；先病而后生寒者，治其本；先热而后生病者，治其本。
xiān xiè érhòu shēng tā bìngzhě, zhì qí běn, bì qiě tiáo zhī, nǎi zhì qítā bìng. xiān bìng érhòu zhōngmǎn zhě, zhì qí biāo; xiān bìng hòu xiè zhě, zhì qí běn; xiān zhōngmǎn érhòu fánxīn zhě, zhì qí běn. 先泄而後生他病者，治其本，必且調之，乃治其他病。先病而後中滿

者，治其標；先病後泄者，治其本；先中滿而後煩心者，治其本。/先泄而后生他病者，治其本，必且调之，乃治其他病。先病而后中满者，治其标；先病后泄者，治其本；先中满而后烦心者，治其本。

yǒu kèqi, yǒu tóngqì. dàxiǎobiàn bùlì zhì qí biāo, dàxiǎobiàn lì, zhì qí běn. 有客氣，有同氣。大小便不利治其標，大小便利，治其本。/有客气，有同气。大小便不利治其标，大小便利，治其本。

bìng fā ér yǒuyú, běn ér biāo zhī, xiān zhì qí běn, hòu zhì qí biāo; bìng fā ér bù zú, biāo ér běn zhī, xiān zhì qí biāo, hòu zhì qí běn, jǐn xiángchá jiān shèn, yǐ yì tiáo zhī, jiànzhě bìngxíng, shènwéi dúxíng; xiān xiǎo dàbiàn bùlì érhòu shēng tā bìngzhě, zhì qí běn yě. 病發而有餘，本而標之，先治其本，後治其標；病發而不足，標而本之，先治其標，後治其本，謹詳察間甚，以意調之，間者並行，甚為獨行；先小大便不利而後生他病者，治其本也。/病发而有余，本而标之，先治其本，后治其标；病发而不足，标而本之，先治其标，后治其本，谨详察间甚，以意调之，间者并行，甚为独行；先小大便不利而后生他病者，治其本也。

zábìng dì-èrshíliù 雜病第二十六/杂病第二十六

jué jiā jǐ ér tòng zhě, zhì dǐng, tóu chénchén rán, mù（mù huāng）（mù huāng）rán, yāo jǐ qiáng. qǔ zú tàiyáng guó zhōng xuè luò. 厥挾脊而痛者，至頂，頭沉沉然，目（目㠵）（目㠵）然，腰脊強。取足太陽膕中血絡。/厥挟脊而痛者，至顶，头沉沉然，目（目㠵）（目㠵）然，腰脊强。取足太阳腘中血络。

jué xiōng mǎnmiàn zhǒng, chún tà tà rán, bàoyán nán, shèn zé bù néng yán, qǔ zú yángmíng. 厥胸滿面腫，唇漯漯然，暴言難，甚則不能言，取足陽明。/厥胸满面肿，唇漯漯然，暴言难，甚则不能言，取足阳明。

jué qì zǒu hóu ér bù néng yán, shǒuzú qīng, dàbiàn bùlì, qǔ zú shàoyīn. 厥氣走喉而不能言，手足清，大便不利，取足少陰。/厥气走喉而不能言，手足清，大便不利，取足少阴。

jué ér fù xiàng xiàng rán, duō hánqì, fù zhōng gǔ gǔ, biàn sōu nán, qǔ zú tàiyīn. 厥而腹向向然，多寒氣，腹中谷穀，便溲難，取足太陰。/厥而腹向向然，多寒气，腹中谷谷，便溲难，取足太阴。

ài gān, kǒuzhōng rè rú jiāo, qǔ zú shàoyīn. 嗌干，口中熱如膠，取足少陰。/嗌干，口中热如胶，取足少阴。

xī zhōng tòng, qǔ dúbí, yǐ yuánlìzhēn, fā ér jiān zhī. zhēn dà rú máo, cì xī wúyí. 膝中痛，取犢鼻，以員利針，發而間之。針大如氂，刺膝無疑。/膝中痛，取犊鼻，以员利针，发而间之。针大如牦，刺膝无疑。

hóubì bù néng yán, qǔ zú yángmíng; néng yán, qǔ shǒu yángmíng. 喉痹不能言，取足陽明；能言，取手陽明。/喉痹不能言，取足阳明；能言，取手阳明。

nüè bù kě, jiànrì ér zuò, qǔ zú yángmíng; kě ér rì zuò, qǔ shǒu yángmíng. 瘧不渴，間日而作，取足陽明；渴而日作，取手陽明。/疟不渴，间日而作，取足阳明；渴而日作，取手阳明。

chǐtòng, bù è qīng yǐn, qǔ zú yángmíng; è qīng yǐn, qǔ shǒu yángmíng. 齒痛，不惡清飲，取足陽明；惡清飲，取手陽明。/齿痛，不恶清饮，取足阳明；恶清饮，取手阳明。

lóng ér bù tòng zhě, qǔ zú shàoyáng; lóng ér tòng zhě, qǔ shǒu yángmíng. 聾而不痛者，取足少陽；聾而痛者，取手陽明。/聋而不痛者，取足少阳；聋而痛者，取手阳明。

nǜ ér bù zhǐ, nǜxuè liú, qǔ zú tàiyáng; nǜxuè, qǔ shǒu tàiyáng. bùyǐ, cì wǎn gǔ xià; bùyǐ, cì guó zhōng chūxuè. 衄而不止，衄血流，取足太陽；衄血，取手太陽。不已，刺宛骨下；不已，刺膕中出血。/衄而不止，衄血流，取足太阳；衄血，取手太阳。不已，刺宛骨下；不已，刺腘中出血。

yāotòng, tòng shàng hán, qǔ zú tàiyáng yángmíng; tòng shàng rè, qǔ zú jué yīn; bù kěyǐ fǔ yǎng, qǔ zú shàoyáng. zhōng rè ér chuǎn, qǔ zú shàoyīn guó zhōng xuè luò. 腰痛，痛上寒，取足太陽陽明；痛上熱，取足厥陰；不可以俛仰，取足少陽。中熱而喘，取足少陰膕中血絡。/腰痛，痛上寒，取足太阳阳明；痛上热，取足厥阴；不可以俛仰，取足少阳。中热而喘，取足少阴腘中血络。

xǐ-nù ér bù yù shí, yán yì xiǎo, cì zú tàiyīn; nù ér duōyán, cì zú shàoyáng. 喜怒而不欲食，言益小，刺足太陰；怒而多言，刺足少陽。/喜怒而不欲食，言益小，刺足太阴；怒而多言，刺足少阳。

kǎn tòng, cì shǒu yángmíng yǔ kǎn zhī shèng mài chūxuè. 顑痛，刺手陽明與顑之盛脈出血。/顑痛，刺手阳明与顑之盛脉出血。

xiàng tòng bùkě fǔ yǎng, cì zú tàiyáng; bù kěyǐ gù, cì shǒu tàiyáng yě. 項痛不可俛仰，刺足太陽；不可以顧，刺手太陽也。/项痛不可俛仰，刺足太阳；不可以顾，刺手太阳也。

xiǎofù mǎn dà, shàng zǒu wèi, zhìxīn, xīxī shēn shí hánrè, xiǎobiàn bùlì, qǔ zú jué yīn. 小腹滿大，上走胃，至心，淅淅身時寒熱，小

便不利，取足厥陰。/小腹满大，上走胃，至心，淅淅身时寒热，小便不利，取足厥阴。
fùmǎn, dàbiàn bùlì, fù dà, yì shàng zǒu xiōng ài, chuǎnxī hē hē rán, qǔ zú shàoyīn. 腹滿，大便不利，腹大，亦上走胸嗌，喘息喝喝然，取足少陰。/腹满，大便不利，腹大，亦上走胸嗌，喘息喝喝然，取足少阴。
fùmǎn shí bù huà, fù xiàng xiàng rán, bù néng dàbiàn, qǔ zú tàiyīn. 腹滿食不化，腹向向然，不能大便，取足太陰。/腹满食不化，腹向向然，不能大便，取足太阴。
xīntòng yǐn yāo jǐ, yù ǒu, qǔ zú shàoyīn. 心痛引腰脊，欲嘔，取足少陰。/心痛引腰脊，欲呕，取足少阴。
xīntòng, fùzhàng, qiáng qiáng rán, dàbiàn bùlì, qǔ zú tàiyīn. 心痛，腹脹，牆牆然，大便不利，取足太陰。/心痛，腹胀，墙墙然，大便不利，取足太阴。
xīntòng, yǐn bèi bude xī, cì zú shàoyīn; bùyǐ, qǔ shǒu shàoyáng. 心痛，引背不得息，刺足少陰；不已，取手少陽。/心痛，引背不得息，刺足少阴；不已，取手少阳。
xīntòng yǐn xiǎofù mǎn, shàng-xià wúcháng chù, biàn sōu nán, cì zú jué yīn. 心痛引小腹滿，上下無常處，便溲難，刺足厥陰。/心痛引小腹满，上下无常处，便溲难，刺足厥阴。
xīntòng, dàn duǎnqì bùzúyǐ xī, cì shǒu tàiyīn. 心痛，但短氣不足以息，刺手太陰。/心痛，但短气不足以息，刺手太阴。
xīntòng, dāng jiǔ jié cì zhī, àn, yǐ cì àn zhī, lì yǐ; bùyǐ, shàng-xià qiú zhī, dé zhī lì yǐ. 心痛，當九節刺之，按，已刺按之，立已；不已，上下求之，得之立已。/心痛，当九节刺之，按，已刺按之，立已；不已，上下求之，得之立已。
kǎn tòng, cì zú yángmíng Qūzhōu dòngmài, jiàn xuè, lì yǐ; bùyǐ, àn rén yíng yú jīng, lì yǐ. 顑痛，刺足陽明曲周動脈，見血，立已；不已，按人迎於經，立已。/顑痛，刺足阳明曲周动脉，见血，立已；不已，按人迎于经，立已。
qìnì shàng, cì yīng zhōng xiàn zhě, yǔ xià xiōng dòngmài. 氣逆上，刺膺中陷者，與下胸動脈。/气逆上，刺膺中陷者，与下胸动脉。
fùtòng, cì qí zuǒyòu dòngmài, yǐ cì àn zhī, lì yǐ; bùyǐ, cì qì jiē, yǐ cì àn zhī, lì yǐ. 腹痛，刺臍左右動脈，已刺按之，立已；不已，刺氣街，已刺按之，立已。/腹痛，刺脐左右动脉，已刺按之，立已；不已，刺气街，已刺按之，立已。
wěi jué wéi sì mē shù mán, nǎi jí jiě zhī, rì èr; bùrén zhě, shí rì ér zhī, wú xiū, bìng yǐ zhǐ. 痿厥為四末束悗，乃疾解之，日二；不仁者，十日而知，無休，病已止。/痿厥为四末束悗，乃疾解之，日二；不仁者，十日而知，无休，病已止。
suì yǐ cǎo cìbí, tì, tì éryǐ; wúxī, ér jí yíng yǐn zhī, lì yǐ; dà jīng zhī, yì kě yǐ. 歲以草刺鼻，嚏，嚏而已；無息，而疾迎引之，立已；大驚之，亦可已。/岁以草刺鼻，嚏，嚏而已；无息，而疾迎引之，立已；大惊之，亦可已。

zhōu bì dì-èrshíqī 周痹第二十七/周痹第二十七

Huángdì wèn yú Qíbó yuē: zhōu bì zhī zài shēn yě, shàng-xià yí tú suí mài, qíshàng xià zuǒyòu xiāngyìng, jiān bùróng kōng, yuàn wén cǐ tòng, zài xuèmài zhīzhōng xié? jiāng zài fēn ròu zhījiān hū? héyǐ zhì shì? qí tòng zhī yí yě, jiān bùjí xià zhēn, qí xù tòng zhī shí, bùjí dìng zhì, ér tòng yǐ zhǐ yǐ. hé dào shǐrán? yuàn wén qí gù? Qíbó dá yuē: cǐ zhòng bì yě, fēi zhōu bì yě. 黄帝問於岐伯曰：周痹之在身也，上下移徒隨脈，其上下左右相應，間不容空，願聞此痛，在血脈之中邪？將在分肉之間乎？何以致是？其痛之移也，間不及下針，其慉痛之時，不及定治，而痛已止矣。何道使然？願聞其故？岐伯答曰：此眾痹也，非周痹也。/黄帝问于岐伯曰：周痹之在身也，上下移徒随脉，其上下左右相应，间不容空，愿闻此痛，在血脉之中邪？将在分肉之间乎？何以致是？其痛之移也，间不及下针，其慉痛之时，不及定治，而痛已止矣。何道使然？愿闻其故？岐伯答曰：此众痹也，非周痹也。
Huángdì yuē: yuàn wén zhòng bì. Qíbó duì yuē: cǐ gè zài qí chù, gèng fā gèng zhǐ, gēngjū gèng qǐ, yǐ yòu yìng zuǒ, yǐ zuǒ yìng yòu, fēi néng zhōu yě. gèng fā gēngxiū yě. Huángdì yuē: shàn. cì zhī nàihé? Qíbó duì yuē: cì cǐzhě, tòng suī yǐ zhǐ, bì cì qí chù, wù lìng fù qǐ. 黄帝曰：願聞眾痹。岐伯對曰：此各在其處，更發更止，更居更起，以右應左，以左應右，非能周也。更發更休也。黄帝曰：善。刺之奈何？岐伯對曰：刺此者，痛雖已止，必刺其處，勿令復起。/黄帝曰：愿闻众痹。岐伯对曰：此各在其处，更发更止，更居更起，以右应左，以左应右，非能周也。更发更休也。黄帝曰：善。刺之奈何？岐伯对曰：刺此者，痛虽已止，必刺其处，勿令复起。
dì yuē: shàn. yuàn wén zhōu bì hérú? Qíbó duì yuē: zhōu bì zhě, zàiyú xuèmài zhīzhōng, suí mài yǐshàng, suí mài yǐxià, bù néng zuǒyòu, gè dāng qí suǒ. Huángdì yuē: cì zhī nàihé? Qíbó

duì yuē: tòng cóng shàng-xià zhě, xiān cì qí xià yǐguò zhī, hòu cì qíshàng yǐtuō zhī. tòng cóng xià shàng zhě, xiān cì qíshàng yǐguò zhī, hòu cì qí xià yǐtuō zhī. 帝曰：善。願聞周痹何如？岐伯對曰：周痹者，在於血脈之中，隨脈以上，隨脈以下，不能左右，各當其所。黃帝曰：刺之奈何？岐伯對曰：痛從上下者，先刺其下以過之，後刺其上以脫之。痛從下上者，先刺其上以過之，
後刺其下以脫之。/帝曰：善。愿闻周痹何如？岐伯对曰：周痹者，在于血脉之中，随脉以上，随脉以下，不能左右，
各当其所。黄帝曰：刺之奈何？岐伯对曰：痛从上下者，先刺其下以过之，后刺其上以脱之。痛从下上者，先刺其上以过之，后刺其下以脱之。
huáng dì yuē: shàn. cǐ tòng ānshēng? hé yīn'ér yǒumíng? Qíbó duì yuē: fēnghán shīqi, kè yú wài fēn ròu zhījiān, pòqiè ér wéi mò, mò dé hán zé jù, jù zé pái fēn ròu ér fēnliè yě, fēnliè zé tòng, tòng zé shén guī zhī, shén guī zhī zé rè, rè zé tòng jiě, tòng jiě zé jué, jué zé tā bì fā, fā zé rúshì. dì yuē: shàn. yú yǐ dé qí yì yǐ. cǐ nèi bù zài zàng, érwài wèi fā yú pí, dújū fēn ròu zhījiān, zhēn qì bù néng zhōu, gù míng yuē zhōu bì. gù cì bì zhě, bì xiān qiē xún qí xià zhī Liùjīng, shì qí xūshí, jí dà luò zhī xuè jié ér bù tōng, jí xū ér mài xiàn kōng zhě ér tiáo zhī, yùn ér tōng zhī. qí zhì jiān zhuǎnyǐn ér xíng zhī. Huángdì yuē: shàn. yú yǐ dé qí yì yǐ, yì dé qí shì yě. jiǔ zhě jīng xùn zhī lǐ, Shí'èrjīng mài yīn-yáng zhī bìng yě. 黃帝曰：善。此痛安生？何因而有名？岐伯對曰：風寒濕氣，客於外分肉之間，迫切而為沫，沫得寒則聚，聚則排分肉而分裂也，分裂則痛，痛則神歸之，神歸之則熱，熱則痛解，痛解則厥，厥則他痹發，發則如是。帝曰：善。餘已得其意矣。此內不在髒，而外未發於皮，獨居分肉之間，真氣不能周，故名曰周痹。故刺痹者，必先切循其下之六經，視其虛實，及大絡之血結而不通，及虛而脈陷空者而調之，熨而通之。其瘈堅轉引而行之。黃帝曰：善。餘已得其意矣，亦得其事也。九者經巽之理，十二經脈陰陽之病也。/黄帝曰：善。此痛安生？何因而有名？岐伯对曰：风寒湿气，客于外分肉之间，迫切而为沫，沫得寒则聚，聚则排分肉而分裂也，分裂则痛，痛则神归之，神归之则热，热则痛解，痛解则厥，厥则他痹发，
发则如是。帝曰：善。余已得其意矣。此内不在脏，而外未发于皮，独居分肉之间，真气不能周，故名曰周痹。故刺痹者，必先切循其下之六经，视其虚实，及大络之血结而不通，及虚而脉陷空者而调之，熨而通之。其瘈坚转引而行之。黄帝曰：善。余已得其意矣，亦得其事也。九者经巽之理，十二经脉阴阳之病也。

kǒu wèn dì-èrshíbā 口問第二十八/口问第二十八

Huángdì xiánjū, bì zuǒyòu ér wèn yú Qíbó yuē: yú yǐ wén jiǔ zhēn zhī jīng, lùn yīn-yáng nì shùn, Liùjīng yǐ bì, yuàn dé kǒu wèn. Qíbó bìxí zàibài yuē: shàn hū zāi wèn yě, cǐ xiānshī zhī suǒ kǒuchuán yě. Huángdì yuē: yuàn wén kǒu chuán. Qíbó dá yuē: fū bǎibìng zhī shǐ shēng yě, jiē shēng yú fēngyǔ hánshǔ, yīn-yáng xǐ-nù, yǐnshí jūchù, dà jīng zú kǒng. zé xuèqì fēnlí, yīn-yáng pòbài, jīngluò jué jué, màidao bùtōng, yīn-yáng xiāng nì, wèiqì jīliú, jīngmài xū kōng, xuèqì bùcì, nǎi shī qí cháng. lùn bù zài jīng zhě, qǐng dào qí fāng. 黃帝閒居，闢左右而問於岐伯曰：餘已聞九針之經，論陰陽逆順，六經已畢，願得口問。岐伯避席再拜曰：善乎哉問也，此先師之所口傳也。黃帝曰：願聞口傳。岐伯答曰：夫百病之始生也，皆生於風雨寒暑，陰陽喜怒，飲食居處，大驚卒恐。則血氣分離，陰陽破敗，經絡厥絕，脈道不通，陰陽相逆，衛氣稽留，經脈虛空，血氣不次，乃失其常。論不在經者，請道其方。/黄帝闲居，辟左右而问于岐伯曰：余已闻九针之经，论阴阳逆顺，六经已毕，愿得口问。岐伯避席再拜曰：善乎哉问也，此先师之所口传也。黄帝曰：愿闻口传。岐伯答曰：夫百病之始生也，皆生于风雨寒暑，阴阳喜怒，饮食居处，大惊卒恐。则血气分离，阴阳破败，经络厥绝，脉道不通，阴阳相逆，卫气稽留，经脉虚空，血气不次，乃失其常。论不在经者，请道其方。
Huángdì yuē: rén zhī qiàn zhě, hé qìshǐ rán? Qíbó dá yuē: wèiqì zhòurì xíng yú yáng, yèbàn zé xíng yú yīn, yīn zhě zhǔ yè, yè zhě wò; yáng zhe Zhushang, yin zhě zhǔ xià; gù yīnqì jī yú xià, yángqì wèijìn, yáng yǐn ér shàng, yīn yǐn ér xià, yīn-yáng xiāng yǐn, gù shù qiàn. yángqì jìn, yīnqì shèng, zé mù míng; yīnqì jìn ér yángqì shèng, zé wù yǐ. xiè zú shàoyīn, bǔzú tàiyáng. 黃帝曰：人之欠者，何氣使然？岐伯答曰：衛氣晝日行於陽，夜半則行於陰，陰者主夜，夜者臥；陽者主上，陰者主下；故陰氣積於下，陽氣未盡，陽引而上，陰引而下，陰陽相引，故數欠。陽氣盡，陰氣盛，則目瞑；陰氣盡而陽氣盛，則寤矣。瀉足少陰，補足太陽。/黄帝曰：人之欠者，何气使然？岐伯答曰：卫气昼日行于阳，夜半则行于阴，阴者主夜，夜者卧；阳者主上，阴者主下；故阴气积于下，阳气未尽，阳引而上，阴引而下，阴阳相引，

故数欠。阳气尽，阴气盛，则目瞑；阴气尽而阳气盛，则寤矣。泻足少阴，补足太阳。
Huángdì yuē: rén zhī yuě zhě, hé qìshǐ rán? Qíbó yuē: gǔ rù yú wèi, wèi qìshàng zhù yú fèi. jīn yǒu gù hánqì yǔ xīn gǔ qì, jù hái rù yú wèi, xīn gù xiāng luàn, zhēn xié xiāng gōng, qì bìng xiāng nì, fùchū yú wèi, gù wéi yuě. bǔ shǒu tàiyīn, xiè zú shàoyīn. 黄帝曰：人之噦者，何氣使然？岐伯曰：谷入於胃，胃氣上注於肺。今有故寒氣與新穀氣，俱還入於胃，新故相亂，真邪相攻，氣並相逆，復出於胃，故為噦。補手太陰，瀉足少陰。/黄帝曰：人之哕者，何气使然？岐伯曰：谷入于胃，胃气上注于肺。今有故寒气与新谷气，俱还入于胃，新故相乱，真邪相攻，气并相逆，复出于胃，故为哕。补手太阴，泻足少阴。
Huángdì yuē: rén zhī xī zhě, hé qìshǐ rán? Qíbó yuē: cǐ yīnqì shèng ér yángqì xū, yīnqì jí ér yángqì xú, yīnqì shèng ér yángqì jué, gù wéi xī. bǔzú tàiyáng, xiè zú shàoyīn. 黄帝曰：人之唏者，何氣使然？岐伯曰：此陰氣盛而陽氣虛，陰氣疾而陽氣徐，陰氣盛而陽氣絕，故為唏。補足太陽，瀉足少陰。/黄帝曰：人之唏者，何气使然？岐伯曰：此阴气盛而阳气虚，阴气疾而阳气徐，阴气盛而阳气绝，故为唏。补足太阳，泻足少阴。
Huángdì yuē: rén zhī zhèn hán zhě, hé qìshǐ rán? Qíbó yuē: hánqì kè yú pífū, yīnqì shèng, yángqì xū, gù wéi zhèn hán hánlì, bǔ zhū yáng. 黄帝曰：人之振寒者，何氣使然？岐伯曰：寒氣客於皮膚，陰氣盛，陽氣虛，故為振寒寒栗，補諸陽。/黄帝曰：人之振寒者，何气使然？岐伯曰：寒气客于皮肤，阴气盛，阳气虚，故为振寒寒栗，补诸阳。
Huángdì yuē: rén zhī yī zhě, hé qìshǐ rán? Qíbó yuē: hánqì kè yú wèi, jué nì cóng xià shàng sàn, fùchū yú wèi, gù wéi yī. bǔzú tàiyīn yángmíng, yī yuē bǔ méi běn yě. 黄帝曰：人之噫者，何氣使然？岐伯曰：寒氣客於胃，厥逆從下上散，復出於胃，故為噫。補足太陰陽明，一曰補眉本也。/黄帝曰：人之噫者，何气使然？岐伯曰：寒气客于胃，厥逆从下上散，复出于胃，故为噫。补足太阴阳明，一曰补眉本也。
Huángdì yuē: rén zhī tì zhě, hé qìshǐ rán? Qíbó yuē: yángqì hé lì, mǎn yú xīn, chūyú bí, gù wéi tì. bǔzú tàiyáng róng méi běn, yī yuē méi shàng yě. 黄帝曰：人之嚏者，何氣使然？岐伯曰：陽氣和利，滿於心，出於鼻，故為嚏。補足太陽榮眉本，一曰眉上也。/黄帝曰：人之嚏者，何气使然？岐伯曰：阳气和利，满于心，出于鼻，故为嚏。补足太阳荣眉本，一曰眉上也。
Huángdì yuē: rén zhī duǒ zhě, hé qìshǐ rán? Qíbó yuē: wèi bùshí zé zhū mài xū; zhū mài xū zé jīnmài xièduò; jīnmài xièduò zé xíngyīn yònglì, qì bù néng fù, gù wéi duǒ. yīn qí suǒzài, bǔ fēn ròu jiān. 黄帝曰：人之嚲者，何氣使然？岐伯曰：胃不實則諸脈虛；諸脈虛則筋脈懈惰；筋脈懈惰則行陰用力，氣不能復，故為嚲。因其所在，補分肉間。/黄帝曰：人之亸者，何气使然？岐伯曰：胃不实则诸脉虚；诸脉虚则筋脉懈惰；筋脉懈惰则行阴用力，气不能复，故为亸。因其所在，补分肉间。
Huángdì yuē: rén zhī āi ér qìtì chū zhě, hé qìshǐ rán? Qíbó yuē: xīn zhě, wǔzàngliùfǔ zhī zhǔ yě; mù zhě, zōngmài zhī suǒ jù yě, shàng yè zhī dào yě; kǒu bí zhě, qì zhī ménhù yě. gù bēi'āi chóu yōu zé xīndòng, xīndòng zé wǔzàngliùfǔ jiē yáo, yáo zé zōngmài gǎn, zōngmài gǎn zé yè dào kāi, yè dào kāi, gù qìtì chū yān. yè zhě, suǒyǐ guàn jīng rú kōngqiào zhě yě, gù shàng yè zhī dào kāi zé qì, qì bùzhǐ zé yè jié; yè jié zé jīng bù guàn, jīng bù guàn zé mù wú suǒjiàn yǐ, gù mìng yuē duó jīng. bǔtiān zhù jīng xiá jǐng. 黄帝曰：人之哀而泣涕出者，何氣使然？岐伯曰：心者，五臟六腑之主也；目者，宗脈之所聚也，上液之道也；口鼻者，氣之門戶也。故悲哀愁憂則心動，心動則五臟六腑皆搖，搖則宗脈感，宗脈感則液道開，液道開，故泣涕出焉。液者，所以灌精濡空竅者也，故上液之道開則泣，泣不止則液竭；液竭則精不灌，精不灌則目無所見矣，故命曰奪精。補天柱經俠頸。/黄帝曰：人之哀而泣涕出者，何气使然？岐伯曰：心者，五脏六腑之主也；目者，宗脉之所聚也，上液之道也；口鼻者，气之门户也。故悲哀愁忧则心动，心动则五脏六腑皆摇，摇则宗脉感，宗脉感则液道开，液道开，故泣涕出焉。液者，所以灌精濡空窍者也，故上液之道开则泣，泣不止则液竭；液竭则精不灌，精不灌则目无所见矣，故命曰夺精。补天柱经侠颈。
Huángdì yuē: rén zhī tàixī zhě, hé qìshǐ rán? Qíbó yuē: yōusī zé xīnxì jí, xīnxì jí zé qìdào yuē, yuē zé bùlì, gù tàixī yǐ shēnchū zhī, bǔ shǒu shàoyīn xīn zhǔ, zú shàoyáng liú zhī yě. 黄帝曰：人之太息者，何氣使然？岐伯曰：憂思則心繫急，心繫急則氣道約，約則不利，故太息以伸出之，補手少陰心主，足少陽留之也。/黄帝曰：人之太息者，何气使然？岐伯曰：忧思则心系急，心系急则气道约，约则不利，故太息以伸出之，补手少阴心主，足少阳留之也。
Huángdì yuē: rén zhī xián xià zhě, hé qìshǐ rán? Qíbó yuē: yǐnshí zhě, jiē rù yú wèi, wèi zhōng yǒu rè zé chóng dòng, chóng dòng zé wèi huǎn, wèi huǎn zé liánquán kāi, gù xián xià, bǔzú shàoyīn. 黄帝曰：人之涎下者，何

氣使然？岐伯曰：飲食者，皆入於胃，胃中有熱則蟲動，蟲動則胃緩，胃緩則廉泉開，故涎下，補足少陰。/黃帝曰：人之涎下者，何气使然？岐伯曰：饮食者，皆入于胃，胃中有热则虫动，虫动则胃缓，胃缓则廉泉开，故涎下，补足少阴。

Huángdì yuē: rén zhī ěr zhōng míng zhě, hé qìshǐ rán? Qíbó yuē: ěr zhě, zōngmài zhī suǒ jù yě, gù wèi zhōngkōng zé zōngmài xū, xū zé xià liū, mài yǒusuǒ jié zhě, gù ěrmíng, bǔ kè zhǔ-rén, shǒudà zhǐ zhǎojiǎ shàng yǔ ròu jiāo zhě yě. 黃帝曰：人之耳中鳴者，何氣使然？岐伯曰：耳者，宗脈之所聚也，故胃中空則宗脈虛，虛則下溜，脈有所竭者，故耳鳴，補客主人，手大指爪甲上與肉交者也。/黄帝曰：人之耳中鸣者，何气使然？岐伯曰：耳者，宗脉之所聚也，故胃中空则宗脉虚，虚则下溜，脉有所竭者，故耳鸣，补客主人，手大指爪甲上与肉交者也。

Huángdì yuē: rén zhī zì niè shé zhě, hé qìshǐ rán? Qíbó yuē: cǐ jué nì zǒushàng, màiqì bèi zhì yě. shàoyīn qì zhì zé niè shé, shàoyáng qì zhì zé niè jiá, yángmíng qì zhì zé niè chún yǐ. shì zhǔ bìngzhě, zé bǔ zhī. 黃帝曰：人之自嚙舌者，何氣使然？岐伯曰：此厥逆走上，脈氣輩至也。少陰氣至則嚙舌，少陽氣至則嚙頰，陽明氣至則嚙唇矣。視主病者，則補之。/黄帝曰：人之自啮舌者，何气使然？岐伯曰：此厥逆走上，脉气辈至也。少阴气至则啮舌，少阳气至则啮颊，阳明气至则啮唇矣。视主病者，则补之。

fán cǐ shí'èr xié zhě, jiē qí xié zhī zǒu kōngqiào zhě yě. gù xié zhī suǒzài, jiē wéi bùzú. gù shàngqì bùzú, nǎo wèi zhī bùmǎn, ěr wèi zhī kǔ míng, tóu wèi zhī kǔ qīng, mùwéi zhī xuàn. zhōngqì bùzú, sōubiàn wèi zhī biàn, cháng wèi zhī kǔ míng. xiàqì bùzú, zé nǎi wéi wěi jué xīn mán. bǔzú wàihuái xià liú zhī. 凡此十二邪者，皆奇邪之走空竅者也。故邪之所在，皆為不足。故上氣不足，腦為之不滿，耳為之苦鳴，頭為之苦傾，目為之眩。中氣不足，溲便為之變，腸為之苦鳴。下氣不足，則乃為痿厥心悗。補足外踝下留之。/凡此十二邪者，皆奇邪之走空窍者也。故邪之所在，皆为不足。故上气不足，脑为之不满，耳为之苦鸣，头为之苦倾，目为之眩。中气不足，溲便为之变，肠为之苦鸣。下气不足，则乃为痿厥心悗。补足外踝下留之。

huáng dì yuē: zhì zhī nàihé? Qíbó yuē: shèn zhǔ wéi qiàn, qǔ zú shàoyīn; fèi zhǔ wéi yuě, qǔ shǒu tàiyīn、zú shàoyīn; xī zhě, yīn yǔ yáng jué, gù bǔzú tàiyáng, xiè zú shàoyīn; zhèn hán zhě, bǔ zhū yáng; yī zhě, bǔzú tàiyīn yáng míng; tì zhě, bǔzú tàiyáng méi běn; duǒ, yīn qí suǒzài, bǔ fēn ròu jiān; qì chū bǔtiān zhù jīng xiá jǐng, xiá jǐng zhě, tóu zhōngfēn yě; tàixī, bǔ shǒu shàoyīn、xīn zhǔ、zú shàoyáng, liú zhī; xián xià bǔzú shàoyīn; ěrmíng bǔ kè zhǔ rén, shǒudà zhǐ zhǎojiǎ shàng yǔ ròu jiāo zhě; zì niè shé, shì zhǔ bìngzhě, zé bǔ zhī. mùxuàn tóu qīng, bǔzú wàihuái xià liú zhī; wěi jué xīn mán, cì zú dà zhǐ jiān shàng èr cùn, liú zhī, yī yuē zú wàihuái xià liú zhī. 黃 帝曰：治之奈何？岐伯曰：腎主為欠，取足少陰；肺主為噦，取手太陰、足少陰；唏者，陰與陽絕，故補足太陽，瀉足少陰；振寒者，補諸陽；噫者，補足太陰陽 明；嚔者，補足太陽眉本；嚲，因其所在，補分肉間；泣出補天柱經俠頸，俠頸者，頭中分也；太息，補手少陰、心主、足少陽，留之；涎下補足少陰；耳鳴補客主 人，手大指爪甲上與肉交者；自嚙舌，視主病者，則補之。目眩頭傾，補足外踝下留之；痿厥心悗，刺足大趾間上二寸，留之，一曰足外踝下留之。/黄 帝曰：治之奈何？岐伯曰：肾主为欠，取足少阴；肺主为哕，取手太阴、足少阴；唏者，阴与阳绝，故补足太阳，泻足少阴；振寒者，补诸阳；噫者，补足太阴阳 明；嚏者，补足太阳眉本；亸，因其所在，补分肉间；泣出补天柱经侠颈，侠颈者，头中分也；太息，补手少阴、心主、足少阳，留之；涎下补足少阴；耳鸣补客主 人，手大指爪甲上与肉交者；自啮舌，视主病者，则补之。目眩头倾，补足外踝下留之；痿厥心悗，刺足大趾间上二寸，留之，一曰足外踝下留之。

shīchuán dì-èrshíjiǔ 師傳第二十九/师传第二十九

Huángdì yuē: yú wén xiānshī, yǒusuǒ xīn cáng, fú zhù yú fāng, yú yuàn wén ér cáng zhī, zé ér xíng zhī, shàng yǐ zhì mín, xià yǐ zhì shēn, shǐ bǎixìng wú bìng, shàng-xià héqīn, dézé xiàliú, zǐsūn wú yōu, chuán yú hòushì, wúyǒu zhōng shi, ke de wen hu? Qibo yue: yuan hu zai wen yě. fū zhì mín yǔ zìzhì, zhì bǐ yǔ zhì cǐ, zhì xiǎo yǔ zhì dà, zhìguó yǔ zhìjiā, wèiyǒu nì ér néng zhì zhī yě, fū wéi shùn éryǐ yǐ. shùnzhě, fēidú yīn-yáng mài, lùn qì zhī nì shùn yě, bǎixìng rénmín jiē yù shùn qí zhì yě. 黃帝曰：餘聞先師，有所心藏，弗著於方，餘願聞而藏之，則而行之，上以治民，下以治身，使百姓無病，上下和親，德澤下流，子孫無優，傳於後世，無有 終時，可得聞乎？岐伯曰：遠乎哉問也。夫治民與自治，治彼與治此，治小與治大，治國與治家，未有逆而能治之也，夫惟順而已矣。順者，非獨陰陽脈，論氣之逆 順也，百姓人民皆欲順其志也。/黄帝曰：余闻先师，有所心藏，弗着于方，余愿闻而藏之，则而行之，上以治

民，下以治身，使百姓无病，上下和亲，德泽下流，子孙无优，传于后世，无有 终时，可得闻乎？岐伯曰：远乎哉问也。夫治民与自治，治彼与治此，治小与治大，治国与治家，未有逆而能治之也，夫惟顺而已矣。顺者，非独阴阳脉，论气之逆 顺也，百姓人民皆欲顺其志也。

Huángdì yuē: shùn zhī nàihé? Qíbó yuē: rùguó wènsú, rù jiā wèn huì, shàngtáng wèn lǐ, línbìng rén wèn suǒ biàn. 黃帝曰：順之奈何？岐伯曰：入國問俗，入家問諱，上堂問禮，臨病人問所便。/黄帝曰：顺之奈何？岐伯曰：入国问俗，入家问讳，上堂问礼，临病人问所便。

Huángdì yuē: biàn bìngrén nàihé? Qíbó yuē: fū zhōng rè xiāo dàn, zé biàn hán; hán zhōng zhī shǔ, zé biàn rè. wèi zhōng rè zé xiāo gǔ, lìngrén xuánxīn shàn jī. qí yǐshàng pí rè, cháng zhōng rè, zé chū huáng rú mí. qí yǐxià pí hán, wèi zhònghán, zé fùzhàng; cháng zhònghán, zé chángmíng sūn xiè. wèi zhònghán, cháng zhōng rè, zé zhàng érqiě xiè, wèi zhōng rè, cháng zhònghán, zé jí yǐn, xiǎofù tòng zhàng. 黃帝曰：便病人奈何？岐伯曰：夫中熱消癉，則便寒；寒中之屬，則便熱。胃中熱則消谷，令人懸心善飢。臍以上皮熱，腸中熱，則出黃如糜。臍以下皮寒，胃中寒，則腹脹；腸中寒，則腸鳴飧泄。胃中寒，腸中熱，則脹而且泄，胃中熱，腸中寒，則疾飲，小腹痛脹。/黄帝曰：便病人奈何？岐伯曰：夫中热消瘅，则便寒；寒中之属，则便热。胃中热则消谷，令人悬心善饥。脐以上皮热，肠中热，则出黄如糜。脐以下皮寒，胃中寒，则腹胀；肠中寒，则肠鸣飧泄。胃中寒，肠中热，则胀而且泄，胃中热，肠中寒，则疾饮，小腹痛胀。

huáng dì yuē: wèi yù hán yǐn, cháng yù rèyǐn, liǎngzhě xiāng nì, biàn zhī nàihé? qiěfū wánggōng dàren, xuè shí zhī jūn, jiāozì cóng yù qīng rén, ér wúnéng jìn zhī, jìn zhī zé nì qí zhì, shùn zhī zé jiā qí bìng, biàn zhī nàihé? zhì zhī hé xiān? Qíbó yuē: rén zhī qíng, mòbù è sǐ ér xǐ shēng, gào zhī yǐ qí bài, yǔ zhī yǐ qí shàn, dǎo zhī yǐ qí suǒ biàn, kāi zhī yǐ qí suǒ kǔ, suī yǒuwú dào zhī rén, è yǒu bùtīng zhě hū? 黃 帝曰：胃欲寒飲，腸欲熱飲，兩者相逆，便之奈何？且夫王公大人，血食之君，驕恣從欲輕人，而無能禁之，禁之則逆其志，順之則加其病，便之奈何？治之何先？ 岐伯曰：人之情，莫不惡死而喜生，告之以其敗，語之以其善，導之以其所便，開之以其所苦，雖有無道之人，惡有不聽者乎？/黄 帝曰：胃欲寒饮，肠欲热饮，两者相逆，便之奈何？且夫王公大人，血食之君，骄恣从欲轻人，而无能禁之，禁之则逆其志，顺之则加其病，便之奈何？治之何先？ 岐伯曰：人之情，莫不恶死而喜生，告之以其败，语之以其善，导之以其所便，开之以其所苦，虽有无道之人，恶有不听者乎？

Huángdì yuē: zhì zhī nàihé? Qíbó yuē: chūn xià xiān zhì qí biāo, hòu zhì qí běn; qiū dōng xiān zhì qí běn, hòu zhì qí biāo. 黃帝曰：治之奈何？岐伯曰：春夏先治其標，後治其本；秋冬先治其本，後治其標。/黄帝曰：治之奈何？岐伯曰：春夏先治其标，后治其本；秋冬先治其本，后治其标。

Huángdì yuē: biàn qí xiāng nì zhě nàihé? Qíbó yuē: biàn cǐzhě, shí yǐn yīfu, yì yù shì hán wēn, hán wú qīchuàng, shǔ wú chūhàn. shí yǐn zhě, rè wú zhuózhuó, hán wú cāngcāng. hán wēnzhōng shì, gù qì jiāng chí, nǎi bùzhì xiépì yě. 黃帝曰：便其相逆者奈何？岐伯曰：便此者，食飲衣服，亦欲適寒溫，寒無悽愴，暑無出汗。食飲者，熱無灼灼，寒無滄滄。寒溫中適，故氣將持，乃不致邪僻也。/黄帝曰：便其相逆者奈何？岐伯曰：便此者，食饮衣服，亦欲适寒温，寒无凄怆，暑无出汗。食饮者，热无灼灼，寒无沧沧。寒温中适，故气将持，乃不致邪僻也。

Huángdì yuē: běn cáng yǐ shēnxíng zhī jié（yuè qūn）ròu, hòu wǔzàngliùfǔ zhī dà xiǎo yān. jīn fū wánggōng dàren, líncháo jíwèi zhī jūn, ér wèn yān, shéi kě mén xún zhī, érhòu dá hū? Qíbó yuē: shēnxíng zhī jié zhě, zàngfǔ zhī gài yě, fēi miànbù zhī yuè yě. 黃帝曰：本藏以身形肢節（月囷）肉，候五臟六腑之大小焉。今夫王公大人，臨朝即位之君，而問焉，誰可捫循之，而後答乎？岐伯曰：身形肢節者，藏府之蓋也，非面部之閲也。/黄帝曰：本藏以身形肢节（月囷）肉，候五脏六腑之大小焉。今夫王公大人，临朝即位之君，而问焉，谁可扪循之，而后答乎？岐伯曰：身形肢节者，藏府之盖也，非面部之阅也。

Huángdì yuē: wǔ cáng zhī qì, yuè yú miàn zhě, yú yǐzhī zhī yǐ, yǐ zhī jié zhī ér yuè zhī, nàihé? Qíbó yuē: wǔ cánglù fū zhě, fèi wèi zhī gài, jù jiān xian yān, hòu jiàn qíwài. Huángdì yuē: shàn. 黃帝曰：五藏之氣，閲於面者，餘已知之矣，以肢節知而閲之，奈何？岐伯曰：五藏六府者，肺為之蓋，巨肩陷咽，候見其外。黃帝曰：善。/黄帝曰：五藏之气，阅于面者，余已知之矣，以肢节知而阅之，奈何？岐伯曰：五藏六府者，肺为之盖，巨肩陷咽，候见其外。黄帝曰：善。

Qíbó yuē: wǔ cánglù fǔ, xīn wèi zhī zhǔ, quēpén wèi zhī dào, kū gǔ yǒuyú, yǐ hòu（gǔ hé）（gǔ kuī）. Huángdì yuē: shàn. 岐伯曰：五藏六府，心為之主，缺盆為之道，骷骨有餘，以候（骨曷）（骨虧）。黃帝曰：善。

/岐伯曰：五藏六府，心为之主，缺盆为之道，骷骨有余，以候（骨曷）（骨亏）。黄帝曰：善。
Qíbó yuē: gān zhě, zhǔ wéi jiāng, shǐ zhī hòu wài, yù zhī jiāngù, shì mù xiǎo dà. Huángdì yuē: shàn. 岐伯曰：肝者，主為將，使之候外，欲知堅固，視目小大。黄帝曰：善。/岐伯曰：肝者，主为将，使之候外，欲知坚固，视目小大。黄帝曰：善。
Qíbó yuē: pí zhě, zhǔ wéi wèi, shǐ zhī yíng liáng, shì chúnshé hàowù, yǐ zhī jíxiōng. Huángdì yuē: shàn. 岐伯曰：脾者，主為衛，使之迎糧，視唇舌好惡，以知吉凶。黄帝曰：善。/岐伯曰：脾者，主为卫，使之迎粮，视唇舌好恶，以知吉凶。黄帝曰：善。
Qíbó yuē: shèn zhě, zhǔ wéi wài, shǐ zhī yuǎn tīng, shì ěr hàowù, yǐ zhī qí xìng. Huángdì yuē: shàn. yuàn wén liù fǔ zhī hòu. 岐伯曰：腎者，主為外，使之遠聽，視耳好惡，以知其性。黄帝曰：善。願聞六府之候。/岐伯曰：肾者，主为外，使之远听，视耳好恶，以知其性。黄帝曰：善。愿闻六府之候。
Qíbó yuē: liù fǔ zhě, wèi wèi zhī hǎi, páng hái、dà jǐng、zhāng xiōng, wǔgǔ nǎi róng. bí suì yǐ cháng, yǐ hòu dàcháng. chún hòu、rén zhōng cháng, yǐ hòu xiǎocháng. mùxià guǒ dà, qí dǎn nǎi héng. bíkǒng zàiwài, pángguāng lòuxiè. bízhù zhōngyāng qǐ, sān jiāo nǎi yuē, cǐ suǒyǐ hòu liù fǔ zhě yě. shàng-xià sānděng, cáng ān qiě liáng yǐ. 岐伯曰：六府者，胃為之海，龐骸、大頸、張胸，五穀乃容。鼻隧以長，以候大腸。唇厚、人中長，以候小腸。目下果大，其膽乃横。鼻孔在外，膀胱漏泄。鼻柱中央起，三焦乃約，此所以候六府者也。上下三等，藏安且良矣。/岐伯曰：六府者，胃为之海，庞骸、大颈、张胸，五谷乃容。鼻隧以长，以候大肠。唇厚、人中长，以候小肠。目下果大，其胆乃横。鼻孔在外，膀胱漏泄。鼻柱中央起，三焦乃约，此所以候六府者也。上下三等，藏安且良矣。

jué qì dì-sānshí 決氣第三十/决气第三十

Huángdì yuē: yú wénrén yǒu jīng、qì、jīn、yè、xuè、mài, yú yì yǐwéi yīqì ěr, jīn nǎi biàn wéi liù míng, yú bùzhī qí suǒyǐ rán. Qíbó yuē: liǎng shén xiāng bó, hé ér chéng xíng, cháng xiān shēn shēng, shì wèi jīng. hé wèi qì? Qíbó yuē: shàngjiāo kāifā, xuān wǔgǔ wèi, xūn fū、chōng shēn、zé máo, ruò wù lù zhī gài, shì wèi qì. hé wèi jīn? Qíbó yuē: còulǐ fāxiè, hàn chū zhēn zhēn, shì wèi jīn. hé wèi yè? Qíbó yuē: gǔ rù qì mǎn, nào zé zhù yú gǔ, gǔ shǔ qūshēn, xiè zé bǔyì nǎosuǐ, pífū rùnzé, shì wèi yè. hé wèi xuè? Qíbó yuē: zhōngjiāo shòuqì, qǔ zhī biànhuà ér chì, shì wèi xuè. hé wèi mài? Qíbó yuē: yōng è yíngqì, lìng wú suǒ bì, shì wèi mài. 黄帝曰：餘聞人有精、氣、津、液、血、脈，餘意以為一氣耳，今乃辨為六名，餘不知其所以然。岐伯曰：兩神相搏，合而成形，常先身生，是謂精。何謂 氣？岐伯曰：上焦開發，宣五穀味，熏膚、充身、澤毛，若霧露之溉，是謂氣。何謂津？岐伯曰：腠理髮泄，汗出溱溱，是謂津。何謂液？岐伯曰：谷入氣滿，淖澤 注於骨，骨屬屈伸，泄澤補益腦髓，皮膚潤澤，是謂液。何謂血？岐伯曰：中焦受氣，取汁變化而赤，是謂血。何謂脈？岐伯曰：壅遏營氣，令無所避，是謂脈。/黄帝曰：余闻人有精、气、津、液、血、脉，余意以为一气耳，今乃辨为六名，余不知其所以然。岐伯曰：两神相搏，合而成形，常先身生，是谓精。何谓 气？岐伯曰：上焦开发，宣五谷味，熏肤、充身、泽毛，若雾露之溉，是谓气。何谓津？岐伯曰：腠理发泄，汗出溱溱，是谓津。何谓液？岐伯曰：谷入气满，淖泽 注于骨，骨属屈伸，泄泽补益脑髓，皮肤润泽，是谓液。何谓血？岐伯曰：中焦受气，取汁变化而赤，
是谓血。何谓脉？岐伯曰：壅遏营气，令无所避，是谓脉。
Huángdì yuē: liùqì yǒu, yǒuyú bùzú, qì zhī duō shǎo, nǎosuǐ zhī xūshí, xuèmài zhī qīngzhuó, héyǐ zhī zhī? Qíbó yuē: jīng tuō zhě, ěrlóng; qì tuō zhě, mù bùmíng; jīn tuō zhě, còulǐ kāi, hàn dà xiè; yè tuō zhě, gǔ shǔ qūshēn bùlì, sè yāo, nǎosuǐ xiāo, jìng bì, ěr shù míng; xuè tuō zhě, sè bái, yāo rán bù zé, qí mài kōngxū, cǐ qí hòu yě. 黄帝曰：六氣有，有餘不足，氣之多少，腦髓之虛實，血脈之清濁，何以知之？岐伯曰：精脫者，耳聾；氣脫者，目不明；津脫者，腠理開，汗大泄；液脫者，骨屬屈伸不利，色夭，腦髓消，脛痹，耳數鳴；血脫者，色白，夭然不澤，其脈空虛，此其候也。/黄帝曰：六气有，有余不足，气之多少，脑髓之虚实，血脉之清浊，何以知之？岐伯曰：精脱者，耳聋；气脱者，目不明；津脱者，腠理开，汗大泄；液脱者，骨属屈伸不利，色夭，脑髓消，胫痹，耳数鸣；血脱者，色白，夭然不泽，其脉空虚，此其候也。
Huángdì yuē: liùqì zhě, guìjiàn hérú? Qíbó yuē: liùqì zhě, gè yǒu bù zhǔ yě, qí guìjiàn shàn'è, kě wéi cháng zhǔ, rán wǔgǔ yǔ wèi wéi dàhǎi yě. 黄帝曰：六氣者，貴賤何如？岐伯曰：六氣者，各有部主也，其貴賤善惡，可為常主，然五穀與胃為大海也。/黄帝曰：六气者，贵贱何如？岐伯曰：六气者，各有部主也，其贵贱善恶，可为常主，然五谷与

胃为大海也。

chángwèi dì - sānshíyī 腸胃第三十一/肠胃第三十一

Huángdì wèn yú bó gāo yuē: yú yuàn wén liù fǔ chuán gǔ zhě, chángwèi zhī dà xiǎo chángduǎn, shòu gǔ zhī duō shǎo nàihé? bó gāo yuē: qǐng jìnyán zhī, gǔ suǒ cóng chūrù qiǎn shēnyuǎn jìn chángduǎn zhī dù: chún zhì chǐ cháng jiǔ fēn, kǒu guǎng èr cùn bàn; chǐ yǐhòu zhì huìyàn, shēn sān cùn bàn, dà róng wǔ hé; shé zhòng shíliǎng, cháng qī cùn, guǎng èr cùn bàn; yānmén zhòng shíliǎng, guǎng yīcùn bàn. zhì wèi cháng yīchǐ liù cùn, wèi yū qū qū, shēn zhī, cháng èr chǐ liù cùn, dàyī chǐwǔ cùn, jìng wǔ cùn, dà róng sān dǒu wǔ shēng. xiǎocháng hòu fù jǐ, zuǒ huán huí rì dié jī, qí zhù yú huí cháng zhě, wàifù yú qí shàng. huí yùn huán shíliù qū, dà'èr cùn bàn, jìng bā fēn fēnzhī shǎo bàn, zhǎngsān zhàng sānchǐ. huícháng dāng qí zuǒ huán, huí zhōu yè jī ér xià, huí yùn hái fǎn shíliù qū, dàsì cùn, jìng yī-cùn cùn zhī shǎo bàn, cháng èr zhàng yīchǐ. guǎng cháng chuán jǐ, yǐ shòu huícháng, zuǒ huán yè jǐ shàng-xià, bì dà bā cùn, jìng èr cùn cùn zhī dà bàn, cháng èr chǐbā cùn. chángwèi suǒ rù zhì suǒ chū, cháng liù zhàng sì cùn sì fēn, huí qū huán fǎn, sānshí'èr qū yě. 黃帝問於伯高曰：餘願聞六府傳谷者，腸胃之大小長短，受谷之多少奈何？伯高曰：請盡言之，谷所從出入淺深遠近長短之度：脣至齒長九分，口廣二寸半；齒以後至會厭，深三寸半，大容五合；舌重十兩，長七寸，廣二寸半；咽門重十兩，廣一寸半。至胃長一尺六寸，胃紆曲屈，伸之，長二尺六寸，大一尺五寸，徑五 寸，大容三斗五升。小腸後附脊，左環回日迭積，其注於迴腸者，外附於臍上。回運環十六曲，大二寸半，徑八分分之少半，長三丈三尺。迴腸當臍左環，回周葉積 而下，回運還反十六曲，大四寸，徑一寸寸之少半，長二丈一尺。廣腸傳脊，以受迴腸，左環葉脊上下，闢大八寸，徑二寸寸之大半，長二尺八寸。腸胃所入至所出，長六丈四寸四分，回曲環反，三十二曲也。/黄帝问于伯高曰：余愿闻六府传谷者，肠胃之大小长短，受谷之多少奈何？伯高曰：请尽言之，谷所从出入浅深远近长短之度：唇至齿长九分，口广二寸半；齿以后至会厌，深三寸半，大容五合；舌重十两，长七寸，广二寸半；咽门重十两，广一寸半。至胃长一尺六寸，胃纡曲屈，伸之，长二尺六寸，大一尺五寸，径五 寸，大容三斗五升。小肠后附脊，左环回日迭积，其注于回肠者，外附于脐上。回运环十六曲，大二寸半，径八分分之少半，长三丈三尺。回肠当脐左环，回周叶积 而下，回运还反十六曲，大四寸，径一寸寸之少半，长二丈一尺。广肠传脊，以受回肠，左环叶脊上下，辟大八寸，径二寸寸之大半，长二尺八寸。肠胃所入至所 出，长六丈四寸四分，回曲环反，三十二曲也。

píngrén jué gǔ dì - sānshí'èr 平人絕谷第三十二/平人绝谷第三十二

Huángdì yuē: yuàn wénrén zhī bù shí, qī rì ér sǐ, héyě? bó gāo yuē: chén qǐng yán qí gù. 黃帝曰：願聞人之不食，七日而死，何也？伯高曰：臣請言其故。/黄帝曰：愿闻人之不食，七日而死，何也？伯高曰：臣请言其故。

wèi dàyī chǐwǔ cùn, jìng wǔ cùn, cháng èr chǐ liù cùn, héng qū shòu shuǐ gǔ sān dǒu wǔ shēng, qízhōng zhī gǔ, cháng liú èr dǒu, shuǐ yī dǒu wǔ shēng ér mǎn, shàngjiāo xièqì, chū qí jīngwēi, piāohàn huá jí, xiàjiāo xià gài zhū cháng. 胃大一尺五寸，徑五寸，長二尺六寸，橫屈受水谷三斗五升，其中之谷，常留二斗，水一斗五升而滿，上焦泄氣，出其精微，慓悍滑疾，下焦下溉諸腸。/胃大一尺五寸，径五寸，长二尺六寸，横屈受水谷三斗五升，其中之谷，常留二斗，水一斗五升而满，上焦泄气，出其精微，慓悍滑疾，下焦下溉诸肠。

xiǎocháng dà'èr cùn bàn, jìng bā fēn fēnzhī shǎo bàn, zhǎngsān zhàng èr chǐ, shòu gǔ èr dǒu sì shēng, shuǐ liù shēng sān hé hé zhī dà bàn. 小腸大二寸半，徑八分分之少半，長三丈二尺，受谷二斗四升，水六升三合合之大半。/小肠大二寸半，径八分分之少半，长三丈二尺，受谷二斗四升，水六升三合合之大半。

huícháng dàsì cùn, jìng yīcùn cùn zhī shǎo bàn, cháng èr zhàng yīchǐ, shòu gǔ yī dǒu, shuǐ qī shēng bàn. 迴腸大四寸，徑一寸寸之少半，長二丈一尺，受谷一斗，水七升半。/回肠大四寸，径一寸寸之少半，长二丈一尺，受谷一斗，水七升半。

guǎng cháng dà bā cùn, jìng èr cùn cùn zhī dà bàn, cháng èr chǐbā cùn, shòu gǔ jiǔ shēng sān hé bā fēn hé zhī yī. 廣腸大八寸，徑二寸寸之大半，長二尺八寸，受谷九升三合八分合之一。/广肠大八寸，径二寸寸之大半，长二尺八寸，受谷九升三合八分合之一。

chángwèi zhī cháng, fán wǔ zhàngbā chǐ sì cùn, shòu shuǐ gǔ jiǔ dǒu èr shēng yī hé hé zhī dà bàn, cǐ chángwèi suǒ shòu shuǐ gǔ zhī shù yě. píngrén zé bùrán, wèi mǎn zé cháng xū, cháng mǎn zé wèi xū, gèng xū gèng mǎn, gù qì dé shàng-xià, wǔzàng āndìng, xuèmài hé lì, jīngshén nǎi jū, gù shén zhě, shuǐ gǔ zhī jīngqì yě. gù chángwèi zhīzhōng, dāng liú gǔ èr dǒu, shuǐ yī dǒu wǔ shēng; gù píngrén rì zài hòu, hòu èr shēng bàn, yī rì zhōng wǔ shēng, qī rì wǔ qī sān dǒu wǔ shēng, ér liú shuǐ gǔ jìn yǐ; gù píngrén bù shí yǐn qī rì ér sǐzhě, shuǐ gǔ jīngqì jīnyè jiē jìn gù yě. 腸胃之長，凡五丈八尺四寸，受水谷九斗二升一合合之大半，此腸胃所受水谷之數也。平人則不然，胃滿則腸虛，腸滿則胃虛，更虛更滿，故氣得上下，五臟安定，血脈和利，精神乃居，故神者，水谷之精氣也。故腸胃之中，當留谷二斗，水一斗五升；故平人日再後，後二升半，一日中五升，七日五七三斗五升，而留水谷盡矣；故平人不食飲七日而死者，水穀精氣津液皆盡故也。/肠胃之长，凡五丈八尺四寸，受水谷九斗二升一合合之大半，此肠胃所受水谷之数也。平人则不然，胃满则肠虚，肠满则胃虚，更虚更满，故气得上下，五脏安定，血脉和利，精神乃居，故神者，水谷之精气也。故肠胃之中，当留谷二斗，水一斗五升；故平人日再后，后二升半，一日中五升，七日五七三斗五升，而留水谷尽矣；故平人不食饮七日而死者，水谷精气津液皆尽故也。

hǎi lùn dì - sānshísān 海論第三十三/海论第三十三

Huángdì wèn yú Qíbó yuē: yú wén cì fǎ yú fūzǐ, fūzǐ zhī suǒ yán, bùlí yú yíngwèi xuèqì. fū Shí'èrjīng mài zhě, nèi shǔyú fǔzàng, wài luò yú zhī jié, fūzǐ nǎi hé zhī yú sìhǎi hū. Qíbó dá yuē: rén yì yǒu sì hǎi, Shí'èrjīng shuǐ. jīngshuǐ zhě, jiē zhù yú hǎi, hǎi yǒu dōng-xī-nán-běi, mìng yuē sìhǎi. Huángdì yuē: yǐ rén yìng zhī nàihé? Qíbó yuē: rén yǒu suǐhǎi, yǒu xuèhǎi, yǒuqì hǎi, yǒu shuǐ gǔ zhī hǎi, fán cǐ sìzhě, yǐy-ìng sìhǎi yě. 黃帝問於岐伯曰：餘聞刺法於夫子，夫子之所言，不離於營衛血氣。夫十二經脈者，內屬於腑臟，外絡於肢節，夫子乃合之於四海乎。岐伯答曰：人亦有四海，十二經水。經水者，皆注於海，海有東西南北，命曰四海。黃帝曰：以人應之奈何？岐伯曰：人有髓海，有血海，有氣海，有水谷之海，凡此四者，以應四海 也。/黄帝问于岐伯曰：余闻刺法于夫子，夫子之所言，不离于营卫血气。夫十二经脉者，内属于腑脏，外络于肢节，夫子乃合之于四海乎。岐伯答曰：人亦有四 海，十二经水。经水者，皆注于海，海有东西南北，命曰四海。黄帝曰：以人应之奈何？岐伯曰：人有髓海，有血海，有气海，有水谷之海，凡此四者，以应四海 也。

Huángdì yuē: yuǎn hū zhě, fūzǐ zhī hé rén tiān-dì sìhǎi yě, yuàn wén yìng zhī nàihé? Qíbó yuē: bì xiān míngzhī yīn-yáng biǎo yíng shù suǒzài, sìhǎi dìng yǐ. 黃帝曰：遠乎者，夫子之合人天地四海也，願聞應之奈何？岐伯曰：必先明知陰陽表滎俞所在，四海定矣。/黄帝曰：远乎者，夫子之合人天地四海也，愿闻应之奈何？岐伯曰：必先明知阴阳表荥腧所在，四海定矣。

Huángdì yuē: dìng zhī nàihé? Qíbó yuē: wèi zhě shuǐ gǔ zhī hǎi, qí shū shàng zài qì jiē（chōng）, xià zhì sān lí; chōng mài zhě, wéi Shí'èrjīng zhī hǎi, qí shū shàng zàiyú dà zhù, xià chūyú jù xū zhīshàng xià lián; shān zhōng zhě, wéi qì zhī hǎi, qí shū shàng zàiyú zhù gǔ zhīshàng xià, qián zàiyú rén yíng, nǎo wéi suǐ zhī hǎi, qí shū shàng zàiyú qí gài, xià zài fēng fǔ. 黃帝曰：定之奈何？岐伯曰：胃者水谷之海，其輸上在氣街（沖），下至三里；衝脈者，為十二經之海，其輸上在於大杼，下出於巨虛之上下廉；膻中者，為氣之海，其輸上在於柱骨之上下，前在於人迎，腦為髓之海，其輸上在於其蓋，下在風府。/黄帝曰：定之奈何？岐伯曰：胃者水谷之海，其输上在气街（冲），下至三里；冲脉者，为十二经之海，其输上在于大杼，下出于巨虚之上下廉；膻中者，为气之海，其输上在于柱骨之上下，前在于人迎，脑为髓之海，其输上在于其盖，下在风府。

Huángdì yuē: fán cǐ sìhǎi zhě, hé lì hé hài? hé shēng hé bài? Qíbó yuē: dé shùnzhě shēng, dé nì zhě bài; zhī tiáo zhě lì, bù zhī tiáo zhě hài. 黃帝曰：凡此四海者，何利何害？何生何敗？岐伯曰：得順者生，得逆者敗；知調者利，不知調者害。/黄帝曰：凡此四海者，何利何害？何生何败？岐伯曰：得顺者生，得逆者败；知调者利，不知调者害。

huáng dì yuē: sìhǎi zhī nì shùn nàihé? Qíbó yuē: qìhǎi yǒuyú zhě, qì mǎn xiōngzhōng, mán xī miàn chì; qìhǎi bùzú, zé qì shǎo bùzúyǐ yán. xuèhǎi yǒuyú, zé cháng xiǎng qí shēn dà, fúrán bù zhī qí suǒ bìng; xuèhǎi bùzú, yì cháng xiǎng qí shēn xiǎo, xiá rán bù zhī qí suǒ bìng. shuǐ gǔ zhī hǎi yǒuyú, zé fùmǎn; shuǐ gǔ zhī hǎi bùzú, zé jī bù shòu gǔ shí. suǐhǎi yǒuyú, zé qīng jìn duō lì, zì guò qí dù; suǐhǎi bùzú, zé nǎo zhuǎn ěrmíng, jìng suān xuàn mào, mù wú suǒ jiàn, xièdài ān wò. 黃 帝曰：四海之逆順奈何？岐伯曰：氣海有餘者，氣滿胸中，悗息面赤；氣海不足，則氣少不足以言。血海有餘，則常想其身大，怫然不知其所病；血海不足，亦常想 其身小，狹然不知其所病。水谷之海有餘，則腹滿；水谷之海不足，則飢不受谷食。髓海有餘，則輕勁多力，自過其度；髓海不足，則腦轉耳鳴，脛酸眩冒，目無所

見，懈怠安臥。/黄 帝曰：四海之逆顺奈何？岐伯曰：气海有余者，气满胸中，悗息面赤；气海不足，则气少不足以言。血海有余，则常想其身大，怫然不知其所病；血海不足，亦常想 其身小，
狭然不知其所病。水谷之海有余，则腹满；水谷之海不足，则饥不受谷食。髓海有余，则轻劲多力，自过其度；髓海不足，则脑转耳鸣，胫酸眩冒，目无所 见，懈怠安卧。
Huángdì yuē: yú yǐ wén nì shùn, tiáo zhī nàihé? Qíbó yuē: shěn shǒu qí shù, ér tiáo qí xūshí, wú fàn qí hài, shùnzhě dé fù, nì zhě bì bài. Huángdì yuē: shàn. 黄帝曰：餘已聞逆順，調之奈何？岐伯曰：審守其俞，而調其虛實，無犯其害，順者得復，逆者必敗。黄帝曰：善。/黄帝曰：余已闻逆顺，调之奈何？岐伯曰：审守其腧，而调其虚实，无犯其害，顺者得复，逆者必败。黄帝曰：善。

wǔ luàn dì - sānshísì 五亂第三十四/五乱第三十四

Huángdì yuē: jīngmài shí'èr zhě, bié wéi wǔ háng, fēnwéi sìshí, hé shī ér luàn? hédé ér zhì? Qíbó yuē: wǔ háng yǒuxù, sìshí yǒufèn, xiāng shùn zé zhì, xiāng nì zé luàn. 黄帝曰：經脈十二者，别為五行，分為四時，何失而亂？何得而治？岐伯曰：五行有序，四時有分，相順則治，相逆則亂。/黄帝曰：经脉十二者，别为五行，分为四时，何失而乱？何得而治？岐伯曰：五行有序，四时有分，相顺则治，相逆则乱。

Huángdì yuē: hé wèi xiāng shùn? Qíbó yuē: jīngmài shí'èr zhě, yǐyìng Shí'èryuè. Shí'èryuè zhě, fēnwéi sìshí. sìshí zhě, chūnqiū dōng xià, qí qì gè yì, yíngwèi xiāngsuí, yīn-yáng yǐzhī, qīngzhuó bùxiānggān, rúshì zé shùn zhī ér zhì. 黄帝曰：何謂相順？岐伯曰：經脈十二者，以應十二月。十二月者，分為四時。四時者，春秋冬夏，其氣各異，營衛相隨，陰陽已知，清濁不相干，如是則順之而治。/黄帝曰：何谓相顺？岐伯曰：经脉十二者，以应十二月。十二月者，分为四时。四时者，春秋冬夏，其气各异，营卫相随，阴阳已知，清浊不相干，如是则顺之而治。

Huángdì yuē: héwèi nì ér luàn, Qíbó yuē: qīng-qì zài yīn, zhuó qì zài yáng, yíngqì shùn mài, wèiqì nìxíng, qīngzhuó xiānggān, luàn yú xiōngzhōng, shì wèi dà mán. gù qì luàn yú xīn, zé fánxīn mì hēi, fǔ shǒu jìng fú; luàn yú fèi, zé fǔ yǎng chuǎnhè, jiēshǒu yǐ hū; luàn yú chángwèi, shì wéi huòluàn; luàn yú bì jìng, zé wéi sì jué; luàn yú tóu, zé wéi jué nì, tóuzhòng xuàn pū. 黄帝曰：何為逆而亂，岐伯曰：清氣在陰，濁氣在陽，營氣順脈，衛氣逆行，清濁相干，亂於胸中，是謂大悗。故氣亂於心，則煩心密嘿，俛首靜伏；亂於肺，則俛仰喘喝，接手以呼；亂於腸胃，是為霍亂；亂於臂脛，則為四厥；亂於頭，則為厥逆，頭重眩僕。/黄帝曰：何为逆而乱，岐伯曰：清气在阴，浊气在阳，营气顺脉，卫气逆行，清浊相干，乱于胸中，是谓大悗。故气乱于心，则烦心密嘿，俛首静伏；乱于肺，则俛仰喘喝，接手以呼；乱于肠胃，是为霍乱；乱于臂胫，则为四厥；乱于头，则为厥逆，头重眩仆。

huáng dì yuē: wǔ luàn zhě, cì zhī yǒudào hū? Qíbó yuē: yǒudào yǐlái, yǒudào yǐqù, shěn zhī qí dào, shì wèi shēn bǎo. Huángdì yuē: shàn. yuàn wén qí dào. Qíbó yuē: qì zàiyú xīn zhě, qǔ zhī shǒu shàoyīn xīn zhǔ zhī shù; qì zàiyú fèi zhě, qǔ zhī shǒu tàiyīn yíng, zú shàoyīn shù, qì zàiyú chángwèi zhě, qǔ zhī zú tàiyīn yángmíng, bùxià zhě, qǔ zhī sān lí, qì zàiyú tóu zhě, qǔ zhī Tiānzhù dà zhù, bù zhī, qǔ zú tàiyáng yíng shù; qì zàiyú bì zú, qǔ zhī xiān qù xuè mài, hòu qǔ qí yángmíng shàoyáng zhī yíng shù. 黄 帝曰：五亂者，刺之有道乎？岐伯曰：有道以來，有道以去，審知其道，是謂身寶。黄帝曰：善。願聞其道。岐伯曰：氣在於心者，取之手少陰心主之俞；氣在於肺 者，取之手太陰滎，足少陰俞，氣在於腸胃者，取之足太陰陽明，不下者，取之三里，氣在於頭者，取之天柱大杼，不知，取足太陽滎俞；氣在於臂足，取之先去血 脈，後取其陽明少陽之滎俞。/黄 帝曰：五乱者，刺之有道乎？岐伯曰：有道以来，有道以去，审知其道，是谓身宝。黄帝曰：善。愿闻其道。岐伯曰：气在于心者，取之手少阴心主之腧；气在于肺 者，取之手太阴荥，足少阴腧，气在于肠胃者，取之足太阴阳明，不下者，取之三里，气在于头者，取之天柱大杼，不知，取足太阳荥腧；气在于臂足，取之先去血 脉，后取其阳明少阳之荥腧。

Huángdì yuē: bǔxiè nàihé? Qíbó yuē: xú rù xú chū, wèi zhī dǎo qì. bǔxiè wúxíng, wèi zhī tóng jīng. shìfēi yǒuyú bùzú yě, luàn qì zhī xiāng nì yě. Huángdì yuē: yǔn hū zāi dào, míng hū zāi lùn, qǐngzhe zhī yùbǎn, mìng yuē zhìluàn yě. 黄帝曰：補瀉奈何？岐伯曰：徐入徐出，謂之導氣。補瀉無形，謂之同精。是非有餘不足也，亂氣之相逆也。黄帝曰：允乎哉道，明乎哉論，請著之玉版，命曰治亂也。/黄帝曰：补泻奈何？岐伯曰：徐入徐出，谓之导气。补泻无形，谓之同精。是非有余不足也，乱气之相逆也。黄帝曰：允乎哉道，明乎哉论，请着之玉版，命曰治乱也。

zhàng lùn dì - sānshíwǔ

脹論第三十五/胀论第三十五

Huángdì yuē: mài zhī yìng yú cùnkǒu, rúhé ér zhàng? Qíbó yuē: qí mài dà jiān yǐ sè zhě, zhàng yě. Huángdì yuē: héyǐ zhī zàngfǔ zhī zhàng yě. Qíbó yuē: yīn wéi cáng, yáng wéi fǔ. 黃帝曰：脈之應於寸口，如何而脹？岐伯曰：其脈大堅以濇者，脹也。黃帝曰：何以知藏府之脹也。岐伯曰：陰為藏，陽為府。/黄帝曰：脉之应于寸口，如何而胀？岐伯曰：其脉大坚以涩者，胀也。黄帝曰：何以知藏府之胀也。岐伯曰：阴为藏，阳为府。

Huángdì yuē: fū qì zhī lìngrén zhàng yě, zàiyú xuèmài zhīzhōng yé, zàngfǔ zhīnèi hū? Qíbó yuē: sānzhě jiē cún yān, rán fēi zhàng zhī shè yě. Huángdì yuē: yuàn wén zhàng zhī shè. Qíbó yuē: fū zhàng zhě, jiē zàiyú zàngfǔ zhīwài, pái zàngfǔ ér guō xiōng xié, zhàng pífū, gù mìng yuē zhàng. 黃帝曰：夫氣之令人脹也，在於血脈之中耶，臟腑之內乎？岐伯曰：三者皆存焉，然非脹之舍也。黃帝曰：願聞脹之舍。岐伯曰：夫脹者，皆在於臟腑之外，排臟腑而郭胸脅，脹皮膚，故命曰脹。/黄帝曰：夫气之令人胀也，在于血脉之中耶，脏腑之内乎？岐伯曰：三者皆存焉，然非胀之舍也。黄帝曰：愿闻胀之舍。岐伯曰：夫胀者，皆在于脏腑之外，排脏腑而郭胸胁，胀皮肤，故命曰胀。

Huángdì yuē: zàngfǔ zhī zài xiōng xié fùlǐ zhīnèi yě, ruò xiá kuì zhī cáng jìn qì yě, míng yǒu cì shè, yì míng ér tóngchǔ, yī yù zhīzhōng, qí qì gè yì, yuàn wén qí gù. Huángdì yuē: wèi jiě qí yì, zài wèn. Qíbó yuē: fū xiōngfù, zàngfǔ zhī guō yě. shān zhōng zhě, xīn zhǔ zhī gōngchéng yě; wèi zhě, Tàicāng yě; yānhóu、xiǎocháng zhě, chuánsòng yě; wèi zhī wǔ qiào zhě, lǘlǐ ménhù yě; liánquán、yù yīng zhě, jīnyè zhī dào yě. gù wǔzàngliùfǔ zhě, gè yǒu pàn jiè, qí bìng gè yǒuxíng zhuàng. yíngqì xún mài, wèiqì nì wéi mài zhàng; wèiqì bìng mài xúnfèn wéi fū zhàng. sān lí ér xiè, jìn zhě yīxià, yuǎn zhě Sānxià, wú wèn xūshí, gōng zài jí xiè. 黃帝曰：臟腑之在胸脅腹裡之內也，若匣匱之藏禁器也，名有次舍，異名而同處，一域之中，其氣各異，願聞其故。黃帝曰：未解其意，再問。岐伯曰：夫胸腹，臟腑之郭也。膻中者，心主之宮城也；胃者，太倉也；咽喉、小腸者，傳送也；胃之五竅者，閭裡門戶也；廉泉、玉英者，津液之道也。故五臟六腑者，各有畔界，其病各有形狀。營氣循脈，衛氣逆為脈脹；衛氣並脈循分為膚脹。三里而瀉，近者一下，遠者三下，無問虛實，工在疾瀉。/黄帝曰：脏腑之在胸胁腹里之内也，若匣匮之藏禁器也，名有次舍，异名而同处，一域之中，其气各异，愿闻其故。黄帝曰：未解其意，再问。岐伯曰：夫胸腹，脏腑之郭也。膻中者，心主之宫城也；胃者，太仓也；咽喉、小肠者，传送也；胃之五窍者，闾里门户也；廉泉、玉英者，津液之道也。故五脏六腑者，各有畔界，其病各有形状。营气循脉，卫气逆为脉胀；卫气并脉循分为肤胀。三里而泻，近者一下，远者三下，无问虚实，工在疾泻。

Huángdì yuē: yuàn wén zhàng xíng. Qíbó yuē: fū xīn zhàng zhě fánxīn duǎnqì, wò bù'ān; fèizhàng zhě, xū mǎn ér chuǎnké; gān zhàng zhě, xié xià mǎn ér tòng yǐn xiǎofù; pí zhàng zhě, shàn huì, sìzhī fán fǔ, tǐzhòng bù néng shèngyī, wò bù'ān; shèn zhàng zhě, fùmǎn yǐn bèi yāng yāng rán, yāo bì tòng. liù fǔ zhàng, wèizhàng zhě, fùmǎn, wèiwǎn tòng, bí wén jiāo chòu, fáng yú shí, dàbiàn nán; dàcháng zhàng zhě, chángmíng ér tòng zhuózhuó, dōngrì zhòng gǎn yú hán, zé cān xiè bù huà; xiǎocháng zhàng zhě, shǎofù shèn zhàng, yǐn yāo ér tòng; pángguāng zhàng zhě, shǎofù ér qì lóng; sān jiāo zhàng zhě, qì mǎn yú pífū zhōng, qīngqīng rán'ér bù jiān; dǎn zhàng zhě, xié xià tòng zhàng, kǒuzhōng kǔ, shàn tàixī. 黃帝曰：願聞脹形。岐伯曰：夫心脹者煩心短氣，臥不安；肺脹者，虛滿而喘咳；肝脹者，脅下滿而痛引小腹；脾脹者，善穢，四肢煩俛，體重不能勝衣，臥不安；腎脹者，腹滿引背央央然，腰髀痛。六府脹，胃脹者，腹滿，胃脘痛，鼻聞焦臭，妨於食，大便難；大腸脹者，腸鳴而痛濯濯，冬日重感於寒，則餐泄不化；小腸脹者，少腹慎脹，引腰而痛；膀胱脹者，少腹而氣癃；三焦脹者，氣滿於皮膚中，輕輕然而不堅；膽脹者，脅下痛脹，口中苦，善太息。/黄帝曰：愿闻胀形。岐伯曰：夫心胀者烦心短气，卧不安；肺胀者，虚满而喘咳；肝胀者，胁下满而痛引小腹；脾胀者，善秽，四肢烦俛，体重不能胜衣，卧不安；肾胀者，腹满引背央央然，腰髀痛。六府胀，胃胀者，腹满，胃脘痛，鼻闻焦臭，妨于食，大便难；大肠胀者，肠鸣而痛濯濯，冬日重感于寒，则餐泄不化；小肠胀者，少腹慎胀，引腰而痛；膀胱胀者，少腹而气癃；三焦胀者，气满于皮肤中，轻轻然而不坚；胆胀者，胁下痛胀，口中苦，善太息。

fán cǐ zhū zhàng zhě, qí dào zài yī, míngzhī nì shùn, zhēn shù bù shī, xiè xū bǔ shí, shén qù qí shì, zhì xié shī zhèng, zhēn bùkě dìng, cū zhī suǒ bài, wèi zhī tiānmìng; bǔ xū xiè shí, shén guī qí shì, jiǔ sāi qí kōng, wèi zhī liánggōng. 凡此諸脹者，其道在一，明知逆順，針數不失，瀉虛補實，神去其室，致邪失正，真不

可定，麤之所敗，謂之天命；補虛瀉實，神歸其室，久塞其空，謂之良工。/凡此诸胀者，其道在一，明知逆顺，针数不失，泻虚补实，神去其室，致邪失正，真不可定，粗之所败，谓之天命；补虚泻实，神归其室，久塞其空，谓之良工。

Huángdì yuē: zhàng zhě yān shēng? hé yīn'ér yǒu? Qíbó yuē: wèiqì zhī zài shēn yě, cháng rán bìng mài, xúnfèn ròu, xíng yǒu nì shùn, yīn-yáng xiāngsuí, nǎi dé tiānhé, wǔzàng gēngshǐ, sìshí xúnxù, wǔgǔ nǎi huà. ránhòu jué qì zàixià, yíngwèi liú zhǐ, hánqì nì shàng, zhēn xié xiāng gōng, liǎng qì xiāng bó, nǎi hé wéi zhàng yě. Huángdì yuē: shàn. héyǐ jiěhuò? Qíbó yuē: hé zhī yú zhēn, sān hé ér dé. dì yuē: shàn. 黃帝曰：脹者焉生？何因而有？岐伯曰：衛氣之在身也，常然並脈，循分肉，行有逆順，陰陽相隨，乃得天和，五臟更始，四時循序，五穀乃化。然後厥氣在下，營衛留止，寒氣逆上，真邪相攻，兩氣相搏，乃合為脹也。黃帝曰：善。何以解惑？岐伯曰：合之於真，三合而得。帝曰：善。/黄帝曰：胀者焉生？何因而有？岐伯曰：卫气之在身也，常然并脉，循分肉，行有逆顺，阴阳相随，乃得天和，五脏更始，四时循序，五谷乃化。然后厥气在下，营卫留止，寒气逆上，真邪相攻，两气相搏，乃合为胀也。黄帝曰：善。何以解惑？岐伯曰：合之于真，三合而得。帝曰：善。

huáng dì wèn yú Qíbó yuē: zhàng lùn yán wú wèn xūshí, gōng zài jí xiè, jìn zhě yīxià, yuǎn zhě Sānxià, jīn yǒu qísān ér bù xià zhě, qí guò yān zài? Qíbó duì yuē: cǐ yán xiànyú ròu huāng, ér zhōngqì xué zhě yě. bùzhōng qì xué, zé qì nèi bì, zhēn bù xiàn huāng, zé qì bùxíng, shàng yuè zhōng ròu, zé wèiqì xiāng luàn, yīn-yáng xiāng zhú. qí yú zhàng yě, dāng xiè bù xiè, qì gù bùxià, sān ér bù xià, bì gèngqí dào, qì xià nǎi zhǐ, bùxià fù shǐ, kěyǐ wànquán, wūyǒu dài zhě hū? qí yú zhàng yě, bì shěn qí mí, dāng xiè zé xiè, dāng bǔ zé bǔ, rú gǔ yìng fú, è yǒu bùxià zhě hū? 黃 帝問於岐伯曰：脹論言無問虛實，工在疾瀉，近者一下，遠者三下，今有其三而不下者，其過焉在？岐伯對曰：此言陷於肉肓，而中氣穴者也。不中氣穴，則氣內 閉，針不陷肓，則氣不行，上越中肉，則衛氣相亂，陰陽相逐。其於脹也，當瀉不瀉，氣故不下，三而不下，必更其道，氣下乃止，不下復始，可以萬全，烏有殆者乎？其於脹也，必審其彌，當瀉則瀉，當補則補，如鼓應桴，惡有不下者乎？/黄 帝问于岐伯曰：胀论言无问虚实，工在疾泻，近者一下，远者三下，今有其三而不下者，其过焉在？岐伯对曰：此言陷于肉肓，而中气穴者也。不中气穴，则气内 闭，针不陷肓，则气不行，上越中肉，则卫气相乱，阴阳相逐。其于胀也，当泻不泻，气故不下，三而不下，必更其道，气下乃止，不下复始，可以万全，乌有殆者 乎？其于胀也，必审其弥，当泻则泻，当补则补，如鼓应桴，恶有不下者乎？

wǔ lóng jīnyè biédì sānshíliù 五癃津液別第三十六/五癃津液别第三十六

Huángdì wèn yú Qíbó yuē: shuǐ gǔ rù yú kǒu, shū yú chángwèi, qí yè bié wéi wǔ, tiān hányī báo, zé wéi nì yǔ qì, tiān rè yī hòu zé wéi hàn, bēi'āi qì bìng zé wéi qì, zhōng rè wèi huǎn zé wéi tuò. xiéqì nèi nì, zé qì wèi zhī bìsè ér bù xíng, bùxíng zé wéi shuǐzhàng, yú zhī qí rán yě, bù zhī qí héyóu shēng? yuàn wén qí dào. 黃帝問於岐伯曰：水谷入於口，輸於腸胃，其液別為五，天寒衣薄，則為溺與氣，天熱衣厚則為汗，悲哀氣並則為泣，中熱胃緩則為唾。邪氣內逆，則氣為之閉塞而不行，不行則為水脹，餘知其然也，不知其何由生？願聞其道。/黄帝问于岐伯曰：水谷入于口，输于肠胃，其液别为五，天寒衣薄，则为溺与气，天热衣厚则为汗，悲哀气并则为泣，中热胃缓则为唾。邪气内逆，则气为之闭塞而不行，不行则为水胀，余知其然也，不知其何由生？愿闻其道。

Qíbó yuē: shuǐ gǔ jiē rù yú kǒu, qí wèi yǒu wǔ, gè zhù qí hǎi. jīnyè gè zǒu qí dào, gù sān jiāo chūqì, yǐ wēn jīròu, chōng pífū, wéi qí jīn, qí liú ér bù xíngzhě wéi yè. 岐伯曰：水谷皆入於口，其味有五，各注其海。津液各走其道，故三焦出氣，以溫肌肉，充皮膚，為其津，其流而不行者為液。/岐伯曰：水谷皆入于口，其味有五，各注其海。津液各走其道，故三焦出气，以温肌肉，充皮肤，为其津，其流而不行者为液。

tiān shǔ yī hòu zé còulǐ kāi, gù hàn chū, hán liú yú fēn ròu zhījiān, jù mò zé wéi tòng. 天暑衣厚則腠理開，故汗出，寒留於分肉之間，聚沫則為痛。/天暑衣厚则腠理开，故汗出，寒留于分肉之间，聚沫则为痛。

tiān hán zé còulǐ bì, qìshī bùxíng, shuǐxià liú yú pángguāng, zé wéi nì yǔ qì. 天寒則腠理閉，氣濕不行，水下留於膀胱，則為溺與氣。/天寒则腠理闭，气湿不行，水下留于膀胱，则为溺与气。

wǔzàngliùfǔ, xīn wèi zhī zhǔ, ěr wèi zhī tīng, mùwéi zhī hòu, fèi wèi zhī xiāng, gān wèi zhī jiāng, pí wèi zhī wèi, shèn wèi zhī zhǔ wài. gù wǔzàngliùfǔ zhī jīnyè, jìn shàng shèn yú mù, xīn bēi qì bìng, zé xīnxì jí. xīnxì jí zé fèi jǔ, fèi jǔ zé yè shàng yì. fū xīnxì yǔ fèi, bù néng cháng jǔ, zhà shàng zhà xià, gù kài ér qì chū yǐ.

五臟六腑，心為之主，耳為之聽，目為之候，肺為之相，肝為之將，脾為之衛，腎為之主外。故五臟六腑之津液，盡上滲於目，心悲氣並，則心繫急。心繫急則肺舉，肺舉則液上溢。夫心繫與肺，不能常舉，乍上乍下，故欬而泣出矣。/五脏六腑，心为之主，耳为之听，目为之候，肺为之相，肝为之将，脾为之卫，肾为之主外。故五脏六腑之津液，尽上渗于目，心悲气并，则心系急。心系急则肺举，肺举则液上溢。夫心系与肺，不能常举，乍上乍下，故欬而泣出矣。

zhōng rè zé wèi zhōngxiāo gǔ, xiāo gǔ zé chóng shàng-xià zuò. chángwèi chōng guō, gù wèi huǎn, wèi huǎn zé qìnì, gù tuò chū. 中熱則胃中消谷，消谷則蟲上下作。腸胃充郭，故胃緩，胃緩則氣逆，故唾出。/中热则胃中消谷，消谷则虫上下作。肠胃充郭，故胃缓，胃缓则气逆，故唾出。

wǔgǔ zhī jīnyè, héhé ér wéi gāo zhě, nèi shènrù yú gǔ kōng, bǔyì nǎosuǐ, ér xiàliú yú yīngǔ. 五穀之津液，和合而為膏者，內滲入於骨空，補益腦髓，而下流於陰股。/五谷之津液，和合而为膏者，内渗入于骨空，补益脑髓，而下流于阴股。

yīn-yáng bùhé, zé shǐ yè yì ér xiàliú yú yīn, suǐ yè jiē jiǎn ér xià, xiàguò dù zé xū, xū, gù yāo-bèi tòng ér jìng suān. 陰陽不和，則使液溢而下流於陰，髓液皆減而下，下過度則虛，虛，故腰背痛而脛酸。/阴阳不和，则使液溢而下流于阴，髓液皆减而下，下过度则虚，虚，故腰背痛而胫酸。

yīn-yáng qìdào bùtōng, sìhǎi bìsè, sān jiāo bù xiè, jīnyè bù huà, shuǐ gǔ bìngxíng chángwèi zhīzhōng, bié yú huí cháng, liú yú xià jiāo, bude shèn pángguāng, zé xiàjiāo zhàng, shuǐ yì zé wéi shuǐzhàng, cǐ jīnyè wǔ bié zhī nì shùn yě. 陰陽氣道不通，四海閉塞，三焦不瀉，津液不化，水谷並行腸胃之中，別於迴腸，留於下焦，不得滲膀胱，則下焦脹，水溢則為水脹，此津液五別之逆順也。/阴阳气道不通，四海闭塞，三焦不泻，津液不化，水谷并行肠胃之中，别于回肠，留于下焦，不得渗膀胱，则下焦胀，水溢则为水胀，此津液五别之逆顺也。

wǔ yuè wǔ shǐ dì - sānshíqī 五閱五使第三十七/五阅五使第三十七

Huángdì wèn yú Qíbó yuē: yú wén cì yǒu wǔ-guān wǔ yuè, yǐ guān wǔqì. wǔqì zhě, wǔzàng zhī shǐ yě, wǔ shí zhī fù yě. yuàn wén qí wǔ shǐ dāng ān chū? Qíbó yuē: wǔguān zhě, wǔzàng zhī yuè yě. Huángdì yuē: yuàn wén qí suǒ chū, lìng kě wéi cháng. Qíbó yuē: mài chūyú qìkǒu, sè jiànyú míngtáng, wǔsè gèng chū, yǐyìng wǔ shí, gè rúqí cháng, jīng qì rù zàng, bìdāng zhìlǐ. 黃帝問於岐伯曰：餘聞刺有五官五閱，以觀五氣。五氣者，五臟之使也，五時之副也。願聞其五使當安出？岐伯曰：五官者，五臟之閱也。黃帝曰：願聞其所出，令可為常。岐伯曰：脈出於氣口，色見於明堂，五色更出，以應五時，各如其常，經氣入髒，必當治理。/黄帝问于岐伯曰：余闻刺有五官五阅，以观五气。五气者，五脏之使也，五时之副也。愿闻其五使当安出？岐伯曰：五官者，五脏之阅也。黄帝曰：愿闻其所出，令可为常。岐伯曰：脉出于气口，色见于明堂，五色更出，以应五时，各如其常，经气入脏，必当治理。

dì yuē: shàn. wǔsè dú jué yú míngtáng hū? Qíbó yuē: wǔguān yǐ biàn, què tíng bì zhāng, nǎi lì míngtáng, míngtáng guǎngdà, fán bì jiànwài, fāng bì gāo jī, yǐn chuí jū wài, wǔsè nǎi zhì, píng bó guǎngdà, shòu zhōng bǎisuì, jiàn cǐzhě, cì zhī bì yǐ, rúshì zhī rén zhě, xuèqì yǒuyú, jīròu jiānzhì, gù kě kǔ yǐ zhēn. 帝曰：善。五色獨決於明堂乎？岐伯曰：五官已辨，闕庭必張，乃立明堂，明堂廣大，蕃蔽見外，方壁高基，引垂居外，五色乃治，平搏廣大，壽中百歲，見此者，刺之必已，如是之人者，血氣有餘，肌肉堅致，故可苦以針。/帝曰：善。五色独决于明堂乎？岐伯曰：五官已辨，阙庭必张，乃立明堂，明堂广大，蕃蔽见外，方壁高基，引垂居外，五色乃治，平搏广大，寿中百岁，见此者，刺之必已，如是之人者，血气有余，肌肉坚致，故可苦以针。

Huángdì yuē: yuàn wén wǔguān. Qíbó yuē: bí zhě, fèi zhī guān yě; mù zhě, gān zhī guān yě; kǒuchún zhě, pí zhī guān yě; shé zhě, xīn zhī guān yě; ěr zhě, shèn zhī guān yě. 黃帝曰：願聞五官。岐伯曰：鼻者，肺之官也；目者，肝之官也；口唇者，脾之官也；舌者，心之官也；耳者，腎之官也。/黄帝曰：愿闻五官。岐伯曰：鼻者，肺之官也；目者，肝之官也；口唇者，脾之官也；舌者，心之官也；耳者，肾之官也。

Huángdì yuē: yǐ guān hé hòu? Qíbó yuē: yǐ hòu wǔzàng. gù fèibìng zhě, chuǎnxī bí zhāng; gānbìng zhě, zì qīng; píbìng zhě, chún huáng; xīnbìng zhě, shé juǎn duǎn, quán chì; shènbìng zhě, quán yǔ yán hēi. 黃帝曰：以官何候？岐伯曰：以候五臟。故肺病者，喘息鼻張；肝病者，眥青；脾病者，唇黃；心病者，舌卷短，顴赤；腎病者，顴與顏黑。/黄帝曰：以官何候？岐伯曰：以候五脏。故肺病者，喘息鼻张；肝病者，眥青；脾病者，唇黄；心病者，舌卷短，颧赤；肾病者，颧与颜黑。

Huángdì yuē: wǔ mài ān chū, wǔsè ān jiàn, qí cháng sè dài zhě rúhé? Qíbó yuē: wǔguān bù biàn, què tíng bù zhāng, xiǎo qí míngtáng, fán bì bùjiàn, yòu pí qí qiáng, qiáng xià wú jī, chuí jiǎo qù wài. rúshì zhě, suī píngcháng dài, kuàng jiā jí zāi. 黃帝曰：五脈安出，五色安見，其常色殆者如何？岐伯曰：五官不辨，闕庭不張，小其明堂，蕃蔽不見，又埤其牆，牆下無基，垂角去外。如是者，雖平常殆，況加疾哉。/黄帝曰：五脉安出，五色安见，其常色殆者如何？岐伯曰：五官不辨，阙庭不张，小其明堂，蕃蔽不见，又埤其墙，墙下无基，垂角去外。如是者，虽平常殆，况加疾哉。

Huángdì yuē: wǔsè zhī jiànyú míngtáng, yǐ guān wǔzàng zhī qì, zuǒyòu gāoxià, gè yǒuxíng hū? Qíbó yuē: zàngfǔ zhī zài zhōng yě, gè yǐcì shè, zuǒyòu shàng-xià, gè rúqí dù yě. 黃帝曰：五色之見於明堂，以觀五臟之氣，左右高下，各有形乎？岐伯曰：臟腑之在中也，各以次舍，左右上下，各如其度也。/黄帝曰：五色之见于明堂，以观五脏之气，左右高下，各有形乎？岐伯曰：脏腑之在中也，各以次舍，左右上下，各如其度也。

nì shùn féi-shòu dì - sānshíbā 逆顺肥瘦第三十八/逆顺肥瘦第三十八

Huángdì wèn yú Qíbó yuē: yú wén zhēn dào yú fūzǐ, zhòngduō bì xī yǐ. fūzǐ zhī dào, yìng ruò shī, ér jù wèiyǒu jiān rán zhě yě. fūzǐ zhī wèn xué shóu hū, jiāng shěnchá yú wù ér xīn shēng zhī hū? Qíbó yuē: rén zhī wéi dào zhě, shànghé yú tiān, xiàhé yú dì, zhōng héyú rénshì, bì yǒu míng fǎ, yǐ qǐ dùshu, fǎshì jiǎn yā, nǎi hòu kě chuán yān. gù jiàngrén bù néng shì chǐcun ér yì duǎncháng, fèi shéngmò ér qǐ píng shuǐ yě, gōngrén bù néng zhì guī ér wéi yuán, qù jǔ ér wéi fāng. zhī yòng cǐzhě, gù zìrán zhī wù, yì yòng zhī jiāo, nì shùn zhī cháng yě. 黃帝問於岐伯曰：餘聞針道於夫子，眾多畢悉矣。夫子之道，應若失，而據未有堅然者也。夫子之問學熟乎，將審察於物而心生之乎？岐伯曰：人之為道者，上合於天，下合於地，中合於人事，必有明法，以起度數，法式檢押，乃後可傳焉。故匠人不能釋尺寸而意短長，廢繩墨而起平水也，工人不能置規而為圓，去矩而為方。知用此者，固自然之物，易用之教，逆順之常也。/黄帝问于岐伯曰：余闻针道于夫子，众多毕悉矣。夫子之道，应若失，而据未有坚然者也。夫子之问学熟乎，将审察于物而心生之乎？岐伯曰：人之为道者，上合于天，下合于地，中合于人事，必有明法，以起度数，法式检押，乃后可传焉。故匠人不能释尺寸而意短长，废绳墨而起平水也，工人不能置规而为圆，去矩而为方。知用此者，固自然之物，易用之教，逆顺之常也。

Huángdì yuē: yuàn wén zìrán nàihé? Qíbó yuē: lín shēn juéshuǐ, bùyònggōng lì, ér shuǐ kě jié yě. xún zhuō jué chōng, ér jīng kě tōng yě. cǐ yán qì zhī huá sè, xuèshuǐ qīngzhuó, xíng zhī nì shùn yě. 黃帝曰：願聞自然奈何？岐伯曰：臨深決水，不用功力，而水可竭也。循拙決沖，而經可通也。此言氣之滑澀，血水清濁，行之逆順也。/黄帝曰：愿闻自然奈何？岐伯曰：临深决水，不用功力，而水可竭也。循拙决冲，而经可通也。此言气之滑涩，血水清浊，行之逆顺也。

Huángdì yuē: yuàn wénrén zhī bái hēi féi-shòu xiǎo cháng, gè yǒushù hū? Qíbó yuē: nián zhì zhuàngdà, xuèqì chōngyíng, fū gé jiāngù, yīn jiāyǐ xié, cì cǐzhě, shēn ér liú zhī, cǐ féi rén yě. guǎng jiān yè xiàng, ròu bóhòu pí ér hēisè, chún lín lín rán, qí xuè hēi yǐ zhuó, qí qì sè yǐ chí. qí wéirén yě, tān yú qǔ yǔ, cì cǐzhě, shēn ér liú zhī, duō yì qí shù yě. 黃帝曰：願聞人之白黑肥瘦小長，各有數乎？岐伯曰：年質壯大，血氣充盈，膚革堅固，因加以邪，刺此者，深而留之，此肥人也。廣肩腋項，肉薄厚皮而黑色，唇臨臨然，其血黑以濁，其氣澀以遲。其為人也，貪於取與，刺此者，深而留之，多益其數也。/黄帝曰：愿闻人之白黑肥瘦小长，各有数乎？岐伯曰：年质壮大，血气充盈，肤革坚固，因加以邪，刺此者，深而留之，此肥人也。广肩腋项，肉薄厚皮而黑色，唇临临然，其血黑以浊，其气涩以迟。其为人也，贪于取与，刺此者，深而留之，多益其数也。

Huángdì yuē: cì shòu rén nàihé? Qíbó yuē: shòu rén zhě, pí báo sè shǎo, ròu lián lián rán, bóchúnqīngyán, qí xuèqīng qì huá, yì tuō yú qì, yì sǔn yú xuè, cì cǐzhě, qiǎn ér jí zhī. 黃帝曰：刺瘦人奈何？岐伯曰：瘦人者，皮薄色少，肉廉廉然，薄唇輕言，其血清氣滑，易脫於氣，易損於血，刺此者，淺而疾之。/黄帝曰：刺瘦人奈何？岐伯曰：瘦人者，皮薄色少，肉廉廉然，薄唇轻言，其血清气滑，易脱于气，易损于血，刺此者，浅而疾之。

Huángdì yuē: cì chángrén nàihé? Qíbó yuē: shì qí bái hēi, gè wéi tiáo zhī, qí duānzhèng dūn-hòu zhě, qí xuèqì hétiáo, cì cǐzhě, wú shīcháng shù yě. 黃帝曰：刺常人奈何？岐伯曰：視其白黑，各為調之，其端正敦厚者，其血氣和調，刺此者，無失常數也。/黄帝曰：刺常人奈何？岐伯曰：视其白黑，各为调之，其端正敦厚者，其血气和调，刺此者，无失

常数也。
Huángdì yuē: cì zhuàngshì zhēn gǔ zhě, nàihé? Qíbó yuē: cì zhuàngshì zhēn gǔ, jiān ròu huǎn jié, jiān jiān rán, cǐ rén zhòng zé qì sè xuè zhuó, cì cǐzhě, shēn ér liú zhī, duō yì qí shù; jìn zé qì huá xuèqīng, cì cǐzhě, qiǎn ér jí zhī. 黃帝曰：刺壯士真骨者，奈何？岐伯曰：刺壯士真骨，堅肉緩節，監監然，此人重則氣澀血濁，刺此者，深而留之，多益其數；勁則氣滑血清，刺此者，淺而疾之。/黄帝曰：刺壮士真骨者，奈何？岐伯曰：刺壮士真骨，坚肉缓节，监监然，此人重则气涩血浊，刺此者，深而留之，多益其数；劲则气滑血清，刺此者，浅而疾之。
Huángdì yuē: cì yīng'ér nàihé? Qíbó yuē: yīng'érzhě, qí ròu cuì, xuè shǎo qì ruò, cì cǐzhě, yǐ háo cì, qiǎn cì ér jí bázhēn, rì zài kě yě. 黃帝曰：刺嬰兒奈何？岐伯曰：嬰兒者，其肉脆，血少氣弱，刺此者，以豪刺，淺刺而疾拔針，日再可也。/黄帝曰：刺婴儿奈何？岐伯曰：婴儿者，其肉脆，血少气弱，刺此者，以豪刺，浅刺而疾拔针，日再可也。
Huángdì yuē: lín shēn juéshuǐ, nàihé? Qíbó yuē: xuèqīng qì zhuó（huá）, jí xiè zhī zé qì jié yān. Huángdì yuē: xún zhuō jué chōng, nàihé? Qíbó yuē: xuè zhuó qì sè, jí xiè zhī, zé jīng kě tōng yě. 黃帝曰：臨深決水，奈何？岐伯曰：血清氣濁（滑），疾瀉之則氣竭焉。黃帝曰：循掘決沖，奈何？岐伯曰：血濁氣澀，疾瀉之，則經可通也。/黄帝曰：临深决水，奈何？岐伯曰：血清气浊（滑），疾泻之则气竭焉。黄帝曰：循掘决冲，奈何？岐伯曰：血浊气涩，疾泻之，则经可通也。
Huángdì yuē: mài xíng zhī nì shùn, nàihé? Qíbó yuē: shǒu zhī sān yīn, cóng zàng zǒu shǒu; shǒu zhī sānyáng, cóng shǒu zǒu tóu; zú zhī sānyáng, cóngtóu zǒu zú; zú zhī sān yīn, cóng zú zǒu fù. 黃帝曰：脈行之逆順，奈何？岐伯曰：手之三陰，從髒走手；手之三陽，從手走頭；足之三陽，從頭走足；足之三陰，從足走腹。/黄帝曰：脉行之逆顺，奈何？岐伯曰：手之三阴，从脏走手；手之三阳，从手走头；足之三阳，从头走足；足之三阴，从足走腹。
Huángdì yuē: shàoyīn zhī mài dú xiàxíng, héyě? Qíbó yuē: bùrán, fū chōng mài zhě, wǔzàngliùfǔ zhī hǎi yě, wǔzàngliùfǔ jiē bǐng yān. qíshàng zhě, chūyú háng sǎng, shèn zhū yáng, guàn zhū jīng; qí xià zhě, zhù shàoyīn zhī dà luò, chūyú qì jiē, xún yīngǔ nèi lián rù guó zhōng, fú xíng gàn gǔ nèi, xià zhì nèihuái zhīhòu shǔ ér bié. qí xià zhě, bìng yú shǎo yīn zhī jīng, shèn sān yīn; qí qiánzhě, fú xíng chū fū shǔ, xià xún fū, rù dà zhǐ jiān, shèn zhū luò ér wēn jīròu. gù bié luò jié zé fùshàng bù dòng, bù dòng zé jué, jué zé hán yǐ. Huángdì yuē: héyǐ míng zhī? Qíbó yuē: yǐ yán dǎo zhī, qiē ér yàn zhī, qí fēi bì dòng, ránhòu réng kě míng nì shùn zhī xíng yě. Huángdì yuē: jiǒng hū zāi! shèngrén zhī wéi dào yě. míng yú rì yuè, wēi yú háolí, qí fēi fūzǐ, shú néngdào zhī yě. 黃帝曰：少陰之脈獨下行，何也？岐伯曰：不然，夫衝脈者，五臟六腑之海也，五臟六腑皆 稟焉。其上者，出於頏顙，滲諸陽，灌諸精；其下者，注少陰之大絡，出於氣街，循陰股內廉入膕中，伏行骭骨內，下至內踝之後屬而別。其下者，並於少陰之經， 滲三陰；其前者，伏行出跗屬，下循跗，入大趾間，滲諸絡而溫肌肉。故別絡結則附上不動，不動則厥，厥則寒矣。黃帝曰：何以明之？岐伯曰：以言導之，切而驗 之，其非必動，然後仍可明逆順之行也。黃帝曰：窘乎哉！聖人之為道也。明於日月，微於毫釐，其非夫子，孰能道之也。/黄帝曰：少阴之脉独下行，何也？岐伯曰：不然，夫冲脉者，五脏六腑之海也，五脏六腑皆 禀焉。其上者，出于颃颡，渗诸阳，灌诸精；其下者，注少阴之大络，出于气街，循阴股内廉入腘中，伏行骭骨内，下至内踝之后属而别。其下者，并于少阴之经， 渗三阴；其前者，伏行出跗属，下循跗，入大趾间，渗诸络而温肌肉。故别络结则附上不动，不动则厥，厥则寒矣。黄帝曰：何以明之？岐伯曰：以言导之，切而验 之，其非必动，然后仍可明逆顺之行也。黄帝曰：窘乎哉！圣人之为道也。明于日月，微于毫厘，其非夫子，孰能道之也。

xuè luò lùn dì - sānshíjiǔ 血絡論第三十九/血络论第三十九

Huángdì yuē: yuàn wén qí qí xié ér bù zài jīng zhě. Qíbó yuē: xuè luò shì yě. 黃帝曰：願聞其奇邪而不在經者。岐伯曰：
血絡是也。/黄帝曰：愿闻其奇邪而不在经者。岐伯曰：血络是也。
Huángdì yuē: cì xuè luò ér pū zhě, héyě? xuè chū ér shè zhě, héyě? xuè shǎo hēi ér zhuó zhě, héyě? xuè chūqīng ér bàn wéi zhī zhě, héyě? bázhēn ér zhǒng zhě, héyě? xuè chū ruò duō ruò shǎo ér miànsè cāngcāng zhě, héyě? bázhēn ér miànsè bùbiàn ér fán mán zhě, héyě? duō chū xuè ér bù dòngyáo zhě, héyě? yuàn wén qí gù. 黃帝曰：刺血絡而僕者，何也？血出而射者，何也？血少黑而濁者，何也？血出清而半為汁者，何也？拔針而腫者，何也？血出若多若少而面色蒼蒼者，何也？拔針而面色不變而煩悗者，何也？多出血而不動搖者，何也？願聞其故。/黃帝曰：刺血

络而仆者，何也？血出而射者，何也？血少黑而浊者，何也？血出清而半为汁者，何也？拔针而肿者，何也？血出若多若少而面色苍苍者，何也？拔针而面色不变而烦悗者，何也？多出血而不动摇者，何也？愿闻其故。

Qíbó yuē: màiqì shèng ér xuèxū zhě, cì zhī zé tuōqì, tuōqì zé pū. 岐伯曰：脈氣盛而血虛者，刺之則脫氣，脫氣則僕。/岐伯曰：脉气盛而血虚者，刺之则脱气，脱气则仆。

xuèqì jù shèng ér yīnqì duō zhě, qí xuè huá, cì zhī zé shè; yángqì xùjī, jiǔliú ér bù xiè zhě, qí xuè hēi yǐ zhuó, gù bù néng shè. 血氣俱盛而陰氣多者，其血滑，刺之則射；陽氣蓄積，久留而不瀉者，其血黑以濁，故不能射。/血气俱盛而阴气多者，其血滑，刺之则射；阳气蓄积，久留而不泻者，其血黑以浊，故不能射。

xīn yǐn ér yè shèn yú luò, ér wèi héhé yú xuè yě, gù xuè chū ér zhī bié yān; qí bù xīn yǐn zhě, shēn zhōng yǒu shuǐ, jiǔ zé wéi zhǒng. 新飲而液滲於絡，而未合和於血也，故血出而汁別焉；其不新飲者，身中有水，久則為腫。/新饮而液渗于络，而未合和于血也，故血出而汁别焉；其不新饮者，身中有水，久则为肿。

yīnqì jī yú yáng, qí qì yīn yú luò, gù cì zhī xuè wèi chū ér qì xiānxíng, gù zhǒng. 陰氣積於陽，其氣因於絡，故刺之血未出而氣先行，故腫。/阴气积于阳，其气因于络，故刺之血未出而气先行，故肿。

yīn-yáng zhī qì, qí xīn xiāngdé ér wèi héhé, yīn'ér xiè zhī, zé yīn-yáng jù tuō, biǎolǐ xiāng lí, gù tuōsè ér cāngcāng rán. 陰陽之氣，其新相得而未和合，因而瀉之，則陰陽俱脫，表裡相離，故脫色而蒼蒼然。/阴阳之气，其新相得而未和合，因而泻之，则阴阳俱脱，表里相离，故脱色而苍苍然。

cì zhī xuè chū duō, sè bùbiàn ér fán mán zhě, cì luò ér xū jīng, xū jīng zhī shǔyú yīn zhě, yīn tuō, gù fán mán. 刺之血出多，色不變而煩悗者，刺絡而虛經，虛經之屬於陰者，陰脫，故煩悗。/刺之血出多，色不变而烦悗者，刺络而虚经，虚经之属于阴者，阴脱，故烦悗。

yīn-yáng xiāngdé ér hé wéi bì zhě, cǐ wéi nèi yì yú jīng, wài zhù yú luò. rúshì zhě, yīn-yáng jùyǒu yú, suī duō chū xuè ér fú néng xū yě. 陰陽相得而合為痹者，此為內溢於經，外注於絡。如是者，陰陽俱有餘，雖多出血而弗能虛也。/阴阳相得而合为痹者，此为内溢于经，外注于络。如是者，阴阳俱有余，虽多出血而弗能虚也。

Huángdì yuē: xiāng zhī nàihé? Qíbó yuē: xuèmài zhě, shèng jiān héng yǐ chì, shàng-xià wúcháng chù, xiǎozhě rú zhēn, dàzhě rú jīn, zé ér xiè zhī wànquán yě, gù wú shī shù yǐ. shī shù ér fǎn, gè rúqí dù. 黃帝曰：相之奈何？岐伯曰：血脈者，盛堅橫以赤，上下無常處，小者如針，大者如筋，則而瀉之萬全也，故無失數矣。失數而反，各如其度。/黄帝曰：相之奈何？岐伯曰：血脉者，盛坚横以赤，上下无常处，小者如针，大者如筋，则而泻之万全也，故无失数矣。失数而反，各如其度。

Huángdì yuē: zhēn rù ér ròu zhùzhě, héyě? Qíbó yuē: rèqì yīn yú zhēn, zé zhēn rè, rè zé nèizhāo yú zhēn, gù jiān yān. 黃帝曰：針入而肉著者，何也？岐伯曰：熱氣因於針，則針熱，熱則內著於針，故堅焉。/黄帝曰：针入而肉著者，何也？岐伯曰：热气因于针，则针热，热则内着于针，故坚焉。

yīn-yáng qīngzhuó dì-sìshí 陰陽清濁第四十/阴阳清浊第四十

Huángdì yuē: yú wén Shí'èrjīng mài, yǐyìng Shí'èrjīng shuǐ zhě, qí wǔsè gè yì, qīngzhuó bùtóng, rén zhī xuèqì ruò yī, yìng zhī nàihé? Qíbó yuē: rén zhī xuèqì, gǒu néng ruò yī, zé tiānxià wéi yī yǐ, è yǒu luàn zhě hū? Huángdì yuē: yú wèn yī rén, fēi wèn tiānxià zhī zhòng. Qíbó yuē: fū yī rén zhě, yì yǒu luàn qì, tiānxià zhī xiàng, yì yǒu luàn rén, qí hé wéi yī ěr. 黃帝曰：餘聞十二經脈，以應十二經水者，其五色各異，清濁不同，人之血氣若一，應之奈何？岐伯曰：人之血氣，苟能若一，則天下為一矣，惡有亂者乎？黃帝曰：餘問一人，非問天下之眾。岐伯曰：夫一人者，亦有亂氣，天下之象，亦有亂人，其合為一耳。/黄帝曰：余闻十二经脉，以应十二经水者，其五色各异，清浊不同，人之血气若一，应之奈何？岐伯曰：人之血气，苟能若一，则天下为一矣，恶有乱者乎？黄帝曰：余问一人，非问天下之众。岐伯曰：夫一人者，亦有乱气，天下之象，亦有乱人，其合为一耳。

Huángdì yuē: yuàn wénrén qì zhī qīngzhuó. Qíbó yuē: shòu gǔ zhě zhuó, shòuqì zhě qīng. qīng zhě zhù yīn, zhuó zhě zhù yáng. zhuó ér qīng zhě, shàng chūyú yān, qīng ér zhuó zhě, zé xiàxíng. qīngzhuó xiānggān, mìng yuē luàn qì. 黃帝曰：願聞人氣之清濁。岐伯曰：受谷者濁，受氣者清。清者注陰，濁者注陽。濁而清者，上出於咽，清而濁者，則下行。清濁相干，命曰亂氣。/黄帝曰：愿闻人气之清浊。岐伯曰：受谷者浊，受气者清。清者注阴，浊者注阳。浊而清者，上出于咽，清而浊者，则下行。清浊相干，命曰乱气。

Huángdì yuē: fū yīn qīng ér yáng zhuó, zhuó zhě yǒu qīng, qīng zhě yǒu zhuó, qīngzhuó bié zhī nàihé? Qíbó yuē: qì zhī dà bié, qīng zhě shàng zhù yú fèi, zhuó zhě xiàzǒu yú wèi. wèi zhī qīngqì, shàng chūyú kǒu; fèi zhī zhuó qì, xiàzhù yú jīng, nèi jī yú hǎi. 黃帝曰：夫陰清而陽濁，濁者有清，清者有濁，清濁別之奈何？岐伯曰：氣之大別，清者上注於肺，濁者下走於胃。胃之清氣，上出於口；肺之濁氣，下注於經，內積於海。/黄帝曰：夫阴清而阳浊，浊者有清，清者有浊，清浊别之奈何？岐伯曰：气之大别，清者上注于肺，浊者下走于胃。胃之清气，上出于口；肺之浊气，下注于经，内积于海。

Huángdì yuē: zhū yáng jiē zhuó, hé yáng zhuó shèn hū? Qíbó yuē: shǒu tàiyáng dú shòu yáng zhī zhuó, shǒu tàiyīn dú shòu yīn zhī qīng; qí qīng zhě shàng zǒu kōngqiào, qí zhuó zhě xiàxíng zhū jīng. zhū yīn jiē qīng, zú tàiyīn dú shòu qí zhuó. 黃帝曰：諸陽皆濁，何陽濁甚乎？岐伯曰：手太陽獨受陽之濁，手太陰獨受陰之清；其清者上走空竅，其濁者下行諸經。諸陰皆清，足太陰獨受其濁。/黄帝曰：诸阳皆浊，何阳浊甚乎？岐伯曰：手太阳独受阳之浊，手太阴独受阴之清；其清者上走空窍，其浊者下行诸经。诸阴皆清，足太阴独受其浊。

Huángdì yuē: zhì zhī nàihé? Qíbó yuē: qīng zhě qí qì huá, zhuó zhě qí qì sè, cǐ qì zhī cháng yě. gù cì yīn zhě, shēn ér liú zhī; cì yáng zhě, qiǎn ér jí zhī; qīngzhuó xiānggān zhě, yǐ shù tiáo zhī yě. 黃帝曰：治之奈何？岐伯曰：清者其氣滑，濁者其氣澀，此氣之常也。故刺陰者，深而留之；刺陽者，淺而疾之；清濁相干者，以數調之也。/黄帝曰：治之奈何？岐伯曰：清者其气滑，浊者其气涩，此气之常也。故刺阴者，深而留之；刺阳者，浅而疾之；清浊相干者，以数调之也。

yīn-yáng xì rìyuè dì - sìshíyī 陰陽系日月第四十一/阴阳系日月第四十一

Huángdì yuē: yú wén tiān wéi yáng, dì wéi yīn, rì wéi yáng, yuè wéi yīn, qí hé zhī yú rén, nàihé? Qíbó yuē: yāo yǐshàng wéi tiān, yāo yǐxià wéi dì, gù tiān wéi yáng, dì wéi yīn, gù zú zhī Shí'èrjīng mài, yǐyìng wéi Shí'èryuè, yuè shēng yú shuǐ, gù zàixià zhě wéi yīn; shǒu zhī shí zhǐ, yǐyìng shí rì, rì zhǔ huǒ, gù zài shàng zhě wéi yáng. 黃帝曰：餘聞天為陽，地為陰，日為陽，月為陰，其合之於人，奈何？岐伯曰：腰以上為天，腰以下為地，故天為陽，地為陰，故足之十二經脈，以應為十二月，月生於水，故在下者為陰；手之十指，以應十日，日主火，故在上者為陽。/黄帝曰：余闻天为阳，地为阴，日为阳，月为阴，其合之于人，奈何？岐伯曰：腰以上为天，腰以下为地，故天为阳，地为阴，故足之十二经脉，以应为十二月，月生于水，故在下者为阴；手之十指，以应十日，日主火，故在上者为阳。

huáng dì yuē: hé zhī yú mài, nàihé? Qíbó yuē: yín zhě, zhèng yuè zhī shēng yáng yě, zhǔ zuǒ zú zhī shàoyáng; wèi zhě, Liùyuè, zhǔ yòu zú zhī shàoyáng. mǎo zhě, Èryuè, zhǔ zuǒ zú zhī tàiyáng; wǔ zhě, Wǔyuè, zhǔ yòu zú zhī tàiyáng. chén zhě, Sānyuè, zhǔ zuǒ zú zhī yángmíng; sì zhě, Sìyuè, zhǔ yòu zú zhī yángmíng. cǐ liǎng yáng héyú qián, gù yuē yángmíng. shēn zhě, Qīyuè zhī shēng yīn yě, zhǔ yòu zú zhī shàoyīn; chǒu zhě, Shí'èryuè, zhǔ zuǒ zú zhī shàoyīn; yǒu zhě, bā yuè, zhǔ yòu zú zhī tàiyīn; zǐ zhě, Shíyīyuè, zhǔ zuǒ zú zhī tàiyīn; xū zhě, Jiǔyuè, zhǔ yòu zú zhī jué yīn; hài zhě, shí yuè, zhǔ zuǒ zú zhī jué yīn; cǐ liǎng yīn jiāo jìn, gù yuē jué yáng. 黃帝曰：合之於脈，奈何？岐伯曰：寅者，正月之生陽也，主左足之少陽；未者，六月，主右足之少陽。卯者，二月，主左足之太陽；午者，五月，主右足之太陽。辰者，三月，主左足之陽明；巳者，四月，主右足之陽明。此兩陽合於前，故曰陽明。申者，七月之生陰也，主右足之少陰；丑者，十二月，主左足之少陰；酉者，八月，主右足之太陰；子者，十一月，主左足之太陰；戍者，九月，主右足之厥陰；亥者，十月，主左足之厥陰；此兩陰交盡，故曰厥陽。/黄帝曰：合之于脉，奈何？岐伯曰：寅者，正月之生阳也，主左足之少阳；未者，六月，主右足之少阳。卯者，二月，主左足之太阳；午者，五月，主右足之太阳。辰者，三月，主左足之阳明；巳者，四月，主右足之阳明。此两阳合于前，故曰阳明。申者，七月之生阴也，主右足之少阴；丑者，十二月，主左足之少阴；酉者，八月，主右足之太阴；子者，十一月，主左足之太阴；戌者，九月，主右足之厥阴；亥者，十月，主左足之厥阴；此两阴交尽，故曰厥阳。

jiǎ zhǔ zuǒshǒu zhī shàoyáng; jǐ zhǔ yòushǒu zhī shàoyáng; yǐ zhǔ zuǒshǒu zhī tàiyáng, wù zhǔ yòushǒu zhī tàiyáng; bǐng zhǔ zuǒshǒu zhī yángmíng, dīng zhǔ yòushǒu zhī yángmíng, cǐ liǎng huǒbìng hé, gù wéi yángmíng. gēng zhǔ yòushǒu zhī shàoyīn, guǐ zhǔ zuǒshǒu zhī shàoyīn, xīn zhǔ yòushǒu zhī tàiyīn, rén zhǔ zuǒshǒu zhī tàiyīn. 甲主左手之少陽；己主右手之少陽；乙主左手之太陽，戊主右手之太陽；丙主左手之陽明，丁主右手之陽明，此兩火併合，故為陽明。庚主右手之少陰，癸主左手之少陰，辛主右手之太陰，壬主左手

之太陰。/甲主左手之少阳；己主右手之少阳；乙主左手之太阳，戊主右手之太阳；丙主左手之阳明，丁主右手之阳明，此两火并合，故为阳明。庚主右手之少阴，癸主左手之少阴，辛主右手之太阴，壬主左手之太阴。

gù zú zhī yáng zhě, yīn zhōng zhī shàoyáng yě; zú zhī yīn zhě, yīn zhōng zhī tàiyīn yě. shǒu zhī yáng zhě, yáng zhōng zhī tàiyáng yě; shǒu zhī yīn zhě, yáng zhōng zhī shàoyīn yě. yāo yǐshǎngzhě wéi yáng, yāo yǐxiàzhě wéi yīn. 故足之陽者，陰中之少陽也；足之陰者，陰中之太陰也。手之陽者，陽中之太陽也；手之陰者，陽中之少陰也。腰以上者為陽，腰以下者為陰。/故足之阳者，阴中之少阳也；足之阴者，阴中之太阴也。手之阳者，阳中之太阳也；手之阴者，阳中之少阴也。腰以上者为阳，腰以下者为阴。

qí yú wǔ zàng yě, xīn wéi yáng zhōng zhī tàiyáng, fèi wéi yīn zhōng zhī shàoyīn, gān wéi yīn zhōng shàoyáng, pí wéi yīn zhōng zhī zhì yīn, shèn wéi yīn zhōng zhī tàiyīn. 其於五臟也，心為陽中之太陽，肺為陰中之少陰，肝為陰中少陽，脾為陰中之至陰，腎為陰中之太陰。/其于五脏也，心为阳中之太阳，肺为阴中之少阴，肝为阴中少阳，脾为阴中之至阴，肾为阴中之太阴。

Huángdì yuē: yǐ zhì zhī nàihé? Qíbó yuē: zhèng yuè Èryuè Sānyuè, rénqì zài zuǒ, wú cì zuǒ zú zhī yáng; Sìyuè Wǔyuè Liùyuè, rénqì zài yòu, wú cì yòu zú zhī yáng, Qīyuè Bāyuè Jiǔyuè, rénqì zài yòu, wú cì yòu zú zhī yīn, shí yuè Shíyīyuè Shí'èryuè, rénqì zài zuǒ, wú cì zuǒ zú zhī yīn. 黃帝曰：以治之奈何？岐伯曰：正月二月三月，人氣在左，無刺左足之陽；四月五月六月，人氣在右，無刺右足之陽，七月八月九月，人氣在右，無刺右足之陰，十月十一月十二月，人氣在左，無刺左足之陰。/黄帝曰：以治之奈何？岐伯曰：正月二月三月，人气在左，无刺左足之阳；四月五月六月，人气在右，无刺右足之阳，七月八月九月，人气在右，无刺右足之阴，十月十一月十二月，人气在左，无刺左足之阴。

Huángdì yuē: wǔ háng yǐdōng fāng wéi jiǎ yǐ mùzhǔ chūn. chūn zhě, cāng sè, zhǔ gān, gān zhě, zú jué yīn yě. jīn nǎi yǐ jiǎ wéi zuǒshǒu zhī shàoyáng, bùhé yú shù, héyě? Qíbó yuē: cǐ tiāndì zhī yīn-yáng yě, fēi sìshí wǔ háng zhī yǐcì xíng yě. qiěfū yīn-yáng zhě, yǒumíng ér wúxíng, gù shù zhī kě shí, lí zhī kě bǎi, sàn zhī kě qiān, tuī zhī kě wàn, cǐ zhī wèi yě. 黃帝曰：五行以東方為甲乙木主春。春者，蒼色，主肝，肝者，足厥陰也。今乃以甲為左手之少陽，不合於數，何也？岐伯曰：此天地之陰陽也，非四時五行之以次行也。且夫陰陽者，有名而無形，故數之可十，離之可百，散之可千，推之可萬，此之謂也。/黄帝曰：五行以东方为甲乙木主春。春者，苍色，主肝，肝者，足厥阴也。今乃以甲为左手之少阳，不合于数，何也？岐伯曰：此天地之阴阳也，非四时五行之以次行也。且夫阴阳者，有名而无形，故数之可十，离之可百，散之可千，推之可万，此之谓也。

bìng chuán dì - sìshí'èr 病傳第四十二/病传第四十二

Huángdì yuē: yú shòu jiǔ zhēn yú fūzǐ, ér sī lǎn yú zhū fāng, huò yǒu dǎoyǐn xíngqì, qiáo mó、jiǔ、yùn、cì、?、 yǐn yào zhī yī zhě, kě dú shǒu yé, jiāng jìn xíng zhī hū? Qíbó yuē: zhū fāng zhě, zhòngrén zhī fāng yě, fēi yī rén zhī suǒ jìn xíng yě. 黃帝曰：餘受九針於夫子，而私覽於諸方，或有導引行氣，喬摩、灸、熨、刺、?、飲藥之一者，可獨守耶，將盡行之乎？岐伯曰：諸方者，眾人之方也，非一人之所盡行也。/黄帝曰：余受九针于夫子，而私览于诸方，或有导引行气，乔摩、灸、熨、刺、?、饮药之一者，可独守耶，将尽行之乎？岐伯曰：诸方者，众人之方也，非一人之所尽行也。

Huángdì yuē: cǐ nǎi suǒwèi shǒu yī wù shī, wànwù bì zhě yě. jīn yú yǐ wén yīn-yáng zhī yào, xūshí zhī lǐ, qīng yí zhī guò, kězhì zhī shǔ, yuàn wén bìng zhī biànhuà, yín chuán jué bài ér bù kězhì zhě, kě dé wén hū? Qíbó yuē: yào hū zāi wèn yě, zhāo hū qírú rì xǐng, jiǒng hū qírú yè míng, néng bèi ér fú zhī, shén yǔ jù chéng, bì jiāng fú zhī, shén zìdé zhī, shēng shén zhī lǐ, kězhe yú zhúbó, bùkě chuán yú zǐ-sūn. 黃帝曰：此乃所謂守一勿失，萬物畢者也。今餘已聞陰陽之要，虛實之理，傾移之過，可治之屬，願聞病之變化，淫傳絕敗而不可治者，可得聞乎？岐伯曰：要乎哉問也，昭乎其如日醒，窘乎其如夜瞑，能被而服之，神與俱成，畢將服之，神自得之，生神之理，可著於竹帛，不可傳於子孫。/黄帝曰：此乃所谓守一勿失，万物毕者也。今余已闻阴阳之要，虚实之理，倾移之过，可治之属，愿闻病之变化，淫传绝败而不可治者，可得闻乎？岐伯曰：要乎哉问也，昭乎其如日醒，窘乎其如夜瞑，能被而服之，神与俱成，毕将服之，神自得之，生神之理，可着于竹帛，不可传于子孙。

Huángdì yuē: hé wèi rì xǐng? Qíbó yuē: míng yú yīn-yáng, rú huò zhī jiě, rú zuì zhī xǐng. Huángdì yuē: hé wèi yè míng? Qíbó yuē: yīn hū qí wúshēng, mò hū qí wúxíng, zhé máofà lǐ, zhèngqì héng qīng, yínxié pàn yǎn, xuèmài chuán liū, dàqì rù zàng, fùtòng xià yín, kěyǐ zhìsǐ, bù kěyǐ zhì shēng. 黃帝曰：何謂日醒？岐伯曰：明於陰陽，如惑之解，如醉之醒。黃帝曰：何謂夜瞑？岐伯曰：瘖乎其無聲，漠乎其無形，折毛髮理，正氣橫傾，淫邪泮衍，血脈傳溜，大氣入髒，腹痛下淫，可以致死，不可以致生。/黃帝曰：何谓日醒？岐伯曰：明于阴阳，如惑之解，如醉之醒。黄帝曰：何谓夜瞑？岐伯曰：喑乎其无声，漠乎其无形，折毛发理，正气横倾，淫邪泮衍，血脉传溜，大气入脏，腹痛下淫，可以致死，不可以致生。

Huángdì yuē: dàqì rù zàng, nàihé? Qíbó yuē: bìng xiān fā yú xīn, yī rì ér zhī fèi, sān rì ér zhī gān, Wǔrì ér zhī pí, sān rì bùyǐ, sǐ. dōng yèbàn, xiàrì zhōng. 黃帝曰：大氣入髒，奈何？岐伯曰：病先發於心，一日而之肺，三日而之肝，五日而之脾，三日不已，死。冬夜半，夏日中。/黄帝曰：大气入脏，奈何？岐伯曰：病先发于心，一日而之肺，三日而之肝，五日而之脾，三日不已，死。冬夜半，夏日中。

bìng xiān fā yú fèi, sān rì ér zhī gān, yī rì ér zhī pí, Wǔrì ér zhī wèi, shí rì bùyǐ, sǐ. dōngrì rù, xiàrì chū. 病先發於肺，三日而之肝，一日而之脾，五日而之胃，十日不已，死。冬日入，夏日出。/病先发于肺，三日而之肝，一日而之脾，五日而之胃，十日不已，死。冬日入，夏日出。

bìng xiān fā yú gān, sān rì ér zhī pí, Wǔrì ér zhī wèi, sān rì ér zhī shèn, sān rì bùyǐ, sǐ. dōngrì rù, xià zǎo shí. 病先發於肝，三日而之脾，五日而之胃，三日而之腎，三日不已，死。冬日入，夏蚤食。/病先发于肝，三日而之脾，五日而之胃，三日而之肾，三日不已，死。冬日入，夏蚤食。

bìng xiān fā yú pí, yī rì ér zhī wèi, èr rì ér zhī shèn, sān rì ér zhī lǚ pángguang, shí rì bùyǐ, sǐ. dōng rén dìng, xià yànshí. 病先發於脾，一日而之胃，二日而之腎，三日而之膂膀胱，十日不已，死。冬人定，夏晏食。/病先发于脾，一日而之胃，二日而之肾，三日而之膂膀胱，十日不已，死。冬人定，夏晏食。

bìng xiān fā yú wèi, Wǔrì ér zhī shèn, sān rì ér zhī lǚ pángguāng, Wǔrì ér shàng zhī xīn, èr rì bùyǐ, sǐ, dōng yèbàn, xiàrì dié. 病先發於胃，五日而之腎，三日而之膂膀胱，五日而上之心，二日不已，死，冬夜半，夏日昳。/病先发于胃，五日而之肾，三日而之膂膀胱，五日而上之心，二日不已，死，冬夜半，夏日昳。

bìng xiān fā yú shèn, sān rì ér zhī lǚ pángguāng, sān rì ér shàng zhī xīn, sān rì ér zhī xiǎocháng, sān rì bùyǐ, sǐ. dōng dà chén, xià yàn bū. 病先發於腎，三日而之膂膀胱，三日而上之心，三日而之小腸，三日不已，死。冬大晨，夏晏晡。/病先发于肾，三日而之膂膀胱，三日而上之心，三日而之小肠，三日不已，死。冬大晨，夏晏晡。

bìng xiān fā yú pángguāng, Wǔrì ér zhī shèn, yī rì ér zhī xiǎocháng, yī rì ér zhī xīn, èr rì bùyǐ, sǐ. dōng jīmíng, xià xià bū. 病先發於膀胱，五日而之腎，一日而之小腸，一日而之心，二日不已，死。冬雞鳴，夏下晡。/病先发于膀胱，五日而之肾，一日而之小肠，一日而之心，二日不已，死。冬鸡鸣，夏下晡。

zhū bìng yǐcì xiāngchuán, rúshì zhě, jiē yǒu sǐqī, bùkě cì yě; jiān yī zàng jí èr、sān、sì zàng zhě, nǎikě cì yě. 諸病以次相傳，如是者，皆有死期，不可刺也；間一髒及二、三、四髒者，乃可刺也。/诸病以次相传，如是者，皆有死期，不可刺也；间一脏及二、三、四脏者，乃可刺也。

yínxié fā mèng dì - sìshísān 淫邪發夢第四十三/淫邪发梦第四十三

Huángdì yuē: yuàn wén yínxié pàn yǎn, nàihé? Qíbó yuē: zhèng xié cóng wài xí nèi, ér wèiyǒu dìng shè, fǎn yín yú zàng, bude dìng chù, yǔ yíngwèi jù xíng, ér yǔ húnpò fēiyáng, shǐ rén wò bude ān ér xǐmèng; qì yín yú fǔ, zé yǒuyú yú wài, bùzú yú nèi; qì yín yú zàng, zé yǒuyú yú nèi, bùzú yú wài. 黃帝曰：願聞淫邪泮衍，奈何？岐伯曰：正邪從外襲內，而未有定舍，反淫於髒，不得定處，與營衛俱行，而與魂魄飛揚，使人臥不得安而喜夢；氣淫於腑，則有餘於外，不足於內；氣淫於髒，則有餘於內，不足於外。/黄帝曰：愿闻淫邪泮衍，奈何？岐伯曰：正邪从外袭内，而未有定舍，反淫于脏，不得定处，与营卫俱行，而与魂魄飞扬，使人卧不得安而喜梦；气淫于腑，则有余于外，不足于内；气淫于脏，则有余于内，不足于外。

huáng dì yuē: yǒuyú bùzú, yǒuxíng hū? Qíbó yuē: yīnqì shèng, zé mèng shè dàshuǐ ér kǒng-jù; yángqì shèng, zé mèng dàhuǒ ér fán?; yīn-yáng jù shèng, zé mèng xiāng shā. shàng shèng zé mèng fēi, xià shèng zé mèng duò; shèn jī zé mèng qǔ, shèn bǎo zé mèng yú; gānqi shèng, zé mèng nù, fèi qìshèng, zé mèng kǒng-jù、kūqì、fēiyáng; xīnqì shèng, zé mèng shàn xiào kǒng wèi; píqi shèng, zé mèng gē、shēntǐ zhòng bù jǔ; shèn qìshèng, zé mèng yāo jǐ liǎng jiě bù shǔ. fán cǐ shí'èr shèng zhě, zhì ér xiè zhī, lì yǐ. 黃帝曰：有餘不足，有形乎？岐伯曰：陰氣盛，則夢涉大水而恐懼；陽氣盛，

則夢大火而燔?；陰陽俱盛，則夢相殺。上盛則夢飛，下盛則夢墮；甚飢則夢取，甚飽則 夢予；肝氣盛，則夢怒，肺氣盛，則夢恐懼、哭泣、飛揚；心氣盛，則夢善笑恐畏；脾氣盛，則夢歌、身體重不舉；腎氣盛，則夢腰脊兩解不屬。凡此十二盛者，至而瀉之，立已。/黄 帝曰：有余不足，有形乎？岐伯曰：阴气盛，则梦涉大水而恐惧；阳气盛，则梦大火而燔?；阴阳俱盛，则梦相杀。上盛则梦飞，下盛则梦堕；甚饥则梦取，甚饱则 梦予；肝气盛，则梦怒，肺气盛，则梦恐惧、哭泣、飞扬；心气盛，则梦善笑恐畏；脾气盛，则梦歌、身体重不举；肾气盛，则梦腰脊两解不属。凡此十二盛者，至 而泻之，立已。

jué qì kè yú xīn, zé mèngjian qiūshān yānhuo; kè yú fèi, zé mèng fēiyáng, jiàn jīn tiě zhī qí wù; kè yú gān, zé mèng shānlín shùmù; kè yú pí, zé mèngjian qiūlíng dà zé, huài wū fēngyǔ; kè yú shèn, zé mèng lín yuān, méi jū shuǐ zhōng; kè yú pángguāng, zé mèngyóu xíng; kè yú wèi, zé mèng yǐnshí; kè yú dàcháng, zé mèng tiányě; kè yú xiǎocháng, zé mèng jù yì chōng qú; kè yú dǎn, zé mèng dǒu sòng zì kū; kè yú yīnqì, zé mèng jiē nèi; kè yú xiàng, zé mèng zhǎnshǒu; kè yú jìng, zé mèngxíng zǒu ér bù néng qián, jí jū shēn dì jiào yuàn zhōng; kè yú gǔ gōng, zé mèng lǐjié bài qǐ; kè yú bāo?, zé mèng sōubiàn. fán cǐ shíwǔ bùzú zhě, zhì ér bǔ zhī lì yǐ yě. 厥氣客於心，則夢見丘山煙火；客於肺，則夢飛揚，見金鐵之奇物；客於肝，則夢山林樹木；客於脾，則夢見丘陵大澤，壞屋風雨；客於腎，則夢臨淵，沒居水中；客於膀胱，則夢遊行；客於胃，則夢飲食；客於大腸，則夢田野；客於小腸，則夢聚邑沖衢；客於膽，則夢斗訟自刳；客於陰器，則 夢接內；客於項，則夢斬首；客於脛，則夢行走而不能前，及居深地窌苑中；客於股肱，則夢禮節拜起；客於胞?，則夢溲便。凡此十五不足者，至而補之立已也。/厥气客于心，则梦见丘山烟火；客于肺，则梦飞扬，见金铁之奇物；客于肝，则梦山林树木；客于脾，则梦见丘陵大泽，坏屋风雨；客于肾，则梦临渊，没居水中；客于膀胱，则梦游行；客于胃，则梦饮食；客于大肠，则梦田野；客于小肠，则梦聚邑冲衢；客于胆，则梦斗讼自刳；客于阴器，则 梦接内；客于项，则梦斩首；客于胫，则梦行走而不能前，及居深地窌苑中；客于股肱，则梦礼节拜起；客于胞?，则梦溲便。凡此十五不足者，至而补之立已也。

shùnqì yī rì fēnwéi sìshí dì - sìshísì 順氣一日分為四時第四十四/顺气一日分为四时第四十四

Huángdì yuē: fū bǎibìng zhī suǒ shǐ shēng zhě, bì qǐ yú zào wēn hánshǔ fēngyǔ yīn-yáng xǐ-nù yǐnshí jūchù, qì hé ér yǒuxíng, dé zàng ér yǒumíng, yú zhī qí rán yě. fū bǎibìng zhě, duō yǐ dàn huì zhòu ān, xī jiā yè shèn, héyě? Qíbó yuē: sìshí zhī qìshǐ rán. 黃帝曰：夫百病之所始生者，必起於燥溫寒暑風雨陰陽喜怒飲食居處，氣合而有形，得髒而有名，餘知其然也。夫百病者，多以旦慧晝安，夕加夜甚，何也？岐伯曰：四時之氣使然。/黄帝曰：夫百病之所始生者，必起于燥温寒暑风雨阴阳喜怒饮食居处，气合而有形，得脏而有名，余知其然也。夫百病者，多以旦慧昼安，夕加夜甚，何也？岐伯曰：四时之气使然。

Huángdì yuē: yuàn wén sìshí zhī qì. Qíbó yuē: chūn shēng, xià cháng, qiūshōu, dōngcáng, shì qì zhī cháng yě, rén yì yìng zhī, yǐ yī rì fēnwéi sìshí, cháo zé wéi chūn, rìzhōng wéi xià, rì rù wéi qiū, yèbàn wéi dōng. cháo zé rénqì shǐ shēng, bìng qì shuāi, gù dàn huì; rìzhōng rénqì cháng, cháng zé shèng xié, gù ān; xī zé rénqì shǐ shuāi, xiéqì shǐ shēng, gù jiā; yèbàn rénqì rù zàng, xiéqì dújū yú shēn, gù shèn yě. 黃帝曰：願聞四時之氣。岐伯曰：春生，夏長，秋收，冬藏，是氣之常也，人亦應之，以一日分為四時，朝則為春，日中為夏，日入為秋，夜半為冬。朝則人氣始生，病氣衰，故旦慧；日中人氣長，長則勝邪，故安；夕則人氣始衰，邪氣始生，故加；夜半人氣入髒，邪氣獨居於身，故甚也。/黄帝曰：愿闻四时之气。岐伯曰：春生，夏长，秋收，冬藏，是气之常也，人亦应之，以一日分为四时，朝则为春，日中为夏，日入为秋，夜半为冬。朝则人气始生，病气衰，故旦慧；日中人气长，长则胜邪，故安；夕则人气始衰，邪气始生，故加；夜半人气入脏，邪气独居于身，故甚也。

Huángdì yuē: yǒushí yǒu fǎn zhě héyě? Qíbó yuē: shì bù yīng sìshí zhī qì, zàng dú zhǔ qí bìngzhě, shì bì yǐ zàng qì zhī suǒ bùshèng shí zhě shèn, yǐ qí suǒ shèng shí zhě qǐ yě.

Huángdì yuē: zhì zhī nàihé? Qíbó yuē: shùn tiān zhī shí, ér bìng kě yǔ qī. shùnzhě wéi gōng, nì zhě wéi cū. 黃帝曰：有時有反者何也？岐伯曰：是不應四時之氣，髒獨主其病者，是必以髒氣之所不勝時者甚，以其所勝時者起也。黃帝曰：治之奈何？岐伯曰：順天之時，而病可與期。順者為工，逆者為麤。/黄帝曰：有时有反者何也？岐伯曰：是不应四时之气，脏独主其病者，是必以脏气之所不胜时者甚，以其所胜时者起也。黄帝曰：治之奈何？岐伯曰：顺天之时，而病可与期。顺者为工，逆者为粗。

Huángdì yuē: shàn, yú wén cì yǒu wǔ biàn, yǐ zhǔ wǔ shū. yuàn wén qí shù. Qíbó yuē: rén yǒu wǔzàng, wǔzàng yǒu wǔ biàn. wǔ biàn yǒu wǔ shū, gù wǔ wǔ èrshíwǔ shū, yǐyìng wǔ shí. 黄帝曰：善，餘聞刺有五變，以主五輸。願聞其數。岐伯曰：人有五臟，五臟有五變。五變有五輸，故五五二十五輸，以應五時。/黄帝曰：善，余闻刺有五变，以主五输。愿闻其数。岐伯曰：人有五脏，五脏有五变。五变有五输，故五五二十五输，以应五时。

huáng dì yuē: yuàn wén wǔ biàn. Qíbó yuē: gān wéi mǔ cáng, qí sè qīng, qí shí chūn, qí yīn jiǎo, qí wèi suān, qí rì jiǎ yǐ; xīn wéi mǔ cáng, qí sè chì, qí shí xià, qí rì bǐngdīng, qí yīn zhēng, qí wèi kǔ; pí wéi pìn cáng, qí sè huáng, qí shícháng xià, qí rì wù jǐ, qí yīn gōng, qí wèi gān; fèi wéi pìn cáng, qí sè bái, qí yīn shāng, qí shí zhēng, qí rì gēng xīn, qí wèi xīn; shèn wéi pìn cáng, qí sè hēi, qí shí dōng, qí rì rén guǐ, qí yīn yǔ, qí wèi xián. shì wéi wǔ biàn. 黄帝曰：願聞五變。岐伯曰：肝為牡藏，其色青，其時春，其音角，其味酸，其日甲乙；心為牡藏，其色赤，其時夏，其日丙丁，其音徵，其味苦；脾為牝藏，其色 黃，其時長夏，其日戊己，其音宮，其味甘；肺為牝藏，其色白，其音商，其時徵，其日庚辛，其味辛；腎為牝藏，其色黑，其時冬，其日壬癸，其音羽，其味咸。是為五變。/黄帝曰：愿闻五变。岐伯曰：肝为牡藏，其色青，其时春，其音角，其味酸，其日甲乙；心为牡藏，其色赤，其时夏，其日丙丁，其音徵，其味苦；脾为牝藏，其色 黄，其时长夏，其日戊己，其音宫，其味甘；肺为牝藏，其色白，其音商，其时徵，其日庚辛，其味辛；肾为牝藏，其色黑，其时冬，其日壬癸，其音羽，其味咸。是为五变。

Huángdì yuē: yǐ zhǔ wǔ shū nàihé? cáng zhǔ dōng, dōng cì jǐng; sè zhǔ chūn, chūn cì yíng; shí zhǔ xià, xià cì shū; yīn zhǔ chángxià, chángxià cì jīng; wèi zhǔ qiū, qiū cì hé. shì wèi wǔ biàn, yǐ zhǔ wǔ shū. 黄帝曰：以主五輸奈何？藏主冬，冬刺井；色主春，春刺滎；時主夏，夏刺輸；音主長夏，長夏刺經；味主秋，秋刺合。是謂五變，以主五輸。/黄帝曰：以主五输奈何？藏主冬，冬刺井；色主春，春刺荥；时主夏，夏刺输；音主长夏，长夏刺经；味主秋，秋刺合。是谓五变，以主五输。

Huángdì yuē: zhū yuán ān hé, yǐzhì wǔ shū. Qíbó yuē: yuán dú bù yīng wǔ shí, yǐ jīng hé zhī, yǐyìng qí shù, gù liù liù sānshíliù shū. 黄帝曰：諸原安和，以致五輸。岐伯曰：原獨不應五時，以經合之，以應其數，故六六三十六輸。/黄帝曰：诸原安和，以致五输。岐伯曰：原独不应五时，以经合之，以应其数，故六六三十六输。

Huángdì yuē: hé wèi cáng zhǔ dōng, shí zhǔ xià, yīn zhǔ chángxià, wèi zhǔ qiū, sè zhǔ chūn. yuàn wén qí gù. Qíbó yuē: bìng zài cáng zhě, qǔ zhī jǐng; bìngbiàn yú sè zhě, qǔ zhī yíng; bìng shíjiān shí shènzhě, qǔ zhī shū; bìngbiàn yú yīn zhě, qǔ zhī jīng; jīng mǎn ér xuè zhě, bìng zài wèi; jí yǐ yǐnshí bù jié débìng zhě, qǔ zhī yú hé, gù mìng yuē wèi zhǔ hé. shì wèi wǔ biàn yě. 黄帝曰：何謂藏主冬，時主夏，音主長夏，味主秋，色主春。願聞其故。岐伯曰：病在藏者，取之井；病變於色者，取之滎；病時間時甚者，取之輸；病變於音者，取之經；經滿而血者，病在胃；及以飲食不節得病者，取之於合，故命曰味主合。是謂五變也。/黄帝曰：何谓藏主冬，时主夏，音主长夏，味主秋，色主春。愿闻其故。岐伯曰：病在藏者，取之井；病变于色者，取之荥；病时间时甚者，取之输；病变于音者，取之经；经满而血者，病在胃；及以饮食不节得病者，取之于合，故命曰味主合。是谓五变也。

wài chuǎi dì - sìshíwǔ 外揣第四十五/外揣第四十五

yú wén jiǔ zhēn jiǔ piān, yú qīn shòu qí tiáo, pō dé qí yì. fū jiǔ zhēn zhě, shǐ yú yī ér zhōngyú jiǔ, rán wèi dé qí yàodào yě. fū jiǔ zhēn zhě, xiǎo zhī zé wú nèi, dà zhī zé wú wài, shēn bùkě wéi xià, gāo bùkě wéi gài, huǎng hū wú qiào, liúyì wújí, shē zhī qí héyú tiāndào rénshì sìshí zhī biàn yě, rán yú yuàn zá zhī háomáo, hún shù wéi yī, kě hū? Qíbó yuē: míng hū zāi wèn yě, fēidú zhēn dào yān, fū zhìguó yìrán. 餘聞九針九篇，餘親受其調，頗得其意。夫九針者，始於一而終於九，
然未得其要道也。夫九針者，小之則無內，大之則無外，深不可為下，高不可為蓋，恍惚無窮，流溢無極，畬知其合於天道人事四時之變也，然餘願雜之毫毛，渾束為一，可乎？岐伯曰：明乎哉問也，非獨針道焉，夫治國亦然。/余闻九针九篇，余亲受其调，颇得其意。夫九针者，始于一而终于九，然未得其要道也。夫九针者，小之则无内，大之则无外，深不可为下，高不可为盖，恍惚无穷，流溢无极，畬知其合于天道人事四时之变也，然余愿杂之毫毛，浑束为一，可乎？岐伯曰：明乎哉问也，非独针道焉，夫治国亦然。

Huángdì yuē: yú yuàn wén zhēn dào, fēi

guóshì yě. Qíbó yuē: fū zhìguó zhě, fū wéi dào yān, fēi dào, hé kě xiǎo dà shēnqiǎn, zá hé ér wéi yī hū. 黃帝曰：餘願聞針道，非國事也。岐伯曰：夫治國者，夫惟道焉，非道，何可小大深淺，雜合而為一乎。/黄帝曰：余愿闻针道，非国事也。岐伯曰：夫治国者，夫惟道焉，非道，何可小大深浅，杂合而为一乎。

Huángdì yuē: yuàn zú wén zhī. Qíbó yuē: rì yǔ yuè yān, shuǐ yǔ jìng yān, gǔ yǔ xiǎng yān. fū rìyuè zhī míng, bù shī qí yǐng, shuǐjìng zhī chá, bù shī qí xíng, gǔ xiǎng zhī yìng, bù hòu qí shēng, dòngyáo zé yìnghè, jìn dé qí qíng. 黃帝曰：願卒聞之。岐伯曰：日與月焉，水與鏡焉，鼓與響焉。夫日月之明，不失其影，水鏡之察，不失其形，鼓響之應，不後其聲，動搖則應和，盡得其情。/黄帝曰：愿卒闻之。岐伯曰：日与月焉，水与镜焉，鼓与响焉。夫日月之明，不失其影，水镜之察，不失其形，鼓响之应，不后其声，动摇则应和，尽得其情。

Huángdì yuē: jiǒng hū zāi! zhāozhāo zhī míng bùkě bì, qí bùkě bì, bù shī yīn-yáng yě. hé ér chá zhī, qiē ér yàn zhī, jiàn ér dé zhī, ruò qīng-shuǐ míngjìng zhī bù shī qí xíng yě. wǔyīn bù zhāng, wǔsè bùmíng, wǔzàng bōdàng, ruòshì zé nèiwài xiāng xí, ruò gǔ zhī yìng fú, xiǎng zhī yīngshēng, yǐng zhī sì xíng. gù yuǎn zhě, sī wài chuǎi nèi, jìn zhě, sī nèi chuǎi wài, shì wèi yīn-yáng zhījí, tiāndì zhī gài, qǐng cáng zhī líng lán zhī shì, fú gǎn shǐ xiè yě. 黃帝曰：窘乎哉！昭昭之明不可蔽，其不可蔽，不失陰陽也。合而察之，切而驗之，見而得之，若清水明鏡之不失其形也。五音不彰，五色不明，五臟波蕩，若是則內外相襲，若鼓之應桴，響之應聲，影之似形。故遠者，司外揣內，近者，司內揣外，是謂陰陽之極，天地之蓋，請藏之靈蘭之室，弗敢使泄也。/黄帝曰：窘乎哉！昭昭之明不可蔽，其不可蔽，不失阴阳也。合而察之，切而验之，见而得之，若清水明镜之不失其形也。五音不彰，五色不明，五脏波荡，若是则内外相袭，若鼓之应桴，响之应声，影之似形。故远者，司外揣内，近者，司内揣外，是谓阴阳之极，天地之盖，请藏之灵兰之室，弗敢使泄也。

wǔ biàn dì - sìshíliù 五變第四十六/五变第四十六

Huángdì wèn yú shǎo shù yuē: yú wén bǎi jí zhī shǐ qī yě, bì shēng yú fēngyǔ hánshǔ, xún háomáo ér rù còulǐ, huò fùhuán, huò liú zhǐ, huò wéi fēng zhǒng hàn chū, huò wéi xiāo dàn, huò wéi hánrè, huò wéi liú bì, huò wéi jījù. qí xié yín yì, bùkěshèngshǔ, yuàn wén qí gù. fū tóngshí débìng, huò bìng cǐ, huò bìng bǐ, yì zhě tiān zhī wéirén shēngfēng hū, héqí yì yě? shǎo shù yuē: fū tiān zhī shēngfēng zhě, fēi yǐ sī bǎixìng yě, qí xíng gōngpíng zhèngzhí, fàn zhě dé zhī, bì zhě dé wú dài, fēi qiúrén ér rén zì fàn zhī. 黃帝問於少俞曰：餘聞百疾之始期也，必生於風雨寒暑，循毫毛而入腠理，或復還，或留止，或為風腫汗出，或為消癉，或為寒熱，或為留痹，或為積聚。奇 邪淫溢，不可勝數，願聞其故。夫同時得病，或病此，或病彼，意者天之為人生風乎，何其異也？少俞曰：夫天之生風者，非以私百姓也，其行公平正直，犯者得 之，避者得無殆，非求人而人自犯之。/黄帝问于少腧曰：余闻百疾之始期也，必生于风雨寒暑，循毫毛而入腠理，或复还，或留止，或为风肿汗出，或为消瘅，或为寒热，或为留痹，或为积聚。奇 邪淫溢，不可胜数，愿闻其故。夫同时得病，或病此，或病彼，意者天之为人生风乎，何其异也？少腧曰：夫天之生风者，非以私百姓也，其行公平正直，犯者得 之，避者得无殆，非求人而人自犯之。

Huángdì yuē: yīshí yù fēng, tóngshí débìng, qí bìng gè yì, yuàn wén qí gù. shǎo shù yuē: shàn hū qí wèn! qǐng lùn yǐ bǐ jiàngrén. jiàngrén mó fǔjīn, lì dāo xiāo duàn cáimù. mù zhī yīn-yáng, shàngyǒu jiāncuì, jiān zhě bù rù, cuì zhě pí chí, zhì qí jiāojié, ér quē jīnfǔ yān. fū yī mù zhīz-hōng, jiāncuì bùtóng, jiān zhě zé gāng, cuì zhě yì shāng, kuàng qí cáimù zhī bùtóng, pí zhī hòubó, zhī zhī duōshao, ér gè yì yé. fū mù zhī zǎo huā xiānsheng yè zhě, yù chūn shuāngliè fēng, zé huā luò ér yè wěi; jiǔ pù dàhàn, zé cuì mù báo pí zhě, zhītiáo zhī shǎo ér yè wěi; jiǔ yín yínyǔ, zé báo pí duōzhī zhě, pí lǜ ér qiǎn; zú fēngbào qǐ, zé gāng cuì zhī mù, gēn yáo ér yè luò. fán cǐ wǔzhě, gè yǒusuǒ shāng, kuàng yú rén hū! 黃帝曰：一時遇風，同時得病，其病各異，願聞其故。少俞曰：善乎其問！請論以比匠人。匠人磨斧斤，礪刀 削斷材木。木之陰陽，尚有堅脆，堅者不入，脆者皮弛，至其交節，而缺斤斧焉。夫一木之中，堅脆不同，堅者則剛，脆者易傷，況其材木之不同，皮之厚薄，汁之 多少，而各異耶。夫木之蚤花先生葉者，遇春霜烈風，則花落而葉萎；久曝大旱，則脆木薄皮者，枝條汁少而葉萎；久陰淫雨，則薄皮多汁者，皮潰而淺；卒風暴 起，則剛脆之木，根搖而葉落。凡此五者，各有所傷，況於人乎！/黄帝曰：一时遇风，同时得病，其病各异，愿闻其故。少腧曰：善乎其问！请论以比匠人。匠人磨斧斤，砺刀 削断材木。木之阴阳，尚有坚脆，坚者不

入，脆者皮弛，至其交节，而缺斤斧焉。夫一木之中，坚脆不同，坚者则刚，脆者易伤，况其材木之不同，皮之厚薄，汁之多少，而各异耶。夫木之蚤花先生叶者，遇春霜烈风，则花落而叶萎；久曝大旱，则脆木薄皮者，枝条汁少而叶萎；久阴淫雨，则薄皮多汁者，皮漉而浅；卒风暴起，则刚脆之木，根摇而叶落。凡此五者，各有所伤，况于人乎！

Huángdì yuē: yǐ rén yìng mù, nàihé? shǎo shù dá yuē: mù zhī suǒ shāng yě, jiē shāng qí zhī. zhī zhī gāng cuì ér jiān, wèi chéng shāng yě. rén zhī yǒucháng bìng yě, yì yīn qí gǔjié pífū còulǐ zhī bù jiāngù zhě, xié zhī suǒ shè yě, gùcháng wéi bìng yě. 黄帝曰：以人應木，奈何？少俞答曰：木之所傷也，皆傷其枝。枝之剛脆而堅，未成傷也。人之有常病也，亦因其骨節皮膚腠理之不堅固者，邪之所舍也，故常為病也。/黄帝曰：以人应木，奈何？少腧答曰：木之所伤也，皆伤其枝。枝之刚脆而坚，未成伤也。人之有常病也，亦因其骨节皮肤腠理之不坚固者，邪之所舍也，故常为病也。

Huángdì yuē: rén zhī shàn bìng fēng jué lù hàn zhě, héyǐ hòu zhī? shǎo shù dá yuē: nèi bù jiān, còulǐ shū, zé shàn bìng fēng. Huángdì yuē: héyǐ hòu ròu zhī bù jiān yě? shǎo shù dá yuē: guó ròu bù jiān, ér wúfèn lǐ. lǐ zhě cū lǐ, cū lǐ ér pí bùzhì zhě, còulǐ shū. cǐ yán qí húnrán zhě. 黄帝曰：人之善病風厥漉汗者，何以候之？少俞答曰：內不堅，腠理疏，則善病風。黄帝曰：何以候肉之不堅也？少俞答曰：膕肉不堅，而無分理。理者麤理，麤理而皮不致者，腠理疏。此言其渾然者。/黄帝曰：人之善病风厥漉汗者，何以候之？少腧答曰：内不坚，腠理疏，则善病风。黄帝曰：何以候肉之不坚也？少腧答曰：腘肉不坚，而无分理。理者粗理，粗理而皮不致者，腠理疏。此言其浑然者。

Huángdì yuē: rén zhī shàn bìng xiāo dàn zhě, héyǐ hòu zhī? shǎo shù dá yuē: wǔzàng jiē róuruòzhě, shàn bìng xiāo dàn. Huángdì yuē: héyǐ zhī wǔzàng zhī róuruò yě? shǎo shù dá yuē: fū róuruòzhě, bì yǒu gāngqiáng, gāngqiáng duō nù, róu zhě yì shāng yě. Huángdì yuē: héyǐ hòu róuruò zhī yǔ gāngqiáng? shǎo shù dá yuē: cǐ rén báo pífū, ér mù jiāngù yǐ shēn zhě, cháng chōng zhícháng, qí xīn gāng, gāng zé duō nù, nù zé qìshàng nì, xiōngzhōng xùjī, xuèqì nì liú, kuān pí chōng jī, xuèmài bùxíng, zhuǎn'ér wéi rè, rè zé xiāo jīfū, gù wéi xiāo dàn. cǐ yán qí rén bào gāng ér jīròu ruòzhě yě. 黄帝曰：人之善病消癉者，何以候之？少俞答曰：五臟皆柔弱者，善病消癉。黄帝曰：何以知五臟之柔弱也？少俞答曰：夫柔弱者，必有剛強，剛強多怒，柔者易傷也。黄帝曰：何以候柔弱之與剛強？少俞答曰：此人薄皮膚，而目堅固以深者，長沖直腸，其心剛，剛則多怒，怒則氣上逆，胸中蓄積，血氣逆留，髖皮充肌，血脈不行，轉而為熱，熱則消肌膚，故為消癉。此言其人暴剛而肌肉弱者也。/黄帝曰：人之善病消瘅者，何以候之？少腧答曰：五脏皆柔弱者，善病消瘅。黄帝曰：何以知五脏之柔弱也？少腧答曰：夫柔弱者，必有刚强，刚强多怒，柔者易伤也。黄帝曰：何以候柔弱之与刚强？少腧答曰：此人薄皮肤，而目坚固以深者，长冲直肠，其心刚，刚则多怒，怒则气上逆，胸中蓄积，血气逆留，髋皮充肌，血脉不行，转而为热，热则消肌肤，故为消瘅。此言其人暴刚而肌肉弱者也。

Huángdì yuē: rén zhī shàn bìng hánrè zhě, héyǐ hòu zhī? shǎo shù dá yuē: xiǎo gǔ ruò ròu zhě, shàn bìng hánrè. Huángdì yuē: héyǐ hòu gǔ zhī xiǎo dà, ròu zhī jiāncuì, sè zhī bùyī yě? shǎo shù dá yuē: quángǔ zhě, gǔ zhī běn yě. quán dà zé gǔ dà, quán xiǎo zé gǔ xiǎo. pífū báo ér qí ròu wú（yuè qūn）, qí bì nuònuò rán, qí dì sè dài rán, bù yǔqí tiān tóng sè, wū rán dúyì, cǐ qí hòu yě. ránhòu bì báo zhě, qí suǐ bùmǎn, gù shàn bìng hánrè yě. 黄帝曰：人之善病寒熱者，何以候之？少俞答曰：小骨弱肉者，善病寒熱。黄帝曰：何以候骨之小大，肉之堅脆，色之不一也？少俞答曰：顴骨者，骨之本也。顴大則骨大，顴小則骨小。皮膚薄而其肉無（月囷），其臂懦懦然，其地色殆然，不與其天同色，污然獨異，此其候也。然後臂薄者，其髓不滿，故善病寒熱也。/黄帝曰：人之善病寒热者，何以候之？少腧答曰：小骨弱肉者，善病寒热。黄帝曰：何以候骨之小大，肉之坚脆，色之不一也？少腧答曰：颧骨者，骨之本也。颧大则骨大，颧小则骨小。皮肤薄而其肉无（月囷），其臂懦懦然，其地色殆然，不与其天同色，污然独异，此其候也。然后臂薄者，其髓不满，故善病寒热也。

Huángdì yuē: héyǐ hòu rén zhī shàn bìng bì zhě? shǎo shù dá yuē: cū lǐ ér ròu bù jiān zhě, shàn bìng bì. Huángdì yuē: bì zhī gāoxià yǒu chù hū? shǎo shù dá yuē: yù zhī qí gāoxià zhě, gè shì qí bù. 黄帝曰：何以候人之善病痹者？少俞答曰：麤理而肉不堅者，善病痹。黄帝曰：痹之高下有處乎？少俞答曰：欲知其高下者，各視其部。/黄帝曰：何以候人之善病痹者？少腧答曰：粗理而肉不坚者，善病痹。黄帝曰：痹之高下有处乎？少腧答曰：欲知其高下者，各视其部。

Huángdì yuē: rén zhī shàn bìng cháng zhōng

jījù zhě, héyǐ hòu zhī? shǎo shù dá yuē: pífū báo ér bù zé, ròu bù jiān ér nào zé. rúcǐ, zé chángwèi è, è zé xiéqì liú zhǐ, jījù nǎi shāng píwèi zhījiān, hán wēn bùcì, xiéqì shāo zhì. xùjī liú zhǐ, dà jù nǎi qǐ. 黃帝曰：人之善病腸中積聚者，何以候之？少俞答曰：皮膚薄而不澤，肉不堅而淖澤。如此，則腸胃惡，惡則邪氣留止，積聚乃傷脾胃之間，寒溫不次，邪氣稍至。蓄積留止，大聚乃起。/黄帝曰：人之善病肠中积聚者，何以候之？少腧答曰：皮肤薄而不泽，肉不坚而淖泽。如此，则肠胃恶，恶则邪气留止，积聚乃伤脾胃之间，寒温不次，邪气稍至。蓄积留止，大聚乃起。

Huángdì yuē: yú wén bìng xíng, yǐzhī zhī yǐ! yuàn wén qí shí. shǎo shù dá yuē: xiān lì qí nián, yǐ zhī qí shí. shí gāo zé qǐ, shíxià zé dài, suī bù xiàn xià, dāngnián yǒu chōngdào, qí bìng bì qǐ, shì wèi yīn xíng ér shēng bìng, wǔ biàn zhī jì yě. 黃帝曰：餘聞病形，已知之矣！願聞其時。少俞答曰：先立其年，以知其時。時高則起，時下則殆，雖不陷下，當年有沖道，其病必起，是謂因形而生病，五變之紀也。/黄帝曰：余闻病形，已知之矣！愿闻其时。少腧答曰：先立其年，以知其时。时高则起，时下则殆，虽不陷下，当年有冲道，其病必起，是谓因形而生病，五变之纪也。

běn cáng dì - sìshíqī 本藏第四十七/本藏第四十七

Huángdì wèn yú Qíbó yuē: rén zhī xuèqì jīngshénzhě, suǒyǐ fèng shēng ér zhōu yú xìngmìng zhě yě; jīngmài zhě, suǒyǐ xíng xuèqì ér yíng yīn-yáng、rú jīngǔ, lì guānjié zhě yě; wèiqì zhě, suǒyǐ wēn fēn ròu, chōng pífū, féi còu lǐ, sī kāi hé zhě yě; zhì yì zhě, suǒyǐ yù jīngshén, shōuhún pò, shì hán wēn, hé xǐ-nù zhě yě. shìgù xuè hé zé jīngmài liúxíng, yíng fù yīn-yáng, jīngǔ jìn qiáng, guānjié qīnglì yǐ; wèiqì hé zé fēn ròu jiě lì, pífū tiáo róu, còulǐ zhìmì yǐ; zhì yì hé zé jīngshén zhuān zhí, húnpò bù sàn, huǐ nù bùqǐ, wǔzàng bù shòu xié yǐ; hán wēnhé zé liùfǔ huà gǔ, fēngbì bù zuò, jīngmài tōng lì, zhī jié dé ān yǐ, cǐ rén zhī cháng píng yě. wǔzàng zhě, suǒyǐ cáng jīngshén xuèqì húnpò zhě yě; liùfǔ zhě, suǒyǐ huà shuǐ gǔ ér xíng jīnyè zhě yě. cǐ rén zhī suǒyǐ jù shòu yú tiān yě, wú yú zhì xiánbùxiào, wú yǐ xiāng yǐ yě. rán yǒu qí dú jìn tiānshòu, ér wúxié pì zhī bìng, bǎinián bù shuāi, suī fànfēng yǔ zú hán dàshǔ, yóuyǒu fú néng hài yě; yǒu qí bùlí píngbìshì nèi, wú chùtì zhī kǒng, rán yóu bù-miǎn yú bìng, héyě? yuàn wén qí gù. 黃帝問於岐伯曰：人之血氣精神者，所以奉生而周於性命者也；經脈者，
所以行血氣而營陰陽、濡筋骨，利關節者也；衛氣者，所以溫分肉，充皮膚，肥腠理，司開闔者也；志意者，所以御精神，收魂魄，適寒溫，和喜怒者也。是故血和則經脈流行，營復陰陽，筋骨勁強，關節清利矣；衛氣和則分肉解利，皮膚調柔，腠理緻密矣；志意和則精神專直，魂魄不散，悔怒不起，五臟不受邪矣；寒溫和則六腑化谷，風痹不作，經脈通利，肢節得安矣，此人之常平也。五臟者，所以藏精神血氣魂魄者也；六腑者，
所以化水谷而行津液者也。此人之所以具受於天也，無愚智賢不肖，無以相倚也。然有其獨盡天壽，而無邪僻之病，百年不衰，雖犯風雨卒寒大暑，猶有弗能害也；有其不離屏蔽室內，無怵惕之恐，然猶不免於病，何也？願聞其故。/黄帝问于岐伯曰：人之血气精神者，所以奉生而周于性命者也；经脉者，所以行血气而营阴阳、濡筋骨，利关节者也；卫气者，所以温分肉，充皮肤，肥腠理，司开阖者也；志意者，所以御精神，收魂魄，适寒温，和喜怒者也。是故血和则经脉流行，营复阴阳，筋骨劲强，关节清利矣；卫气和则分肉解利，皮肤调柔，腠理致密矣；志意和则精神专直，魂魄不散，悔怒不起，五脏不受邪矣；寒温和则六腑化谷，风痹不作，经脉通利，肢节得安矣，此人之常平也。五脏者，所以藏精神血气魂魄者也；六腑者，
所以化水谷而行津液者也。此人之所以具受于天也，无愚智贤不肖，无以相倚也。然有其独尽天寿，而无邪僻之病，百年不衰，虽犯风雨卒寒大暑，犹有弗能害也；有其不离屏蔽室内，无怵惕之恐，然犹不免于病，何也？愿闻其故。

Qíbó duì yuē: jiǒng hū zāi wèn yě. wǔzàng zhě, suǒyǐ cāntiān dì, fù yīn-yáng, ér yùn sìshí, huà wǔ jié zhě yě; wǔzàng zhě, gùyǒu xiǎo dà、gāoxià、jiāncuì、duānzhèng、piānqīng zhě, liùfǔ yì yǒu xiǎo
dà、chángduǎn、hòubó、jié zhí、huǎnjí. fán cǐ èrshíwǔ zhě, gè bùtóng, huò shàn huò è, huò jí huò xiōng, qǐng yán qí fāng. 岐伯對曰：窘乎哉問也。五臟者，所以參天地，副陰陽，而運四時，化五節者也；五臟者，固有小大、高下、堅脆、端正、偏傾者，六腑亦有小大、長短、厚薄、結直、緩急。凡此二十五者，各不同，或善或惡，或吉或凶，請言其方。/岐伯对曰：窘乎哉问也。五脏者，所以参天地，副阴阳，而运四时，化五节者也；五脏者，固有小大、高下、坚脆、端正、偏倾者，
六腑亦有小大、长短、厚薄、结直、缓急。

凡此二十五者，各不同，或善或恶，或吉或凶，请言其方。

xīn xiǎo zé ān, xié fú néng shāng, yì shāng yǐ yōu; xīn dà zé yōu, bù néng shāng, yì shāng yú xié. xīngāo zé mǎn yú fèi zhōng, mán ér shànwàng, nán kāi yǐ yán; xīnxià, zé cáng wài, yì shāng yú hán, yì kǒng yǐ yán. xīn jiān, zé cáng ān shǒu gù; xīn cuì zé shàn bìng xiāo dàn rèzhōng. xīn duānzhèng, zé hé lì nán shāng; xīn piānqīng zé cāochi bùyī, wú shǒu sī yě. 心小則安，邪弗能傷，易傷以憂；心大則憂，不能傷，易傷於邪。心高則滿於肺中，悗而善忘，難開以言；心下，則藏外，易傷於寒，易恐以言。心堅，則藏安守固；心脆則善病消癉熱中。心端正，則和利難傷；心偏傾則操持不一，無守司也。/心小则安，邪弗能伤，易伤以忧；心大则忧，不能伤，易伤于邪。心高则满于肺中，悗而善忘，难开以言；心下，则藏外，易伤于寒，易恐以言。心坚，则藏安守固；心脆则善病消瘅热中。心端正，则和利难伤；心偏倾则操持不一，无守司也。

fèi xiǎo, zé shǎo yǐn, bù bìng chuǎnhè; fèi dà zé duō yǐn, shàn bìng xiōngbì、hóubì、nì qì. fèi gāo, zé shàngqì, jiān xī ké; fèi xiàzé jū bì pò fèi, shàn xié xià tòng. fèi jiān zé bù bìng, ké shàngqì; fèi cuì, zé kǔ bìng xiāo bì yì shāng. fèi duānzhèng, zé hé lì nán shāng; fèi piānqīng, zé xiōng piān tòng yě. 肺小，則少飲，不病喘喝；肺大則多飲，善病胸痹、喉痹、逆氣。肺高，則上氣，肩息咳；肺下則居賁迫肺，善脅下痛。肺堅則不病，咳上氣；肺脆，則苦病消痹易傷。肺端正，則和利難傷；肺偏傾，則胸偏痛也。/肺小，则少饮，不病喘喝；肺大则多饮，善病胸痹、喉痹、逆气。肺高，则上气，肩息咳；肺下则居贲迫肺，善胁下痛。肺坚则不病，咳上气；肺脆，则苦病消痹易伤。肺端正，则和利难伤；肺偏倾，则胸偏痛也。

gān xiǎo zé zàng ān, wú xié xià zhī bìng; gān dà zé bī wèi pò yān, pò yān zé kǔ gé zhōng, qiě xié xià tòng. gān gāo, zé shàng zhī bì qiē, xié wǎn wéi xī bì; gān xiàzé bī wèi xié xià kōng, xié xià kōng zé yì shòu xié. gān jiān zé cáng ān nán shāng; gān cuì zé shàn bìng xiāo bì, yì shāng. gān duānzhèng, zé hé lì nán shāng; gān piānqīng, zé xié xià tòng yě. 肝小則髒安，無脅下之病；肝大則逼胃迫咽，迫咽則苦膈中，且脅下痛。肝高，則上支賁切，脅挽為息賁；肝下則逼胃脅下空，脅下空則易受邪。肝堅則藏安難傷；肝脆則善病消痹，易傷。肝端正，則和利難傷；肝偏傾，則脅下痛也。/肝小则脏安，无胁下之病；肝大则逼胃迫咽，迫咽则苦膈中，且胁下痛。肝高，则上支贲切，胁挽为息贲；肝下则逼胃胁下空，胁下空则易受邪。肝坚则藏安难伤；肝脆则善病消痹，易伤。肝端正，则和利难伤；肝偏倾，则胁下痛也。

pí xiǎo, zé zàng ān, nán shāng yú xié yě; pí dà, zé kǔ còu（yuè shǎo）ér tòng, bù néng jíxíng. pí gāo, zé（yuè shǎo）yǐn jìxié ér tòng; pí xiàzé xià guīyú dàcháng, xià jiāyú dàcháng, zé zàng kǔ shòu xié. pí jiān, zé zàng ān nán shāng; pí cuì, zé shàn bìng xiāo bì yì shāng. pí duānzhèng, zé hé lì nán shāng; pí piānqīng, zé shàn mǎn shàn zhàng yě. 脾小，則髒安，難傷於邪也；脾大，則苦湊（月少）而痛，不能疾行。脾高，則（月少）引季脅而痛；脾下則下歸於大腸，下加於大腸，則髒苦受邪。脾堅，則髒安難傷；脾脆，則善病消痹易傷。脾端正，則和利難傷；脾偏傾，則善滿善脹也。/脾小，则脏安，难伤于邪也；脾大，则苦凑（月少）而痛，不能疾行。脾高，则（月少）引季胁而痛；脾下则下归于大肠，下加于大肠，则脏苦受邪。脾坚，则脏安难伤；脾脆，则善病消痹易伤。脾端正，则和利难伤；脾偏倾，则善满善胀也。

shèn xiǎo, zé zàng ān nán shāng; shèn dà, zé shàn bìng yāotòng, bù kěyǐ fǔ yǎng, yì shāng yǐ xié. shèn gāo, zé kǔ bèi lǚ tòng, bù kěyǐ fǔ yǎng; shèn xiàzé yāo kāo tòng, bù kěyǐ fǔ yǎng, wéi hú shàn. shèn jiān, zé bù bìng yāobèi tòng; shèn cuì, zé shàn bìng xiāo dàn, yì shāng. shèn duānzhèng, zé hé lì nán shāng; shèn piānqīng, zé kǔ yāo kāo tòng yě. fán cǐ èrshíwǔ biàn zhě, rén zhī suǒ kǔ cháng bìng. 腎小，則髒安難傷；腎大，則善病腰痛，不可以俛仰，易傷以邪。腎高，則苦背膂痛，不可以俛仰；腎下則腰尻痛，不可以俛仰，為狐疝。腎堅，則不病腰背痛；腎脆，則善病消癉，易傷。腎端正，則和利難傷；腎偏傾，則苦腰尻痛也。凡此二十五變者，人之所苦常病。/肾小，则脏安难伤；肾大，则善病腰痛，不可以俛仰，易伤以邪。肾高，则苦背膂痛，不可以俛仰；肾下则腰尻痛，不可以俛仰，为狐疝。肾坚，则不病腰背痛；肾脆，则善病消瘅，易伤。肾端正，则和利难伤；肾偏倾，则苦腰尻痛也。凡此二十五变者，人之所苦常病。

huáng dì yuē: héyǐ zhī qí rán yě? Qíbó yuē: chìsè xiǎo lǐ zhě, xīn xiǎo; cū lǐ zhě, xīn dà. wú（gǔ hé）（gǔ kuī）zhě, xīngāo;（gǔ hé）（gǔ kuī）xiǎo、duǎn、jǔ zhě, xīnxià.（gǔ hé）（gǔ kuī）cháng zhě, xīnxià jiān;（gǔ hé）（gǔ kuī）ruòxiǎo yǐ báo zhě, xīn cuì.（gǔ hé）（gǔ kuī）zhí xià bù jǔ zhě, xīn duānzhèng;（gǔ hé）（gǔ kuī）yǐ yī fāng zhě, xīn piānqīng yě. 黄帝曰：何以知其然也？岐伯曰：赤色小理者，心小；麤理者，

心大。無（骨曷）（骨虧）者，心高；（骨曷）（骨虧）小、短、舉者，心下。（骨曷）（骨虧）長者，
心下堅；（骨曷）（骨虧）弱小以薄者，心脆。（骨曷）（骨虧）直下不舉者，心端正；（骨曷）（骨虧）倚一方者，心偏傾也。/黄帝曰：何以知其然也？岐伯曰：赤色小理者，心小；粗理者，心大。无（骨曷）（骨亏）者，心高；（骨曷）（骨亏）小、短、举者，心下。（骨曷）（骨亏）长者，心下坚；（骨曷）（骨亏）弱小以薄者，心脆。（骨曷）（骨亏）直下不举者，心端正；（骨曷）（骨亏）倚一方者，心偏倾也。

báisè xiǎo lǐ zhě, fèi xiǎo; cū lǐ zhě, fèi dà. jù jiān fǎn yīng xiàn hóu zhě, fèi gāo; hé yè zhāng xié zhě, fèi xià. hǎo jiānbèi hòu zhě, fèi jiān; jiānbèi báo zhě, fèi cuì. bèi yīng hòu zhě, fèi duānzhèng; xié piān shū zhě, fèi piānqīng yě. 白色小理者，肺小；麤理者，肺大。巨肩反膺陷喉者，肺高；合腋張脅者，肺下。好肩背厚者，肺堅；肩背薄者，肺脆。背膺厚者，肺端正；脅偏疏者，肺偏傾也。/白色小理者，肺小；粗理者，肺大。巨肩反膺陷喉者，肺高；合腋张胁者，肺下。好肩背厚者，肺坚；肩背薄者，肺脆。背膺厚者，肺端正；胁偏疏者，肺偏倾也。

qīngsè xiǎo lǐ zhě, gān xiǎo; cū lǐ zhě, gān dà. guǎng xiōng fǎn qiāo zhě, gān gāo; hé xié tù qiāo zhě, gān xià. xiōng xié hǎo zhě, gān jiān; xiégǔ ruòzhě, gān cuì. yīng fù hǎo xiāngdé zhě, gān duānzhèng; xiégǔ piān jǔ zhě, gān piānqīng yě. 青色小理者，肝小；麤理者，
肝大。廣胸反骹者，肝高；合脅兔骹者，肝下。胸脅好者，肝堅；脅骨弱者，肝脆。膺腹好相得者，肝端正；脅骨偏舉者，肝偏傾也。/青色小理者，肝小；粗理者，
肝大。广胸反骹者，肝高；合胁兔骹者，肝下。胸胁好者，肝坚；胁骨弱者，肝脆。膺腹好相得者，肝端正；胁骨偏举者，肝偏倾也。

huángsè xiǎo lǐ zhě, pí xiǎo; cū lǐ zhě, pí dà. jiē chún zhě, pí gāo; chún xià zòng zhě, pí xià. chún jiān zhě, pí jiān; chún dà ér bù jiān zhě, pí cuì. chún shàng-xià hǎo zhě, pí duānzhèng; chún piān jǔ zhě, pí piānqīng yě. 黄色小理者，脾小；麤理者，脾大。揭唇者，脾高；唇下縱者，脾下。唇堅者，脾堅；唇大而不堅者，脾脆。唇上下好者，脾端正；唇偏舉者，脾偏傾也。/黄色小理者，脾小；粗理者，脾大。揭唇者，脾高；唇下纵者，脾下。唇坚者，脾坚；唇大而不坚者，
脾脆。唇上下好者，脾端正；唇偏举者，脾偏倾也。

hēisè xiǎo lǐ zhě, shèn xiǎo; cū lǐ zhě, shèn dà. gāo ěr zhě, shèn gāo; ěr hòu xiàn zhě, shèn xià. ěr jiān zhě, shèn jiān; ěr báo ér bù jiān zhě, shèn cuì. ěr hǎo qián jū yáchē zhě, shèn duānzhèng; ěr piāngāo zhě, shèn piānqīng yě. fán cǐ zhū biàn zhě, chí zé ān, jiǎn zé bìng yě. 黑色小理者，腎小；麤理者，腎大。高耳者，腎高；耳後陷者，腎下。耳堅者，腎堅；耳薄而不堅者，腎脆。耳好前居牙車者，腎端正；耳偏高者，腎偏傾也。凡此諸變者，持則安，減則病也。/黑色小理者，肾小；粗理者，肾大。高耳者，肾高；耳后陷者，肾下。耳坚者，肾坚；耳薄而不坚者，
肾脆。耳好前居牙车者，肾端正；耳偏高者，肾偏倾也。凡此诸变者，持则安，减则病也。

dì yuē: shàn. rán fēi yú zhī suǒ wèn yě, yuàn wénrén zhī yǒu bùkě bìngzhě, zhì jìn tiānshòu, suī yǒu shēn rǎo dà kǒng, chùtì zhī zhì, yóu bù néng jiǎn yě, shèn hán dà rè, bù néng shāng yě; qí yǒu bùlí píngbìshì nèi, yòu wú chùtì zhī kǒng, rán bùmiǎn yú bìngzhě, héyě? yuàn wén qí gù. Qíbó yuē: wǔzàngliùfǔ, xié zhī shè yě, qǐng yán qí gù. wǔzàng jiē xiǎozhě, shǎo bìng, kǔ qiáo xīn, dà chóu rǎo; wǔzàng jiē dàzhě, huǎn yú shì, nán shǐ yǐ rǎo. wǔzàng jiē gāo zhě, hǎo gāojǔ cuò; wǔzàng jiē xià zhě, hǎo chū rén xià. wǔzàng jiē jiān zhě, wú bìng; wǔzàng jiē cuì zhě, bùlí yú bìng. wǔzàng jiē duānzhèng zhě, hé lìdé rénxīn; wǔzàng jiē piānqīng zhě, xiéxīn ér shàn dào, bù kěyǐ wéirén píng, fǎnfù yányǔ yě. 帝曰：善。然非餘之所問也，願聞人之有不可病者，至盡天壽，雖有深擾大恐，怵惕之志，猶不能減也，甚寒大熱，不能傷也；其有不離屏蔽室內，又無怵惕之恐，然不免於病者，何也？願聞其故。岐伯曰：五臟六腑，邪之舍也，請言其故。五臟皆小者，少病，苦憔心，大愁擾；五臟皆大者，緩於事，難使以擾。五臟皆高者，好高舉措；五臟皆下者，好出人下。五臟皆堅者，無病；五臟皆脆者，不離於病。五臟皆端正者，和利得人心；五臟皆偏傾者，邪心而善盜，不可以為人平，反覆言語也。/帝曰：善。然非余之所问也，愿闻人之有不可病者，至尽天寿，虽有深扰大恐，怵惕之志，犹不能减也，甚寒大热，不能伤也；其有不离屏蔽室内，又无怵惕之恐，然不免于病者，何也？愿闻其故。岐伯曰：五脏六腑，邪之舍也，请言其故。五脏皆小者，少病，苦憔心，大愁扰；五脏皆大者，缓于事，难使以扰。五脏皆高者，好高举措；五脏皆下者，好出人下。五脏皆坚者，无病；五脏皆脆者，不离于病。五脏皆端正者，和利得人心；五脏皆偏倾者，邪心而善盗，不可以为人平，反覆言语也。

Huángdì yuē: yuàn wén liùfǔ zhī yìng. Qíbó dá

yuē: fèi hé dàcháng, dàcháng zhě, pí qí yìng; xīn hé xiǎocháng, xiǎocháng zhě, mài qí yìng; gān hé dǎn, dǎn zhě, jīn qí yìng; pí hé wèi, wèi zhě, ròu qí yìng; shèn hé sān jiāo pángguāng, sān jiāo pángguāng zhě, còulǐ háomáo qí yìng. 黄帝曰：願聞六腑之應。岐伯答曰：肺合大腸，大腸者，皮其應；心合小腸，小腸者，脈其應；肝合膽，膽者，筋其應；脾合胃，胃者，肉其應；腎合三焦膀胱，三焦膀胱者，腠理毫毛其應。/黄帝曰：愿闻六腑之应。岐伯答曰：肺合大肠，大肠者，皮其应；心合小肠，小肠者，脉其应；肝合胆，胆者，筋其应；脾合胃，胃者，肉其应；肾合三焦膀胱，三焦膀胱者，腠理毫毛其应。

Huángdì yuē: yìng zhī nàihé? Qíbó yuē: fèi yìng pí. píhòu zhě, dàcháng hòu, pí báo zhě, dàcháng báo; pí huǎn, fùlǐ dàzhě, dàcháng dà ér cháng; pí jí zhě, dàcháng jí ér duǎn; pí huá zhě, dàcháng zhí; píròu bù xiāng lí zhě, dàcháng jié. 黄帝曰：應之奈何？岐伯曰：肺應皮。皮厚者，大腸厚，皮薄者，大腸薄；皮緩，腹裡大者，大腸大而長；皮急者，大腸急而短；皮滑者，大腸直；皮肉不相離者，大腸結。/黄帝曰：应之奈何？岐伯曰：肺应皮。皮厚者，大肠厚，皮薄者，大肠薄；皮缓，腹里大者，大肠大而长；皮急者，大肠急而短；皮滑者，大肠直；皮肉不相离者，大肠结。

xīn yìng mài, píhòu zhě, mài hòu, mài hòu zhě, xiǎocháng hòu; pí báo zhě, mài báo, mài báo zhě, xiǎocháng báo; pí huǎn zhě, mài huǎn, mài huǎn zhě, xiǎocháng dà ér cháng; pí báo ér màichōng xiǎozhě, xiǎocháng xiǎo ér duǎn. zhū yáng jīngmài jiē duō yū qū zhě, xiǎocháng jié. 心應脈，皮厚者，脈厚，脈厚者，小腸厚；皮薄者，脈薄，脈薄者，小腸薄；皮緩者，脈緩，脈緩者，小腸大而長；皮薄而脈沖小者，小腸小而短。諸陽經脈皆多紆屈者，小腸結。/心应脉，皮厚者，脉厚，脉厚者，小肠厚，皮薄者，脉薄，脉薄者，小肠薄；皮缓者，脉缓，脉缓者，小肠大而长；皮薄而脉冲小者，小肠小而短。诸阳经脉皆多纡屈者，小肠结。

pí yìng ròu, ròu（yuè qūn）jiān dàzhě, wèi hòu; ròu（yuè qūn）yāo zhě, wèi báo. ròu（yuè qūn）xiǎo ér yāo zhě, wèi bù jiān; ròu（yuè qūn）bùchèn shēn zhě, wèi xià, wèi xià zhě, xià guǎnyuē bùlì. ròu（yuè qūn）bù jiān zhě, wèi huǎn; ròu（yuè qūn）wú xiǎo lǐ lèi zhě, wèi jí. ròu（yuè qūn）duōshao lǐ lèi zhě, wèi jié, wèi jié zhě, shàng guǎnyuē bùlì yě. 脾應肉，肉（月困）堅大者，胃厚；肉（月困）幺者，胃薄。肉（月困）小而幺者，胃不堅；肉（月困）不稱身者，胃下，胃下者，下管約不利。肉（月困）不堅者，胃緩；肉（月困）無小裡累者，胃急。肉（月困）多少裡累者，胃結，胃結者，上管約不利也。/脾应肉，肉（月困）坚大者，胃厚；肉（月困）幺者，胃薄。肉（月困）小而幺者，胃不坚；肉（月困）不称身者，胃下，胃下者，下管约不利。肉（月困）不坚者，胃缓；肉（月困）无小里累者，胃急。肉（月困）多少里累者，胃结，胃结者，上管约不利也。

gān yìng zhǎo, zhǎo hòu sè huáng zhě, dǎn hòu; zhǎo báo sè hóng zhě, dǎn báo; zhǎo jiān sè qīng zhě, dǎn jí; zhǎo rú sè chì zhě, dǎn huǎn; zhǎo zhí sè bái wú yuē zhě, dǎn zhí; zhǎo è sè hēi duō wén zhě, dǎn jié yě. 肝應爪，爪厚色黄者，膽厚；爪薄色紅者，膽薄；爪堅色青者，膽急；爪濡色赤者，膽緩；爪直色白無約者，膽直；爪惡色黑多紋者，膽結也。/肝应爪，爪厚色黄者，胆厚；爪薄色红者，胆薄；爪坚色青者，胆急；爪濡色赤者，胆缓；爪直色白无约者，胆直；爪恶色黑多纹者，胆结也。

shèn yìng gǔ, mìlǐ hòupí zhě, sān jiāo pángguāng hòu; cū lǐ báo pí zhě, sān jiāo pángguāng báo. shū còulǐ zhě, sān jiāo pángguāng huǎn; pí jí ér wú háomáo zhě, sān jiāo pángguāng jí. háomáo měi ér cū zhě, sān jiāo pángguāng zhí, xī háomáo zhě, sān jiāo pángguāng jié yě. 腎應骨，密理厚皮者，三焦膀胱厚；麤理薄皮者，三焦膀胱薄。疏腠理者，三焦膀胱緩；皮急而無毫毛者，三焦膀胱急。毫毛美而麤者，三焦膀胱直，稀毫毛者，三焦膀胱結也。/肾应骨，密理厚皮者，三焦膀胱厚；粗理薄皮者，三焦膀胱薄。疏腠理者，三焦膀胱缓；皮急而无毫毛者，三焦膀胱急。毫毛美而粗者，三焦膀胱直，稀毫毛者，三焦膀胱结也。

Huángdì yuē: hòubó měi è, jiē yǒuxíng, yuàn wén qí suǒ bìng. Qíbó dá yuē: shì qíwài yìng, yǐ zhī qínèi cáng, zé zhī suǒ bìng yǐ. 黄帝曰：厚薄美惡，皆有形，願聞其所病。岐伯答曰：視其外應，以知其內藏，則知所病矣。/黄帝曰：厚薄美恶，皆有形，愿闻其所病。岐伯答曰：视其外应，以知其内藏，则知所病矣。

jìn fú dì - sìshíbā 禁服第四十八/禁服第四十八

Léigōng wèn yú Huángdì yuē: xì zǐ dé shòu, tōng yú jiǔ zhēn liùshí piān, dànmù qín fú zhī, jìn zhě biān jué, jiǔ zhě jiǎn gòu, rán shàng fěngsòng fú zhì, wèijìn jiě yú yì yǐ.「wài chuǎi」yán hún shù wéi yī, wèizhī suǒwèi yě. fū dà zé wú wài, xiǎo zé wú nèi, dàxiǎo wújí, gāoxià wúdù, shù zhī nàihé? shì zhī cáilì, huò yǒu hòubó, zhì lǜ biǎn qiǎn, bù néng bódà shēn'ào, zìqiáng yú xué ruò xì zǐ. xì zǐ kǒngqí sàn yú hòushì, jué yú zǐsūn, gǎnwèn yuē zhī nàihé? Huángdì yuē: shàn hū zāi wèn yě. cǐ xiānshī zhī suǒ jìn, zuò sī chuán zhī yě, gē bì shàxuè zhī méng yě, zǐ ruò yù dé zhī, hébù zhāi hū. 雷公問於黃帝曰：細子得受，通於九針六十篇，旦暮勤服之，近者編絕，久者簡垢，然尚諷誦弗置，未盡解於意矣。「外揣」言渾束為一，未知所謂也。夫大 則無外，小則無內，大小無極，高下無度，束之奈何？士之才力，或有厚薄，智慮褊淺，不能博大深奧，自強於學若細子。細子恐其散於後世，絕於子孫，敢問約之 奈何？黃帝曰：善乎哉問也。此先師之所禁，坐私傳之也，割臂歃血之盟也，子若欲得之，何不齋乎。/雷公问于黄帝曰：细子得受，通于九针六十篇，旦暮勤服之，近者编绝，久者简垢，然尚讽诵弗置，未尽解于意矣。「外揣」言浑束为一，未知所谓也。夫大 则无外，小则无内，大小无极，高下无度，束之奈何？士之才力，或有厚薄，智虑褊浅，不能博大深奥，自强于学若细子。细子恐其散于后世，绝于子孙，敢问约之 奈何？黄帝曰：善乎哉问也。此先师之所禁，坐私传之也，割臂歃血之盟也，子若欲得之，何不斋乎。

Léigōng zàibài ér qǐ yuē: qǐng wén mìng yúshì yě, nǎi zhāi sù sān rì ér qǐng yuē: gǎnwèn jīnrì zhèng yáng, xì zǐ yuàn yǐ shòu méng. Huángdì nǎi yǔ jù rù zhāi shì, gē bì shàxuè, Huángdì qīn zhù yuē: jīnrì zhèng yáng, shàxuè chuán fāng, yǒu gǎn bèi cǐ yán zhě, fǎn shòu qí yāng. Léigōng zàibài yuē: xì zǐ shòu zhī. huáng dì nǎi zuǒ wò qí shǒu, yòu shòu zhī shū yuē: shèn zhī shèn zhī, wú wéi zǐ yán zhī, fán cì zhī lǐ, jīngmài wéi shǐ, yíng qí suǒ xíng, zhī qí dùliàng, nèi cì wǔzàng, wài cì liùfǔ, shěnchá wèiqì, wéi bǎibìng mǔ, tiáo qí xūshí, xūshí nǎi zhǐ, xiè qí xuè luò, xuè jìn bù dài yǐ. 雷公再拜而起曰：請聞命於是也，乃齋宿三日 而請曰：敢問今日正陽，細子願以受盟。黃帝乃與俱入齋室，割臂歃血，黃帝親祝曰：今日正陽，歃血傳方，有敢背此言者，反受其殃。雷公再拜曰：細子受之。黃 帝乃左握其手，右授之書曰：慎之慎之，吾為子言之，凡刺之理，經脈為始，營其所行，知其度量，內刺五臟，外刺六腑，審察衛氣，為百病母，調其虛實，虛實乃止，瀉其血絡，血盡不殆矣。/雷公再拜而起曰：请闻命于是也，乃斋宿三日 而请曰：敢问今日正阳，细子愿以受盟。黄帝乃与俱入斋室，割臂歃血，黄帝亲祝曰：今日正阳，歃血传方，有敢背此言者，反受其殃。雷公再拜曰：细子受之。黄 帝乃左握其手，右授之书曰：慎之慎之，吾为子言之，凡刺之理，经脉为始，营其所行，知其度量，内刺五脏，外刺六腑，审察卫气，为百病母，调其虚实，虚实乃止，泻其血络，血尽不殆矣。

Léigōng yuē: cǐ jiē xì zǐ zhī suǒyǐ tōng, wèizhī qí suǒ yuē yě. Huángdì yuē: fū yuē fāng zhě, yóu yuē nāng yě, nāng mǎn ér fú yuē, zé shū xiè, fāng chéng fú yuē, zé shén yǔ fú jù. Léigōng yuē: yuàn wéi xià cái zhě, wù mǎn ér yuē zhī. Huángdì yuē: wèimǎn ér zhī yuē zhī yǐwéi gōng, bù kěyǐ wéi tiānxià shī. 雷公曰：此皆細子之所以通，未知其所約也。黃帝曰：夫約方者，猶約囊也，囊滿而弗約，則輸泄，方成弗約，則神與弗俱。雷公曰：願為下材者，勿滿而約之。黃帝曰：未滿而知約之以為工，不可以為天下師。/雷公曰：此皆细子之所以通，未知其所约也。黄帝曰：夫约方者，犹约囊也，囊满而弗约，则输泄，方成弗约，则神与弗俱。雷公曰：愿为下材者，勿满而约之。黄帝曰：未满而知约之以为工，不可以为天下师。

Léigōng yuē: yuàn wén wéi gōng. Huángdì yuē: cùnkǒu zhǔ zhōng, rén yíng zhǔ wài, liǎngzhě xiāngyìng, jù wǎng jù lái, ruò yǐn shéng dàxiǎo qí děng. chūn xià rén yíng wēi dà, qiū dōng cùnkǒu wēi dà, rúshì zhě, míng yuē píngrén. 雷公曰：願聞為工。黃帝曰：寸口主中，人迎主外，兩者相應，俱往俱來，若引繩大小齊等。春夏人迎微大，秋冬寸口微大，如是者，名曰平人。/雷公曰：愿闻为工。黄帝曰：寸口主中，人迎主外，两者相应，俱往俱来，若引绳大小齐等。春夏人迎微大，秋冬寸口微大，如是者，名曰平人。

rén yíng dàyī bèi yú cùnkǒu, bìng zài zú shàoyáng, yī bèi ér zào, zàishǒu shàoyáng. rén yíng èr bèi, bìng zài zú tàiyáng, èr bèi ér zào, bìng zàishǒu tàiyáng. rén yíng sānbèi, bìng zài zú yángmíng, sānbèi ér zào, bìng zàishǒu yángmíng. shèng zé wéi rè, xū zé wéi hán, jǐn zé wéi tòngbì, dài zé zhà shèn zhà jiān. shèng zé xiè zhī, xū zé bǔ zhī, jǐn tòng zé qǔ zhī fēn ròu, dài zé qǔxiě luò, qiě yǐn yào, xiàn xiàzé jiǔ zhī, bù shèng bù xū, yǐ jīng qǔ zhī, míng yuē jīng cì. rén yíng sì bèi zhě, qiě dà qiě shù, míng yuē yì yáng, yì yáng wéi wài gé, sǐbù zhì. bì shěn àn qí běnmò, chá qí hánrè, yǐ yàn qí zàngfǔ zhī bìng. 人 迎大一倍於寸口，病在足少陽，一倍而躁，在手少陽。人迎二倍，病在足太陽，二倍而躁，病在手太陽。人迎三倍，病在足陽明，三倍而躁，病在手陽明。盛則為 熱，虛則為寒，緊則為痛痹，代則乍甚乍間。盛則瀉之，虛則補之，緊痛則取之分肉，代則取血絡，且飲藥，陷下則灸之，不盛不虛，以經取之，名

曰經刺。人迎四 倍者，且大且數，名曰溢陽，溢陽為外格，死不治。必審按其本末，察其寒熱，以驗其臟腑之病。/人 迎大一倍于寸口，病在足少阳，一倍而躁，在手少阳。人迎二倍，病在足太阳，二倍而躁，病在手太阳。人迎三倍，病在足阳明，三倍而躁，病在手阳明。盛则为 热，虚则为寒，紧则为痛痹，代则乍甚乍间。盛则泻之，虚则补之，紧痛则取之分肉，代则取血络，且饮药，陷下则灸之，不盛不虚，以经取之，名曰经刺。人迎四 倍者，且大且数，名曰溢阳，溢阳为外格，死不治。必审按其本末，察其寒热，以验其脏腑之病。

cùnkǒu dà yú rén yíng yī bèi, bìng zài zú jué yīn, yī bèi ér zào, zàishǒu xīn zhǔ. cùnkǒu èr bèi, bìng zài zú shàoyīn, èr bèi ér zào, zàishǒu shàoyīn. cùnkǒu sānbèi, bìng zài zú tàiyīn, sānbèi ér zào, zàishǒu tàiyīn. shèng zé zhàng mǎn, hán zhōng, shí bù huà, xū zé rèzhōng、chū mí、shǎo qì、nì sèbiàn, jǐn zé tòngbì, dài zé zhà tòng zhà zhǐ. shèng zé xiè zhī, xū zé bǔ zhī, jǐn zé xiān cì érhòu jiǔ zhī, dài zé qǔxiě luò, érhòu tiáo zhī, xiàn xiàzé tú jiǔ zhī, xiàn xià zhě, mài xuè jié yú zhōng, zhōng yǒuzhe xuè, xuè hán, gù yí jiǔ zhī, bù shèng bù xū, yǐ jīng qǔ zhī. cùnkǒu sìbèi zhě, míng yuē nèi guān, nèi guān zhě, qiě dà qiě shù, sǐbù zhì. bì shěnchá qí běnmò zhī hán wēn, yǐ yàn qí zàng-fǔ zhī bìng. 寸口大於人迎一倍，病在足厥陰，一倍而躁，在手 心主。寸口二倍，病在足少陰，二倍而躁，在手少陰。寸口三倍，病在足太陰，三倍而躁，在手太陰。盛則脹滿，寒中，食不化，
虛則熱中、出糜、少氣、溺色變， 緊則痛痹，代則乍痛乍止。盛則瀉之，虛則補之，緊則先刺而後灸之，代則取血絡，而後調之，陷下則徒灸之，陷下者，脈血結於中，中有著血，血寒，故宜灸之， 不盛不虛，以經取之。寸口四倍者，名曰內關，內關者，且大且數，死不治。必審察其本末之寒溫，以驗其臟腑之病。/寸口大于人迎一倍，病在足厥阴，一倍而躁，在手
心主。寸口二倍，病在足少阴，二倍而躁，在手少阴。寸口三倍，病在足太阴，三倍而躁，在手太阴。盛则胀满，寒中，食不化，虚则热中、出糜、少气、溺色变， 紧则痛痹，代则乍痛乍止。盛则泻之，虚则补之，紧则先刺而后灸之，代则取血络，而后调之，陷下则徒灸之，陷下者，脉血结于中，中有着血，血寒，故宜灸之， 不盛不虚，以经取之。寸口四倍者，名曰内关，内关者，且大且数，死不治。必审察其本末之寒温，以验其脏腑之病。

tōng qí yíng shū, nǎikě chuán yú dàshù. dàshù yuē: shèng zé tú xiè zhī, xū zé tú bǔ zhī, jǐn zé jiǔ cì, qiě yǐn yào, xiàn xiàzé tú jiǔ zhī, bù shèng bù xū, yǐ jīng qǔ zhī. suǒwèi jīng zhì zhě, yǐn yào, yì yuē jiǔ cì, mài jí zé yǐn, mài dà yǐ ruò, zé yù ānjìng, yònglì wú láo yě. 通其營輸，乃可傳於大數。大數曰：盛則徒瀉之，虛則徒補之，緊則灸刺，且飲藥，陷下則徒灸之，不盛不虛，以經取之。所謂經治者，飲藥，亦曰灸刺，脈急則引，脈大以弱，則欲安靜，用力無勞也。/通其营输，乃可传于大数。大数曰：盛则徒泻之，虚则徒补之，紧则灸刺，且饮药，陷下则徒灸之，不盛不虚，以经取之。所谓经治者，饮药，亦曰灸刺，脉急则引，脉大以弱，则欲安静，用力无劳也。

wǔsè dì - sìshíjiǔ 五色第四十九/五色第四十九

Léigōng wèn yú Huángdì yuē: wǔsè dú jué yú míngtáng hū? xiǎozǐ wèizhī qí suǒwèi yě. Huángdì yuē: míngtáng zhě, bí yě; què zhě, méijiān yě; tíng zhě, yán yě; fán zhě, jiá cè yě; bì zhě, ěrmén yě. qíjiān yù fāng dà, qù zhī shí bù, jiē jiànyú wài, rúshì zhě shòu, bì zhōng bǎi-suì. 雷公問於黃帝曰：五色獨決於明堂乎？小子未知其所謂也。黃帝曰：明堂者，鼻也；闕者，眉間也；庭者，顏也；蕃者，頰側也；蔽者，耳門也。其間欲方大，去之十步，皆見於外，如是者壽，必中百歲。/雷公问于黄帝曰：五色独决于明堂乎？小子未知其所谓也。黄帝曰：明堂者，鼻也；阙者，眉间也；庭者，颜也；蕃者，颊侧也；蔽者，耳门也。其间欲方大，去之十步，皆见于外，如是者寿，必中百岁。

Léigōng yuē: wǔyán zhī biàn, nàihé? Huángdì yuē: míngtáng gǔ gāo yǐ qǐ, píng yǐ zhí, wǔ-zàng cìyú zhōngyāng, liùfǔ jiā qí liǎngcè, shǒu miànshang yú què tíng, wánggōng zàiyú xià jí, wǔzàng ānyú xiōngzhōng, zhēn sè yǐzhì, bìng sè bùjiàn, míngtáng rùnzé yǐ qīng, wǔguān è dé wú biàn hū? 雷公曰：五言之辨，奈何？黃帝曰：明堂骨高以起，平以直，五臟次於中央，六腑挾其兩側，首面上於闕庭，王宮在於下極，五臟安於胸中，真色以致，病色不見，明堂潤澤以清，五官惡得無辨乎？/雷公曰：五言之辨，奈何？黄帝曰：明堂骨高以起，平以直，五脏次于中央，六腑挟其两侧，首面上于阙庭，王宫在于下极，五脏安于胸中，真色以致，病色不见，明堂润泽以清，五官恶得无辨乎？

Léigōng yuē: qí bù biàn zhě, kě dé wén hū? Huángdì yuē: wǔsè zhī jiàn yě, gè chū qí sè bù. bù gǔ xiàn zhě, bì bùmiǎn yú bìng yǐ. qí sè bù chéng xí zhě, suī bìng shèn, bù sǐ yǐ. 雷公曰：其不辨者，可得聞乎？黃帝曰：五色之見

也，各出其色部。部骨陷者，必不免於病矣。其色部乘襲者，雖病甚，不死矣。/雷公曰：其不辨者，可得闻乎？黄帝曰：五色之见也，各出其色部。部骨陷者，必不免于病矣。其色部乘袭者，虽病甚，不死矣。

Léigōng yuē: guān wǔsè nàihé? Huángdì yuē: qīng hēi wéi tòng, huáng chì wéi rè, bái wéi hán, shì wèi wǔguān. 雷公曰：官五色奈何？黃帝曰：青黑為痛，黃赤為熱，白為寒，是謂五官。/雷公曰：官五色奈何？黄帝曰：青黑为痛，黄赤为热，白为寒，是谓五官。

léi gōng yuē: bìng zhī yìshèn, yǔqí fāng shuāi, rúhé? Huángdì yuē: wài nèi jiē zài yān. qiē qí màikǒu, huá xiǎo jǐn yǐ chén zhě, bìng yìshèn, zài zhōng; rén yíng qì dà jǐn yǐ fú zhě, qí bìng yìshèn, zàiwài. qí màikǒu fúhuá zhě, bìng rì jìn; rén yíng chén ér huá zhě, bìng rì sǔn. qí màikǒu huá yǐ chén zhě, bìng rì jìn, zàinèi; qí rén yíng mài huá shèng yǐ fú zhě, qí bìng rì jìn, zàiwài. mài zhī fú-chén jí rén yíng yǔ cùnkǒu qì xiǎo dà děng zhě, bìng nán yǐ; bìng zhī zài cáng, chén ér dàzhě, yì yǐ, xiǎo wéi nì; bìng zài fǔ, fú ér dàzhě, qí bìng yì yǐ. rén yíng shèng jiān zhě, shāng yú hán, qìkǒu shèng jiān zhě, shāng yú shí. 雷 公曰：病之益甚，與其方衰，如何？黃帝曰：外內皆在焉。切其脈口，滑小緊以沉者，病益甚，在中；人迎氣大緊以浮者，其病益甚，在外。其脈口浮滑者，病日 進；人迎沉而滑者，病日損。其脈口滑以沉者，病日進，在內；其人迎脈滑盛以浮者，其病日進，在外。脈之浮沉及人迎與寸口氣小大等者，病難已；病之在藏，沉 而大者，易已，小為逆；病在府，浮而大者，其病易已。人迎盛堅者，傷於寒，氣口盛堅者，傷於食。/雷 公曰：病之益甚，与其方衰，如何？黄帝曰：外内皆在焉。切其脉口，滑小紧以沉者，病益甚，在中；人迎气大紧以浮者，其病益甚，在外。其脉口浮滑者，病日 进；人迎沉而滑者，病日损。其脉口滑以沉者，病日进，在内；其人迎脉滑盛以浮者，其病日进，在外。脉之浮沉及人迎与寸口气小大等者，病难已；病之在藏，沉 而大者，易已，小为逆；病在府，浮而大者，其病易已。人迎盛坚者，伤于寒，气口盛坚者，伤于食。

Léigōng yuē: yǐ sè yán shí zhījiān shèn, nàihé? Huángdì yuē: qí sè cū yǐ míng, chén yāo zhě wéi shèn, qí sè shàngxíng zhě, bìng yìshèn; qí sè xiàxíng, rúyún chè sàn zhě, bìng fāng yǐ. wǔsè gè yǒu zàng bù, yǒu wàibù yǒu nèibù yě. sè cóng wàibù zǒu nèibù zhě, qí bìng cóng wài zǒu nèi; qí sè cóng nèi zǒu wài zhě, qí bìng cóng nèi zǒu wài. bìng shēng yú nèi zhě, xiān zhì qí yīn, hòu zhì qí yáng, fǎn zhě yìshèn. qí bìng shēng yú yáng zhě, xiān zhì qíwài, hòu zhì qínèi, fǎn zhě yìshèn. qí mài huá dà, yǐ dài ér zhǎngzhě, bìng cóng wàilái, mù yǒusuǒ jiàn, zhì yǒusuǒ è, cǐ yángqì zhī bìng yě, kěbiàn éryǐ. 雷公曰：以色言食之間甚，奈何？黃帝曰：其 色麤以明，沉夭者為甚，其色上行者，病益甚；其色下行，如雲徹散者，病方已。五色各有髒部，有外部有內部也。色從外部走內部者，其病從外走內；其色從內走 外者，其病從內走外。病生於內者，先治其陰，後治其陽，反者益甚。其病生於陽者，先治其外，後治其內，反者益甚。其脈滑大，以代而長者，病從外來，目有所 見，志有所惡，此陽氣之並也，可變而已。/雷公曰：以色言食之间甚，奈何？黄帝曰：其 色粗以明，沉夭者为甚，其色上行者，病益甚；其色下行，如云彻散者，病方已。五色各有脏部，
有外部有内部也。色从外部走内部者，其病从外走内；其色从内走 外者，其病从内走外。病生于内者，先治其阴，后治其阳，反者益甚。其病生于阳者，先治其外，后治其内，反者益甚。其脉滑大，以代而长者，病从外来，目有所 见，志有所恶，此阳气之并也，可变而已。

Léigōng yuē: xiǎozǐ wénfēng zhě, bǎibìng zhī shǐ yě; jué nì zhě, hán shī zhī qǐ yě, bié zhī nàihé? Huángdì yuē: cháng hòu què zhōng, báo zé wéi fēng, chōng zhuó wéi bì. zàidì wéi jué. cǐ qí cháng yě; gè yǐ qí sè yán qí bìng. 雷公曰：小子聞風者，百病之始也；厥逆者，寒濕之起也，別之奈何？黃帝曰：常候闕中，薄澤為風，沖濁為痹。在地為厥。此其常也；各以其色言其病。/雷公曰：小子闻风者，百病之始也；厥逆者，寒湿之起也，别之奈何？黄帝曰：常候阙中，薄泽为风，冲浊为痹。在地为厥。此其常也；各以其色言其病。

Léigōng yuē: rén bù bìng cùsǐ, héyǐ zhī zhī? Huángdì yuē: dàqì rù yú zàngfǔ zhě, bù bìng ér cùsǐ yǐ. Léigōng yuē: bìng xiǎo yù ér cùsǐ zhě, héyǐ zhī zhī? Huángdì yuē: chìsè chū liǎng quán, dà rú mǔzhǐ zhě, bìng suī xiǎo yù, bì cùsǐ. hēisè chūyú tíng, dà rú mǔzhǐ, bì bù bìng ér cùsǐ. 雷公曰：人不病卒死，何以知之？黃帝曰：大氣入於臟腑者，
不病而卒死矣。雷公曰：病小愈而卒死者，何以知之？黃帝曰：赤色出兩顴，大如拇指者，病雖小愈，必卒死。黑色出於庭，大如拇指，必不病而卒死。/雷公曰：人不病卒死，何以知之？黄帝曰：大气入于脏腑者，不病而卒死矣。雷公曰：病小愈而卒死者，何以知之？黄帝曰：赤色出两颧，大如拇指者，病虽小愈，必卒死。黑色出于庭，大如拇指，必不病而卒死。

léi gōng zàibài yuē: shàn zāi! qí sǐ yǒuqī hū?

Huángdì yuē: chásè yǐ yán qí shí. Léigōng yuē: shàn hū! yuàn zú wén zhī. Huángdì yuē: tíng zhě, shǒu miàn yě; què shàng zhě, yānhóu yě; què zhōng zhě, fèi yě; xià jí zhě, xīn yě; zhí xià zhě, gān yě; gān zuǒ zhě, dǎn yě; xià zhě, pí yě; fāng shàng zhě, wèi yě; zhōngyāng zhě, dàcháng yě; jiā dàcháng zhě, shèn yě; dāng shèn zhě, qí yě; miàn wáng yǐshǎngzhě, xiǎocháng yě, miàn wáng yǐxiàzhě, pángguāng zǐ chù yě; quán zhě, jiān yě; quán hòuzhě, bì yě; bì xià zhě, shǒu yě; mù nèi zì shàng zhě, yīng rǔ yě; jiā shéng ér shàng zhě, bèi yě; xún yáchē yǐxiàzhě, gǔ yě; zhōngyāng zhě, xī yě; xī yǐxiàzhě, jìng yě; dāng jìng yǐxiàzhě, zú yě; jù fēn zhě, gǔ lǐ yě; jù qū zhě, xī bìn yě. cǐ wǔzàn-gliùfǔ zhī jié zhī bù yě, gè yǒu bùfen. yǒu bùfen, yòng yīn hé yáng, yòng yánghé yīn, dāng míng bùfen, wàn jǔ wàn dāng. néng bié zuǒyòu, shì wèi dàdào; nán-nǚ yìwèi, gù yuē yīn-yáng. shěnchá zé yāo, wèi zhī liánggōng. 雷 公再拜曰：善哉！其死有期乎？黃帝曰：察色以言其時。雷公曰：善乎！願卒聞之。黃帝曰：庭者，首面也；闕上者，咽喉也；闕中者，肺也；下極者，心也；直下者，肝也；肝左者，膽也；下者，脾也；方上者，胃也；中央者，大腸也；挾大腸者，腎也；當腎者，臍也；面王以上者，小腸也，面王以下者，膀胱子處也；顴 者，肩也；顴後者，臂也；臂下者，手也；目內眥上者，膺乳也；挾繩而上者，背也；循牙車以下者，股也；中央者，膝也；膝以下者，脛也；當脛以下者，足也；巨分者，股裡也；巨屈者，膝臏也。此五臟六腑肢節之部也，各有部分。有部分，用陰和陽，用陽和陰，當明部分，萬舉萬當。能別左右，是謂大道；男女異位，故曰陰陽。審察澤夭，謂之良工。/雷 公再拜曰：善哉！其死有期乎？黄帝曰：察色以言其时。雷公曰：善乎！愿卒闻之。黄帝曰：庭者，首面也；阙上者，咽喉也；阙中者，肺也；下极者，心也；直下 者，肝也；肝左者，胆也；下者，脾也；方上者，胃也；中央者，大肠也；挟大肠者，肾也；当肾者，脐也；面王以上者，小肠也，面王以下者，膀胱子处也；颧 者，肩也；颧后者，臂也；臂下者，手也；目内眥上者，膺乳也；挟绳而上者，背也；循牙车以下者，股也；中央者，膝也；膝以下者，胫也；当胫以下者，足也；巨分者，股里也；巨屈者，膝膑也。此五脏六腑肢节之部也，各有部分。有部分，用阴和阳，用阳和阴，当明部分，万举万当。能别左右，是谓大道；男女异位，故曰阴阳。审察泽夭，谓之良工。

chén zhuó wéi nèi, fú zé wéi wài. huáng chì wéi fēng, qīng hēi wéi tòng, bái wéi hán, huáng ér gāo rùn wéi nóng, chì shènzhě wéi xuè tòng, shènwéi luán, hán shènwéi pí bùrén. wǔsè gè jiàn qí bù, chá qí fú-chén, yǐ zhī qiǎn shēn; chá qí zé yāo, yǐ guān chéngbài; chá qí sàn bó, yǐ zhī yuǎnjìn; shì sè shàng-xià, yǐ zhī bìng chù; jī shén yú xīn, yǐ zhī wǎng jīn. gù xiāng qì bù wēi, bù zhī shìfēi, zhǔyì wù qù, nǎi zhī xīn gù. sè míng bù cū, chén tiān wéi shèn, bùmíng bù zé, qí bìng bù shèn. qí sèsàn, jū jū rán, wèiyǒu jù; qí bìng sàn ér qì tòng, jù wèi chéng yě. 沉濁為內，浮澤為外。黃赤為風，青黑為痛，白為寒，黃而膏潤為膿，赤甚者為血痛，甚為攣，寒甚為皮不仁。五色各見其部，察其浮沉，以知淺深；察其澤夭，以觀 成敗；察其散摶，以知遠近；視色上下，以知病處；積神於心，以知往今。故相氣不微，不知是非，屬意勿去，乃知新故。色明不麤，沉夭為甚，不明不澤，其病不 甚。其色散，駒駒然，未有聚；其病散而氣痛，聚未成也。/沉 浊为内，浮泽为外。黄赤为风，青黑为痛，白为寒，黄而膏润为脓，赤甚者为血痛，甚为挛，寒甚为皮不仁。五色各见其部，察其浮沉，以知浅深；察其泽夭，以观 成败；察其散搏，以知远近；视色上下，以知病处；积神于心，以知往今。故相气不微，不知是非，属意勿去，乃知新故。色明不粗，沉夭为甚，不明不泽，其病不 甚。其色散，驹驹然，未有聚；其病散而气痛，聚未成也。

shèn chéng xīn, xīn xiān bìng, shèn wéi yìng, sè jiē rúshì. 腎乘心，心先病，腎為應，色皆如是。/肾乘心，心先病，肾为应，色皆如是。

nánzǐ sè zàiyú miàn wáng, wéi xiǎofù tòng; xià wéi luǎn tòng; qí huán zhí wéi jīng tòng, gāo wèi běn, xià wéishǒu, hú shàn（chuáng guì）yīn zhī shǔ yě. nǚzǐ zàiyú miàn wáng, wéi pángguāng zǐ chù zhī bìng, sàn wéi tòng, bó wéi jù, fāng yuán zuǒyòu, gè rúqí sèxíng. qí suí ér xià zhì zhī, wéi yín, yǒu rùn rú gāo zhuàng, wéi bàoshí bù jié. 男子色在於面王，為小腹痛；下為卵痛；其圜直為莖痛，高為本，下為首，狐疝（疒貴）陰之屬也。女子在於面王，為膀胱子處之病，散為痛，摶為聚，方員左右，各如其色形。其隨而下至胝，為淫，有潤如膏狀，為暴食不潔。/男子色在于面王，为小腹痛；下为卵痛；其圜直为茎痛，高为本，下为首，狐疝（疒贵）阴之属也。女子在于面王，为膀胱子处之病，散为痛，搏为聚，方员左右，各如其色形。其随而下至胝，为淫，有润如膏状，为暴食不洁。

zuǒ wéi zuǒ, yòu wéi yòu. qí sè yǒu xié, jùsàn ér bù duān, miànsè suǒzhǐ zhě yě. sè zhě, qīng hēi chì bái huáng, jiē duān mǎn yǒubié xiāng.

bié xiāng chì zhě, qí sè chì, dà rú yújiá, zài miàn wáng wéi bùrì. qí sè shàng ruì, shǒu kōng shàng xiàng, xià ruì xià xiàng, zài zuǒyòu rú fǎ. yǐ wǔsè mìng zàng, qīng wéi gān, chì wéi xīn, bái wéi fèi, huáng wéi pí, hēi wéi shèn. gān hé jīn, xīn hé mài, fèi hé pí, pí hé ròu, shèn hé gǔ yě. 左 為左，右為右。其色有邪，聚散而不端，面色所指者也。色者，青黑赤白黃，皆端滿有別鄉。別鄉赤者，其色赤，大如榆莢，在面王為不日。其色上鋭，首空上向， 下鋭下向，在左右如法。以五色命髒，青為肝，赤為心，白為肺，黃為脾，黑為腎。肝合筋，心合脈，肺合皮，脾合肉，腎合骨也。/左 为左，右为右。其色有邪，聚散而不端，面色所指者也。色者，青黑赤白黄，皆端满有别乡。别乡赤者，其色赤，大如榆荚，在面王为不日。其色上锐，首空上向， 下锐下向，在左右如法。以五色命脏，青为肝，赤为心，白为肺，黄为脾，黑为肾。肝合筋，心合脉，肺合皮，脾合肉，肾合骨也。

lùn yǒng dì-wǔshí 論勇第五十/论勇第五十

Huángdì wèn yú shǎo shù yuē: yǒu rén yúcǐ, bìngxíng bìnglì, qí nián zhī cháng shǎo děng yě, yī zhī hòubó jūn yě, cùrán yù lièfēng bàoyǔ, huò bìng huò bù bìng, huò jiē bìng, huò jiē bù bìng, qí gù héyě? shǎo shù yuē: dì wèn hé jí? Huángdì yuē: yuàn jìn wén zhī. shǎo shù yuē: chūn qīng fēng xià yáng fēng, qiūliáng fēng, dōnghán fēng. fán cǐ sìshí zhī fēng zhě, qí suǒ bìng gè bùtóng xíng. 黃帝問於少俞曰：有人於此，並行並立，其年之長少等也，衣之厚薄均也，卒然遇烈風暴雨，或病或不病，或皆病，或皆不病，其故何也？少俞曰：帝問何急？黃帝曰：願盡聞之。少俞曰：春青風夏陽風，秋涼風，冬寒風。凡此四時之風者，其所病各不同形。/黄帝问于少腧曰：有人于此，并行并立，其年之长少等也，衣之厚薄均也，卒然遇烈风暴雨，或病或不病，或皆病，或皆不病，其故何也？少腧曰：帝问何急？黄帝曰：愿尽闻之。少腧曰：春青风夏阳风，秋凉风，冬寒风。凡此四时之风者，其所病各不同形。

huáng dì yuē: sìshí zhī fēng, bìngrén rúhé? shǎo shù yuē: huángsè báo pí ruò ròu zhě, bùshèng chūn zhī xū fēng; báisè báo pí ruò ròu zhě, bùshèng xià zhī xū fēng; qīngsè báo pí ruò ròu, bùshèng qiū zhī xū fēng; chìsè báo pí ruò ròu, bùshèng dōng zhī xū fēng yě. Huángdì yuē: hēisè bù bìng hū? shǎo shù yuē: hēisè ér píhòu ròu jiān, gùbù shāng yú sì shí zhī fēng; qí pí báo ér ròu bù jiān, sè bùyī zhě, chángxià zhì ér yǒu xū fēng zhě, bìng yǐ. qí píhòu ér jīròu jiān zhě, chángxià zhì ér yǒu xū fēng, bù bìng yǐ. qí píhòu ér jīròu jiān zhě, bì zhòng gǎn yú hán, wài nèi jiērán, nǎi bìng. Huángdì yuē: shàn. 黃帝曰：四時之風，病人如何？少俞曰：黃色薄皮弱肉者，不勝春之虛風；白色薄皮弱肉者，不勝夏之虛風；青色薄皮弱肉，不勝秋之虛風；赤色薄皮弱肉，不勝冬之 虛風也。黃帝曰：黑色不病乎？少俞曰：黑色而皮厚肉堅，固不傷於四時之風；其皮薄而肉不堅，色不一者，長夏至而有虛風者，病矣。其皮厚而肌肉堅者，長夏至而有虛風，不病矣。其皮厚而肌肉堅者，必重感於寒，外內皆然，乃病。黃帝曰：善。/黄 帝曰：四时之风，病人如何？少腧曰：黄色薄皮弱肉者，不胜春之虚风；白色薄皮弱肉者，不胜夏之虚风；青色薄皮弱肉，不胜秋之虚风；赤色薄皮弱肉，不胜冬之 虚风也。黄帝曰：黑色不病乎？少腧曰：黑色而皮厚肉坚，固不伤于四时之风；其皮薄而肉不坚，色不一者，长夏至而有虚风者，病矣。其皮厚而肌肉坚者，长夏至 而有虚风，不病矣。其皮厚而肌肉坚者，必重感于寒，外内皆然，乃病。黄帝曰：善。

Huángdì yuē: fūrén zhī rěntòng yǔ bùrěn tòng, fēi yǒng qiè zhī fēn yě. fū yǒngshì zhī bùrěn tòng zhě, jiàn nán zé qián, jiàn tòng zé zhǐ; fū qiè shì zhī rěntòng zhě, wén nán zé kǒng, yù tòng bù dòng. fū yǒngshì zhī rěntòng zhě, jiàn nán bù kǒng, yù tòng bù dòng; fū qiè shì zhī bùrěn tòng zhě, jiàn nán yǔ tòng, mù zhuǎn miàn xì, kǒng bù néng yán, shī qì, jīng, yánsè biànhuà, zhà sǐ zhà shēng. yú jiàn qí rán yě, bù zhī qí héyóu, yuàn wén qí gù. shǎo shù yuē: fū rěntòng yǔ bùrěn tòng zhě, pífū zhī bóhòu, jīròu zhī jiāncuì, huǎnjí zhī fēn yě, fēi yǒng qiè zhī wèi yě. 黃帝曰：夫人之忍痛與不忍痛，非勇怯之分也。夫勇士之不忍 痛者，見難則前，見痛則止；夫怯士之忍痛者，聞難則恐，遇痛不動。夫勇士之忍痛者，見難不恐，遇痛不動；夫怯士之不忍痛者，見難與痛，目轉面盻，恐不能 言，失氣，驚，顏色變化，乍死乍生。餘見其然也，不知其何由，願聞其故。少俞曰：夫忍痛與不忍痛者，皮膚之薄厚，肌肉之堅脆，緩急之分也，非勇怯之謂也。/黄帝曰：夫人之忍痛与不忍痛，非勇怯之分也。夫勇士之不忍痛者，见难则前，见痛则止；夫怯士之忍痛者，闻难则恐，遇痛不动。夫勇士之忍痛者，见难不恐，遇痛不动；夫怯士之不忍痛者，见难与痛，目转面盻，恐不能 言，失气，惊，颜色变化，乍死乍生。余见其然也，不知其何由，愿闻其故。少腧曰：夫忍痛与不忍痛者，皮肤之薄厚，肌肉之坚脆，缓急之分也，非勇怯之谓也。

Huángdì yuē: yuàn wén yǒng qiè zhī suǒyóu rán. shǎo shù yuē: yǒngshì zhě, mù shēn yǐ gù, cháng chōng zhí yáng, sān jiāo lǐ héng, qí xīn duānzhí, qí gān dà yǐ jiān, qí dǎn mǎn yǐ bàng, nù zé qìshèng ér xiōng zhāng, gān jǔ ér dǎn héng, zì liè ér mù yáng, máo qǐ ér miàn cāng, cǐ yǒngshì zhī yóu rán zhě yě. 黃帝曰：願聞勇怯之所由然。少俞曰：勇士者，目深以固，長沖直揚，三焦理橫，其心端直，其肝大以堅，其膽滿以傍，怒則氣盛而胸張，肝舉而膽橫，眥裂而目揚，毛起而面蒼，此勇士之由然者也。/黄帝曰：愿闻勇怯之所由然。少腧曰：勇士者，目深以固，长冲直扬，三焦理横，其心端直，其肝大以坚，其胆满以傍，怒则气盛而胸张，肝举而胆横，眥裂而目扬，毛起而面苍，此勇士之由然者也。

Huángdì yuē: yuàn wén qiè shì zhī suǒyóu rán. shǎo shù yuē: qiè shì zhě, mù dà ér bù jiǎn, yīn-yáng xiāng shī, qí jiāo lǐ zòng,（gǔ hé）（gǔ kuī）duǎn ér xiǎo, gān xì huǎn, qí dǎn bùmǎn ér zòng, chángwèi tǐng, xié xià kōng, suī fāng dà nù, qì bù néng mǎn qí xiōng, gānfèi suī jǔ, qì shuāi fù xià, gù bù néng jiǔ nù, cǐ qiè shì zhī suǒyóu rán zhě yě. 黃帝曰：願聞怯士之所由然。少俞曰：怯士者，目大而不減，陰陽相失，其焦理縱，（骨曷）（骨虧）短而小，肝系緩，其膽不滿而縱，腸胃挺，脅下空，雖方大怒，氣不能滿其胸，肝肺雖舉，氣衰復下，故不能久怒，此怯士之所由然者也。/黄帝曰：愿闻怯士之所由然。少腧曰：怯士者，目大而不减，阴阳相失，其焦理纵，（骨曷）（骨亏）短而小，肝系缓，其胆不满而纵，肠胃挺，胁下空，虽方大怒，气不能满其胸，肝肺虽举，气衰复下，故不能久怒，此怯士之所由然者也。

Huángdì yuē: qiè shì zhī dé jiǔ, nù bù bì yǒngshì zhě, hé zàng shǐrán? shǎo shù yuē: jiǔ zhě, shuǐ gǔ zhī jīng, shóu gǔ zhī yè yě, qí qì piāohàn, qí rù yú wèi zhōng, zé wèizhàng, qìshàng nì, mǎn yú xiōngzhōng, gān fú dǎn héng, dàngshì zhī shí, gù bǐ yú yǒngshì, qì shuāi zé huǐ. yǔ yǒngshì tónglèi, bù zhī bì zhī, míng yuē jiǔ bèi yě. 黃帝曰：怯士之得酒，怒不避勇士者，何髒使然？少俞曰：酒者，水谷之精，熟谷之液也，其氣慓悍，其入於胃中，則胃脹，氣上逆，滿於胸中，肝浮膽橫，當是之時，固比於勇士，氣衰則悔。與勇士同類，不知避之，名曰酒悖也。/黄帝曰：怯士之得酒，怒不避勇士者，何脏使然？少腧曰：酒者，水谷之精，熟谷之液也，其气慓悍，其入于胃中，则胃胀，气上逆，满于胸中，肝浮胆横，当是之时，固比于勇士，气衰则悔。与勇士同类，不知避之，名曰酒悖也。

bèi shù dì - wǔshíyī 背俞第五十一/背腧第五十一

Huángdì wèn yú Qíbó yuē: yuàn wén wǔzàng zhī shù, chūyú bèi zhě. Qíbó yuē: bèi zhōng dà shù, zài zhù gǔ zhī duān, fèi shù zài sān jiāo zhījiān, xīn shù zài wǔ jiāo zhījiān, gé shù zài qī jiāo zhījiān, gān shù zài jiǔ jiāo zhījiān, pí shù zài shíyī jiāo zhījiān, shèn shù zài shísì jiāo zhījiān. jiē jiā jǐ xiāngqù sān cùn suǒ, zé yù dé ér yàn zhī, àn qí chù, yìng zài zhōng ér tòng jiě, nǎi qí shū yě. jiǔ zhī zé kě cì zhī zé bùkě. qìshèng zé xiè zhī, xū zé bǔ zhī. yǐ huǒ bǔ zhě, wú chuī qí huǒ, xū zìmiè yě; yǐ huǒ xiè zhī, jí chuī qí huǒ, chuán qí ài, xū qí huǒ miè yě. 黃帝問於岐伯曰：願聞五臟之 俞，出於背者。岐伯曰：背中大俞，在杼骨之端，肺俞在三焦之間，心俞在五焦之間，膈俞在七焦之間，肝俞在九焦之間，脾俞在十一焦之間，腎俞在十四焦之間。皆挾脊相去三寸所，則欲得而驗之，按其處，應在中而痛解，乃其輸也。灸之則可刺之則不可。氣盛則瀉之，虛則補之。以火補者，毋吹其火，須自滅也；以火瀉 之，疾吹其火，傳其艾，須其火滅也。/黄帝问于岐伯曰：愿闻五脏之 腧，出于背者。岐伯曰：背中大腧，在杼骨之端，肺腧在三焦之间，心腧在五焦之间，膈腧在七焦之间，肝腧在九焦之间，脾腧在十一焦之间，肾腧在十四焦之间。皆挟脊相去三寸所，则欲得而验之，按其处，应在中而痛解，乃其输也。灸之则可刺之则不可。气盛则泻之，虚则补之。以火补者，毋吹其火，须自灭也；以火泻之，疾吹其火，传其艾，须其火灭也。

wèiqì dì - wǔshí'èr 衛氣第五十二/卫气第五十二

Huángdì yuē: wǔzàng zhě, suǒyǐ cáng jīngshén húnpò zhě yě; liùfǔ zhě, suǒyǐ shòu shuǐ gǔ ér xínghuà wù zhě yě. qí qì nèi gān wǔzàng, érwài luò zhī jié. qí fúqì zhī bù xún jīng zhě, wéi wèiqì; qí jīngqì zhī xíng yú jīng zhě, wéi yíngqì. yīn-yáng xiāngsuí, wài nèi xiāng guàn, rú huán zhī-wú duān. tíngtíng chún chún hū, shú néng qiè zhī. rán qí fēnbié yīn-yáng, jiē yǒu biāoběn xūshí suǒ lí zhī chù. néng bié yīn-yáng Shí'èrjīng zhě, zhī bìng zhī suǒ shēng; hòu xūshí zhī suǒzài zhě, néng débìng zhī gāoxià; zhī liùfǔ zhī qì jiē zhě, néng zhī jiě jiéqì shào yú mén hù; néng zhī xū shí zhī jiān ruǎn zhě, zhī bǔxiè zhī suǒzài; néng zhī Liùjīng biāoběn zhě, kěyǐ wú huò yú tiān xià. 黃帝曰：五臟者，所以藏精神魂魄者也；六腑

者，所以受水谷而行化物者也。其氣內干五臟，而外絡肢節。其浮氣之不循經者，為衛氣；其精氣之行於經者，為營氣。陰陽相隨，外內相貫，如環之無端。亭亭淳淳乎，孰能竊之。然其分別陰陽，皆有標本虛實所離之處。能別陰陽十二經者，知病之所生；候虛實之所在者，能得病之高下；知六腑之氣街者，能知解結契紹於門戶；能知虛石之堅軟者，知補瀉之所在；能知六經標本者，可以無惑於天下。/黄帝曰：五脏者，所以藏精神魂魄者也；六腑者，所以受水谷而行化物者也。其气内干五脏，而外络肢节。其浮气之不循经者，为卫气；其精气之行于经者，为营气。阴阳相随，外内相贯，如环之无端。亭亭淳淳乎，孰能窃之。然其分别阴阳，皆有标本虚实所离之处。能别阴阳十二经者，知病之所生；候虚实之所在者，能得病之高下；知六腑之气街者，能知解结契绍于门户；能知虚石之坚软者，知补泻之所在；能知六经标本者，可以无惑于天下。

qí bó yuē: bó zāi! shèng dì zhī lùn. chén qǐng jìnyì xī yán zhī. zú tàiyáng zhī běn, zài xiàn yǐshàng wǔ cùn zhōng, biāo zài liǎng luò mìngmén. mìngmén zhě, mù yě. zú shàoyáng zhī běn, zài qiào yīn zhījiān, biāo zài chuāng lóng zhīqián. chuāng lóng zhě, ěr yě. zú shàoyīn zhī běn, zàinèi huái xià shàng sān cùn zhōng, biāo zài bèi shū yǔ shéxià liǎng mài yě. zú jué yīn zhī běn, zàiháng jiān shàng wǔ cùn suǒ, biāo zài bèi shù yě. zú yángmíng zhī běn, zài lì duì, biāo zài rén yíng, jiá jiā háng sǎng yě. zú tàiyīn zhī běn, zài zhōng fēng qián shàng sì cùn zhīzhōng, biāo zài bèi shù yǔ shéběn yě. 岐 伯曰：博哉！聖帝之論。臣請盡意悉言之。足太陽之本，在限以上五寸中，標在兩絡命門。命門者，目也。足少陽之本，在竅陰之間，標在窗籠之前。窗籠者，耳 也。足少陰之本，在內踝下上三寸中，標在背輸與舌下兩脈也。足厥陰之本，在行間上五寸所，標在背俞也。足陽明之本，在厲兌，標在人迎，頰挾頏顙也。足太陰 之本，在中封前上四寸之中，標在背俞與舌本也。/岐 伯曰：博哉！圣帝之论。臣请尽意悉言之。足太阳之本，在限以上五寸中，标在两络命门。命门者，目也。足少阳之本，在窍阴之间，标在窗笼之前。窗笼者，耳 也。足少阴之本，在内踝下上三寸中，标在背输与舌下两脉也。足厥阴之本，在行间上五寸所，标在背腧也。足阳明之本，在厉兑，标在人迎，颊挟颃颡也。足太阴 之本，在中封前上四寸之中，标在背腧与舌本也。

shǒu tàiyáng zhī běn, zàiwài huái zhīhòu, biāo zài mìngmén zhīshàng yīcùn yě. shǒu shàoyáng zhī běn, zài xiǎozhǐ cì zhǐ zhījiān shàng èr cùn, biāo zài ěr hòu shàng jiǎo xià wài zì yě. shǒu yángmíng zhī běn, zài zhǒu gǔ zhōng, shàng zhì bié yáng, biāo zài yán xiàhé qián shàng yě. shǒu tàiyīn zhī běn, zài cùnkǒu zhīzhōng, biāo zài yè nèi dòng yě. shǒu shàoyīn zhī běn, zài ruì gǔ zhī duān, biāo zài bèi shù yě. shǒuxīn zhǔ zhī běn, zài zhǎng hòu liǎng jīn zhījiān èr cùn zhōng, biāo zài yèxià xiàsān cùn yě. 手太陽之本，在外踝之後，標在命門之上一寸也。手少陽之本，在小指次指之間上二寸，標在耳後
上角下外眥也。手陽明之本，在肘骨中，上至別陽，標在顏下合鉗上也。手太陰之本，在寸口之中，標在腋內動也。手少陰之本，在銳骨之端，標在背俞也。手心主 之本，在掌後兩筋之間二寸中，標在腋下下三寸也。/手太阳之本，在外踝之后，标在命门之上一寸也。手少阳之本，在小指次指之间上二寸，标在耳后 上角下外眦也。手阳明之本，在肘骨中，上至别阳，标在颜下合钳上也。手太阴之本，在寸口之中，标在腋内动也。手少阴之本，在锐骨之端，标在背腧也。手心主 之本，在掌后两筋之间二寸中，标在腋下下三寸也。

fán hòu cǐzhě, xià xū zé jué, xià shèng zé rè; shàng xū zé xuàn, shàng shèng zé rè tòng. gù shí zhě, jué ér zhǐ zhī, xū zhě, yǐn ér qǐ zhī. 凡候此者，下虛則厥，下盛則熱；上虛則眩，上盛則熱痛。故石者，絕而止之，虛者，引而起之。/凡候此者，下虚则厥，下盛则热；上虚则眩，上盛则热痛。故石者，绝而止之，虚者，引而起之。

qǐng yán qì jiē, xiōng qì yǒu jiē, fù qì yǒu jiē, tóu qì yǒu jiē, jìng qì yǒu jiē. gù qì zài tóu zhě, zhǐ zhī yú nǎo; qì zài xiōng zhě, zhǐ zhī yīng yǔ bèi shù; qì zài fù zhě, zhǐ zhī bèi shù, yǔ chōng mài yú qí zuǒyòu zhī dòngmài zhě; qì zài jìng zhě, zhǐ zhī yú qì jiē, yǔ chéng shān huái shàng yǐxià. qǔ cǐzhě, yòng háozhēn, bì xiān àn ér zài jiǔ yìng yú shǒu, nǎi cì ér yú zhī. suǒ zhì zhě, tóutòng xuàn, fùtòng zhōngmǎn bàozhàng, jí yǒu xīn. tòng kě yí zhě, yì yǐ yě; jī bù tòng, nán yǐ yě. 請言氣街，胸氣有街，腹氣有街，頭氣有街，脛氣有街。故氣在頭者，止之於腦；氣在胸者，止之膺與背俞；氣在腹者，止之背俞，與衝脈於臍左右之動脈者；氣在脛者，止之於氣街，與承山踝上以下。取此者，用毫針，必先按而在久應於手，乃刺而予之。所治者，頭痛眩，腹痛中滿暴脹，及有新。痛可移者，易已也；積不痛，難已也。/请言气街，胸气有街，腹气有街，头气有街，胫气有街。故气在头者，止之于脑；气在胸者，止之膺与背腧；气在腹者，止之背腧，与冲脉于脐左右之动脉者；气在胫者，止之于气街，与承山踝上以下。取此

者，用毫针，必先按而在久应于手，乃刺而予之。所治者，头痛眩，腹痛中满暴胀，及有新。痛可移者，易已也；积不痛，难已也。

lùn tòng dì - wǔshísān 論痛第五十三/论痛第五十三

Huángdì wèn yú shǎo shù yuē: jīngǔ zhī qiángruò, jīròu zhī jiāncuì, pífū zhī hòubó, còulǐ zhī shūmì, gè bùtóng, qí yú zhēn shíhuǒ ruò zhī tòng hérú? chángwèi zhī hòubó jiāncuì yì bùděng, qí yú dúyào hérú? yuàn jìn wén zhī. shǎo shù yuē: rén zhī gǔ qiáng、jīn ruò、ròu huǎn、pífū hòu zhě, nài tòng, qí yú zhēn shí zhī tòng huǒ ruò yìrán. 黃帝問於少俞曰：筋骨之強弱，肌肉之堅脆，皮膚之厚薄，腠理之疏密，各不同，其於針石火焫之痛何如？腸胃之厚薄堅脆亦不等，其於毒藥何如？願盡聞之。少俞曰：
人之骨強、筋弱、肉緩、皮膚厚者，耐痛，其於針石之痛火焫亦然。/黄帝问于少腧曰：筋骨之强弱，肌肉之坚脆，皮肤之厚薄，腠理之疏密，各不同，其于针石火焫之痛何如？肠胃之厚薄坚脆亦不等，其于毒药何如？愿尽闻之。少腧曰：人之骨强、筋弱、肉缓、皮肤厚者，耐痛，其于针石之痛火焫亦然。

Huángdì yuē: qí nàihuǒ méi zhě, héyǐ zhī zhī? shǎo shù dá yuē: jiāyǐ hēisè ér měi gǔ zhě, nàihuǒ ruò. Huángdì yuē: qí bù nài zhēn shí zhī tòng zhě, héyǐ zhī zhī? shǎo shù yuē: jiān ròu báo pí zhě, bù nài zhēn shí zhī tòng, yú huǒ ruò yìrán. 黃帝曰：其耐火焫者，何以知之？少俞答曰：加以黑色而美骨者，耐火焫。黃帝曰：其不耐針石之痛者，何以知之？少俞曰：堅肉薄皮者，不耐針石之痛，於火焫亦然。/黄帝曰：其耐火焫者，何以知之？少腧答曰：加以黑色而美骨者，耐火焫。黄帝曰：其不耐针石之痛者，何以知之？少腧曰：坚肉薄皮者，不耐针石之痛，于火焫亦然。

Huángdì yuē: rén zhī bìng, huò tóngshí ér shāng, huò yì yǐ, huò nán yǐ, qí gù hérú? shǎo shù yuē: tóngshí ér shāng, qí shēn duō rè zhě, yì yǐ; duō hán zhě, nán yǐ. 黃帝曰：人之病，或同時而傷，或易已，或難已，其故何如？少俞曰：同時而傷，其身多熱者，易已；多寒者，難已。/黄帝曰：人之病，或同时而伤，或易已，或难已，其故何如？少腧曰：同时而伤，其身多热者，易已；多寒者，难已。

Huángdì yuē: rén zhī shèng dú, héyǐ zhī zhī? shǎo shù yuē: wèi hòu、sè hēi、dà gǔ jí féi gǔ zhě, jiē shèng dú; gù qí shòu ér báo wèi zhě, jiē bùshèng dú yě. 黃帝曰：人之勝毒，何以知之？少俞曰：胃厚、色黑、大骨及肥骨者，皆勝毒；故其瘦而薄胃者，
皆不勝毒也。/黄帝曰：人之胜毒，何以知之？少腧曰：胃厚、色黑、大骨及肥骨者，皆胜毒；故其瘦而薄胃者，皆不胜毒也。

tiānnián dì - wǔshísì 天年第五十四/天年第五十四

Huángdì wèn yú Qíbó yuē: yuàn wénrén zhī shǐ shēng, hé qì zhù wéi jī, hé lì ér wéi dùn, hé shī ér sǐ, hédé ér shēng? Qíbó yuē: yǐ mǔ wéi jī, yǐ fù wéi dùn; shīshén zhě sǐ, déshén zhě shēng yě. 黃帝問於岐伯曰：願聞人之始生，何氣築為基，何立而為楯，何失而死，何得而生？岐伯曰：以母為基，以父為楯；失神者死，得神者生也。/黄帝问于岐伯曰：愿闻人之始生，何气筑为基，何立而为楯，何失而死，何得而生？岐伯曰：以母为基，以父为楯；失神者死，得神者生也。

Huángdì yuē: hézhě wéi shén? Qíbó yuē: xuèqì yǐ hé, yíngwèi yǐ tōng, wǔzàng yǐ chéng, shénqì shè xīn, húnpò bì jù, nǎi chéngwéi rén. 黃帝曰：何者為神？岐伯曰：血氣已和，營衛已通，五臟已成，神氣舍心，魂魄畢具，乃成為人。/黄帝曰：何者为神？岐伯曰：血气已和，营卫已通，五脏已成，神气舍心，魂魄毕具，乃成为人。

Huángdì yuē: rén zhī shòuyāo gè bùtóng, huò yāoshòu, huò cùsǐ, huò bìng jiǔ, yuàn wén qí dào. Qíbó yuē: wǔzàng jiāngù, xuèmài hétiáo, jīròu jiě lì, pífū zhìmì, yíngwèi zhī xíng, bù shī qí cháng, hūxī wēi xú, qì yǐ dù xíng, liùfǔ huà gǔ, jīnyè bù yáng, gè rúqí cháng, gù néng chángjiǔ. 黃帝曰：人之壽夭各不同，或夭壽，或卒死，或病久，願聞其道。岐伯曰：五臟堅固，血脈和調，肌肉解利，皮膚緻密，營衛之行，不失其常，呼吸微徐，氣以度行，六腑化谷，津液布揚，各如其常，故能長久。/黄帝曰：人之寿夭各不同，或夭寿，或卒死，或病久，愿闻其道。岐伯曰：五脏坚固，血脉和调，肌肉解利，皮肤致密，营卫之行，不失其常，呼吸微徐，气以度行，六腑化谷，津液布扬，各如其常，故能长久。

Huángdì yuē: rén zhī shòu bǎisuì ér sǐ, héyǐ zhì zhī? Qíbó yuē: shǐ dào suì yǐ cháng, jī qiáng gāo Yǐfāng, tōng tiáo yíngwèi, sān bù sān lí qǐ, gǔ gāo ròu mǎn, bǎisuì nǎi dé zhōng. 黃帝曰：人之壽百歲而死，何以致之？岐伯曰：使道隧以長，基牆高以方，通調營衛，三部三里起，骨高肉滿，百歲乃得終。/黄帝曰：人之寿百岁而死，何以致之？岐伯曰：使道隧以长，基墙高以方，通调营卫，三部三里

起，骨高肉满，百岁乃得终。
Huángdì yuē: qí qì zhī shèngshuāi, yǐzhì qí sǐ, kě dé wén hū? Qíbó yuē: rénshēng shí suì, wǔzàng shǐ dìng, xuèqì yǐ tōng, qí qì zàixià, gù hǎozǒu; èrshí suì, xuèqì shǐ shèng jīròu fāng cháng, gù hǎo qū; sānshí suì, wǔzàng dà dìng, jīròu jiāngù, xuèmài chéngmǎn, gù hǎo bù; sìshí suì, wǔzàngliùfǔ Shí'èrjīng mài, jiē dà shèng yǐ píngdìng, còulǐ shǐ shū, yíng huò tuíluò, fā pō bānbái, píng shèng bù yáo, gù hǎo zuò; wǔshí suì, gānqi shǐ shuāi, gān yè shǐ báo, dǎnzhī shǐ jiǎn, mù shǐ bùmíng; liùshí suì, xīnqì shǐ shuāi, ruò yōu bēi, xuèqì xièduò, gù hǎo wò; qīshí suì, píqi xū, pífū kū; bāshí suì, fèi qì shuāi, pò lí, gù yán shàn wù; jiǔshí suì, shèn qì jiāo, sì zàng jīngmài kōngxū; bǎisuì, wǔzàng jiē xū, shénqì jiē qù, xínghái dújū ér zhōng yǐ. 黃帝曰：其氣之盛衰，以至其死，可得聞乎？岐伯曰：人生十歲，五臟始定，血氣已通，其氣在下，故好走；二十歲，血氣始盛肌肉方長，故好趨；三十歲，五臟大定，肌肉堅固，血脈盛滿，故好步；四十歲，五臟六腑十二經脈，皆大盛以平定，腠理始疏，榮貨頹落，發頗斑白，平盛不搖，故好坐；五十歲，肝氣始衰，肝葉始薄，膽汁始減，目始不明；六十歲，心氣始衰，若憂悲，血氣懈惰，故好臥；七十歲，脾氣虛，皮膚枯；八十歲，肺氣衰，魄離，故言善誤；九十歲，腎氣焦，四髒經脈空虛；百歲，五臟皆虛，神氣皆去，形骸獨居而終矣。/黄帝曰：其气之盛衰，以至其死，可得闻乎？岐伯曰：人生十岁，五脏始定，血气已通，其气在下，故好走；二十岁，血气始盛肌肉方长，故好趋；三十岁，五脏大定，肌肉坚固，血脉盛满，故好步；四十岁，五脏六腑十二经脉，皆大盛以平定，腠理始疏，荥货颓落，发颇斑白，平盛不摇，故好坐；五十岁，肝气始衰，肝叶始薄，胆汁始减，目始不明；六十岁，心气始衰，若忧悲，血气懈惰，故好卧；七十岁，脾气虚，皮肤枯；八十岁，肺气衰，魄离，故言善误；九十岁，肾气焦，四脏经脉空虚；百岁，五脏皆虚，神气皆去，形骸独居而终矣。
Huángdì yuē: qí bù néng zhōng shòu ér sǐzhě, hérú? Qíbó yuē: qí wǔzàng jiē bù jiān, shǐ dào bù cháng, kōng wài yǐ zhāng, chuǎnxī bàojí; yòu bēi jī qiáng báo, mài shǎo xuè, qí ròu bù shí, shùzhōng fēnghán, xuèqì xū, mài bùtōng, zhēn xié xiāng gōng, luàn ér xiāng yǐn, gù zhōngshòu ér jìn yě. 黃帝曰：其不能終壽而死者，何如？岐伯曰：其五臟皆不堅，使道不長，空外以張，喘息暴疾；又卑基牆薄，脈少血，其肉不石，數中風寒，血氣虛，脈不通，真邪相攻，亂而相引，故中壽而盡也。/黄帝曰：其不能终寿而死者，何如？岐伯曰：其五脏皆不坚，使道不长，空外以张，喘息暴疾；又卑基墙薄，脉少血，其肉不石，数中风寒，血气虚，脉不通，真邪相攻，乱而相引，故中寿而尽也。

nì shùn dì - wǔshíwǔ 逆顺第五十五/逆顺第五十五

Huángdì wèn yú bó gāo yuē: yú wén qì yǒu nì shùn, mài yǒu shèngshuāi, cì yǒu dàyuē, kě dé wén hū? bó gāo yuē: qì zhī nì shùnzhě, suǒyǐ Yìngtiān dì yīn-yáng sìshí wǔ háng yě; mài zhī shèngshuāi zhě, suǒyǐ hòu xuèqì zhī xūshí yǒuyú bùzú; cì zhī dà yuē zhě, bì míngzhī bìng zhī kě cì, yǔqí wèikě cì, yǔqí yǐ bùkě cì yě. 黃帝問於伯高曰：餘聞氣有逆順，脈有盛衰，刺有大約，可得聞乎？伯高曰：氣之逆順者，所以應天地陰陽四時五行也；脈之盛衰者，所以候血氣之虛實有餘不足；刺之大約者，必明知病之可刺，與其未可刺，與其已不可刺也。/黄帝问于伯高曰：余闻气有逆顺，脉有盛衰，刺有大约，可得闻乎？伯高曰：气之逆顺者，所以应天地阴阳四时五行也；脉之盛衰者，所以候血气之虚实有余不足；刺之大约者，必明知病之可刺，与其未可刺，与其已不可刺也。
Huángdì yuē: hòu zhī nàihé? bó gāo yuē: bīngfǎ yuē wú yíng féng féng zhī qì, wú jī tángtáng zhī zhèn. cì fǎ yuē: wú cì hè hè zhī rè, wú cì lùlù zhī hàn, wú cì hún hún zhī mài, wú cì bìng yǔ mài xiāng nì zhě. 黃帝曰：候之奈何？伯高曰：兵法曰無迎逢逢之氣，無擊堂堂之陣。刺法曰：無刺熇熇之熱，無刺漉漉之汗，無刺渾渾之脈，
無刺病與脈相逆者。/黄帝曰：候之奈何？伯高曰：兵法曰无迎逢逢之气，无击堂堂之阵。刺法曰：无刺熇熇之热，无刺漉漉之汗，无刺浑浑之脉，无刺病与脉相逆者。
Huángdì yuē: hòu qí kě cì nàihé? bó gāo yuē: shànggōng, cì qí wèi shēng zhě yě; qícì, cì qí wèi shèng zhě yě; qícì, cì qí yǐ shuāi zhě yě. xiàgōng, cì qí fāng xí zhě yě; yǔqí xíng zhī shèng zhě yě; yǔqí bìng zhī yǔ mài xiāng nì zhě yě. gù yuē: fāng qí shèng yě, wù gǎn huǐshāng, cì qí yǐ shuāi, shì bì dà chāng. gù yuē: shànggōng zhì wèi bìng, bùzhì yǐ bìng, cǐ zhī wèi yě. 黃帝曰：候其可刺奈何？伯高曰：上工，刺其未生者也；其次，刺其未盛者也；其次，刺其已衰者也。下工，刺其方襲者也；與其形之盛者也；與其病之與脈相逆者也。故曰：方其盛也，勿敢毀傷，刺其已衰，事必大昌。故曰：上工治未病，不治已病，此之謂也。/黄帝曰：候其可刺奈何？伯高曰：上工，刺其未生者也；其次，刺其未盛者也；其次，刺其已衰者也。下

工，刺其方袭者也；与其形之盛者也；与其病之与脉相逆者也。故曰：方其盛也，勿敢毁伤，刺其已衰，事必大昌。故曰：上工治未病，不治已病，此之谓也。

wǔwèi dì - wǔshíliù 五味第五十六/五味第五十六

Huángdì yuē: yuàn wén gǔ qì yǒu wǔwèi, qí rù wǔzàng, fēnbié nàihé? bó gāo yuē: wèi zhě, wǔzàngliùfǔ zhī hǎi yě, shuǐ gǔ jiē rù yú wèi, wǔzàngliùfǔ, jiē bǐng qì yú wèi. wǔwèi gè zǒu qí suǒxǐ, gǔ wèi suān, xiān zǒu gān, gǔ wèi kǔ, xiān zǒuxīn, gǔ wèi gān, xiān zǒu pí, gǔ wèi xīn, xiān zǒu fèi, gǔ wèi xián, xiān zǒu shèn. gǔ qì jīnyè yǐ xíng, yíngwèi Dàtōng, nǎi huà zāopò, yǐcì chuánxià. 黄帝曰：願聞穀氣有五味，其入五臟，分別奈何？伯高曰：胃者，五臟六腑之海也，水谷皆入於胃，五臟六腑，皆稟氣於胃。五味各走其所喜，谷味酸，先走肝，谷味苦，先走心，谷味甘，先走脾，谷味辛，先走肺，谷味咸，先走腎。穀氣津液已行，營衛大通，乃化糟粕，以次傳下。/黄帝曰：愿闻谷气有五味，其入五脏，分别奈何？伯高曰：胃者，五脏六腑之海也，水谷皆入于胃，五脏六腑，皆禀气于胃。五味各走其所喜，谷味酸，先走肝，谷味苦，先走心，谷味甘，先走脾，谷味辛，先走肺，谷味咸，先走肾。谷气津液已行，营卫大通，乃化糟粕，以次传下。

Huángdì yuē: yíngwèi zhī xíng nàihé? bó gāo yuē: gǔ shǐ rù yú wèi, qí jīngwēi zhě, xiān chūyú wèi zhī liǎng jiāo, yǐ gài wǔzàng, bié chū liǎng háng, yíngwèi zhī dào. qí dàqì zhī bó ér bù xíngzhě, jī yú xiōngzhōng, mìng yuē qì-hǎi, chūyú fèi, xún yānhóu, gù hū zé chū, xī zé rù. tiāndì zhī jīngqì, qí dàshù cháng chū sān rù yī, gù gǔ bù rù, bànrì zé qì shuāi, yī rì zé qì shǎo yǐ. 黄帝曰：營衛之行奈何？伯高曰：谷始入於胃，其精微者，先出於胃之兩焦，以溉五臟，別出兩行，營衛之道。其大氣之摶而不行者，積於胸中，命曰氣海，出於肺，循咽喉，故呼則出，吸則入。天地之精氣，其大數常出三入一，故谷不入，半日則氣衰，一日則氣少矣。/黄帝曰：营卫之行奈何？伯高曰：谷始入于胃，其精微者，先出于胃之两焦，以溉五脏，别出两行，营卫之道。其大气之抟而不行者，积于胸中，命曰气海，出于肺，循咽喉，故呼则出，吸则入。天地之精气，其大数常出三入一，故谷不入，半日则气衰，一日则气少矣。

Huángdì yuē: gǔ zhī wǔwèi, kě dé wén hū? bó gāo yuē: qǐng jìnyán zhī. wǔgǔ: kāng mǐ gān, má suān, dàdòu xián, mài kǔ, huáng shǔ xīn. wǔ guǒ: zǎo gān, lǐ suān, lì xián, xìng kǔ, táo xīn. wǔchù: niú gān, quǎn suān, zhū xián, yáng kǔ, jī xīn. wǔ cài: kuí gān, jiǔ suān, huò xián, xiè kǔ, cōng xīn. 黄帝曰：谷之五味，可得聞乎？伯高曰：請盡言之。五穀：糠米甘，麻酸，大豆咸，麥苦，黄黍辛。五果：棗甘，李酸，栗咸，杏苦，桃辛。五畜：牛甘，犬酸，豬咸，羊苦，雞辛。五菜：葵甘，韭酸，藿咸，薤苦，蔥辛。/黄帝曰：谷之五味，可得闻乎？伯高曰：请尽言之。五谷：糠米甘，麻酸，大豆咸，麦苦，黄黍辛。五果：枣甘，李酸，栗咸，杏苦，桃辛。五畜：牛甘，犬酸，猪咸，羊苦，鸡辛。五菜：葵甘，韭酸，藿咸，薤苦，葱辛。

wǔsè: huángsè yí gān, qīngsè yí suān, hēisè yí xián, chìsè yí kǔ, báisè yí xīn. fán cǐ wǔzhě, gè yǒusuǒ yí. wǔ yí suǒ yán wǔsè zhě, píbìng zhě, yí shí kāng mǐfàn, niúròu zǎo kuí; xīnbìng zhě, yí shí mài yángròu xìng xiè; shènbìng zhě, yí shí dàdòu huáng juǎn zhūròu lì huò; gānbìng zhě, yí shí má quǎn ròu lǐ jiǔ; fèibìng zhě, yí shí huáng shǔ jīròu táo cōng. 五色：黄色宜甘，青色宜酸，黑色宜咸，赤色宜苦，白色宜辛。凡此五者，各有所宜。五宜所言五色者，脾病者，宜食糠米飯，牛肉棗葵；心病者，宜食麥羊肉杏薤；腎病者，宜食大豆黄卷豬肉栗藿；肝病者，宜食麻犬肉李韭；肺病者，宜食黄黍雞肉桃蔥。/五色：黄色宜甘，青色宜酸，黑色宜咸，赤色宜苦，白色宜辛。凡此五者，各有所宜。五宜所言五色者，脾病者，宜食糠米饭，牛肉枣葵；心病者，宜食麦羊肉杏薤；肾病者，宜食大豆黄卷猪肉栗藿；肝病者，宜食麻犬肉李韭；肺病者，宜食黄黍鸡肉桃葱。

wǔ jìn: gānbìng jìn xīn, xīnbìng jìn xián, píbìng jìn suān, shènbìng jìn gān, fèibìng jìn kǔ. 五禁：肝病禁辛，心病禁咸，脾病禁酸，腎病禁甘，肺病禁苦。/五禁：肝病禁辛，心病禁咸，脾病禁酸，肾病禁甘，肺病禁苦。

gān sè qīng, yí shí gān, kāng mǐ-fàn、niúròu、zǎo、kuí jiē gān. xīn sè chì, yí shí suān, quǎn ròu、má、lǐ、jiǔ jiē suān. pí huángsè, yí shí xián, dàdòu、zhūròu、lì、huò jiē xián. fèi báisè, yí shí kǔ, mài、yángròu、xìng、xiè jiē kǔ. shèn sè hēi, yí shí xīn, huáng shǔ、jīròu、táo、cōng jiē xīn. 肝色青，宜食甘，糠米飯、牛肉、棗、葵皆甘。心色赤，宜食酸，犬肉、麻、李、韭皆酸。脾黄色，宜食咸，大豆、豬肉、栗、藿皆咸。肺白色，宜食苦，麥、羊肉、杏、薤皆苦。腎色黑，宜食辛，黄黍、雞肉、桃、蔥皆辛。/肝色青，宜食甘，糠米饭、牛肉、枣、葵皆甘。心色赤，宜食酸，犬肉、麻、李、韭皆酸。脾黄色，宜食

咸，大豆、猪肉、栗、藿皆咸。肺白色，宜食苦，麦、羊肉、杏、薤皆苦。肾色黑，宜食辛，黄黍、鸡肉、桃、葱皆辛。

shuǐzhàng dì - wǔshíqī 水脹第五十七/水胀第五十七

Huángdì wèn yú Qíbó yuē: shuǐ yǔ fū zhàng、gǔzhàng、cháng tán、shí jiǎ、shí shuǐ, héyǐ bié zhī? Qíbó yuē: shuǐ shǐ qǐ yě, mù kē shàng wēi zhǒng, rú xīn wò qǐ zhī zhuàng, qí jǐng màidòng, shí ké, yīngǔ jiān hán, zú jìng zhǒng, fù nǎi dà, qí shuǐ yǐ chéng yǐ. yǐ shǒu àn qí fù, suíshǒu ér qǐ, rú guǒ shuǐ zhī zhuàng, cǐ qí hòu yě. 黃帝問於岐伯曰：水與膚脹、鼓脹、腸覃、石瘕、石水，何以別之？岐伯曰：水始起也，目窠上微腫，如新臥起之狀，其頸脈動，時咳，陰股間寒，足脛腫，腹乃大，其水已成矣。以手按其腹，隨手而起，如裹水之狀，此其候也。/黄帝问于岐伯曰：水与肤胀、鼓胀、肠覃、石瘕、石水，何以别之？岐伯曰：水始起也，目窠上微肿，如新卧起之状，其颈脉动，时咳，阴股间寒，足胫肿，腹乃大，其水已成矣。以手按其腹，随手而起，如裹水之状，此其候也。

Huángdì yuē: fū zhàng héyǐ hòu zhī? Qíbó yuē: fū zhàng zhě, hánqì kè yú pífū zhījiān, dōng-dōng rán bù jiān, fù dà, shēn jìn zhǒng, píhòu, àn qí fù, yǎo ér bù qǐ, fù sè bùbiàn, cǐ qí hòu yě. 黃帝曰：膚脹何以候之？岐伯曰：膚脹者，寒氣客於皮膚之間，鼕鼕然不堅，腹大，身盡腫，皮厚，按其腹，窅而不起，腹色不變，此其候也。/黄帝曰：肤胀何以候之？岐伯曰：肤胀者，寒气客于皮肤之间，冬冬然不坚，腹大，身尽肿，皮厚，按其腹，窅而不起，腹色不变，此其候也。

gǔzhàng hérú? Qíbó yuē: fùzhàng shēn jiē dà, dà yǔ fū zhàng děng yě, sè cānghuáng, fùjīn qǐ, cǐ qí hòu yě. 鼓脹何如？岐伯曰：腹脹身皆大，大與膚脹等也，色蒼黃，腹筋起，此其候也。/鼓胀何如？岐伯曰：腹胀身皆大，大与肤胀等也，色苍黄，腹筋起，此其候也。

cháng tán hérú? Qíbó yuē: hánqì kè yú cháng wài, yǔ wèiqì xiāng bó, qì bude róng, yīn yǒu-suǒ xì, pǐ ér nèizhāo, èqì nǎi qǐ, xī ròu nǎi shēng. qí shǐ shēng yě, dà rú jīluǎn, shāo yǐ yì dà, zhì qí chéng, rú huái zǐ zhī zhuàng, jiǔ zhě lí suì, àn zhī zé jiān, tuī zhī zé yí, yuèshì yǐ shíxià, cǐ qí hòu yě. 腸覃何如？岐伯曰：寒氣客於腸外，與衛氣相搏，氣不得榮，因有所系，癖而內著，惡氣乃起，瘜肉乃生。其始生也，大如雞卵，稍以益大，至其成，如懷子之狀，久者離歲，按之則堅，推之則移，月事以時下，此其候也。/肠覃何如？岐伯曰：寒气客于肠外，与卫气相搏，气不得荣，因有所系，癖而内着，恶气乃起，瘜肉乃生。其始生也，大如鸡卵，稍以益大，至其成，如怀子之状，久者离岁，按之则坚，推之则移，月事以时下，此其候也。

shí jiǎ hérú? Qíbó yuē: shí jiǎ shēng yú bāo zhōng, hánqì kè yú zǐ mén, zǐ mén bìsè, qì bude tōng, è xuè dāng xiè bù xiè, nǜ yǐ liú zhǐ, rì yǐ yì dà, zhuàngrú huái zǐ, yuèshì bù yǐ shíxià, jiē shēng yú nǚzǐ, kě dǎo ér xià. 石瘕何如？岐伯曰：石瘕生於胞中，寒氣客於子門，子門閉塞，氣不得通，惡血當瀉不瀉，衃以留止，日以益大，狀如懷子，月事不以時下，皆生於女子，可導而下。/石瘕何如？岐伯曰：石瘕生于胞中，寒气客于子门，子门闭塞，气不得通，恶血当泻不泻，衃以留止，日以益大，状如怀子，月事不以时下，皆生于女子，可导而下。

Huángdì yuē: fū zhàng gǔzhàng, kě cì xié? Qíbó yuē: xiān xiè qí zhàng zhī xuè luò, hòu tiáo qí jīng, cì qù qí xuè xuè luò yě. 黃帝曰：膚脹鼓脹，可刺邪？岐伯曰：先瀉其脹之血絡，後調其經，刺去其血血絡也。/黄帝曰：肤胀鼓胀，可刺邪？岐伯曰：先泻其胀之血络，后调其经，刺去其血血络也。

zéifēng dì - wǔshíbā 賊風第五十八/贼风第五十八

Huángdì yuē: fūzǐ yán zéifēng xiéqì shāngrén yě, lìngrén bìng yān, jīn yǒu qí bùlí píngbì, bù-chū shì xué zhīzhōng, cùrán bìngzhě, fēi bùlí zéifēng xiéqì, qí gù héyě? Qíbó yuē: cǐ jiē cháng yǒusuǒ shāng yú shīqi, cáng yú xuèmài zhīzhōng, fēn ròu zhījiān, jiǔliú ér bù qù. ruòyǒu suǒ duò zhuì, è xuè zàinèi ér bù qù, cùrán xǐ-nù bù jié, yǐnshí bùshì, hán wēn bùshí, còulǐ bì ér bù tōng. qí kāi ér yù fēnghán, zé xuèqì níngjié, yǔ gù xié xiāng xí, zé wéi hánbì. qí yǒu rè zé hàn chū, hàn chūzé shòufēng, suī bùyù zéifēng xiéqì, bì yǒuyīn jiā ér fā yān. 黃帝曰：夫子言賊風邪氣傷人也，令人病焉，今有其不離屏蔽，不出室穴之中，卒然病者，非不離賊風邪氣，其故何也？岐伯曰：此皆嘗有所傷於濕氣，藏於 血脈之中，分肉之間，久留而不去。若有所墮墜，惡血在內而不去，卒然喜怒不節，飲食不適，寒溫不時，腠理閉而不通。其開而遇風寒，則血氣凝結，與故邪相 襲，則為寒痹。其有熱則汗出，汗出則受風，雖不遇賊風邪氣，必有因加而發焉。/黄帝曰：夫子言贼风邪气伤人也，令人病焉，今有其不离屏蔽，不出室穴之中，卒然病者，非不离贼风邪气，其故何也？岐伯曰：此皆尝有所伤于湿气，藏于 血脉之中，分肉之间，久留而不去。若

有所堕坠，恶血在内而不去，卒然喜怒不节，饮食不适，寒温不时，
腠理闭而不通。其开而遇风寒，则血气凝结，与故邪相 袭，则为寒痹。其有热则汗出，汗出则受风，虽不遇贼风邪气，必有因加而发焉。
Huángdì yuē: jīn fūzǐ zhī suǒ yán zhě, jiē bìngrén zhī suǒ zìzhī yě. qí wú suǒ yù xiéqì, yòu wú chùtì zhī suǒ zhì, cùrán ér bìngzhě, qí gù héyě? wéiyǒu yīn guǐshén zhī shì hū? Qíbó yuē: cǐ yì yǒu gù xié liú ér wèi fā, yīn'ér zhì yǒusuǒ è, jí yǒusuǒ mù, xuèqì nèiluàn, liǎng qì xiāng bó. qí suǒ cónglái zhě wēi, shì zhī bùjiàn, tīng'érbùwén, gù sì guǐshén. 黃帝曰：今夫子之所言者，皆病人之所自知也。其毋所遇邪氣，又毋怵惕之所志，卒然而病者，其故何也？唯有因鬼神之事乎？岐伯曰：此亦有故邪留而未發，因而志有所惡，及有所慕，血氣內亂，兩氣相搏。其所從來者微，視之不見，聽而不聞，故似鬼神。/黄帝曰：今夫子之所言者，皆病人之所自知也。其毋所遇邪气，又毋怵惕之所志，卒然而病者，其故何也？唯有因鬼神之事乎？岐伯曰：此亦有故邪留而未发，因而志有所恶，及有所慕，血气内乱，两气相搏。其所从来者微，视之不见，听而不闻，故似鬼神。
Huángdì yuē: qí zhù éryǐ zhě, qí gù héyě? Qíbó yuē: xiān wū zhě, yīn zhī bǎibìng zhī shèng, xiānzhī qí bìng zhī suǒ cóng shēng zhě, kě zhù éryǐ yě. 黃帝曰：其祝而已者，其故何也？岐伯曰：先巫者，因知百病之勝，先知其病之所從生者，可祝而已也。/黄帝曰：其祝而已者，其故何也？岐伯曰：先巫者，因知百病之胜，先知其病之所从生者，可祝而已也。

wèiqì shīcháng dì - wǔshíjiǔ 衛氣失常第五十九/卫气失常第五十九

Huángdì yuē: wèiqì zhī liú yú fù zhōng, chù jī bùxíng, wǎn yùn bude cháng suǒ, shǐ rén zhī xié wèi zhōngmǎn, chuǎn hū nì xī zhě, héyǐ qù zhī? bó gāo yuē: qí qìjī yú xiōngzhōng zhě, shàng qǔ zhī, jī yú fù zhōng zhě, xià qǔ zhī, shàng-xià jiē mǎn zhě, páng qǔ zhī. 黃帝曰：衛氣之留於腹中，搐積不行，菀蘊不得常所，使人支脅胃中滿，喘呼逆息者，何以去之？伯高曰：其氣積於胸中者，上取之，積於腹中者，下取之，上下皆滿者，旁取之。/黄帝曰：卫气之留于腹中，搐积不行，菀蕴不得常所，使人支胁胃中满，喘呼逆息者，何以去之？伯高曰：其气积于胸中者，上取之，积于腹中者，下取之，上下皆满者，旁取之。
Huángdì yuē: qǔ zhī nàihé? bó gāo duì yuē: jī yú shàng, xiè rén yíng、tiān tū、hóu zhōng; jī yú xià zhě, xiè sān lí yǔ qì jiē; shàng-xià jiē mǎn zhě, shàng-xià qǔ zhī, yǔ jìxié zhīxià yī-cùn; zhòng zhě, jī zú qǔ zhī. zhěnshì qí mài dà ér xián jí, jí juébù zhì zhě, jí fù pí jí shènzhě, bùkě cì yě. Huángdì yuē: shàn. 黃帝曰：取之奈何？伯高對曰：積於上，
瀉人迎、天突、喉中；積於下者，瀉三里與氣街；上下皆滿者，上下取之，與季脅之下一寸；重者，雞足取之。診視其脈大而弦急，及絕不至者，及腹皮急甚者，不可刺也。黃帝曰：善。/黄帝曰：取之奈何？伯高对曰：积于上，泻人迎、天突、喉中；积于下者，泻三里与气街；上下皆满者，上下取之，与季胁之下一寸；重者，
鸡足取之。诊视其脉大而弦急，及绝不至者，及腹皮急甚者，不可刺也。黄帝曰：善。
Huángdì wèn yú bó gāo yuē: héyǐ zhī píròu qìxuè jīngǔ zhī bìng yě? bó gāo yuē: sè qǐ liǎng méi báo zé zhě, bìng zài pí; chún sè qīnghuáng chì bái hēi zhě, bìng zài jīròu; yíngqì rú rán zhě, bìng zài xuèqì; mù sè qīnghuáng chì bái hēi zhě, bìng zài jīn; ěr jiāokū shòu chéngòu, bìng zài gǔ. 黃帝問於伯高曰：何以知皮肉氣血筋骨之病也？伯高曰：色起兩眉薄澤者，病在皮；唇色青黃赤白黑者，病在肌肉；營氣濡然者，病在血氣；目色青黃赤白黑者，病在筋；耳焦枯受塵垢，病在骨。/黄帝问于伯高曰：何以知皮肉气血筋骨之病也？伯高曰：色起两眉薄泽者，病在皮；唇色青黄赤白黑者，病在肌肉；营气濡然者，病在血气；目色青黄赤白黑者，病在筋；耳焦枯受尘垢，病在骨。
huáng dì yuē: bìng xíng hérú, qǔ zhī nàihé? bó gāo yuē: fū bǎibìng biànhuà, bùkěshèngshǔ, rán pí yǒu bù, ròu yǒu guì, xuèqì yǒu shū, gǔ yǒu shǔ. Huángdì yuē: yuàn wén qí gù. bó gāo yuē: pí zhī bù, shū yú sì mē; ròu zhī zhù, yǒu bì jìng zhū yáng fēn ròu zhījiān, yǔ zú shàoyīn fēn jiān; xuèqì zhī shū, shū yú zhū luò, qìxuè liújū, zé shèng ér qǐ, jīn bù wú yīn wú yáng, wú zuǒ wú yòu, hòu bìng suǒzài; gǔ zhī shǔzhě, gǔ kōng zhī suǒyǐ shòuyì ér yì nǎo zhě yě. 黃 帝曰：病形何如，取之奈何？伯高曰：夫百病變化，不可勝數，然皮有部，肉有柱，血氣有輸，骨有屬。黃帝曰：願聞其故。伯高曰：皮之部，輸於四末；肉之柱， 有臂脛諸陽分肉之間，與足少陰分間；血氣之輸，輸於諸絡，氣血留居，則盛而起，筋部無陰無陽，無左無右，候病所在；骨之屬者，骨空之所以受益而益腦者也。/黄 帝曰：病形何如，取之奈何？伯高曰：夫百病变化，不可胜数，然皮有部，肉有柱，血气有输，骨有属。黄帝曰：愿闻其故。伯高曰：皮之

部，输于四末；肉之柱，有臂胫诸阳分肉之间，与足少阴分间；血气之输，输于诸络，气血留居，则盛而起，筋部无阴无阳，无左无右，候病所在；骨之属者，骨空之所以受益而益脑者也。

Huángdì yuē: qǔ zhī nàihé? bó gāo yuē: fū bìngbiàn huà, fú-chén shēnqiǎn, bùkě shèng jiū, gè zài qí chù, bìngjiàn zhě qiǎn zhī, shènzhě shēn zhī, jiànzhě xiǎo zhī, shènzhě zhòng zhī, suí biàn ér tiáoqì, gù yuē shànggōng. 黄帝曰：取之奈何？伯高曰：夫病變化，浮沉深淺，不可勝究，各在其處，病間者淺之，甚者深之，間者小之，甚者眾之，隨變而調氣，故曰上工。/黄帝曰：取之奈何？伯高曰：夫病变化，浮沉深浅，不可胜究，各在其处，病间者浅之，甚者深之，间者小之，甚者众之，随变而调气，故曰上工。

Huángdì wèn yú bó gāo yuē: rén zhī féi-shòu dàxiǎo wēn hán, yǒu lǎo zhuàng shàoxiǎo, bié zhī nàihé? bó gāo duì yuē: rénnián wǔshí yǐ shàng wéi lǎo, èrshí yǐ shàng wéi zhuàng, shíbā yǐ shàng wéi shǎo, liù suì yǐ shàng wéi xiǎo. 黄帝問於伯高曰：人之肥瘦大小溫寒，有老壯少小，別之奈何？伯高對曰：人年五十已上為老，二十已上為壯，十八已上為少，六歲已上為小。/黄帝问于伯高曰：人之肥瘦大小温寒，有老壮少小，别之奈何？伯高对曰：人年五十已上为老，二十已上为壮，十八已上为少，六岁已上为小。

Huángdì yuē: héyǐ dù zhī qí féi-shòu? bó gāo yuē: rén yǒu féi、yǒu gāo、yǒu ròu. Huángdì yuē: bié cǐ nàihé? bó gāo yuē: guó ròu jiān, pí mǎn zhě, féi. guó ròu bù jiān, pí huǎn zhě, gāo. píròu bù xiāng lí zhě, ròu. 黄帝曰：何以度知其肥瘦？伯高曰：人有肥、有膏、有肉。黄帝曰：別此奈何？伯高曰：膕肉堅，皮滿者，肥。膕肉不堅，皮緩者，膏。皮肉不相離者，肉。/黄帝曰：何以度知其肥瘦？伯高曰：人有肥、有膏、有肉。黄帝曰：别此奈何？伯高曰：腘肉坚，皮满者，肥。腘肉不坚，皮缓者，膏。皮肉不相离者，肉。

Huángdì yuē: shēn zhī hán wēn hérú? bó gāo: gāo zhě, qí ròu nào ér cū lǐ zhě, shēn hán, xì lǐ zhě, shēnrè. zhī zhě, qí ròu jiān, xì lǐ zhě rè, cū lǐ zhě hán. 黄帝曰：身之寒溫何如？伯高：膏者，其肉淖而粗理者，身寒，細理者，身熱。脂者，其肉堅，細理者熱，粗理者寒。/黄帝曰：身之寒温何如？伯高：膏者，其肉淖而粗理者，身寒，细理者，身热。脂者，其肉坚，细理者热，粗理者寒。

Huángdì yuē: qí féi-shòu dàxiǎo nàihé? bó gāo yuē: gāo zhě, duō qì ér pí zòng huǎn, gù néng zòng fù chuí yú. ròu zhě, shēntǐ róng dà. zhī zhě, qí shēn shōuxiǎo. 黄帝曰：其肥瘦大小奈何？伯高曰：膏者，多氣而皮縱緩，故能縱腹垂腴。肉者，身體容大。脂者，其身收小。/黄帝曰：其肥瘦大小奈何？伯高曰：膏者，多气而皮纵缓，故能纵腹垂腴。肉者，身体容大。脂者，其身收小。

Huángdì yuē: sānzhě zhī qìxuè duōshao hérú? bó gāo yuē: gāo zhě, duō qì, duō qì zhě, rè, rè zhě nàihán. ròu zhě, duō xuè zé chōng xíng, chōng xíng zé píng. zhī zhě, qí xuèqīng, qì huá shǎo, gù bù néng dà. cǐ bié yú zhòngrén zhě yě. 黄帝曰：三者之氣血多少何如？伯高曰：膏者，多氣，多氣者，熱，熱者耐寒。肉者，多血則充形，充形則平。脂者，其血清，氣滑少，故不能大。此別於眾人者也。/黄帝曰：三者之气血多少何如？伯高曰：膏者，多气，多气者，热，热者耐寒。肉者，多血则充形，充形则平。脂者，其血清，气滑少，故不能大。此别于众人者也。

Huángdì yuē: zhòngrén nàihé? bó gāo yuē: zhòngrén píròu zhīgāo, bù néng xiāngjiā yě, xuè yǔ qì, bù néng xiāng duō, gù qí xíng bùxiǎo bùdà, gèzì chēng qí shēn, mìng yuē zhòngrén. 黄帝曰：眾人奈何？伯高曰：眾人皮肉脂膏，不能相加也，血與氣，不能相多，故其形不小不大，各自稱其身，命曰眾人。/黄帝曰：众人奈何？伯高曰：众人皮肉脂膏，不能相加也，血与气，不能相多，故其形不小不大，各自称其身，命曰众人。

Huángdì yuē: shàn. zhì zhī nàihé? bó gāo yuē: bì xiān bié qísān xíng, xuè zhī duō shǎo, qì zhī qīngzhuó, érhòu tiáo zhī, zhì wú shīcháng jīng. shìgù gāo rén zòng fù chuí yú, ròurén zhě, shàng-xià róng dà, zhī rén zhě, suī zhī bù néng dàzhě. 黄帝曰：善。治之奈何？伯高曰：必先別其三形，血之多少，氣之清濁，而後調之，治無失常經。是故膏人縱腹垂腴，肉人者，上下容大，脂人者，
雖脂不能大者。/黄帝曰：善。治之奈何？伯高曰：必先别其三形，血之多少，气之清浊，而后调之，治无失常经。是故膏人纵腹垂腴，肉人者，上下容大，脂人者，虽脂不能大者。

yùbǎn dì-liùshí 玉版第六十/玉版第六十

Huángdì yuē: yú yǐ xiǎo zhēn wéi xì wù yě, fūzǐ nǎi yán shànghé zhī yú tiān, xiàhé zhī yú dì, zhōng hé zhī yú rén, yú yǐwéiguò zhēn zhī yì yǐ, yuàn wén qí gù. Qíbó yuē: hé wù dà yú tiān hū? fū dà yú zhēn zhě, wéi wǔbīng zhě yān, sǐ zhī bèi yě, fēi shēng zhī jù. qiěfū rén zhě, tiāndì zhī zhèn yě, qí bùkěbù cān hū? fū zhì mín zhě, yì wéi zhēn yān. fū zhēn zhī yǔ wǔbīng, qí shú xiǎo hū? 黄帝曰：餘以小針為細物也，夫子乃言上合之於天，下合之於

地，中合之於人，餘以為過針之意矣，願聞其故。岐伯曰：何物大於天乎？夫大於針者，惟五兵者焉，死之備也，非生之具。且夫人者，天地之鎮也，其不可不參乎？夫治民者，亦唯針焉。夫針之與五兵，其孰小乎？/黄帝曰：余以小针为细物也，夫子乃言上合之于天，下合之于地，中合之于人，余以为过针之意矣，愿闻其故。岐伯曰：何物大于天乎？夫大于针者，惟五兵者焉，死之备也，非生之具。且夫人者，天地之镇也，其不可不参乎？夫治民者，亦唯针焉。夫针之与五兵，其孰小乎？

huáng dì yuē: bìng zhī shēngshí, yǒuxǐ nù bùcè, yǐnshí bù jié, yīnqì bùzú, yángqì yǒuyú, yíngqì bùxíng, nǎi fā wéi yōngjū. yīn-yáng bù-tōng, liǎng rè xiāng bó, nǎi huàwéi nóng, xiǎo zhēn néng qǔ zhī hū? Qíbó yuē: shèngrén bù néng shǐ huà zhě wèi zhī, xié bùkě liú yě. gù liǎng jūn xiāngdāng, qízhì xiāngwàng, báirèn chén yú zhōng yě zhě, cǐ fēi yī rì zhī móu yě. néng shǐ qí mín lìngxíng, jìnzhǐ shìzú wú báirèn zhī nán zhě, fēi yī rì zhī jiāo yě, xūyú zhī dé yě. fū zhì shǐ shēn bèi yōngjū zhī bìng, nóngxuè zhī jù zhě, bù yì lí dào yuǎn hū? fū yōngjū zhī shēng, nóngxuè zhī chéng yě, bù cóng tiānxià, bù cóng dì chū, jī wēi zhī suǒ shēng yě, gù shèngrén zìzhì yú wèiyǒu xíng yě, yú zhě zāo qí yǐ chéng yě. 黄帝曰：病之生時，有喜怒不測，飲食不節，陰氣不足，陽氣有餘，營氣不行，乃發為癰疽。陰陽不通，兩熱相搏，乃化為濃，小針能取之乎？岐伯曰：聖人不能使化 者為之，邪不可留也。故兩軍相當，旗幟相望，白刃陳於中野者，此非一日之謀也。能使其民令行，禁止士卒無白刃之難者，非一日之教也，須臾之得也。夫至使身 被癰疽之病，膿血之聚者，不亦離道遠乎？夫癰疽之生，膿血之成也，不從天下，不從地出，積微之所生也，故聖人自治於未有形也，愚者遭其已成也。/黄帝曰：病之生时，有喜怒不测，饮食不节，阴气不足，阳气有余，营气不行，乃发为痈疽。阴阳不通，两热相搏，乃化为浓，小针能取之乎？岐伯曰：圣人不能使化 者为之，邪不可留也。故两军相当，旗帜相望，白刃陈于中野者，此非一日之谋也。能使其民令行，禁止士卒无白刃之难者，非一日之教也，须臾之得也。夫至使身 被痈疽之病，脓血之聚者，不亦离道远乎？夫痈疽之生，脓血之成也，不从天下，不从地出，积微之所生也，故圣人自治于未有形也，愚者遭其已成也。

Huángdì yuē: qí yǐ xíng, bùyǔ zāo, nóng yǐ chéng, bùyǔ jiàn; wèi zhī nàihé? Qíbó yuē: nóng yǐ chéng, shísǐyīshēng, gù shèngrén fú shǐ yǐ chéng, ér míng wéi liángfāng, zhù zhī zhúbó, shǐnéng zhě zhǒng ér chuán zhīhòu shì, wúyǒu zhōng shí zhě, wéi qí bùyǔ zāo yě. 黄帝曰：其已形，不予遭，膿已成，不予見；為之奈何？岐伯曰：膿已成，十死一生，故聖人弗使已成，而明為良方，著之竹帛，使能者踵而傳之後世，無有終時者，為其不予遭也。/黄帝曰：其已形，不予遭，脓已成，不予见；为之奈何？岐伯曰：脓已成，十死一生，故圣人弗使已成，而明为良方，着之竹帛，使能者踵而传之后世，无有终时者，为其不予遭也。

Huángdì yuē: qí yǐ yǒu nóngxuè érhòu zāo hū? bù dǎo zhī yǐ xiǎo zhēn zhì hū? Qíbó yuē: yǐ xiǎo zhì xiǎozhě, qí gōng xiǎo, yǐ dàzhì dàzhě, duō hài, gù qí yǐ chéngnóng xuè zhě, qí wéi biānshí pí fēng zhī suǒ qǔ yě. 黄帝曰：其已有膿血而後遭乎？不導之以小針治乎？岐伯曰：以小治小者，其功小，以大治大者，多害，故其已成膿血者，其唯砭石鈹鋒之所取也。/黄帝曰：其已有脓血而后遭乎？不导之以小针治乎？岐伯曰：以小治小者，其功小，以大治大者，多害，故其已成脓血者，其唯砭石铍锋之所取也。

Huángdì yuē: duō hàizhě qí bùkě quánhu? Qíbó yuē: qí zài nì shùn yān. Huángdì yuē: yuàn wén nì shùn. Qíbó yuē: yǐwéi shāngzhě, qí báiyǎn qīng, hēi yǎn xiǎo, shì yī nì yě; nèi yào ér ǒu zhě, shì èr nì yě; fùtòng kě shèn, shì sān nì yě; jiān xiàng zhōng bùbiàn, shì sì nì yě; yīn sī sè tuō, shì Wǔnì yě. chú cǐ wǔzhě, wéi shùn yǐ. 黄帝曰：多害者其不可全乎？岐伯曰：其在逆順焉。黄帝曰：願聞逆順。岐伯曰：以為傷者，其白眼青，黑眼小，是一逆也；內藥而嘔者，是二逆也；腹痛渴甚，是三逆也；肩項中不便，是四逆也；音嘶色脫，是五逆也。除此五者，為順矣。/黄帝曰：多害者其不可全乎？岐伯曰：其在逆顺焉。黄帝曰：愿闻逆顺。岐伯曰：以为伤者，其白眼青，黑眼小，是一逆也；内药而呕者，是二逆也；腹痛渴甚，是三逆也；肩项中不便，是四逆也；音嘶色脱，是五逆也。除此五者，为顺矣。

Huángdì yuē: zhū bìng jiē yǒu nì shùn, kě dé wén hū? Qíbó yuē: fùzhàng、shēnrè、mài dà, shì yī nì yě; fùmíng ér mǎn, sìzhī qīng xiè, qí mài dà, shì èr nì yě; nǜ ér bù zhǐ, mài dà, shì sān nì yě; ké ér sōuxiě tuō xíng, qí mài xiǎo jìn, shì sì nì yě; ké tuō xíng, shēnrè, mài xiǎo yǐ jí, shì wèi Wǔnì yě. rúshì zhě, bùguò shíwǔ rì ér sǐ yǐ. 黄帝曰：諸病皆有逆順，可得聞乎？岐伯曰：腹脹、身熱、脈大，是一逆也；腹鳴而滿，四肢清泄，其脈大，是二逆也；衄而不止，脈大，是三逆也；咳而溲血脫形，其脈小勁，是四逆也；咳脫形，身熱，脈小以疾，是謂五逆也。如是者，不過十五日而

死矣。/黄帝曰：诸病皆有逆顺，可得闻乎？岐伯曰：腹胀、身热、脉大，是一逆也；腹鸣而满，四肢清泄，其脉大，是二逆也；衄而不止，脉大，是三逆也；咳而溲血脱形，其脉小劲，是四逆也；咳脱形，身热，脉小以疾，是谓五逆也。如是者，不过十五日而死矣。

qí fù dà zhàng, sì mē qīng, tuō xíng, xiè shèn, shì yī nì yě; fùzhàng biànxiě, qí mài dà, shí jué, shì èr nì yě; ké sōuxiě, xíng ròu tuō, màibó, shì sān nì yě; ǒuxuè, xiōng mǎn yǐn bèi, mài xiǎo ér jí, shì sì nì yě; ké ǒu, fùzhàng qiě sūn xiè, qí mài jué, shì Wǔnì yě. rúshì zhě, bùjí yīshí ér sǐ yǐ. gōng bù chá cǐzhě ér cì zhī, shì wèi nì zhì. 其腹大脹，四末清，脫形，泄甚，是一逆也；腹脹便血，其脈大，時絕，是二逆也；咳溲血，形肉脫，脈搏，是三逆也；嘔血，胸滿引背，脈小而疾，是四逆也；咳嘔，腹脹且飧泄，其脈絕，是五逆也。如是者，不及一時而死矣。工不察此者而刺之，是謂逆治。/其腹大胀，四末清，脱形，泄甚，是一逆也；腹胀便血，其脉大，时绝，是二逆也；咳溲血，形肉脱，脉搏，是三逆也；呕血，胸满引背，脉小而疾，是四逆也；咳呕，腹胀且飧泄，其脉绝，是五逆也。如是者，不及一时而死矣。工不察此者而刺之，是谓逆治。

Huángdì yuē: fūzǐ zhī yán zhēn shèn jùn, yǐ pèi tiāndì, shàng shùtiān wén, xià duódì jì, nèi bié wǔzàng, wài cì liùfǔ, jīngmài èrshíbā huì, jìn yǒu zhōu jì. néng shāshēng rén, bù néng qǐ sǐzhě, zǐ néng fǎnzhī hū? Qíbó yuē: néng shāshēng rén, bù néng qǐ sǐzhě yě. Huángdì yuē: yú wén zhī, zé wéi bùrén, rán yuàn wén qí dào, fú xíng yú rén. Qíbó yuē: shì míng dào yě, qí bìrán yě, qírú dāo jiàn zhī kěyǐ shārén, rú yǐnjiǔ shǐ rén zuì yě, suī wù zhěn, yóukě zhī yǐ. 黄帝曰：夫子之言針甚駿，以配天地，上數天文，下度地紀，內別五臟，外次六腑，經脈二十八會，盡有周紀。能殺生人，不能起死者，子能反之乎？岐伯曰：能殺生人，不能起死者也。黄帝曰：餘聞之，則為不仁，然願聞其道，弗行於人。岐伯曰：是明道也，其必然也，其如刀劍之可以殺人，如飲酒使人醉也，雖勿診，猶可知矣。/黄帝曰：夫子之言针甚骏，以配天地，上数天文，下度地纪，内别五脏，外次六腑，经脉二十八会，尽有周纪。能杀生人，不能起死者，子能反之乎？岐伯曰：能杀生人，不能起死者也。黄帝曰：余闻之，则为不仁，然愿闻其道，弗行于人。岐伯曰：是明道也，其必然也，其如刀剑之可以杀人，如饮酒使人醉也，虽勿诊，犹可知矣。

Huángdì yuē: yuàn zú wén zhī. Qíbó yuē: rén zhī suǒ shòuqì zhě, gǔ yě. gǔ zhī suǒ zhù zhě, wèi yě. wèi zhě, shuǐ gǔ qìxuè zhī hǎi yě. hǎi zhī suǒ xíng yúnqì zhě, tiānxià yě. wèi zhī suǒ chūqì xuè zhě, jīng suì yě. ér suì zhě, wǔzàn-giùfǔ zhī dà luò yě, yíng ér duó zhī éryǐ yǐ. 黄帝曰：願卒聞之。岐伯曰：人之所受氣者，谷也。谷之所注者，胃也。胃者，水穀氣血之海也。海之所行雲氣者，天下也。胃之所出氣血者，經隧也。而隧者，五臟六腑之大絡也，迎而奪之而已矣。/黄帝曰：愿卒闻之。岐伯曰：人之所受气者，谷也。谷之所注者，胃也。胃者，水谷气血之海也。海之所行云气者，天下也。胃之所出气血者，经隧也。而隧者，五脏六腑之大络也，迎而夺之而已矣。

huáng dì yuē: shàng-xià yǒushù hū? Qíbó yuē: yíng zhī wǔ lí, zhōngdào ér zhǐ, wǔ zhì éryǐ, wǔ wǎng ér zàng zhī qìjìn yǐ, gù wǔ wǔ èrshí-wǔ, ér jié qí shū yǐ, cǐ suǒwèi duó qí tiānqì zhě yě, fēi néng jué qí mìng ér qīng qí shòu zhě yě. Huángdì yuē: yuàn zú wén zhī. Qíbó yuē: kuī mén ér cì zhī zhě, sǐ yú jiā zhōng; rùmén ér cì zhī zhě, sǐ yú tángshàng. Huángdì yuē: shàn hū fāng, míng zāi dào, qǐngzhe zhī yùbǎn, yǐwéi zhòng bǎo, chuán zhīhòu shì, yǐwéi cì jìn, lìng mín wù gǎn fàn yě. 黄帝曰：上下有數乎？岐伯曰：迎之五里，中道而止，五至而已，五往而髒之氣盡矣，故五五二十五，而竭其輸矣，此所謂奪其天氣者也，非能絕其命而傾其壽者也。黄帝曰：願卒聞之。岐伯曰：窺門而刺之者，死於家中；入門而刺之者，死於堂上。黄帝曰：善乎方，明哉道，請著之玉版，以為重寶，傳之後世，以為刺禁，令民 勿敢犯也。/黄 帝曰：上下有数乎？岐伯曰：迎之五里，中道而止，五至而已，五往而脏之气尽矣，故五五二十五，而竭其输矣，此所谓夺其天气者也，非能绝其命而倾其寿者也。黄帝曰：愿卒闻之。岐伯曰：窥门而刺之者，死于家中；入门而刺之者，死于堂上。黄帝曰：善乎方，明哉道，请着之玉版，以为重宝，传之后世，以为刺禁，令民 勿敢犯也。

wǔ jìn dì - liùshíyī 五禁第六十一/五禁第六十一

Huángdì wèn yú Qíbó yuē: yú wén cì yǒu wǔ jìn, hé wèi wǔ jìn? Qíbó yuē: jìn qí bùkě cì yě. Huángdì yuē: yú wén cì yǒu wǔ duó. Qíbó yuē: wú xiè qí bùkě duó zhě yě. Huángdì yuē: yú wén cì yǒu wǔ guò. Qíbó yuē: bǔxiè wúguò qí dù. Huángdì yuē: yú wén cì yǒu Wǔnì. Qíbó yuē: bìng yǔ mài xiāng nì, mìng yuē Wǔnì. Huángdì yuē: yú wén cì yǒu jiǔ yí. Qíbó yuē: míngzhī jiǔ zhēn zhī lùn, shì wèi jiǔ yì. 黄帝問

於岐伯曰：餘聞刺有五禁，何謂五禁？岐伯曰：禁其不可刺也。黃帝曰：餘聞刺有五奪。岐伯曰：無瀉其不可奪者也。黃帝曰：餘聞刺有五過。岐伯 曰：
補瀉無過其度。黃帝曰：餘聞刺有五逆。岐伯曰：病與脈相逆，命曰五逆。黃帝曰：餘聞刺有九宜。岐伯曰：明知九針之論，是謂九誼。/黄帝问于岐伯曰：余闻刺有五禁，何谓五禁？岐伯曰：禁其不可刺也。黄帝曰：余闻刺有五夺。岐伯曰：无泻其不可夺者也。黄帝曰：余闻刺有五过。岐伯 曰：补泻无过其度。黄帝曰：余闻刺有五逆。岐伯曰：病与脉相逆，命曰五逆。黄帝曰：余闻刺有九宜。岐伯曰：明知九针之论，是谓九谊。

Huángdì yuē: hé wèi wǔ jìn, yuàn wén qí bùkě cì zhī shí. Qíbó yuē: jiǎ yǐ rì zìchéng, wú cì shí, wú fāmēng yú ěr nèi. bǐngdīng rì zìchéng, wú zhèn āi yú jiān hóu liánquán. wù jǐ rì zìchéng sìjì, wú cì fù, qù zhǎo xièshuǐ. gēng xīn rì zìchéng, wú cì guānjié yú gǔ xī. rén guǐ rì zìchéng, wú cì zú jìng, shì wèi wǔ jìn. 黃帝曰：何謂五禁，願聞其不可刺之時。岐伯曰：甲乙日自乘，無刺實，
無發蒙於耳內。丙丁日自乘，無振埃於肩喉廉泉。戊己日自乘四季，無刺腹，去爪瀉水。庚辛日自乘，無刺關節於股膝。壬癸日自乘，無刺足脛，是謂五禁。/黄帝曰：何谓五禁，愿闻其不可刺之时。岐伯曰：甲乙日自乘，无刺实，无发蒙于耳内。丙丁日自乘，无振埃于肩喉廉泉。戊己日自乘四季，无刺腹，去爪泻水。庚辛日自乘，无刺关节于股膝。壬癸日自乘，无刺足胫，是谓五禁。

Huángdì yuē: hé wèi wǔ duó? Qíbó yuē: xíng ròu yǐ duó, shì yī duó yě; dà duó xuè zhīhòu, shì èr duó yě; dàhàn chū zhīhòu, shì sān duó yě; dà xiè zhīhòu, shì sì duó yě; xīn chǎn jí dà xuè zhīhòu, shì wǔ duó yě. cǐ jiē bùkě xiè. 黃帝曰：何謂五奪？岐伯曰：形肉已奪，是一奪也；大奪血之後，是二奪也；大汗出之後，是三奪也；大泄之後，是四奪也；新產及大血之後，是五奪也。此皆不可瀉。/黄帝曰：何谓五夺？岐伯曰：形肉已夺，是一夺也；大夺血之后，是二夺也；大汗出之后，是三夺也；大泄之后，是四夺也；新产及大血之后，是五夺也。此皆不可泻。

Huángdì yuē: hé wèi Wǔnì? Qíbó yuē: rèbìng mài jìng, hàn yǐ chū, mài shèng zào, shì yī nì yě; bìng xiè, mài hóngdà, shì èr nì yě; zhù bì bùyí,（yuè qūn）ròu pò, shēnrè, mài piān jué, shì sān nì yě; yín ér duó xíng、shēnrè, sè yāo rán bái, nǎi hòu xià xuè nǜ, xuè nǜ dǔ zhòng, shì wèi sì nì yě; hánrè duó xíng, mài jiān bó, shì wèi Wǔnì yě. 黃帝曰：何謂五逆？岐伯曰：熱病脈靜，汗已出，脈盛躁，是一逆也；病泄，脈洪大，是二逆也；著痹不移，（月囷）肉破，身熱，脈偏絕，是三逆也；淫而奪形、身熱，色夭然白，乃後下血衄，血衄篤重，是謂四逆也；寒熱奪形，脈堅搏，是謂五逆也。/黄帝曰：何谓五逆？岐伯曰：热病脉静，汗已出，脉盛躁，是一逆也；病泄，脉洪大，是二逆也；着痹不移，（月囷）肉破，身热，脉偏绝，是三逆也；淫而夺形、身热，色夭然白，乃后下血衄，血衄笃重，是谓四逆也；寒热夺形，脉坚搏，是谓五逆也。

dòngshū dì - liùshí'èr 動輸第六十二/动输第六十二

Huángdì yuē: jīngmài shí'èr, ér shǒu tàiyīn、zú shàoyīn、yángmíng, dú dòng bùxiū, héyě? Qíbó yuē: shì míng wèi mài yě. wèi wéi wǔzàngliùfǔ zhī hǎi, qí qīngqì shàng zhù yú fèi, fèi qì cóng tàiyīn ér xíng zhī, qí xíng yě, yǐ xī wǎnglái, gùrén yī hū, mài zài dòng, yī xī mài yì zài dòng, hūxī bùyǐ, gù dòng ér bù zhǐ. 黃帝曰：經脈十二，而手太陰、足少陰、陽明，獨動不休，何也？岐伯曰：是明胃脈也。胃為五臟六腑之海，其清氣上注於肺，肺氣從太陰而行之，其行也，以息往來，故人一呼，脈再動，一吸脈亦再動，呼吸不已，故動而不止。/黄帝曰：经脉十二，而手太阴、足少阴、阳明，独动不休，何也？岐伯曰：是明胃脉也。胃为五脏六腑之海，其清气上注于肺，肺气从太阴而行之，其行也，以息往来，故人一呼，脉再动，一吸脉亦再动，呼吸不已，故动而不止。

Huángdì yuē: qì zhīguò yú cùnkǒu yě, shàng shí yān xī, xià bā yān fú, hé dào cóng hái? bù zhī qí jí. 黃帝曰：氣之過於寸口也，上十焉息，下八焉伏，何道從還？不知其極。/黄帝曰：气之过于寸口也，上十焉息，下八焉伏，何道从还？不知其极。

Qíbó yuē: qì zhī lí zàng yě, cùrán rú gōngnǔ zhī fā, rú shuǐ zhīxià àn, shàng yú yú yǐjí shuāi, qíyú qì shuāi sàn yǐ nì shàng, gù qí xíng wēi. 岐伯曰：氣之離髒也，卒然如弓弩之發，如水之下岸，上於魚以及衰，其餘氣衰散以逆上，故其行微。/岐伯曰：气之离脏也，卒然如弓弩之发，如水之下岸，上于鱼以及衰，其余气衰散以逆上，故其行微。

huáng dì yuē: zú zhī yángmíng, hé yīn'ér dòng? Qíbó yuē: wèi qìshàng zhù yú fèi, qí hàn qìshàng chòngtóu zhě, xún yān, shàng zǒu kōngqiào, xún yǎn xì, rù luò nǎo, chū kǎn, xià kè zhǔrén, xún yáchē, hé yángmíng, bìng xià-rén yíng, cǐ wèi qì bié zǒu yú yángmíng zhě yě. gù yīn-yáng shàng-xià, qí dòng yě ruò yī.

gù yáng bìng ér yáng mài xiǎozhě, wéi nì; yīn bìng ér yīn mài dàzhě, wéi nì. gù yīn-yáng jù jìng jù dòng, ruò yǐn shéng xiāng qīng zhě bìng. 黃 帝曰：足之陽明，何因而動？岐伯曰：胃氣上注於肺，其悍氣上衝頭者，循咽，上走空竅，循眼系，入絡腦，出顑，下客主人，循牙車，合陽明，並下人迎，此胃氣 別走於陽明者也。故陰陽上下，其動也若一。故陽病而陽脈小者，為逆；陰病而陰脈大者，為逆。故陰陽俱靜俱動，若引繩相傾者病。/黃 帝曰：足之阳明，何因而动？岐伯曰：胃气上注于肺，其悍气上冲头者，循咽，上走空窍，循眼系，入络脑，出顑，下客主人，循牙车，合阳明，并下人迎，此胃气 别走于阳明者也。故阴阳上下，其动也若一。故阳病而阳脉小者，为逆；阴病而阴脉大者，为逆。故阴阳俱静俱动，若引绳相倾者病。

Huángdì yuē: zú shàoyīn hé yīn'ér dòng? Qíbó yuē: chōng mài zhě, Shí'èrjīng zhī hǎi yě, yǔ shàoyīn zhī dà luò, qǐ yú shèn xià, chūyú qì jiē, xún yīngǔ nèi lián, xié rù guó zhōng, xún jìng-gǔ nèi lián, bìng shàoyīn zhī jīng, xiàrù nèihuái zhīhòu. rù zúxià, qí bié zhě, xié rù huái, chū shǔ fùshàng, rù dàzhǐ zhījiān, zhù zhū luò, yǐ wēn zú jìng, cǐ mài zhī cháng dòng zhě yě. 黃帝曰：足少陰何因而動？岐伯曰：衝脈者，十二經之海也，與少陰之大絡，起於腎下，出於氣街，循陰股內廉，邪入膕中，循脛骨內廉，並少陰之經，下入內踝之後。入足下，其別者，邪入踝，出屬附上，入大指之間，注諸絡，以溫足脛，此脈之常動者也。/黄帝曰：足少阴何因而动？岐伯曰：冲脉者，十二经之海也，与少阴之大络，起于肾下，出于气街，循阴股内廉，邪入腘中，循胫骨内廉，并少阴之经，下入内踝之后。入足下，其别者，邪入踝，出属附上，入大指之间，注诸络，以温足胫，此脉之常动者也。

huáng dì yuē: yíngwèi zhī xíng yě, shàng-xià xiāng guàn, rú huán zhī-wú duān, jīn yǒu qí cùrán yù xiéfēng, jí féng Dàhán, shǒuzú xièduò, qí mài yīn-yáng zhī dào, xiāng shū zhī huì, xíng xiāng shī yě, qì héyóu hái? Qíbó yuē: fū sì mē yīn-yáng zhī huì zhě, cǐ qì zhī yóu luò yě; sì jiē zhě, qì zhī jìnglù yě. gù luò jué zé jìng tōng, sì mē jiě zé qì cóng hé, xiāng shū rú huán. Huángdì yuē: shàn. cǐ suǒwèi rú huán wúduān, mòzhī qí jì, zhōng'érfùshǐ, cǐ zhī wèi yě. 黃 帝曰：營衛之行也，上下相貫，如環之無端，今有其卒然遇邪風，及逢大寒，手足懈惰，其脈陰陽之道，相輸之會，行相失也，氣何由還？岐伯曰：夫四末陰陽之會者，此氣之尤絡也；四街者，氣之徑路也。故絡絕則徑通，四末解則氣從合，相輸如環。黃帝曰：善。此所謂如環無端，莫知其紀，終而復始，此之謂也。/黄帝曰：营卫之行也，上下相贯，如环之无端，今有其卒然遇邪风，及逢大寒，手足懈惰，其脉阴阳之道，相输之会，行相失也，气何由还？岐伯曰：夫四末阴阳之会 者，此气之尤络也；四街者，气之径路也。故络绝则径通，四末解则气从合，相输如环。黄帝曰：善。此所谓如环无端，莫知其纪，终而复始，此之谓也。

wǔwèi lùn dì - liùshísān 五味論第六十三/五味论第六十三

Huángdì wèn yú shǎo shù yuē: wǔwèi rù yú kǒu yě, gè yǒusuǒ zǒu, gè yǒusuǒ bìng, suān zǒu jīn, duō shí zhī, lìngrén lóng; xián zǒu xuè, duō shí zhī, lìngrén kě; xīn zǒuqì, duō shí zhī, lìngrén dòng xīn; kǔ zǒu gǔ, duō shí zhī, lìngrén biàn ǒu; gān zǒu ròu, duō shí zhī, lìngrén wǎn xīn. yú zhī qí rán yě, bù zhī qí héyóu? yuàn wén qí gù. shǎo shù dá yuē: suān rù yú wèi, qí qì sè yǐ shōu, shàng zhī liǎng jiāo, fú néng chūrù yě, bùchū jí liú yú wèi zhōng, wèi zhōnghé wēn, zé xiàzhù pángguāng, pángguāng zhī bāo báo yǐ nuò, dé suān zé suō quǎn, yuē ér bù tōng, shuǐdào bùxíng, gù lóng. yīn zhě, jī jīn zhī suǒ zhōng yě, gù suān rù ér zǒu jīn yǐ. 黃帝問於少俞曰：五味入於口也，各有所走，各有所病，酸走筋，多食之，令人癃；咸走血，多食之，令人渴；辛走氣，多食之，令人洞心；苦走骨，多食之，令人變嘔；甘走肉，多食之，令人挽心。餘知其然也，不知其何由？
願聞其故。少俞答曰：酸入於胃，其氣澀以收，上之兩焦，弗能出入也，不出即留於胃中， 胃中和溫，則下注膀胱，膀胱之胞薄以懦，得酸則縮綣，約而不通，水道不行，故癃。陰者，積筋之所終也，故酸入而走筋矣。/黄帝问于少腧曰：五味入于口也，各有所走，各有所病，酸走筋，多食之，令人癃；咸走血，多食之，令人渴；辛走气，多食之，令人洞心；苦走骨，多食 之，令人变呕；甘走肉，多食之，令人挽心。余知其然也，不知其何由？愿闻其故。少腧答曰：酸入于胃，其气涩以收，上之两焦，弗能出入也，不出即留于胃中， 胃中和温，则下注膀胱，膀胱之胞薄以懦，得酸则缩绻，约而不通，水道不行，故癃。阴者，积筋之所终也，故酸入而走筋矣。

Huángdì yuē: xián zǒu xuè, duō shí zhī, lìngrén kě, héyě? shǎo shù yuē: xián rù yú wèi; qí qìshàng zǒu zhōngjiāo, zhù yú mài, zé xuèqì zǒu zhī, xuè yǔ xián xiāngdé, zé níng, níng zé wèi zhōng zhī zhù zhī, zhù zhī zé wèi zhōng jié, jié zé yān lù jiāo, gù shéběn gān ér shàn kě. xuèmài zhě, zhōngjiāo zhī dào yě, gù xián rù ér zǒu xuè yǐ. 黃帝曰：咸走血，多食之，令人渴，何也？少俞曰：咸入於胃；其氣上走中焦，注於脈，則血氣走之，血與咸相得，則凝，凝則胃中汁注之，注之則胃中竭，竭則咽路焦，故舌本干而善渴。血脈者，中焦之道也，故咸入而走血矣。/黄帝曰：咸走血，多食之，令人渴，何也？少腧曰：咸入于胃；其气上走中焦，注于脉，则血气走之，血与咸相得，则凝，凝则胃中汁注之，注之则胃中竭，竭则咽路焦，故舌本干而善渴。血脉者，中焦之道也，故咸入而走血矣。

Huángdì yuē: xīn zǒuqì, duō shí zhī, lìngrén dòng xīn, héyě? shǎo shù yuē: xīn rù yú wèi, qí qì zǒu yú shàngjiāo, shàngjiāo zhě, shòuqì ér yíng zhū yáng zhě yě, jiāng jiǔ zhī qì xūn zhī, yíngwèi zhī qì, bùshí shòu zhī, jiǔliú xīnxià, gù dòng xīn. xīn yǔ qì jù xíng, gù xīn rù ér yǔ hàn jù chū. 黃帝曰：辛走氣，多食之，令人洞心，何也？少俞曰：辛入於胃，其氣走於上焦，上焦者，受氣而營諸陽者也，姜韭之氣熏之，營衛之氣，不時受之，久留心下，故洞心。辛與氣俱行，

故辛入而與汗俱出。/黄帝曰：辛走气，多食之，令人洞心，何也？少腧曰：辛入于胃，其气走于上焦，上焦者，受气而营诸阳者也，姜韭之气熏之，营卫之气，不时受之，久留心下，故洞心。辛与气俱行，故辛入而与汗俱出。

Huángdì yuē: kǔ zǒu gǔ, duō shí zhī, lìngrén biàn ǒu, héyě? shǎo shù yuē: kǔ rù yú wèi, wǔgǔ zhī qì, jiē bù néng shèng kǔ, kǔ rù xià-wǎn, sān jiāo zhī dào, jiē bì ér bù tōng, gù biàn ǒu. chǐ zhě, gǔ zhī suǒ zhōng yě, gù kǔ rù ér zǒu gǔ, gùrù ér fùchū, zhī qí zǒu gǔ yě. 黃帝曰：苦走骨，多食之，令人變嘔，何也？少俞曰：苦入於胃，五穀之氣，皆不能勝苦，苦入下脘，三焦之道，皆閉而不通，故變嘔。齒者，骨之所終也，故苦入而走骨，故入而復出，知其走骨也。/黄帝曰：苦走骨，多食之，令人变呕，何也？少腧曰：苦入于胃，五谷之气，皆不能胜苦，苦入下脘，三焦之道，皆闭而不通，故变呕。齿者，骨之所终也，故苦入而走骨，故入而复出，知其走骨也。

Huángdì yuē: gān zǒu ròu, duō shí zhī. lìngrén mán xīn, héyě? shǎo shù yuē: gān rù yú wèi, qí qì ruòxiǎo, bù néng shàng zhì yú shàngjiāo, ér yǔ gǔ liú yú wèi zhōng zhě, lìngrén róurùn zhě yě, wèi róu zé huǎn, huǎn zé chóng dòng, chóng dòng zé lìngrén mán xīn. qí qì wài tōng yú ròu, gù gān zǒu ròu. 黃帝曰：甘走肉，多食之。令人悗心，何也？少俞曰：甘入於胃，其氣弱小，不能上至於上焦，而與谷留於胃中者，令人柔潤者也，胃柔則緩，緩則蟲動，蟲動則令人悗心。其氣外通於肉，故甘走肉。/黄帝曰：甘走肉，多食之。令人悗心，何也？少腧曰：甘入于胃，其气弱小，不能上至于上焦，而与谷留于胃中者，令人柔润者也，胃柔则缓，缓则虫动，虫动则令人悗心。其气外通于肉，故甘走肉。

yīn-yáng èrshíwǔ rén dì - liùshísì 陰陽二十五人第六十四/阴阳二十五人第六十四

Huángdì yuē: yú wén yīn-yáng zhī rén hérú? bó gāo yuē: tiāndì zhījiān, liù hé zhīnèi, bùlí yú wǔ, rén yì yìng zhī. gù wǔ wǔ èrshíwǔ rén zhī zhèng, ér yīn-yáng zhī rén bù yǔ yān. qí tài yòu bù héyú zhòngzhě wǔ, yú yǐzhī zhī yǐ. yuàn wén èrshíwǔ rén zhī xíng, xuèqì zhī suǒ shēng, bié ér yǐ hòu, cóng wài zhī nèi, hérú? Qíbó yuē:「xī hū zāi wèn yě, cǐ xiānshī zhī mì yě, suī bó gāo yóu bù néng míng zhī yě. Huángdì bìxí zūnxún ér què yuē: yú wén zhī dé qí rén fú jiāo, shì wèi zhòng shī, dé ér xiè zhī, tiān jiāng yàn zhī, yú yuàn dé ér míng zhī, jīnguì cáng zhī, bùgǎn yáng zhī. Qíbó yuē: xiān lì wǔ xíng jīn-mù-shuǐ-huǒ-tǔ, bié qí wǔsè, yì qí wǔ xíng zhī rén, ér èrshíwǔ rén jù yǐ. Huángdì yuē: yuàn zú wén zhī. Qíbó yuē: shèn zhī shèn zhī, chén qǐng yán zhī. 黃帝曰：餘聞陰陽之人何如？伯高曰：天地之間，六合之內，不離於五，人亦應之。故五五二十五人之政，而陰陽之人不與焉。其態又不合於眾者五，餘已知 之矣。願聞二十五人之形，血氣之所生，別而以候，從外知內，何如？岐伯曰：「悉乎哉問也，此先師之秘也，雖伯高猶不能明之也。黃帝避席遵循而卻曰：餘聞之 得其人弗教，是謂重失，得而泄之，天將厭之，餘願得而明之，金櫃藏之，不敢揚之。岐伯曰：先立五形金木水火土，別其五色，異其五形之人，而二十五人具矣。黃帝曰：願卒聞之。岐伯曰：慎之慎之，臣請言之。/黄帝曰：余闻阴阳之人何如？伯高曰：天地之间，六合之内，不离于五，人亦应之。故五五二十五人之政，而阴阳之人不与焉。其态又不合于众者五，余已知 之矣。愿闻二十五人之形，血气之所生，别而以候，从外知内，何如？岐伯曰：「悉乎哉问也，此先师之秘也，虽伯高犹不能明之也。黄帝避席遵循而却曰：余闻之 得其人弗教，是谓重失，得而泄之，天将厌之，余愿得而明之，金柜藏之，不敢扬之。岐伯曰：先立五形金木水火土，别其五色，异其五形之人，而二十五人具矣。黄帝曰：愿卒闻之。岐伯曰：慎之慎之，臣请言之。

mù xíng zhī rén, bǐ yú shàng jiāo sì yú cāng dì,

qí wéirén cāng sè, xiǎotóu, cháng miàn dà jiānbèi zhí shēn xiǎo, shǒuzú hǎo. yǒucái, láoxīn shǎo lì duō yōu, láo yú shì, néng chūn xià bù néng qiū dōng gǎn ér bìng shēng. zú jué yīn, tuó tuó rán, dàjiǎo zhī rén bǐ yú zuǒ zú shàoyáng, shàoyáng zhīshàng yí yí rán. zuǒ jiǎo zhī rén bǐ yú yòu zú shàoyáng, shàoyáng zhīxià suí suí rán. tài jiǎo zhī rén, bǐ yú yòu zú shàoyáng, shàoyáng zhīshàng tuī tuī rán. pàn jiǎo zhī rén bǐ yú zuǒ zú shàoyáng, shàoyáng zhīxià kū kū rán. 木形之人，比於上角似於蒼帝，其為人蒼色，小頭，長面大肩背直身小，手足好。有才，勞心少 力多憂，勞於事，能春夏不能秋冬感而病生。足厥陰，佗佗然，大角之人比於左足少陽，少陽之上遺遺然。左角之人比於右足少陽，少陽之下隨隨然。釱角之人，比 於右足少陽，少陽之上推推然。判角之人比於左足少陽，少陽之下枯枯然。/木形之人，比于上角似于苍帝，其为人苍色，小头，长面大肩背直身小，手足好。有才，劳心少 力多忧，劳于事，能春夏不能秋冬感而病生。足厥阴，佗佗然，大角之人比于左足少阳，少阳之上遗遗然。左角之人比于右足少阳，少阳之下随随然。钛角之人，比 于右足少阳，少阳之上推推然。判角之人比于左足少阳，少阳之下枯枯然。

huǒ xíng zhī rén, bǐ yú shàng zhēng, sì yú chì dì. qí wéirén chìsè guǎng（yuè yǐn）, tuō miàn, xiǎotóu, hǎo jiānbèi, bì fù xiǎoshǒu zú, xíng ān dì jí xīn, xíng yáo jiānbèi ròu mǎn. yǒuqì qīngcái shǎo xìn duōlǜ, jiàn shì míng hǎo yán, jí xīn bù shòu bàosǐ. néng chūn xià bù néng qiū dōng, qiū dōng gǎn ér bìng shēng, shǒu shàoyīn hé hé rán. zhì zhēng zhī rén, bǐ yú zuǒshǒu tàiyáng, tàiyáng zhīshàng, jī jī rán, shǎo zhēng zhī rén bǐ yú yòushǒu tàiyáng, tàiyáng zhīxià?? rán, yòu zhēng zhī rén bǐ yú yòushǒu tàiyáng, tàiyáng zhīshàng jiāo jiāo rán. zhì pàn zhī rén, bǐ yú zuǒshǒu tàiyáng, tàiyáng zhīxià zhīzhī yí yí rán. 火形之人，比於上徵，似於赤帝。其為人赤色廣（月引），脱面，小頭，好肩背，髀腹小手足，行安地疾心，行搖肩背肉滿。有氣輕財少信多慮，見事明好顏，急心不壽暴死。能春夏不能秋冬，秋冬感而病生，手少陰核核然。質徵之人，比於左手太陽，太陽之上，肌肌然，少徵之人比於右手太陽，
太陽之下??然，右徵之人比於右手太陽，太陽之上鮫鮫然。質判之人，比於左手太陽，太陽之下支支 頤頤然。/火形之人，比于上徵，似于赤帝。其为人赤色广（月引），脱面，小头，好肩背，髀腹小手足，行安地疾心，行摇肩背肉满。有气轻财少信多虑，见事明好颜，急心不寿暴死。能春夏不能秋冬，秋冬感而病生，手少阴核核然。质徵之人，比于左手太阳，太阳之上，肌肌然，少徵之人比于右手太阳，太阳之下??然，右徵之人比于右手太阳，太阳之上鲛鲛然。质判之人，比于左手太阳，太阳之下支支 颐颐然。

xíng yú zhī rén, bǐ yú shàng gōng, sì yú shànggǔ Huángdì, qí wéirén huángsè yuánmiàn、dàtóu、měi jiānbèi、dàfù、měi gǔ jìng、xiǎoshǒu zú、duō ròu、shàng-xià xiāngchèn xíng ān dì, jǔ zú fú. ānxīn, hǎo lìrén bù xǐ quánshì, shàn fù rén yě. néng qiū dōng bù néng chūn xià, chūn xià gǎn ér bìng shēng, zú tàiyīn, dūn dūn rán. dà gōng zhī rén bǐ yú zuǒ zú yángmíng, yángmíng zhīshàng wǎnwǎn rán. jiā gōng zhī rén, bǐ yú zuǒ zú yángmíng, yángmíng zhīxià kǎn kǎn rán. shǎo gōng zhī rén, bǐ yú yòu zú yángmíng, yángmíng zhīshàng, shū shū rán. zuǒ gōng zhī rén, bǐ yú yòu zú yángmíng, yángmíng zhīxià, wùwù rán. 形於之人，比於上宮，似於上古黃帝，其為人黃色圓面、大頭、美肩背、大腹、美股脛、小手足、多肉、上下相稱行安地，舉足浮。安心， 好利人不喜權勢，
善附人也。能秋冬不能春夏，春夏感而病生，足太陰，惇敦然。大宮之人比於左足陽明，陽明之上婉婉然。加宮之人，比於左足陽明，陽明之下坎 坎然。少宮之人，比於右足陽明，陽明之上，樞樞然。左宮之人，比於右足陽明，陽明之下，兀兀然。/形于之人，比于上宫，似于上古黄帝，其为人黄色圆面、大头、美肩背、大腹、美股胫、小手足、多肉、上下相称行安地，举足浮。安心， 好利人不喜权势，善附人也。能秋冬不能春夏，春夏感而病生，足太阴，惇敦然。大宫之人比于左足阳明，阳明之上婉婉然。加宫之人，比于左足阳明，阳明之下坎坎然。少宫之人，比于右足阳明，阳明之上，枢枢然。左宫之人，比于右足阳明，阳明之下，兀兀然。

jīn xíng zhī rén bǐ yú shàng shāng, sì yú Báidì, qí wéirén fāngmiàn bái sè、xiǎotóu、xiǎo jiānbèi xiǎofù、xiǎoshǒu zú rú gǔ fā zhǒng wài, gǔ qīng. shēn qīnglián, jí xīnjìng hàn, shàn wéi lì, néng qiū dōng, bù néng chūn xià, chūn xià gǎn ér bìng shēng. shǒu tàiyīn dūn dūn rán, dì shāng zhī rén bǐ yú zuǒshǒu yángmíng, yángmíng zhīshàng, lián lián rán. yòu shāng zhī rén, bǐ yú zuǒshǒu yángmíng, yángmíng zhīxià tuō tuōrán. zuǒ shāng zhī rén bǐ yú yòushǒu yángmíng, yángmíng zhīshàng jiān jiān rán. shǎoshāng zhī rén, bǐ yú yòushǒu yángmíng, yángmíng zhīxià, yán yán rán. 金形之人比於上商，似於白帝，其為人方面白色、小頭、小肩揹小腹、小手足如骨發踵

外，骨輕。身清廉，急心靜悍，善為吏，能秋冬，不能春夏，春夏感而病生。手太陰惇敦然，鈦商之人比於左手陽明，陽明 之上，廉廉然。右商之人，比於左手陽明，陽明之下脫脫然。左商之人比於右手陽明，陽明之上監監然。少商之人，比於右手陽明，陽明之下，嚴嚴然。/金形之人比于上商，似于白帝，其为人方面白 色、小头、小肩背小腹、小手足如骨发踵外，骨轻。身清廉，急心静悍，善为吏，能秋冬，不能春夏，春夏感而病生。手太阴惇敦然，鈦商之人比于左手阳明，阳明 之上，廉廉然。右商之人，比于左手阳明，阳明之下脱脱然。左商之人比于右手阳明，阳明之上监监然。少商之人，比于右手阳明，阳明之下，严严然。

shuǐ xíng zhī rén, bǐ yú shàng yǔ, sì yú hēi dì, qí wéirén, hēisè miàn bùpíng, dàtóu lián yí, xiǎo jiān dàfù dòngshǒu zú, fāxíng yáoshēn xià kāo cháng, bèi yán yán rán. bùjìng wèi shàn qī shào rén, lù sǐ. néng qiū dōng bù néng chūn xià, chūn xià gǎn ér bìng shēng. zú shàoyīn hàn hàn rán. dà yǔ zhī rén, bǐ yú yòu zú tàiyáng, tàiyáng zhīshàng, jiá jiá rán. shǎo yǔ zhī rén, bǐ yú zuǒ zú tàiyáng, tàiyáng zhīxià jié jié rán. zhì zhī wéirén, bǐ yú zuǒ zú tàiyáng, tàiyáng zhīshàng ān ānrán. shìgù wǔ xíng zhī rén èrshíwǔ biàn zhě, zhòng zhī suǒyǐ xiāng qī zhě shì yě. 水 形之人，比於上羽，似於黑帝，其為人，黑色面不平，大頭廉頤，小肩大腹動手足，發行搖身下尻長，背延延然。不敬畏善欺紹人，戮死。能秋冬不能春夏，春夏感 而病生。足少陰汗汗然。大羽之人，比於右足太陽，太陽之上，頰頰然。少羽之人，比於左足太陽，太陽之下潔潔然。桎之為人，比於左足太陽，太陽之上安安然。 是故五形之人二十五變者，眾之所以相欺者是也。/水 形之人，比于上羽，似于黑帝，其为人，黑色面不平，大头廉颐，小肩大腹动手足，发行摇身下尻长，背延延然。不敬畏善欺绍人，戮死。能秋冬不能春夏，春夏感 而病生。足少阴汗汗然。大羽之人，比于右足太阳，太阳之上，颊颊然。少羽之人，比于左足太阳，太阳之下洁洁然。桎之为人，比于左足太阳，太阳之上安安然。 是故五形之人二十五变者，众之所以相欺者是也。

Huángdì yuē: dé qí xíng, bude qí sè hérú? Qíbó yuē: xíngshèng sè, sè shèng xíng zhě, zhì qí shèng shí nián jiā, gǎn zé bìng xíng, shī zé yōu yǐ. xíngsè xiāngdé zhě, fùguì dà lè. Huángdì yuē: qí xíngsè xiāngdāng shèng zhī shí, nián jiā kězhī hū? Qíbó yuē: fán niánjì xià shàng zhī rén, dà jì cháng jiā qī suì, shíliù suì、èrshíwǔ suì、sānshísì suì、sìshísān suì、wǔshí èr suì、liùshíyī suì jiē rén zhī dà jì, bùkěbù zì ān yě, gǎn zé bìng xíng, shī zé yōu yǐ, dāngcǐ zhī shí, wúwéi jiān shì, shì wèi niánjì. 黃帝曰：得其形，不得其色何如？岐伯曰：形勝色，色勝形者，至其勝時年加，感則病行，失則憂矣。形色相得者，富貴大樂。黃帝曰：其形色相當勝之時，年加可知乎？岐伯曰：凡年忌下上之人，大忌常加七歲，十六歲、二十五歲、三十四歲、四十三歲、五十二歲、六十一歲皆人之大忌，不可不自安也，感則病行，失則憂矣，當此之時，無為奸事，是謂年忌。/黃帝曰：得其形，不得其色何如？岐伯曰：形胜色，色胜形者，至其胜时年加，感则病行，失则忧 矣。形色相得者，富贵大乐。黄帝曰：其形色相当胜之时，年加可知乎？岐伯曰：凡年忌下上之人，大忌常加七岁，十六岁、二十五岁、三十四岁、四十三岁、五十 二岁、六十一岁皆人之大忌，不可不自安也，感则病行，失则忧矣，当此之时，无为奸事，是谓年忌。

Huángdì yuē: fūzǐ zhī yán mài zhīshàng xià, xuèqì zhī hòu sì zhī xíng qì, nàihé? Qíbó yuē: zú yángmíng zhīshàng xuèqì shèng zé rán měi cháng, xuè shǎo qì duō zé rán duǎn, gù qì shǎo xuè duō zé rán shǎo, xuèqì jiē shǎo zé wú rán. liǎng wěn duō huà, zú yángmíng zhīxià xuèqì shèng zé xià máo měi chángzhì xiōng, xuè duō qì shǎo zé xià máo měi Duǎnzhì qí, xíng zé shàn gāojǔ zú, zúzhǐ shǎo ròu zú shàn hán, xuè shǎo qì duō zé ròu ér shàn zhú, xuèqì jiē shǎo zé wúmáo yǒu zé xī、kūcuì, shàn wěi jué, zú bì. 黃帝曰：夫子之言脈之上下，血氣之候似知形 氣，奈何？岐伯曰：足陽明之上血氣盛則髯美長，血少氣多則髯短，故氣少血多則髯少，血氣皆少則無髯。兩吻多畫，足陽明之下血氣盛則下毛美長至胸，血多氣少則下毛美短至臍，行則善高舉足，足趾少肉足善寒，血少氣多則肉而善瘃，血氣皆少則無毛有則稀、枯悴，善痿厥，足痹。/黃帝曰：大于之言脉之上下，血气之候似知形气，奈何？岐伯曰：足阳明之上血气盛则髯美长，血少气多则髯短，故气少血多则髯少，血气皆少则无髯。两吻多画，足阳明之下血气盛则下毛美长至胸，血多气少 则下毛美短至脐，行则善高举足，足趾少肉足善寒，血少气多则肉而善瘃，血气皆少则无毛有则稀、枯悴，善痿厥，足痹。

zú shàoyáng zhīshàng, qìxuè shèng zé tōng rán měi cháng, xuè duō qì shǎo zé tōng rán měi duǎn, xuè shǎo qì duō zé shǎo rán, xuèqì jiē shǎo zé wúxū, gǎn yú hán shī zé shàn bì. gǔ tòng zhǎo kū yě. zú shàoyáng zhīxià, xuèqì shèng zé jìng máo měi cháng, wàihuái féi; xuè duō qì shǎo zé jìng máo měi duǎn, wàihuái pí jiān ér hòu, xuè shǎo qì duō zé héng máo shǎo, wàihuái pí báo ér ruǎn, xuèqì jiē shǎo zé wúmáo, wàihuái shòu wú ròu. 足少陽之上，氣血盛則通髯美長，血多氣少則通髯美短，血少氣多則少髯，血氣皆少則無須，感於寒濕則善痹。骨痛爪枯也。足少陽之下，血氣盛則脛毛美長，外踝肥；血多氣少則脛毛美短，外踝皮堅而厚，血少氣多則胻毛少，外踝皮薄而軟，血氣皆少則無毛，外踝瘦無肉。/足少阳之上，气血盛则通髯美长，血多气少则通髯美短，血少气多则少髯，血气皆少则无须，感于寒湿则善痹。骨痛爪枯也。足少阳之下，血气盛则胫毛美长，外踝肥；血多气少则胫毛美短，外踝皮坚而厚，血少气多则胻毛少，外踝皮薄而软，血气皆少则无毛，外踝瘦无肉。

zú tàiyáng zhīshàng, xuèqì shèng zé měiméi, méi yǒu háomáo xuè duō qì shǎo zé è méi, miàn duōshao lǐ, xuè shǎo qì duō zé miàn duō ròu, xuèqì hé zé měisè, zú tàiyáng zhīxià, xuèqì shèng zé ròu mǎn, zhǒng jiān, qì shǎo xuè duō zé shòu, gēn kōng, xuèqì jiē shǎo zé shàn zhuànjīn, zhǒng xià tòng. 足太陽之上，血氣盛則美眉，眉有毫毛血多氣少則惡眉，面多少理，血少氣多則面多肉，血氣和則美色，足太陽之下，血氣盛則肉滿，踵堅，氣少血多則瘦，跟空，血氣皆少則善轉筋，踵下痛。/足太阳之上，血气盛则美眉，眉有毫毛血多气少则恶眉，面多少理，血少气多则面多肉，血气和则美色，足太阳之下，血气盛则肉满，踵坚，气少血多则瘦，跟空，血气皆少则善转筋，踵下痛。

shǒu yángmíng zhīshàng, xuèqì shèng zé zī měi. xuè shǎo qì duō zé zī è, xuèqì jiē shǎo zé wú zī. shǒu yángmíng zhīxià xuèqì shèng zé yèxià máo měi, shǒu yúròu yǐ wēn, qìxuè jiē shǎo zé shǒu shòu yǐ hán. 手陽明之上，血氣盛則髭美。血少氣多則髭惡，血氣皆少則無髭。手陽明之下血氣盛則腋下毛美，手魚肉以溫，氣血皆少則手瘦以寒。/手阳明之上，血气盛则髭美。血少气多则髭恶，血气皆少则无髭。手阳明之下血气盛则腋下毛美，手鱼肉以温，气血皆少则手瘦以寒。

shǒu shàoyīn zhīshàng, xuèqì shèng zé méi měi yǐ cháng, ěr sè měi, xuèqì jiē shǎo zé ěr jiāo è sè. shǒu shàoyáng zhīxià, xuèqì shèng zé shǒujuǎn duō ròu yǐ wēn, xuèqì jiē shǎo zé hán yǐ shòu, qì shǎo xuè duō zé shòu yǐ duō mài. 手少陰之上，血氣盛則眉美以長，耳色美，血氣皆少則耳焦惡色。手少陽之下，血氣盛則手卷多肉以溫，血氣皆少則寒以瘦，氣少血多則瘦以多脈。/手少阴之上，血气盛则眉美以长，耳色美，血气皆少则耳焦恶色。手少阳之下，血气盛则手卷多肉以温，血气皆少则寒以瘦，气少血多则瘦以多脉。

shǒu tàiyáng zhīshàng, xuèqì shèng zé duō xū, miàn duō ròu yǐ píng, xuèqì jiē shǎo zé miàn shòu è sè. shǒu tàiyáng zhīxià, xuèqì shèng zé zhǎng ròu chōngmǎn, xuèqì jiē shǎo zé zhǎng shòu yǐ hán. 手太陽之上，血氣盛則多須，面多肉以平，血氣皆少則面瘦惡色。手太陽之下，血氣盛則掌肉充滿，血氣皆少則掌瘦以寒。/手太阳之上，血气盛则多须，面多肉以平，血气皆少则面瘦恶色。手太阳之下，血气盛则掌肉充满，血气皆少则掌瘦以寒。

Huángdì yuē: èrshíwǔ rén zhě, cì zhī yǒuyuē hū? Qíbó yuē: měiméi zhě, zú tàiyáng zhī mài, qìxuè duō, è méi zhě, xuèqì shǎo, qí féi ér zé zhě, xuèqì yǒuyú, féi ér bù zé zhě, qì yǒuyú, xuè bùzú, shòu ér wú zé zhě, qìxuè jù bùzú, shěnchá qí xíngqì yǒuyú bùzú ér tiáo zhī, kěyǐ zhī nì shùn yǐ. 黃帝曰：二十五人者，刺之有約乎？岐伯曰：美眉者，足太陽之脈，氣血多，惡眉者，血氣少，其肥而澤者，血氣有餘，肥而不澤者，氣有餘，血不足，瘦而無澤者，氣血俱不足，審察其形氣有餘不足而調之，可以知逆順矣。/黄帝曰：二十五人者，刺之有约乎？岐伯曰：美眉者，足太阳之脉，气血多，恶眉者，血气少，其肥而泽者，血气有余，肥而不泽者，气有余，血不足，瘦而无泽者，气血俱不足，审察其形气有余不足而调之，可以知逆顺矣。

huáng dì yuē: cì qí zhū yīn-yáng nàihé? Qíbó yuē: àn qí cùnkǒu rén yíng, yǐ tiáo yīn-yáng, qiē xún qí jīngluò zhī níng sè, jié ér bù tōng zhě, cǐ yú shēn jiē wéi tòngbì, shèn zé bùxíng, gù níng sè, níng sè zhě, zhì qì yǐ wēn zhī xuè hé nǎi zhǐ. qí jié luò zhě, mài jié xuè bùhé, jué zhī nǎi xíng, gù yuē: qì yǒuyú yú shàng zhě, dǎo ér xià zhī, qì bùzú yú shàng zhě, tuī ér xiū zhī, qí jīliú bù zhì zhě, yīn'ér yíng zhī, bì míng yú jīng suì, nǎi néng chí zhī, hán yǔ rè zhēng zhě, dǎo ér xíng zhī, qí wǎn chén xuè bù jié zhě, zé ér yú zhī, bì xiān míngzhī èrshíwǔ rén zé xuèqì zhī suǒzài, zuǒyòu shàng-xià, cì yuē bì yě. 黃 帝曰：刺其諸陰陽奈何？岐伯曰：按其寸口人迎，以調陰陽，切循其經絡之凝澀，結而不通者，此於身皆為痛痹，甚則不行，故凝澀，凝澀者，致氣以溫之血和乃止。其結絡者，脈結血不和，決之乃行，故曰：氣有餘於上者，導而下之，氣不足於上者，推而休之，其稽留不至者，因而迎之，必明於經隧，乃能持之，寒與熱爭 者，導而行之，其宛陳血不結者，則而予之，必先明知二十五人則血氣之所在，左右上下，刺約畢也。/黄 帝曰：刺其诸阴阳奈何？岐伯曰：按其寸口人迎，以调阴阳，切循其经络之凝涩，结而不通者，此于身皆为痛痹，甚则不行，故凝涩，凝涩者，致气以温之血和乃 止。其结络者，脉结血不和，决之乃

行，故曰：气有余于上者，导而下之，气不足于上者，推而休之，其稽留不至者，因而迎之，必明于经隧，乃能持之，寒与热争者，导而行之，其宛陈血不结者，则而予之，必先明知二十五人则血气之所在，左右上下，刺约毕也。

wǔyīn wǔwèi dì - liùshíwǔ 五音五味第六十五/五音五味第六十五

yòu zhēng yǔ shǎo zhēng, tiáo yòushǒu tàiyáng èr, zuǒ shāng yǔ zuǒ zhēng, tiáo zuǒshǒu yángmíng shàng. shǎo zhēng yǔ dà gōng, tiáo zuǒshǒu yángmíng shàng, yòu jiǎo yǔ dàjiǎo, tiáo yòushǒu shàoyáng xià. dà zhēng yǔ shǎo zhēng, tiáo zuǒshǒu tàiyáng shàng, zhòng yǔ yǔ shǎo yǔ, tiáo yòu zú tàiyáng xià, shǎoshāng yǔ yòu shāngtiáo yòushǒu tàiyáng xià, zhì yǔ yǔ zhòng yǔ, tiáo yòu zú tàiyáng xià, shǎo gōng yǔ dà gōng, tiáo yòu zú yángmíng xià, pàn jiǎo yǔ shǎo jiǎo, tiáo yòu zú shàoyáng xià, dì shāng yǔ shàng shāng, tiáo yòu zú yángmíng xià, dì shāng yǔ shàng jiǎo, tiáo zuǒ zú tàiyáng xià. 右徵與少徵，調右手太陽二，左商與左徵，調左手陽明上。少徵與大宮，調左手陽明上，右角與大角，調右手少陽下。大徵與少徵，調左手太陽上，眾羽與少 羽，調右足太陽下，少商與右商調右手太陽下，桎羽與眾羽，調右足太陽下，少宮與大宮，調右足陽明下，判角與少角，調右足少陽下，釱商與上商，調右足陽明 下，釱商與上角，調左足太陽下。/右徵与少徵，调右手太阳二，左商与左徵，调左手阳明上。少徵与大宫，调左手阳明上，右角与大角，调右手少阳下。大徵与少徵，调左手太阳上，众羽与少 羽，调右足太阳下，少商与右商调右手太阳下，桎羽与众羽，调右足太阳下，少宫与大宫，调右足阳明下，判角与少角，调右足少阳下，釱商与上商，调右足阳明 下，釱商与上角，调左足太阳下。

shàng zhēng yǔ yòu zhēng tóng gǔ mài、xù yáng、guǒ xìng, shǒu shàoyīn cángxīn, sè chì wèi kǔ, shí xià. shàng yǔ yǔ dà yǔ, tóng gǔ dàdòu, xù zhì, guǒ lì, zú shàoyīn cáng shèn, sè hēi wèi xián, shí dōng. shàng gōng yǔ dà gōng tóng gǔ jì, xù niú, guǒ zǎo, zú tàiyīn cáng pí, sè huáng wèi gān, shíjì xià. shàng shāng yǔ yòu shāngtóng gǔ shǔ, xù jī, guǒ táo, shǒu tàiyīn cáng fèi, sè bái wèi xīn, shí qiū. shàng jiǎo yǔ dàjiǎo, tóng gǔ má、xù quǎn、guǒ lǐ, zú jué yīn cáng gān, sè qīng wèi suān, shí chūn. 上徵與右徵同谷麥、畜羊、果杏，手少陰藏心，色赤味苦，時夏。上羽與大羽，同谷大豆，畜彘，果栗，足少陰藏 腎，色黑味咸，時冬。上宮與大宮同谷稷，畜牛，果棗，足太陰藏脾，色黃味甘，時季夏。上商與右商同谷黍，畜雞，果桃，手太陰藏肺，色白味辛，時秋。上角與 大角，同谷麻、畜犬、果李，足厥陰藏肝，色青味酸，時春。/上徵与右徵同谷麦、畜羊、果杏，手少阴藏心，色赤味苦，时夏。上羽与大羽，同谷大豆，畜彘，果栗，足少阴藏肾，色黑味咸，时冬。上宫与大宫同谷稷，畜牛，果枣，足太阴藏脾，色黄味甘，时季夏。上商与右商同谷黍，畜鸡，果桃，手太阴藏肺，色白味辛，时秋。上角与 大角，同谷麻、畜犬、果李，足厥阴藏肝，色青味酸，时春。

dà gōng yǔ shàng jiǎo, tóng yòu zú yángmíng shàng, zuǒ jiǎo yǔ dàjiǎo, tóng zuǒ zú yángmíng shàng, shǎo yǔ yǔ dà yǔ tóng yòu zú tàiyáng xià, zuǒ shāng yǔ yòu shāng, tóng zuǒshǒu yángmíng shàng, jiā gōng yǔ dà gōng tóng zuǒ zú shàoyáng shàng, zhì pàn yǔ dà gōng, tóng zuǒshǒu tàiyáng xià, pàn jiǎo yǔ dà-jiǎo tóng zuǒ zú shàoyáng xià, dà yǔ yǔ dàjiǎo, tóng yòu zú tàiyáng shàng, dàjiǎo yǔ dà gōng tóng yòu zú shǎo yáng shàng, yòu zhēng、shǎo zhēng、zhì zhēng、shàng zhēng、pàn zhēng、yòu jiǎo、dì jiǎo、shàng jiǎo、dàjiǎo、pàn jiǎo. yòu shāng、shǎoshāng、dì shāng、shàng shāng、zuǒ shāng. shǎo gōng、shàng gōng、dà gōng、jiā gōng、zuǒ jiǎo gōng. zhòng yǔ、zhì yǔ、shàng yǔ、dà yǔ、shǎo yǔ. 大宮與上角，同右足陽明上，左角與大角，同左足陽明上，少羽與大羽同右足太陽下， 左商與右商，同左手陽明上，加宮與大宮同左足少陽上，質判與大宮，同左手太陽下，判角與大角同左足少陽下，大羽與大角，同右足太陽上，大角與大宮同右足少陽上，右徵、少徵、質徵、上徵、判徵、右角、釱角、上角、大角、判角。右商、少商、釱商、上商、左商。少宮、上宮、大宮、加宮、左角宮。眾羽、桎羽、上羽、大羽、少羽。/大宫与上角，同右足阳明上，左角与大角，同左足阳明上，少羽与大羽同右足太阳下， 左商与右商，同左手阳明上，加宫与大宫同左足少阳上，质判与大宫，同左手太阳下，判角与大角同左足少阳下，大羽与大角，同右足太阳上，大角与大宫同右足少 阳上，右徵、少徵、质徵、上徵、判徵、右角、釱角、上角、大角、判角。右商、少商、釱商、上商、左商。少宫、上宫、大宫、加宫、左角宫。众羽、桎羽、上羽、大羽、少羽。

Huángdì yuē: fùrén wúxū zhě, wú xuèqì hū? Qíbó yuē: chōng mài rènmài jiē qǐ yú bāo zhōng, shàng xún bèi lǐ, wéi jīngluò zhī hǎi, qí fú érwài zhě, xún fù yòu shàngxíng, huì yú yānhóu, bié ér luò chún kǒu, xuèqì shèng zé chōng fū rè ròu, xuè dú shèng zhě dàn shèn pífū, shēng háomáo. jīn fùrén zhī shēng yǒuyú yú qì, bùzú yú xuè yǐ qí shù tuō xuè yě, chōng rèn zhī mài, bù róng kǒuchún, gù xū bù shēng yān. 黃帝曰：婦人無須者，無血氣乎？岐伯曰：衝脈任脈皆起於胞中，上循背裡，為經絡之海，其浮而外者，循腹右上行，會於咽喉，別而絡唇口，血氣盛則充膚熱肉，血獨盛者澹滲皮膚，生毫毛。今婦人之生有餘於氣，不足於血以其數脫血也，衝任之脈，不榮口唇，故須不生焉。/黄帝曰：妇人无须者，无血气乎？岐伯曰：冲脉任脉皆起于胞中，上循背里，为经络之海，其浮而外者，循腹右上行，会于咽喉，别而络唇口，血气盛则充肤热肉，血独盛者澹渗皮肤，生毫毛。今妇人之生有余于气，不足于血以其数脱血也，冲任之脉，不荣口唇，故须不生焉。

Huángdì yuē: shìrén yǒushāng yú yīn, yīnqì jué ér bù qǐ, yīn bùyòng, rán qí xū bù qù, qí gù héyě? huàn zhě dú qù héyě? yuàn wén qí gù. Qíbó yuē: huàn zhě qù qí zōngjīn, shāng qí chōng mài, xuè xiè bùfù, pífū nèi jié, chún Kǒunèi róng gù xū bù shēng. 黃帝曰：士人有傷於陰，陰氣絕而不起，陰不用，然其須不去，其故何也？宦者獨去何也？

願聞其故。岐伯曰：宦者去其宗筋，傷其衝脈，血瀉不復，皮膚內結，唇口內榮故須不生。/黄帝曰：士人有伤于阴，阴气绝而不起，阴不用，然其须不去，其故何也？宦者独去何也？愿闻其故。岐伯曰：宦者去其宗筋，伤其冲脉，血泻不复，皮肤内结，唇口内荣故须不生。

Huángdì yuē: qí yǒu tiānhuàn zhě, wèicháng bèi shāng, bù tuō yú xuè, rán qí xū bù shēng qí gù héyě? Qíbó yuē: cǐ tiān zhī suǒ bùzú yě, qí rèn chōng bù shèng、zōngjīn bùchéng, yǒuqì wú xuè, chún kǒu bù róng, gù xū bù shēng. 黃帝曰：其有天宦者，未嘗被傷，不脫於血，然其須不生其故何也？岐伯曰：此天之所不足也，其任沖不盛、宗筋不成，有氣無血，唇口不榮，故須不生。/黄帝曰：其有天宦者，未尝被伤，不脱于血，然其须不生其故何也？岐伯曰：此天之所不足也，其任冲不盛、宗筋不成，有气无血，唇口不荣，故须不生。

Huángdì yuē: shàn hū zāi! shèngrén zhī tōng wànwù yě, ruò rìyuè zhī guāng yǐng, yīn shēng gǔ xiǎng, wén qí shēng ér zhī qí xíng, qí fēi fūzǐ, shú néng míng wànwù zhī jīng. shìgù shèngrén, shì qí yánsè huáng chì zhě, duō rèqì, qīngbái zhě shǎo rèqì, hēisè zhě duō xuè shǎo qì, měiméi zhě, tàiyáng duō xuè; tōng rán jí xū zhě, shàoyáng duō xuè, měi xū zhě yángmíng duō xuè, cǐ qí shí rán yě. 黃帝曰：善乎哉！聖人之通萬物也，若日月之光影，音聲鼓響，聞其聲而知其形，其非夫子，孰能明萬物之精。是故聖人，視其顏色黃赤者，多熱氣，青白者少熱氣，黑色者多血少氣，美眉者，太陽多血；通髯極須者，少陽多血，美須者陽明多血，此其時然也。/黄帝曰：善乎哉！圣人之通万物也，若日月之光影，音声鼓响，闻其声而知其形，其非夫子，孰能明万物之精。是故圣人，视其颜色黄赤者，多热气，青白者少热气，黑色者多血少气，美眉者，太阳多血；通髯极须者，少阳多血，美须者阳明多血，此其时然也。

fūrén zhī chángshù, tàiyáng cháng duō xuè shǎo qì, shàoyáng cháng duō qì shǎo xuè, yángmíng cháng duō xuè duō qì, jué yīn cháng duō qì shǎo xuè, shàoyīn cháng duō xuè shǎo qì, tàiyīn cháng duō xuè shǎo qì, cǐ tiān zhī chángshù yě. 夫人之常數，太陽常多血少氣，少陽常多氣少血，陽明常多血多氣，厥陰常多氣少血，少陰常多血少氣，太陰常多血少氣，此天之常數也。/夫人之常数，太阳常多血少气，少阳常多气少血，阳明常多血多气，厥阴常多气少血，少阴常多血少气，太阴常多血少气，此天之常数也。

bǎibìng shǐ shēng dì - liùshíliù 百病始生第六十六/百病始生第六十六

Huángdì wèn yú Qíbó yuē: fū bǎibìng zhī shǐ shēng yě, jiē yú fēngyǔ hánshǔ, qīng shī xǐ-nù, xǐ-nù bù jié zé shāng zàng, fēngyǔ zé shāng shàng, qīng shī zé shāng xià. sān bù zhī qì suǒ shāng yìlèi, yuàn wén qí huì, Qíbó yuē: sān bù zhī qì gè bùtóng huò qǐ yú yīn huò qǐ yú yáng qǐng yán qí fāng, xǐ-nù bù jié zé shāng zàng, zàng shāng zé bìng qǐ yú yīn yě, qīng shī xí xū, zé bìng qǐ yú xià, fēngyǔ xí xū, zé bìng qǐ yú shàng, shì wèi sān bù, zhìyú qí yínyì, bùkě-shèngshǔ. 黃帝問於岐伯曰：夫百病之始生也，皆於風雨寒暑，清濕喜怒，喜怒不節則傷髒，風雨則傷上，清濕則傷下。三部之氣所傷異類，願聞其會，岐伯曰：三部之 氣各不同或起於陰或起於陽請言其方，喜怒不節則傷髒，髒傷則病起於陰也，清濕襲虛，則病起於下，風雨襲虛，則病起於上，是謂三部，至於其淫泆，不可勝數。/黄帝问于岐伯曰：夫百病之始生也，皆于风雨寒暑，清湿喜怒，喜怒不节则伤脏，风雨则伤上，清湿则伤下。三部之气所伤异类，愿闻其会，岐伯曰：三部之 气各不同或起于阴或起于阳请言其方，喜怒不节则伤脏，脏伤则病起于阴也，清湿袭虚，则病起于下，风雨袭虚，则病起于上，是谓三部，至于其淫泆，不可胜数。

huáng dì yuē: yú gùbù néng shù, gù wèn xiān-

shī yuàn zú wén qí dào, Qíbó yuē: fēngyǔ hánrè bude xū, xié bù néng dú shāngrén. cùrán féng jífēng bàoyǔ ér bù bìngzhě, gài wú xū, gù xié bù néng dú shāngrén. cǐ bì yīn xūxié zhī fēng, yǔqí shēnxíng, liǎng xū xiāngdé, nǎi kè qí xíng. liǎng shíxiàng féng, zhòngrén ròu jiān, qízhōng yú xūxié yě yīn yú tiān shí, yǔqí shēnxíng, cān yǐ xūshí, dàbìng nǎi chéng, qì yǒu dìng shè, yīn chù wéi míng, shàng-xià Zhōng-wài, fēnwéi sān yuán. 黃 帝曰：餘固不能數，故問先師願卒聞其道，岐伯曰：風雨寒熱不得虛，邪不能獨傷人。卒然逢疾風暴雨而不病者，蓋無虛，
故邪不能獨傷人。此必因虛邪之風，與其身形，兩虛相得，乃客其形。兩實相逢，眾人肉堅，其中於虛邪也因於天時，與其身形，参以虛實，大病乃成，氣有定舍，因處為名，上下中外，分為三員。/黄 帝曰：余固不能数，故问先师愿卒闻其道，岐伯曰：风雨寒热不得虚，邪不能独伤人。卒然逢疾风暴雨而不病者，盖无虚，故邪不能独伤人。此必因虚邪之风，与其 身形，两虚相得，乃客其形。两实相逢，众人肉坚，其中于虚邪也因于天时，与其身形，参以虚实，大病乃成，气有定舍，因处为名，上下中外，分为三员。
shì gù xūxié zhīzhōng rén yě, shǐ yú pífū, pífū huǎn zé còulǐ kāi, kāi zé xié cóng máofà rù, rù zé dǐ shēn, shēn zé máofà lì, máofà lì zé xī rán, gù pífū tòng. liú ér bù qù, zé zhuànshè yú luòmài, zài luò zhī shí, tòng yú jī ròu, gù tòng zhī shí xī, dàjīng dài qù, liú ér bù qù, zhuànshè yú jīng, zài jīng zhī shí, sǎ xī xǐ jīng. liú ér bù qù, zhuànshè yú shù, zài shù zhī shí, Liùjīng bùtōng sìzhī, zé zhī jié tòng, yāo jǐ nǎi qiáng, liú ér bù qù, zhuànshè yú fú chōng zhī mài, zài fú chōng zhī shí tǐzhòng shēn tòng, liú ér bù qù, zhuànshè yú chángwèi, zài cháng shèn zhī shí, bì xiǎng fùzhàng, duō hán zé chángmíng sūn xiè, shí bù huà, duō rè zé táng chū mí. liú ér bù qù, zhuànshè yú chángwèi zhīwài, mù yuán zhījiān, liúzhe yú mài, jīliú ér bù qù, xī ér chéng jī, huò zhù sūnmài, huò zhù luòmài, huò zhù jīngmài, huò zhù shù mài, huò zhù yú fú chōng zhī mài, huò zhù yú lǚ jīn, huò zhù yú chángwèi zhī mù yuán, shàng lián yú huǎn jīn, xiéqì yín yì, bùkě shèng lùn. 是 故虛邪之中人也，始於皮膚，皮膚緩則腠理開，開則邪從毛髮入，入則抵深，深則毛髮立，毛髮立則淅然，故皮膚痛。留而不去，則傳舍於絡脈，在絡之時，痛於肌 肉，故痛之時息，大經代去，留而不去，傳舍於經，在經之時，灑淅喜驚。留而不去，傳舍於俞，在俞之時，六經不通四肢，則肢節痛，腰脊乃強，留而不去，傳舍 於伏沖之脈，在伏沖之時體重身痛，留而不去，傳舍於腸胃，在腸腎之時，賁響腹脹，多寒則腸鳴飧泄，食不化，多熱則溏出糜。留而不去，傳舍於腸胃之外，募原 之間，留著於脈，稽留而不去，息而成積，或著孫脈，或著絡脈，或著經脈，或著俞脈，或著於伏沖之脈，或著於膂筋，或著於腸胃之募原，上連於緩筋，邪氣淫 泆，不可勝論。/是 故虚邪之中人也，始于皮肤，皮肤缓则腠理开，开则邪从毛发入，入则抵深，深则毛发立，毛发立则淅然，故皮肤痛。留而不去，则传舍于络脉，在络之时，痛于肌 肉，故痛之时息，大经代去，留而不去，传舍于经，在经之时，洒淅喜惊。留而不去，传舍于腧，在腧之时，六经不通四肢，则肢节痛，腰脊乃强，留而不去，传舍 于伏冲之脉，在伏冲之时体重身痛，留而不去，传舍于肠胃，在肠肾之时，贲响腹胀，多寒则肠鸣飧泄，食不化，多热则溏出糜。留而不去，传舍于肠胃之外，募原 之间，留着于脉，稽留而不去，息而成积，或着孙脉，或着络脉，或着经脉，或着腧脉，或着于伏冲之脉，或着于膂筋，或着于肠胃之募原，上连于缓筋，邪气淫 泆，不可胜论。
Huángdì yuē: yuàn jìn wén qí suǒyóu rán. Qíbó yuē: qí zhù sūnluò zhī mài ér chéng jī zhě, qí jī wǎnglái shàng-xià, bì xiǎo sūnluò zhī jū yě, fú ér huǎn, bù néng jù jī ér zhǐ zhī, gù wǎnglái yí xíng chángwèi zhījiān, shuǐ còu shèn zhù guàn, zhuózhuó yǒu yīn, yǒu hán zé（yuè zhēn）（yuè zhēn）mǎn léi yǐn, gù shí qiē tòng, qí zhù yú yángmíng zhī jīng zé jiā qí ér jū, bǎo shí zé yì dà, jī zé yì xiǎo. qí zhù yú huǎn jīn yě, sì yángmíng zhī jī, bǎo shí zé tòng, jī zé ān. qí zhù yú chángwèi zhī mù yuán yě, tòng érwài lián yú huǎn jīn, bǎo shí zé ān, jī zé tòng. qí zhù yú fú chōng zhī mài zhě, chuǎi zhī yìngshǒu ér dòng, fā shǒu zé rèqì xià yú liǎng gǔ, rú tāng wò zhī zhuàng. qí zhù yú lǚ jīn, zài cháng hòuzhě jī zé jī jiàn, bǎo zé jī bùjiàn, àn zhī bude. qí zhù yú shū zhī mài zhě, bìsè bùtōng, jīnyè bùxià, kǒngqiào gān yōng, cǐ xiéqì zhī cóng wài rùnèi, cóng shàng-xià yě. 黃帝曰：願盡聞其所由然。岐伯曰：其著孫絡之脈而成積者，其積往來上下，臂小孫絡之居也，浮而緩，不能句積而止之，故往來移行腸胃之間，水湊滲注灌，濯濯有音，有寒則（月真）（月真）滿雷引，故時切痛，其著於陽明之經則挾臍而居，飽食則益大，飢則益小。其著於緩筋也，似陽明之 積，飽食則痛，飢則安。其著於腸胃之募原也，痛而外連於緩筋，飽食則安，飢則痛。其著於伏沖之脈者，揣之應手而動，發手則熱氣下於兩股，如湯沃之狀。其著 於膂筋，在腸後者飢則積見，飽則積不見，按之不得。其

著於輸之脈者，閉塞不通，津液不下，孔竅干壅，此邪氣之從外入內，從上下也。/黄帝曰：愿尽闻其所由然。岐伯曰：其着孙络之脉而成积者，其积往来上下，臂小孙络之居也，浮而缓，不能句积而止之，故往来移行肠胃之间，水凑渗注灌，濯濯有音，有寒则（月真）（月真）满雷引，故时切痛，其着于阳明之经则挟脐而居，饱食则益大，饥则益小。其着于缓筋也，似阳明之 积，饱食则痛，饥则安。其着于肠胃之募原也，痛而外连于缓筋，饱食则安，饥则痛。其着于伏冲之脉者，揣之应手而动，发手则热气下于两股，如汤沃之状。其着 于膂筋，在肠后者饥则积见，饱则积不见，按之不得。其着于输之脉者，闭塞不通，津液不下，孔窍干壅，此邪气之从外入内，从上下也。

huáng dì yuē: jī zhī shǐ shēng, zhì qí yǐ chéng, nàihé? Qíbó yuē: jī zhī shǐ shēng, dé hán nǎi shēng, jué nǎi chéng jī yě, Huángdì yuē: qí chéng jī nàihé? Qíbó yuē: jué qìshēng zú mán, mán shēng jìng hán, jìng hán zé xuèmài níng sè, xuèmài níng sè zé hánqì shàng rù yú chángwèi, rù yú chángwèi zé（yuè zhēn）zhàng,（yuè zhēn）zhàng zé cháng wài zhī zhī mò pò jù bude sàn, rì yǐ chéng jī. cùrán duō shí yǐn, zé cháng mǎn, qǐjū bù jié, yònglìguò dù, zé luòmài shāng, yáng luò shāng zé xuè wàiyì, xuè wàiyì zé nǜxuè, yīn luò shāng zé xuè nèi yì, xuè nèi yì zé hòu xuè. chángwèi zhī luò shāng zé xuè yì yú cháng wài, cháng wài yǒu hán, zhī mò yǔ xuè xiāng bó, zé bìnghé níngjù bude sàn, ér jī chéng yǐ. cùrán Zhōng-wài yú hán, ruò nèishāng yú yōu nù, zé qìshàng nì, qìshàng nì zé liù shù bùtōng, wēn qì bùxíng, níng xuè yùn lǐ ér bù sàn, jīnyè sè shèn, zhù ér bù qù, ér jī jiē chéng yǐ. 黄帝曰：積之始生，至其已成，奈何？岐伯曰：積之始生，得寒乃生，厥乃成積也，黄帝曰：其成積奈何？岐伯曰：厥氣生足悗，悗生脛寒，脛寒則血脈凝澀，血脈凝 澀則寒氣上入於腸胃，入於腸胃則（月真）脹，（月真）脹則腸外之汁沫迫聚不得散，日以成積。卒然多食飲，則腸滿，起居不節，用力過度，則絡脈傷，陽絡傷則 血外溢，血外溢則衄血，陰絡傷則血內溢，血內溢則後血。腸胃之絡傷則血溢於腸外，腸外有寒，汁沫與血相搏，則併合凝聚不得散，而積成矣。卒然中外於寒，若 內傷於憂怒，則氣上逆，氣上逆則六俞不通，溫氣不行，凝血蘊裡而不散，津液澀滲，著而不去，而積皆成矣。/黄 帝曰：积之始生，至其已成，奈何？岐伯曰：积之始生，得寒乃生，厥乃成积也，黄帝曰：其成积奈何？岐伯曰：厥气生足悗，悗生胫寒，胫寒则血脉凝涩，血脉凝 涩则寒气上入于肠胃，入于肠胃则（月真）胀，（月真）胀则肠外之汁沫迫聚不得散，日以成积。卒然多食饮，则肠满，起居不节，用力过度，则络脉伤，阳络伤则 血外溢，血外溢则衄血，阴络伤则血内溢，血内溢则后血。肠胃之络伤则血溢于肠外，肠外有寒，汁沫与血相搏，则并合凝聚不得散，而积成矣。卒然中外于寒，若 内伤于忧怒，则气上逆，气上逆则六腧不通，温气不行，凝血蕴里而不散，津液涩渗，着而不去，而积皆成矣。

Huángdì yuē: qí shēng yú yīn zhě, nàihé? Qíbó yuē: yōusī shāngxīn, zhòng hán shāng fèi, fènnù shāng gān, zuì yǐ rùfáng, hàn chū dāng fēng shāng pí, yònglìguò dù, ruò rùfáng hàn chū luò, zé shāng shèn, cǐ nèiwài sān bù zhī suǒ shēngbìng zhě yě. 黄帝曰：其生於陰者，奈何？岐伯曰：憂思傷心，重寒傷肺，忿怒傷肝，醉以入房，汗出當風傷脾，用力過度，若入房汗出洛，則傷腎，此內外三部之所生病者也。/黄帝曰：其生于阴者，奈何？岐伯曰：忧思伤心，重寒伤肺，忿怒伤肝，醉以入房，汗出当风伤脾，用力过度，若入房汗出洛，则伤肾，此内外三部之所生病者也。

Huángdì yuē: shànzhì zhī nàihé? Qíbó dá yuē: chá qí suǒ tòng, yǐ zhī qí yìng, yǒuyú bùzú, dāng bǔ zé bǔ, dāng xiè zé xiè, wú nìtiān shí, shì wèi zhì zhì. 黄帝曰：善治之奈何？岐伯答曰：察其所痛，以知其應，有餘不足，當補則補，當瀉則瀉，毋逆天時，是謂至治。/黄帝曰：善治之奈何？岐伯答曰：察其所痛，以知其应，有余不足，当补则补，当泻则泻，毋逆天时，是谓至治。

xíngzhēn dì - liùshíqī 行針第六十七/行针第六十七

Huángdì wèn yú Qíbó yuē: yú wén jiǔ zhēn yú fūzǐ, ér xíng zhī yú bǎixìng, bǎixìng zhī xuèqì, gè bùtóng xíng, huò shén dòng ér qì xiān zhēn xíng; huò qì yǔ zhēn xiāngféng; huò zhēn yǐ chū, qì dúxíng; huò shù cì nǎi zhī; huò fàzhēn ér qìnì; huò shù cì bìng yì jù. fán cǐ liù zhě, gè bùtóng xíng, yuàn wén qí fāng. 黄帝問於岐伯曰：餘聞九針於夫子，而行之於百姓，百姓之血氣，各不同形，或神動而氣先針行；或氣與針相逢；或針已出，氣獨行；或數刺乃知；或發針而氣逆；或數刺病益劇。凡此六者，各不同形，願聞其方。/黄帝问于岐伯曰：余闻九针于夫子，而行之于百姓，百姓之血气，各不同形，或神动而气先针行；或气与针相逢；或针已出，气独行；或数刺乃知；或发针而气逆；或数刺病益剧。凡此六者，各不同形，愿闻其方。

Qíbó yuē: chóngyáng zhī rén, qí shén yì dòng, qí qì yì wǎng yě. Huángdì yuē: hé wèi chóngyáng zhī rén? Qíbó yuē: chóngyáng zhī rén, hè hè gāogāo, yányǔ shàn jí, jǔ zú shàn gāo, xīnfèi zhī zàng qì yǒuyú, yángqì huá shèng ér yáng, gù shén dòng ér qì xiānxíng. 岐伯曰：重陽之人，其神易動，其氣易往也。黄帝曰：何謂重陽之人？岐伯曰：重陽之人，熇熇高高，言語善疾，舉足善高，心肺之髒氣有餘，陽氣滑盛而揚，故神動而氣先行。/岐伯曰：重阳之人，其神易动，其气易往也。黄帝曰：何谓重阳之人？岐伯曰：重阳之人，熇熇高高，言语善疾，举足善高，心肺之脏气有余，阳气滑盛而扬，故神动而气先行。

Huángdì yuē: chóngyáng zhī rén ér shén bù xiānxíngzhě, héyě? Qíbó yuē: cǐ rén pō yǒu yīn zhě yě. Huángdì yuē: héyǐ zhī qí pō yǒu yīn zhě yě. Qíbó yuē: duō yáng zhě, duō xǐ; duō yīn zhě, duō nù, shù nù zhě, yì jiě, gù yuē pō yǒu yīn. qí yīn-yáng zhī líhé nán, gù qí shén bù néng xiānxíng yě. 黄帝曰：重陽之人而神不先行者，何也？岐伯曰：此人頗有陰者也。黄帝曰：何以知其頗有陰者也。岐伯曰：多陽者，多喜；多陰者，多怒，數怒者，易解，故曰頗有陰。其陰陽之離合難，故其神不能先行也。/黄帝曰：重阳之人而神不先行者，何也？岐伯曰：此人颇有阴者也。黄帝曰：何以知其颇有阴者也。岐伯曰：多阳者，多喜；多阴者，多怒，数怒者，易解，故曰颇有阴。其阴阳之离合难，故其神不能先行也。

Huángdì yuē: qí qì yǔ zhēn xiāngféng, nàihé? Qíbó yuē: yīn-yáng hétiáo, ér xuèqì nào zé huá-li, gù zhēn rù ér qì chū, jí ér xiāngféng yě. 黄帝曰：其氣與針相逢，奈何？岐伯曰：陰陽和調，而血氣淖澤滑利，故針入而氣出，疾而相逢也。/黄帝曰：其气与针相逢，奈何？岐伯曰：阴阳和调，而血气淖泽滑利，故针入而气出，疾而相逢也。

Huángdì yuē: zhēn yǐ chū ér qì dúxíng zhě, hé qìshǐ rán? Qíbó yuē. qí yīnqì duō ér yángqì shǎo, yīnqì chén ér yángqì fú zhě nèicáng, gù zhēn yǐ chū, qì nǎi suí qíhòu, gù dúxíng yě. 黄帝曰：針已出而氣獨行者，何氣使然？岐伯曰：其陰氣多而陽氣少，陰氣沉而陽氣浮者內藏，故針已出，氣乃隨其後，故獨行也。/黄帝曰：针已出而气独行者，何气使然？岐伯曰：其阴气多而阳气少，阴气沉而阳气浮者内藏，故针已出，气乃随其后，故独行也。

Huángdì yuē: shù cì nǎi zhī, hé qìshǐ rán? Qíbó yuē: cǐ rén zhī duō yīn ér shàoyáng, qí qì chén ér qì wǎng nán, gù shù cì nǎi zhī yě. 黄帝曰：數刺乃知，何氣使然？岐伯曰：此人之多陰而少陽，其氣沉而氣往難，故數刺乃知也。/黄帝曰：数刺乃知，何气使然？岐伯曰：此人之多阴而少阳，其气沉而气往难，故数刺乃知也。

Huángdì yuē: zhēn rù ér qìnì zhě, hé qìshǐ rán? Qíbó yuē: qí qìnì yǔqí shù cì bìng yìshèn zhě, fēi yīn-yáng zhī qì, fú-chén zhī shì yě. cǐ jiē cū zhī suǒ bài, gōng zhī suǒ shī, qí xíngqì wúguò yān. 黄帝曰：針入而氣逆者，何氣使然？岐伯曰：其氣逆與其數刺病益甚者，非陰陽之氣，浮沉之勢也。此皆麤之所敗，工之所失，其形氣無過焉。/黄帝曰：针入而气逆者，何气使然？岐伯曰：其气逆与其数刺病益甚者，非阴阳之气，浮沉之势也。此皆粗之所败，工之所失，其形气无过焉。

shàng gé dì - liùshíbā 上膈第六十八/上膈第六十八

Huángdì yuē: qì wéi shàng gé zhě, shí yǐn rù ér hái chū, yú yǐzhī zhī yǐ. chóng wéi xià gé. xià gé zhě, shí cuì shí nǎi chū, yú wèi dé qí yì, yuàn zú wén zhī. Qíbó yuē: xǐ-nù bùshì, shí yǐn bù jié, hán wēn bùshí, zé hán zhī liú yú cháng zhōng. liú yú cháng zhōng zé chóng hán, chóng hán zé jījù, shǒu yú xià guǎn, zé chángwèi chōng guō, wèiqì bù yíng, xiéqì jū zhī. rén shí zé chóng shàng shí, chóng shàng shí zé xià guǎn xū, xià guǎn xū zé xiéqì shèng zhī, jījù yǐ liú, liú zé yōng chéng, yōng chéng zé xià guǎ-nyuē. qí yōng zài guǎnnèi zhě, jí ér tòng shēn, qí yōng zàiwài zhě, zé yōng wài ér tòng fú, yōng shàngpí rè. 黄帝曰：氣為上膈者，食飲入而還出，餘已知之矣。蟲為下膈。下膈者，食焠時乃出，餘未得其意，願卒聞之。岐伯曰：喜怒不適，食飲不節，寒溫不時，則 寒汁流於腸中。流於腸中則蟲寒，蟲寒則積聚，守於下管，則腸胃充郭，衛氣不營，邪氣居之。人食則蟲上食，蟲上食則下管虛，下管虛則邪氣勝之，積聚以留，留 則癰成，癰成則下管約。其癰在管內者，即而痛深，其癰在外者，則癰外而痛浮，癰上皮熱。/黄帝曰：气为上膈者，食饮入而还出，余已知之矣。虫为下膈。下膈者，食淬时乃出，余未得其意，愿卒闻之。岐伯曰：喜怒不适，食饮不节，寒温不时，则 寒汁流于肠中。流于肠中则虫寒，虫寒则积聚，守于下管，则肠胃充郭，卫气不营，邪气居之。人食则虫上食，虫上食则下管虚，下管虚则邪气胜之，积聚以留，留则痈成，痈成则下管约。其痈在管内者，即而痛深，其痈在外者，则痈外而痛浮，痈上皮热。

Huángdì yuē: cì zhī nàihé? Qíbó yuē: wēi àn qí yōng, shì qì suǒ xíng, xiān qiǎn cì qí bàng, shāo nèi yì shēn, zhú ér cì zhī, wú guò sān háng, chá qí chénfú, yǐwéi shēnqiǎn. yǐ cì bì yùn, lìng rè rù zhōng, Rìshǐ rè nèi, xiéqì yì shuāi, dà yōng nǎi kuì. wǔ yǐ cān jìn, yǐ chú qínèi, tián dàn wúwéi, nǎi néngxíng qì, hòu yǐ xián kǔ, huà gǔ nǎi xià yǐ. 黃帝曰：刺之奈何？岐伯曰：微按其癰，視氣所行，先淺刺其傍，稍內益深，逐而刺之，毋過三行，察其沉浮，以為深淺。已刺必熨，令熱入中，日使熱內，邪氣益衰，大癰乃潰。伍以參禁，以除其內，恬憺無為，乃能行氣，後以咸苦，化谷乃下矣。/黄帝曰：刺之奈何？岐伯曰：微按其痈，视气所行，先浅刺其傍，稍内益深，逐而刺之，毋过三行，察其沉浮，以为深浅。已刺必熨，令热入中，日使热内，邪气益衰，大痈乃溃。伍以参禁，以除其内，恬憺无为，乃能行气，后以咸苦，化谷乃下矣。

yōu huì wúyán dì - liùshíjiǔ 憂恚無言第六十九/忧恚无言第六十九

Huángdì wèn yú shǎo shī yuē: rén zhī cùrán yōu huì, ér yán wú yīn zhě, hé dào zhī sāi? hé qì chūxíng? shǐ yīn bù zhāng? yuàn wén qí fāng. shǎo shī dá yuē: yānhóu zhě, shuǐ gǔ zhī dào yě. hóulóng zhě, qì zhī suǒyǐ shàng-xià zhě yě. huìyàn zhě, shēngyīn zhī hù yě. kǒuchún zhě, shēngyīn zhī shàn yě. shé zhě, shēngyīn zhī jī yě. xuányōngchuí zhě, shēngyīn zhī guān zhě. háng sǎng zhě, fēn qì zhī suǒ xiè yě. héng gǔ zhě, shénqì suǒ shǐ zhǔ fā shé zhě yě. gùrén zhī bí dòng tì chū bù shōu zhě, háng sǎng bù kāi, fēn qì shī yě. shìgù yàn xiǎo ér jí báo, zé fāqì jí, qí kāi hé lì, qí chūqì yì, qí yàn dà ér hòu, zé kāi hé nán, qí qì chū chí, gù chóngyán yě. rén cùrán wú yīn zhě, hánqì kè yú yàn, zé yàn bù néng fā, fā bù néng xià, zhì qí kāi hé bùzhì, gù wú yīn. 黃帝問於少師曰：人之卒然憂恚，而言無音者，何道之塞？何氣出行？使音不彰？願聞其方。少師答曰：咽喉者，水谷之道也。喉嚨者，氣之所以上下者也。 會厭者，聲音之戶也。口唇者，聲音之扇也。舌者，聲音之機也。懸壅垂者，聲音之關者。頏顙者，分氣之所泄也。橫骨者，神氣所使主發舌者也。故人之鼻洞涕出不收者，頏顙不開，分氣失也。是故厭小而疾薄，則發氣疾，其開闔利，其出氣易，其厭大而厚，則開闔難，其氣出遲，故重言也。人卒然無音者，寒氣客於厭，則 厭不能發，發不能下，至其開闔不致，故無音。/黄帝问于少师曰：人之卒然忧恚，而言无音者，何道之塞？何气出行？使音不彰？愿闻其方。少师答曰：咽喉者，水谷之道也。喉咙者，气之所以上下者也。会厌者，声音之户也。口唇者，声音之扇也。舌者，声音之机也。悬壅垂者，声音之关者。颃颡者，分气之所泄也。横骨者，神气所使主发舌者也。故人之鼻洞涕出 不收者，颃颡不开，分气失也。是故厌小而疾薄，则发气疾，其开阖利，其出气易，其厌大而厚，则开阖难，其气出迟，故重言也。人卒然无音者，寒气客于厌，则厌不能发，发不能下，至其开阖不致，故无音。

Huángdì yuē: cì zhī nàihé? Qíbó yuē: zú zhī shàoyīn, shàng xìyú shé, luò yú héng gǔ, zhōngyú huìyàn. liǎng xiè qí xuèmài, zhuó qì nǎi bì. huìyàn zhī mài, shàng luò rènmài, qǔ zhī tiān tū, qí yàn nǎi fā yě. 黃帝曰：刺之奈何？岐伯曰：足之少陰，上繫於舌，絡於橫骨，終於會厭。兩瀉其血脈，濁氣乃避。會厭之脈，上絡任脈，取之天突，其厭乃發也。/黄帝曰：刺之奈何？岐伯曰：足之少阴，上系于舌，络于横骨，终于会厌。两泻其血脉，浊气乃避。会厌之脉，上络任脉，取之天突，其厌乃发也。

hánrè dì-qīshí 寒熱第七十/寒热第七十

Huángdì wèn yú Qíbó yuē: hánrè luǒ? zàiyú jǐng yè zhě, jiē hé qìshǐ shēng? Qíbó yuē: cǐ jiē shǔ? hánrè zhī dúqì yě, liú yú mài ér bù qù zhě yě. 黃帝問於岐伯曰：寒熱瘰?在於頸腋者，皆何氣使生？岐伯曰：此皆鼠?寒熱之毒氣也，留於脈而不去者也。/黄帝问于岐伯曰：寒热瘰?在于颈腋者，皆何气使生？岐伯曰：此皆鼠?寒热之毒气也，留于脉而不去者也。

Huángdì yuē: qù zhī nàihé? Qíbó yuē: shǔ? zhī běn, jiē zàiyú zàng, qí mē shàng chūyú jǐng yè zhījiān, qí fúyú mài zhōng, ér wèi nèizhāo yú jīròu, érwài wéi nóngxuè zhě, yì qù yě. 黃帝曰：去之奈何？岐伯曰：鼠?之本，皆在於髒，其末上出於頸腋之間，其浮於脈中，而未內著於肌肉，而外為膿血者，易去也。/黄帝曰：去之奈何？岐伯曰：鼠?之本，皆在于脏，其末上出于颈腋之间，其浮于脉中，而未内着于肌肉，而外为脓血者，易去也。

Huángdì yuē: qù zhī nàihé? Qíbó yuē: qǐng cóng qí běn yǐn qí mē, kě shǐ shuāi qù, ér jué qí hánrè. shěn àn qí dào yǐ yú zhī, xú wǎng xú lái yǐqù zhī, qí xiǎo rú mài zhě, yī cì zhī, sāncì éryǐ. 黃帝曰：去之奈何？岐伯曰：請從其本引其末，可使衰去，而絕其寒熱。審按其道以予之，徐往徐來以去之，其小如麥者，一刺知，三刺而已。/黄帝曰：去之奈何？岐伯曰：请从其本引其末，可使衰去，而绝其寒热。审按其道以予之，徐往徐来以去之，其小如麦者，一刺知，三刺而已。

Huángdì yuē: jué qí shēngsǐ nàihé? Qíbó yuē:

fǎn qí mùshì zhī, qízhōng yǒu chì mài, shàng-xià guàn tóngzǐ, jiàn yīmài, yī suì sǐ; jiàn yīmài bàn, yī suì bànsǐ; jiàn èr mài, èr suì sǐ; jiàn èr mài bàn, èr suì bànsǐ; jiàn sān mài, sān suì ér sǐ. jiàn chì mài bùxià guàn tóngzǐ, kězhì yě. 黃帝曰：決其生死奈何？岐伯曰：反其目視之，其中有赤脈，上下貫瞳子，見一脈，一歲死；見一脈半，一歲半死；見二脈，二歲死；見二脈半，二歲半死；見三脈，三歲而死。見赤脈不下貫瞳子，可治也。/黄帝曰：决其生死奈何？岐伯曰：反其目视之，其中有赤脉，上下贯瞳子，见一脉，一岁死；见一脉半，一岁半死；见二脉，二岁死；见二脉半，二岁半死；见三脉，三岁而死。见赤脉不下贯瞳子，可治也。

xié kè dì - qīshíyī 邪客第七十一/邪客第七十一

Huángdì wèn yú bó gāo yuē: fū xiéqì zhī kèren yě, huò lìngrén mù bù míng bù wò chū zhě, hé qìshǐ rán? bó gāo yuē: wǔgǔ rù yú wèi yě, qí zāopò jīnyè zōng qì, fēnwéi sān suì. gù zōng qìjī yú xiōngzhōng, chūyú hóulóng, yǐ guàn xīn mài, ér xíng hūxī yān. yíngqì zhě, mì qí jīnyè, zhù zhī yú mài, huà yǐwéi xuè, yǐ róng sì mē, nèi zhù wǔzàngliùfǔ, yǐyìng kè shù yān. jiéqi zhě, chū qí hàn qì zhī piāo jí, ér xiānxíng yú sì mē fēn ròupí fū zhījiān, ér bù xiū zhě yě. zhòurì xíng yú yáng, yèxíng yú yīn, cháng cóng zú shàoyīn zhī fēn jiān, xíng wǔzàngliùfǔ, jīn jué qì kè yú wǔ zàng liùfǔ, zé wèiqì dú wèi qíwài, xíng yú yáng, bude rù yú yīn. xíng yú yáng zé yángqì shèng, yángqì shèng zé yáng qiáo xiàn, bude rù yú yīn, yīnxū, gù mù bù míng. 黃帝問於伯高曰：夫邪氣之客人也，或令人目不瞑不臥出者，何氣使然？伯高曰：五穀入於胃也，其糟粕津液宗氣，分為三隧。故宗氣積於胸中，出於喉嚨，以貫心脈，而行呼吸焉。營氣者，泌其津液，注之於脈，化以為血，以榮四末，內註五臟六腑，以應刻數焉。節氣者，出其悍氣之慓疾，而先行於四末分肉皮膚之間，而不休者也。晝日行於陽，夜行於陰，常從足少陰之分間，行五臟六腑，今厥氣客於五臟六腑，則衛氣獨衛其外，行於陽，不得入於陰。行於陽則陽氣盛，陽氣盛則陽橋陷，不得入於陰，陰虛，故目不瞑。/黄帝问于伯高曰：夫邪气之客人也，或令人目不瞑不卧出者，何气使然？伯高曰：五谷入于胃也，其糟粕津液宗气，分为三隧。故宗气积于胸中，出于喉咙，以贯心脉，而行呼吸焉。营气者，泌其津液，注之于脉，化以为血，以荣四末，内注五脏六腑，以应刻数焉。节气者，出其悍气之慓疾，而先行于四末分肉皮肤之间，而不休者也。昼日行于阳，夜行于阴，常从足少阴之分间，行五脏六腑，今厥气客于五脏六腑，则卫气独卫其外，行于阳，不得入于阴。行于阳则阳气盛，阳气盛则阳桥陷，不得入于阴，阴虚，故目不瞑。

huáng dì yuē: shàn. zhì zhī nàihé? bó gāo yuē: bǔ qí bùzú, xiè qí yǒuyú, tiáo qí xūshí, yǐ tōng qí dào, ér qù qí xié. yǐn yǐ bànxià tāng yī jì, yīn-yáng yǐ tōng, qí wò lì zhì. Huángdì yuē: shàn. cǐ suǒwèi jué dú yōngsè, jīng luò Dà-tōng, yīn-yáng hé dé zhě yě. yuàn wén qí fāng. bó gāo yuē: qí tāng fāng yǐ liúshuǐ qiānlǐ yǐwài zhě bā shēng, yáng zhī wàn biàn, qǔ qí qīng wǔ shēng, zhǔ zhī, chuī yǐ wěi xīnhuǒ, fèi zhì shúmǐ yīshēng, zhì bànxià wǔ hé, xú chuī, lìng jié wéi yīshēng bàn, qù qí zǐ, yǐn zhī yī xiǎo bēi, rì sān shāo yì, yǐ zhī wéi dù, gù qí bìng xīn fā zhě, fù bēi zé wò, hàn chūzé yǐyǐ. jiǔ zhě, sān yǐn éryǐ yě. 黃帝曰：善。治之奈何？伯高曰：補其不足，瀉其有餘，調其虛實，以通其道，而去其邪。飲以半夏湯一劑，陰陽已通，其臥立至。黃帝曰：善。此所謂決瀆壅塞，經絡大通，陰陽和得者也。願聞其方。伯高曰：其湯方以流水千里以外者八升，揚之萬遍，取其清五升，煮之，炊以葦薪火，沸置秫米一升，治半夏五合，徐炊，令竭為一升半，去其滓，飲汁一小杯，日三稍益，以知為度，故其病新發者，復杯則臥，汗出則已矣。久者，三飲而已也。/黄帝曰：善。治之奈何？伯高曰：补其不足，泻其有余，调其虚实，以通其道，而去其邪。饮以半夏汤一剂，阴阳已通，其卧立至。黄帝曰：善。此所谓决渎壅塞，经络大通，阴阳和得者也。愿闻其方。伯高曰：其汤方以流水千里以外者八升，扬之万遍，取其清五升，煮之，炊以苇薪火，沸置秫米一升，治半夏五合，徐炊，令竭为一升半，去其滓，饮汁一小杯，日三稍益，以知为度，故其病新发者，复杯则卧，汗出则已矣。久者，三饮而已也。

Huángdì wèn yú bó gāo yuē: yuàn wénrén zhī zhī jié yǐyìng tiāndì nàihé? bó gāo dá yuē: tiā-nyuándìfāng, réntóu yuán zú fāng yǐyìng zhī. tiān yǒurì yuè, rén yǒu liǎng mù; dì yǒu Jiǔz-hōu, rén yǒu Jiǔqiào; tiān yǒu fēngyǔ, rén yǒuxǐ nù; tiān yǒu léidiàn, rén yǒushēng yīn; tiān yǒu sìshí, rén yǒu sìzhī; tiān yǒu wǔyīn, rén yǒu wǔzàng; tiān yǒu Liùlǜ, rén yǒu liùfǔ; tiān yǒu dōng xià, rén yǒu hánrè; tiān yǒu shí yuē, rén yǒushǒu shí zhǐ; chén yǒu shí'èr, rén yǒu zú shí zhǐ, jīng chuí yǐyìng zhī, nǚzǐ bùzú èr jié, yǐ bào rénxíng; tiān yǒu yīn-yáng, rén yǒu fūqī; suì yǒu sānbǎi liùshíwǔ rì, rén yǒu sān bǎi liùshíwǔ jié; dì yǒu gāoshān, rén yǒu jiān xī; dì yǒu shēngǔ, rén yǒu yè guó; dì yǒu

Shí'èrjīng shuǐ, rén yǒu Shí'èrjīng mài; dì yǒu quánmài, rén yǒu wèiqì; dì yǒu cǎo míng, rén yǒu háomáo; tiān yǒu zhòuyè, rén yǒu wò qǐ; tiān yǒu liè xīng, rén yǒu yáchǐ; dì yǒu xiǎoshān, rén yǒu xiǎojié; dì yǒu shān shí, rén yǒu gāo gǔ; dì yǒu línmù, rén yǒu mù jīn; dì yǒu jù yì, rén yǒu guó ròu; suì yǒu Shí'èryuè, rén yǒu shí'èr jié; dì yǒu sìshí bù shēng cǎo, rén yǒuwú zǐ. cǐ rén yǔ tiāndì xiāngyìng zhě yě. 黃帝問於伯高曰：願聞人之肢節以應天地奈何？伯高答曰：天圓地方，人頭圓足方以應之。天有日月，人有兩目；地有九州，人有九竅；天有風雨，人有喜怒；天有雷電，人有聲音；天有四時，人有四肢；天有五音，人有五臟；天有六律，人有六腑；天有冬夏，人有寒熱；天有十曰，人有手十指；辰有十二，人有足十指，莖垂以應之，女子不足二節，以抱人形；天有陰陽，人有夫妻；歲有三百六十五日，人有三 百六十五節；地有高山，人有肩膝；地有深谷，人有腋膕；地有十二經水，人有十二經脈；地有泉脈，人有衛氣；地有草蓂，人有毫毛；天有晝夜，人有臥起；天有 列星，人有牙齒；地有小山，人有小節；地有山石，人有高骨；地有林木，人有募筋；地有聚邑，人有膕肉；歲有十二月，人有十二節；地有四時不生草，人有無 子。此人與天地相應者也。/黄帝问于伯高曰：愿闻人之肢节以应天地奈何？伯高答曰：天圆地方，人头圆足方以应之。天有日月，人有两目；地有九州，人有九窍；天有风雨，人有喜怒；天有雷电，人有声音；天有四时，人有四肢；天有五音，人有五脏；天有六律，人有六腑；天有冬夏，人有寒热；天有十曰，人有手十指；辰有十二，人有足十指，茎垂以应之，女子不足二节，以抱人形；天有阴阳，人有夫妻；岁有三百六十五日，人有三 百六十五节；地有高山，人有肩膝；地有深谷，人有腋腘；地有十二经水，人有十二经脉；地有泉脉，人有卫气；地有草蓂，人有毫毛；天有昼夜，人有卧起；天有 列星，人有牙齿；地有小山，人有小节；地有山石，人有高骨；地有林木，人有募筋；地有聚邑，人有腘肉；岁有十二月，人有十二节；地有四时不生草，人有无 子。此人与天地相应者也。

Huángdì wèn yú Qíbó yuē: yú yuàn wén chí zhēn zhī shù, nèi zhēn zhī lǐ, zòng shè zhī yì, gǎnpí kāi còulǐ, nàihé? mài zhī qūzhé, chūrù zhī chù, yān zhì ér chū, yān zhì ér zhǐ, yān zhì ér xú, yān zhì ér jí, yān zhì ér rù, liùfǔ zhī shū yú shēn zhě, yú yuàn jìn wén qí fāng. Qíbó yuē: dì zhī suǒ wèn, zhēn dào bì yǐ. 黃帝問於岐伯曰：餘願聞持針之數，內針之理，縱舍之意，扞皮開腠理，奈何？脈之屈折，出入之處，焉至而出，焉至而止，焉至而徐，焉至而疾，焉至而入，六腑之輸於身者，餘願盡聞其方。岐伯曰：帝之所問，針道畢矣。/黄帝问于岐伯曰：余愿闻持针之数，内针之理，纵舍之意，擀皮开腠理，奈何？脉之屈折，出入之处，焉至而出，焉至而止，焉至而徐，焉至而疾，焉至而入，六腑之输于身者，余愿尽闻其方。岐伯曰：帝之所问，针道毕矣。

huáng dì yuē: yuàn zú wén zhī. Qíbó yuē: shǒu tàiyīn zhī mài, chūyú dàzhǐ zhī duān, nèi qū, xún báiròu jì, zhì běn jié zhīhòu tài yuān, liú yǐ dàn, wàiqū, shàng yú běn jiéxià, nèi qū, yǔ yīn zhū luò huì yú yújì, shǔmài bìng zhù, qí qì huáli, fú xíng yōng gǔ zhīxià, wàiqū, chūyú cùnkǒu ér xíng, shàng zhì yú zhǒu nèi lián, rù yú dà jīn zhīxià, nèi qū, shàngxíng nào yīn, rù yèxià, nèi qū, zǒu fèi. cǐ shùnxíng nìshù zhī qūzhé yě. xīn zhǔ zhī mài, chūyú zhōngzhǐ zhī duān, nèi qū, xún zhōngzhǐ nèi lián yǐshàng, liú yú zhǎng zhōng, fú xíng liǎng gǔ zhījiān, wài-qū, chū liǎng jīn zhījiān, shàng zhì zhǒu nèi lián, rù yú xiǎo jīn zhīxià, liú liǎng gǔ zhī huì, shàng rù yú xiōngzhōng, nèi luò yú xīn mài. 黃帝曰：願卒聞之。岐伯曰：手太陰之脈，出於大指之端，內屈，循白肉際，至本節之後太淵，留以澹，外屈，上於本節下，內屈，與陰諸絡會於魚際，數脈並注，其 氣滑利，伏行壅骨之下，外屈，出於寸口而行，上至於肘內廉，入於大筋之下，內屈，上行臑陰，入腋下，內屈，走肺。此順行逆數之屈折也。心主之脈，出於中指 之端，內屈，循中指內廉以上，留於掌中，伏行兩骨之間，外屈，出兩筋之間，上至肘內廉，入於小筋之下，留兩骨之會，上入於胸中，內絡於心脈。/黄 帝曰：愿卒闻之。岐伯曰：手太阴之脉，出于大指之端，内屈，循白肉际，至本节之后太渊，留以澹，外屈，上于本节下，内屈，与阴诸络会于鱼际，数脉并注，其 气滑利，伏行壅骨之下，外屈，出于寸口而行，上至于肘内廉，入于大筋之下，内屈，上行臑阴，入腋下，内屈，走肺。此顺行逆数之屈折也。心主之脉，出于中指 之端，内屈，循中指内廉以上，留于掌中，伏行两骨之间，外屈，出两筋之间，上至肘内廉，入于小筋之下，留两骨之会，上入于胸中，内络于心脉。

Huángdì yuē: shǒu tàiyīn zhī mài, dú wú shù, héyě? Qíbó yuē: shàoyīn, xīn mài yě. xīn zhě, wǔzàngliùfǔ zhī dà zhǔ yě, jīngshén zhī suǒ shè yě, qí zàng jiāngù, xié fú néng róng yě. róng zhī zé xīnshāng, xīnshāng zé shén qù, shén qù zé sǐ yǐ. gù zhū xié zhī zàiyú xīn zhě, jiē zàiyú xīn zhī bāoluò. bāoluò zhě, xīn zhǔ zhī mài yě, gù dú wú shù yān. 黃帝曰：手太

陰之脈，獨無俞，何也？岐伯曰：少陰，心脈也。心者，五臟六腑之大主也，精神之所舍也，其髒堅固，邪弗能容也。容之則心傷，心傷則神去，神去則死矣。故諸邪之在於心者，皆在於心之包絡。包絡者，心主之脈也，故獨無俞焉。/黄帝曰：手太阴之脉，独无腧，何也？岐伯曰：少阴，心脉也。心者，五脏六腑之大主也，精神之所舍也，其脏坚固，邪弗能容也。容之则心伤，心伤则神去，神去则死矣。故诸邪之在于心者，皆在于心之包络。包络者，心主之脉也，故独无腧焉。

Huángdì yuē: shàoyīn dú wú shù zhě, bù bìng hū? Qíbó yuē: qíwài jīng bìng ér cáng bù bìng, gù dú qǔ qí jīng yú zhǎng hòu ruì gǔ zhī duān. qíyú mài chūrù qūzhé, qí xíng zhī xú jí, jiē rú shǒu shàoyīn xīn zhǔ zhī mài xíng yě. gù běn shù zhě, jiēyīn qí qì zhī xūshí jí xú yǐ qǔ zhī, shì wèi yīn chōng ér xiè, yīn shuāi ér bǔ, rúshì zhě, xiéqì dé qù, zhēn qì jiāngù, shì wèi yīn tiān zhī xù. 黃帝曰：少陰獨無俞者，不病乎？岐伯曰：其外經病而藏不病，故獨取其經於掌後銳骨之端。其餘脈出入屈折，其行之徐疾，皆如手少陰心主之脈行也。故本俞者，皆因其氣之虛實疾徐以取之，是謂因沖而瀉，因衰而補，如是者，邪氣得去，真氣堅固，是謂因天之序。/黄帝曰：少阴独无腧者，不病乎？岐伯曰：其外经病而藏不病，故独取其经于掌后锐骨之端。其余脉出入屈折，其行之徐疾，皆如手少阴心主之脉行也。故本腧者，皆因其气之虚实疾徐以取之，是谓因冲而泻，因衰而补，如是者，邪气得去，真气坚固，是谓因天之序。

huáng dì yuē: chí zhēn zòng shè nàihé? Qíbó yuē: bì xiān míngzhī Shí'èrjīng mài zhī běnmò, pífū zhī hánrè, mài zhī shèngshuāi huá sè. qí mài huá ér shèng zhě, bìng rì jìn; xū ér xì zhě, jiǔ yǐ chí; dà yǐ sè zhě, wéi tòngbì. yīn-yáng rúyī zhě, bìng nán zhì. qí běnmò shàng rè zhě, bìng shàng zài; qí rè yǐ shuāi zhě, qí bìng yì qù yǐ. chí qí chǐ, chá qí ròu zhī jiāncuì, dàxiǎo huá sè, hán wēn zàoshī. yīn shì mù zhī wǔsè, yǐ zhī wǔzàng, ér juésǐ shēng. shì qí xuèmài, chá qí sè, yǐ zhī qí hánrè tòngbì. 黃 帝曰：持針縱舍奈何？岐伯曰：必先明知十二經脈之本末，皮膚之寒熱，脈之盛衰滑澀。其脈滑而盛者，病日進；虛而細者，久以持；大以澀者，為痛痹。陰陽如一 者，病難治。其本末尚熱者，病尚在；其熱以衰者，其病亦去矣。持其尺，察其肉之堅脆，大小滑澀，寒溫燥濕。因視目之五色，以知五臟，而決死生。視其血脈，察其色，以知其寒熱痛痹。/黄 帝曰：持针纵舍奈何？岐伯曰：必先明知十二经脉之本末，皮肤之寒热，脉之盛衰滑涩。其脉滑而盛者，病日进；虚而细者，久以持；大以涩者，为痛痹。阴阳如一者，病难治。其本末尚热者，病尚在；其热以衰者，其病亦去矣。持其尺，察其肉之坚脆，大小滑涩，寒温燥湿。因视目之五色，以知五脏，而决死生。视其血脉，察其色，以知其寒热痛痹。

Huángdì yuē: chí zhēn zòng shè, yú wèi dé qí yì yě. Qíbó yuē: chí zhēn zhī dào, yù duān yǐ zhèng, ān yǐ jìng. xiānzhī xūshí ér xíng jí xú. zuǒshǒu zhí gǔ, yòushǒu xún zhī. wú yǔ ròu-guǒ. xiè yù duān yǐ zhèng, bǔ bì bì fū. fǔ zhēn dǎo qì, xié dé yínyì, zhēn qì dé jū. 黃帝曰：持針縱舍，餘未得其意也。岐伯曰：持針之道，欲端以正，安以靜。先知虛實而行疾徐。左手執骨，右手循之。無與肉果。瀉欲端以正，補必閉膚。輔針導氣，邪得淫泆，真氣得居。/黄帝曰：持针纵舍，余未得其意也。岐伯曰：持针之道，欲端以正，安以静。先知虚实而行疾徐。左手执骨，右手循之。无与肉果。泻欲端以正，补必闭肤。辅针导气，邪得淫泆，真气得居。

Huángdì yuē: gǎnpí kāi còulǐ nàihé? Qíbó yuē: yīn qí fēn ròu, zuǒ bié qí fū, wēi nèi ér xú duān zhī, shì shén bù sàn, xiéqì dé qù. 黃帝曰：扞皮開腠理奈何？岐伯曰：因其分肉，左別其膚，微內而徐端之，適神不散，邪氣得去。/黄帝曰：擀皮开腠理奈何？岐伯曰：因其分肉，左别其肤，微内而徐端之，适神不散，邪气得去。

Huángdì wèn yú Qíbó yuē: rén yǒu bā xū, gè héyǐ hòu? Qíbó dá yuē: yǐ hòu wǔzàng.

Huángdì yuē: hòu zhī nàihé? Qíbó yuē: fèi xīn yǒu xié, qí qì liú yú liǎng zhǒu; gān yǒu xié, qí qìliú yú liǎng yè; pí yǒu xié, qí qì liú yú liǎng bì; shèn yǒu xié, qí qì liú yú liǎng guó. fán cǐ bā xū zhě, jiē jīguān zhī shì, zhēn qì zhī suǒ guò, xuè luò zhī suǒ yóu. xiéqì è xuè, gùbù dezhù liú. zhù liú zé shāng jīnluò gǔjié; jīguān bude qūshēn, gù jū luán yě. 黃帝問於岐伯曰：人有八虛，各何以候？岐伯答曰：以候五臟。黃帝曰：候之奈何？岐伯曰：肺心有邪，其氣留於兩肘；肝有邪，其氣流於兩腋；脾有邪，其氣留於兩髀；腎有邪，其氣留於兩膕。凡此八虛者，皆機關之室，真氣之所過，血絡之所遊。邪氣惡血，固不得住留。住留則傷筋絡骨節；機關不得屈伸，故痀攣也。/黄帝问于岐伯曰：人有八虚，各何以候？岐伯答曰：以候五脏。黄帝曰：候之奈何？岐伯曰：肺心有邪，其气留于两肘；肝有邪，其气流于两腋；脾有邪，其气留于两髀；肾有邪，其气留于两腘。凡此八虚者，皆机关之室，真气之所过，血络之所游。邪气恶血，固不得住留。住留则伤筋络骨节；机关不得屈伸，故痀挛也。

tōngtiān dì - qīshí'èr 通天第七十二/通天第七十二

Huángdì wèn yú shǎo shī yuē: yú cháng wén-rén yǒu yīn-yáng, hé wèi yīn rén? hé wèi yáng rén? shǎo shī yuē: tiāndì zhījiān, liù hé zhīnèi, bùlí yú wǔ, rén yì yìng zhī, fēitú yī yīn yī yáng éryǐ yě, ér lüèyán ěr, kǒu fú néng biàn míng yě. Huángdì yuē: yuàn lüè wén qí yì, yǒu xián-rén shèngrén, xīn néng bèi ér xíng zhī hū? shǎo shī yuē: gài yǒu tàiyīn zhī rén, shàoyīn zhī rén, tàiyáng zhī rén, shàoyáng zhī rén, yīn-yáng hépíng zhī rén. fán wǔ rén zhě, qí tài bùtóng, qí jīn gǔqì xuè gè bùděng. 黃帝問於少師曰：餘嘗聞人有陰陽，何謂陰人？何謂陽人？少師曰：天地之間，六合之內，不離於五，人亦應之，非徒一陰一陽而已也，而略言耳，口弗能遍 明也。黃帝曰：願略聞其意，有賢人聖人，心能備而行之乎？少師曰：蓋有太陰之人，少陰之人，太陽之人，少陽之人，陰陽和平之人。凡五人者，其態不同，其筋骨氣血各不等。/黄帝问于少师曰：余尝闻人有阴阳，何谓阴人？何谓阳人？少师曰：天地之间，六合之内，不离于五，人亦应之，非徒一阴一阳而已也，而略言耳，口弗能遍 明也。黄帝曰：愿略闻其意，有贤人圣人，心能备而行之乎？少师曰：盖有太阴之人，少阴之人，太阳之人，少阳之人，阴阳和平之人。凡五人者，其态不同，其筋骨气血各不等。

Huángdì yuē: qí bùděng zhě, kě dé wén hū? shǎo shī yuē: tàiyīn zhī rén, tān ér bù rén, xià qí zhàn zhàn, hǎo nèi ér è chū, xīn hé ér bù fā, bù wù yúshí, dòng érhòu zhī, cǐ tàiyīn zhī rén yě. 黃帝曰：其不等者，可得聞乎？少師曰：太陰之人，貪而不仁，下齊湛湛，好內而惡出，心和而不發，不務於時，動而後之，此太陰之人也。/黄帝曰：其不等者，可得闻乎？少师曰：太阴之人，贪而不仁，下齐湛湛，好内而恶出，心和而不发，不务于时，动而后之，此太阴之人也。

shàoyīn zhī rén, xiǎo tān ér zéixīn, jiànrén yǒu wáng, cháng ruòyǒu dé, hǎo shāng hǎo hài, jiànrén yǒu róng, nǎi fǎn yùnnù, xīnjí ér wú ēn, cǐ shàoyīn zhī rén yě. 少陰之人，小貪而賊心，見人有亡，常若有得，好傷好害，見人有榮，乃反慍怒，心疾而無恩，此少陰之人也。/少阴之人，小贪而贼心，见人有亡，常若有得，好伤好害，见人有荣，乃反愠怒，心疾而无恩，此少阴之人也。

tàiyáng zhī rén, jūchù yú yú, hǎoyán dàshì, wúnéng ér xūshuō, zhì fā hū Sìyě, jǔcuò bùgù shìfēi, wéi shì rúcháng zìyòng, shì suī bài, ér cháng wúhuǐ, cǐ tàiyáng zhī rén yě. 太陽之人，居處於於，好言大事，無能而虛說，志發乎四野，舉措不顧是非，為事如常自用，事雖敗，而常無悔，此太陽之人也。/太阳之人，居处于于，好言大事，无能而虚说，志发乎四野，举措不顾是非，为事如常自用，事虽败，而常无悔，此太阳之人也。

shàoyáng zhī rén, shì dì hǎo zìzé, yǒu xiǎoxiǎo guān, zé gāo zì yí, hǎo wéi wàijiāo, ér bù nèifù, cǐ shàoyáng zhī rén yě. 少陽之人，諟諦好自責，有小小官，則高自宜，好為外交，而不內附，此少陽之人也。/少阳之人，諟谛好自责，有小小官，则高自宜，好为外交，而不内附，此少阳之人也。

yīn-yáng hépíng zhī rén, jūchù ānjìng, wúwéi jù jù, wúwéi xīnxīn, wǎn rán cóng wù, huò yǔ bùzhēng, yǔ shíbiàn huà, zūn zé qiān qiān, tán ér bù zhì, shì wèi zhì zhì. 陰陽和平之人，居處安靜，無為懼懼，無為欣欣，婉然從物，或與不爭，與時變化，尊則謙謙，譚而不治，是謂至治。/阴阳和平之人，居处安静，无为惧惧，无为欣欣，婉然从物，或与不争，与时变化，尊则谦谦，谭而不治，是谓至治。

gǔ zhī shànyòng zhēn'ài zhě, shì rén wǔ tài, nǎi zhì zhī. shèng zhě xiè zhī, xū zhě bǔ zhī. 古之善用針艾者，視人五態，乃治之。盛者瀉之，虛者補之。/古之善用针艾者，视人五态，乃治之。盛者泻之，虚者补之。

Huángdì yuē: zhì rén zhī wǔ tài nàihé? shǎo shī yuē: tàiyīn zhī rén, duō yīn ér wú yáng, qí yīn xuè zhuó, qí wèiqì sè, yīn-yáng bùhé, huǎn jīn ér hòupí, bù zhī jí xiè, bù néng yí zhī. 黃帝曰：治人之五態奈何？少師曰：太陰之人，多陰而無陽，其陰血濁，其衛氣澀，陰陽不和，緩筋而厚皮，不之疾瀉，不能移之。/黄帝曰：治人之五态奈何？少师曰：太阴之人，多阴而无阳，其阴血浊，其卫气涩，阴阳不和，缓筋而厚皮，不之疾泻，不能移之。

shàoyīn zhī rén, duō yīn shàoyáng, xiǎo wèi ér dàcháng, liùfǔ bù tiáo, qí yángmíng mài xiǎo, ér tàiyáng mài dà, bì shěn tiáo zhī, qí xuè yì tuō, qí qì yì bài yě. 少陰之人，多陰少陽，小胃而大腸，六腑不調，其陽明脈小，而太陽脈大，必審調之，其血易脫，其氣易敗也。/少阴之人，多阴少阳，小胃而大肠，六腑不调，其阳明脉小，而太阳脉大，必审调之，其血易脱，其气易败也。

tàiyáng zhī rén, duō yáng ér shàoyīn, bì jǐn tiáo zhī, wú tuō qí yīn, ér xiè qí yáng. yáng zhòng tuō zhě yì kuáng, yīn-yáng jiē tuō zhě, bàosǐ, bù zhī rén yě. 太陽之人，多陽而少陰，必謹調之，無脫其陰，而瀉其陽。陽重脫者易狂，陰陽皆脫者，暴死，不知人也。/太阳之人，多阳而少阴，必谨调之，无脱其阴，而泻其阳。阳重脱者易狂，阴阳皆脱者，暴

死，不知人也。
shàoyáng zhī rén, duō yáng shàoyīn, jīng xiǎo ér luò dà, xuè zài zhōng ér qì wài, shí yīn ér xū yáng. dú xiè qí luòmài, zé qiáng qì tuō ér jí, zhōngqì bùzú, bìng bùqǐ yě. 少陽之人，多陽少陰，經小而絡大，血在中而氣外，實陰而虛陽。獨瀉其絡脈，則強氣脫而疾，中氣不足，病不起也。/少阳之人，多阳少阴，经小而络大，血在中而气外，实阴而虚阳。独泻其络脉，则强气脱而疾，中气不足，病不起也。
yīn-yáng hépíng zhī rén, qí yīn-yáng zhī qì hé, xuèmài tiáo, jǐn zhěn qí yīn-yáng, shì qí xié zhèng, ān róngyí, shěn yǒuyú bùzú, shèng zé xiè zhī, xū zé bǔ zhī, bù shèng bù xū, yǐ jīng qǔ zhī, cǐ suǒyǐ tiáo yīn-yáng, bié wǔ tài zhī rén zhě yě. 陰陽和平之人，其陰陽之氣和，血脈調，謹診其陰陽，視其邪正，安容儀，審有餘不足，盛則瀉之，虛則補之，不盛不虛，以經取之，此所以調陰陽，別五態之人者也。/阴阳和平之人，其阴阳之气和，血脉调，谨诊其阴阳，视其邪正，安容仪，审有余不足，盛则泻之，虚则补之，不盛不虚，以经取之，此所以调阴阳，别五态之人者也。
huáng dì yuē: fū wǔ tài zhī rén zhě, xiāngyǔ wú gù, cùrán Xīnhuì, wèizhī qí xíng yě, héyǐ bié zhī? shǎo shī dá yuē: zhòngrén zhī shǔ, bù zhī wǔ tài zhī rén zhě, gù wǔ wǔ èrshíwǔ rén, ér wǔ tài zhī rén bù yǔ yān. wǔ tài zhī rén, yóu bùhé yú zhòngzhě yě. Huángdì yuē: bié wǔ tài zhī rén, nàihé? shǎo shī yuē: tàiyīn zhī rén, qí zhuàng tǎntǎn rán hēisè, niàn rán xià yì, lín lín rán zhǎngdà, guó rán wèi lǚ, cǐ tàiyīn zhī rén yě. 黃 帝曰：夫五態之人者，相與毋故，卒然新會，未知其行也，何以別之？少師答曰：眾人之屬，不知五態之人者，故五五二十五人，而五態之人不與焉。五態之人，尤不合於眾者也。黃帝曰：別五態之人，奈何？少師口．太陰之人，其狀黮黮然黑色，念然下意，臨臨然長大，膕然未僂，此太陰之人也。/黄 帝曰：夫五态之人者，相与毋故，卒然新会，未知其行也，何以别之？少师答曰：众人之属，不知五态之人者，故五五二十五人，而五态之人不与焉。五态之人，尤 不合于众者也。黄帝曰：别五态之人，奈何？少师曰：太阴之人，其状黮黮然黑色，念然下意，临临然长大，腘然未偻，此太阴之人也。
shàoyīn zhī rén, qí zhuàng qīng rán qiè rán, gù yǐ yīnzéi, lì ér zào xiǎn, xíng ér sì fú, cǐ shàoyīn zhī rén yě. 少陰之人，其狀清然竊然，固以陰賊，立而躁嶮，行而似伏，此少陰之人也。/少阴之人，其状清然窃然，固以阴贼，立而躁嶮，行而似伏，此少阴之人也。
tàiyáng zhī rén, qí zhuàng xuān xuān chǔ chǔ, fǎnshēn zhé guó, cǐ tàiyáng zhī rén yě. 太陽之人，其狀軒軒儲儲，反身折膕，此太陽之人也。/太阳之人，其状轩轩储储，反身折腘，此太阳之人也。
shàoyáng zhī rén, qí zhuàng lì zé hǎo yǎng, xíng zé hǎo yáo, qí liǎng bì liǎng zhǒu, zé cháng chūyú bèi, cǐ shàoyáng zhī rén yě. 少陽之人，其狀立則好仰，行則好搖，其兩臂兩肘，則常出於背，此少陽之人也。/少阳之人，其状立则好仰，行则好摇，其两臂两肘，则常出于背，此少阳之人也。
yīn-yáng hépíng zhī rén, qí zhuàng wěi wěi rán, suí suí rán, yóng yóng rán, yú yú rán, (mù xuán) (mù xuán) rán, dòu dòu rán, zhòngrén jiē yuē jūnzǐ, cǐ yīn-yáng hépíng zhī rén yě. 陰陽和平之人，其狀委委然，隨隨然，顒顒然，愉愉然，（目旋）（目旋）然，豆豆然，眾人皆曰君子，此陰陽和平之人也。/阴阳和平之人，其状委委然，随随然，颙颙然，愉愉然，（目旋）（目旋）然，豆豆然，众人皆曰君子，此阴阳和平之人也。

guānnéng dì - qīshísān 官能第七十三/官能第七十三

Huángdì wèn yú Qíbó yuē: yú wén jiǔ zhēn yú fūzǐ, zhòngduō yǐ bùkěshèngshǔ, yú tuī ér lùn zhī, yǐwéi yī jì. yú sī sòng zhī, zǐ tīng qí lǐ, fēi zé yǔ yú, qǐng zhèng qí dào, lìng kě jiǔ chuán hòushì wú huàn, dé qí rén nǎi chuán, fēi qí rén wù yán. Qíbó qǐshǒu zàibài yuē: qǐng tīng shèng wáng zhī dào. 黃帝問於岐伯曰：餘聞九針於夫子，眾多矣不可勝數，餘推而論之，以為一紀。餘司誦之，子聽其理，非則語餘，請正其道，令可久傳後世無患，得其人乃傳，非其人勿言。岐伯稽首再拜曰：請聽聖王之道。/黄帝问于岐伯曰：余闻九针于夫子，众多矣不可胜数，余推而论之，以为一纪。余司诵之，子听其理，非则语余，请正其道，令可久传后世无患，得其人乃传，非其人勿言。岐伯稽首再拜曰：请听圣王之道。
huáng dì yuē: yòng zhēn zhī lǐ, bì zhī xíngqì zhī suǒzài, zuǒyòu shàng-xià, yīn-yáng biǎolǐ, xuèqì duōshao, xíng zhī nì shùn, chūrù zhī hé, móu fá yǒu guò. zhī jiě jié, zhī bǔ xū xiè shí, shàng-xià qìmén, míng tōng yú sì hǎi. shěn qí suǒzài, hánrè línlù yǐ shū yì chù, shěn yú tiáoqì, míng yú jīng suì, zuǒyòu zhī luò, jìn zhī qí huì. hán yǔ rè zhēng, néng hé ér tiáo zhī, xū yǔ shí lín, zhī jué ér tōng zhī, zuǒyòu bù tiáo, bǎ ér xíng zhī, míng yú nì shùn, nǎi zhī kězhì, yīn yáng bù qí, gùzhī qǐ shí. shěn yú běn mē, chá qí

hánrè, dé xié suǒzài, wàn cì bù dài. zhī guān jiǔ zhēn, cì dào bì yǐ. 黃 帝曰：用針之理，必知形氣之所在，左右上下，陰陽表裡，血氣多少，行之逆順，出入之合，謀伐有過。知解結，知補虛瀉實，上下氣門，
明通於四海。審其所在， 寒熱淋露以輸異處，審於調氣，明於經隧，左右肢絡，盡知其會。寒與熱爭，能合而調之，虛與實鄰，知決而通之，左右不調，把而行之，明於逆順，乃知可治，陰 陽不奇，故知起時。審於本末，察其寒熱，得邪所在，
萬刺不殆。知官九針，刺道畢矣。/黄 帝曰：用针之理，必知形气之所在，左右上下，阴阳表里，血气多少，行之逆顺，出入之合，谋伐有过。知解结，知补虚泻实，上下气门，明通于四海。审其所在， 寒热淋露以输异处，审于调气，明于经隧，左右肢络，尽知其会。寒与热争，能合而调之，虚与实邻，知决而通之，左右不调，把而行之，明于逆顺，乃知可治，阴 阳不奇，故知起时。审于本末，察其寒热，得邪所在，万刺不殆。知官九针，刺道毕矣。

míng yú wǔ shù xú jí suǒzài, qūshēn chūrù, jiē yǒu tiáolǐ. yán yīn yǔ yáng, héyú wǔ háng, wǔ-zàngliùfǔ, yì yǒusuǒ cáng, sìshí bā fēng, jìn yǒu yīn-yáng. gè dé qí wèi, héyú míngtáng, gèchù sè bù, wǔzàngliùfǔ. chá qí suǒ tòng, zuǒyòu shàng-xià, zhī qí hán wēn, hé jīng suǒ-zài. shěn pífū zhī hán wēn huá sè, zhī qí suǒ kǔ, gé yǒu shàng-xià, zhī qí qì suǒzài. xiān dé qí dào, xī ér shū zhī, shāo shēn yǐ liú, gù néng xú rù zhī. dà rè zài shàng, tuī ér xià zhī; cóng shàng-xià zhě, yǐn ér qù zhī; shì qián tòng zhě, cháng xiān qǔ zhī. Dàhán zàiwài, liú ér bǔ zhī; rù yú zhōng zhě, cóng hé xiè zhī. zhēn suǒ bù wéi, jiǔ zhī suǒ yí. shàngqì bùzú, tuī ér yáng zhī; xiàqì bùzú, jī ér cóng zhī; yīn-yáng jiē xū, huǒ zìdāng zhī. jué ér hán shèn, gǔ lián xiàn xià, hán guòyú xī, xià líng sān lí. yīn luò suǒ guò, dé zhī liú zhǐ, hán rù yú zhōng, tuī ér xíng zhī; jīng xiàn xià zhě, huǒ zé dāng zhī; jié luò jiān jǐn, huǒ suǒ zhì zhī. bù zhī suǒ kǔ, liǎng qiāo zhīxià, nányīn nǚ yáng, liánggōng suǒ jìn, zhēn lùn bì yǐ. 明於五俞徐疾所在，屈伸出入，皆有條理。言陰與陽，合於五行，五臟六腑，亦有所藏，四時八風，盡有陰陽。各得其位，合於明堂，各處色部，五臟六腑。察其所痛，左右上下，知其寒溫，何經所在。審皮膚之寒溫滑澀，知其所苦，膈有上下，知其氣所在。先得其道，稀而疏之，稍深以留，故能徐入之。大熱在上，推 而下之；從上下者，引而去之；視前痛者，常先取之。大寒在外，留而補之；入於中者，從合瀉之。針所不為，灸之所宜。上氣不足，推而揚之；下氣不足，積而從 之；陰陽皆虛，火自當之。厥而寒甚，骨廉陷下，寒過於膝，下陵三里。陰絡所過，得之留止，寒入於中，推而行之；經陷下者，火則當之；結絡堅緊，火所治之。 不知所苦，兩蹻之下，男陰女陽，良工所禁，針論畢矣。/明于五腧徐疾所在，屈伸出入，皆有条理。言阴与阳，合于五行，五脏六腑，亦有所藏，四时八风，尽有阴阳。各得其位，合于明堂，各处色部，五脏六腑。 察其所痛，左右上下，知其寒温，何经所在。审皮肤之寒温滑涩，知其所苦，膈有上下，知其气所在。先得其道，稀而疏之，稍深以留，故能徐入之。大热在上，推 而下之；从上下者，引而去之；视前痛者，常先取之。大寒在外，留而补之；入于中者，从合泻之。针所不为，灸之所宜。上气不足，推而扬之；下气不足，积而从 之；阴阳皆虚，火自当之。厥而寒甚，骨廉陷下，寒过于膝，下陵三里。阴络所过，得之留止，寒入于中，推而行之；经陷下者，火则当之；结络坚紧，火所治之。 不知所苦，两蹻之下，男阴女阳，良工所禁，针论毕矣。

yòng zhēn zhī fú, bì yǒu fǎzé, shàng shì tiān-guāng, xià sī bā zhèng, yǐ bì qí xié, ér guān bǎixìng, shěn yú xūshí, wú fàn qí xié. shì dé tiān zhī líng, yù suì zhī xū, jiù ér bù shèng, fǎn shòu qí yāng, gù yuē bì zhī tiān jì, nǎi yán zhēn yì. 用針之服，必有法則，上視天光，下司八正，以闢奇邪，而觀百姓，審於虛實，無犯其邪。是得天之靈，遇歲之虛，救而不勝，反受其殃，故曰必知天忌，乃言針意。/用针之服，必有法则，上视天光，下司八正，以辟奇邪，而观百姓，审于虚实，无犯其邪。是得天之灵，遇岁之虚，救而不胜，反受其殃，故曰必知天忌，乃言针意。

fǎ yú wǎnggǔ, yàn yú láijīn, guān yú yǎomíng, tōng yú wúqióng. cū zhī suǒ bùjiàn, liánggōng zhī suǒ guì. mòzhī qí xíng, ruò shén fǎng fó. 法於往古，驗於來今，觀於窈冥，
通於無窮。麤之所不見，良工之所貴。莫知其形，若神髣佛。/法于往古，验于来今，观于窈冥，通于无穷。粗之所不见，良工之所贵。莫知其形，若神髣佛。

xiéqì zhīzhōng rén yě, sǎ xī dòng xíng; zhèng xié zhīzhōng rén yě, wēi xiānjiàn yú sè, bù zhī yú qí shēn, ruòyǒuruòwú, ruò wáng ruò cún, yǒuxíng wúxíng, mòzhī qí qíng. shìgù shàng-gōng zhī qǔ qì, nǎi jiù qí méngyá; xiàgōng shǒu qí yǐ chéng, yīn bài qí xíng. 邪氣之中人也，灑淅動形；正邪之中人也，微先見於色，不知於其身，若有若無，若亡若存，有形無形，莫知其情。是故上工之取氣，乃救其萌芽；下工守其已成，因敗其形。/邪气之中人也，洒淅动形；正邪之中人也，微先见于色，不知于其身，若有若无，若亡若

存，有形无形，莫知其情。是故上工之取气，乃救其萌芽；下工守其已成，因败其形。
shì gù gōng zhī yòng zhēn yě, zhī qì zhī suǒzài, ér shǒu qí ménhù, míng yú tiáoqì, bǔxiè suǒzài, xú jí zhī yì, suǒ qǔ zhī chù. xiè bì yòng yuán, qiē ér zhuǎn zhī, qí qì nǎi xíng, jí ér xú chū, xiéqì nǎi chū, shēn ér yíng zhī, yáo dà qí xué, qì chū nǎi jí. bǔ bì yòng fāng, wàiyǐn qí pí, lìng dāng qí mén, zuǒ yǐn qí shū, yòu tuī qí fū, wēi xuán ér xú tuī zhī, bì duān yǐ zhèng, ān yǐ jìng, jiānxīn wú jiě, yù wēi yǐ liú, qì xià ér jí chū zhī, tuī qí pí, gài qíwài mén, zhēn qì nǎi cún. yòng zhēn zhī yào, wú wàng qí shén. 是故工之用針也，知氣之所在，而守其門戶，明於調氣，補瀉所在，徐疾之意，所取之處。瀉必用員，切而轉之，其氣乃行，疾而徐出，邪氣乃出，伸而迎之，遙大其 穴，氣出乃疾。補必用方，外引其皮，令當其門，左引其樞，右推其膚，微旋而徐推之，必端以正，安以靜，堅心無解，欲微以留，氣下而疾出之，推其皮，蓋其外 門，真氣乃存。用針之要，無忘其神。/是 故工之用针也，知气之所在，而守其门户，明于调气，补泻所在，徐疾之意，所取之处。泻必用员，切而转之，其气乃行，疾而徐出，邪气乃出，伸而迎之，遥大其 穴，气出乃疾。补必用方，外引其皮，令当其门，左引其枢，右推其肤，微旋而徐推之，必端以正，安以静，坚心无解，欲微以留，气下而疾出之，推其皮，盖其外门，
真气乃存。用针之要，无忘其神。
Léigōng wèn yú Huángdì yuē: zhēn lùn yuē: dé qí rén nǎi chuán, fēi qí rén wù yán, héyǐ zhī qí kě chuán? Huángdì yuē: gè dé qí rén, rèn zhī qí néng, gù néng míng qí shì. Léigōng yuē: yuàn wén guānnéng nàihé? Huángdì yuē: míngmù zhě, kě shǐ shì sè; cōng ěr zhě, kě shǐ tīngyīn; jié jí cíyǔ zhě, kě shǐ chuán lùn; yǔ xú ér ānjìng, shǒuqiǎo ér xīn shěn dì zhě, kě shǐ xíngzhēn ài, lǐxuè qì ér tiáo zhū nì shùn, chá yīn-yáng ér jiān zhū fāng. huǎn jié róu jīn ér xīn hétiáo zhě, kě shǐ dǎoyǐn xíngqì; jí dú yányǔ qīng rén zhě, kě shǐ tuò yōng? bìng; zhǎo kǔ shǒu dú, wéi shì shàn shāngzhě, kě shǐ àn jī yì bì. gè dé qí néng, fāng nǎikě xíng, qí míng nǎi zhāng. bude qí rén, qí gōng bùchéng, qí shī wúmíng. gù yuē: dé qí rén nǎi yán, fēi qí rén wù chuán, cǐ zhī wèi yě. shǒu dú zhě, kě shǐ shì àn guī, zhì guī yú qì xià, ér àn qíshàng, wǔshí rì ér sǐ yǐ, shǒu gān zhě, fùshēng rúgù yě. 雷公問於黃帝曰：針論曰：得其人乃傳，非其人勿言，何以知其可傳？黃帝曰：各得其人，任之其能，故能明其事。雷公曰：願聞官能奈何？黃帝曰：明目者，可使視色；聰耳者，可使聽音；捷疾辭語者，可使傳論；語徐而安靜，手巧而心審諦者，可使行針艾，理血氣 而調諸逆順，察陰陽而兼諸方。緩節柔筋而心和調者，可使導引行氣；疾毒言語輕人者，可使唾癰?病；爪苦手毒，為事善傷者，可使按積抑痹。各得其能，方乃可行，其名乃彰。不得其人，其功不成，其師無名。故曰：得其人乃言，非其人勿傳，此之謂也。手毒者，可使試按龜，置龜於器下，而按其上，五十日而死矣，手甘 者，復生如故也。/雷公问于黄帝曰：针论曰：得其人乃传，非其人勿言，何以知其可传？黄帝曰：各得其人，任之其能，故能明其事。雷公曰：愿闻官能奈何？黄帝曰：明目者，可使视色；聪耳者，可使听音；捷疾辞语者，可使传论；语徐而安静，手巧而心审谛者，可使行针艾，理血气 而调诸逆顺，察阴阳而兼诸方。缓节柔筋而心和调者，可使导引行气；疾毒言语轻人者，
可使唾痈?病；爪苦手毒，为事善伤者，可使按积抑痹。各得其能，方乃可 行，其名乃彰。不得其人，其功不成，其师无名。故曰：得其人乃言，非其人勿传，
此之谓也。手毒者，可使试按龟，置龟于器下，而按其上，五十日而死矣，手甘 者，复生如故也。

lùn jí zhěn chǐ dì - qīshísì 論疾診尺第七十四/论疾诊尺第七十四

Huángdì wèn Qíbó yuē: yú yù wúshì sè chí mài, dú tiáo qí chǐ, yǐ yán qí bìng, cóng wài zhī nèi, wèi zhī nàihé? Qíbó yuē: shěn qí chǐ zhī huǎnjí xiǎo dà huá sè, ròu zhī jiāncuì, ér bìng xíng dìng yǐ. 黃帝問岐伯曰：餘欲無視色持脈，獨調其尺，以言其病，從外知內，為之奈何？岐伯曰：審其尺之緩急小大滑澀，肉之堅脆，而病形定矣。/黄帝问岐伯曰：余欲无视色持脉，独调其尺，以言其病，从外知内，为之奈何？岐伯曰：审其尺之缓急小大滑涩，肉之坚脆，而病形定矣。
shì rén zhī mù kē shàng wēi yōng, rú xīn wò qǐ zhuàng, qí jǐng màidòng, shí ké, àn qí shǒuzú shàng, yǎo ér bù qǐ zhě, fēngshui fū zhàng yě. 視人之目窠上微癰，如新臥起狀，其頸脈動，時咳，按其手足上，窅而不起者，風水膚脹也。/视人之目窠上微痈，如新卧起狀，其颈脉动，时咳，按其手足上，窅而不起者，风水肤胀也。
chǐ fū huá, qí nào zé zhě, fēng yě. chǐ ròu ruòzhě, jiě bìng, ān wò tuō ròu zhě, hánrè, bùzhì. chǐ fū huá ér zé zhī zhě, fēng yě. chǐ fū sè zhě, fēngbì yě. chǐ fū cū rú kūyú zhī lín zhě, shuǐ yì yǐn yě. chǐ fū rè shèn, mài shèng zào

zhě, bìng wēn yě, qí mài shèn'ér huá zhě, bìng qiě chū yě. chǐ fū hán, qí mài xiǎozhě, xiè、shǎo qì. chǐ fū jù rán, xiān rè hòu hán zhě, hánrè yě; chǐ fū xiān hán, jiǔ dà zhī ér rè zhě, yì hánrè yě. 尺膚滑，其淖澤者，風也。尺肉弱者，解並，安臥脫肉者，寒熱，不治。尺膚滑而澤脂者，風也。尺膚澀者，風痹也。尺膚麤如枯魚之鱗者，水泆飲也。尺膚熱甚，脈盛躁者，病溫也，其脈甚而滑者，病且出也。尺膚寒，其脈小者，泄、少氣。尺膚炬然，先熱後寒者，寒熱也；尺膚先寒，久大之而熱者，亦寒熱也。/尺肤滑，其淖泽者，风也。尺肉弱者，解并，安卧脱肉者，寒热，不治。尺肤滑而泽脂者，风也。尺肤涩者，风痹也。尺肤粗如枯鱼之鳞者，水泆饮也。尺肤热甚，脉盛躁者，病温也，其脉甚而滑者，病且出也。尺肤寒，其脉小者，泄、少气。尺肤炬然，先热后寒者，寒热也；尺肤先寒，久大之而热者，亦寒热也。

zhǒu suǒ dú rè zhě, yāo yǐshàng rè; shǒu suǒ dú rè zhě, yāo yǐxià rè. zhǒu qián dú rè zhě, yīng qián rè; zhǒu hòu dú rè zhě, jiānbèi rè. bì zhōng dú rè zhě, yāo fù rè; zhǒu hòu cū yǐxià sān-sì cùn rè zhě, cháng zhōng yǒu chóng. zhǎng zhōng rè zhě, fù zhōng rè; zhǎng zhònghán zhě, fù zhònghán. yú shàng báiròu yǒu qīng xuèmài zhě, wèi zhōng yǒu hán. 肘所獨熱者，腰以上熱；手所獨熱者，腰以下熱。肘前獨熱者，膺前熱；肘後獨熱者，肩背熱。臂中獨熱者，腰腹熱；肘後麤以下三四寸熱者，腸中有蟲。掌中熱者，腹中熱；掌中寒者，腹中寒。魚上白肉有青血脈者，胃中有寒。/肘所独热者，腰以上热；手所独热者，腰以下热。肘前独热者，膺前热；肘后独热者，肩背热。臂中独热者，腰腹热；肘后粗以下三四寸热者，肠中有虫。掌中热者，腹中热；掌中寒者，腹中寒。鱼上白肉有青血脉者，胃中有寒。

chǐ jù rán rè, rén yíng dàzhě, dàngběn xuè; chǐ jiān dà, mài xiǎo shèn, shǎo qì, miǎn yǒu jiā, lì sǐ. 尺炬然熱，人迎大者，當本血；尺堅大，脈小甚，少氣，免有加，立死。/尺炬然热，人迎大者，当本血；尺坚大，脉小甚，少气，免有加，立死。

mùchì sè zhě bìng zàixīn, bái zài fèi, qīng zài gān, huáng zài pí, hēi zài shèn. huángsè bùkě míng zhě, bìng zài xiōngzhōng. 目赤色者病在心，白在肺，青在肝，黃在脾，黑在腎。黃色不可名者，病在胸中。/目赤色者病在心，白在肺，青在肝，黄在脾，黑在肾。黄色不可名者，病在胸中。

zhěn mù tòng, chì mài cóng shàng-xià zhě, tàiyángbìng; cóng xià shàng zhě, yángmíng bìng; cóng wài zǒu nèi zhě, shǎoyángbìng. 診目痛，赤脈從上下者，太陽病；從下上者，陽明病；從外走內者，少陽病。/诊目痛，赤脉从上下者，太阳病；从下上者，阳明病；从外走内者，少阳病。

zhěn hánrè, chì mài shàng-xià zhì tóngzǐ, jiàn yīmài yī suì sǐ; jiàn yīmài bàn, yī suì bànsǐ; jiàn èr mài, èr suì sǐ; jiàn èr mài bàn, èr suì bànsǐ; jiàn sān mài, sān suì sǐ. 診寒熱，赤脈上下至瞳子，見一脈一歲死；見一脈半，一歲半死；見二脈，二歲死；見二脈半，二歲半死；見三脈，三歲死。/诊寒热，赤脉上下至瞳子，见一脉一岁死；见一脉半，一岁半死；见二脉，二岁死；见二脉半，二岁半死；见三脉，三岁死。

zhěn qǔchǐ tòng, àn qí yáng zhī lái, yǒuguò zhě dú rè, zài zuǒ zuǒ rè, zài yòu yòu rè, zài shàngshàng rè, zàixià xià rè. 診齲齒痛，按其陽之來，有過者獨熱，在左左熱，在右右熱，在上上熱，在下下熱。/诊龋齿痛，按其阳之来，有过者独热，在左左热，在右右热，在上上热，在下下热。

zhěn xuèmài zhě, duō chì duō rè, duō qīng duō tòng, duō hēi wéi jiǔ bì, duō chì、duō hēi、duō qīng jiē jiàn zhě, hánrè. 診血脈者，多赤多熱，多青多痛，多黑為久痹，多赤、多黑、多青皆見者，寒熱。/诊血脉者，多赤多热，多青多痛，多黑为久痹，多赤、多黑、多青皆见者，寒热。

shēn tòng ér sè wēi huáng, chǐgòu huáng, zhǎo-jiǎ shàng huáng, huángdǎn yě. ān wò xiǎobiàn huáng chì, mài xiǎo ér sè zhě bù shì shí. 身痛而色微黃，齒垢黃，爪甲上黃，黃疸也。安臥小便黃赤，脈小而澀者不嗜食。/身痛而色微黄，齿垢黄，爪甲上黄，黄疸也。安卧小便黄赤，脉小而涩者不嗜食。

rén bìng, qí cùnkǒu zhī mài, yǔ rén yíng zhī mài xiǎo dà děng, jí qí fú-chén děng zhě, bìng nán yǐ yě. 人病，其寸口之脈，與人迎之脈小大等，及其浮沉等者，病難已也。/人病，其寸口之脉，与人迎之脉小大等，及其浮沉等者，病难已也。

nǚzǐ shǒu shàoyīn màidòng shènzhě rèn zǐ. 女子手少陰脈動甚者妊子。/女子手少阴脉动甚者妊子。

yīng'ér bìng, qí tóumáo jiē nì shàng zhě bì sǐ. ěr jiān qīng mài qǐ zhě chè tòng. dàbiàn chì bàn sūn xiè, mài xiǎozhě, shǒuzú hán, nán yǐ; sūn xiè, mài xiǎo, shǒuzú wēn, xiè yì yě. 嬰兒病，其頭毛皆逆上者必死。耳間青脈起者掣痛。大便赤瓣飧泄，脈小者，手足寒，難已；飧泄，脈小，手足溫，泄易也。/婴儿病，其头毛皆逆上者必死。耳间青脉起者掣痛。大便赤瓣飧泄，脉小者，手足寒，难已；飧泄，脉小，手足温，泄易也。

sìshí zhī biàn, hánshǔ zhī shèng, zhòng yīn bì yáng, chóngyáng bì yīn; gù yīn zhǔ hán, yáng zhǔ rè, gù hán shèn zé rè, rè shèn zé hán, gù yuē hán shēngrè, rè shēng hán, cǐ yīn-yáng zhī biàn yě. 四時之變，寒暑之勝，重陰必陽，重陽必陰；故陰主寒，陽主熱，故寒甚則熱，熱甚則寒，故曰寒生熱，熱生寒，此陰陽之變也。/四时之变，寒暑之胜，重阴必阳，重阳必阴；故阴主寒，阳主热，故寒甚则热，热甚则寒，故曰寒生热，热生寒，此阴阳之变也。

gù yuē: dōng shāng yú hán, chūn shēngbìng rè; chūn shāng yú fēng, xià shēng sūn xiè cháng pì, xià shāng yú shǔ, qiū shēng nüè; qiū shāng yú shī, dōng shēng késou. shì wèi sìshí zhī xù yě. 故曰：冬傷於寒，春生病熱；春傷於風，夏生飧泄腸僻，夏傷於暑，秋生瘧；秋傷於濕，冬生咳嗽。是謂四時之序也。/故曰：冬伤于寒，春生病热；春伤于风，夏生飧泄肠僻，夏伤于暑，秋生疟；秋伤于湿，冬生咳嗽。是谓四时之序也。

cì jié zhēn xié dì - qīshíwǔ 刺節真邪第七十五/刺节真邪第七十五

Huángdì wèn yú Qíbó yuē: yú wén cì yǒu wǔ wèi, nàihé? Qíbó yuē: gùyǒu wǔ wèi, yī yuē zhèn āi, èr yuē fāmēng, sān yuē qù zhǎo, sì yuē chè yī, wǔ yuē jiěhuò. Huángdì yuē: fūzǐ yán wǔ wèi, yú wèizhī qí yì. qí bó yuē: zhèn āi zhě, cì wàijīng qù yáng bìng yě; fāmēng zhě, cì fǔ shù, qù fǔ bìng yě; qù zhǎo zhě, cì guānjié zhī luò yě; chè yī zhě, jìn cì zhū yáng zhī qí shù yě; jiěhuò zhě, jìn zhī tiáo yīn-yáng, bǔxiè yǒuyú bùzú, xiāng qīng yí yě. 黃帝問於岐伯曰：餘聞刺有五衛，奈何？岐伯曰：固有五衛，一曰振埃，二曰發蒙，三曰去爪，四曰徹衣，五曰解惑。黃帝曰：夫子言五衛，餘未知其意。岐 伯曰：振埃者，刺外經去陽病也，發蒙者，刺腑俞，去腑病也，去爪者，刺關節肢絡也；徹衣者，盡刺諸陽之奇俞也；解惑者，盡知調陰陽，補瀉有餘不足，相傾移 也。/黄帝问于岐伯曰：余闻刺有五卫，奈何？岐伯曰：固有五卫，一曰振埃，二曰发蒙，三曰去爪，四曰彻衣，五曰解惑。黄帝曰：夫子言五卫，余未知其意。岐 伯曰：振埃者，刺外经去阳病也；发蒙者，刺腑腧，去腑病也；去爪者，刺关节肢络也；彻衣者，尽刺诸阳之奇腧也；解惑者，尽知调阴阳，补泻有余不足，相倾移 也。

Huángdì yuē: cì wèi yán zhèn āi, fūzǐ nǎi yán cì wàijīng, qù yáng bìng, yú bù zhī qí suǒwèi yě. yuàn zú wén zhī. Qíbó yuē: zhèn āi zhě, yángqì dà nì, shàng mǎn yú xiōngzhōng, fèn chēn jiān xī, dàqì nì shàng, chuǎnhè zuò fú, bìng è āi yān, sì bude xī, qǐng yán zhèn āi, shàng jí yú zhèn āi. Huángdì yuē: shàn. qǔ zhī hérú? Qíbó yuē: qǔ zhī tiānróng. Huángdì yuē: qí ké shàngqì qióng zhuō xiōngtòng zhě, qǔ zhī nàihé? Qíbó yuē: qǔ zhī liánquán. Huángdì yuē: qǔ zhī yǒushù hū? Qíbó yuē: qǔ tiānróng zhě, wúguò yī lí, qǔ liánquán zhě, xuè biàn ér zhǐ. dì yuē: shàn zāi. 黃帝曰：刺衛言振埃，夫子乃言刺外經，去陽病，餘不知其所謂也。願卒聞之。岐伯曰：振埃者，陽氣大逆，上滿於胸中，憤瞋肩息，大氣逆上，喘喝坐伏，病惡埃煙，飼不得息，請言振埃，尚疾於振埃。黃帝曰：善。取之何如？岐伯曰：取之天容。黃帝曰：其咳上氣窮拙胸痛者，取之奈何？岐伯曰：取之廉泉。黃帝曰：取之有數乎？岐伯曰：取天容者，無過一里，取廉泉者，血變而止。帝曰：善哉。/黄帝曰：刺卫言振埃，夫子乃言刺外经，去阳病，余不知其所谓也。愿卒闻之。岐伯曰：振埃者，阳气大逆，上满于胸中，愤瞋肩息，大气逆上，喘喝坐伏，病恶埃烟，饲不得息，请言振埃，尚疾于振埃。黄帝曰：善。取之何如？岐伯曰：取之天容。黄帝曰：其咳上气穷拙胸痛者，取之奈何？岐伯曰：取之廉泉。黄帝曰：取之有数乎？岐伯曰：取天容者，无过一里，取廉泉者，血变而止。帝曰：善哉。

huáng dì yuē: cì wèi yán fāmēng, yú bude qí yì. fū fāmēng zhě, ěr wú suǒwén, mù wú suǒjiàn, fūzǐ nǎi yán cì fǔ shù, qù fǔ bìng, hé shū shǐrán, yuàn wén qí gù. Qíbó yuē: miào hū zāi wèn yě. cǐ cì zhī dà yuē, zhēn zhījí yě, shénmíng zhīlèi yě, kǒushuō shūjuàn, yóu bù néng jí yě, qǐng yán fāmēng ěr, shàng jí yú fā méng yě. Huángdì yuē: shàn. yuàn zú wén zhī. Qíbó yuē: cì cǐzhě, bì yú rì zhōng, cì qí tīng gōng, zhōng qí móuzi, shēngwén yú ěr, cǐ qí shū yě. Huángdì yuē: shàn. hé wèi shēngwén yú ěr? Qíbó yuē: cì xié yǐ shǒu jiān àn qí liǎng bí qiào, ér jí yǎn qí shēng, bì yìng yú zhēn yě. Huángdì yuē: shàn. cǐ suǒwèi fú jiàn wèi zhī, ér wú mùshì, jiàn ér qǔ zhī, shénmíng xiāngdé zhě yě. 黃 帝曰：刺衛言發蒙，餘不得其意。夫發蒙者，耳無所聞，目無所見，夫子乃言刺腑俞，去腑病，何輸使然，願聞其故。岐伯曰：妙乎哉問也。此刺之大約，針之極 也，神明之類也，口說書卷，猶不能及也，請言發蒙耳，尚疾於發蒙也。黃帝曰：善。願卒聞之。岐伯曰：刺此者，必於日中，刺其聽宮，中其眸子，聲聞於耳，此其輸也。黃帝曰：善。何謂聲聞於耳？岐伯曰：刺邪以手堅按其兩鼻竅，而疾偃其聲，必應於針也。黃帝曰：善。此所謂弗見為之，而無目視，見而取之，神明相得 者

也。/黄 帝曰：刺卫言发蒙，
余不得其意。夫发蒙者，耳无所闻，目无所见，夫子乃言刺腑腧，去腑病，何输使然，愿闻其故。岐伯曰：妙乎哉问也。此刺之大约，针之极 也，神明之类也，口说书卷，犹不能及也，请言发蒙耳，
尚疾于发蒙也。黄帝曰：善。愿卒闻之。岐伯曰：刺此者，必于日中，刺其听宫，中其眸子，声闻于耳，此 其输也。黄帝曰：善。何谓声闻于耳？岐伯曰：刺邪以手坚按其两鼻窍，而疾偃其声，必应于针也。黄帝曰：善。此所谓弗见为之，而无目视，见而取之，神明相得 者也。
Huángdì yuē: cì wèi yán qù zhǎo, fūzǐ nǎi yán cì guānjié zhī luò, yuàn zú wén zhī. Qíbó yuē: yāo jǐ zhě, shēn zhī dà guānjié yě; zhī jìng zhě, rén zhī guǎn yǐ qū xiáng yě; jīng chuí zhě, shēn zhōng zhī jī, yīn jīng zhī hòu, jīnyè zhī dào yě. gù yǐnshí bù jié, xǐ-nù bùshí, jīnyè nèi yì, nǎi xià liú yú gāo, xuè dào bùtōng, rì dàbù xiū, fǔ yǎng bùbiàn, qū xiáng bù néng. cǐ bìng róng rán yǒu shuǐ, bùshàngbùxià, pí shí suǒ qǔ, xíng bùkě nì, cháng bude bì, gù mìng yuē qù zhǎo. dì yuē: shàn. 黄帝曰：刺衛言去爪，夫子乃言刺關節肢絡，願卒聞之。岐伯曰：腰脊者，身之大關節也；肢脛者，人之管以趨翔也；莖垂者，身中之機，陰精之候，津液之道也。故飲食不節，喜怒不時，津液內溢，乃下留於睪，血道不通，日大不休，俛仰不便，趨翔不能。此病榮然有水，不上不下，鈹石所取，形不可匿，常不得蔽，故命曰去爪。帝曰：善。/黄帝曰：刺卫言去爪，夫子乃言刺关节肢络，愿卒闻之。岐伯曰：腰脊者，身之大关节也；肢胫者，人之管以趋翔也；茎垂者，身中之机，阴精之候，津液之道也。故饮食不节，喜怒不时，津液内溢，乃下留于睾，血道不通，日大不休，俛仰不便，趋翔不能。此病荣然有水，不上不下，铍石所取，形不可匿，常不得蔽，故命曰去爪。帝曰：善。
huáng dì yuē: cì wèi yán chè yī, fūzǐ nǎi yán jìn cì zhū yáng zhī qí shù, wèiyǒu cháng chù yě. yuàn zú wén zhī. Qíbó yuē: shì yángqì yǒuyú, ér yīnqì bùzú, yīnqì bùzú zé nèirè, yángqì yǒuyú zé wài rè, nèirè xiāng bó, rè yú huái tàn, wài wèi mián bó jìn, bùkě jìn shēn, yòu bù kě jìn xí. còulǐ bìsè, zé hàn bùchū, shé jiāo chún gǎo, là gān yì zào, yǐnshí bùràng měi è. Huángdì yuē: shàn. qǔ zhī nàihé? Qíbó yuē: qǔ zhī yú qí tiān fǔ dà zhù sān hén, yòu cìzhòng lǚ, yǐqù qí rè, bǔzú shǒu tàiyīn, yǐqù qí hàn, rè qù hàn xī, jí yú chè yī. Huángdì yuē: shàn. 黄 帝曰：刺衛言徹衣，夫子乃言盡刺諸陽之奇俞，未有常處也。願卒聞之。岐伯曰：是陽氣有餘，而陰氣不足，陰氣不足則內熱，陽氣有餘則外熱，內熱相搏，熱於懷炭，外畏綿帛近，不可近身，
又不可近席。腠理閉塞，則汗不出，舌焦唇槁，臘乾益燥，飲食不讓美惡。黄帝曰：善。取之奈何？岐伯曰：取之於其天府大杼三痏， 又刺中膂，以去其熱，補足手太陰，以去其汗，熱去汗稀，疾於徹衣。黄帝曰：善。/黄 帝曰：刺卫言彻衣，夫子乃言尽刺诸阳之奇腧，
未有常处也。愿卒闻之。岐伯曰：是阳气有余，而阴气不足，阴气不足则内热，阳气有余则外热，内热相搏，热于怀 炭，外畏绵帛近，不可近身，又不可近席。腠理闭塞，则汗不出，舌焦唇槁，腊干益燥，饮食不让美恶。黄帝曰：善。取之奈何？岐伯曰：取之于其天府大杼三痏， 又刺中膂，以去其热，补足手太阴，以去其汗，热去汗稀，疾于彻衣。黄帝曰：善。
Huángdì yuē: cì wèi yán jiěhuò, fūzǐ nǎi yán jìn zhī tiáo yīn-yáng, bǔxiè yǒuyú bùzú, xiāng qīng yí yě, huò héyǐ jiě zhī? Qíbó yuē: dàfēng zài shēn, xuèmài piān xū, xū zhě bùzú, shí zhě yǒuyú, qīngzhòng bude, qīngcè wǎn fú, bù zhī dōngxi, bù zhī nán-běi, zhà shàng zhà xià, zhà fǎn zhà fù, diāndǎo wúcháng, shènyú mí huò. Huángdì yuē: shàn. qǔ zhī nàihé? Qíbó yuē: xiè qí yǒuyú, bǔ qí bùzú, yīn-yáng píngfù, yòng zhēn ruò cǐ, jí yú jiěhuò. Huángdì yuē: shàn. qǐng cáng zhī líng lán zhī shì, bùgǎn wàng chū yě. 黄帝曰：刺衛言解惑，夫子乃言盡知調陰陽，補瀉有餘不足，相 傾移也，惑何以解之？岐伯曰：大風在身，血脈偏虛，虛者不足，實者有餘，輕重不得，傾側宛伏，不知東西，不知南北，乍上乍下，乍反乍復，顛倒無常，甚於迷 惑。黄帝曰：善。取之奈何？岐伯曰：瀉其有餘，補其不足，陰陽平復，用針若此，疾於解惑。黄帝曰：善。請藏之靈蘭之室，不敢妄出也。/黄帝曰：刺卫言解惑，夫子乃言尽知调阴阳，补泻有余不足，相 倾移也，惑何以解之？岐伯曰：大风在身，血脉偏虚，虚者不足，实者有余，轻重不得，倾侧宛伏，不知东西，不知南北，乍上乍下，乍反乍复，颠倒无常，甚于迷 惑。黄帝曰：善。取之奈何？岐伯曰：泻其有余，补其不足，阴阳平复，用针若此，疾于解惑。黄帝曰：善。请藏之灵兰之室，不敢妄出也。
Huángdì yuē: yú wén cì yǒu wǔ xié, hé wèi wǔ xié? Qíbó yuē: bìng yǒu chí yōng zhě, yǒu róng dàzhě, yǒu xiáxiǎo zhě, yǒu rè zhě, yǒu hán zhě, shì wèi wǔ xié. Huángdì yuē: cì wǔ xié nàihé? Qíbó yuē: fán cì wǔ xié zhī fāng, bùguò wǔ zhāng, dàn rè xiāomiè, zhǒng jùsàn wáng, hánbì yì wēn, xiǎozhě Yiyáng; dàzhě bì qù, qǐng dào qí fāng. 黄帝曰：餘聞刺有五

邪，何謂五邪？岐伯曰：病有持癰者，有容大者，有狹小者，有熱者，有寒者，是謂五邪。黃帝曰：刺五邪奈何？岐伯曰：凡刺五邪之方，不過五章，癉熱消滅，腫聚散亡，寒痹益溫，小者益陽；大者必去，請道其方。/黄帝曰：余闻刺有五邪，何谓五邪？岐伯曰：病有持痈者，有容大者，有狭小者，有热者，有寒者，是谓五邪。黄帝曰：刺五邪奈何？岐伯曰：凡刺五邪之方，不过五章，瘅热消灭，肿聚散亡，寒痹益温，小者益阳；大者必去，请道其方。

fán cì yōng xié, wú yíng lǒng, yì sú yí xìng. bude nóng, cuì dào gēngxíng, qù qí xiāng, bù'ān chùsuǒ nǎi sànwáng, zhū yīn-yáng guò yōng zhě, qǔ zhī qí shū xiè zhī. 凡刺癰邪，無迎隴，易俗移性。不得膿，脆道更行，去其鄉，不安處所乃散亡，諸陰陽過癰者，取之其輸瀉之。/凡刺痈邪，无迎陇，易俗移性。不得脓，脆道更行，去其乡，不安处所乃散亡，诸阴阳过痈者，取之其输泻之。

fán cì dà xié, rì yǐ xiǎo, xiè duó qí yǒuyú, nǎi yì xū. piāo qí tōng, zhēn qí xié, jīròu qīn shì zhī, wú yǒu fǎn qí zhēn, cì zhū yáng fēn ròu jiān. 凡刺大邪，日以小，泄奪其有餘，乃益虛。剽其通，針其邪，肌肉親視之，毋有反其真，刺諸陽分肉間。/凡刺大邪，日以小，泄夺其有余，乃益虚。剽其通，针其邪，肌肉亲视之，毋有反其真，刺诸阳分肉间。

fán cì xiǎo xié, rì yǐ dà, bǔ qí bùzú, nǎi wúhài. shì qí suǒzài, yíng zhī jiè, yuǎnjìn jìn zhì, qí bude wài qīn ér xíng zhī, nǎi zìfèi, cì fēn ròu jiān. 凡刺小邪，日以大，補其不足，乃無害。視其所在，迎之界，遠近盡至，其不得外侵而行之，乃自費，刺分肉間。/凡刺小邪，日以大，补其不足，乃无害。视其所在，迎之界，远近尽至，其不得外侵而行之，乃自费，刺分肉间。

fán cì rè xié, yuè ér cāng, chūyóu bù guī, nǎi wú bìng. wéi kāitōng, bì ménhù, shǐ xié déchū, bìng nǎi yǐ. 凡刺熱邪，越而蒼，出遊不歸，乃無病。為開通，闢門戶，使邪得出，病乃已。/凡刺热邪，越而苍，出游不归，乃无病。为开通，辟门户，使邪得出，病乃已。

fán cì hánxié, rì yǐ wēn, xú wǎng xú lái, zhì qí shén. ménhù yǐ bì, qì bùfēn, xūshí dé tiáo, qí qì cún yě. 凡刺寒邪，日以溫，徐往徐來，致其神。門戶已閉，氣不分，虛實得調，其氣存也。/凡刺寒邪，日以温，徐往徐来，致其神。门户已闭，气不分，虚实得调，其气存也。

Huángdì yuē: guān zhēn nàihé? Qíbó yuē: cì yōng zhě, yòng pí zhēn; cì dàzhě, yòng fēng zhēn; cì xiǎozhě, yòng yuánlìzhēn; cì rè zhě, yòng cái zhēn; cì hán zhě, yòng háozhēn yě. 黃帝曰：官針奈何？岐伯曰：刺癰者，用鈹針；刺大者，用鋒針；刺小者，用員利針；刺熱者，用鑱針；刺寒者，用毫針也。/黄帝曰：官针奈何？岐伯曰：刺痈者，用铍针；刺大者，用锋针；刺小者，用员利针；刺热者，用才针；刺寒者，用毫针也。

qǐng yán jiě lùn, yǔ tiāndì xiāngyìng, yǔ sìshí xiāng fù, rénshēn tiān dì, gù kě wéi jiě. xià yǒu jiàn rù, shàng shēng wěi pú, cǐ suǒyǐ zhī xíngqì zhī duō shǎo yě. yīn-yáng zhě, hánshǔ yě, rè zé zī yǔ ér zài shàng, gēnjīng shǎo zhī, rénqì zàiwài, pífū huǎn, còulǐ kāi, xuèqì jiǎn, hàn dà xiè, pí nào zé. hán zé dì dòng shuǐ bīng, rénqì zài zhōng, pífū zhì, còulǐ bì, hàn bùchū, xuèqì qiáng, ròu jiānsè. dàngshì zhī shí, shànxíng shuǐ zhě, bù néng wǎng bīng, shàn chuān dì zhě, bù néng jī dòng, shànyòng zhēn zhě, yì bù néng qǔ sì jué, xuè mài níngjié, jiān bó bù wǎnglái zhě, yì wèikě jí róu. gù xíngshuǐ zhě, bì dài tiān wēn, bīngshì dòng jiě, ér shuǐ kěxíng, dì kě chuān yě. rénmài yóu shì yě. zhì jué zhě, bì xiān yùn tiáohé qí jīng, zhǎng yǔ yè, zhǒu yǔ jiǎo, xiàng yǔ jǐ yǐ tiáo zhī, huǒqì yǐ tōng, xuèmài nǎi xíng. ránhòu shì qí bìng, mài nào zé zhě, cì ér píng zhī; jiān jǐn zhě, pò ér sàn zhī, qì xià nǎi zhǐ, cǐ suǒwèi yǐ jiě jié zhě yě. 請言解論，與天地相應，與四時相副，人參天 地，故可為解。下有漸洳，上生葦蒲，此所以知形氣之多少也。陰陽者，寒暑也，熱則滋雨而在上，根莖少汁，人氣在外，皮膚緩，腠理開，血氣減，汗大泄，皮淖澤。寒則地凍水冰，人氣在中，皮膚致，腠理閉，汗不出，血氣強，肉堅澀。當是之時，善行水者，不能往冰，善穿地者，不能鑿凍，善用針者，亦不能取四厥，血 脈凝結，堅搏不往來者，亦未可即柔。故行水者，必待天溫，冰釋凍解，而水可行，地可穿也。人脈猶是也。治厥者，必先熨調和其經，掌與腋，肘與腳，項與脊以 調之，火氣已通，血脈乃行。然後視其病，脈淖澤者，刺而平之；堅緊者，破而散之，氣下乃止，此所謂以解結者也。/请言解论，与天地相应，与四时相副，人参天 地，故可为解。下有渐洳，上生苇蒲，此所以知形气之多少也。阴阳者，寒暑也，热则滋雨而在上，根茎少汁，人气在外，皮肤缓，腠理开，血气减，汗大泄，皮淖 泽。寒则地冻水冰，人气在中，皮肤致，腠理闭，汗不出，血气强，肉坚涩。当是之时，善行水者，不能往冰，善穿地者，不能击冻，善用针者，亦不能取四厥，血 脉凝结，坚搏不往来者，亦未可即柔。故行水者，必待天温，冰释冻解，而水可行，地可穿也。人脉犹是也。治厥者，必先熨调和其经，掌与腋，肘与脚，项与脊以 调之，火气已通，

血脉乃行。然后视其病，脉淖泽者，刺而平之；坚紧者，破而散之，气下乃止，此所谓以解结者也。
yòng zhēn zhīlèi, zàiyú tiáoqì, qìjī yú wèi, yǐ tōng yíngwèi, gè xíng qí dào. zōng qì liú yú hǎi, qí xià zhě, zhù yú qì jiē, qíshàng zhě, zǒu yú xī dào. gù jué zàiyú zú, zōng qì bùxià, mài zhōng zhī xuè, níng ér liú zhǐ, fú zhī huǒ tiáo, fú néng qǔ zhī. 用針之類，在於調氣，氣積於胃，以通營衛，各行其道。宗氣留於海，其下者，注於氣街，其上者，走於息道。故厥在於足，宗氣不下，脈中之血，凝而留止，弗之火調，弗能取之。/用针之类，在于调气，气积于胃，以通营卫，
各行其道。宗气留于海，其下者，注于气街，其上者，走于息道。故厥在于足，宗气不下，脉中之血，凝而留止，弗之火调，弗能取之。
yòng zhēn zhě, bì xiān chá qí jīngluò zhī shí xū, qiē ér xún zhī, àn ér dàn zhī, shì qí yìng dòng zhě, nǎi hòu qǔ zhī ér xià zhī. Liùjīng tiáo zhě, wèi zhī bù bìng, suī bìng, wèi zhī zìyǐ yě. yījīng shàng shí xià xū ér bù tōng zhě, cǐ bì yǒu héng luò shèng jiāyú dàjīng, lìng zhī bùtōng, shì ér xiè zhī, cǐ suǒwèi jiě jié yě. 用針者，必先察其經絡之實虛，切而循之，按而彈之，視其應動者，乃後取之而下之。六經調者，謂之不病，雖病，謂之自已也。一經上實下虛而不通者，此必有橫絡盛加於大經，令之不通，視而瀉之，此所謂解結也。/用针者，必先察其经络之实虚，切而循之，按而弹之，视其应动者，乃后取之而下之。六经调者，谓之不病，虽病，谓之自已也。一经上实下虚而不通者，此必有横络盛加于大经，令之不通，视而泻之，此所谓解结也。
shàng hán xià rè, xiān cì qí xiàng tàiyáng, jiǔliú zhī, yǐ cì zé yùn xiàng yǔ jiānjiǎ, lìng rè xiàhé nǎi zhǐ, cǐ suǒwèi tuī ér shàng zhī zhě yě. shàng rè xià hán, shì qí xūmài ér xiàn zhī yú jīngluò zhě, qǔ zhī, qì xià nǎi zhǐ, cǐ suǒwèi yǐn ér xià zhī zhě yě. 上寒下熱，先刺其項太陽，久留之，已刺則熨項與肩胛，令熱下合乃止，此所謂推而上之者也。上熱下寒，視其虛脈而陷之於經絡者，取之，氣下乃止，此所謂引而下之者也。/上寒下热，先刺其项太阳，久留之，已刺则熨项与肩胛，令热下合乃止，此所谓推而上之者也。上热下寒，视其虚脉而陷之于经络者，取之，气下乃止，此所谓引而下之者也。
dà rè biànshēn, kuáng ér wàng jiàn wàng wén wàngyán, shì zú yángmíng jí dà luò qǔ zhī, xū zhě bǔ zhī, xuè ér shí zhě xiè zhī. yīn qí yǎnwò, jū qí tóuqián, yǐ liǎng shǒu sìzhǐ jiā àn jǐng-dòngmài, jiǔ chí zhī, juǎn ér qiē, tuī xià zhì quēpén zhōng, ér fù zhǐ rú qián, rè qù nǎi zhǐ, cǐ suǒwèi tuī ér sàn zhī zhě yě. 大熱遍身，狂而妄見妄聞妄言，視足陽明及大絡取之，虛者補之，血而實者瀉之。因其偃臥，居其頭前，以兩手四指挾按頸動脈，久持之，卷而切，推下至缺盆中，而復止如前，熱去乃止，此所謂推而散之者也。/大热遍身，狂而妄见妄闻妄言，视足阳明及大络取之，虚者补之，血而实者泻之。因其偃卧，居其头前，以两手四指挟按颈动脉，久持之，卷而切，推下至缺盆中，而复止如前，热去乃止，此所谓推而散之者也。
huáng dì yuē: yǒu yīmài shēng shùshí bìngzhě, huò tòng, huò yōng, huò rè, huò hán, huò yǎng, huò bì, huò bùrén, biànhuàwúqióng, qí gù héyě? Qíbó yuē: cǐ jiē xiéqì zhī suǒ shēng yě. Huángdì yuē: yú wén qì zhě, yǒu zhēn qì, yǒu zhèng qì, yǒu xiéqì. hé wèi zhēn qì? Qíbó yuē: zhēn qì zhě, suǒ shòu yú tiān, yǔ gǔ qì bìng ér chōng shēn yě. zhèngqì zhě, zhèng fēng yě, cóng yī fāng lái, fēi shí fēng, yòu fēi xū fēng yě. xiéqì zhě, xū fēng zhī zéi shāngrén yě, qízhōng rén yě shēn, bù néng zì qù. zhèng fēng zhě, qízhōng rén yě qiǎn, hé ér zì qù, qí qì lái róuruò, bù néng shèng zhēn qì, gù zì qù. 黃帝曰：有一脈生數十病者，或痛，或癰，或熱，或寒，或癢，或痹，或不仁，變化無窮，其故何也？岐伯曰：此皆邪氣之所生也。黃帝曰：餘聞氣者，有真氣，有正氣，有邪氣。何謂真氣？岐伯曰：真氣者，所受於天，與穀氣並而充身也。正氣者，正風也，從一方來，非實風，又非虛風也。邪氣者，虛風之賊傷人也，其中人也深，不能自去。正風者，其中人也淺，合而自去，其氣來柔弱，不能勝真氣，故自去。/黄帝曰：有一脉生数十病者，或痛，或痈，或热，或寒，或痒，或痹，或不仁，变化无穷，其故何也？岐伯曰：此皆邪气之所生也。黄帝曰：余闻气者，有真气，有正气，有邪气。何谓真气？岐伯曰：真气者，所受于天，与谷气并而充身也。正气者，正风也，从一方来，非实风，又非虚风也。邪气者，虚风之贼伤人也，其中人也深，不能自去。正风者，其中人也浅，合而自去，其气来柔弱，不能胜真气，故自去。
xūxié zhīzhōng rén yě, sǎ xī dòng xíng, qǐ háomáo ér fā còulǐ. qí rù shēn, nèi bó yú gǔ, zé wéi gǔ bì; bó yú jīn, zé wéi jīn luán; bó yú mài zhōng, zé wéi xuè bì, bùtōng zé wéi yōng. bó yú ròu, yǔ wèiqì xiāng bó, yáng shèngzhě, zé wéi rè, yīn shèngzhě, zé wéi hán. hán zé zhēn qì qù, qù zé xū, xū zé hán bó yú pífū zhījiān. qí qì wài fā, còulǐ kāi, háomáo yáo, qì wǎnglái xíng, zé wéi yǎng. liú ér bù qù, zé bì. wèiqì bùxíng, zé wéi bùrén. 虛邪之中人也，灑晰動形，起毫毛而發腠理。其入深，內搏於

骨，則為骨痹；搏於筋，則為筋攣；搏於脈中，則為血閉，不通則為癰。搏於肉，與衛氣相搏，陽勝者，則為熱，陰勝者，則為寒。寒則真氣去，去則虛，虛則寒搏 於皮膚之間。其氣外發，腠理開，毫毛搖，氣往來行，則為癢。留而不去，則痹。衛氣不行，則為不仁。/虚邪之中人也，洒晰动形，起毫毛而发腠理。其入深，内搏于骨，则为骨痹；搏于筋，则为筋挛；搏于脉中，则为血闭，不通则为痈。搏于肉，与卫气相搏，阳胜者，则为热，阴胜者，则为寒。寒则真气去，去则虚，虚则寒搏 于皮肤之间。其气外发，腠理开，毫毛摇，气往来行，则为痒。留而不去，则痹。卫气不行，则为不仁。

xūxié piān róng yú shēn bàn, qí rù shēn, nèi jū róngwèi, róngwèi shāo shuāi, zé zhēn qì qù, xiéqì dú liú, fā wéi piānkū. qí xiéqì qiǎn zhě, mài piān tòng. 虛邪偏容於身半，其入深，內居榮衛，榮衛稍衰，則真氣去，邪氣獨留，發為偏枯。其邪氣淺者，脈偏痛。/虚邪偏容于身半，其入深，内居荣卫，荣卫稍衰，则真气去，邪气独留，发为偏枯。其邪气浅者，脉偏痛。

xūxié zhī rù yú shēn yě shēn, hán yǔ rè xiāng bó, jiǔliú ér nèizhāo, hán shèng qí rè, zé gǔ téng ròu kū; rè shèng qí hán, zé lànròu fǔ jī wéi nóng, nèishāng gǔ, nèishāng gǔ wéi gǔ shí. yǒusuǒ jí qián jīn, jīn qū bude shēn, xiéqì jū qíjiān ér bù fǎn, fā wéi jīn liū. yǒusuǒ jié, qì guī zhī, wèiqì liú zhī, bude fǎn, jīnyè jiǔliú, hé ér wéi cháng liū. jiǔ zhě, shù suì nǎi chéng, yǐ shǒu àn zhī róu, yǐ yǒu suǒ jié, qì guī zhī, jīnyè liú zhī, xiéqì zhōng zhī, níngjié rì yǐ yì shèn, lián yǐ jùjū, wéi xī liú. yǐ shǒu àn zhī jiān, yǒusuǒ jié, shēn zhōng gǔ, qì yīn yú gǔ, gǔ yǔ qì bìng, rì yǐ yì dà, zé wéi gǔ jū. yǒusuǒ jié, zhōng yú ròu, zōng qì guī zhī, xié liú ér bù qù, yǒu rè zé huà ér wéi nóng, wú rè zé wéi ròu jū. fán cǐ shù qì zhě, qí fā wúcháng chù, ér yǒucháng míng yě. 虛邪之入於身也深，寒與熱相搏，久留而內著，寒勝其熱，則骨疼肉枯；熱勝其寒，則爛肉腐肌為膿，內傷骨，內傷骨為骨蝕。有所疾前筋，筋屈不得伸，邪氣居其間而不反，發為筋溜。有所結，氣歸之，衛氣留之，不得反，津液久留，合而為腸溜。久者，數歲乃成，以手按之柔，已有所結，氣歸之，津液留之，邪氣中之，凝結日以易甚，連以聚居，為昔瘤。以手按之堅，有所結，深中骨，氣因於骨，骨與氣並，日以益大，則為骨疽。有所結，中於肉，宗氣歸之，邪留而不去，有熱則化而為膿，無熱則為肉疽。凡此數氣者，其發無常處，而有常名也。/虚邪之入于身也深，寒与热相搏，久留而内着，寒胜其热，则骨疼肉枯；热胜其寒，则烂肉腐肌为脓，内伤骨，内伤骨为骨蚀。有所疾前筋，筋屈不得伸，邪气居其间而不反，发为筋溜。有所结，气归之，卫气留之，不得反，津液久留，合而为肠溜。久者，数岁乃成，以手按之柔，已有所结，气归之，津液留之，邪气中之，凝结日以易甚，连以聚居，为昔瘤。以手按之坚，有所结，深中骨，气因于骨，骨与气并，日以益大，则为骨疽。有所结，中于肉，宗气归之，邪留而不去，有热则化而为脓，无热则为肉疽。凡此数气者，其发无常处，而有常名也。

wèiqì xíng dì - qīshíliù
衛氣行第七十六/卫气行第七十六

Huángdì wèn yú Qíbó yuē: yuàn wén wèiqì zhī xíng, chūrù zhī hé, hérú? Qíbó yuē: suì yǒu Shí'èryuè, rì yǒu shí'èrchén, zǐ wǔ wéi jīng, mǎo yǒu wéi wěi. tiān Zhōu'èr shíbā xiù, ér yīmiàn Qīxīng, sì qī èrshíbā xīng. fáng mǎo wéi wěi, xū zhāng wéi jīng. shìgù fáng zhì bì wéi yáng, mǎo zhìxīn wéi yīn. yáng zhǔ zhòu, yīn zhǔ yè. gù wèiqì zhī xíng, yī rì yīyè wǔshí zhōu yú shēn, zhòurì xíng yú yáng èrshíwǔ zhōu, yèxíng yú yīn èrshíwǔ zhōu, zhōu yú wǔ cáng. 黃帝問於岐伯曰：願聞衛氣之行，出入之合，何如？岐伯曰：歲有十二月，日有十二辰，子午為經，卯酉為緯。天週二十八宿，而一面七星，四七二十八星。房昴為緯，虛張為經。是故房至畢為陽，昴至心為陰。陽主晝，陰主夜。故衛氣之行，一日一夜五十週於身，晝日行於陽二十五週，夜行於陰二十五週，周於五藏。/黄帝问于岐伯曰：愿闻卫气之行，出入之合，何如？岐伯曰：岁有十二月，日有十二辰，子午为经，卯酉为纬。天周二十八宿，而一面七星，四七二十八星。房昴为纬，虚张为经。是故房至毕为阳，昴至心为阴。阳主昼，阴主夜。故卫气之行，一日一夜五十周于身，昼日行于阳二十五周，夜行于阴二十五周，周于五藏。

shì gù píngdàn yīn jìn, yángqì chūyú mù, mù zhāng zé qìshàng xíng yú tóu, xún xiàngxià zú tàiyáng, xún bèi xià zhì xiǎozhǐ zhī duān. qí sàn zhě, bié yú mù ruì zì, xiàshǒu tàiyáng, xià zhì shǒu xiǎozhǐ zhījiān wàicè. qí sàn zhě, bié yú mù ruì zì, xià zú shàoyáng, zhù xiǎozhǐ cì zhǐ zhījiān. yǐshàng xún shǒu shàoyáng zhī fēn cè, xià zhì xiǎozhǐ zhījiān. bié zhě yǐshàng zhì ěr qián, héyú hàn mài, zhù zú yángmíng yǐxià xíng, zhì fū shàng, rù wǔ zhǐ zhījiān. qí sàn zhě, cóng ěr xiàxià shǒu yáng míng, rù dàzhǐ zhījiān, rù zhǎng zhōng. qí zhìyú zú yě, rù

zúxīn, chū nèihuái, xiàxíng yīn fēn, fùhé yú mù, gù wéi yī zhōu. 是 故平旦陰盡，陽氣出於目，目張則氣上行於頭，循項下足太陽，循背下至小趾之端。其散者，別於目銳眥，下手太陽，下至手小指之間外側。其散者，別於目銳眥， 下足少陽，注小趾次趾之間。以上循手少陽之分側，
下至小指之間。別者以上至耳前，合於頷脈，注足陽明以下行，至跗上，入五趾之間。其散者，從耳下下手陽 明，入大指之間，入掌中。其至於足也，入足心，出內踝，下行陰分，複合於目，故為一週。/是故平旦阴尽，阳气出于目，目张则气上行于头，循项下足太阳，循背下至小趾之端。其散者，别于目锐眥，下手太阳，下至手小指之间外侧。其散者，别于目锐眥， 下足少阳，注小趾次趾之间。以上循手少阳之分侧，下至小指之间。别者以上至耳前，合于颔脉，注足阳明以下行，至跗上，入五趾之间。其散者，从耳下下手阳 明，入大指之间，入掌中。其至于足也，入足心，出内踝，下行阴分，复合于目，故为一周。
shìgù rì xíng yī shè, rénqì xíng yī zhōu yǔ shífēn shēn zhī bā; rì háng'èr shè, rénqì xíng sān zhōu yú shēn yǔ shífēn shēn zhī liù; rì xíng Sānshè, rénqì xíng yú shēn wǔ zhōu yǔ shífēn shēn zhī sì; rì xíng sì shě, rénqì xíng yú shēn qī zhōu yǔ shífēn shēn zhī èr; rì xíng wǔ shè, rénqì xíng yú shēn jiǔ zhōu; rì xíng liù shè, rénqì xíng yú shēn shí zhōu yǔ shífēn shēn zhī bā; rì xíng qī shè, rénqì xíng yú shēn shí'èr zhōu zài shēn yǔ shífēn shēn zhī liù; rì xíng shísì shě, rénqì èrshíwǔ zhōu yú shēn yǒujī fēn yǔ shífēn shēn zhī èr, yáng jìn yú yīn, yīn shòuqì yǐ. qí shǐ rù yú yīn, cháng cóng zú shàoyīn zhù yú shèn, shèn zhù yú xīn, xīn zhù yú fèi, fèi zhù yú gān, gān zhù yú pí, pí fù zhù yú shèn wéi zhōu. shìgù yèxíng yī shè, rénqì xíng yú yīn cáng yī zhōu yǔ shífēn cáng zhī bā, yì rú yáng xíng zhī èrshíwǔ zhōu, ér fùhé yú mù. yīn-yáng yī rì yīyè, hé yǒujī fēn shífēn shēn zhī sì, yǔ shífēn cáng zhī èr, shìgù rén zhī suǒyǐ wò qǐ zhī shí, yǒu zǎo yàn zhě, qí fēn bùjìn gù yě. 是故日行一舍，人氣行一週與十分身之八；日行二舍， 人氣行三週於身與十分身之六；日行三舍，人氣行於身五週與十分身之四；日行四捨，人氣行於身七週與十分身之二；日行五舍，人氣行於身九週；日行六舍，人氣 行於身十週與十分身之八；日行七舍，人氣行於身十二週在身與十分身之六；日行十四捨，人氣二十五週於身有奇分與十分身之二，陽盡於陰，陰受氣矣。其始入於 陰，常從足少陰注於腎，腎注於心，心注於肺，肺注於肝，肝注於脾，脾復注於腎為周。是故夜行一舍，人氣行於陰藏一週與十分藏之八，亦如陽行之二十五週，而 複合於目。陰陽一日一夜，合有奇分十分身之四，與十分藏之二，是故人之所以臥起之時，有早晏者，
奇分不盡故也。/是故日行一舍，人气行一周与十分身之八；日行二舍， 人气行三周于身与十分身之六；日行三舍，人气行于身五周与十分身之四；日行四舍，人气行于身七周与十分身之二；日行五舍，人气行于身九周；日行六舍，人气 行于身十周与十分身之八；日行七舍，人气行于身十二周在身与十分身之六；日行十四舍，人气二十五周于身有奇分与十分身之二，阳尽于阴，阴受气矣。其始入于 阴，常从足少阴注于肾，肾注于心，心注于肺，肺注于肝，肝注于脾，脾复注于肾为周。是故夜行一舍，人气行于阴藏一周与十分藏之八，亦如阳行之二十五周，而 复合于目。阴阳一日一夜，合有奇分十分身之四，与十分藏之二，是故人之所以卧起之时，有早晏者，奇分不尽故也。
Huángdì yuē: wèiqì zhī zàiyú shēn yě, shàng xià wǎnglái bù yǐqī, hòu qì ér cì zhī, nàihé? bó gāo yuē: fēn yǒu duōshao, rì yǒu chángduǎn, chūnqiū dōng xià, gè yǒufèn lǐ, ránhòu cháng yǐ píngdàn wéi jì, yǐ yè jìn wéi shǐ. shìgù yī rì yīyè, shuǐxià bǎi kè, èrshíwǔ kè zhě, bànrì zhī dù yě, cháng rúshì wú yǐ, rì rù ér zhǐ, suí rì zhī chángduǎn, gè yǐwéi jì ér cì zhī. jǐn hòu qí shí, bìng kě yǔ qī, shīshí fǎn hòu zhě, bǎibìng bùzhì. gù yuē: cì shí zhě, cì qí lái yě, cì xū zhě, cì qí qù yě. cǐ yán qì cúnwáng zhī shí, yǐ hòu xūshí ér cì zhī, shìgù jǐn hòu qì zhī suǒzài ér cì zhī, shì wèi féng shí. zàiyú sānyáng, bì hòu qí qì zàiyú yáng ér cì zhī, bìng zàiyú sān yīn, bì hòu qí qì zài yīn fēn ér cì zhī. 黃帝曰：衛氣之在於身也，上 下往來不以期，候氣而刺之，奈何？伯高曰：分有多少，日有長短，春秋冬夏，各有分理，然後常以平旦為紀，以夜盡為始。是故一日一夜，水下百刻，二十五刻 者，半日之度也，常如是毋已，日入而止，隨日之長短，各以為紀而刺之。謹候其時，病可與期，失時反候者，百病不治。故曰：刺實者，刺其來也，刺虛者，刺其 去也。此言氣存亡之時，以候虛實而刺之，是故謹候氣之所在而刺之，
是謂逢時。在於三陽，必候其氣在於陽而刺之，病在於三陰，必候其氣在陰分而刺之。/黄帝曰：卫气之在于身也，上 下往来不以期，候气而刺之，奈何？伯高曰：分有多少，日有长短，春秋冬夏，各有分理，然后常以平旦为纪，以夜尽为始。是故一日一夜，水下百刻，二十五刻 者，半日之度也，常如是毋已，日入而止，随日之长短，各以为纪而刺之。谨候其时，病可与期，失

时反候者，百病不治。故曰：刺实者，刺其来也，刺虚者，刺其 去也。此言气存亡之时，以候虚实而刺之，是故谨候气之所在而刺之，是谓逢时。在于三阳，必候其气在于阳而刺之，病在于三阴，必候其气在阴分而刺之。
shuǐ xià yī kè, rénqì zài tàiyáng; shuǐxià èr kè, rénqì zài shàoyáng; shuǐxià sān kè, rénqì zài yángmíng; shuǐxià sì kè, rénqì zài yīn fēn. shuǐxià wǔ kè, rénqì zài tàiyáng; shuǐxià liù kè, rénqì zài shàoyáng; shuǐxià qī kè, rénqì zài yángmíng; shuǐxià bā kè, rénqì zài yīn fēn. shuǐxià jiǔ kè, rénqì zài tàiyáng; shuǐxià shí kè, rénqì zài shàoyáng; shuǐxià shíyī kè, rénqì zài yángmíng; shuǐxià shí'èr kè, rénqì zài yīn fēn. shuǐxià shísān kè, rénqì zài tài yáng; shuǐxià shísì kè, rénqì zài shàoyáng; shuǐxià shíwǔ kè, rénqì zài yángmíng; shuǐxià shíliù kè, rénqì zài yīn fēn. shuǐxià shíqī kè, rénqì zài tàiyáng; shuǐxià shíbā kè, rénqì zài shàoyáng; shuǐxià shíjiǔ kè, rénqì zài yáng míng; shuǐxià èrshí kè, rénqì zài yīn fēn. shuǐxià èrshíyī kè, rénqì zài tàiyáng; shuǐxià èrshí'èr kè, rénqì zài shàoyáng; shuǐxià èrshísān kè, rénqì zài yángmíng; shuǐxià èrshísì kè, rénqì zài yīn fēn. shuǐxià èrshíwǔ kè, rénqì zài tàiyáng, cǐ bànrì zhī dù yě. cóng fáng zhì bì yīshísì shě shuǐxià wǔshí kè, rì xíng bàndù, huí xíng yī shè, shuǐx-ià sān kè yǔ qī fēn kè zhī sì. dàyào yuē: cháng yǐ rì zhī jiāyú sù shàng yě, rénqì zài tàiyáng, shìgù rì xíng yī shè, rénqì xíng sānyáng xíng yǔ yīn fēn, cháng rúshì wúyǐ, tiān yǔ dì tóng jì, fēnfēn fēnfēn, zhōng'érfùshǐ, yī rì yīyè shuǐxià bǎi kè ér jìn yǐ. 水 下一刻，人氣在太陽；水下二刻，人氣在少陽；水下三刻，人氣在陽明；水下四刻，人氣在陰分。水下五刻，人氣在太陽；水下六刻，人氣在少陽；水下七刻，人氣 在陽明；水下八刻，人氣在陰分。水下九刻，人氣在太陽；水下十刻，人氣在少陽；水下十一刻，人氣在陽明；水下十二刻，人氣在陰分。水下十三刻，人氣在太 陽；水下十四刻，人氣在少陽；水下十五刻，人氣在陽明；水下十六刻，人氣在陰分。水下十七刻，人氣在太陽；水下十八刻，人氣在少陽；水下十九刻，人氣在陽明；水下二十刻，人氣在陰分。水下二十一刻，人氣在太陽；水下二十二刻，人氣在少陽；水下二十三刻，人氣在陽明；水下二十四刻，人氣在陰分。水下二十五 刻，人氣在太陽，此半日之度也。從房至畢一十四捨水下五十刻，日行半度，回行一舍，水下三刻與七分刻之四。大要曰：常以日之加於宿上也，人氣在太陽，是故 日行一舍，人氣行三陽行與陰分，常如是無已，天與地同紀，紛紛紛紛，終而復始，一日一夜水下百刻而盡矣。/水 下一刻，人气在太阳；水下二刻，人气在少阳；水下三刻，人气在阳明；水下四刻，人气在阴分。水下五刻，人气在太阳；水下六刻，人气在少阳；水下七刻，人气 在阳明；水下八刻，人气在阴分。水下九刻，人气在太阳；水下十刻，人气在少阳；水下十一刻，人气在阳明；水下十二刻，人气在阴分。水下十三刻，人气在太 阳；水下十四刻，人气在少阳；水下十五刻，人气在阳明；水下十六刻，人气在阴分。水下十七刻，人气在太阳；水下十八刻，人气在少阳；水下十九刻，人气在阳明；水下二十刻，人气在阴分。水下二十一刻，人气在太阳；水下二十二刻，人气在少阳；水下二十三刻，人气在阳明；水下二十四刻，人气在阴分。水下二十五 刻，人气在太阳，此半日之度也。从房至毕一十四舍水下五十刻，日行半度，回行一舍，水下三刻与七分刻之四。大要曰：常以日之加于宿上也，人气在太阳，是故 日行一舍，人气行三阳行与阴分，常如是无已，天与地同纪，纷纷纷纷，终而复始，一日一夜水下百刻而尽矣。

Jiǔgōng bā fēng dì - qīshíqī 九宮八風第七十七/九宫八风第七十七

tàiyī cháng yǐ dōngzhì zhī rì, jū yè zhé zhī gōng sìshíliù rì, míngrì jū tiān liú sìshíliù rì, míngrì jū cāng mén sìshíliù rì, míngrì jū yīn luò sìshíwǔ rì, míngrì jū tiāngōng sìshíliù rì, míngrì jū xuán wěi sìshíliù rì, míngrì jū cāng guǒ sìshíliù rì, míngrì jū xīn luò sìshíwǔ rì, míngrì fù jū yè zhé zhī gōng, yuē dōngzhì yǐ. 太一常以冬至之日，居葉蟄之宮四十六日，明日居天留四十六日，明日居倉門四十六日，明日居陰洛四十五日，明日居天宮四十六日，明日居玄委四十六日，明日居倉果四十六日，明日居新洛四十五日，明日復居葉蟄之宮，曰冬至矣。/太一常以冬至之日，居叶蛰之宫四十六日，明日居天留四十六日，明日居仓门四十六日，明日居阴洛四十五日，明日居天宫四十六日，明日居玄委四十六日，明日居仓果四十六日，明日居新洛四十五日，明日复居叶蛰之宫，曰冬至矣。
tàiyī rì yóu, yǐ dōngzhì zhī rì, jū yè zhé zhī gōng, shù suǒzài rì, cóng yīchù zhì jiǔrì, fùfǎn yú yī. cháng rúshì wúyǐ, zhōng'érfùshǐ. 太一日遊，以冬至之日，居葉蟄之宮，數所在日，從一處至九日，復返於一。常如是無已，終而復始。/太一日游，以冬至之日，居叶蛰之宫，数所在日，从一处至九日，复返于一。常如是无已，终而复始。
tài yī yí rì, tiān bì yìng zhī yǐ fēngyǔ, yǐ qí rì

fēngyǔ zé jí, suì měi mín ān shǎo bìng yǐ. xiān zhī zé duō yǔ, hòu zhī zé duō hàn. tàiyī zài dōngzhì zhī rì yǒubiàn, zhàn zài jūn; tàiyī zài chūnfēn zhī rì yǒubiàn, zhàn zài xiāng; tàiyī zài zhōng gōng zhī rì yǒubiàn, zhàn zài lì; tàiyī zài qiūfēn zhī rì yǒubiàn, zhàn zài jiāng; tàiyī zài xiàzhì zhī rì yǒubiàn, zhàn zài bǎixìng. suǒwèi yǒubiàn zhě, tàiyī jū wǔ gōng zhī rì, bìng fēng zhé shùmù, yángshā shí, gè yǐ qí suǒ zhǔ, zhàn guì jiàn. yīn shì fēng suǒ cónglái ér zhàn zhī, fēng cóng qí suǒ jū zhī xiāng lái wéi shí fēng, zhǔ shēng, cháng yǎng wànwù; cóng qí chōng hòulái wéi xū fēng, shāngrénzhě yě, zhǔ shā, zhǔ hàizhě. jǐn hòu xū fēng ér bì zhī, gù shèngrén rì bì xūxié zhī dào, rú bì shǐshí rán, xié fú néng hài, cǐ zhī wèi yě. 太 一移日，天必應之以風雨，以其日風雨則吉，歲美民安少病矣。先之則多雨，後之則多汗。太一在冬至之日有變，佔在君；太一在春分之日有變，佔在相；太一在中 宮之日有變，佔在吏；太一在秋分之日有變，佔在將；太一在夏至之日有變，佔在百姓。所謂有變者，太一居五宮之日，病風折樹木，揚沙石，各以其所主，佔貴 賤。因視風所從來而佔之，風從其所居之鄉來為實風，主生，長養萬物；從其衝後來為虛風，傷人者也，主殺，主害者。謹候虛風而避之，故聖人日避虛邪之道，如 避矢石然，邪弗能害，此之謂也。/太 一移日，天必应之以风雨，以其日风雨则吉，岁美民安少病矣。先之则多雨，后之则多汗。太一在冬至之日有变，占在君；太一在春分之日有变，占在相；太一在中 宫之日有变，占在吏；太一在秋分之日有变，占在将；太一在夏至之日有变，占在百姓。所谓有变者，太一居五宫之日，病风折树木，扬沙石，各以其所主，占贵贱。因视风所从来而占之，风从其所居之乡来为实风，主生，长养万物；从其冲后来为虚风，伤人者也，主杀，主害者。谨候虚风而避之，故圣人日避虚邪之道，如 避矢石然，邪弗能害，此之谓也。

shìgù tàiyī rù xǐ lìyú zhōnggōng, nǎi cháo bā fēng, yǐ zhàn jíxiōng yě. fēng cóng nánfāng lái, míng yuē dà ruò fēng, qí shāngrén yě, nèishè yú xīn, wàizài yú mài, qì zhǔ rè. fēng cóng xīnánfāng lái, míng yuē móu fēng, qí shāngrén yě, nèishè yú pí, wàizài yú jī, qí qì zhǔ wéi ruò. fēng cóng xīfāng lái, míng yuē gāngfēng, qí shāngrén yě, nèishè yú fèi, wàizài yú pífū, qí qì zhǔ wéi zào. fēng cóng xī běifāng lái, míng yuē zhé fēng, qí shāngrén yě, nèishè yú xiǎocháng, wàizài yú shǒu tàiyáng mài, mài jué zé yì, mài bì zé jié bùtōng, shàn bàosǐ. fēng cóng běifāng lái, míng yuē dà gāngfēng, qí shāngrén yě, nèishè yú shèn, wàizài yú gǔ yǔ jiān bèi zhī lǚ jīn, qí qì zhǔ wéi hán yě. fēng cóng dōngběifāng lái, míng yuē xiōngfēng, qí shāngrén yě, nèishè yú dàcháng, wàizài yú liǎng xié yè gǔ xià jí zhī jié. fēng cóng dōngfāng lái, míng yuē yīng wù fēng, qí shāngrén yě, nèishè yú gān, wàizài yú jīn niǔ, qí qì zhǔ wéi shēn shī. fēng cóng dōngnánfāng lái, míng yuē ruò fēng, qí shāngrén yě, nèishè yú wèi, wàizài jīròu, qí qì zhǔtǐ zhòng. cǐ bā fēng jiē cóng qí xū zhī xiāng lái, nǎi néng bìngrén. sān xū xiāng bó, zé wéi bàobìng cùsǐ. liǎng shí yī xū, bìng zé wéi línlù hánrè. fàn qí liǎng shī zhī dì, zé wéi wěi. gù shèngrén bìfēng, rú bì shǐshí yān. qí yǒu sān xū ér piān zhōng yú xiéfēng, zé wéi pū piānkū yǐ. 是故太一入徙立於中宮，乃朝八風，以佔吉凶也。風從南方來，名曰大弱風，其傷人也，內舍於心，外在於脈，氣 主熱。風從西南方來，名曰謀風，其傷人也，內舍於脾，外在於肌，

其氣主為弱。風從西方來，名曰剛風，其傷人也，內舍於肺，外在於皮膚，其氣主為燥。風從西 北方來，名曰折風，其傷人也，內舍於小腸，外在於手太陽脈，脈絕則溢，脈閉則結不通，善暴死。風從北方來，名曰大剛風，其傷人也，內舍於腎，外在於骨與肩 背之膂筋，其氣主為寒也。風從東北方來，名曰凶風，其傷人也，內舍於大腸，外在於兩脅腋骨下及肢節。風從東方來，名曰嬰兀風，其傷人也，內舍於肝，外在於 筋紐，其氣主為身濕。風從東南方來，名曰弱風，其傷人也，內舍於胃，外在肌肉，其氣主體重。此八風皆從其虛之鄉來，乃能病人。三虛相搏，

則為暴病卒死。兩 實一虛，病則為淋露寒熱。犯其兩濕之地，則為痿。故聖人避風，如避矢石焉。其有三虛而偏中於邪風，則為僕偏枯矣。/是故太一入徙立于中宫，乃朝八风，以占吉凶也。风从南方来，名曰大弱风，其伤人也，内舍于心，外在于脉，气主热。风从西南方来，名曰谋风，其伤人也，内舍于脾，外在于肌，其气主为弱。风从西方来，名曰刚风，其伤人也，内舍于肺，外在于皮肤，其气主为燥。风从西 北方来，名曰折风，其伤人也，内舍于小肠，外在于手太阳脉，脉绝则溢，脉闭则结不通，善暴死。风从北方来，名曰大刚风，其伤人也，内舍于肾，外在于骨与肩 背之膂筋，其气主为寒也。风从东北方来，名曰凶风，其伤人也，内舍于大肠，外在于两胁腋骨下及肢节。风从东方来，名曰婴兀风，其伤人也，内舍于肝，外在于 筋纽，其气主为身湿。风从东南方来，名曰弱风，其伤人也，内舍于胃，外在肌肉，其气主体重。此八风皆从其虚之乡来，乃能病人。三虚相搏，则为暴病卒死。两 实一虚，病则为淋露寒热。犯其两湿之地，则为痿。故圣人避

风，如避矢石焉。其有三虚而偏中于邪风，则为仆偏枯矣。

jiǔ zhēn lùn dì - qīshíbā 九針論第七十八/九针论第七十八

Huángdì yuē: yú wén jiǔ zhēn yú fūzǐ, zhòngduō bódà yǐ, yú yóu bù néng wù, gǎnwèn jiǔ zhēn yān shēng, hé yīn'ér yǒumíng? Qíbó yuē: jiǔ zhēn zhě, tiāndì zhī dà shù yě, shǐ yú yī ér zhōngyú jiǔ. gù yuē: yī yǐ fǎ tiān, èr yǐ fǎ dì, sān yǐ fǎrén, sì yǐ fǎ shí, wǔ yǐ fǎ yīn, liù yǐ fǎlǜ, qī yǐ fǎ xīng, bā yǐ fǎ fēng, jiǔ yǐ fǎ yě. 黃帝曰：餘聞九針於夫子，眾多博大矣，餘猶不能寤，敢問九針焉生，何因而有名？岐伯曰：九針者，天地之大數也，始於一而終於九。故曰：一以法天，二以法地，三以法人，四以法時，五以法音，六以法律，七以法星，八以法風，九以法野。/黄帝曰：余闻九针于夫子，众多博大矣，余犹不能寤，敢问九针焉生，何因而有名？岐伯曰：九针者，天地之大数也，始于一而终于九。故曰：一以法天，二以法地，三以法人，四以法时，五以法音，六以法律，七以法星，八以法风，九以法野。

Huángdì yuē: yǐ zhēn yìng jiǔ zhī shù, nàihé? Qíbó yuē: fū shèngrén zhī qǐ tiāndì zhī shù yě, yī ér jiǔ zhī, gù yǐ lì jiǔ yě. jiǔ ér jiǔ zhī, jiǔ jiǔ bāshíyī, yǐ qǐ huángzhōng shù yān, yǐ zhēn yìng shù yě. 黃帝曰：以針應九之數，奈何？岐伯曰：夫聖人之起天地之數也，一而九之，故以立九野。九而九之，九九八十一，以起黃鍾數焉，以針應數也。/黄帝曰：以针应九之数，奈何？岐伯曰：夫圣人之起天地之数也，一而九之，故以立九野。九而九之，九九八十一，以起黄钟数焉，以针应数也。

yīzhě, tiān yě. tiān zhě, yáng yě. wǔ cáng zhī Yìngtiān zhě fèi, fèi zhě, wǔ cánglù fǔ zhī gài yě, pí zhě, fèi zhī hé yě, rén zhī yáng yě. gù wèi zhī zhì zhēn, bì yǐ dà qí tóu ér ruì qí mē, lìng wú dé shēnrù ér yángqì chū. 一者，天也。天者，陽也。五藏之應天者肺，肺者，五藏六府之蓋也，皮者，肺之合也，人之陽也。故為之治針，必以大其頭而銳其末，令無得深入而陽氣出。/一者，天也。天者，阳也。五藏之应天者肺，肺者，五藏六府之盖也，皮者，肺之合也，人之阳也。故为之治针，必以大其头而锐其末，令无得深入而阳气出。

èrzhě, dì yě. rén zhī suǒyǐ yìng tǔ zhě, ròu yě. gù wèi zhī zhì zhēn, bì tǒng qí shēn ér yuán qí mē, lìng wú dé shāng ròu fēn, shāng zé qì dé jié. 二者，地也。人之所以應土者，肉也。故為之治針，必筩其身而員其末，令無得傷肉分，傷則氣得竭。/二者，地也。人之所以应土者，肉也。故为之治针，必筒其身而员其末，令无得伤肉分，伤则气得竭。

sānzhě, rén yě. rén zhī suǒyǐ chéng shēng zhě, xuèmài yě. gù wèi zhī zhì zhēn, bì dà qí shēn ér yuán qí mē, lìng kěyǐ ànmài wù xiàn, yǐzhì qí qì, lìng xiéqì dú chū. 三者，人也。人之所以成生者，血脈也。故為之治針，必大其身而員其末，令可以按脈物陷，以致其氣，令邪氣獨出。/三者，人也。人之所以成生者，血脉也。故为之治针，必大其身而员其末，令可以按脉物陷，以致其气，令邪气独出。

sìzhě, shí yě. shí zhě, sìshí bā fēng zhī kè yú jīngluò zhīzhōng, wéi liú bìngzhě yě. gù wèi zhī zhì zhēn, bì tǒng qí shēn ér fēng qí mē, lìng kěyǐ xiè rè chūxuè, ér gùbìng jié. 四者，時也。時者，四時八風之客於經絡之中，為瘤病者也。故為之治針，必筩其身而鋒其末，令可以瀉熱出血，而痼病竭。/四者，时也。时者，四时八风之客于经络之中，为瘤病者也。故为之治针，必筒其身而锋其末，令可以泻热出血，而痼病竭。

wǔzhě, yīn yě. yīn zhě, dōng xià zhī fēn, fēn yú zǐ wǔ, yīn yǔ yáng bié, hán yǔ rè zhēng, liǎng qì xiāng bó, hé wéi yōng nóng zhě yě. gù wèi zhī zhì zhēn, bì lìng qí mē rú jiàn fēng, kěyǐ qǔ dà nóng. 五者，音也。音者，冬夏之分，分於子午，陰與陽別，寒與熱爭，兩氣相搏，合為癰膿者也。故為之治針，必令其末如劍鋒，可以取大膿。/五者，音也。音者，冬夏之分，分于子午，阴与阳别，寒与热争，两气相搏，合为痈脓者也。故为之治针，必令其末如剑锋，可以取大脓。

liù zhě, lǜ yě. lǜ zhě, tiáo yīn-yáng sìshí ér héshí èr jīngmài, xūxié kè yú jīngluò ér wéi bào bì zhě yě. gù wèi zhī zhì zhēn, bì lìng jiān rú lí, qiě yuán qí ruì, zhōngshēn wēi dà, yǐ qǔ bào qì. 六者，律也。律者，調陰陽四時而合十二經脈，虛邪客於經絡而為暴痹者也。故為之治針，必令尖如氂，且員其銳，中身微大，以取暴氣。/六者，律也。律者，调阴阳四时而合十二经脉，虚邪客于经络而为暴痹者也。故为之治针，必令尖如厘，且员其锐，中身微大，以取暴气。

qī zhě, xīng yě. xīng zhě, rén zhī qīqiào, xié zhī suǒ kè yú jīng, ér wéi tòngbì, héyú jīngluò zhě yě. gù wèi zhī zhì zhēn, lìng jiān rú wén méng huì, jìng yǐ xú wǎng, wēi yǐ jiǔliú, zhèngqì yīnzhī, zhēn xié jù wǎng, chūzhēn ér yǎng zhě yě. 七者，星也。星者，人之七竅，邪之所客於經，而為痛痹，合於經絡者也。故為之治針，令尖如蚊虻喙，靜以徐往，微以久

留，正氣因之，真邪俱往，出針而養者也。/七者，星也。星者，人之七窍，邪之所客于经，而为痛痹，合于经络者也。故为之治针，令尖如蚊虻喙，静以徐往，微以久留，正气因之，真邪俱往，出针而养者也。
bā zhě, fēng yě. fēng zhě, rén zhī gǔgōng bā jié yě. bā zhèng zhī xū fēng, bā fēng shāngrén, nèishè yú gǔ jiě yāo jǐ jié còulǐ zhījiān wéi shēn bì yě. gù wèi zhī zhì zhēn, bì cháng qí shēn, fēng qí mē, kěyǐ qǔ shēn xié yuǎnbì. 八者，風也。風者，人之股肱八節也。八正之虛風，八風傷人，內舍於骨解腰脊節腠理之間為深痹也。故為之治針，必長其身，鋒其末，可以取深邪遠痹。/八者，风也。风者，人之股肱八节也。八正之虚风，八风伤人，内舍于骨解腰脊节腠理之间为深痹也。故为之治针，必长其身，锋其末，可以取深邪远痹。
jiǔ zhě, yě yě. yě zhě, rén zhī jié jiě pífū zhījiān yě. yínxié liúyì yú shēn, rú fēngshui zhī zhuàng, ér liú bù néngguò yú jīguān dàjié zhě yě. gù wèi zhī zhì zhēn, lìng jiān rú tǐng, qí fēng wēi yuán, yǐ qǔ dàqì zhī bù néngguò yú guānjié zhě yě. 九者，野也。野者，人之節解皮膚之間也。淫邪流溢於身，如風水之狀，而留不能過於機關大節者也。故為之治針，令尖如挺，其鋒微員，以取大氣之不能過於關節者也。/九者，野也。野者，人之节解皮肤之间也。淫邪流溢于身，如风水之状，而留不能过于机关大节者也。故为之治针，令尖如挺，其锋微员，以取大气之不能过于关节者也。
huáng dì yuē: zhēn zhī chángduǎn yǒushù hū? Qíbó yuē: yī yuē tiě zhēn zhě, qǔfǎ yú jīn zhēn, qù mē cùn bàn, zú ruì zhī, cháng yīcùn liù fēn, zhǔ rè zài tóu shēn yě. èr yuē yuán zhēn, qǔfǎ yú xù zhēn, qí shēn ér luǎn qí fēng, cháng yīcùn liù fēn, zhǔzhì fēn jiān qì. sān yuē tí zhēn, qǔfǎ yú shǔ sù zhī ruì, zhǎngsān cùn bàn, zhǔ ànmài qǔ qì, lìng xié chū. sì yuē fēng zhēn, qǔfǎ yú xù zhēn, qí shēn, fēng qí mē, cháng yīcùn liù fēn, zhǔ yōng rè chūxuè. wǔ yuē pí zhēn, qǔfǎ yú jiàn fēng, guǎng èr fēn bàn, cháng sì cùn, zhǔ dà yōng nóng, liǎng rè zhēng zhě yě. liù yuē yuánlìzhēn, qǔfǎ yú lí zhēn, wēi dà qí mē, fǎn xiǎo qí shēn, lìng kě shēn nèi yě, cháng yīcùn liù fēn. zhǔ qǔ yōng bì zhě yě. qī yuē háozhēn, qǔ zhù yú háomáo, cháng yīcùn liù fēn, zhǔ hánrè tòngbì zài luò zhě yě. bā yuē chángzhēn, qǔfǎ yú qí zhēn, cháng qī cùn, zhǔ qǔ shēn xié yuǎnbì zhě yě. jiǔ yuē dà zhēn, qǔfǎ yú fēng zhēn, qí fēng wēi yuán, cháng sì cùn, zhǔ qǔ dàqì bùchū guānjié zhě yě. zhēn xíng bì yǐ, cǐ jiǔ zhēn dàxiǎo chángduǎn fǎ yě. 黄帝曰：針之長短有數乎？岐伯曰：一曰鑱針者，取法於巾針，去末寸半，卒鋭之，長一寸六分，主熱在頭身也。二曰員針，取法於絮針，其身而卵其鋒，長一寸六 分，主治分間氣。三曰提針，取法於黍粟之鋭，長三寸半，主按脈取氣，令邪出。四曰鋒針，取法於絮針，其身，鋒其末，長一寸六分，主癰熱出血。五曰鈹針，取法於劍鋒，廣二分半，長四寸，主大癰膿，兩熱爭者也。六曰員利針，取法於氂針，微大其末，反小其身，令可深內也，
長一寸六分。主取癰痹者也。七曰毫針，取注於毫毛，長一寸六分，主寒熱痛痹在絡者也。八曰長針，取法於綦針，長七寸，主取深邪遠痹者也。九曰大針，取法於鋒針，其鋒微員，長四寸，主 取大氣不出關節者也。針形畢矣，此九針大小長短法也。/黄帝曰：针之长短有数乎？岐伯曰：一曰铁针者，取法于巾针，去末寸半，卒锐之，长一寸六分，主热在头身也。二曰员针，取法于絮针，其身而卵其锋，长一寸六 分，主治分间气。三曰提针，取法于黍粟之锐，长三寸半，主按脉取气，令邪出。四曰锋针，取法于絮针，其身，锋其末，长一寸六分，主痈热出血。 五曰铍针，取法于剑锋，广二分半，长四寸，主大痈脓，两热争者也。六曰员利针，取法于厘针，微大其末，反小其身，令可深内也，长一寸六分。主取痈痹者也。 七曰毫针，取注于毫毛，长一寸六分，主寒热痛痹在络者也。八曰长针，取法于綦针，长七寸，主取深邪远痹者也。九曰大针，取法于锋针，其锋微员，长四寸，主取大气不出关节者也。针形毕矣，此九针大小长短法也。
Huángdì yuē: yuàn wén shēnxíng, yìng jiǔ yě, nàihé? Qíbó yuē: qǐng yán shēnxíng zhī yìng jiǔ yě yě, zuǒ zú yìng lìchūn, qí rì Wù Yín Jǐ Chǒu. zuǒ xié yìng chūnfēn, qí rì Yǐ Mǎo. zuǒshǒu yìng lìxià, qí rì Wù Chén Jǐ Sì. yīng hóu shǒu tóu yìng xiàzhì, qí rì Bǐng Wǔ. yòushǒu yìng lìqiū, qízhōng Wù Shēn jǐ mē. yòu xié yìng qiūfēn, qí rì Xīn Yǒu. yòu zú yìng lìdōng, qí rì Wù Xū Jǐ Hài. yāo kāo xiàqiào yìng dōngzhì, qí rì Rén Zǐ. liùfǔ xiàsān zàng yìng Zhōngzhōu, qí dàjìn, dàjìn tàiyī suǒzài zhī rì, jí zhū wù jǐ. fán cǐ jiǔ zhě, shàn hòu bā zhèng suǒ zài zhī chù. suǒ zhǔ zuǒyòu shàng-xià shēntǐ yǒu yōngzhǒng zhě, yù zhì zhī, wú yǐ qí suǒ zhí zhī rì kuì zhì zhī, shì wèi tiān jìrì yě. 黃帝曰：願聞身形，應九野，奈何？岐伯曰：請言身形之應九野也，左足應立春，其日戊寅己丑。左脅應春分，其日乙卯。左手應立夏，其日戊辰己巳。膺喉首頭應夏至，其日丙午。右手應立秋，其中戊申己未。右脅應秋分，其日辛酉。右足應立冬，其日 戊戌己亥。腰尻下竅應冬至，其日壬子。六腑下三髒應中州，其大禁，大禁太一所在之日，及諸戊己。凡此九者，

善候八正所在之處。所主左右上下身體有癰腫者，欲治之，無以其所直之日潰治之，是謂天忌日也。/黄帝曰：愿闻身形，应九野，奈何？岐伯曰：请言身形之应九野也，左足应立春，其日戊寅 己丑。左胁应春分，其日乙卯。左手应立夏，其日戊辰己巳。膺喉首头应夏至，其日丙午。右手应立秋，其中戊申己未。右胁应秋分，其日辛酉。右足应立冬，其日 戊戌己亥。腰尻下窍应冬至，其日壬子。六腑下三脏应中州，其大禁，大禁太一所在之日，及诸戊己。凡此九者，善候八正所在之处。所主左右上下身体有痈肿者，欲治之，无以其所直之日溃治之，是谓天忌日也。

xíng dōng zhì kǔ, bìng shēng yú mài, zhì zhī yú jiǔ cì. xíng kǔ zhì dōng, bìng shēng yú jīn, zhì zhī yǐ yùn yǐn. xíng dōng zhì dōng, bìng shēng yú ròu, zhì zhī yǐ zhēn shí. xíng kǔ zhì kǔ, bìng shēng yú yān hē, zhì zhī yǐ gān yào. xíngshù jīngkǒng, jīnmài bùtōng, bìng shēng yú bùrén, zhì zhī yǐ ànmó miù yào. shì wèi xíng. 形東志苦，病生於脈，治之於灸刺。形苦志東，病生於筋，治之以熨引。形東志東，病生於肉，治之以針石。形苦志苦，病生於咽喝，治之以甘藥。形數驚恐，筋脈不通，病生於不仁，治之以按摩謬藥。是謂形。/形东志苦，病生于脉，治之于灸刺。形苦志东，病生于筋，治之以熨引。形东志东，病生于肉，治之以针石。形苦志苦，病生于咽喝，治之以甘药。形数惊恐，筋脉不通，病生于不仁，治之以按摩谬药。是谓形。

wǔzàng qì, xīn zhǔ yī, fèi zhǔ ké, gān zhǔyǔ, pí zhǔ tūn, shèn zhǔ qiàn. 五臟氣，心主噫，肺主咳，肝主語，脾主吞，腎主欠。/五脏气，心主噫，肺主咳，肝主语，脾主吞，肾主欠。

liùfǔ qì, dǎn wéi nù, wèi wéi qìnì huì, dàcháng xiǎocháng wéi xiè, pángguāng bù yuē wéi yíniào, xiàjiāo yì wéi shuǐ. 六腑氣，膽為怒，胃為氣逆檅，大腸小腸為泄，膀胱不約為遺溺，下焦溢為水。/六腑气，胆为怒，胃为气逆秽，大肠小肠为泄，膀胱不约为遗溺，下焦溢为水。

wǔwèi: suān rù gān, xīn rù fèi, kǔ rù xīn, gān rù pí, xián rù shèn, dànrù wèi, shì wèi wǔwèi. 五味：酸入肝，辛入肺，苦入心，甘入脾，咸入腎，淡入胃，是謂五味。/五味：酸入肝，辛入肺，苦入心，甘入脾，咸入肾，淡入胃，是谓五味。

wǔ bìng: jīngqì bìng gān zé yōu, bìng xīn zé xǐ, bìng fèi zé bēi, bìng shèn zé kǒng, bìng pí zé wèi, shì wèi wǔ jīng zhī qì, bìng yú zàng yě. 五並：精氣並肝則憂，並心則喜，並肺則悲，並腎則恐，並脾則畏，是謂五精之氣，並於髒也。/五并：精气并肝则忧，并心则喜，并肺则悲，并肾则恐，并脾则畏，是谓五精之气，并于脏也。

wǔ è: gān èfēng, xīn wùrè, fèi wùhán, shèn è zào, pí è shī, cǐ wǔzàng qì suǒ è yě. 五惡：肝惡風，心惡熱，肺惡寒，腎惡燥，脾惡濕，此五臟氣所惡也。/五恶：肝恶风，心恶热，肺恶寒，肾恶燥，脾恶湿，此五脏气所恶也。

wǔ yè: xīn zhǔ hàn, gān zhǔ qì, fèi zhǔ tì, shèn zhǔ tuò, pí zhǔ yè, cǐ wǔ yè suǒ chū yě. 五液：心主汗，肝主泣，肺主涕，腎主唾，脾主液，此五液所出也。/五液：心主汗，肝主泣，肺主涕，肾主唾，脾主液，此五液所出也。

wǔláo: jiǔshì shāng xuè, jiǔ wò shāngqì, jiǔ zuò shāng ròu, jiǔ lì shāng gǔ, jiǔ xíng shāng jīn, cǐ wǔ jiǔ láo suǒ bìng yě. 五勞：久視傷血，久臥傷氣，久坐傷肉，久立傷骨，久行傷筋，此五久勞所病也。/五劳：久视伤血，久卧伤气，久坐伤肉，久立伤骨，久行伤筋，此五久劳所病也。

wǔ zǒu: suān zǒu jīn, xīn zǒuqì, kǔ zǒu xuè, xián zǒu gǔ, gān zǒu ròu, shì wèi wǔ zǒu yě. 五走：酸走筋，辛走氣，苦走血，咸走骨，甘走肉，是謂五走也。/五走：酸走筋，辛走气，苦走血，咸走骨，甘走肉，是谓五走也。

wǔ cái: bìng zài jīn, wú shí suān; bìng zài qì, wú shí xīn; bìng zài gǔ, wú shí xián; bìng zài xuè, wú shí kǔ; bìng zài ròu, wú shí gān. kǒu shì ér yù shí zhī, bùkě duō yě, bì zìcái yě, mìng yuē wǔ cái. 五裁：病在筋，無食酸；病在氣，無食辛；病在骨，無食咸；病在血，無食苦；病在肉，無食甘。口嗜而欲食之，不可多也，必自裁也，命曰五裁。/五裁：病在筋，无食酸；病在气，无食辛；病在骨，无食咸；病在血，无食苦；病在肉，无食甘。口嗜而欲食之，不可多也，必自裁也，命曰五裁。

wǔ fā: yīn bìng fā yú gǔ, yáng bìng fā yú xuè, yīn bìng fā yú ròu, yáng bìng fā yú dōng, yīn bìng fā yú xià. 五發：陰病發於骨，陽病發於血，陰病發於肉，陽病發於冬，陰病發於夏。/五发：阴病发于骨，阳病发于血，阴病发于肉，阳病发于冬，阴病发于夏。

wǔ xié: xié rù yú yáng, zé wéi kuáng; xié rù yú yīn, zé wéi xuè dàn; xié rù yú yáng, zhuǎn zé wéi diān jí; xié rù yú yīn, zhuǎn zé wéi yīn; yáng rù yú yīn, bìng jìng; yīn chū zhī yú yáng, bìng xǐ-nù. 五邪：邪入於陽，則為狂；邪入於陰，則為血瘅；邪入於陽，轉則為癲疾；邪入於陰，轉則為瘖；陽入於陰，病靜；陰出之於陽，病喜怒。/五邪：邪入于阳，则为狂；邪入于阴，则为血瘅；邪入于阳，转则为癫疾；邪入于阴，转则为喑；阳入于

阴，病静；阴出之于阳，病喜怒。
wǔ cáng: xīn cáng shén, fèi cáng pò, gān cáng hún, pí cáng yì, shèn cáng jīng zhì yě. 五藏：心藏神，肺藏魄，肝藏魂，脾藏意，腎藏精志也。/五藏：心藏神，肺藏魄，肝藏魂，脾藏意，肾藏精志也。
wǔ zhǔ: xīn zhǔmài, fèi zhǔ pí, gān zhǔ jīn, pí zhǔ jī, shèn zhǔ gǔ. 五主：心主脈，肺主皮，肝主筋，脾主肌，腎主骨。/五主：心主脉，肺主皮，肝主筋，脾主肌，肾主骨。
yángmíng duō xuè duō qì, tàiyáng duō xuè shǎo qì, shàoyáng duō qì shǎo xuè, tàiyīn duō xuè shǎo qì, jué yīn duō xuè shǎo qì, shàoyīn duō qì shǎo xuè. gù yuē cì yángmíng chūxuè qì, cì tàiyáng chūxuè èqì, cì shàoyáng chūqì è xuè, cì tàiyīn chūxuè èqì, cì jué yīn chūxuè èqì, cì shàoyīn chūqì è xuè yě. 陽明多血多氣，太陽多血少氣，少陽多氣少血，太陰多血少氣，厥陰多血少氣，少陰多氣少血。故曰刺陽明出血氣，刺太陽出血惡氣，刺少陽出氣惡血，刺太陰出血惡氣，刺厥陰出血惡氣，刺少陰出氣惡血也。/阳明多血多气，太阳多血少气，少阳多气少血，太阴多血少气，厥阴多血少气，少阴多气少血。故曰刺阳明出血气，刺太阳出血恶气，刺少阳出气恶血，刺太阴出血恶气，刺厥阴出血恶气，刺少阴出气恶血也。
zú yángmíng tàiyīn wéi lǐbiǎo, shàoyáng jué yīn wéi biǎolǐ, tàiyáng shàoyīn wéi biǎolǐ, shì wèi zú zhī yīn-yáng yě. shǒu yángmíng tàiyīn wéi biǎolǐ, shàoyáng xīn zhǔ wéi biǎolǐ, tàiyáng shàoyīn wéi biǎolǐ, shì wèi shǒu zhī yīn-yáng yě. 足陽明太陰為裡表，少陽厥陰為表裡，太陽少陰為表裡，是謂足之陰陽也。手陽明太陰為表裡，少陽心主為表裡，太陽少陰為表裡，是謂手之陰陽也。/足阳明太阴为里表，少阳厥阴为表里，太阳少阴为表里，是谓足之阴阳也。手阳明太阴为表里，少阳心主为表里，太阳少阴为表里，是谓手之阴阳也。

suì lù lùn dì - qīshíjiǔ

歲露論第七十九/岁露论第七十九

Huángdì wèn yú Qíbó yuē: jīng yán xiàrì shāngshǔ, qiū bìng nüè, nüè zhī fā yǐ shí, qí gù héyě? Qíbó duì yuē: xié kè yú fēng fǔ, bìng xún lǚ ér xià, wèiqì yī rì yīyè, cháng dàhuì yú fēng fǔ, qí míngrì rìxià yījié, gù qí rì zuò yàn, cǐ qí xiān kè yú jǐbèi yě. gù měi zhìyú fēng fǔ zé còulǐ kāi, còulǐ kāi zé xiéqì rù, xiéqì rù zé bìng zuò, cǐ suǒyǐ rì zuò shàng yàn yě. wèiqì zhī xíng fēng fǔ, rìxià yījié, èrshíyī rì xià zhì wěi dǐ, èr shí'èr rì rù jǐ nèi, zhù yú fú chōng zhī mài, qí xíng jiǔrì, chūyú quēpén zhīzhōng, qíqìshàng xíng, gù qí bìng shāo yì zhì. qínèi bó yú wǔ zàng, héng lián mù yuán, qí dào yuǎn, qí qì shēn, qí xíng chí, bù néng rì zuò, gù cìrì nǎi xùjī ér zuò yān. 黃帝問於岐伯曰：經言夏日傷暑，秋病瘧，瘧之發以時，其故何也？岐伯對曰：邪客於風府，病循膂而下，衛氣一日一夜，常大會於風府，其明日日下一節，故其日作晏，此其先客於脊背也。故每至於風府則腠理開，腠理開則邪氣入，邪氣入則病作，此所以日作尚晏也。衛氣之行風府，日下一節，二十一日下至尾底，二 十二日入脊內，注於伏沖之脈，其行九日，出於缺盆之中，其氣上行，故其病稍益至。其內搏於五臟，橫連募原，其道遠，其氣深，其行遲，不能日作，故次日乃蓄積而作焉。/黄帝问于岐伯曰：经言夏日伤暑，秋病疟，疟之发以时，其故何也？岐伯对曰：邪客于风府，病循膂而下，卫气一日一夜，常大会于风府，其明日日下一节， 故其日作晏，此其先客于脊背也。故每至于风府则腠理开，腠理开则邪气入，邪气入则病作，此所以日作尚晏也。卫气之行风府，日下一节，二十一日下至尾底，二 十二日入脊内，注于伏冲之脉，其行九日，出于缺盆之中，其气上行，故其病稍益至。其内搏于五脏，横连募原，其道远，其气深，其行迟，不能日作，故次日乃蓄积而作焉。
Huángdì yuē: wèiqì měi zhìyú fēng fǔ, còulǐ nǎi fā, fā zé xié rù yān. qí wèiqì rìxià yījié, zé bùdàng fēng fǔ, nàihé? Qíbó yuē: fēng fǔ wúcháng, wèiqì zhī suǒ yīng, bì kāi qí còulǐ, qì zhī suǒ shè jié, zé qí fǔ yě. 黃帝曰：衛氣每至於風府，腠理乃發，發則邪入焉。其衛氣日下一節，則不當風府，奈何？岐伯曰：風府無常，衛氣之所應，必開其腠理，氣之所舍節，則其府也。/黄帝曰：卫气每至于风府，腠理乃发，发则邪入焉。其卫气日下一节，则不当风府，奈何？岐伯曰：风府无常，卫气之所应，必开其腠理，气之所舍节，则其府也。
Huángdì yuē: shàn. fū fēng zhī yǔ nüè yě, xiāngyǔ tónglèi, ér fēng cháng zài, ér nüè tè yǐ shí xiū, héyě? Qíbó yuē: fēngqì liú qí chù, nüè qì suí jīngluò, chén yǐnèi bó, gù wèiqì yìng, nǎi zuò yě. dì yuē: shàn. 黃帝曰：善。夫風之與瘧也，相與同類，而風常在，而瘧特以時休，何也？岐伯曰：風氣留其處，瘧氣隨經絡，沉以內搏，故衛氣應，乃作也。帝曰：善。/黄帝曰：善。夫风之与疟也，相与同类，而风常在，而疟特以时休，何也？岐伯曰：风气留其处，疟气随经络，沉以内搏，故卫气应，乃作也。帝曰：善。
huáng dì wèn yú shǎo shī yuē: yú wén sìshí bā fēng zhīzhōng rén yě, gù yǒu hánshǔ, hán zé pífū jí ér còulǐ bì; shǔ zé pífū huǎn ér còulǐ kāi.

zéifēng xiéqì, yīn déyǐ rù hū? jiāng bìxū bā zhèng xūxié, nǎi néng shāngrén hū? shǎo shī dá yuē: bùrán. zéifēng xiéqì zhīzhōng rén yě, bude yǐ shí, rán bì yīn qí kāi yě, qí rù shēn, qínèi jí bìng, qí bìngrén yě, cùbào. yīn qí bì yě, qí rù qiǎn yǐ liú, qí bìng yě, xú yǐ chí. 黃 帝問於少師曰：餘聞四時八風之中人也，故有寒暑，寒則皮膚急而腠理閉；暑則皮膚緩而腠理開。賊風邪氣，因得以入乎？將必須八正虛邪，乃能傷人乎？少師答 曰：不然。賊風邪氣之中人也，不得以時，然必因其開也，其入深，其內極病，其病人也，卒暴。因其閉也，其入淺以留，其病也，徐以遲。/黃帝问于少师曰：余闻四时八风之中人也，故有寒暑，寒则皮肤急而腠理闭；暑则皮肤缓而腠理开。贼风邪气，因得以入乎？将必须八正虚邪，乃能伤人乎？少师答 曰：不然。贼风邪气之中人也，不得以时，然必因其开也，其入深，其内极病，其病人也，卒暴。因其闭也，其入浅以留，其病也，徐以迟。

Huángdì yuē: yǒu hán wēnhé shì, còulǐ bù kāi, rán yǒu zú bìngzhě, qí gù héyě? shǎo shī dá yuē: dì fú zhī xié rù hū. suī píngjū qí còulǐ kāi-bì huǎnjí, qí gùcháng yǒushí yě. Huángdì yuē: kě dé wén hū? shǎo shī yuē: rén yǔ tiāndì xiāng cān yě, yǔ rìyuè xiāngyìng yě. gù yuèmǎn zé hǎishuǐ xī shèng, rén xuèqì jī, jīròu chōng, pífū zhì, máofà jiān, còulǐ xī, yān gòu zhù, dàngshì zhī shí, suī yù zéifēng, qí rù qiǎn bùshēn. zhì qí yuè guō kōng, zé hǎishuǐ dōng shèng, rénqì xuèxū, qí wèiqì qù, xíng dújū, jīròu jiǎn, pífū zòng, còulǐ kāi, máofà cán, jiāo lǐ báo, yān gòu luò, dàngshì zhī shí, yù zéifēng zé qí rù shēn, qí bìngrén yě, cùbào. 黃帝 曰：有寒溫和適，腠理不開，然有卒病者，其故何也？少師答曰：帝弗知邪入乎。雖平居其腠理開閉緩急，其故常有時也。黃帝曰：可得聞乎？少師曰：人與天地相 參也，與日月相應也。故月滿則海水西盛，人血氣積，肌肉充，皮膚致，毛髮堅，腠理郗，煙垢著，當是之時，雖遇賊風，其入淺不深。至其月郭空，則海水東盛，人氣血虛，其衛氣去，形獨居，肌肉減，皮膚縱，腠理開，毛髮殘，膠理薄，煙垢落，當是之時，遇賊風則其入深，其病人也，卒暴。/黄帝 曰：有寒温和适，腠理不开，然有卒病者，其故何也？少师答曰：帝弗知邪入乎。虽平居其腠理开闭缓急，其故常有时也。黄帝曰：可得闻乎？少师曰：人与天地相 参也，与日月相应也。故月满则海水西盛，人血气积，肌肉充，皮肤致，毛发坚，腠理郗，烟垢着，当是之时，虽遇贼风，其入浅不深。至其月郭空，则海水东盛， 人气血虚，其卫气去，形独居，肌肉减，皮肤纵，腠理开，毛发残，胶理薄，烟垢落，当是之时，遇贼风则其入深，其病人也，卒暴。

Huángdì yuē: qí yǒu cùrán bàosǐ bàobìng zhě, héyě? shǎo shī dá yuē: sān xū zhě, qí sǐ bàojí yě; dé sān shí zhě xié bù néng shāngrén yě. Huángdì yuē: yuàn wén sān xū. shǎo shī yuē: chéng nián zhī shuāi, féng yuè zhī kōng, shīshí zhī hé, yīnwèi zéifēng suǒ shāng, shì wèi sān xū. gù lùn bù zhī sān xū, gōng fǎn wéi cū. dì yuē: yuàn wén sān shí. shǎo shī yuē: féng nián zhī shèng, yù yuè zhī mǎn, déshí zhī hé, suī yǒu zéifēng xiéqì, bù néng wēi zhī yě. Huángdì yuē: shàn hū zāi lùn! míng hū zāi dào! qǐng cáng zhī jīn kuì, mìng yuē sān shí. rán, cǐ yīfū zhī lùn yě. 黃帝曰：其有 卒然暴死暴病者，何也？少師答曰：三虛者，其死暴疾也；得三實者邪不能傷人也。黃帝曰：願聞三虛。少師曰：乘年之衰，逢月之空，失時之和，因為賊風所傷， 是謂三虛。故論不知三虛，工反為粗。帝曰：願聞三實。少師曰：逢年之盛，遇月之滿，得時之和，雖有賊風邪氣，不能危之也。黃帝曰：善乎哉論！明乎哉道！請 藏之金匱，命曰三實。然，此一夫之論也。/黄帝曰：其有 卒然暴死暴病者，何也？少师答曰：三虚者，其死暴疾也；得三实者邪不能伤人也。黄帝曰：愿闻三虚。少师曰：乘年之衰，逢月之空，失时之和，因为贼风所伤， 是谓三虚。故论不知三虚，工反为粗。帝曰：愿闻三实。少师曰：逢年之盛，遇月之满，得时之和，虽有贼风邪气，不能危之也。黄帝曰：善乎哉论！明乎哉道！请藏之金匮，命曰三实。然，此一夫之论也。

Huángdì yuē: yuàn wén suì zhī suǒyǐ jiē tóng bìngzhě, hé yīn'ér rán? shǎo shī yuē: cǐ bā zhèng zhī hòu yě. Huángdì yuē: hòu zhī nàihé? shǎo shī yuē: hòu cǐ zhě, cháng yǐ dōngzhì zhī rì, tàiyī lìyú yè zhé zhī gōng, qí zhì yě, tiān bì yìng zhī yǐ fēngyǔ zhě yǐ. fēngyǔ cóng nánfāng láizhě, wéi xū fēng, zéi shāngrénzhě yě. qí yǐ yèbàn zhì yě, wànmín jiē wò ér fú fàn yě, gù qí suì mín shǎo bìng. qí yǐ zhòu zhì zhě, wànmín xièduò ér jiē zhōng yú xū fēng, gù wànmín duōbìng. xūxié rù kè yú gǔ ér bù fā yú wài, zhì qí lìchūn, yángqì dàfā, còulǐ kāi, yīn lìchūn zhī rì, fēng cóng xīfāng lái, wànmín yòu jiē zhōng yú xū fēng, cǐ liǎng xié xiāng bó, jīng qìjié dài zhě yǐ. gù zhū féng qí fēng ér yù qí yǔ zhě, mìng yuē yù suì lù yān, yīn suì zhī hé, ér shǎo zéifēng zhě, mín shǎo bìng ér shǎo sǐ. suì duō zéifēng xiéqì, hán wēn bùhé, zé mín duōbìng ér sǐ yǐ. 黃帝曰：願聞歲之所以皆同病者，何因而然？少師曰：此八正之候也。黃帝曰：候之奈何？少師曰：候此 者，常以冬至之日，太一立於葉蟄之宮，其至也，天必應之

以風雨者矣。風雨從南方來者，為虛風，賊傷人者也。其以夜半至也，萬民皆臥而弗犯也，故其歲民少 病。其以晝至者，萬民懈惰而皆中於虛風，故萬民多病。虛邪入客於骨而不發於外，至其立春，陽氣大發，腠理開，因立春之日，風從西方來，萬民又皆中於虛風， 此兩邪相搏，經氣結代者矣。故諸逢其風而遇其雨者，命曰遇歲露焉，因歲之和，而少賊風者，民少病而少死。歲多賊風邪氣，寒溫不和，則民多病而死矣。/黄帝曰：愿闻岁之所以皆同病者，何因而然？少师曰：此八正之候也。黄帝曰：候之奈何？少师曰：候此 者，常以冬至之日，太一立于叶蛰之宫，其至也，天必应之以风雨者矣。风雨从南方来者，为虚风，贼伤人者也。其以夜半至也，万民皆卧而弗犯也，故其岁民少 病。其以昼至者，万民懈惰而皆中于虚风，故万民多病。虚邪入客于骨而不发于外，至其立春，阳气大发，腠理开，因立春之日，风从西方来，万民又皆中于虚风， 此两邪相搏，经气结代者矣。故诸逢其风而遇其雨者，命曰遇岁露焉，因岁之和，而少贼风者，民少病而少死。岁多贼风邪气，寒温不和，则民多病而死矣。
huáng dì yuē: xūxié zhī fēng, qí suǒ shāng guìjiàn hérú, hòu zhī nàihé? shǎo shī dá yuē: zhèng yuè shuòrì, tàiyī jū tiān liú zhī gōng, qí rì xīběifēng, bù yǔ, rén duō sǐ yǐ. zhèng yuè shuòrì, píngdàn běifēng, chūn, mín duō sǐ. zhèng yuè shuò rì, píngdàn běifēng xíng, mín bìng duō zhě, shí yǒu sān yě. zhèng yuè shuòrì, rìzhōng běifēng, xià, mín duō sǐ. zhèng yuè shuòrì, xī shí běifēng, qiū, mín duō sǐ. zhōngrì běifēng, dàbìng sǐzhě shí yǒu liù. zhèng yuè shuòrì, fēng cóng nánfāng lái, mìng yuē hàn xiāng; cóng xīfāng lái, mìng yuē báigǔ, jiāng guóyǒu yāng, rén duō sǐwáng. zhèng yuè shuòrì, fēng cóng dōngfāng lái, fàwū, yángshā shí, guóyǒu dà zāi yě. zhèng yuè shuòrì, fēng cóng dōngnánfāng xíng, chūn yǒu sǐwáng. zhèng yuè shuò rì, tiānhé wēn bù fēng tiào jiàn, mín bù bìng; tiān hán ér fēng, tiào guì, mín duōbìng. cǐ suǒwèi hòu suì zhī fēng, cán shāngrénzhě yě. Èryuè chǒu bù fēng, mín duōxīn fù bìng; Sānyuè xū bù wēn, mín duō hánrè; Sìyuè yǐ bù shǔ, mín duō dàn bìng; shí yuè shēn bù hán, mín duō bàosǐ. zhū suǒwèi fēng zhě, jiē fàwū, zhé shùmù, yángshā shí qǐ háomáo, fā còulǐ zhě yě. 黄 帝曰：虛邪之風，其所傷貴賤何如，候之奈何？少師答曰：正月朔日，太一居天留之宮，其日西北風，不雨，人多死矣。正月朔日，平旦北風，春，民多死。正月朔 日，平旦北風行，民病多者，十有三也。正月朔日，日中北風，夏，民多死。正月朔日，夕時北風，秋，民多死。終日北風，大病死者十有六。正月朔日，風從南方來，命曰旱鄉；從西方來，命曰白骨，將國有殃，人多死亡。正月朔日，風從東方來，發屋，揚沙石，國有大災也。正月朔日，風從東南方行，春有死亡。正月朔 日，天和溫不風糴賤，民不病；天寒而風，糴貴，民多病。此所謂候歲之風，殘傷人者也。二月醜不風，民多心腹病；三月戌不溫，民多寒熱；四月已不暑，民多癉 病；十月申不寒，民多暴死。諸所謂風者，皆發屋，折樹木，揚沙石起毫毛，發腠理者也。/黄 帝曰：虚邪之风，其所伤贵贱何如，候之奈何？少师答曰：正月朔日，太一居天留之宫，其日西北风，不雨，人多死矣。正月朔日，平旦北风，春，民多死。正月朔 日，平旦北风行，民病多者，十有三也。正月朔日，日中北风，夏，民多死。正月朔日，夕时北风，秋，民多死。终日北风，大病死者十有六。正月朔日，风从南方 来，命曰旱乡；从西方来，命曰白骨，将国有殃，人多死亡。正月朔日，风从东方来，发屋，扬沙石，国有大灾也。正月朔日，风从东南方行，春有死亡。正月朔 日，天和温不风粜贱，民不病；天寒而风，粜贵，民多病。此所谓候岁之风，残伤人者也。二月丑不风，民多心腹病；三月戌不温，民多寒热；四月已不暑，民多瘅 病；十月申不寒，民多暴死。诸所谓风者，皆发屋，折树木，扬沙石起毫毛，发腠理者也。

dà huò lùn dì-bāshí 大惑論第八十/大惑论第八十

Huángdì wèn yú Qíbó yuē: yú cháng shàng yú qīnglěng zhī tái, zhōng jiē ér gù, púfú ér qián, zé huò. yú sī yì zhī, qiè nèi guài zhī, dú míng dú shì, ānxīn dìng qì, jiǔ ér bù jiě. dú bó dú xuàn, pīfà chángguì, fǔ ér shì zhī, hòu jiǔ zhī bùyǐ yě. cùrán zì shàng, hé qìshǐ rán? Qíbó duì yuē: wǔzàngliùfǔ zhī jīngqì, jiē shàng zhù yú mù ér wèi zhī jīng. jīng zhī kē wéi yǎn, gǔ zhī jīng wéi tóngzǐ, jīn zhī jīng wéi hēi yǎn, xuè zhī jīng wéi luò, qí kē qì zhī jīng wéi báiyǎn, jīròu zhī jīng wéi yuēshù, guǒ xié jīngǔ xuèqì zhī jīng, ér yǔ mài bìng wéi xì. shàngshǔ yú nǎo, hòu chūyú xiàng zhōng. gù xié zhōng yú xiàng, yīn féng qí shēn zhī xū, qí rù shēn, zé suí yǎn xì yǐ rù yú nǎo. rù yú nǎo zé nǎo zhuǎn, nǎo zhuǎn zé yǐn mù xì jí. mù xì jí zé mùxuàn yǐ zhuǎn yǐ. xié qí jīng, qí jīng suǒ zhōng bù xiāng bǐ yě, zé jīng sàn. jīng sàn zé shì qí, shì qíjiàn liǎng wù. mù zhě, wǔzàngliùfǔ zhī jīng yě, yíngwèi húnpò zhī suǒ cháng yíng yě, shénqì zhī suǒ shēng yě. gù shén láo zé húnpò sàn, zhì yì luàn. shìgù tóngzǐ hēi yǎn fǎ yú yīn, báiyǎn chì mài fǎ yú yáng yě. gù yīn-yáng hézhuàn ér jīngmíng yě. mù zhě, xīn shǐ yě. xīn zhě, shén zhī shè yě, gù shén jīng luàn ér bù zhuǎn. cùrán jiàn fēicháng chù jīngshén húnpò, sàn bù xiāngdé, gù yuē huò yě. 黃帝問於岐伯曰：餘嘗上於清冷之台，中階而顧，匍匐而前，則惑。餘私異之，竊內怪之，獨瞑獨視，安心定氣，久而不解。獨博獨眩，披髮長跪，俛而視之，後久之不已也。卒然自上，何氣使然？岐伯對曰：五臟六腑之 精氣，皆上注於目而為之精。精之窠為眼，骨之精為瞳子，筋之精為黑眼，血之精為絡，其窠氣之精為白眼，肌肉之精為約束，裹擷筋骨血氣之精，而與脈並為系。 上屬於腦，後出於項中。故邪中於項，因逢其身之虛，其入深，則隨眼系以入於腦。入於腦則腦轉，腦轉則引目系急。目系急則目眩以轉矣。邪其精，其精所中不相 比也，則精散。精散則視歧，視歧見兩物。目者，五臟六腑之精也，營衛魂魄之所常營也，神氣之所生也。故神勞則魂魄散，志意亂。是故瞳子黑眼法於陰，白眼赤脈法於陽也。故陰陽合傳而精明也。目者，心使也。心者，神之舍也，故神精亂而不轉。卒然見非常處精神魂魄，散不相得，故曰惑也。/黄帝问于岐伯曰：余尝上于清冷之台，中阶而顾，匍匐而前，则惑。余私异之，窃内怪之，独瞑独视，安心定气，久而不解。独博独眩，披发长跪，俛而视之，后久之不已也。卒然自上，何气使然？岐伯对曰：五脏六腑之 精气，皆上注于目而为之精。精之窠为眼，骨之精为瞳子，筋之精为黑眼，血之精为络，其窠气之精为白眼，肌肉之精为约束，裹撷筋骨血气之精，而与脉并为系。 上属于脑，后出于项中。故邪中于项，因逢其身之虚，其入深，则随眼系以入于脑。入于脑则脑转，脑转则引目系急。目系急则目眩以转矣。邪其精，其精所中不相 比也，则精散。精散则视歧，视歧见两物。目者，五脏六腑之精也，营卫魂魄之所常营也，神气之所生也。故神劳则魂魄散，志意乱。是故瞳子黑眼法于阴，白眼赤脉法于阳也。故阴阳合传而精明也。目者，心使也。心者，神之舍也，故神精乱而不转。卒然见非常处精神魂魄，散不相得，故曰惑也。

Huángdì yuē: yú yí qí rán. yú měi zhī dōng yuàn, wèicéng bùhuò, qù zhī zé fù, yú wéidú wéi dōng yuàn láoshén hū? héqí yì yě? Qíbó yuē: bùrán yě. xīn yǒusuǒ xǐ, shén yǒusuǒ è, cùrán xiāng huò, zé jīngqì luàn, shì wù, gù huò, shén yí nǎi fù. shìgù jiànzhě wéi mí, shènzhě wéi huò. 黃帝曰：餘疑其然。餘每之東苑，未曾不惑，去之則復，餘唯獨為東苑勞神乎？何其異也？岐伯曰：不然也。心有所喜，神有所惡，卒然相惑，則精氣亂，視誤，故惑，神移乃復。是故間者為迷，甚者為惑。/黄帝曰：余疑其然。余每之东苑，未曾不惑，去之则复，余唯独为东苑劳神乎？何其异也？岐伯曰：不然也。心有所喜，神有所恶，卒然相惑，则精气乱，视误，故惑，神移乃复。是故间者为迷，甚者为惑。

Huángdì yuē: rén zhī shànwàng zhě, hé qìshǐ rán? Qíbó yuē: shàngqì bùzú, xiàqì yǒuyú, chángwèi shí ér xīnfèi xū. xū zé yíngwèi liú yú xià, jiǔ zhī bù yǐ shí shàng, gù shànwàng yě. 黃帝曰：人之善忘者，何氣使然？岐伯曰：上氣不足，下氣有餘，腸胃實而心肺虛。虛則營衛留於下，久之不以時上，故善忘也。/黄帝曰：人之善忘者，何气使然？岐伯曰：上气不足，下气有余，肠胃实而心肺虚。虚则营卫留于下，久之不以时上，故善忘也。

Huángdì yuē: rén zhī shàn jī ér bù shì shízhě, hé qìshǐ rán? Qíbó yuē: jīngqì bìng yú pí, rèqì liú yú wèi, wèi rè zé xiāo gǔ, gǔ xiāo gù shàn jī. wèi qìnì shàng, zé wèiwǎn hán, gù bù shì shí yě. 黃帝曰：人之善飢而不嗜食者，何氣使然？岐伯曰：精氣並於脾，熱氣留於胃，胃熱則消谷，谷消故善飢。胃氣逆上，則胃脘寒，故不嗜食也。/黄帝曰：人之善饥而不嗜食者，何气使然？岐伯曰：精气并于脾，热气留于胃，胃热则消谷，谷消故善饥。胃气逆上，则胃脘寒，故不嗜食也。

Huángdì yuē: bìng ér bù dé wò zhě, hé qìshǐ rán? Qíbó yuē: wèiqì bude rù yú yīn, cháng liú yú yáng. liú yú yáng zé yángqì mǎn, yángqì mǎn zé yáng qiāo shèng, bude rù yú yīn zé yīnqì xū, gù mù bù míng yǐ. 黃帝曰：病而不得臥者，何氣使然？岐伯曰：衛氣不得入於陰，常留於陽。留於陽則陽氣滿，陽氣滿則陽蹻盛，不得入於陰則陰氣虛，故目不瞑矣。/黄帝曰：病而不得卧者，何气使然？岐伯曰：卫气不得入于阴，常留于阳。留于阳则阳气满，阳气满则阳蹻盛，不得入于阴则阴气虚，故目不瞑矣。

Huángdì yuē: bìng mù ér bù dé shì zhě, hé qìshǐ rán? Qíbó yuē: wèiqì liú yú yīn, bude xíng yú yáng, liú yú yīn zé yīnqì shèng, yīnqì shèng zé yīn qiāo mǎn, bude rù yú yáng zé yángqì xū, gù mù bì yě. 黃帝曰：病目而不得視者，何氣使然？岐伯曰：衛氣留於陰，不得行於陽，留於陰則陰氣盛，陰氣盛則陰蹻滿，不得入於陽則陽氣虛，故目閉也。/黄帝曰：病目而不得视者，何气使然？岐伯曰：卫气留于阴，不得行于阳，留于阴则阴气盛，阴气盛则阴蹻满，不得入于阳则阳气虚，故目闭也。

huáng dì yuē: rén zhī duō wò zhě, hé qìshǐ rán? Qíbó yuē: cǐ rén chángwèi dà ér pífū shī, ér fēn ròu bùjiě yān. chángwèi dà zé wèiqì liú jiǔ; pífū shī zé fēn ròu bùjiě, qí xíng chí. fū wèiqì zhě, zhòurì chángxíng yú yáng, yèxíng yú yīn, gù yángqì jìn zé wò, yīnqì jìn zé wù. gù chángwèi dà, zé wèiqì xíng liú jiǔ; pífū shī, fēn ròu bùjiě, zé xíng chí. liú yú yīn yě jiǔ, qí qì bùqīng, zé yù míng, gù duō wò yǐ. qí chángwèi xiǎo, pífū huá yǐ huǎn, fēn ròu jiě lì, wèiqì zhī liú yú yáng yě jiǔ, gù shǎo míng yān. 黃 帝曰：人之多臥者，何氣使然？岐伯曰：此人腸胃大而皮膚濕，而分肉不解焉。腸胃大則衛氣留久；皮膚濕則分肉不解，其行遲。夫衛氣者，晝日常行於陽，夜行於 陰，故陽氣盡則臥，陰氣盡則寤。故腸胃大，則衛氣行留久；皮膚濕，分肉不解，則行遲。留於陰也久，其氣不清，則欲瞑，故多臥矣。其腸胃小，皮膚滑以緩，分 肉解利，衛氣之留於陽也久，故少瞑焉。/黄 帝曰：人之多卧者，何气使然？岐伯曰：此人肠胃大而皮肤湿，而分肉不解焉。肠胃大则卫气留久；皮肤湿则分肉不解，其行迟。夫卫气者，昼日常行于阳，夜行于 阴，故阳气尽则卧，阴气尽则寤。故肠胃大，则卫气行留久；皮肤湿，分肉不解，则行迟。留于阴也久，其气不清，则欲瞑，故多卧矣。其肠胃小，皮肤滑以缓，分 肉解利，卫气之留于阳也久，故少瞑焉。

Huángdì yuē: qí fēicháng jīng yě, cùrán duō wò zhě, hé qìshǐ rán? Qíbó yuē: xiéqì liú yú shàngjiāo, shàngjiāo bì ér bù tōng, yǐ shí ruò yǐntāng, wèiqì liú jiǔ yú yīn ér bù xíng, gù cùrán duō wò yān. 黃帝曰：其非常經也，卒然多臥者，何氣使然？岐伯曰：邪氣留於上焦，上焦閉而不通，已食若飲湯，衛氣留久於陰而不行，故卒然多臥焉。/黄帝曰：其非常经也，卒然多卧者，何气使然？岐伯曰：邪气留于上焦，上焦闭而不通，已食若饮汤，卫气留久于阴而不行，故卒然多卧焉。

Huángdì yuē: shàn. zhì cǐ zhū xié, nàihé? Qíbó yuē: xiān qí zàngfǔ, zhū qí xiǎoguò, hòu tiáo qí qì, shèng zhě xiè zhī, xū zhě bǔ zhī, bì xiān míngzhī qí xíng zhì zhī kǔ lè, dìng nǎi qǔ zhī. 黃帝曰：善。治此諸邪，奈何？岐伯曰：先其臟腑，誅其小過，後調其氣，盛者瀉之，虛者補之，必先明知其形志之苦樂，定乃取之。/黄帝曰：善。治此诸邪，奈何？岐伯曰：先其脏腑，诛其小过，后调其气，盛者泻之，虚者补之，必先明知其形志之苦乐，定乃取之。

yōngjū dì - bāshíyī 癰疽第八十一/痈疽第八十一

Huángdì yuē: yú wén chángwèi shòu gǔ, shàngjiāo chūqì, yǐ wēn fēn ròu, ér yǎng gǔjié, tōng còulǐ. zhōngjiāo chūqì rú lù, shàng zhù xīgǔ, ér shèn sūnmài, jīnyè hé tiáo, biànhuà ér chì wéi xuè. xuè hé zé sūnmài xiān mǎn yì, nǎi zhù yú luòmài, jiē yíng, nǎi zhù yú jīngmài, yīn-yáng yǐ zhāng, yīn xī nǎi xíng. xíng yǒu jīngjì, zhōu yǒu dàolǐ, yǔ tiān hétong, bude xiūzhǐ. qiē ér tiáo zhī, cóng xū qù shí, xiè zé bùzú, jí zé qì jiǎn, liú zé xiānhòu. cóngshí qù xū, bǔ zé yǒuyú, xuèqì yǐ tiáo, xíngqì nǎi chí. yú yǐzhī xuèqì zhī píng yǔ bùpíng, wèizhī yōngjū zhī suǒ cóng shēng, chéngbài zhī shí, sǐ shēng zhī qī, yǒu yuǎnjìn, hé yǐ dù zhī, kě dé wén hū? 黃帝曰：餘聞腸胃受谷，上焦出氣，以溫分肉，而養骨節，通腠理。中焦出氣如露，上注溪谷，而滲孫脈，津液和調，變化而赤為血。血和則孫脈先滿溢，乃注於絡脈，皆盈，乃注於經脈，陰陽已張，因息乃行。行有經紀，周有道理，與天合同，不得休止。切而調之，從虛去 實，瀉則不足，疾則氣減，留則先後。從實去虛，補則有餘，血氣已調，形氣乃持。餘已知血氣之平與不平，未知癰疽之所從生，成敗之時，死生之期，有遠近，何 以度之，可得聞乎？/黄帝曰：余闻肠胃受谷，上焦出气，以温分肉，而养骨节，通腠理。中焦出气如露，上注溪谷，而渗孙脉，津液和调，变化而赤为血。血和则孙脉先满溢，乃注于络脉，皆盈，乃注于经脉，阴阳已张，因息乃行。行有经纪，周有道理，与天合同，不得休止。切而调之，从虚去 实，泻则不足，疾则气减，留则先后。从实去虚，补则有余，血气已调，形气乃持。余已知血气之平与不平，未知痈疽之所从生，成败之时，死生之期，有远近，何 以度之，可得闻乎？

Qíbó yuē: jīngmài liú xíng bùzhǐ, yǔ tiān tóng dù, yǔ dì hé jì. gù tiān sù shī dù, rìyuè báo shí; dì jīng shī jì, shuǐdào liúyì, cǎo yí bùchéng, wǔgǔ bù zhí; jìnglù bù tōng, mín bù wǎnglái, xiàng jù yì jū, zé biélí yì chù. xuèqì yóurán, qǐng yán qí gù. fū xuèmài yíngwèi, zhōuliú bùxiū, shàng yìng xīngxiù, xià yìng jīng shù. hánxié kè yú jīngluò zhīzhōng, zé xuè qì, xuè qì zé bùtōng, bùtōng zé wèi qì guī zhī, bude fùfǎn, gù yōngzhǒng. hánqì huàwéi rè, rè shèng zé fǔròu, ròu fǔ zé wéi nóng. nóng bù xiè zé làn jīn, jīn làn zé shāng gǔ, gǔ shāng zé suǐ xiāo, bùdàng gǔ kōng, bude xièxiè, xuè kū kōngxū, zé jīngǔ jīròu bù xiāng róng, jīngmài bài lòu, xūn yú wǔ zàng, cáng shāng gù sǐ yǐ.

岐伯曰：經脈留行不止，與天同度，與地合紀。故天宿失度，日月薄蝕；地經失紀，水道流溢，草萱不成，五穀不殖；徑路不通，民不往來，巷聚邑居，則別離異處。血氣猶然，請言其故。夫血脈營衛，周流不休，上應星宿，下應經數。寒邪客於經絡之中，則血泣，血泣則不通，不通則衛 氣歸之，不得復反，故癰腫。寒氣化為熱，熱勝則腐肉，肉腐則為膿。膿不瀉則爛筋，筋爛則傷骨，骨傷則髓消，不當骨空，不得泄瀉，血枯空虛，則筋骨肌肉不相榮，經脈敗漏，熏於五臟，藏傷故死矣。/岐伯曰：经脉留行不止，与天同度，与地合纪。故天宿失度，日月薄蚀；地经失纪，水道流溢，草萓不成，五谷不殖；径路不 通，民不往来，巷聚邑居，则别离异处。血气犹然，请言其故。夫血脉营卫，周流不休，上应星宿，下应经数。寒邪客于经络之中，则血泣，血泣则不通，不通则卫 气归之，不得复反，故痈肿。寒气化为热，热胜则腐肉，肉腐则为脓。脓不泻则烂筋，筋烂则伤骨，骨伤则髓消，不当骨空，不得泄泻，血枯空虚，则筋骨肌肉不相荣，经脉败漏，熏于五脏，藏伤故死矣。

Huángdì yuē: yuàn jìn wén yōngjū zhī xíng, yǔ jì yuē míng. Qíbó yuē: yōng fā yú ài zhōng, míng yuē měng jū. měng jū bùzhì, huàwéi nóng, nóng bù xiè, sāi yān, bànrì sǐ. qí huàwéi nóng zhě, xiè zé hé shǐ gāo, lěngshí, sān rì éryǐ. 黃帝曰：願盡聞癰疽之形，與忌曰名。岐伯曰：癰發於嗌中，名曰猛疽。猛疽不治，化為膿，膿不瀉，塞咽，半日死。其化為膿者，瀉則合豕膏，冷食，三日而已。/黄帝曰：愿尽闻痈疽之形，与忌曰名。岐伯曰：痈发于嗌中，名曰猛疽。猛疽不治，化为脓，脓不泻，塞咽，半日死。其化为脓者，泻则合豕膏，冷食，三日而已。

fā yú jǐng, míng yuē yāojū. qí yōng dà yǐ chì hēi, bù jí zhì, zé rèqì xiàrù yuān yè, qián shāng rènmài, nèi xūn gānfèi. xūn gānfèi, shí yú rì ér sǐ yǐ. 發於頸，名曰夭疽。其癰大以赤黑，不急治，則熱氣下入淵腋，前傷任脈，內熏肝肺。熏肝肺，十餘日而死矣。/发于颈，名曰夭疽。其痈大以赤黑，不急治，则热气下入渊腋，前伤任脉，内熏肝肺。熏肝肺，十余日而死矣。

yáng liú dàfā, xiāo nǎo liú xiàng, míng yuē nǎo shuò. qí sè bù lè, xiàng tòng ér rú cì yǐ zhēn. fánxīn zhě, sǐbù kězhì. 陽留大發，消腦留項，名曰腦爍。其色不樂，項痛而如刺以針。煩心者，死不可治。/阳留大发，消脑留项，名曰脑烁。其色不乐，项痛而如刺以针。烦心者，死不可治。

fā yú jiān jí nào, míng yuē cī yōng. qí zhuàng chì hēi, jí zhì zhī, cǐlìng rén hàn chū zhì zú, bù hài wǔzàng. yōng fā sì wǔ rì, chěng ruò zhī. 發於肩及臑，名曰疵癰。其狀赤黑，急治之，此令人汗出至足，不害五臟。癰發四五日，逞焫之。/发于肩及臑，名曰疵痈。其状赤黑，急治之，此令人汗出至足，不害五脏。痈发四五日，逞焫之。

fā yú yèxià chì jiān zhě, míng yuē mǐ jū. zhì zhī yǐ biānshí, yù xì ér cháng, shū biān zhī, tú yǐ shǐ gāo, liù rì yǐ, wù guǒ zhī. qí yōng jiān ér bù kuì zhě, wéi mǎdāo jiā yǐng, jí zhì zhī. 發於腋下赤堅者，名曰米疽。治之以砭石，欲細而長，疏砭之，涂以豕膏，六日已，勿裹之。其癰堅而不潰者，為馬刀挾癭，急治之。/发于腋下赤坚者，名曰米疽。治之以砭石，欲细而长，疏砭之，涂以豕膏，六日已，勿裹之。其痈坚而不溃者，为马刀挟瘿，急治之。

fā yú xiōng, míng yuē jǐng jū. qí zhuàngrú dàdòu, sān sì rì qǐ, bù zǎo zhì, xiàrù fù, bùzhì, qī rì sǐ yǐ. 發於胸，名曰井疽。其狀如大豆，三四日起，不早治，下入腹，不治，七日死矣。/发于胸，名曰井疽。其状如大豆，三四日起，不早治，下入腹，不治，七日死矣。

fā yú yīng, míng yuē gān jū. sè qīng, qí zhuàngrú gǔ shí gū lóu, cháng kǔhán rè, jí zhì zhī, qù qí hánrè, shí suì sǐ, sǐhòu chū nóng. 發於膺，名曰甘疽。色青，其狀如谷實𦼮樓，常苦寒熱，急治之，去其寒熱，十歲死，死後出膿。/发于膺，名曰甘疽。色青，其状如谷实𦼮楼，常苦寒热，急治之，去其寒热，十岁死，死后出脓。

fā yú xié, míng yuē bài cī. bài cī zhě, nǚzǐ zhī bìng yě, jiǔ zhī, qí bìng dà yōng nóng, zhì zhī, qízhōng nǎi yǒushēng ròu, dà rú chìxiǎodòu, zuò líng qiáo cǎogēn gèyī shēng, yǐ shuǐ yī dǒu liù shēng zhǔ zhī, jié wéi qǔ sān shēng, zé qiáng yǐn hòu yī, zuò yú fǔ shàng, lìng hàn chū zhì zú yǐ. 發於脅，名曰敗疵。敗疵者，女子之病也，灸之，其病大癰膿，治之，其中乃有生肉，大如赤小豆，坐陵翹草根各一升，以水一斗六升煮之，竭為取三升，則強飲厚衣，坐於釜上，令汗出至足已。/发于胁，名曰败疵。败疵者，女子之病也，灸之，其病大痈脓，治之，其中乃有生肉，大如赤小豆，坐陵翘草根各一升，以水一斗六升煮之，竭为取三升，则强饮厚衣，坐于釜上，令汗出至足已。

fā yú gǔ jìng, míng yuē gǔ jìng jū. qí zhuàng bùshèn biàn, ér yōng nóng bó gǔ, bù jí zhì, sānshí rì sǐ yǐ. 發於股脛，名曰股脛疽。其狀不甚變，而癰膿搏骨，不急治，三十日死矣。/发于股胫，名曰股胫疽。其状不甚变，而痈脓搏骨，不急治，三十日死矣。

fā yú kāo, míng yuē ruì jū. qí zhuàng chì jiān

dà, jí zhì zhī, bùzhì, sānshí rì sǐ yǐ. 發於尻，名曰銳疽。其狀赤堅大，急治之，不治，三十日死矣。/发于尻，名曰锐疽。其状赤坚大，急治之，不治，三十日死矣。
fā yú gǔ yīn, míng yuē chì shī. bù jí zhì, liùshí rì sǐ. zài liǎng gǔ zhīnèi, bùzhì, shí rì ér dàngsǐ. 發於股陰，名曰赤施。不急治，
六十日死。在兩股之內，不治，十日而當死。/发于股阴，名曰赤施。不急治，六十日死。在两股之内，不治，十日而当死。
fā yú xī, míng yuē cī yōng. qí zhuàng dà, yōng sè bùbiàn, hánrè, rú jiānshí, wù shí, shí zhī zhě sǐ, xū qí róu, nǎi shí zhī zhě, shēng. 發於膝，名曰疵癰。其狀大，癰色不變，寒熱，如堅石，勿石，石之者死，須其柔，乃石之者，生。/发于膝，名曰疵痈。其状大，痈色不变，寒热，如坚石，勿石，石之者死，须其柔，乃石之者，生。
zhū yōngjū zhī fā yú jié ér xiāngyìng zhě, bùkě zhì yě. fā yú yáng zhě, bǎirì sǐ; fā yú yīn zhě, sānshí rì sǐ. 諸癰疽之發於節而相應者，不可治也。發於陽者，百日死；發於陰者，三十日死。/诸痈疽之发于节而相应者，不可治也。发于阳者，百日死；发于阴者，三十日死。
fā yú jìng, míng yuē tù niè, qí zhuàng chì zhì gǔ, jí zhì zhī, bùzhì hài rén yě. 發於脛，名曰兔囓，其狀赤至骨，急治之，不治害人也。/发于胫，名曰兔啮，其状赤至骨，急治之，不治害人也。
fā yú nèihuái, míng yuē zǒu huǎn. qí zhuàng yōng yě, sè bùbiàn, shù shí qí shū, ér zhǐ qí hánrè, bù sǐ. 發於內踝，名曰走緩。其狀癰也，色不變，數石其輸，而止其寒熱，不死。/发于内踝，名曰走缓。其状痈也，色不变，数石其输，而止其寒热，不死。
fā yú zú shàng-xià, míng yuē sì yín. qí zhuàng dà yōng, jí zhì zhī, bǎirì sǐ. 發於足上下，名曰四淫。其狀大癰，急治之，百日死。/发于足上下，名曰四淫。其状大痈，急治之，百日死。
fā yú zú bàng, míng yuē lì yōng. qí zhuàng bùdà, chū rú xiǎozhǐ, fā, jí zhì zhī, qù qí hēi zhě; bùxiāo zhé yì, bùzhì, bǎirì sǐ. 發於足傍，名曰厲癰。其狀不大，初如小指，發，急治之，去其黑者；不消輒益，不治，百日死。/发于足傍，名曰厉痈。其状不大，初如小指，发，急治之，去其黑者；不消辄益，不治，百日死。
fā yú zúzhǐ, míng tuō yōng. qí zhuàng chì hēi, sǐbù zhì; bù chì hēi, bù sǐ. bù shuāi, jí zhǎn zhī, bù zé sǐ yǐ. 發於足趾，名脫癰。其狀赤黑，死不治；不赤黑，不死。不衰，急斬之，不則死矣。/发于足趾，名脱痈。其状赤黑，死不治；不赤黑，不死。不衰，急斩之，不则死矣。
Huángdì yuē: fūzǐ yán yōngjū, héyǐ bié zhī? Qíbó yuē: yíngwèi jīliú yú jīngmài zhīzhōng, zé xuè qì ér bù xíng, bùxíng zé wèiqì cóng zhī ér bù tōng, yōng è ér bù déxíng, gù rè. dà rè bùzhǐ, rè shèng, zé ròu fǔ, ròu fǔ zé wéi nóng. rán bù néng xiàn, gǔsuǐ bù wéi jiāokū, wǔzàng bù wéi shāng, gù mìng yuē yōng. 黃帝曰：夫子言癰疽，何以別之？岐伯曰：營衛稽留於經脈之中，則血泣而不行，不行則衛氣從之而不通，壅遏而不得行，故熱。大熱不止，熱勝，則肉腐，肉腐則為膿。然不能陷，骨髓不為焦枯，五臟不為傷，故命曰癰。/黄帝曰：夫子言痈疽，何以别之？岐伯曰：营卫稽留于经脉之中，则血泣而不行，不行则卫气从之而不通，壅遏而不得行，故热。大热不止，热胜，则肉腐，肉腐则为脓。然不能陷，骨髓不为焦枯，五脏不为伤，故命曰痈。
Huángdì yuē: hé wèi jū? Qíbó yuē: rèqì chún shèng, xiàxiàn jīfū, jīn suǐ kū, nèi lián wǔzàng, xuèqì jié, dāng qí yōng xià, jīngǔ liáng ròu jiē wúyú, gù mìng yuē jū. jū zhě, shàng zhī pí yāo yǐ jiān, shàng rú niú lǐng zhī pí. yōng zhě, qí pí shàng báo yǐ zé. cǐ qí hòu yě. 黃帝曰：何謂疽？岐伯曰：熱氣淳盛，下陷肌膚，筋髓枯，內連五臟，血氣竭，當其癰下，筋骨良肉皆無餘，故命曰疽。疽者，上之皮夭以堅，上如牛領之皮。癰者，
其皮上薄以澤。此其候也。/黄帝曰：何谓疽？岐伯曰：热气淳盛，下陷肌肤，筋髓枯，内连五脏，血气竭，当其痈下，筋骨良肉皆无余，故命曰疽。疽者，上之皮夭以坚，上如牛领之皮。痈者，
其皮上薄以泽。此其候也。

Nánjīng
難經/难经

lùn mài
論脈/论脉

yī nán 一難/一难

yuē: Shí'èrjīng jiē yǒu dòngmài, dú qǔ cùnkǒu, yǐ jué wǔzàngliùfǔ sǐ shēng jíxiōng zhī fǎ, hé wèi yě? 曰：十二經皆有動脈，獨取寸口，以决五臟六腑死生吉凶之法，何謂也？/曰：十二经皆有动脉，独取寸口，以决五脏六腑死生吉凶之法，何谓也？

rán: cùnkǒu zhě, mài zhī dà huì, shǒu tàiyīn zhī màidòng yě. rén yī hū mài xíng sān cùn, yī xī mài xíng sān cùn, hūxī dìngxī, mài xíng liù cùn. rén yī rì yīyè, fán yīwàn sānqiān wǔbǎi xī, mài xíng wǔshí dù, zhōu yú shēn. lòushuǐ xià bǎi kè, yíngwèi xíng yáng èrshíwǔ dù, xíngyīn yì èrshíwǔ dù, wéi yī zhōu yě, gù wǔshí dù fùhuì yú shǒu tàiyīn. cùnkǒu zhě, wǔzàngliùfǔ zhī suǒ zhōngshǐ, gù fǎ qǔ yú cùnkǒu yě. 然：寸口者，脈之大會，手太陰之脈動也。人一呼脈行三寸，一吸脈行三寸，呼吸定息，脈行六寸。人一日一夜，凡一萬三千五百息，脈行五十度，周於身。漏水下百刻，營衛行陽二十五度，行陰亦二十五度，為一週也，故五十度復會於手太陰。寸口者，五臟六腑之所終始，故法取於寸口也。/然：寸口者，脉之大会，手太阴之脉动也。人一呼脉行三寸，一吸脉行三寸，呼吸定息，脉行六寸。人一日一夜，凡一万三千五百息，脉行五十度，周于身。漏水下百刻，营卫行阳二十五度，行阴亦二十五度，为一周也，故五十度复会于手太阴。寸口者，五脏六腑之所终始，故法取于寸口也。

èr nán 二難/二难

yuē: mài yǒu chǐcun, hé wèi yě? 曰：脈有尺寸，何謂也？/曰：脉有尺寸，何谓也？

rán: chǐcun zhě, mài zhī dà yào huì yě. cóng guān zhì chǐ shì chǐ nèi, yīn zhī suǒ zhì yě; cóng guān zhì yújì shì cùn nèi, yáng zhī suǒ zhì yě. gù fēncun wéi chǐ, fēn chǐ wéi cùn. gù yīn dé chǐ nèi yīcùn, yáng dé cùn nèi jiǔ fēn. chǐcun zhōngshǐ, yīcùn jiǔ fēn, gù yuē chǐcun yě. 然：尺寸者，脈之大要會也。從關至尺是尺內，陰之所治也；從關至魚際是寸內，陽之所治也。故分寸為尺，分尺為寸。故陰得尺內一寸，陽得寸內九分。尺寸終始，一寸九分，故曰尺寸也。/然：尺寸者，脉之大要会也。从关至尺是尺内，阴之所治也；从关至鱼际是寸内，阳之所治也。故分寸为尺，分尺为寸。故阴得尺内一寸，阳得寸内九分。尺寸终始，一寸九分，故曰尺寸也。

sān nán 三難/三难

yuē: mài yǒu tàiguò, yǒu bùjí, yǒu yīn-yáng xiāngchéng, yǒu fù yǒu yì, yǒuguān yǒu gé, hé wèi yě? 曰：脈有太過，有不及，有陰陽相乘，有覆有溢，有關有格，何謂也？/曰：脉有太过，有不及，有阴阳相乘，有覆有溢，有关有格，何谓也？

rán: guān zhīqián zhě, yáng zhī dòng yě, mài dāng jiàn jiǔ fēn ér fú. guò zhě, fǎ yuē tàiguò; jiǎn zhě, fǎ yuē bùjí. suì shàng yú wéi yì, wéi wài Guānnèi gé, cǐ yīn chéng zhī mài yě. guān zhīhòu zhě, yīn zhī dòng yě, mài dāng jiàn yīcùn ér chén. guò zhě, fǎ yuē tàiguò; jiǎn zhě, fǎ yuē bùjí. suì rù chǐ wéi fù, wéi nèi Guānwài gé, cǐ yáng chéng zhī mài yě. gù yuē fù yì, shì qí zhēn zàng zhī mài, rén bù bìng ér sǐ yě: 然：關之前者，陽之動也，脈當見九分而浮。過者，法曰太過；減者，法曰不及。遂上魚為溢，為外關內格，此陰乘之脈也。關之後者，陰之動也，脈當見一寸而沉。過者，法曰太過；減者，法曰不及。遂入尺為覆，為內關外格，此陽乘之脈也。故曰覆溢，是其真髒之脈，人不病而死也：/然：关之前者，阳之动也，脉当见九分而浮。过者，法曰太过；减者，法曰不及。遂上鱼为溢，为外关内格，此阴乘之脉也。关之后者，阴之动也，脉当见一寸而沉。过者，法曰太过；减者，法曰不及。遂入尺为覆，为内关外格，此阳乘之脉也。故曰覆溢，是其真脏之脉，人不病而死也：

sì nán 四難/四难

yuē: mài yǒu yīn-yáng zhī fǎ, hé wèi yě? 曰：脈有陰陽之法，何謂也？/曰：脉有阴阳之法，何谓也？

rán: hūchū xīn yǔ fèi, xīrù shèn yǔ gān, hūxī zhījiān, pí yě qí mài zài zhōng. fú zhě yáng yě, chén zhě yīn yě, gù yuē yīn-yáng yě. 然：呼出心與肺，吸入腎與肝，呼吸之間，脾也其脈在中。浮者陽也，沉者陰也，故曰陰陽也。/然：呼出心与肺，吸入肾与肝，呼吸之间，脾也其脉在中。浮者阳也，沉者阴也，故曰阴阳也。

xīnfèi jù fú, héyǐ bié zhī? 心肺俱浮，何以別之？/心肺俱浮，何以别之？

rán: fú ér dà sàn zhě xīn yě fú ér duǎn sè zhě fèi yě. 然：浮而大散者心也浮而短澀者肺也。/然：浮而大散者心也浮而短涩者肺也。

shèn gān jù chén, héyǐ bié zhī? 腎肝俱沉，何以別之？/肾肝俱沉，何以别之？

rán: láo ér zhǎngzhě gān yě, àn zhī rú, jǔ zhǐ lái shí zhě shèn yě. pí zhě Zhōngzhōu, gù qí mài zài zhōng. shì yīn-yáng zhī fǎ yě. mài yǒu yī yīn yī yáng, yī yīn èr yáng, yī yīn sānyáng; yǒu yī yáng yī yīn, yī yáng èr yīn, yī yáng sān yīn. 然：牢而長者肝也，按之濡，舉指來實者腎也。脾者中州，故其脈在中。是陰陽之法也。脈有一陰一陽，一陰二陽，一陰三陽；有一陽一陰，一陽二陰，一陽三陰。/然：牢而长者肝也，按之濡，举指来实者肾也。脾者中州，故其脉在中。是

阴阳之法也。脉有一阴一阳，一阴二阳，一阴三阳；有一阳一阴，一阳二阴，一阳三阴。
rúcǐ zhī yán, cùnkǒu yǒu liùmài jù dòng xié? 如此之言，寸口有六脈俱動邪？/如此之言，寸口有六脉俱动邪？
rán: cǐ yán zhě, fēi yǒu liùmài jù dòng yě, wèi fú、chén、cháng、duǎn、huá、sè yě. fú zhě yáng yě, huá zhě yáng yě, zhǎngzhě yáng yě; chén zhě yīn yě, duǎn zhě yīn yě, sè zhě yīn yě. suǒwèi yī yīn yī yáng zhě, wèi mài lái chén ér huá yě, yī yīn èr yáng zhě, wèi mài lái chén huá ér cháng yě, yī yīn sānyáng zhě, wèi mài lái fúhuá ér cháng, shí yī chén yě; suǒwèi yī yáng yī yīn zhě, wèi mài lái fú ér sè yě; yī yáng èr yīn zhě, wèi mài lái cháng ér chén sè yě; yī yáng sān yīn zhě, wèi mài lái chén sè ér duǎn, shí yī fú yě. gè yǐ qí jīng suǒzài, míng bìng shùn nì yě. 然：此言者，非有六脈俱動也，謂浮、沉、長、短、滑、澀也。浮者陽也，滑者陽也，長者陽也；沉者陰也，短者陰也，澀者陰也。所謂一陰一陽者，謂脈來沉而滑也，一陰二陽者，謂脈來沉滑而長也，一陰三陽者，謂脈來浮滑而長，時一沉也；所謂一陽一陰者，謂脈來浮而澀也；一陽二陰者，謂脈來長而沉澀也；一陽三陰者，謂 脈來沉澀而短，時一浮也。各以其經所在，名病順逆也。/然：此言者，非有六脉俱动也，
谓浮、沉、长、短、滑、涩也。浮者阳也，滑者阳也，长者阳也；沉者阴也，短者阴也，涩者阴也。所谓一阴一阳者，谓脉来沉而滑也，一阴二阳者，谓脉来沉滑而长也，一阴三阳者，谓脉来浮滑而长，时一沉也；所谓一阳一阴者，谓脉来浮而涩也；一阳二阴者，谓脉来长而沉涩也；一阳三阴者，谓 脉来沉涩而短，时一浮也。各以其经所在，名病顺逆也。

wǔ nán 五難/五难

yuē: mài yǒu qīngzhòng, hé wèi yě? 曰：脈有輕重，何謂也？/曰：脉有轻重，何谓也？
rán: chū chí mài, rú sān shū zhī zhòng, yǔ pímáo xiāngdé zhě, fèibù yě. rú liù shū zhī zhòng, yǔ xuèmài xiāngdé zhě, xīn bù yě. rú jiǔ shū zhī zhòng, yǔ jīròu xiāngdé zhě, pí bù yě. rú shí'èr shū zhī zhòng, yǔ jīn píng zhě, gān bù yě. àn zhī zhì gǔ, jǔ zhǐ lái jí zhě, shèn bù yě. gù yuē qīngzhòng yě. 然：初持脈，如三菽之重，與皮毛相得者，肺部也。如六菽之重，與血脈相得者，
心部也。如九菽之重，與肌肉相得者，脾部也。如十二菽之重，與筋平者，肝部也。按之至骨，舉指來疾者，
腎部也。故曰輕重也。/然：初持脉，如三菽之重，与皮毛相得者，肺部也。如六菽之重，与血脉相得者，心部也。如九菽之重，与肌肉相得者，脾部也。如十二菽之重，与筋平者，肝部也。按之至骨，举指来疾者，肾部也。故曰轻重也。

liù nán 六難/六难

yuē: mài yǒu yīn shèng yángxū, yáng shèng yīnxū, hé wèi yě? 曰：脈有陰盛陽虛，陽盛陰虛，何謂也？/曰：脉有阴盛阳虚，阳盛阴虚，何谓也？
rán: fú zhī sǔn xiǎo, chén zhī shí dà, gù yuē yīn shèng yángxū. chén zhī sǔn xiǎo, fú zhī shí dà, gù yuē yáng shèng yīnxū. shì yīn-yáng xūshí zhī yì yě. 然：浮之損小，沉之實大，故曰陰盛陽虛。沉之損小，浮之實大，故曰陽盛陰虛。是陰陽虛實之意也。/然：浮之损小，沉之实大，故曰阴盛阳虚。沉之损小，浮之实大，故曰阳盛阴虚。是阴阳虚实之意也。

Qīnàn 七難/七难

yuē: jīng yán shàoyáng zhī zhì, zhà dà zhà xiǎo, zhà duǎn zhà cháng; yángmíng zhī zhì, fú dà ér duǎn; tàiyáng zhī zhì, hóngdà ér cháng; shàoyīn zhī zhì, jǐn dà ér cháng; tàiyīn zhī zhì, jǐn xì ér cháng; jué yīn zhī zhì, chén duǎn ér jǐn. cǐ liù zhě, shì píngmài nà? jiāng bìngmài yé? 曰：經言少陽之至，乍大乍小，乍短乍長；陽明之至，浮大而短；太陽之至，洪大而長；少陰之至，緊大而長；太陰之至，緊細而長；厥陰之至，沉短而緊。此六者，是平脈那？將病脈耶？/曰：经言少阳之至，乍大乍小，乍短乍长；阳明之至，浮大而短；太阳之至，洪大而长；少阴之至，紧大而长；太阴之至，紧细而长；厥阴之至，沉短而紧。此六者，是平脉那？将病脉耶？
rán: jiē wáng mài yě. 然：皆王脈也。/然：皆王脉也。
qí qì yǐ héyuè, gè wáng jǐ rì? 其氣以何月，各王幾日？/其气以何月，各王几日？
rán: dōngzhì zhīhòu, chū dé jiǎzǐ shàoyáng wáng, fù dé jiǎzǐ yángmíng wáng, fù dé jiǎzǐ tàiyáng wáng, fù dé jiǎzǐ shàoyīn wáng, fù dé jiǎzǐ tàiyīn wáng, fù dé jiǎzǐ jué yīn wáng. wáng gè liùshí rì, liù liù sānbǎi liùshí rì, yǐ chéng yī suì. cǐ sānyáng sān yīn zhī wáng shí-rì dàyào yě. 然：冬至之後，初得甲子少陽王，復得甲子陽明王，復得甲子太陽王，復得甲子少陰王，復得甲子太陰王，復得甲子厥陰王。王各六十日，六六三百六十日，以成一歲。此三陽三陰之王時日大要也。/然：冬至之后，初得甲子少阳王，复得甲子阳明王，复得甲子太阳王，复得甲子少阴王，复得甲子太阴王，复得甲子厥阴王。王各六十日，六六三百六十日，以成一岁。此三阳三阴之王时日大要也。

Bānàn 八難/八难

yuē: cùnkǒu mài píng ér sǐzhě, hé wèi yě? 曰：寸口脈平而死者，何謂也？/曰：寸口脉平而死者，何谓也？
rán: zhū Shí'èrjīng mài zhě, jiē xìyú shēngqì zhī yuán. suǒwèi shēngqì zhī yuán zhě, wèi Shí'èrjīng zhī gēnběn yě, wèi shèn jiān dòngqì yě. cǐ wǔzàngliùfǔ zhī běn, Shí'èrjīng mài zhī gēn, hūxī zhī mén, sān jiāo zhī yuán. yī míng shǒu xié zhī shén. gù qì zhě, rén zhī gēnběn yě, gēnjué zé jīng yè kū yǐ. cùnkǒu mài píng ér sǐzhě, shēngqì dú jué yú nèi yě. 然：諸十二經脈者，皆繫於生氣之原。所謂生

氣之原者，謂十二經之根本也，謂腎間動氣也。此五臟六腑之本，十二經脈之根，呼吸之門，三焦之原。一名守邪之神。故氣者，人之根本也，根絕則莖葉枯矣。寸口脈平而死者，生氣獨絕於內也。/然：诸十二经脉者，皆系于生气之原。所谓生气之原者，谓十二经之根本也，谓肾间动气也。此五脏六腑之本，十二经脉之根，呼吸之门，三焦之原。一名守邪之神。故气者，人之根本也，
根绝则茎叶枯矣。寸口脉平而死者，生气独绝于内也。

jiǔ nán 九難/九难

yuē: héyǐ bié zhī zàngfǔ zhī bìng yé? 曰：何以別知臟腑之病耶？/曰：何以别知脏腑之病耶？
rán: shù zhě fǔ yě, chí zhě zàng yě. shù zé wéi rè, chí zé wéi hán. zhū yáng wéi rè, zhū yīn wéi hán. gù yǐ bié zhī zàngfǔ zhī bìng yě. 然：數者腑也，遲者髒也。數則為熱，遲則為寒。諸陽為熱，諸陰為寒。故以別知臟腑之病也。/然：数者腑也，迟者脏也。数则为热，迟则为寒。诸阳为热，诸阴为寒。故以别知脏腑之病也。

shí nán 十難/十难

yuē: yīmài wéi shí biàn zhě, hé wèi yě? 曰：一脈為十變者，何謂也？/曰：一脉为十变者，何谓也？
rán: wǔ xié gāngróu xiāngféng zhī yì yě. jiǎlìng xīn mài jí shènzhě, gān xié gānxīn yě; xīn mài wēi jí zhě, dǎn xié gān xiǎocháng yě; xīn mài dà shènzhě, xīn xié zì gān xīn yě; xīn mài wēi dàzhě, xiǎocháng xié zì gān xiǎocháng yě; xīn mài huǎn shènzhě, pí xié gānxīn yě; xīn mài wēi huǎn zhě, wèi xié yú xiǎocháng yě; xīn mài sè shènzhě, fèi xié gānxīn yě; xīn mài wēi sè zhě, dàcháng xié gān xiǎocháng yě; xīn màichén shènzhě, shèn xié gānxīn yě; xīn mài wēi chén zhě, pángguāng xié gān xiǎocháng yě. wǔzàng gè yǒu gāngróu xié, gù lìng yīmài zhé biànwéi shí yě. 然：五邪剛柔相逢之意也。假令心脈急甚者，肝邪干心也；心脈微急者，膽邪干小腸也；心脈大甚者，心邪自乾 心也；心脈微大者，小腸邪自乾小腸也；心脈緩甚者，脾邪干心也；心脈微緩者，胃邪於小腸也；心脈澀甚者，肺邪干心也；心脈微澀者，大腸邪干小腸也；心脈沉 甚者，腎邪干心也；心脈微沉者，膀胱邪干小腸也。五臟各有剛柔邪，故令一脈輒變為十也。/然：五邪刚柔相逢之意也。假令心脉急甚者，肝邪干心也；心脉微急者，胆邪干小肠也；心脉大甚者，心邪自干 心也；心脉微大者，小肠邪自干小肠也；心脉缓甚者，脾邪干心也；心脉微缓者，胃邪于小肠也；心脉涩甚者，肺邪干心也；心脉微涩者，大肠邪干小肠也；心脉沉 甚者，肾邪干心也；心脉微沉者，膀胱邪干小肠也。五脏各有刚柔邪，故令一脉辄变为十也。

shíyī nán 十一難/十一难

yuē: jīng yán mài bùmǎn wǔshí dòng ér yī zhǐ, yī zàng wú qì zhě, hé zàng yě? 曰：經言脈不滿五十動而一止，一髒無氣者，何髒也？/曰：经言脉不满五十动而一止，一脏无气者，何脏也？
rán: rén xī zhě suí yīn rù, hū zhě yīn yáng chū. jīn xī bù néng zhì shèn, zhì gān ér hái, gùzhī yī zàng wú qì zhě, shèn qì xiān jìn yě. 然：人吸者隨陰入，呼者因陽出。今吸不能至腎，至肝而還，故知一髒無氣者，腎氣先盡也。/然：人吸者随阴入，呼者因阳出。今吸不能至肾，至肝而还，故知一脏无气者，肾气先尽也。

shí'èr nán 十二難/十二难

yuē: jīng yán wǔzàng mài yǐ jué yú nèi, yòng zhēn zhě fǎn shí qíwài; wǔzàng mài yǐ jué yú wài, yòng zhēn zhě fǎn shí qínèi. nèiwài zhī jué, héyǐ bié zhī? 曰：經言五臟脈已絕於內，用針者反實其外；五臟脈已絕於外，用針者反實其內。內外之絕，何以別之？/曰：经言五脏脉已绝于内，用针者反实其外；五脏脉已绝于外，用针者反实其内。内外之绝，何以别之？
rán: wǔzàng mài yǐ jué yú nèi zhě, shèn gānqi yǐ jué yú nèi yě, ér yī fǎn bǔ qí xīnfèi; wǔzàng mài yǐ jué yú wài zhě, xīnfèi qì yǐ jué yú wài yě, ér yī fǎn bǔ qí shèn gān. yáng jué bǔ yīn, yīn jué bǔ yáng, shì wèi shíshí xū xū, sǔn bùzú ér yì yǒuyú. rúcǐ sǐzhě, yī shā zhī ěr. 然：五臟脈已絕於內者，腎肝氣已絕於內也，而醫反補其心肺；五臟脈已絕於外者，心肺氣已絕於外也，而醫反補其腎肝。陽絕補陰，陰絕補陽，是謂實實虛虛，損不足而益有餘。如此死者，醫殺之耳。/然：五脏脉已绝于内者，肾肝气已绝于内也，而医反补其心肺；五脏脉已绝于外者，心肺气已绝于外也，而医反补其肾肝。阳绝补阴，阴绝补阳，是谓实实虚虚，损不足而益有余。如此死者，医杀之耳。

shísān nán 十三難/十三难

yuē: jīng yán jiàn qí sè ér bù dé qí mài, fǎn dé xiāng shèng zhī mài zhě jí sǐ, dé xiāngshēng zhī mài zhě, bìng jí zìjǐ. sè zhī yǔ mài dāng cān xiāngyìng, wèi zhī nàihé? 曰：經言見其色而不得其脈，反得相勝之脈者即死，得相生之脈者，病即自己。色之與脈當參相應，為之奈何？/曰：经言见其色而不得其脉，反得相胜之脉者即死，得相生之脉者，病即自己。色之与脉当参相应，为之奈何？
rán: wǔzàng yǒu wǔsè, jiē jiànyú miàn, yì dāng yǔ cùnkǒu、chǐ nèi xiāngyìng. jiǎlìng sè qīng, qí mài dāng xián ér jí; sè chì, qí mài fú dà ér sàn; sè huáng, qí mài zhōng huǎn ér dà; sè bái, qí mài fú sè ér duǎn; sè hēi, qí màichén rú ér huá. cǐ suǒwèi wǔsè zhī yǔ mài, dāng cān xiāngyìng yě. mài shù, chǐ zhī pífū yì shù; mài jí, chǐ zhī pífū yì jí; mài huǎn, chǐ zhī pífū yì huǎn; mài sè, chǐ zhī pífū yì sè; mài huá, chǐ zhī pífū yì huá. wǔzàng gè yǒush-
ēng、sè、chòu、wèi, dāng yǔ cùnkǒu、chǐ nèi xiāngyìng, qí bù yīng zhě bìng yě. jiǎlìng sè qīng, qí mài fú sè ér duǎn, ruò dà ér huǎn wéi xiāng shèng;

fú dà ér sàn, ruò xiǎo ér huá wéi xiāngshēng yě. jīng yán zhī yī wéi xiàgōng, zhī èr wéi zhōnggōng, zhī sān wéi shànggōng. shànggōng zhě shíquán jiǔ, zhōnggōng zhě shíquán qī, xiàgōng zhě shíquán liù. cǐ zhī wèi yě. 然：五臟有 五色，皆見於面，亦當與寸口、尺內相應。假令色青，其脈當弦而急；色赤，其脈浮大而散；色黃，其脈中緩而大；色白，其脈浮澀而短；色黑，其脈沉濡而滑。此 所謂五色之與脈，當參相應也。脈數，尺之皮膚亦數；脈急，尺之皮膚亦急；脈緩，尺之皮膚亦緩；脈澀，尺之皮膚亦澀；脈滑，尺之皮膚亦滑。五臟各有聲、色、臭、味，當與寸口、尺內相應，其不應者病也。假令色青，其脈浮澀而短，若大而緩為相勝；浮大而散，若小而滑為相生也。經言知一為下工，知二為中工，知三為上工。上工者十全九，中工者十全七，下工者十全六。此之謂也。/然：五脏有 五色，皆见于面，亦当与寸口、尺内相应。假令色青，其脉当弦而急；色赤，其脉浮大而散；色黄，其脉中缓而大；色白，其脉浮涩而短；色黑，其脉沉濡而滑。此 所谓五色之与脉，当参相应也。脉数，尺之皮肤亦数；脉急，尺之皮肤亦急；脉缓，尺之皮肤亦缓；脉涩，尺之皮肤亦涩；脉滑，尺之皮肤亦滑。五脏各有声、色、臭、味，当与寸口、尺内相应，其不应者病也。假令色青，其脉浮涩而短，若大而缓为相胜；浮大而散，若小而滑为相生也。经言知一为下工，知二为中工，知三为上工。上工者十全九，中工者十全七，下工者十全六。此之谓也。

shísì nán 十四難/十四难

yuē: mài yǒusǔn、zhì, hé wèi yě? 曰：
脈有損、至，何謂也？/曰：脉有损、至，何谓也？

rán: zhì zhī mài, yī hū zài zhì yuē píng, sān zhì yuē líjīng, sìzhì yuē duó jīng, wǔ zhì yuē sǐ, liù zhì yuē mìng jué. cǐ zhì zhī mài yě. hé wèi sǔn? yī hū yīzhì yue lıjıng, zaı hu yızhı yue duo jıng, san hu yızhı yuē sǐ, sìhū yīzhì yuē mìng jué. cǐ sǔn zhī mài yě. zhì mài cóng xià shàng, sǔnmài cóng shàng-xià yě. 然：至之脈，一呼再至曰平，三至曰離經，四至曰奪精，五至曰死，六至曰命絕。此至之脈也。何謂損？一呼一至曰離經，再呼一至曰奪精，三呼一至曰死，四呼一至曰命絕。此損之脈也。至脈從下上，損脈從上下也。/然：至之脉，一呼再至曰平，三至曰离经，四至曰夺精，五至曰死，六至曰命绝。此至之脉也。何谓损？一呼一至曰离经，再呼一至曰夺精，三呼一至曰死，
四呼一至曰命绝。此损之脉也。至脉从下上，损脉从上下也。

sǔnmài zhī wéi bìng nàihé? 損脈之為病奈何？/损脉之为病奈何？

rán: yī sǔn sǔn yú pímáo, pí jù ér máo luò; èr sǔn sǔn yú xuèmài, xuèmài xū shǎo, bù néng róng yú wǔ zàng liùfǔ; sān sǔn sǔn yú jīròu, jīròu xiāoshòu, yǐnshí bù néng wéi jīfū; sì sǔn sǔn yú jīn, jīn huǎn bù néng zì shōu chí; wǔ sǔn sǔn yú gǔ, gǔ wěi bù néng qǐ yú chuáng. fǎn cǐzhě, zhì mài zhī bìng yě. cóng shàng-xià zhě, gǔ wěi bù néng qǐ yú chuáng zhě sǐ; cóng xià shàng zhě, pí jù ér máo luò zhě sǐ. 然：一損損於皮毛，皮聚而毛落；二損損於血脈，血脈虛少，不能榮於五臟六腑；三損損於肌肉，肌肉消瘦，飲食不能為肌膚；四損損於筋，筋緩不能自收持；五損損於骨，骨痿不能起於床。反此者，至脈之病也。從上下者，骨痿不能起於床者死；從下上者，皮聚而毛落者死。/然：一损损于皮毛，皮聚而毛落；二损损于血脉，血脉虚少，不能荣于五脏六腑；三损损于肌肉，肌肉消瘦，饮食不能为肌肤；四损损于筋，筋缓不能自收持；五损损于骨，骨痿不能起于床。反此者，至脉之病也。从上下者，骨痿不能起于床者死；从下上者，皮聚而毛落者死。

zhì sǔn zhī fǎ nàihé? 治損之法奈何？/治损之法奈何？

rán: sǔn qí fèi zhě, yì qí qì; sǔn qí xīn zhě, tiáo qí róngwèi; sǔn qí pí zhě, tiáo qí yǐnshí; shì qí hán wēn; sǔn qí gān zhě, huǎn qízhōng; sǔn qí shèn zhě, yì qí jīng, cǐ zhì sǔn zhī fǎ yě. 然：損其肺者，益其氣；損其心者，調其榮衛；損其脾者，調其飲食；適其寒溫；損其肝者，緩其中；損其腎者，益其精，此治損之法也。/然：损其肺者，益其气；损其心者，调其荣卫；损其脾者，调其饮食；适其寒温；损其肝者，缓其中；损其肾者，益其精，此治损之法也。

mài yǒu yī hū zài zhì, yī xī zài zhì; yǒu yī hū sān zhì, yī xī sān zhì; yǒu yī hū sìzhì, yī xī sìzhì; yǒu yī hū wǔ zhì, yī xī wǔ zhì; yī hū liù zhì, yī xī liù zhì; yǒu yī hū yīzhì, yī xī yīzhì: yǒu zài hū yīzhì, zài xī yīzhì; yǒu hūxī zài zhì. 脈有一呼再至，一吸再至；有一呼三至，一吸三至；有一呼四至，一吸四至；有一呼五至，一吸五至；一呼六至，一吸六至；有一呼一至，一吸一至：有再呼一至，再吸一至；有呼吸再至。/脉有一呼再至，一吸再至；有一呼三至，一吸三至；有一呼四至，一吸四至；有一呼五至，一吸五至；一呼六至，一吸六至；有一呼一至，一吸一至：有再呼一至，再吸一至；有呼吸再至。

mài lái rúcǐ, héyǐ bié zhī qí bìng yě? 脈來如此，何以別知其病也？/脉来如此，何以别知其病也？

rán: mài lái yī hū zài zhì, yī xī zài zhì, bùdàbùxiǎo yuē píng, yī hū sān zhì, yī xī sān zhì, wéi shì dé qí bìng. qián dà hòu xiǎo, jí tóutòng、mùxuàn, qián xiǎo hòu dà, jí xiōng mǎn、duǎnqì. 然：脈來一呼再至，一吸再至，不大不小曰平，一呼三至，一吸三至，為適得其病。前大後小，
即頭痛、目眩，前小後大，
即胸滿、短氣。/然：脉来一呼再至，一吸再至，不大不小曰平，一呼三至，一吸三至，为适得其病。前大后小，即头痛、目眩，前小后大，即胸满、短气。

yī hū sìzhì, yī xī sìzhì, bìng yù shèn, mài hóngdà zhě, kǔ fán mǎn, chén xì zhě, fù zhōng tòng, huá zhě, shāngrè, sè zhě, zhōng wù lù. 一呼四至，一吸四至，病欲甚，脈洪大者，苦煩滿，沉細者，腹中痛，滑者，傷熱，澀者，中霧露。/一呼四至，一吸四至，病欲甚，脉洪大者，苦烦满，

沉细者，腹中痛，滑者，伤热，涩者，中雾露。
yī hū wǔ zhì, yī xī wǔ zhì, qí rén dāng kùn, chén xì yè jiā, fú dà zhòu jiā, bùdàbùxiǎo, suī kùn kězhì, qí yǒu dàxiǎo zhě, wéinán zhì. 一呼五至，一吸五至，其人當困，沉細夜加，浮大晝加，不大不小，雖困可治，其有大小者，為難治。/一呼五至，一吸五至，其人当困，沉细夜加，浮大昼加，不大不小，虽困可治，其有大小者，为难治。
yī hū liù zhì, yī xī liù zhì, wéi sǐmài yě, chén xì yè sǐ, fú dà zhòu sǐ. 一呼六至，一吸六至，為死脈也，沉細夜死，浮大晝死。/一呼六至，一吸六至，为死脉也，沉细夜死，浮大昼死。
yī hū yīzhì, yī xī yīzhì, míng yuē sǔn, rén suī néngxíng, yóu dāngzhe chuáng, suǒyǐrán zhě, xuèqì jiē bùzú gù yě. 一呼一至，一吸一至，名曰損，人雖能行，猶當著床，所以然者，血氣皆不足故也。/一呼一至，一吸一至，名曰损，人虽能行，犹当着床，所以然者，血气皆不足故也。
zài hū yīzhì, zài xī yīzhì,（hūxī zài zhì）míng yuē wú hún, wú hún zhě dàngsǐ yě, rén suī néngxíng, míng yuē xíng shī. 再呼一至，再吸一至，（呼吸再至）名曰無魂，無魂者當死也，人雖能行，名曰行屍。/再呼一至，再吸一至，（呼吸再至）名曰无魂，无魂者当死也，人虽能行，名曰行尸。
shàngbù yǒu mài, xiàbù wú mài, qí rén dāng tǔ, bù tǔ zhě sǐ. shàngbù wú mài, xiàbù yǒu mài, suī kùn wúnéng wéihài. suǒyǐrán zhě, rén zhī yǒu chǐ, pìrú shù zhī yǒugēn, zhīyè suī kūgǎo, gēnběn jiāng zì shēng. mài yǒugēn běn, rén yǒu yuánqì, gùzhī bù sǐ. 上部有脈，下部無脈，其人當吐，不吐者死。上部無脈，下部有脈，雖困無能為害。所以然者，人之有尺，譬如樹之有根，枝葉雖枯槁，根本將自生。脈有根本，人有元氣，故知不死。/上部有脉，下部无脉，其人当吐，不吐者死。上部无脉，下部有脉，虽困无能为害。所以然者，人之有尺，譬如树之有根，枝叶虽枯槁，根本将自生。脉有根本，人有元气，故知不死。

shíwǔ nán 十五難/十五难

yuē: jīng yán chūn mài xián, xià mài gōu, qiū mài máo, dōng màishí. shì wáng mài yé? jiāng bìngmài yě? 曰：經言春脈弦，夏脈鈎，秋脈毛，冬脈石。是王脈耶？將病脈也？/曰：经言春脉弦，夏脉钩，秋脉毛，冬脉石。是王脉耶？将病脉也？
rán: xián、gōu、máo、shí zhě, sìshí zhī mài yě. 然：弦、鈎、毛、石者，四時之脈也。/然：弦、钩、毛、石者，四时之脉也。
chūn mài xián zhě, gān dōngfāng mù yě, wànwù shǐ shēng, wèiyǒu zhīyè, gù qí mài zhī lái, rú ruò ér cháng, gù yuē xián. 春脈弦者，肝東方木也，萬物始生，未有枝葉，故其脈之來，濡弱而長，故曰弦。/春脉弦者，肝东方木也，万物始生，未有枝叶，故其脉之来，濡弱而长，故曰弦。
xià mài gōu zhě, xīn nánfāng huǒ yě, wànwù zhī suǒ mào, chuí zhī bù yè, jiē xià qū rú gōu, gù qí mài zhī lái jí qù chí, gù yuē gōu. 夏脈鈎者，心南方火也，萬物之所茂，垂枝布葉，皆下曲如鈎，故其脈之來疾去遲，故曰鈎。/夏脉钩者，心南方火也，万物之所茂，垂枝布叶，皆下曲如钩，故其脉之来疾去迟，故曰钩。
qiū mài máo zhě, fèi xīfāng jīn yě, wànwù zhī suǒ zhōng, cǎomù huá yè, jiē qiū ér luò, qí zhī dú zài, ruò háomáo yě. gù qí mài zhī lái, qīng xū yǐ fú, gù yuē máo. 秋脈毛者，肺西方金也，萬物之所終，草木華葉，皆秋而落，其枝獨在，若毫毛也。故其脈之來，輕虛以浮，故曰毛。/秋脉毛者，肺西方金也，万物之所终，草木华叶，皆秋而落，其枝独在，若毫毛也。故其脉之来，轻虚以浮，故曰毛。
dōng màishí zhě, shèn běifāng shuǐ yě, wànwù zhī suǒ cáng yě, shèngdōng zhī shí, shuǐníng rú shí, gù qí mài zhī lái, chén rú ér huá, gù yuē shí. cǐ sìshí zhī mài yě. 冬脈石者，腎北方水也，萬物之所藏也，盛冬之時，水凝如石，故其脈之來，沉濡而滑，故曰石。此四時之脈也。/冬脉石者，肾北方水也，万物之所藏也，盛冬之时，水凝如石，故其脉之来，沉濡而滑，故曰石。此四时之脉也。
rú yǒubiàn nàihé? 如有變奈何？/如有变奈何？
rán: chūn mài xián, fǎn zhě wéi bìng. 然：春脈弦，反者為病。/然：春脉弦，反者为病。
hé wèi fǎn? 何謂反？/何谓反？
rán: qí qì lái shí qiáng, shì wèi tàiguò, bìng zàiwài; qì lái xū wēi, shì wèi bùjí, bìng zàinèi. qì lái yàn yàn niè niè, rú xún yú yè yuē píng; yì shí ér huá, rú xún cháng gān yuē bìng; jí ér jìn yì qiáng, rú xīnzhāng gōngxián yuē sǐ. chūn mài wēi xián yuē píng; xián duō wèi qì shǎo yuē bìng; dàn xián wú wèi qì yuē sǐ, chūn yǐ wèi qì wèi běn. xià mài gōu, fǎn zhě wéi bìng. 然：其氣來實強，是謂太過，病在外；氣來虛微，是謂不及，病在內。氣來厭厭聶聶，如循楡葉曰平；益實而滑，如循長竿曰病；急而勁益強，如新張弓弦曰死。春脈微弦曰平；弦多胃氣少曰病；但弦無胃氣曰死，春以胃氣為本。夏脈鈎，反者為病。/然：其气来实强，是谓太过，病在外；气来虚微，是谓不及，病在内。气来厌厌聂聂，如循榆叶曰平；益实而滑，如循长竿曰病；急而劲益强，如新张弓弦曰死。春脉微弦曰平；弦多胃气少曰病；但弦无胃气曰死，春以胃气为本。夏脉钩，反者为病。
hé wèi fǎn? 何謂反？/何谓反？
rán: qí qì lái shí qiáng, shì wèi tàiguò, bìng zàiwài; qì lái xū wēi, shì wèi bùjí, bìng zàinèi. qí mài lái lěilěi rú huán, rú xún lánggān yuē píng; lái ér yì shù, rú jī jǔ zú zhě yuē bìng; qián qū hòu jū, rú cāo dàigōu yuē sǐ. xià mài wēi gōu yuē píng, gōu duō wèi qì shǎo yuē bìng, dàn gōu wú wèi qì yuē sǐ. xià yǐ wèi qì wèi běn. qiū mài máo, fǎn zhě wéi bìng. 然：其氣來實強，是謂太過，病在外；氣來虛微，是謂不及，病在內。其脈來纍纍如環，如循琅玕曰平；來而益數，如雞舉足者曰病；前曲後居，如操帶鈎曰死。夏脈微鈎曰平，鈎多胃氣少曰病，但鈎無胃氣曰死。夏以胃氣為本。秋脈毛，反者為病。/然：其气来实强，是

谓太过，病在外；气来虚微，是谓不及，病在内。其脉来櫐櫐如环，如循琅玕曰平；来而益数，如鸡举足者曰病；前曲后居，如操带钩曰死。夏脉微钩曰平，钩多胃气少曰病，但钩无胃气曰死。夏以胃气为本。秋脉毛，反者为病。
hé wèi fǎn? 何謂反？/何谓反？
rán: qí qì lái shí qiáng, shì wèi tàiguò, bìng zàiwài; qì lái xū wēi, shì wèi bùjí, bìng zàinèi. qí mài lái ǎi'ǎi rú chēgài, àn zhī yì dà yuē píng; bùshàngbùxià, rú xún jī yǔ yuē bìng; àn zhī xiāosuǒ, rú fēng chuīmáo yuē sǐ. qiū mài wēi máo yuē píng, máo duō wèi qì shǎo yuē bìng, dàn máo wú wèi qì, yuē sǐ. qiū yǐ wèi qì wèi běn. dōng màishí, fǎn zhě wéi bìng. 然：其氣來實強，是謂太過，病在外；氣來虛微，是謂不及，病在內。其脈來藹藹如車蓋，按之益大曰平；不上不下，如循雞羽曰病；按之蕭索，如風吹毛曰死。秋脈微毛曰平，毛多胃氣少曰病，但毛無胃氣，曰死。秋以胃氣為本。冬脈石，反者為病。/然：其气来实强，是谓太过，病在外；气来虚微，是谓不及，病在内。其脉来蔼蔼如车盖，按之益大曰平；不上不下，如循鸡羽曰病；按之萧索，如风吹毛曰死。秋脉微毛曰平，毛多胃气少曰病，但毛无胃气，曰死。秋以胃气为本。冬脉石，反者为病。
hé wèi fǎn? 何謂反？/何谓反？
rán: qí qì lái shí qiáng, shì wèi tàiguò, bìng zàiwài; qì lái xū wēi, shì wèi bùjí, bìng zàinèi. mài lái shàng dà xià duì, rú huá rú què zhī huì, yuē píng; zhuózhuó liánshu, qízhōng wēi qū, yuē bìng; lái rú jiě suǒ, qù rú dàn shí, yuē sǐ. dōng mài wēi shí, yuē píng, shí duō wèi qì shǎo, yuē bìng; dàn shí wú wèi qì, yuē sǐ. dōng yǐ wèi qì wèi běn. wèi zhě, shuǐ gǔ zhī hǎi, zhǔ bǐng. sìshí jiē yǐ wèi qì wèi běn, shì wèi sìshí zhī biàn bìng, sǐ shēng zhī yào huì yě. pí zhě, zhōng zhōu yě, qí pínghé bùkě dé jiàn, shuāi nǎi jiàn ěr. lái rú què zhī zhuó, rú shuǐ zhīxià lòu, shì pí shuāi zhī jiàn yě. 然：其氣來實強，是謂太過，病在外；氣來虛微，是謂不及，病在內。脈來上大下兌，濡滑如雀之喙，曰平；啄啄連屬，其中微曲，曰病；來如解索，去如彈石，曰死。冬脈微石，曰平，石多胃氣少，曰病；但石無胃氣，曰死。冬以胃氣為本。胃者，水谷之海，主稟。四時皆以胃氣為本，是謂四時之變病，死生之要會也。脾者，中州也，其平和不可得見，衰乃見耳。來如雀之啄，如水之下漏，是脾衰之見也。/然：其气来实强，是谓太过，病在外；气来虚微，是谓不及，病在内。脉来上大下兑，濡滑如雀之喙，曰平；啄啄连属，其中微曲，曰病；来如解索，去如弹石，曰死。冬脉微石，曰平，石多胃气少，曰病；但石无胃气，曰死。冬以胃气为本。胃者，水谷之海，主禀。四时皆以胃气为本，是谓四时之变病，死生之要会也。脾者，中州也，其平和不可得见，衰乃见耳。来如雀之啄，如水之下漏，是脾衰之见也。

shíliù nán 十六難/十六难

yuē: mài yǒu sān bù jiǔ hòu, yǒu yīn-yáng, yǒu qīngzhòng, yǒu liùshí shǒu, yīmài biànwéi sìshí, lí shèng jiǔyuǎn, gèzì shì qí fǎ, héyǐ bié zhī? 曰：脈有三部九候，有陰陽，有輕重，有六十首，一脈變為四時，離聖久遠，各自是其法，何以別之？/曰：脉有三部九候，有阴阳，有轻重，有六十首，一脉变为四时，离圣久远，各自是其法，何以别之？
rán: shì qí bìng, yǒu nèiwài zhèng. 然：是其病，有內外證。/然：是其病，有内外证。
qí bìng wèi zhī nàihé? 其病為之奈何？/其病为之奈何？
rán: jiǎlìng dé gān mài, qíwài zhèng: shàn jié, miàn qīng, shàn nù; qínèi zhèng: qí zuǒ yǒu dòngqì, àn zhī láo ruò tòng; qí bìng: sìzhī mǎn, bì lín（lóng）, sōubiàn nán, zhuànjīn. yǒu shì zhě gān yě, wú shì zhě fēi yě. 然：假令得肝脈，其外證：善潔，面青，善怒；其內證：臍左有動氣，按之牢若痛；其病：四肢滿，閉淋（癃），溲便難，轉筋。有是者肝也，無是者非也。/然：假令得肝脉，其外证：善洁，面青，善怒；其内证：脐左有动气，按之牢若痛；其病：四肢满，闭淋（癃），溲便难，转筋。有是者肝也，无是者非也。
jiǎlìng déxīn mài, qíwài zhèng: miàn chì, kǒugān, xǐxiào; qínèi zhèng: qí shàng yǒu dòngqì, àn zhī láo ruò tòng. qí bìng, fánxīn、xīntòng, zhǎng zhōng rè ér yè. yǒu shì zhě xīn yě, wú shì zhě fēi yě. 假令得心脈，其外證：面赤，口乾，喜笑；其內證：臍上有動氣，按之牢若痛。其病，煩心、心痛，掌中熱而啘。有是者心也，無是者非也。/假令得心脉，其外证：面赤，口干，喜笑；其内证：脐上有动气，按之牢若痛。其病，烦心、心痛，掌中热而啘。有是者心也，无是者非也。
jiǎlìng dé pí mài, qíwài zhèng: miàn huáng, shàn yī, shàn sī, shàn wèi; qínèi zhèng: dāng qí yǒu dòngqì, àn zhī láo ruò tòng; qí bìng, fùzhàng mǎn, shí bùxiāo, tǐzhòng jié tòng, dàiduò shì wò, sìzhī bù shōu. yǒu shì zhě pí yě, wú shì zhě fēi yě. 假令得脾脈，其外證：面黃，善噫，善思，善味；其內證：當臍有動氣，按之牢若痛；其病，腹脹滿，食不消，體重節痛，怠惰嗜臥，四肢不收。有是者脾也，無是者非也。/假令得脾脉，其外证：面黄，善噫，善思，善味；其内证：当脐有动气，按之牢若痛；其病，腹胀满，食不消，体重节痛，怠惰嗜卧，四肢不收。有是者脾也，无是者非也。
jiǎlìng dé fèi mài, qíwài zhèng: miàn bái, shàn tì, bēichóu bù lè, yù kū; qínèi zhèng: qí yòu yǒu dòngqì, àn zhī láo ruò tòng; qí bìng: chuǎnké, sǎ xī hánrè. yǒu shì zhě fèi yě, wú shì zhě fēi yě. 假令得肺脈，其外證：面白，善嚏，悲愁不樂，欲哭；其內證：臍右有動氣，按之牢若痛；其病：喘咳，灑淅寒熱。有是者肺也，無是者非也。/假令得肺脉，其外证：面白，善嚏，悲愁不乐，欲哭；其内证：脐右有动气，按之牢若痛；其病：喘咳，洒淅寒热。有是者肺也，无是者非也。
jiǎlìng dé shèn mài, qíwài zhèng: miàn hēi, shàn kǒng qiàn; qínèi zhèng: qí xià yǒu dòngqì, àn zhī

láo ruò tòng. qí bìng: nì qì, xiǎofù jí tòng, xiè rúxià zhòng, zú jìng hán ér nì. yǒu shì zhě shèn yě, wú shì zhě fēi yě. 假令得腎脈，其外證：面黑，善恐欠；其內證：臍下有動氣，按之牢若痛。其病：逆氣，小腹急痛，泄如下重，足脛寒而逆。有是者腎也，無是者非也。/假令得肾脉，其外证：面黑，善恐欠；其内证：脐下有动气，按之牢若痛。其病：逆气，小腹急痛，泄如下重，足胫寒而逆。有是者肾也，无是者非也。

shíqī nán 十七難/十七难

yuē: jīng yán bìng huò yǒu sǐ, huò yǒu bùzhì zìyù, huò liánnián yuè bùyǐ, qí sǐshēngcúnwáng, kě qièmài ér zhī zhī yé? 曰：經言病或有死，或有不治自愈，或連年月不已，其死生存亡，可切脈而知之耶？/曰：经言病或有死，或有不治自愈，或连年月不已，其死生存亡，可切脉而知之耶？

rán: kě jìn zhī yě. 然：可盡知也。/然：可尽知也。

zhěnbìng ruò bì mù bù yù jiànrén zhě, mài dāng dé gān mài qiáng jí ér cháng, fǎn dé fèi mài fú duǎn ér sè zhě, sǐ yě. 診病若閉目不欲見人者，脈當得肝脈強急而長，反得肺脈浮短而澀者，死也。/诊病若闭目不欲见人者，脉当得肝脉强急而长，反得肺脉浮短而涩者，死也。

bìng ruò kāi mù ér kě, xīnxià láo zhě, mài dāng dé jǐnshí ér shù, ér fǎn dé chén sè ér wēi zhě, sǐ yě. 病若開目而渴，心下牢者，脈當得緊實而數，而反得沉澀而微者，死也。/病若开目而渴，心下牢者，脉当得紧实而数，而反得沉涩而微者，死也。

bìng ruò tùxiě, fù qiú nǜxuè zhě, mài dāng chén xì, ér fǎn fú dà ér láo zhě, sǐ yě. 病若吐血，復鼽衄血者，脈當沉細，而反浮大而牢者，死也。/病若吐血，复鼽衄血者，脉当沉细，而反浮大而牢者，死也。

bìng ruò zhān yán wàngyǔ, shēn dāng yǒu rè, mài dāng hóngdà, ér fǎnshǒu zú jué nì, màichén xì ér wēi zhě, sǐ yě. 病若譫言妄語，身當有熱，脈當洪大，而反手足厥逆，脈沉細而微者，死也。/病若谵言妄语，身当有热，脉当洪大，而反手足厥逆，脉沉细而微者，死也。

bìng ruò dàfù ér xiè zhě, mài dāng wēixì ér sè; fǎn jǐn dà ér huá zhě, sǐ yě. 病若大腹而泄者，脈當微細而澀；反緊大而滑者，死也。/病若大腹而泄者，脉当微细而涩；反紧大而滑者，死也。

shíbā nán 十八難/十八难

yuē: mài yǒu sān bù, bù yǒu sì jīng, shǒu yǒu tàiyīn、yángmíng, zúyǒu tàiyáng、shàoyīn, wéi shàng-xià bù, hé wèi yě? 曰：脈有三部，部有四經，手有太陰、陽明，足有太陽、少陰，為上下部，何謂也？/曰：脉有三部，部有四经，手有太阴、阳明，足有太阳、少阴，为上下部，何谓也？

rán: shǒu tàiyīn、yángmíng jīn yě, zú shàoyīn、tàiyáng shuǐ yě, jīn shēngshuǐ, shuǐliú xiàxíng ér bù néng shàng, gù zàixià bù yě. 然：手太陰、陽明金也，足少陰、太陽水也，金生水，水流下行而不能上，故在下部也。/然：手太阴、阳明金也，足少阴、太阳水也，金生水，水流下行而不能上，故在下部也。

zú jué yīn、shàoyáng mù yě, shēngshǒu tàiyáng、shàoyīn huǒ, huǒ yán shàngxíng ér bù néng xià, gù wéi shàngbù. 足厥陰、少陽木也，生手太陽、少陰火，火炎上行而不能下，故為上部。/足厥阴、少阳木也，生手太阳、少阴火，火炎上行而不能下，故为上部。

shǒuxīn zhǔ、shàoyáng huǒ, shēng zú tàiyīn、yángmíng tǔ, tǔ zhǔ zhōnggōng, gù zài zhōngbù yě. 手心主、少陽火，生足太陰、陽明土，土主中宮，故在中部也。/手心主、少阳火，生足太阴、阳明土，土主中宫，故在中部也。

cǐ jiē wǔ háng zǐmǔ gèng xiāngshēng yǎng zhě yě. 此皆五行子母更相生養者也。/此皆五行子母更相生养者也。

mài yǒu sān bù Jiǔhóu, gè hé zhǔ zhī? 脈有三部九侯，各何主之？/脉有三部九侯，各何主之？

rán: sān bù zhě, cùn、guān、chǐ yě. Jiǔhóu zhě, fú、zhōng、chén yě. 然：三部者，寸、關、尺也。九侯者，浮、中、沉也。/然：三部者，寸、关、尺也。九侯者，浮、中、沉也。

shàngbù fǎ tiān, zhǔ xiōng shàng zhì tóu zhī yǒu jí yě; zhōngbù fǎrén, zhǔ lì yǐxià zhì qí zhī yǒu jí yě; xiàbù fǎ dì, zhǔ qí yǐxià zhì zú zhī yǒu jí yě. shěn ér cì zhī zhě yě. 上部法天，主胸上至頭之有疾也；中部法人，主鬲以下至臍之有疾也；下部法地，
主臍以下至足之有疾也。審而刺之者也。/上部法天，主胸上至头之有疾也；中部法人，主鬲以下至脐之有疾也；下部法地，主脐以下至足之有疾也。审而刺之者也。

rén bìng yǒu chénzhì jiǔ jījù, kě qièmài ér zhī zhī yé? 人病有沉滯久積聚，可切脈而知之耶？/人病有沉滞久积聚，可切脉而知之耶？

rán: zhěnbìng zài yòu xié yǒu jī qì, dé fèi mài, jiémài, jié shèn zé jī shèn, jié wēi zé qì wēi. 然：診病在右脅有積氣，得肺脈，結脈，結甚則積甚，結微則氣微。/然：诊病在右胁有积气，得肺脉，结脉，结甚则积甚，结微则气微。

zhěn bude fèi mài, ér yòu xié yǒu jī qì zhě, héyě? 診不得肺脈，而右脅有積氣者，何也？/诊不得肺脉，而右胁有积气者，何也？

rán: fèi mài suī bùjiàn, yòushǒu mài dāng chénfú. 然：肺脈雖不見，右手脈當沉伏。/然：肺脉虽不见，右手脉当沉伏。

qíwài gùjí tóng fǎ yé? jiāng yì yě? 其外痼疾同法耶？將異也？/其外痼疾同法耶？将异也？

rán: jié zhě, mài láiqù shí yī zhǐ, wúcháng shù, míng yuē jié yě. fú zhě, mài xíng jīn xià yě. fú zhě, mài zài ròu shàngxíng yě. zuǒyòu biǎolǐ, fǎ jiē rúcǐ. jiǎlìng mài jié fú zhě, nèi wú jījù, mài fú jié zhě, wài wú gùjí; yǒu jījù mài bù jié fú, yǒu gùjí mài bù fú jié. wéi mài bù yīng bìng, bìng bù yīng mài, shì wéi sǐ bìng yě. 然：結者，脈來去時一止，無常數，

名曰結也。伏者，脈行筋下也。浮者，脈在肉上行也。左右表裡，法皆如此。假令脈結伏者，內無積聚，脈浮結者，外無痼疾；有積聚脈不結伏，有痼疾脈不浮結。為脈不應病，病不應脈，是為死病也。/然：结者，脉来去时一止，无常数，名曰结也。伏者，
脉行筋下也。浮者，脉在肉上行也。左右表里，法皆如此。假令脉结伏者，内无积聚，脉浮结者，外无痼疾；有积聚脉不结伏，有痼疾脉不浮结。为脉不应病，病不应脉，是为死病也。

shíjiǔ nán 十九難/十九难

yuē: jīng yán mài yǒu nì shùn, nán-nǚ yǒu-héng（cháng）. ér fǎn zhě, hé wèi yě? 曰：經言脈有逆順，男女有恆（常）。而反者，
何謂也？/曰：经言脉有逆顺，男女有恒（常）。而反者，何谓也？

rán: nánzǐ shēng yú yín, yín wéi mù, yáng yě. nǚzǐ shēng yú shēn, shēn wéi jīn, yīn yě. gù nán mài zài guānshàng, nǚ mài zài guān xià. shìyǐ nánzǐ chǐmài héng ruò, nǚzǐ chǐmài héng shèng, shì qí cháng yě. fǎn zhě, nán dé nǚ mài, nǚ dé nán mài yě. 然：男子生於寅，寅為木，陽也。女子生於申，申為金，陰也。故男脈在關上，女脈在關下。是以男子尺脈恆弱，女子尺脈恆盛，是其常也。反者，男得女脈，女得男脈也。/然：男子生于寅，寅为木，阳也。女子生于申，申为金，阴也。故男脉在关上，女脉在关下。是以男子尺脉恒弱，女子尺脉恒盛，是其常也。反者，男得女脉，女得男脉也。

qí wéi bìng hérú? 其為病何如？/其为病何如？

rán: nán dé nǚ mài wéi bùzú, bìng zàinèi; zuǒ dé zhī, bìng zài zuǒ, yòu dé zhī, bìng zài yòu: suí mài yán zhī yě. nǚ dé nán mài wéi tàiguò, bìng zài sìzhī; zuǒ dé zhī, bìng zài zuǒ, yòu dé zhī, bìng zài yòu: suí mài yán zhī. cǐ zhī wèi yě. 然：男得女脈為不足，病在內；左得之，病在左，右得之，病在右：隨脈言之也。女得男脈為太過，病在四肢；左得之，病在左，右得之，病在右：隨脈言之。此之渭也。/然：男得女脉为不足，病在内；左得之，病在左，右得之，病在右：随脉言之也。女得男脉为太过，病在四肢；左得之，病在左，右得之，病在右：随脉言之。此之渭也。

èrshí nán 二十難/二十难

yuē: jīng yán mài yǒu fúnì. fúnì yú hé zàng ér yán fúnì yé? 曰：經言脈有伏匿。伏匿於何髒而言伏匿耶？/曰：经言脉有伏匿。伏匿于何脏而言伏匿耶？

rán: wèi yīn-yáng gèng xiāngchéng gèng xiāng fú yě. mài jū yīnbù ér fǎn yáng mài jiàn zhě, wéi yáng chéng yīn yě, suī yáng mài shí chén sè ér duǎn, cǐ wèi yáng zhòngfú yīn yě; mài jū yáng bù ér fǎn yīn mài jiàn zhě, wéi yīn chéng yáng yě, suī yáng mài shí fúhuá ér cháng, cǐ wèi yīn zhòngfú yáng yě. chóngyáng zhě kuáng, zhòng yīn zhě diān. tuō yáng zhě, jiànguǐ; tuō yīn zhě, mù máng.# 然：謂陰陽更相乘更相伏也。脈居陰部而反陽脈見者，為陽乘陰也，雖陽脈時沉澀而短，此謂陽中伏陰也；脈居陽部而反陰脈見者，為陰乘陽也，雖陽脈時浮滑而長，此謂陰中伏陽也。重陽者狂，重陰者癲。脫陽者，見鬼；脫陰者，目盲。#/然：谓阴阳更相乘更相伏也。脉居阴部而反阳脉见者，为阳乘阴也，虽阳脉时沉涩而短，此谓阳中伏阴也；脉居阳部而反阴脉见者，为阴乘阳也，虽阳脉时浮滑而长，此谓阴中伏阳也。重阳者狂，重阴者癫。脱阳者，见鬼；脱阴者，目盲。#

lùn jīngluò
論經絡/论经络

èrshíyī nán 二十一難/二十一难

yuē: jīng yán rénxíng bìng, mài bù bìng, yuē shēng; mài bìng, xíng bù bìng, yuē sǐ. 曰：經言人形病，脈不病，曰生；脈病，形不病，曰死。/曰：经言人形病，脉不病，曰生；脉病，形不病，曰死。

hé wèi yě? rán: rénxíng bìng, mài bù bìng, fēi yǒu bù bìngzhě yě, wèi xī shù bù yīng mài shù yě. cǐ dàfǎ. 何謂也？然：人形病，脈不病，非有不病者也，謂息數不應脈數也。此大法。/何谓也？然：人形病，脉不病，非有不病者也，谓息数不应脉数也。此大法。

èrshí'èr nán 二十二難/二十二难

yuē: jīng yán mài yǒu shì dòng, yǒusuǒ shēngbìng. yīmài（zhé）biànwéi èr bìngzhě, héyě? 曰：經言脈有是動，有所生病。一脈（輒）變為二病者，何也？/曰：经言脉有是动，有所生病。一脉（辄）变为二病者，何也？

rán: jīng yán shì dòng zhě, qì yě; suǒ shēngbìng zhě, xuè yě. xié zài qì, qì wéishì dòng; xié zài xuè, xuè wéi suǒ shēngbìng. qì zhǔ hǒu zhī, xuè zhǔ rú zhī. qì liú ér bù xíngzhě, wéi qì xiān bìng yě; xuè yōng ér bù rú zhě, wéi xuè hòu bìng yě. gù xiān wéishì dòng, hòu suǒ shēng（bìng）yě. 然：經言是動者，氣也；所生病者，血也。邪在氣，氣為是動；邪在血，血為所生病。氣主呴之，血主濡之。氣留而不行者，為氣先病也；血壅而不濡者，為血後病也。故先為是動，
後所生（病）也。/然：经言是动者，气也；所生病者，血也。邪在气，气为是动；邪在血，血为所生病。气主呴之，血主濡之。气留而不行者，为气先病也；血壅而不濡者，为血后病也。故先为是动，后所生（病）也。

èrshísān nán 二十三難/二十三难

yuē: shǒuzú sān yīn sānyáng, mài zhī dùshu, kě xiǎo yǐ bù? 曰：手足三陰三陽，脈之度數，可曉以不？/曰：手足三阴三阳，脉之度数，可晓以不？

rán: shǒu sānyáng zhī mài, cóng shǒu zhì tóu, cháng

wǔ chǐ, wǔ liù hé sān zhàng. shǒu sān yīn zhī mài, cóng shǒu zhì xiōngzhōng, zhǎngsān chǐwǔ cùn, sān liù yī zhàng bā chǐ, wǔ liù sān chǐ, hé èr zhàng yīchǐ. zú sānyáng zhī mài, cóng zú zhì tóu, cháng bā chǐ, liù bā sì zhàngbā chǐ. zú sān yīn zhī mài, cóng zú zhì xiōng, cháng liù chǐwǔ cùn, liù liù sān zhàng liù chǐ, wǔ liù sān chǐ, hé sān zhàng jiǔ chǐ. rén liǎng zú qiāo mài, cóng zú zhì mù, cháng qīchǐ wǔ cùn, èr qī yī zhàng sì chǐ, èr wǔ yī chǐ, héyī zhàng wǔ chǐ. dūmài、rènmài, gè cháng sì chǐwǔ cùn, èr sì bā chǐ, èr wǔ yī chǐ, hé jiǔ chǐ. fán mài cháng yīshíliù zhàng èr chǐ, cǐ suǒwèi jīngmài chángduǎn zhī shù yě. 然：手三陽之脈，從手至頭，長五尺，五六合三丈。手三陰之脈，從手至胸中，長三尺五寸，三六 一丈八尺，五六三尺，合二丈一尺。足三陽之脈，從足至頭，長八尺，六八四丈八尺。足三陰之脈，從足至胸，長六尺五寸，六六三丈六尺，五六三尺，合三丈九尺。人兩足蹺脈，從足至目，長七尺五寸，二七一丈四尺，二五一尺，合一丈五尺。督脈、任脈，各長四尺五寸，二四八尺，二五一尺，合九尺。凡脈長一十六丈二 尺，此所謂經脈長短之數也。/然：手三阳之脉，从手至头，长五尺，五六合三丈。手三阴之脉，从手至胸中，长三尺五寸，三六 一丈八尺，五六三尺，合二丈一尺。足三阳之脉，从足至头，长八尺，六八四丈八尺。足三阴之脉，从足至胸，长六尺五寸，六六三丈六尺，五六三尺，合三丈九 尺。人两足跷脉，从足至目，长七尺五寸，二七一丈四尺，二五一尺，合一丈五尺。督脉、任脉，各长四尺五寸，二四八尺，二五一尺，合九尺。凡脉长一十六丈二 尺，此所谓经脉长短之数也。

jīngmài shí'èr, luòmài shíwǔ, hé shǐ hé qióng yě? 經脈十二，絡脈十五，何始何窮也？/经脉十二，络脉十五，何始何穷也？

rán: jīngmài zhě, xíng xuèqì, tōng yīn-yáng, yǐ róng yú shēn zhě yě. qí shǐ cóngzhōng jiāo, zhù shǒu tàiyīn、yángmíng; yángmíng zhù zú yángmíng、tàiyīn; tàiyīn zhù shǒu shàoyīn、tàiyáng; tàiyáng zhù zú tàiyáng、shàoyīn; shàoyīn zhù shǒuxīn zhǔ、shàoyáng; shàoyáng zhù zú shàoyáng、jué yīn; jué yīn fùhuán zhù shǒu tàiyīn. bié luò shíwǔ, jiēyīn qí yuán, rú huán wúduān, zhuǎnxiāng guàngài, cháo yú cùnkǒu、rén yíng, yǐ chù bǎibìng, ér juésǐ shēng yě. 然：經脈者，行血氣，通陰陽，以榮於身者也。其始從中焦，注手太陰、陽明；陽明注足陽明、太陰；太陰注手少陰、太陽；太陽注足太陽、少陰；少陰注手心主、少陽；少陽注足少陽、厥陰；厥陰復還注手太陰。別絡十五，皆因 其原，如環無端，轉相灌溉，朝於寸口、人迎，以處百病，而決死生也。/然：经脉者，行血气，通阴阳，以荣于身者也。其始从中焦，注手 太阴、阳明；阳明注足阳明、太阴；太阴注手少阴、太阳；太阳注足太阳、少阴；少阴注手心主、少阳；少阳注足少阳、厥阴；厥阴复还注手太阴。别络十五，皆因 其原，如环无端，转相灌溉，朝于寸口、人迎，以处百病，而决死生也。

jīng yún: míngzhī shǐzhōng, yīn-yáng dìng yǐ. hé wèi yě? 經雲：明知始終，陰陽定矣。何謂也？/经云：明知始终，阴阳定矣。何谓也？

rán: zhōngshǐ zhě, mài zhī jì yě. cùnkǒu、rén yíng, yīn-yáng zhī qì tōng yú cháo shǐ, rú huán wúduān, gù yuē shǐ yě. zhōng zhě, sān yīn sānyáng zhī mài jué, jué zé sǐ. sǐ gè yǒuxíng, gù yuē zhōng yě. 然：終始者，脈之紀也。寸口、人迎，陰陽之氣通於朝使，如環無端，故曰始也。終者，三陰三陽之脈絕，絕則死。死各有形，故曰終也。/然：终始者，脉之纪也。寸口、人迎，阴阳之气通于朝使，如环无端，故曰始也。终者，三阴三阳之脉绝，绝则死。死各有形，故曰终也。

èrshísì nán 二十四難/二十四难

yuē: shǒuzú sān yīn sānyáng qì yǐ jué, héyǐ wéi hòu? kězhī qí jíxiōng bù? 曰：手足三陰三陽氣已絕，何以為候？可知其吉凶不？/曰：手足三阴三阳气已绝，何以为候？可知其吉凶不？

rán: zú shàoyīn qìjué, zé gǔ kū. shàoyīn zhě, dōng mài yě, fú xíng ér rú yú gǔsuǐ. gù gǔsuǐ bù rú, jí ròu bùzháo gǔ; gǔròu bù xiāngqīn, jí ròu rú ér què; ròu rú ér què, gù chǐ cháng ér kū, fā wú rùnzé; wú rùnzé zhě, gǔ xiān sǐ. wù rì dǔ, jǐ rì sǐ. 然：足少陰氣絕，則骨枯。少陰者，冬脈也，伏行而濡於骨髓。故骨髓不濡，即肉不著骨；骨肉不相親，即肉濡而卻；肉濡而卻，故齒長而枯，發無潤澤；無潤澤者，骨先死。戊日篤，己日死。/然：足少阴气绝，则骨枯。少阴者，冬脉也，伏行而濡于骨髓。故骨髓不濡，即肉不着骨；骨肉不相亲，即肉濡而却；肉濡而却，故齿长而枯，发无润泽；无润泽者，骨先死。戊日笃，己日死。

zú tàiyīn qìjué, zé mài bù yíng qí kǒuchún. kǒuchún zhě, jīròu zhī běn yě. mài bù yíng, zé jīròu bù huázé; jīròu bù huázé, zé rén zhōng mǎn; rén zhōng mǎn, zé chún fǎn; chún fǎn, zé ròu xiān sǐ. jiǎ rì dǔ, yǐ rì sǐ. 足太陰氣絕，則脈不營其口唇。口唇者，肌肉之本也。脈不營，則肌肉不滑澤；肌肉不滑澤，則人中滿；人中滿，則唇反；唇反，則肉先死。甲日篤，乙日死。/足太阴气绝，则脉不营其口唇。口唇者，肌肉之本也。脉不营，则肌肉不滑泽；肌肉不滑泽，则人中满；人中满，则唇反；唇反，则肉先死。甲日笃，乙日死。

zú jué yīnqì jué, jí jīn suō yǐn luǎn yǔ shé juǎn. jué yīn zhě, gān mài yě. gān zhě, jīn zhī hé yě. jīn zhě, jù yú yīnqì ér luò yú shéběn, gù mài bù yíng, zé jīn suō jí; jí yǐn luǎn yǔ shé; gù shé juǎn luǎn suō, cǐ jīn xiān sǐ. gēngrì dǔ, xīn rì sǐ. 足厥陰氣絕，即筋縮引卵與舌卷。厥陰者，肝脈也。肝者，筋之合也。筋者，聚於陰器而絡於舌本，故脈不營，則筋縮急；即引卵與舌；故舌卷卵縮，此筋先死。庚日篤，辛日死。/足厥阴气绝，即筋缩引卵与舌卷。厥阴者，肝脉也。肝者，筋之合也。筋者，聚于阴器而络于舌本，故脉不营，则筋缩急；即引卵与舌；故舌卷卵缩，此筋先死。庚日笃，辛日死。

shǒu tàiyīn qìjué, jí pímáo jiāo. tàiyīn zhě, fèi yě, xíngqì wēn yú pímáo zhě yě. qì fú yíng, zé pímáo jiāo; pímáo jiāo, zé jīnyè qù; jīnyè qù, zé pí jié shāng; pí jié shāng, zé pí kū máo zhé; máo zhé zhě, zé máo xiān sǐ. bǐng rì dǔ, dīng rì sǐ. 手太陰氣絕，即皮毛焦。太陰者，肺也，行氣溫於皮毛者也。氣弗營，則皮毛焦；皮毛焦，則津液去；津液去，則皮節傷；皮節傷，則皮枯毛折；毛折者，則毛先死。丙日篤，丁日死。/手太阴气绝，即皮毛焦。太阴者，肺也，行气温于皮毛者也。气弗营，则皮毛焦；皮毛焦，则津液去；津液去，则皮节伤；皮节伤，则皮枯毛折；毛折者，则毛先死。丙日笃，丁日死。
shǒu shàoyīn qìjué, zé mài bùtōng; mài bùtōng, zé xuè bù liú; xuè bù liú, zé sèzé qù, gù miànsè hēi rú lí, cǐ xuè xiān sǐ, rén rì dǔ, guǐ rì sǐ. 手少陰氣絕，則脈不通；脈不通，則血不流；血不流，則色澤去，故面色黑如黧，此血先死，壬日篤，癸日死。/手少阴气绝，则脉不通；脉不通，则血不流；血不流，则色泽去，故面色黑如黧，此血先死，壬日笃，癸日死。
sān yīnqì jù jué zhě, zé mùxuàn zhuǎn、mù míng, mù míng zhě, wéi shīzhì; shīzhì zhě, zé zhì xiān sǐ. sǐ, jí（zé）mù míng yě. 三陰氣俱絕者，則目眩轉、目瞑，目瞑者，為失志；失志者，則志先死。死，即（則）目瞑也。/三阴气俱绝者，则目眩转、目瞑，目瞑者，为失志；失志者，则志先死。死，即（则）目瞑也。
liù yángqì jù jué zhě, zé yīn yǔ yáng xiāng lí, yīn-yáng xiāng lí, zé còulǐ xiè, jué hàn nǎi chū, dà rú guànzhū, zhuǎn chū bù liú, jí qì xiān sǐ. dàn zhàn xī sǐ, xī zhàn dàn sǐ. 六陽氣俱絕者，則陰與陽相離，陰陽相離，則腠理泄，絕汗乃出，大如貫珠，轉出不流，即氣先死。旦佔夕死，夕佔旦死。/六阳气俱绝者，则阴与阳相离，阴阳相离，则腠理泄，绝汗乃出，大如贯珠，转出不流，即气先死。旦占夕死，夕占旦死。

èrshíwǔ nán 二十五難/二十五难

yuē: yǒu Shí'èrjīng, wǔzàngliùfǔ shíyī ěr, qíyī jīng zhě, héděng jīng yě? 曰：有十二經，五臟六腑十一耳，其一經者，何等經也？/曰：有十二经，五脏六腑十一耳，其一经者，何等经也？
rán: yījīng zhě, shǒu shàoyīn yǔ xīn zhǔ bié mài yě. xīn zhǔ yǔ sān jiāo wéi biǎolǐ, jùyǒu míng ér wúxíng, gù yán jīng yǒu shí'èr yě. 然：一經者，手少陰與心主別脈也。心主與三焦為表裡，俱有名而無形，故言經有十二也。/然：一经者，手少阴与心主别脉也。心主与三焦为表里，俱有名而无形，故言经有十二也。

èrshíliù nán 二十六難/二十六难

yuē: jīng yǒu shí'èr, luò yǒu shíwǔ, yú sān luò zhě, shì héděng luò yě? 曰：經有十二，絡有十五，餘三絡者，是何等絡也？/曰：经有十二，络有十五，余三络者，是何等络也？
rán: yǒu yáng luò, yǒu yīn luò, yǒu pí zhī dà luò. yáng luò zhě, yáng qiāo zhī luò yě. yīn luò zhě, yīn qiāo zhī luò yě. gù luò yǒu shíwǔ yān. 然：有陽絡，有陰絡，有脾之大絡。陽絡者，陽蹺之絡也。陰絡者，
陰蹺之絡也。故絡有十五焉。/然：有阳络，有阴络，有脾之大络。阳络者，阳跷之络也。阴络者，阴跷之络也。故络有十五焉。

èrshíqī nán 二十七難/二十七难

yuē: mài yǒujī jīng bā mài zhě, bùjū yú shí'èr jīng, héyě? 曰：脈有奇經八脈者，不拘於十二經，何也？/曰：脉有奇经八脉者，不拘于十二经，何也？
rán: yǒu yáng wéi, yǒu yīn wéi, yǒu yáng qiāo, yǒu yīn qiāo, yǒu chōng, yǒu dū, yǒu rèn, yǒu dài zhī mài. fán cǐ bā mài zhě, jiē bùjū yú jīng, gù yuē qí jīng bā mài yě. 然：有陽維，有陰維，有陽蹺，有陰蹺，有沖，有督，有任，有帶之脈。凡此八脈者，皆不拘於經，故曰奇經八脈也。/然：有阳维，有阴维，有阳跷，有阴跷，有冲，有督，有任，有带之脉。凡此八脉者，皆不拘于经，故曰奇经八脉也。
jīng yǒu shí'èr, luò yǒu shíwǔ, fán èrshíqī, qì xiāng-suí shàng-xià, hédú bùjū yú jīng yě? 經有十二，絡有十五，凡二十七，氣相隨上下，何獨不拘於經也？/经有十二，络有十五，凡二十七，气相随上下，何独不拘于经也？
rán: shèngrén tú shè gōuqú, tōng lìshuǐ dào, yǐ bèi bù yú. tiān yǔ jiàngxià, gōuqú yì mǎn, dāngcǐ zhī shí, liú xū wàngxíng, shèngrén bù néng fù tú yě. cǐ luòmài mǎn yì, zhū jīng bù néng fù jū yě. 然：聖人圖設溝渠，通利水道，以備不虞。天雨降下，溝渠溢滿，當此之時，留霈妄行，聖人不能復圖也。此絡脈滿溢，諸經不能復拘也。/然：圣人图设沟渠，通利水道，以备不虞。天雨降下，沟渠溢满，当此之时，留霈妄行，圣人不能复图也。此络脉满溢，诸经不能复拘也。

èrshíbā nán 二十八難/二十八难

yuē: qí qí jīng bā mài zhě, jì bùjū yú shí'èr jīng, jiē hé qǐ hé jì yě? 曰：其奇經八脈者，既不拘於十二經，皆何起何繼也？/曰：其奇经八脉者，既不拘于十二经，皆何起何继也？
rán: dūmài zhě, qǐ yú xià jí zhī shù, bìng yú jǐ lǐ, shàng zhì fēng fǔ, rù shǔyú nǎo. 然：督脈者，起於下極之俞，並於脊裡，上至風府，入屬於腦。/然：督脉者，起于下极之腧，并于脊里，上至风府，入属于脑。
rènmài zhě, qǐ yú zhōngjí zhīxià, yǐshàng máojì, xún fùlǐ, shàng guānyuán, zhì yānhóu. 任脈者，起於中極之下，以上毛際，循腹裡，上關元，至咽喉。/任脉者，起于中极之下，以上毛际，循腹里，上关元，至咽喉。
chōng mài zhě, qǐ yú qì chōng, bìng zú yángmíng zhī jīng, jiā qí shàngxíng, zhì xiōngzhōng ér sàn yě. 衝脈者，起於氣沖，並足陽明之經，夾臍上行，至胸中而散也。/冲脉者，起于气冲，并足阳明之经，夹脐上行，至胸中而散也。
dàimài zhě, qǐ yú jìxié, huíshēn yī zhōu. yáng qiāo mài zhě, qǐ yú gēn zhōng, xún wàihuái shàngxíng, rù fēngchí. 帶脈者，起於季脅，回身一週。陽蹺

脈者，起於跟中，循外踝上行，入風池。/带脉者，起于季胁，回身一周。阳跷脉者，起于跟中，循外踝上行，入风池。
yīn qiāo mài zhě, yì qǐ yú gēn zhōng, xún nèihuái shàngxíng, zhì yānhóu, jiāo guàn chōng mài. 陰蹺脈者，亦起於跟中，循內踝上行，至咽喉，交貫衝脈。/阴跷脉者，亦起于跟中，循内踝上行，至咽喉，交贯冲脉。
yáng wéi、yīn wéi zhě, wéiluò yú shēn, yì xù, bù néng huánliú guàngài zhū jīng zhě yě, gù yáng wéi qǐ yú zhū yáng huì yě, yīn wéi qǐ yú zhū yīn jiāo yě. 陽維、陰維者，維絡於身，溢蓄，不能環流灌溉諸經者也，故陽維起於諸陽會也，陰維起於諸陰交也。/阳维、阴维者，维络于身，溢蓄，不能环流灌溉诸经者也，故阳维起于诸阳会也，阴维起于诸阴交也。
bǐ yú shèngrén tú shè gōuqú, gōuqú mǎn yì, liú yú shēn hú, gù shèngrén bù néng jū tōng yě. ér rénmài lóngshèng, rù yú bā mài, ér bù hái zhōu, gù Shí'èrj-īng yì yǒu bù néng jū zhī. qí shòu xiéqì, xù zé zhǒng rè, biān shè zhī yě. 比於聖人圖設溝渠，溝渠滿溢，流於深湖，故聖人不能拘通也。而人脈隆盛，入於八脈，而不還周，故十二經亦有不能拘之。其受邪氣，畜則腫熱，
砭射之也。/比于圣人图设沟渠，沟渠满溢，流于深湖，故圣人不能拘通也。而人脉隆盛，入于八脉，而不还周，
故十二经亦有不能拘之。其受邪气，畜则肿热，砭射之也。

èrshíjiǔ nán 二十九難/二十九难

yuē: qí jīng zhī wéi bìng, hérú? 曰：奇經之為病，何如？/曰：奇经之为病，何如？
rán: yáng wéi wéi yú yáng, yīn wéi wéi yú yīn, yīn-yáng bù néng zìxiāng wéi, zé chàngrán shīzhì, róngróng bù néng zì shōu chí. 然：陽維維於陽，陰維維於陰，陰陽不能自相維，則悵然失志，溶溶不能自收持。/然：阳维维于阳，阴维维于阴，阴阳不能自相维，则怅然失志，溶溶不能自收持。
yáng wéi wéi bìngkǔ hánrè, yīn wéi wéi bìng ruò xīntòng. 陽維為病苦寒熱，陰維為病若心痛。/阳维为病苦寒热，阴维为病若心痛。
yīn qiāo wéi bìng, yáng huǎn ér yīn jí, yáng qiāo wéi bìng, yīn huǎn ér yáng jí. 陰蹺為病，陽緩而陰急，陽蹺為病，陰緩而陽急。/阴跷为病，阳缓而阴急，阳跷为病，阴缓而阳急。
chōng zhī wéi bìng, nì qì ér lǐjí. 沖之為病，逆氣而裡急。/冲之为病，逆气而里急。
dū zhī wéi bìng, jǐ qiáng ér jué. 督之為病，脊強而厥。/督之为病，脊强而厥。
rèn zhī wéi bìng, qínèi kǔ jié, nánzǐ wéi qī shàn, fùzǐ wéi jiǎ jù. dài zhī wéi bìng, fùmǎn, yāo róngróng ruò zuò shuǐ zhōng. cǐ qí jīng bā mài zhī wéi bìng yě. 任之為病，其內苦結，男子為七疝，婦子為瘕聚。帶之為病，腹滿，腰溶溶若坐水中。此奇經八脈之為病也。/任之为病，其内苦结，男子为七疝，妇子为瘕聚。带之为病，腹满，腰溶溶若坐水中。此奇经八脉之为病也。

lùn zàngfǔ
論臟腑/论脏腑

sānshí nán 三十難/三十难

yuē: yíngqì zhī xíng, cháng yǔ wèiqì xiāngsuí bù? 曰：營氣之行，常與衛氣相隨不？/曰：营气之行，常与卫气相随不？
rán: jīng yán rén shòuqì yú gǔ. gǔ rù yú wèi, nǎi chuán yú wǔ zàng liùfǔ, wǔzàngliùfǔ jiē shòu yú qì. qí qīng zhě wéi yíng, zhuó zhě wéi wèi, róngxíng mài zhōng, wèi xíng mài wài, yíng zhōu bùxī, wǔshí ér fù dàhuì. yīn-yáng xiāng guàn, rú huán zhī-wú duān, gùzhī yíngwèi xiāngsuí yě. 然：經言人受氣於谷。谷入於胃，乃傳於五臟六腑，五臟六腑皆受於氣。其清者為營，濁者為衛，榮行脈中，衛行脈外，營周不息，五十而復大會。陰陽相貫，如環之無端，故知營衛相隨也。/然：经言人受气于谷。谷入于胃，乃传于五脏六腑，五脏六腑皆受于气。其清者为营，浊者为卫，荣行脉中，卫行脉外，营周不息，五十而复大会。阴阳相贯，如环之无端，故知营卫相随也。

sānshíyī nán 三十一難/三十一难

yuē; sān jiāo zhě, hé bǐng hé shēng? hé shǐ hé zhōng? qí zhì cháng zài héxǔ? kě xiǎo yǐ bù? 曰；三焦者，何稟何生？何始何終？其治常在何許？可曉以不？/曰；三焦者，何禀何生？何始何终？其治常在何许？可晓以不？
rán: sān jiāo zhě, shuǐ gǔ zhī dào lù, qì zhī suǒ zhōngshǐ yě. 然：三焦者，水谷之道路，氣之所終始也。/然：三焦者，水谷之道路，气之所终始也。
shàngjiāo zhě, zàixīn xià, xià gé, zài wèi shàngkǒu, zhǔ nèi ér bù chū. qí zhì zài shān zhōng, yùtáng xià yīcùn liù fēn, zhí liǎng rǔ jiān xiàn zhě shì. 上焦者，在心下，下膈，在胃上口，
主內而不出。其治在膻中，玉堂下一寸六分，直兩乳間陷者是。/上焦者，在心下，下膈，在胃上口，主内而不出。其治在膻中，玉堂下一寸六分，直两乳间陷者是。
zhōngjiāo zhě, zài wèi zhōngwǎn, bùshàngbùxià, zhǔ fǔshú shuǐ gǔ. qí zhì zài qí bàng. 中焦者，在胃中脘，不上不下，主腐熟水谷。其治在臍傍。/中焦者，在胃中脘，不上不下，主腐熟水谷。其治在脐傍。
xiàjiāo zhě, dāng pángguāng shàngkǒu, zhǔ fēnbié qīngzhuó, zhǔ chū ér bù nèi, yǐ chuándǎo yě. qí zhì zài qí xià yīcùn. gù míng yuē sān jiāo, qí fǔ zài qì jiē. 下焦者，當膀胱上口，主分別清濁，主出而不內，以傳導也。其治在臍下一寸。故名曰三焦，其府在氣街。/下焦者，当膀胱上口，主分

别清浊，主出而不内，以传导也。其治在脐下一寸。故名曰三焦，其府在气街。

sānshí'èr nán 三十二難/三十二难

yuē; wǔzàng jù děng, ér xīnfèi dú zài lì shàng zhě, héyě? 曰；五臟俱等，而心肺獨在鬲上者，何也？/曰；五脏俱等，而心肺独在鬲上者，何也？

rán: xīn zhě xuè, fèi zhě qì. xuè wéi róng, qì wéi wèi, xiāngsuí shàng-xià, wèi zhī róngwèi. tōngxíng jīngluò, yíng zhōu yú wài, gù lìng xīnfèi dú zài lì shàng yě. 然：心者血，肺者氣。血為榮，氣為衛，相隨上下，謂之榮衛。通行經絡，營周於外，故令心肺獨在鬲上也。/然：心者血，肺者气。血为荣，气为卫，相随上下，谓之荣卫。通行经络，营周于外，故令心肺独在鬲上也。

sānshísān nán 三十三難/三十三难

yuē: gān qīng xiàng mù, fèi báixiàng jīn. gān dé shuǐ ér chén, mù dé shuǐ ér fú; fèi dé shuǐ ér fú, jīn dé shuǐ ér chén. qí yì héyě? 曰：肝青象木，肺白象金。肝得水而沉，木得水而浮；肺得水而浮，金得水而沉。其意何也？/曰：肝青象木，肺白象金。肝得水而沉，木得水而浮；肺得水而浮，金得水而沉。其意何也？

rán: gān zhě, fēiwéi chún mù yě, yǐ jiǎo yě, gēng zhī róu. dà yán yīn yǔ yáng, xiǎoyán fū yǔ fù. shì qí wēi yáng, ér xī qí wēi yīn zhī qì, qí yì lè jīn, yòu xíngyīn dào duō, gù lìng gān dé shuǐ ér chén yě. fèi zhě, fēiwéi chúnjīn yě, xīn shāng yě, bǐng zhī róu. dà yán yīn yǔ yáng, xiǎoyán fū yǔ fù. shì qí wēi yīn, hūn ér jiù huǒ, qí yì lè huǒ, yòu xíng yángdào duō, gù lìng fèi dé shuǐ ér fú yě. fèi shóu ér fù chén, gān shóu ér fù fú zhě, héyě? gùzhī xīn dāngguī gēng, yǐ dāngguī jiǎ yě. 然：肝者，非為純木也，乙角也，庚之柔。大言 陰與陽，小言夫與婦。釋其微陽，而吸其微陰之氣，其意樂金，又行陰道多，故令肝得水而沉也。肺者，非為純金也，辛商也，丙之柔。大言陰與陽，小言夫與婦。 釋其微陰，婚而就火，其意樂火，又行陽道多，故令肺得水而浮也。肺熟而復沉，肝熟而復浮者，何也？故知辛當歸庚，乙當歸甲也。/然：肝者，非为纯木也，乙角也，庚之柔。大言 阴与阳，小言夫与妇。释其微阳，而吸其微阴之气，其意乐金，又行阴道多，故令肝得水而沉也。肺者，非为纯金也，辛商也，丙之柔。大言阴与阳，小言夫与妇。 释其微阴，婚而就火，其意乐火，又行阳道多，故令肺得水而浮也。肺熟而复沉，肝熟而复浮者，何也？故知辛当归庚，乙当归甲也。

sānshísì nán 三十四難/三十四难

yuē: wǔzàng gè yǒushēng、sè、chòu、wèi、yè, jiē kě xiǎo zhī yǐ bù? 曰：五臟各有聲、色、臭、味、液，皆可曉知以不？/曰：五脏各有声、色、臭、味、液，皆可晓知以不？

rán:《shí biàn》yán: gān sè qīng, qí chòu sāo, qí wèi suān, qí shēng hū, qí yè qì; xīn sè chì, qí chòu jiāo, qí wèi kǔ, qí shēngyán, qí yè hàn; pí sè huáng, qí chòu xiāng, qí wèi gān, qí shēng gē, qí yè xián; fèi sè bái, qí chòuxīng, qí wèi xīn, qí shēng kū, qí yè tì; shèn sè hēi, qí chòu fǔ, qí wèi xián, qí shēng shēn, qí yè tuò. shì wǔzàng shēng、sè、chòu、wèi、yè yě. 然：《十變》言：肝色青，其臭臊，其味酸，其聲呼，其液泣；心色赤，其臭焦，其味苦，其聲言，其液汗；脾色黃，其臭香，其味甘，其聲歌，其液涎；肺色白，其臭腥，其味辛，其聲哭，其液涕；腎色黑，其臭腐，其味咸，其聲呻，其液唾。是五臟聲、色、臭、味、液也。/然：《十变》言：肝色青，其臭臊，其味酸，其声呼，其液泣；心色赤，其臭焦，其味苦，其声言，其液汗；脾色黄，其臭香，其味甘，其声歌，其液涎；肺色白，其臭腥，其味辛，其声哭，其液涕；肾色黑，其臭腐，其味咸，其声呻，其液唾。是五脏声、色、臭、味、液也。

wǔzàng yǒu qī shén, gè hésuǒ cáng nà? 五臟有七神，各何所藏那？/五脏有七神，各何所藏那？

rán: zàng zhě, rén zhī shénqì suǒ shè cáng yě. gù gān cáng hún, fèi cáng pò, xīn cáng shén, pí cáng yì yǔ zhì, shèn cáng jīng yǔ zhì yě. 然：髒者，人之神氣所舍藏也。故肝藏魂，肺藏魄，心藏神，脾藏意與智，腎藏精與志也。/然：脏者，人之神气所舍藏也。故肝藏魂，肺藏魄，心藏神，脾藏意与智，肾藏精与志也。

sānshíwǔ nán 三十五難/三十五难

yuē: wǔzàng gè yǒusuǒ fǔ jiē xiāngjìn, ér xīn、fèi dú qù dàcháng、xiǎocháng yuǎn zhě, hé（wèi）yě? 曰：五臟各有所腑皆相近，而心、肺獨去大腸、小腸遠者，何（謂）也？/曰：五脏各有所腑皆相近，而心、肺独去大肠、小肠远者，何（谓）也？

rán: jīng yán xīn yíng、fèi wèi, tōngxíng yángqì, gùjū zài shàng; dàcháng、xiǎocháng, chuán yīnqì ér xià, gùjū zàixià. suǒyǐ xiāngqù ér yuǎn yě. yòu zhū fǔ jiē yáng yě, qīngjìng zhī chù. 然：經言心營、肺衛，通行陽氣，故居在上；大腸、小腸，傳陰氣而下，故居在下。所以相去而遠也。又諸腑皆陽也，清淨之處。/然：经言心营、肺卫，通行阳气，故居在上；大肠、小肠，传阴气而下，故居在下。所以相去而远也。又诸腑皆阳也，清净之处。

jīn dàcháng、xiǎocháng、wèi yǔ pángguāng, jiē shòu bù jìng, qí yì héyě? 今大腸、小腸、胃與膀胱，皆受不淨，其意何也？/今大肠、小肠、胃与膀胱，皆受不净，其意何也？

rán: zhū fǔ zhě, wèi shìfēi yě. jīng yán: xiǎocháng zhě, shòu shèng zhī fǔ yě; dàcháng zhě, chuán xiè hángdào zhī fǔ yě; dǎn zhě, qīngjìng zhī fǔ yě; wèi zhě, shuǐ gǔ zhī fǔ yě; pángguāng zhě, jīnyè zhī fǔ yě. yī fǔ yóu wúliǎng míng, gùzhī fēi yě. xiǎocháng zhě, xīn zhī fǔ; dàcháng zhě, fèi zhī fǔ; dǎn zhě, gān zhī fǔ; wèi zhě, pí zhī fǔ; pángguāng zhě, shèn zhī fǔ. xiǎocháng wèi chì cháng, dàcháng wèi bái cháng, dǎn zhě wèi qīng cháng, wèi zhě wèi huáng cháng, pángguāng zhě wèi hēi cháng. xiàjiāo zhī suǒ zhì yě. 然：諸腑者，謂是非也。經言：小腸者，受盛之腑也；大腸者，傳瀉行道之腑也；膽者，清淨之腑也；胃者，水谷之腑也；膀胱者，津液之腑也。一腑猶無兩名，故知非也。小腸者，心之腑；大腸者，肺之腑；膽者，肝之腑；胃者，脾之腑；膀胱者，腎之腑。小腸謂赤腸，大腸謂白腸，膽者謂青腸，胃者謂黃腸，膀胱者謂黑腸。下焦之所治也。/然：诸腑者，谓是非也。经言：小肠者，受盛之腑也；大肠者，传泻行道之腑也；胆者，清净之腑也；胃者，水谷之腑也；膀胱者，津液之腑也。一腑犹无两名，故知非也。小肠者，心之腑；大肠者，肺之腑；胆者，肝之腑；胃者，脾之腑；膀胱者，肾之腑。小肠谓赤肠，大肠谓白肠，胆者谓青肠，胃者谓黄肠，膀胱者谓黑肠。下焦之所治也。

sānshíliù nán 三十六難/三十六难

yuē: zàng gè yǒu yī ěr, shèn dúyǒu liǎngzhě, héyě? 曰：髒各有一耳，腎獨有兩者，何也？/曰：脏各有一耳，肾独有两者，何也？

rán: shèn liǎngzhě, fēi jiē shèn yě. qí zuǒ zhě wéi shèn, yòu zhě wéi mìngmén. mìngmén zhě, zhū shén jīng zhī suǒ shè, yuánqì zhī suǒ xì yě; nánzǐ yǐ cáng jīng, nǚzǐ yǐ xì bāo. gùzhī shèn yǒu yī yě. 然：腎兩者，非皆腎也。其左者為腎，右者為命門。命門者，諸神精之所舍，原氣之所系也；男子以藏精，女子以系胞。故知腎有一也。/然：肾两者，非皆肾也。其左者为肾，右者为命门。命门者，诸神精之所舍，原气之所系也；男子以藏精，女子以系胞。故知肾有一也。

sānshíqī nán 三十七難/三十七难

yuē: wǔzàng zhī qì, yú hé fāqǐ, tōng yú héxǔ, kě xiǎo yǐ bù? 曰：五臟之氣，於何發起，通於何許，可曉以不？/曰：五脏之气，于何发起，通于何许，可晓以不？

rán: wǔzàng zhě, cháng nèi yuè yú shàng qīqiào yě. gù fèi qì tōng yú bí, bí hé zé zhī xiāngchòu yǐ; gānqi tōng yú mù, mù hé zé zhī hēi-bái yǐ; píqi tōng yú kǒu, kǒu hé zé zhī gǔ wèi yǐ; xīnqì tōng yú shé, shé hé zé zhī wǔwèi yǐ; shèn qì tōng yú ěr, ěr hé zé zhī wǔyīn yǐ. wǔzàng bùhé, zé qīqiào bùtōng; liùfǔ bùhé, zé liú jiéwéi yōng. 然：五臟者，常內閱於上七竅也。故肺氣通於鼻，鼻和則知香臭矣；肝氣通於目，目和則知黑白矣；脾氣通於口，口和則知谷味矣；心氣通於舌，舌和則知五味矣；腎氣通於耳，耳和則知五音矣。五臟不和，則七竅不通；六腑不和，則留結為癰。/然：五脏者，常内阅于上七窍也。故肺气通于鼻，鼻和则知香臭矣；肝气通于目，目和则知黑白矣；脾气通于口，口和则知谷味矣；心气通于舌，舌和则知五味矣；肾气通于耳，耳和则知五音矣。五脏不和，则七窍不通；六腑不和，则留结为痈。

xié zài liùfǔ, zé yáng mài bùhé, yáng mài bùhé, zé qì liú zhī; qì liú zhī, zé yáng mài shèng yǐ. 邪在六腑，則陽脈不和，陽脈不和，則氣留之；氣留之，則陽脈盛矣。/邪在六腑，则阳脉不和，阳脉不和，则气留之；气留之，则阳脉盛矣。

xié zài wǔ fǔ, zé yīn mài bùhé, yīn mài bùhé, zé xuè liú zhī; xuè liú zhī, zé yīn mài shèng yǐ. yīnqì tài shèng, zé yángqì bude xiāng yíng yě, gù yuē gé. yángqì tài shèng, zé yīnqì bude xiāng yíng yě, gù yuē guān, yīn-yáng jù shèng, bude xiāng yíng yě, gù yuē guān gé. guān gé zhě, bude jìn qí mìng ér sǐ yǐ. 邪在五腑，則陰脈不和，陰脈不和，則血留之；血留之，則陰脈盛矣。陰氣太盛，則陽氣不得相營也，故曰格。陽氣太盛，則陰氣不得相營也，故曰關，陰陽俱盛，不得相營也，故曰關格。關格者，不得盡其命而死矣。/邪在五腑，则阴脉不和，阴脉不和，则血留之；血留之，则阴脉盛矣。阴气太盛，则阳气不得相营也，故曰格。阳气太盛，则阴气不得相营也，故曰关，阴阳俱盛，不得相营也，故曰关格。关格者，不得尽其命而死矣。

jīng yán qì dúxíng yú wǔ zàng, bù yíng yú liù fǔ zhě, héyě? 經言氣獨行於五臟，不營於六腑者，何也？/经言气独行于五脏，不营于六腑者，何也？

rán: fū qì zhī suǒ xíng yě, rú shuǐ zhī liú, bude xī yě. gù yīn mài yíng yú wǔ zàng, yáng mài yíng yú liù fǔ, rú huán wúduān, mòzhī qí jì, zhōng'érfùshǐ, qí bù fù yì, rénqì nèi wēn yú zàngfǔ, wài rú yú còulǐ. 然：夫氣之所行也，如水之流，不得息也。故陰脈營於五臟，陽脈營於六腑，如環無端，莫知其紀，終而復始，其不覆溢，人氣內溫於臟腑，外濡於湊理。/然：夫气之所行也，如水之流，不得息也。故阴脉营于五脏，阳脉营于六腑，如环无端，莫知其纪，终而复始，其不覆溢，人气内温于脏腑，外濡于凑理。

sānshíbā nán 三十八難/三十八难

yuē: zàng wéiyǒu wǔ, fǔ dúyǒu liù zhě, héyě? 曰：髒唯有五，腑獨有六者，何也？/曰：脏唯有五，腑独有六者，何也？

rán: suǒyǐ fǔ yǒu liù zhě, wèi sān jiāo yě. yǒu yuánqì zhī bié yān, zhǔchí zhū qì, yǒumíng ér wúxíng, qí（jīng）shǔ shǒu shàoyáng. cǐwài fǔ yě, gù yán fǔ yǒu liù yān. 然：所以腑有六者，謂三焦也。有原氣之別焉，主持諸氣，有名而無形，其（經）屬手少陽。此外腑也，故言腑有六焉。/然：所以腑有六者，谓三焦也。有原气之别焉，主持诸气，有名而无形，其（经）属手少阳。此外腑也，故言腑有六焉。

sānshíjiǔ nán 三十九難/三十九难

yuē: jīng yán fǔ yǒu wǔ, zàng yǒu liù zhě, héyě?

曰：經言腑有五，髒有六者，何也？/曰：经言腑有五，脏有六者，何也？
rán: liùfǔ zhě, zhèng yǒu wǔ fǔ yě. wǔzàng yì yǒu liùzàng zhě, wèi shèn yǒu liǎng zàng yě. qí zuǒ wéi shèn, yòu wéi mìngmén. mìngmén zhě, wèi jīng-shén zhī suǒ shè yě; nánzǐ yǐ cáng jīng, nǚzǐ yǐ xì bāo, qí qì yǔ shèn tōng, gù yán zàng yǒu liù yě. 然：六腑者，正有五腑也。五臟亦有六髒者，謂腎有兩髒也。其左為腎，右為命門。命門者，謂精神之所舍也；男子以藏精，女子以系胞，其氣與腎通，故言髒有六也。/然：六腑者，正有五腑也。五脏亦有六脏者，谓肾有两脏也。其左为肾，右为命门。命门者，谓精神之所舍也；男子以藏精，女子以系胞，其气与肾通，故言脏有六也。
fǔ yǒu wǔzhě, héyě? 腑有五者，何也？/腑有五者，何也？
rán: wǔzàng gèyī fǔ, sān jiāo yì shì yī fǔ, rán bù shǔyú wǔzàng, gù yán fǔ yǒu wǔ yān. 然：五臟各一腑，三焦亦是一腑，然不屬於五臟，故言腑有五焉。/然：五脏各一腑，三焦亦是一腑，然不属于五脏，故言腑有五焉。

sìshí nán 四十難/四十难

yuē: jīng yán, gān zhǔ sè, xīn zhǔ chòu, pí zhǔ wèi, fèi zhǔ shēng, shèn zhǔ yè. bí zhě, fèi zhī hòu, ér fǎn zhī xiāngchòu; ěr zhě, shèn zhī hòu, ér fǎn wén shēng, qí yì héyě? 曰：經言，肝主色，心主臭，脾主味，肺主聲，腎主液。鼻者，肺之候，而反知香臭；耳者，腎之候，而反聞聲，其意何也？/曰：经言，肝主色，心主臭，脾主味，肺主声，肾主液。鼻者，肺之候，而反知香臭；耳者，肾之候，而反闻声，其意何也？
rán: fèi zhě, xīfāng jīn yě, jīn shēng yú sì, sì zhě nánfāng huǒ, huǒ zhě xīn, xīn zhǔ chòu, gù lìng bí zhī xiāngchòu; shèn zhě, běifāng shuǐ yě, shuǐshēng yú shēn, shēn zhě xīfāng jīn, jīn zhě fèi, fèi zhǔ shēng, gù lìng ěrwén shēng. 然：肺者，西方金也，金生於巳，巳者南方火，火者心，心主臭，故令鼻知香臭；腎者，北方水也，水生於申，申者西方金，金者肺，肺主聲，故令耳聞聲。/然：肺者，西方金也，金生于巳，巳者南方火，火者心，心主臭，故令鼻知香臭；肾者，北方水也，水生于申，申者西方金，金者肺，肺主声，故令耳闻声。

sìshíyī nán 四十一難/四十一难

yuē: gān dúyǒu liǎng yè, yǐ hé yìng yě? 曰：肝獨有兩葉，以何應也？/曰：肝独有两叶，以何应也？
rán: gān zhě, dōngfāng mù yě, mù zhě, chūn yě. wànwù shǐ shēng, qí shàng yòuxiǎo, yì wú suǒ qīn, qù tàiyīn shàng jìn, lí tàiyáng bùyuǎn, yóuyǒu liǎng-xīn, gù yǒu liǎng yè, yì yìng mù yè yě. 然：肝者，東方木也，木者，春也。萬物始生，其尚幼小，意無所親，去太陰尚近，離太陽不遠，猶有兩心，故有兩葉，亦應木葉也。/然：肝者，东方木也，木者，春也。万物始生，其尚幼小，意无所亲，去太阴尚近，离太阳不远，犹有两心，故有两叶，亦应木叶也。

sìshí'èr nán 四十二難/四十二难

yuē: rén chángwèi chángduǎn, shòu shuǐ gǔ duōshao, gè jǐhé? 曰：人腸胃長短，受水谷多少，各幾何？/曰：人肠胃长短，受水谷多少，各几何？
rán: wèi dàyī chǐwǔ cùn, jìng wǔ cùn, cháng èr chǐ liù cùn, héng qū, shòu shuǐ gǔ sān dǒu wǔ shēng, qízhōng cháng liú gǔ èr dǒu, shuǐ yī dǒu wǔ shēng. xiǎocháng dà'èr cùn bàn, jìng bā fēn、fēnzhī shǎo bàn, zhǎngsān zhàng èr chǐ, shòu gǔ èr dǒu sì shēng, shuǐ liù shēng sān hé、hé zhī dà bàn. huícháng dàsì cùn, jìng yīcùn bàn, cháng èr zhàng yīchǐ, shòu gǔ yī dǒu, shuǐ qī shēng bàn. guǎng cháng dà bā cùn, jìng èr cùn bàn, cháng èr chǐbā cùn, shòu gǔ jiǔ shēng sān hé、bā fēn hé zhī yī. gù chángwèi fán cháng wǔ zhàngbā chǐ sì cùn, hé shòu shuǐ gǔ bā dǒu qī shēng liù hé、bā fēn hé zhī yī. cǐ chángwèi chángduǎn, shòu shuǐ gǔ zhī shù yě. gān zhòng sì jīn sì liǎng, zuǒ sānyè, yòu sì yè, fán qī yè, zhǔ cáng hún. xīnzhòng shí'èr liǎng, zhōng yǒu qī-kǒng sān máo, shèng jīngzhī sān hé, zhǔ cáng shén. pí zhòng èr jīn sānliǎng, biǎn guǎng sān cùn, cháng wǔ cùn, yǒu sàn gāo bàn jīn, zhǔ guǒ xuè, wēn wǔ-zàng, zhǔ cáng yì. fèi chóngsān jīn sānliǎng, liù yè liǎng'ěr, fán bā yè, zhǔ cáng pò. shèn yǒu liǎng méi, zhòng yī jīn yī liǎng, zhǔ cáng zhì. dǎn zài gān zhī duǎn yè jiān, chóngsān liǎng sān zhū, shèng jīngzhī sān hé, wèi zhòng èr jīn yī（èr）liǎng, yū qū qū shēn, cháng èr chǐ liù cùn, dàyī chǐwǔ cùn, jìng wǔ cùn, shèng gǔ èr dǒu, shuǐ yī dǒu wǔ shēng. xiǎocháng zhòng èr jīn shísì liǎng, zhǎngsān zhàng èr chǐ, guǎng èr cùn bàn, jìng bā fēn、fēnzhī shǎo bàn, zuǒ huí diéjī shíliù qū, shèng gǔ èr dǒu sì shēng, shuǐ liù shēng sān hé、hé zhī dà bàn. dàcháng zhòng èr jīn shí'èr liǎng, cháng èr zhàng yī-chǐ, guǎng sì cùn, jìng yīcùn, dāng qí yòu huí shíliù qū, shèng gǔ yī dǒu, shuǐ qī shēng bàn. pángguāng chóngjiǔ liǎng èr zhū, zòng guǎng jiǔ cùn, shèng nì jiǔ shēng jiǔ hé. kǒu guǎng èr cùn bàn, chún zhì chǐ cháng jiǔ fēn, chǐ yǐhòu zhì huìyàn, shēn sān cùn bàn, dà róng wǔ hé. shé zhòng shíliǎng, cháng qī cùn, guǎng èr cùn bàn. yānmén zhòng（shí）shí'èr liǎng, guǎng èr cùn bàn, zhì wèi cháng yīchǐ liù cùn. hóulóng zhòng shí'èr liǎng, guǎng èr cùn, cháng yī-chǐ èr cùn, jiǔ jié. gāngmén zhòng shí'èr liǎng, dà bā cùn, jìng èr cùn dàbàn, cháng èr chǐbā cùn, shòu gǔ jiǔ shēng sān hé、bā fēn hé zhī yī. 然：胃大一尺五寸，徑五寸，長二尺六寸，橫屈，受水谷三斗五升，其中常留谷二斗，水一斗五升。小腸大二寸半，徑八分、分之少半，長三丈二尺，受谷二斗四升，水六升三合、合之大半。迴腸大四寸，徑一寸半，長二丈一尺，受谷一斗，水七升半。廣腸大八寸，徑二寸半，長二尺八寸，受谷九升三合、八分合之一。故腸胃凡長五丈八尺四寸，合受水谷八斗七升六合、八分合之一。此腸胃長短，受水谷之數也。肝重四

斤四兩，左三葉，右四葉，凡七葉，
主藏魂。心重十二兩，中有七孔三毛，盛精汁三合，主藏神。脾重二斤三兩，扁廣三寸，長五寸，有散膏半斤，主裹血，溫五臟， 主藏意。肺重三斤三兩，六葉兩耳，凡八葉，主藏魄。腎有兩枚，重一斤一兩，主藏志。膽在肝之短葉間，重三兩三銖，盛精汁三合，胃重二斤一（二）兩，紆曲屈 伸，長二尺六寸，大一尺五寸，徑五寸，盛谷二斗，水一斗五升。小腸重二斤十四兩，長三丈二尺，廣二寸半，徑八分、分之少半，左回疊積十六曲，盛谷二斗四 升，水六升三合、合之大半。大腸重二斤十二兩，長二丈一尺，廣四寸，徑一寸，當臍右回十六曲，盛谷一斗，水七升半。膀胱重九兩二銖，縱廣九寸，盛溺九升九 合。口廣二寸半，唇至齒長九分，齒以後至會厭，深三寸半，大容五合。舌重十兩，長七寸，廣二寸半。咽門重（十）十二兩，廣二寸半，至胃長一尺六寸。喉嚨重 十二兩，廣二寸，長一尺二寸，九節。肛門重十二兩，大八寸，徑二寸大半，長二尺八寸，受谷九升三合、八分合之一。/然：胃大一尺五寸，径五寸，长二尺六寸，横屈，受水谷三斗五升，其中常留谷二斗，水一斗五升。 小肠大二寸半，径八分、分之少半，长三丈二尺，受谷二斗四升，水六升三合、合之大半。回肠大四寸，径一寸半，长二丈一尺，受谷一斗，水七升半。广肠大八寸，径二寸半，长二尺八寸，
受谷九升三合、八分合之一。故肠胃凡长五丈八尺四寸，合受水谷八斗七升六合、八分合之一。此肠胃长短，受水谷之数也。肝重四斤 四两，左三叶，右四叶，凡七叶，主藏魂。心重十二两，中有七孔三毛，盛精汁三合，主藏神。脾重二斤三两，扁广三寸，长五寸，有散膏半斤，主裹血，温五脏， 主藏意。肺重三斤三两，六叶两耳，凡八叶，主藏魄。肾有两枚，重一斤一两，主藏志。胆在肝之短叶间，重三两三铢，盛精汁三合，胃重二斤一（二）两，纡曲屈 伸，长二尺六寸，大一尺五寸，径五寸，盛谷二斗，水一斗五升。小肠重二斤十四两，长三丈二尺，广二寸半，径八分、分之少半，左回叠积十六曲，盛谷二斗四 升，水六升三合、合之大半。大肠重二斤十二两，长二丈一尺，广四寸，径一寸，当脐右回十六曲，盛谷一斗，水七升半。膀胱重九两二铢，纵广九寸，盛溺九升九 合。口广二寸半，唇至齿长九分，齿以后至会厌，深三寸半，
大容五合。舌重十两，长七寸，广二寸半。咽门重（十）十二两，广二寸半，至胃长一尺六寸。喉咙重 十二两，广二寸，长一尺二寸，九节。肛门重十二两，大八寸，径二寸大半，长二尺八寸，受谷九升三合、八分合之一。

sìshísān nán 四十三難/四十三难

yuē: rén bù shí yǐn, qī rì ér sǐzhě, héyě? 曰：人不食飲，七日而死者，何也？/曰：人不食饮，七日而死者，何也？

rán: rén wèi zhōng dāng liú gǔ èr dǒu, shuǐ yī dǒu wǔ shēng. gù píngrén rì zài zhì qīng, yī háng èr shēng bàn, yī rì zhōng wǔ shēng, qī rì wǔ qī sān dǒu wǔ shēng, ér shuǐ gǔ jìn yǐ. gù píngrén bù shí yǐn qī rì ér sǐzhě, shuǐ gǔ jīnyè jùjìn, jí sǐ yǐ. 然：人胃中當留谷二斗，水一斗五升。故平人日再至圊，一行二升半，一日中五升，七日五七三斗五升，而水谷盡矣。故平人不食飲七日而死者，水谷津液俱盡，即死矣。/然：人胃中当留谷二斗，水一斗五升。故平人日再至圊，一行二升半，一日中五升，七日五七三斗五升，而水谷尽矣。故平人不食饮七日而死者，水谷津液俱尽，即死矣。

sìshísì nán 四十四難/四十四难

yuē: qīchōngmén hézài? 曰：七沖門何在？/曰：七冲门何在？

rán: chún wéi fēi mén, chǐ wéi hù mén, huìyàn wéi xī mén, wèi wéi bēnmén, Tàicāng xiàkǒu wéi yōumén, dàcháng xiǎocháng huì wéi lán mén, xià jíwéi pò mén, gù yuē qīchōngmén yě. 然：唇為飛門，齒為戶門，會厭為吸門，胃為賁門，太倉下口為幽門，大腸小腸會為闌門，下極為魄門，故曰七沖門也。/然：唇为飞门，齿为户门，会厌为吸门，胃为贲门，太仓下口为幽门，大肠小肠会为阑门，下极为魄门，故曰七冲门也。

sìshíwǔ nán 四十五難/四十五难

yuē: jīng yán bā huì zhě, héyě? 曰：經言八會者，何也？/曰：经言八会者，何也？

rán: fǔ huì Tàicāng, zàng huì jìxié, jīn huì yáng líng quán, suǐ huì jué gǔ, xuè huì lì shù, gǔ huì dà shū, mài huì tài yuān, qì huì sān jiāo wài, yī jīn zhí liǎng rǔ nèi yě. rèbìng zàinèi zhě, qǔ qí huì zhī qì xué yě. 然：腑會太倉，髒會季脅，筋會陽陵泉，髓會絕骨，血會鬲俞，骨會大抒，脈會太淵，氣會三焦外，一筋直兩乳內也。熱病在內者，取其會之氣穴也。/然：腑会太仓，脏会季胁，筋会阳陵泉，髓会绝骨，血会鬲腧，骨会大抒，脉会太渊，气会三焦外，一筋直两乳内也。热病在内者，取其会之气穴也。

sìshíwǔ nán 四十五難/四十五难

yuē: jīng yán bā huì zhě, héyě? 曰：經言八會者，何也？/曰：经言八会者，何也？

rán: fǔ huì Tàicāng, zàng huì jìxié, jīn huì yáng líng quán, suǐ huì jué gǔ, xuè huì lì shù, gǔ huì dà shū, mài huì tài yuān, qì huì sān jiāo wài, yī jīn zhí liǎng rǔ nèi yě. rèbìng zàinèi zhě, qǔ qí huì zhī qì xué yě. 然：腑會太倉，髒會季脅，筋會陽陵泉，髓會絕骨，血會鬲俞，骨會大抒，脈會太淵，氣會三焦外，一筋直兩乳內也。熱病在內者，取其會之氣穴也。/然：腑会太仓，脏会季胁，筋会阳陵泉，髓会绝骨，血会鬲腧，骨会大抒，脉会太渊，气会三焦外，一筋直两乳内也。热病在内者，取其会之气穴也。

sìshíliù nán 四十六難/四十六难

yuē: lǎorén wò ér bù mèi, shǎo zhuàng mèi ér bù wù

zhě, héyě? 曰：老人臥而不寐，少壯寐而不寤者，何也？/曰：老人卧而不寐，少壮寐而不寤者，何也？
rán: jīng yán shǎo zhuàng zhě, xuèqì shèng, jīròu huá, qìdào tōng, yíngwèi zhī xíng bù shī yú cháng, gù zhòurì jīng, yè bù wù yě. lǎorén xuèqì shuāi, jīròu bù huá, yíngwèi zhī dào sè, gù zhòurì bù néng jīng, yè bude mèi yě. gùzhī lǎorén bude mèi yě. 然：經言少壯者，血氣盛，肌肉滑，氣道通，營衛之行不失於常，故晝日精，夜不寤也。老人血氣衰，肌肉不滑，營衛之道澀，故晝日不能精，夜不得寐也。故知老人不得寐也。/然：经言少壮者，血气盛，肌肉滑，气道通，营卫之行不失于常，故昼日精，夜不寤也。老人血气衰，肌肉不滑，营卫之道涩，故昼日不能精，夜不得寐也。故知老人不得寐也。

sìshíqī nán 四十七難/四十七难

yuē: rénmiàn dú néngnai hán zhě, héyě? 曰：人面獨能耐寒者，何也？/曰：人面独能耐寒者，何也？
rán: réntóu zhě、zhū yáng zhī huì yě. zhū yīn mài jiē zhì jǐng、xiōngzhōng ér hái, dú zhū yáng mài jiē shàng zhì tóu ěr, gù lìng miàn nàihán yě. 然：人頭者、諸陽之會也。諸陰脈皆至頸、胸中而還，獨諸陽脈皆上至頭耳，故令面耐寒也。/然：人头者、诸阳之会也。诸阴脉皆至颈、胸中而还，独诸阳脉皆上至头耳，故令面耐寒也。

lùn bìng
論病/论病

sìshíbā nán 四十八難/四十八难

yuē: rén yǒu sān xū sān shí, hé wèi yě? 曰：人有三虛三實，何謂也？/曰：人有三虚三实，何谓也？
rán: yǒu mài zhī xūshí, yǒubìng zhī xūshí, yǒu zhěn zhī xūshí yě. mài zhī xūshí zhě, rú zhě wéi xū, láo zhě wéi shí; bìng zhī xūshí zhě, chū zhě wéi xū, rù zhě wéi shí; yán zhě wéi xū, bù yán zhě wéi shí; huǎn zhě wéi xū, jí zhě wéi shí. zhěn zhī xūshí zhě, yǎng zhě wéi xū, tòng zhě wéi shí; wài tòng nèi kuài, wéi wài shí nèi xū; nèi tòng wàikuài, wéi nèi shí wài xū, gù yuē xūshí yě. 然：有脈之虛實，有病之虛實，有診之虛實也。脈之虛實者，濡者為虛，牢者為實；病之虛實者，出者為虛，入者為實；言者為虛，不言者為實；緩者為虛，急者為實。診之虛實者，癢者為虛，痛者為實；外痛內快，為外實內虛；內痛外快，為內實外虛，故曰虛實也。/然：有脉之虚实，有病之虚实，有诊之虚实也。脉之虚实者，濡者为虚，牢者为实；病之虚实者，出者为虚，入者为实；言者为虚，不言者为实；缓者为虚，急者为实。诊之虚实者，痒者为虚，痛者为实；外痛内快，为外实内虚；内痛外快，为内实外虚，故曰虚实也。

sìshíjiǔ nán 四十九難/四十九难

yuē: yǒu zhèngjing zì bìng, yǒu wǔ xié suǒ shāng, héyǐ bié zhī? 曰：有正經自病，有五邪所傷，何以別之？/曰：有正经自病，有五邪所伤，何以别之？
rán: jīng yán yōuchóu sīlǜ zé shāngxīn; xíng hán yǐn lěng zé shāng fèi; huìnù qìnì, shàng ér bù xiàzé shāng gān; yǐnshí láojuàn zé shāng pí; jiǔ zuò shīdì, qiánglì rùshuǐ zé shāng shèn. shìzhèng jīng zhī zì bìng yě. 然：經言憂愁思慮則傷心；形寒飲冷則傷肺；恚怒氣逆，上而不下則傷肝；飲食勞倦則傷脾；久坐濕地，強力入水則傷腎。是正經之自病也。/然：经言忧愁思虑则伤心；形寒饮冷则伤肺；恚怒气逆，上而不下则伤肝；饮食劳倦则伤脾；久坐湿地，强力入水则伤肾。是正经之自病也。
hé wèi wǔ xié? 何謂五邪？/何谓五邪？
rán: yǒu zhòngfēng, yǒushāng shǔ, yǒu yǐnshí láojuàn, yǒushāng hán, yǒu zhōng shī. cǐ zhī wèi wǔ xié. 然：有中風，有傷暑，有飲食勞倦，有傷寒，有中濕。此之謂五邪。/然：有中风，有伤暑，有饮食劳倦，有伤寒，有中湿。此之谓五邪。
jiǎlìng xīnbìng, héyǐ zhī zhòngfēng dé zhī? 假令心病，何以知中風得之？/假令心病，何以知中风得之？
rán: qí sè dāng chì. héyǐ yán zhī? gān zhǔ sè, zì rù wéi qīng, rù xīn wéi chì, rù pí wéi huáng, rù fèi wéi bái, rù shèn wéi hēi. gān wéi xīn xié, gùzhī dāng chìsè. qí bìng shēnrè, xié xià mǎn tòng, qí mài fú dà ér xián. 然：其色當赤。何以言之？肝主色，自入為青，入心為赤，入脾為黃，入肺為白，入腎為黑。肝為心邪，故知當赤色。其病身熱，脅下滿痛，其脈浮大而弦。/然：其色当赤。何以言之？肝主色，自入为青，入心为赤，入脾为黄，入肺为白，入肾为黑。肝为心邪，故知当赤色。其病身热，胁下满痛，其脉浮大而弦。
héyǐ zhī shāngshǔ dé zhī? 何以知傷暑得之？/何以知伤暑得之？
rán: dāng è jiāo chòu. héyǐ yán zhī? xīn zhǔ chòu, zì rù wéi jiāo chòu, rù pí wéi xiāngchòu, rù gān wéi sāochòu, rù shèn wéi fǔchòu, rù fèi wéi xīngchòu. gùzhī xīnbìng shāngshǔ dé zhī, dāng è jiāo chòu. qí bìng shēnrè ér fán, xīntòng, qí mài fú dà ér sàn. 然：當惡焦臭。何以言之？心主臭，自入為焦臭，入脾為香臭，入肝為臊臭，入腎為腐臭，入肺為腥臭。故知心病傷暑得之，
當惡焦臭。其病身熱而煩，心痛，其脈浮大而散。/然：当恶焦臭。何以言之？心主臭，自入为焦臭，入脾为香臭，入肝为臊臭，入肾为腐臭，入肺为腥臭。故知心病伤暑得之，当恶焦臭。其病身热而烦，心痛，其脉浮大而散。
héyǐ zhī yǐnshí láojuàn dé zhī? 何以知飲食勞倦得之？/何以知饮食劳倦得之？
rán: dāng xǐ kǔwèi yě. héyǐ yán zhī? pí zhǔ wèi, rù gān wéi suān, rénxīn wéi kǔ, rù fèi wéi xīn, rù shèn wéi xián, zì rù wéi gān. gùzhī pí xié rù xīn, wéi xǐ kǔwèi yě. qí bìng shēnrè ér tǐzhòng, shì wò, sìzhī bù shōu, qí mài fú dà ér huǎn. 然：當喜苦味也。何以

言之？脾主味，入肝為酸，人心為苦，入肺為辛，入腎為咸，自入為甘。故知脾邪入心，為喜苦味也。其病身熱而體重，嗜臥，四肢不收，其脈浮大而緩。/然：当喜苦味也。何以言之？脾主味，入肝为酸，人心为苦，入肺为辛，入肾为咸，自入为甘。故知脾邪入心，为喜苦味也。其病身热而体重，嗜卧，四肢不收，其脉浮大而缓。

héyǐ zhī shānghán dé zhī? 何以知傷寒得之？/何以知伤寒得之？

rán: dāng zhān yán wàngyǔ. héyǐ yán zhī? fèi zhǔ shēng, rù gān wéi hū, rù xīn wéi yán, rù pí wéi gē, rù shèn wéi shēn, zì rù wéi kū. gùzhī fèi xié rù xīn, wéi zhān yán wàngyǔ yě. qí bìng shēnrè, sǎsǎ wùhán, shèn zé chuǎnké, qí mài fú dà ér sè. 然：當譫言妄語。何以言之？肺主聲，入肝為呼，入心為言，入脾為歌，入腎為呻，自入為哭。故知肺邪入心，為譫言妄語也。其病身熱，灑灑惡寒，甚則喘咳，其脈浮大而澀。/然：当谵言妄语。何以言之？肺主声，入肝为呼，入心为言，入脾为歌，入肾为呻，自入为哭。故知肺邪入心，为谵言妄语也。其病身热，洒洒恶寒，甚则喘咳，其脉浮大而涩。

héyǐ zhī zhōng shī dé zhī? 何以知中濕得之？/何以知中湿得之？

rán: dāng xǐ hàn chū bùkě zhǐ. héyǐ yán zhī? shèn zhǔ yè, rù gān wéi qì, rù xīn wéi hàn, rù pí wéi xián, rù fèi wéi tì, zì rù wéi tuò. gùzhī shèn xié rù xīn, wéi hàn chū bùkě zhǐ yě. qí bìng shēnrè, ér xiǎofù tòng, zú jìng hán ér nì, qí màichén rú ér dà. cǐ wǔ xié zhī fǎ yě. 然：當喜汗出不可止。何以言之？腎主液，入肝為泣，入心為汗，入脾為涎，入肺為涕，自入為唾。故知腎邪入心，為汗出不可止也。其病身熱，而小腹痛，足脛寒而逆，其脈沉濡而大。此五邪之法也。/然：当喜汗出不可止。何以言之？肾主液，入肝为泣，入心为汗，入脾为涎，入肺为涕，自入为唾。故知肾邪入心，为汗出不可止也。其病身热，而小腹痛，足胫寒而逆，其脉沉濡而大。此五邪之法也。

wǔshí nán 五十難/五十难

yuē: bìng yǒu xūxié, yǒu shí xié, yǒu zéi xié, yǒu wēi xié, yǒu zhèng xié, héyǐ bié zhī? 曰：病有虛邪，有實邪，有賊邪，有微邪，有正邪，何以別之？/曰：病有虚邪，有实邪，有贼邪，有微邪，有正邪，何以别之？

rán: cóng hòuláizhě wéi xūxié, cóngqián láizhě wéi shí xié, cóng suǒ bùshèng láizhě wéi zéi xié, cóng suǒ shèng láizhě wéi wēi xié, zì bìngzhě wéi zhèng xié. héyǐ yán zhī? jiǎlìng xīnbìng, zhòngfēng dé zhī wéi xūxié, shāngshǔ dé zhī wéi zhèng xié, yǐnshí láojuàn dé zhī wéi shí xié, shānghán dé zhī wéi wēi xié, zhōng shī dé zhī wéi zéi xié. 然：從後來者為虛邪，從前來者為實邪，從所不勝來者為賊邪，從所勝來者為微邪，自病者為正邪。何以言之？假令心病，中風得之為虛邪，傷暑得之為正邪，飲食勞倦得之為實邪，傷寒得之為微邪，中濕得之為賊邪。/然：从后来者为虚邪，从前来者为实邪，从所不胜来者为贼邪，从所胜来者为微邪，自病者为正邪。何以言之？假令心病，中风得之为虚邪，伤暑得之为正邪，饮食劳倦得之为实邪，伤寒得之为微邪，中湿得之为贼邪。

wǔshíyī nán 五十一難/五十一难

yuē: bìng yǒu yù dé wēn zhě, yǒu yù dé hán zhě, yǒu yù dé jiànrén zhě, yǒu bù yù dé jiànrén zhě, ér gè bùtóng, bìng zài hé zàngfǔ yě? 曰：病有欲得溫者，有欲得寒者，有欲得見人者，有不欲得見人者，而各不同，病在何臟腑也？/曰：病有欲得温者，有欲得寒者，有欲得见人者，有不欲得见人者，而各不同，病在何脏腑也？

rán: bìng yù dé hán, ér yù jiànrén zhě, bìng zài fǔ yě; bìng yù dé wēn, ér bù yù jiànrén zhě, bìng zài zàng yě. héyǐ yán zhī? fǔ zhě yáng yě, yáng bìng yù dé hán, yòu yù jiànrén; zàng zhě, yīn yě, yīn bìng yù dé wēn, yòu yù bìhù dúchǔ, è wénrén shēng. gù yǐ bié zhī zàngfǔ zhī bìng yě. 然：病欲得寒，而欲見人者，病在腑也；病欲得溫，而不欲見人者，病在髒也。何以言之？腑者陽也，陽病欲得寒，又欲見人；髒者，陰也，陰病欲得溫，又欲閉戶獨處，惡聞人聲。故以別知臟腑之病也。/然：病欲得寒，而欲见人者，病在腑也；病欲得温，而不欲见人者，病在脏也。何以言之？腑者阳也，阳病欲得寒，又欲见人；脏者，阴也，阴病欲得温，又欲闭户独处，恶闻人声。故以别知脏腑之病也。

wǔshí'èr nán 五十二難/五十二难

yuē: zàngfǔ fābìng, gēnběn děng bù? 曰：臟腑發病，根本等不？/曰：脏腑发病，根本等不？

rán: bùděng yě. qí bùděng nàihé? rán: zāngbìng zhě, zhǐ ér bù yí, qí bìng bùlí qí chù: fǔ bìngzhě, fǎngfú bì xiǎng, shàng-xià xíng liú, jūchù wúcháng. gù yǐcǐ zhī zàngfǔ gēnběn bùtóng yě. 然：不等也。其不等奈何？然：臟病者，止而不移，其病不離其處：腑病者，仿佛賁響，上下行流，居處無常。故以此知臟腑根本不同也。/然：不等也。其不等奈何？然：脏病者，止而不移，其病不离其处：腑病者，仿佛贲响，上下行流，居处无常。故以此知脏腑根本不同也。

wǔshísān nán 五十三難/五十三难

yuē: jīng yán qī chuán zhě sǐ, jiān zàng zhě shēng, hé wèi yě? 曰：經言七傳者死，間髒者生，何謂也？/曰：经言七传者死，间脏者生，何谓也？

rán: qī chuán zhě, chuán qí suǒ shèng yě. jiān zàng zhě, chuán qí zǐ yě. héyǐ yán zhī? jiǎlìng xīnbìng chuán fèi, fèi chuán gān, gān chuán pí, pí chuán shèn, shèn chuán xīn, yī zàng bù zài shāng, gù yán qī chuán zhě sǐ yě. jiān zàng zhě, chuán qí suǒ shēng yě. jiǎlìng xīnbìng chuán pí, pí chuán fèi, fèi chuán shèn, shèn chuán gān, gān chuán xīn, shì mǔzǐ xiāngchuán, jìng'ér fù shǐ, rú huán wúduān, gù yuē shēng yě. 然：七傳者，傳其所勝也。間髒者，傳其子也。何以言之？假令心病傳肺，肺

傳肝，肝傳脾，脾傳腎，腎傳心，一髒不再傷，故言七傳者死也。間髒者，
傳其所生也。假令心病傳脾，脾傳肺，肺傳腎，腎傳肝，肝傳心，是母子相傳，竟而復始，如環無端，故曰生也。/然：七传者，传其所胜也。间脏者，传其子也。何以言之？假令心病传肺，肺传肝，肝传脾，脾传肾，肾传心，一脏不再伤，故言七传者死也。间脏者，传其所生也。假令心病传脾，脾传肺，肺传肾，肾传肝，肝传心，是母子相传，竟而复始，如环无端，故曰生也。

wǔshísì nán 五十四難/五十四难

yuē: zāngbìng nán zhì, fǔ bìng yì zhì, hé wèi yě? 曰：臟病難治，腑病易治，何謂也？/曰：脏病难治，腑病易治，何谓也？

rán: zāngbìng suǒyǐ nán zhì zhě, chuán qí suǒ shèng yě; fǔ bìng yì zhì zhě, chuán qí zǐ yě. yǔ qī chuán、jiān chuán tóng fǎ yě. 然：臟病所以難治者，傳其所勝也；腑病易治者，傳其子也。與七傳、間傳同法也。/然：脏病所以难治者，传其所胜也；腑病易治者，
传其子也。与七传、间传同法也。

wǔshíwǔ nán 五十五難/五十五难

yuē: bìng yǒu jī、yǒu jù, héyǐ bié zhī? 曰：病有積、有聚，何以別之？/曰：病有积、有聚，何以别之？

rán: jī zhě, yīnqì yě; jù zhě, yángqì yě. gù yīnchén ér fú, yáng fú ér dòng. qì zhī suǒ jī, míng yuē jī; qì zhī suǒ jù, míng yuē jù. gù jī zhě, wǔzàng suǒ shēng; jù zhě, liùfǔ suǒ chéng yě. jī zhě, yīnqì yě, qí shǐfā yǒucháng chù, qí tòng bùlí qí bù, shàng-xià yǒusuǒ zhōngshǐ, zuǒyòu yǒusuǒ qióng chù; jù zhě, yángqì yě, qí shǐfā wú gēnběn, shàng-xià wú suǒ liú zhǐ, qí tòng wúcháng chù wèi zhī jù. gù yǐ shì bié zhī jījù yě. 然：積者，陰氣也；聚者，
陽氣也。故陰沉而伏，陽浮而動。氣之所積，名曰積；氣之所聚，名曰聚。故積者，五臟所生；聚者，六腑所成也。積者，陰氣也，其始發有常處，其痛不離其部，上下有所終始，左右有所窮處；聚者，陽氣也，其始發無根本，上下無所留止，其痛無常處謂之聚。故以是別知積聚也。/然：积者，阴气也；聚者，阳气也。故阴沉而伏，阳浮而动。气之所积，名曰积；气之所聚，名曰聚。故积者，五脏所生；聚者，六腑所成也。积者，阴气也，其始发有常处，其痛不离其部，上下有所终始，左右有所穷处；聚者，阳气也，其始发无根本，上下无所留止，其痛无常处谓之聚。故以是别知积聚也。

wǔshíliù nán 五十六難/五十六难

yuē: wǔzàng zhī jī, gè yǒumíng hū? yǐ héyuè、hérì dé zhī? 曰：五臟之積，各有名乎？以何月、何日得之？/曰：五脏之积，各有名乎？
以何月、何日得之？

rán: gān zhī jī, míng yuē féi qì, zài zuǒ xié xià, rú fùbēi, yǒu tóu zú. jiǔ bù yù, lìngrén fā ké nì, nüè, liánsuì bùyǐ. yǐ jìxià wù jǐ rì dé zhī. héyǐ yán zhī? fèibìng chuán yú gān, gān dāng chuán pí, pí jìxià shì wáng, wángzhě bù shòu xié, gān fù yù hái fèi, fèi bùkěn shòu, gù liú jiéwéi jī. gùzhī féi qì yǐ jìxià wù jǐ rì dé zhī, xīn zhī jī, míng yuē fú liáng, qǐ qí shàng, dà rú bì, shàng zhì xīnxià. jiǔ bù yù, lìngrén bìng fánxīn. yǐ qiū gēng xīn rì dé zhī. héyǐ yán zhī? shènbìng chuán xīn, xīn dāng chuán fèi, fèi yǐ qiū shì wáng, wángzhě bù shòu xié, xīn fù yù hái shèn, shèn bùkěn shòu, gù liú jiéwéi jī. gùzhī fú liáng yǐ qiū gēng xīn rì dé zhī. pí zhī jī, míng yuē pǐ qì, zài wèiwǎn, fù dà rú pán. jiǔ bù yù, lìngrén sìzhī bù shōu, fāhuáng dǎn, yǐnshí bù wéi jīfū. yǐ dōng rén guǐ rì dé zhī. héyǐ yán zhī? gānbìng chuán pí, pí dāng chuán shèn, shèn yǐ dōng shì wáng, wángzhě bù shòu xié, pí fù yù hái gān, gān bùkěn shòu, gù liú jiéwéi jī. gùzhī pǐ qì yǐ dōng rén guǐ rì dé zhī. fèi zhī jī, míng yuē xī bì, zài yòu xié xià, fù dà rú bēi. jiǔ bùyǐ, lìngrén sǎ xī hánrè, chuǎnké, fā fèi yōng. yǐ chūn jiǎ yǐ rì dé zhī. héyǐ yán zhī? xīnbìng chuán fèi, fèi dāng chuán gān, gān yǐ chūn shì wáng, wángzhě bù shòu xié, fèi fù yù hái xīn, xīn bùkěn shòu, gù liú jiéwéi jī. gùzhī xī bì yǐ chūn jiǎ yǐ rì dé zhī. shèn zhī jī, míng yuē bì tún, fā yú shǎo fù, shàng zhì xīnxià, ruò tún zhuàng, huò shàng huò xià wú shí. jiǔ bùyǐ, lìngrén chuǎn nì, gǔ wěi shǎo qì. yǐ xià bǐngdīng rì dé zhī. héyǐ yán zhī? píbìng chuán shèn, shèn dāng chuán xīn, xīn yǐ xià shì wáng, wángzhě bù shòu xié, shèn fù yù hái pí, pí bùkěn shòu, gù liú jiéwéi jī. gùzhī bì tún yǐ xià bǐngdīng rì dé zhī. cǐ wǔ jī zhī yào fǎ yě. 然：肝之積，名曰肥氣，在左脅下，如覆杯，有頭足。久不愈，令人發咳逆，瘧，連歲不已。以季夏戊己日得之。何以言之？肺病傳於肝，肝當傳脾，脾季夏適王，王者 不受邪，肝復欲還肺，肺不肯受，故留結為積。故知肥氣以季夏戊己日得之，心之積，名曰伏梁，起臍上，大如臂，上至心下。久不愈，令人病煩心。以秋庚辛日得之。何以言之？腎病傳心，心當傳肺，肺以秋適王，王者不受邪，心復欲還腎，腎不肯受，故留結為積。故知伏梁以秋庚辛日得之。脾之積，名曰痞氣，在胃脘，覆 大如盤。久不愈，令人四肢不收，發黃疸，飲食不為肌膚。以冬壬癸日得之。何以言之？肝病傳脾，脾當傳腎，腎以冬適王，王者不受邪，脾復欲還肝，肝不肯受，故留結為積。故知痞氣以冬壬癸日得之。肺 之積，名曰息賁，在右脅下，覆大如杯。久不已，令人灑淅寒熱，喘咳，
發肺壅。以春甲乙日得之。何以言之？心病傳肺，肺當傳肝，肝以春適王，王者不受邪，肺復欲還心，心不肯受，故留結為積。故知息賁以春甲乙日得之。腎之積，名曰賁豚，發於少腹，上至心下，若豚狀，或上或下無時。久不已，令人喘逆，骨痿少氣。
以夏丙丁日得之。何以言之？脾病傳腎，腎當傳心，心以夏適王，王者不受邪，腎復欲還脾，脾不肯受，故留結為積。故知賁豚以夏丙丁日得之。此五積之要法也。/然：肝之积，名曰肥气，在左胁下，如覆杯，有头足。久不

愈，令人发咳逆，疟，连岁不已。以季夏戊己日得之。何以言之？肺病传于肝，肝当传脾，脾季夏适王，王者 不受邪，肝复欲还肺，肺不肯受，故留结为积。故知肥气以季夏戊己日得之，心之积，名曰伏梁，起脐上，大如臂，上至心下。久不愈，令人病烦心。以秋庚辛日得之。何以言之？肾病传心，心当传肺，肺以秋适王，王者不受邪，心复欲还肾，肾不肯受，故留结为积。故知伏梁以秋庚辛日得之。脾之积，名曰痞气，在胃脘，覆 大如盘。久不愈，令人四肢不收，发黄疸， 饮食不为肌肤。以冬壬癸日得之。何以言之？肝病传脾，脾当传肾，肾以冬适王，王者不受邪，脾复欲还肝，肝不肯受，故留结为积。故知痞气以冬壬癸日得之。肺 之积，名曰息贲，在右胁下，覆大如杯。久不已，令人洒淅寒热，喘咳，
发肺壅。以春甲乙日得之。何以言之？心病传肺，肺当传肝，肝以春适王，王者不受邪，肺复欲还心，心不肯受，故留结为积。故知息贲以春甲乙日得之。肾之积，名曰贲豚，发于少腹，上至心下，若豚状，或上或下无时。久不已，令人喘逆，骨痿少气。
以夏丙丁日得之。何以言之？脾病传肾，肾当传心，心以夏适王，王者不受邪，肾复欲还脾，脾不肯受，故留结为积。故知贲豚以夏丙丁日得之。此五积之要法也。

wǔshíqī nán 五十七難/五十七难

yuē: xiè fán yǒu jī? jiē yǒumíng bù? 曰：泄凡有幾？皆有名不？/曰：泄凡有几？皆有名不？
rán: xiè fán yǒu wǔ, qí míng bùtóng. yǒu wèi xiè, yǒu pí xiè, yǒu dàcháng xiè, yǒu xiǎocháng xiè, yǒu dà jiǎ xiè, míng yuē hòu zhòng. wèi xiè zhě, yǐnshí bù huà, sè huáng. pí xiè zhě、fùzhàng mǎn, xiè zhù, shí jí ǒutù nì. dàcháng xiè zhě, shí yǐ jiǒngpò, dàbiàn sè bái, chángmíng qiē tòng. xiǎocháng xiè zhě, sōu ér biàn nóngxuè, shǎofù tòng. dà jiǎ xiè zhě, lǐjíhòuzhòng, shù zhì qīng ér bù néng biàn, jīng zhōng tòng. cǐ wǔ xiè zhī yào fǎ yě. 然：泄凡有五，其名不同。有胃泄，有脾泄，有大腸泄，有小腸泄，有大瘕泄，名曰後重。胃泄者，飲食不化，色黃。脾泄者、腹脹滿，泄注，食即嘔吐逆。大腸泄者，食已窘迫，大便色白，腸鳴切痛。小腸泄者，溲而便膿血，少腹痛。大瘕泄者，裡急後重，數至圊而不能便，莖中痛。此五泄之要法也。/然：泄凡有五，其名不同。有胃泄，有脾泄，有大肠泄，有小肠泄，有大瘕泄，名曰后重。胃泄者，饮食不化，色黄。脾泄者、腹胀满，泄注，食即呕吐逆。大肠泄者，食已窘迫，大便色白，肠鸣切痛。小肠泄者，溲而便脓血，少腹痛。大瘕泄者，里急后重，数至圊而不能便，茎中痛。此五泄之要法也。

wǔshíbā nán 五十八難/五十八难

yuē: shānghán yǒu jī? qí mài yǒubiàn bù? 曰：傷寒有幾？其脈有變不？/曰：伤寒有几？其脉有变不？
rán: shānghán yǒu wǔ, yǒu zhòngfēng, yǒushāng hán, yǒu shīwēn, yǒu rèbìng, yǒu wēnbìng, qí suǒ kǔ gè bùtóng. 然：傷寒有五，有中風，有傷寒，有濕溫，有熱病，有溫病，
其所苦各不同。/然：伤寒有五，有中风，有伤寒，有湿温，有热病，有温病，其所苦各不同。
zhòngfēng zhī mài, yáng fú ér huá, yīn rú ér ruò; shīwēn zhī mài, yáng rú ér ruò, yīn xiǎo ér jí; shānghán zhī mài, yīn-yáng jù shèng ér jǐn sè; rèbìng zhī mài, yīn-yáng jù fú, fú zhī ér huá, chén zhī sàn sè; wēnbìng zhī mài, xíngzài zhū jīng, bù zhī hé jīng zhī dòng yě, gè suí qí jīng suǒzài ér qǔ zhī. 中風之脈，陽浮而滑，陰濡而弱；濕溫之脈，陽濡而弱，陰小而急；傷寒之脈，陰陽俱盛而緊澀；熱病之脈，陰陽俱浮，浮之而滑，沉之散澀；溫病之脈，行在諸經，不知何經之動也，各隨其經所在而取之。/中风之脉，阳浮而滑，阴濡而弱；湿温之脉，阳濡而弱，阴小而急；伤寒之脉，阴阳俱盛而紧涩；热病之脉，阴阳俱浮，浮之而滑，沉之散涩；温病之脉，行在诸经，不知何经之动也，各随其经所在而取之。
shānghán yǒu hàn chū ér yù, xià zhī ér sǐzhě; yǒu hàn chū ér sǐ, xià zhī ér yù zhě, héyě? 傷寒有汗出而愈，下之而死者；有汗出而死，下之而愈者，何也？/伤寒有汗出而愈，下之而死者；有汗出而死，下之而愈者，何也？
rán: yángxū yīn shèng, hàn chū ér yù, xià zhī jí sǐ; yáng shèng yīnxū, hàn chū ér sǐ, xià zhī ér yù. 然：陽虛陰盛，汗出而愈，下之即死；陽盛陰虛，汗出而死，下之而愈。/然：阳虚阴盛，汗出而愈，下之即死；阳盛阴虚，汗出而死，下之而愈。
hánrè zhī bìng, hòu zhī rúhé yě? 寒熱之病，候之如何也？/寒热之病，候之如何也？
rán: pí hánrè zhě, pí bùkě jìn xí, máofà jiāo, bí gǎo, bude hàn; jī hánrè zhě, jī tòng, chúnshé gǎo, wú hàn; gǔ hánrè zhě, bìng wú suǒ ān, hàn zhù bùxiū, chǐ běn gǎo tòng. 然：皮寒熱者，皮不可近席，毛髮焦，鼻槁，不得汗；肌寒熱者，肌痛，唇舌槁，無汗；骨寒熱者，病無所安，汗注不休，齒本槁痛。/然：皮寒热者，皮不可近席，毛发焦，鼻槁，不得汗，肌寒热者，肌痛，唇舌槁，无汗；骨寒热者，病无所安，汗注不休，齿本槁痛。

wǔshíjiǔ nán 五十九難/五十九难

yuē: kuáng diān zhī bìng, héyǐ bié zhī? 曰：狂癲之病，何以別之？/曰：狂癫之病，何以别之？
rán: kuáng jí zhī shǐfā, shǎo wò ér bù jī, zìgāo xián yě, zì biàn zhì yě, zì guì jù yě, wàng xiào hǎo gē lè, wàngxíng bùxiū shì yě, diān jí shǐfā, yì bù lè, jiāngpú zhíshì. qí mài sān bù yīn-yáng jù shèng shì yě. 然：狂疾之始發，少臥而不飢，自高賢也，自辨智也，自貴倨也，妄笑好歌樂，妄行不休是也，癲疾始發，意不樂，僵僕直視。其脈三部陰陽俱盛是也。/然：狂疾之始发，少卧而不饥，自高贤也，自辨智也，自贵倨也，妄笑好

歌乐，妄行不休是也，癫疾始发，意不乐，僵仆直视。其脉三部阴阳俱盛是也。

liùshí nán 六十難/六十难

yuē: tóu xīn zhī bìng, yǒu jué tòng, yǒu zhēn tòng, hé wèi yě? 曰：頭心之病，有厥痛，有真痛，何謂也？/曰：头心之病，有厥痛，有真痛，何谓也？

rán: shǒu sānyáng zhī mài, shòufēng hán, fú liú ér bù qù zhě, zé míng jué tóutòng; rù lián zài nǎo zhě, míng zhēn tóutòng. qí wǔzàng qì xiānggān, míng jué xīntòng; qí tòng shèn, dàn zàixīn, shǒuzú qīng zhě, jí míng zhēnxīntòng. qí zhēnxīntòng zhě, dàn fā xī sǐ, xī fā dàn sǐ. 然：手三陽之脈，受風寒，伏留而不去者，則名厥頭痛；入連在腦者，名真頭痛。其五臟氣相干，名厥心痛；其痛甚，但在心，手足青者，即名真心痛。其真心痛者，旦發夕死，夕發旦死。/然：手三阳之脉，受风寒，伏留而不去者，则名厥头痛；入连在脑者，名真头痛。其五脏气相干，名厥心痛；其痛甚，但在心，手足青者，即名真心痛。其真心痛者，旦发夕死，夕发旦死。

liùshíyī nán 六十一難/六十一难

yuē: jīng yán, wàng ér zhī zhī wèi zhī shén, wén ér zhī zhī wèi zhī shèng, wèn ér zhī zhī wèi zhī gōng, qièmài ér zhī zhī wèi zhī qiǎo. hé wèi yě? 曰：經言，望而知之謂之神，聞而知之謂之聖，問而知之謂之工，
切脈而知之謂之巧。何謂也？/曰：经言，望而知之谓之神，闻而知之谓之圣，问而知之谓之工，切脉而知之谓之巧。何谓也？

rán: wàng ér zhī zhī zhě, wàngjiàn qí wǔsè, yǐ zhī qí bìng. wén ér zhī zhī zhě, wén qí wǔyīn, yǐ bié qí bìng. wèn ér zhī zhī zhě, wèn qí suǒ yù wǔwèi, yǐ zhī qí bìng suǒqǐ suǒzài yě. qièmài ér zhī zhī zhě, zhěn qí cùnkǒu, shì qí xūshí, yǐ zhī qí bìng, bìng zài hé zàngfǔ yě. jīng yán, yǐwài zhī zhī yuē shèng, yǐnèi zhī zhī yuē shén, cǐ zhī wèi yě. 然：望而知之者，望見其五色，以知其病。聞而知之者，聞其五音，以別其病。問而知之者，問其所欲五味，以知其病所起所在也。切脈而知之者，診其寸口，視其虛實，以知其病，病在何臟腑也。經言，以外知之曰聖，以內知之曰神，此之謂也。/然：望而知之者，望见其五色，以知其病。闻而知之者，闻其五音，以别其病。问而知之者，问其所欲五味，以知其病所起所在也。切脉而知之者，诊其寸口，视其虚实，以知其病，病在何脏腑也。经言，以外知之曰圣，以内知之曰神，此之谓也。

lùn xuédào
論穴道/论穴道

liùshí'èr nán 六十二難/六十二难

yuē: zàng jǐng、yíng yǒu wǔ, fǔ dúyǒu liù zhě, hé wèi yě? 曰：髒井、滎有五，腑獨有六者，何謂也？/曰：脏井、荥有五，腑独有六者，何谓也？

rán: fǔ zhě, yáng yě. sān jiāo xíng yú zhū yáng, gù zhì yī shù, míng yuē yuán. fǔ yǒu liù zhě, yì yǔ sān jiāo gòng yīqì yě. 然：腑者，陽也。三焦行於諸陽，故置一俞，名曰原。腑有六者，亦與三焦共一氣也。/然：腑者，阳也。三焦行于诸阳，故置一腧，名曰原。腑有六者，亦与三焦共一气也。

liùshísān nán 六十三難/六十三难

yuē:《shí biàn》yán, wǔzàngliùfǔ yíng, hé, jiē yǐ jǐng wéi shǐ zhě, héyě? 曰：《十變》言，五臟六腑滎，合，皆以井為始者，何也？/曰：《十变》言，五脏六腑荥，合，皆以井为始者，何也？

rán: jǐng zhě, dōngfāng chūn yě, wànwù zhī shǐ shēng. zhū zhī xíng chuǎnxī, yuè fēi rúdòng, dāng shēng zhī wù, mòbù yǐ chūn shēng. gù suìshù shǐ yú chūn, rìshù shǐ yú jiǎ, gù yǐ jǐng wéi shǐ yě. 然：井者，東方春也，萬物之始生。諸蚑行喘息，蜎飛蠕動，當生之物，莫不以春生。故歲數始於春，日數始於甲，故以井為始也。/然：井者，东方春也，万物之始生。诸蚑行喘息，蜎飞蠕动，当生之物，莫不以春生。故岁数始于春，日数始于甲，故以井为始也。

liùshísì nán 六十四難/六十四难

yuē:《shí biàn》yòu yán, yīnjǐng mù, yáng jǐng jīn; yīn yíng huǒ, yáng yíng shuǐ; yīn shù tǔ, yáng shù mù; yīn jīng jīn, yáng jīng huǒ; yīn Héshuǐ, yáng hé tǔ. yīn-yáng jiē bùtóng, qí yì héyě?
曰：《十變》又言，陰井木，陽井金；陰滎火，陽滎水；陰俞土，陽俞木；陰經金，陽經火；陰合水，陽合土。陰陽皆不同，其意何也？/曰：《十变》又言，阴井木，阳井金；阴荥火，阳荥水；阴腧土，阳腧木；阴经金，阳经火；阴合水，阳合土。阴阳皆不同，其意何也？

rán: shì gāngróu zhī shì yě. yīnjǐng yǐ mù, yáng jǐng gēng jīn. yáng jǐng gēng, gēng zhě, yǐ zhī gāng yě; yīnjǐng yǐ, yǐ zhě, gēng zhī róu yě. yǐ wéi mù, gù yán yīnjǐng mù yě; gēng wéi jīn, gù yán yáng jǐng jīn yě. yú jiē fǎng cǐ. 然：是剛柔之事也。陰井乙木，陽井庚金。陽井庚，庚者，乙之剛也；陰井乙，乙者，庚之柔也。乙為木，故言陰井木也；庚為金，故言陽井金也。餘皆仿此。/然：是刚柔之事也。阴井乙木，阳井庚金。阳井庚，庚者，乙之刚也；阴井乙，乙者，庚之柔也。乙为木，故言阴井木也；庚为金，故言阳井金也。余皆仿此。
/

liùshíwǔ nán 六十五難/六十五难

yuē: jīng yán, suǒ chū wéi jǐng, suǒ rù wéi hé, qí fǎ

nàihé? 曰：經言，所出為井，所入為合，其法奈何？/曰：经言，所出为井，所入为合，其法奈何？
rán: suǒ chū wéi jǐng, jǐng zhě, dōngfāng chūn yě, wànwù zhī shǐ shēng, gù yán suǒ chū wéi jǐng yě. suǒ rù wéi hé, hé zhě, běifāng dōng yě, yángqì rùcáng, gù yán suǒ rù wéi hé yě. 然：所出為井，井者，東方春也，萬物之始生，故言所出為井也。所入為合，合者，北方冬也，陽氣入藏，故言所入為合也。/然：所出为井，井者，东方春也，万物之始生，故言所出为井也。所入为合，合者，北方冬也，阳气入藏，故言所入为合也。

liùshíliù nán 六十六難/六十六难
yuē: jīng yán, fèi zhī yuán, chūyú tài yuān; xīn zhī yuán, chūyú tài líng; gān zhī yuán, chūyú tài chōng, pí zhī yuán, chūyú dàbái; shèn zhī yuán, chūyú tài xī; shàoyīn zhī yuán, chūyú duì gǔ; dǎn zhī yuán, chūyú qiūxū; wèi zhī yuán, chūyú chōng yáng; sān jiāo zhī yuán, chūyú yáng chí; pángguāng zhī yuán, chūyú jīng gǔ; dàcháng zhī yuán, chūyú hé gǔ; xiǎocháng zhī yuán, chūyú wàngǔ. Shí'èrjīng jiē yǐ shù wéi yuán zhě, héyě? 曰：經言，肺之原，出於太淵；心之原，出於太陵；肝之原，出於太沖，脾之原，出於大白；腎之原，出於太溪；少陰之原，出於兌骨；膽之原，出於丘墟；胃之原，出於沖陽；三焦之原，出於陽池；膀胱之原，出於京骨；大腸之原，出於合谷；小腸之原，出於腕骨。十二經皆以俞為原者，何也？/曰：经言，肺之原，出于太渊；心之原，出于太陵；肝之原，出于太冲，脾之原，出于大白；肾之原，出于太溪；少阴之原，出于兑骨；胆之原，出于丘墟；胃之原，出于冲阳；三焦之原，出于阳池；膀胱之原，出于京骨；大肠之原，出于合谷；小肠之原，出于腕骨。十二经皆以腧为原者，何也？
rán: wǔzàng shù zhě, sān jiāo zhī suǒ xíng, qì zhī suǒ liú zhǐ yě. 然：五臟俞者，三焦之所行，氣之所留止也。/然：五脏腧者，三焦之所行，气之所留止也。
sān jiāo suǒ xíng zhī shù wéi yuán zhě, héyě? 三焦所行之俞為原者，何也？/三焦所行之腧为原者，何也？
rán: qí xià shèn jiān dòngqì zhě, rén zhī shēngmìng yě, Shí'èrjīng zhī gēnběn yě, gù míng yuē yuán. sān jiāo zhě, yuánqì zhī bié shǐ yě, zhǔ tōngxíng Sānqì, jīnglì yú wǔ zàng liùfǔ. yuán zhě, sān jiāo zhī zūnhào yě, gùsuǒ zhǐ zhé wéi yuán. wǔzàngliùfǔ zhī yǒubìng zhě, jiē qǔ qí yuán yě. 然：臍下腎間動氣者，人之生命也，十二經之根本也，故名曰原。三焦者，原氣之別使也，主通行三氣，經歷於五臟六腑。原者，三焦之尊號也，故所止輒為原。五臟六腑之有病者，皆取其原也。/然：脐下肾间动气者，人之生命也，十二经之根本也，故名曰原。三焦者，原气之别使也，主通行三气，经历于五脏六腑。原者，三焦之尊号也，故所止辄为原。五脏六腑之有病者，皆取其原也。

liùshíqī nán 六十七難/六十七难
yuē: wǔzàng mù jiē zài yīn, ér shù jiē zài yáng zhě; hé wèi yě? 曰：五臟募皆在陰，而俞皆在陽者；何謂也？/曰：五脏募皆在阴，而腧皆在阳者；何谓也？
rán: yīn bìng xíng yáng, yáng bìng xíngyīn. gù lìng mù zài yīn, shù zài yáng. 然：陰病行陽，陽病行陰。故令募在陰，俞在陽。/然：阴病行阳，阳病行阴。故令募在阴，腧在阳。

liùshíbā nán 六十八難/六十八难
yuē: wǔzàngliùfǔ, jiē yǒu jǐng、yíng、shù、jīng、hé, jiē hésuǒ zhǔ? 曰：五臟六腑，皆有井、滎、俞、經、合，皆何所主？/曰：五脏六腑，皆有井、荥、腧、经、合，皆何所主？
rán: jīng yán suǒ chū wéi jǐng, suǒ liúwéi yíng, suǒ zhù wéi shù, suǒ xíngwéi jīng, suǒ rù wéi hé. jǐng zhǔ xīnxià mǎn, yíng zhǔ shēnrè, shù zhǔtǐ zhòng jié tòng, jīng zhǔ chuǎnké hánrè, hé zhǔ nì qì ér xiè. cǐ wǔzàngliùfǔ jǐng、yíng、shù、jīng、hé suǒ zhǔ bìng yě. 然：經言所出為井，所流為滎，所注為俞，所行為經，所入為合。井主心下滿，滎主身熱，俞主體重節痛，經主喘咳寒熱，合主逆氣而泄。此五臟六腑井、滎、俞、經、合所主病也。/然：经言所出为井，所流为荥，所注为腧，所行为经，所入为合。井主心下满，荥主身热，腧主体重节痛，经主喘咳寒热，合主逆气而泄。此五脏六腑井、荥、腧、经、合所主病也。

lùn zhēnfǎ
論針法/论针法

liùshíjiǔ nán 六十九難/六十九难
yuē: jīng yán, xū zhě bǔ zhī, shí zhě xiè zhī, bùshí bù xū, yǐ jīng qǔ zhī, hé wèi yě? 曰：經言，虛者補之，實者瀉之，不實不虛，以經取之，何謂也？/曰：经言，虚者补之，实者泻之，不实不虚，以经取之，何谓也？
rán: xū zhě bǔ qí mǔ, shí zhě xiè qí zǐ, dāngxiān bǔ zhī, ránhòu xiè zhī. bùshí bù xū, yǐ jīng qǔ zhī zhě, shìzhèng jīng zì shēngbìng, bùzhōng tā xié yě, dāng zìqǔ qí jīng, gù yán yǐ jīng qǔ zhī. 然：虛者補其母，實者瀉其子，當先補之，然後瀉之。不實不虛，以經取之者，是正經自生病，不中他邪也，當自取其經，故言以經取之。/然：虚者补其母，实者泻其子，当先补之，然后泻之。不实不虚，以经取之者，是正经自生病，不中他邪也，当自取其经，故言以经取之。

qīshí nán 七十難/七十难
yuē: chūn xià cì qiǎn, qiū dōng cì shēn zhě, hé wèi yě? 曰：春夏刺淺，秋冬刺深者，何謂也？/曰：

春夏刺浅，秋冬刺深者，何谓也？

rán: chūn xià zhě, yángqì zài shàng, rénqì yì zài shàng, gù dāng qiǎn qǔ zhī; qiū dōng zhě, yángqì zàixià, rénqì yì zàixià, gù dāng shēn qǔ zhī. 然：春夏者，陽氣在上，人氣亦在上，故當淺取之；秋冬者，陽氣在下，人氣亦在下，故當深取之。/然：春夏者，阳气在上，人气亦在上，故当浅取之；秋冬者，阳气在下，人气亦在下，故当深取之。

chūn xià gè zhì yī yīn, qiū dōng gè zhì yī yáng zhě, hé wèi yě? 春夏各致一陰，秋冬各致一陽者，何謂也？/春夏各致一阴，秋冬各致一阳者，何谓也？

rán: chūn xià wēn, bì zhì yī yīn zhě, chū xià zhēn, chén zhī zhì shèn gān zhī bù, déqì, yǐn chí zhī yīn yě. qiū dōnghán, bì zhì yī yáng zhě, chū nèi zhēn, qiǎn ér fú zhī zhì xīnfèi zhī bù, déqì, tuī nèi zhī yáng yě. shì wèi chūn xià bì zhì yī yīn, qiū dōng bì zhì yī yáng. 然：春夏溫，必致一陰者，初下針，沉之至腎肝之部，得氣，引持之陰也。秋冬寒，必致一陽者，初內針，淺而浮之至心肺之部，得氣，推內之陽也。是謂春夏必致一陰，秋冬必致一陽。/然：春夏温，必致一阴者，初下针，沉之至肾肝之部，得气，引持之阴也。秋冬寒，必致一阳者，初内针，浅而浮之至心肺之部，得气，推内之阳也。是谓春夏必致一阴，秋冬必致一阳。

qīshíyī nán 七十一難/七十一难

yuē: jīng yán, cì róng wú shāng wèi, cì wèi wú shāng róng, hé wèi yě? 曰：經言，刺榮無傷衛，刺衛無傷榮，何謂也？/曰：经言，刺荣无伤卫，刺卫无伤荣，何谓也？

rán: zhēn yáng zhě, wò zhēn ér cì zhī; cì yīn zhě, xiān yǐ zuǒshǒu shè àn suǒ zhēn yíng shù zhī chù, qì sàn nǎi nèi zhēn. shì wèi cì róng wú shāng wèi, cì wèi wú shāng róng yě. 然：針陽者，臥針而刺之；刺陰者，先以左手攝按所針滎俞之處，氣散乃內針。是謂刺榮無傷衛，刺衛無傷榮也。/然：针阳者，卧针而刺之；刺阴者，先以左手摄按所针荥腧之处，气散乃内针。是谓刺荣无伤卫，刺卫无伤荣也。

qīshí'èr nán 七十二難/七十二难

yuē: jīng yán, néng zhī yíng suí zhī qì, kě lìng tiáo zhī; tiáoqì zhī fāng, bì zài yīn-yáng. hé wèi yě? 曰：經言，能知迎隨之氣，可令調之；調氣之方，必在陰陽。何謂也？/曰：经言，能知迎随之气，可令调之；调气之方，必在阴阳。何谓也？

rán: suǒwèi yíng suí zhě, zhī róngwèi zhī liú xíng, jīngmài zhī wǎnglái yě. suí qí nì shùn ér qǔ zhī, gù yuē yíng suí. tiáoqì zhī fāng, bì zài yīn-yáng zhě, zhī qínèi wàibiǎo lǐ, suí qí yīn-yáng ér tiáo zhī, gù yuē tiáoqì zhī fāng, bì zài yīn-yáng. 然：所謂迎隨者，知榮衛之流行，經脈之往來也。隨其逆順而取之，故曰迎隨。調氣之方，必在陰陽者，知其內外表裡，隨其陰陽而調之，故曰調氣之方，必在陰陽。/然：所谓迎随者，知荣卫之流行，经脉之往来也。随其逆顺而取之，故曰迎随。调气之方，必在阴阳者，知其内外表里，随其阴阳而调之，故曰调气之方，必在阴阳。

qīshísān nán 七十三難/七十三难

yuē: zhū jǐng zhě, jīròu qiǎnbó, qì shǎo bùzú shǐ yě, cì zhī nàihé? 曰：諸井者，肌肉淺薄，氣少不足使也，刺之奈何？/曰：诸井者，肌肉浅薄，气少不足使也，刺之奈何？

rán: zhū jǐng zhě, mù yě; yíng zhě, huǒ yě. huǒ zhě, mù zhī zǐ, dāng cì jǐng zhě, yǐ yíng xiè zhī. gù jīng yán, bǔ zhě bù kěyǐ wéi xiè, xiè zhě bù kěyǐ wéi bǔ, cǐ zhī wèi yě. 然：諸井者，木也；滎者，火也。火者，木之子，當刺井者，以滎瀉之。故經言，補者不可以為瀉，瀉者不可以為補，此之謂也。/然：诸井者，木也；荥者，火也。火者，木之子，当刺井者，以荥泻之。故经言，补者不可以为泻，泻者不可以为补，此之谓也。

qīshísì nán 七十四難/七十四难

yuē; jīng yán, chūn cì jǐng, xià cì yíng, jìxià cì shù, qiū cì jīng, dōng cì hé zhě, hé wèi yě? 曰；經言，春刺井，夏刺滎，季夏刺俞，秋刺經，冬刺合者，何謂也？/曰；经言，春刺井，夏刺荥，季夏刺腧，秋刺经，冬刺合者，何谓也？

rán: chūn cì jǐng zhě, xié zài gān; xià cì yíng zhě, xié zàixīn; jìxià cì shù zhě, xié zài pí; qiū cì jīng zhě, xié zài fèi; dōng cì hé zhě, xié zài shèn. 然：春刺井者，邪在肝；夏刺滎者，邪在心；季夏刺俞者，邪在脾；秋刺經者，邪在肺；冬刺合者，邪在腎。/然：春刺井者，邪在肝；夏刺荥者，邪在心；季夏刺腧者，邪在脾；秋刺经者，邪在肺；冬刺合者，邪在肾。

qí gān、xīn、pí、fèi、shèn, ér xìyú chūn、xià、qiū、dōng zhě, héyě? 其肝、心、脾、肺、腎，而繫於春、夏、秋、冬者，何也？/其肝、心、脾、肺、肾，而系于春、夏、秋、冬者，何也？

rán: wǔzàng yī bìng, zhé yǒu wǔ yě（sè）. jiǎlìng gānbìng, sè qīng zhě gān yě, sāochòu zhě gān yě, xǐ suān zhě gān yě, xǐ hū zhě gān yě, xǐ qì zhě, gān yě. qí bìng zhòngduō, bùkě jìnyán yě. sìshí yǒushù, ér bìng xìyú chūn、xià、qiū、dōng zhě yě. zhēn zhī yào miào, zàiyú qiūháo zhě yě. 然：五臟一病，輒有五也（色）。假令肝病，色青者肝也，臊臭者肝也，喜酸者肝也，喜呼者肝也，喜泣者，肝也。其病眾多，不可盡言也。四時有數，而並繫於春、夏、秋、冬者也。針之要妙，在於秋毫者也。/然：五脏一病，辄有五也（色）。假令肝病，色青者肝也，臊臭者肝也，喜酸者肝也，喜呼者肝也，喜泣者，肝也。其病众多，不可尽言也。四时有数，而并系于春、夏、秋、冬者也。针之要妙，在于秋毫者也。

qīshíwǔ nán 七十五難/七十五难

yuē: jīng yán, dōngfāng shí, xīfāng xū; xiè nánfāng, bǔ běifāng, hé wèi yě? 曰：經言，東方實，西方虛；瀉南方，補北方，何謂也？/曰：经言，东方实，西方虚；泻南方，补北方，何谓也？

rán: jīn、mù、shuǐ、huǒ、tǔ, dāng gèng xiāng píng. dōngfāng mù yě, xīfāng jīn yě. mù yù shí, jīn dāng píng zhī; huǒ yù shí, shuǐ dāng píng zhī; tǔ yù shí, mù dāng píng zhī; jīn yù shí, huǒ dāng píng zhī; shuǐ yù shí, tǔ dāng píng zhī. dōngfāng gān yě, zé zhī gān shí; xīfāng fèi yě, zé zhī fèi xū. xiè nánfāng huǒ, bǔ běifāng shuǐ. nánfāng huǒ, huǒ zhě, mù zhī zǐ yě; běifāng shuǐ, shuǐ zhě, mù zhī mǔ yě. shuǐ shèng huǒ. zǐ néng lìng mǔ shí, mǔ néng lìngzǐ xū, gù xièhuǒ bǔ shuǐ, yù lìng jīn bude píng mù yě. jīng yuē: bù néng zhì qí xū, hé wèn qíyú, cǐ zhī wèi yě. 然：金、木、水、火、土，當更相平。東方木也，西方金也。木欲實，金當平之；火欲實，水當平之；土欲實，木當平之；金欲實，火當平之；水欲實，土當平之。東方肝也，則知肝實；西方肺也，則知肺虛。瀉南方火，補北方水。南方火，火者， 木之子也；北方水，水者，木之母也。水勝火。子能令母實，母能令子虛，故瀉火補水，欲令金不得平木也。經曰：不能治其虛，何問其餘，此之謂也。/然：金、木、水、火、土，当更相平。东方木也，西方金也。木欲实，金当平之；火欲实，水当平之；土欲实，木当平之；金欲实，火当平之；水欲实，土当平之。东方肝也，则知肝实；西方肺也，则知肺虚。泻南方火，补北方水。南方火，火者， 木之子也；北方水，水者，木之母也。水胜火。子能令母实，母能令子虚，故泻火补水，欲令金不得平木也。经曰：不能治其虚，何问其余，此之谓也。

qīshíliù nán 七十六難/七十六难

yuē: hé wèi bǔxiè? dāng bǔ zhī shí, hésuǒ qǔ qì? dāng xiè zhī shí, hésuǒ zhì qì? 曰：何謂補瀉？當補之時，何所取氣？當瀉之時，何所置氣？/曰：何谓补泻？当补之时，何所取气？当泻之时，何所置气？

rán: dāng bǔ zhī shí, cóng wèi qǔ qì; dāng xiè zhī shí, cóng róng zhì qì. qì yángqì bùzú, yīnqì yǒuyú, dāngxiān bǔ qí yáng, érhòu xiè qí yīn; yīnqì bùzú, yángqì yǒuyú, dāngxiān bǔ qí yīn, érhòu xiè qí yáng. yíngwèi tōngxíng, cǐ qí yào yě. 然：當補之時，從衛取氣；當瀉之時，從榮置氣。其陽氣不足，陰氣有餘，當先補其陽，而後瀉其陰；陰氣不足，陽氣有餘，當先補其陰，而後瀉其陽。營衛通行，此其要也。/然：当补之时，从卫取气；当泻之时，从荣置气。其阳气不足，阴气有余，当先补其阳，而后泻其阴；阴气不足，阳气有余，当先补其阴，而后泻其阳。营卫通行，此其要也。

qīshíqī nán 七十七難/七十七难

yuē: jīng yán, shànggōng zhì wèi bìng, zhōnggōng zhì yǐ bìng, hé wèi yě? 曰：經言，上工治未病，中工治已病，何謂也？/曰：经言，上工治未病，中工治已病，何谓也？

rán: suǒwèi zhì wèi bìngzhě, jiàn gān zhī bìng, zé zhī gān dāng chuán zhī yǔ pí, gù xiān shí qí píqi, wú lìng dé shòu gān zhī xié, gù yuē zhì wèi bìng yān. zhōnggōng zhě, jiàn gān zhī bìng, bù xiǎo xiāng-chuán, dàn yīxīn zhì gān, gù yuē zhì yǐ bìng yě. 然：所謂治未病者，見肝之病，則知肝當傳之與脾，故先實其脾氣，無令得受肝之邪，故曰治未病焉。中工者，見肝之病，不曉相傳，但一心治肝，故曰治已病也。/然：所谓治未病者，见肝之病，则知肝当传之与脾，故先实其脾气，无令得受肝之邪，故曰治未病焉。中工者，见肝之病，不晓相传，但一心治肝，故曰治已病也。

qīshíbā nán 七十八難/七十八难

yuē: zhēn yǒu bǔxiè, hé wèi yě? 曰：針有補瀉，何謂也？/曰：针有补泻，何谓也？

rán: bǔxiè zhī fǎ, fēi bì hūxī chū nèi zhēn yě. zhī wéi zhēn zhě, xìn qí zuǒ; bù zhī wéi zhēn zhě, xìn qí yòu. dāng cì zhī shí, xiān yǐ zuǒshǒu yàn àn suǒ zhēn yíng、shù zhī chù, dàn miàn nǔ zhī, zhǎo ér xià zhī, qí qì zhī lái, rú dòngmài zhī zhuàng, shùn zhēn ér cì zhī. déqì, yīn tuī ér nèi zhī, shì wèi bǔ, dòng ér shēn zhī, shì wèi xiè. bude qì, nǎi yǔ, nán wài nǚ nèi; bude qì, shì wéi shí sǐbù zhì yě. 然：補瀉之法，非必呼吸出內針也。知為針者，信其左；不知為針者，信其右。當刺之時，先以左手厭按所針滎、俞之處，彈面努之，爪而下之，其氣之來，如動脈之狀，順針而刺之。得氣，因推而內之，是謂補，動而伸之，是謂瀉。不得氣，乃與，男外女內；不得氣，是為十死不治也。/然：补泻之法，非必呼吸出内针也。知为针者，信其左；不知为针者，信其右。当刺之时，先以左手厌按所针荥、腧之处，弹面努之，爪而下之，其气之来，如动脉之状，顺针而刺之。得气，因推而内之，是谓补，动而伸之，是谓泻。不得气，乃与，男外女内；不得气，是为十死不治也。

qīshíjiǔ nán 七十九難/七十九难

yuē: jīng yán, yíng ér duó zhī, āndé wú xū? suí ér jì zhī, āndé wú shí, xū zhī yǔ shí, ruò dé ruò shī; shí zhī yǔ xū, ruòyǒuruòwú, hé wèi yě? 曰：經言，迎而奪之，安得無虛？隨而濟之，安得無實，虛之與實，若得若失；實之與虛，若有若無，何謂也？/曰：经言，迎而夺之，安得无虚？随而济之，安得无实，虚之与实，若得若失；实之与虚，若有若无，何谓也？

rán: yíng ér duó zhī zhě, xiè qí zǐ yě; suí ér jì zhī zhě, bǔ qí mǔ yě. jiǎlìng xīnbìng, xiè shǒuxīn zhǔ shù, shì wèi yíng ér duó zhī zhě yě; bǔ shǒuxīn zhǔjǐng, shì wèi suí ér jì zhī zhě yě. suǒwèi shí zhī yǔ xū zhě, láo rú zhī yì yě. qì lái shíláo zhě wéi dé, rú xū zhě wéi shī, gù yuē ruò dé ruò shī yě. 然：迎而奪之者，瀉其子也；隨而濟之者，補其母也。假令心病，瀉手心主俞，是謂迎而奪之者

也；補手心主井，是謂隨而濟之者也。所謂實之與虛者，牢濡之意也。氣來實牢者為得，濡虛者為失，故曰若得若失也。/然：迎而夺之者，泻其子也；随而济之者，补其母也。假令心病，泻手心主腧，是谓迎而夺之者也；补手心主井，是谓随而济之者也。所谓实之与虚者，牢濡之意也。气来实牢者为得，濡虚者为失，故曰若得若失也。

bāshí nán 八十難/八十难

yuē: jīng yán, yǒu jiàn rú rù, yǒu jiàn rú chū zhě, hé wèi yě? 曰：經言，有見如入，有見如出者，何謂也？/曰：经言，有见如入，有见如出者，何谓也？

rán: suǒwèi yǒu jiàn rú rù、yǒu jiàn rú chū zhě, wèi zuǒshǒu jiànqì lái zhì, nǎi nèi zhēn, zhēn rù, jiànqì jìn, nǎi chūzhēn. shì wèi yǒu jiàn rú rù, yǒu jiàn rú chū yě. 然：所謂有見如入、有見如出者，謂左手見氣來至，乃內針，針入，見氣盡，乃出針。是謂有見如入，有見如出也。/然：所谓有见如入、有见如出者，谓左手见气来至，乃内针，针入，见气尽，乃出针。是谓有见如入，有见如出也。

bāshíyī nán 八十一難/八十一难

yuē: jīng yán, wú shíshí xū xū, sǔn bùzú ér yì yǒuyú, shì cùnkǒu mài yé? jiāng bìng zìyǒu xūshí yé? qí sǔnyì nàihé? 曰：經言，無實實虛虛，損不足而益有餘，是寸口脈耶？將病自有虛實耶？其損益奈何？/曰：经言，无实实虚虚，损不足而益有余，是寸口脉耶？将病自有虚实耶？其损益奈何？

rán: shì bìng, fēi wèi cùnkǒu mài yě, wèi bìng zìyǒu xūshí yě. jiǎlìng gān shí ér fèi xū, gān zhě mù yě, fèi zhě jīn yě, jīn mù dāng gèng xiāng píng, dāng zhī Jīnpíng mù. jiǎlìng fèi shí ér gān xū, wēi shǎo qì, yòng zhēn bù bǔ qí gān, ér fǎn zhòngshi qí fèi, gù yuē shíshí xū xū, sǔn bùzú ér yì yǒuyú. cǐzhě, zhōnggōng zhī suǒ hài yě. 然：是病，非謂寸口脈也，謂病自有虛實也。假令肝實而肺虛，肝者木也，肺者金也，金木當更相平，當知金平木。假令肺實而肝虛，微少氣，用針不補其肝，而反重實其肺，故曰實實虛虛，損不足而益有餘。此者，中工之所害也。/然：是病，非谓寸口脉也，谓病自有虚实也。假令肝实而肺虚，肝者木也，肺者金也，金木当更相平，当知金平木。假令肺实而肝虚，微少气，用针不补其肝，而反重实其肺，故曰实实虚虚，损不足而益有余。此者，中工之所害也。

Glossary for the Texts of the Huangdi Neijing (Suwen and Lingshu) and the Nanjing

黄帝內經（素問、靈樞）、難經詞彙

A

哀 āi ◊ sorrow, grief, mourning ◊ condolence, compassion, pity [n]
埃 āi ◊ dust ◊ {physics} angstrom (A) [mw,n]
藹 ǎi ◊ (of vegetation) thick, dense, luxuriant, lush ◊ friendly, affable, amiable [adj]
愛 ài ◊ love, like, be fond of... ◊ have deep affection for... ◊ cherish, treasure, hold dear ◊ have the habit of doing sth, like to do sth, be apt to do sth ◊ Ai (surname) ◊ whether or not (used with bù 不 "not" in front of the same verb to indicate free choice, e.g., àixìn-bùxìn 愛信不信/爱信不信 "believe it or not", or àiyào-bùyào 愛要不要/爱要不要 "take it or leave it") [v,n,sn]
嗌 ài ◊ choke with (a piece of food, drink, smoke, etc.) [v]
艾 ài ◊ {bot} Chinese mugwort, Artemisia ◊ end, stop ◊ handsome, pretty ◊ Ai (surname) ◊ -ai- (used in transliterations for the syllable "ai") [n,v,adj,phon,sn]
安 ān ◊ peace ◊ peaceful, quiet, calm, tranquil ◊ stabilize, calm (down) ◊ be content, satisfied ◊ safe, secure, healthy ◊ find a place for, place in a suitable position ◊ install, fit, fix ◊ bring a charge against, claim credit for ◊ be up to sth, harbour (certain intentions) ◊ An (surname) ◊ where ◊ how (as rhetorical particle) ◊ {physics} ampere (short for ānpéi 安培) [n,v,sn]
按 àn ◊ according to, on the basis of, in accordance with, in compliance with, accordingly ◊ push down, press (with hand or finger) ◊ leave aside, shelve ◊ control, restrain, hold back, suppress (one's anger, etc.) ◊ grip, hold tight, keep a good grip on ◊ check, refer to ◊ {literature} comment, note (by an author, compiler, editor, etc.) [adv,v]
暗 àn ◊ dim, dark, obscure ◊ secret, clandestine, stealthy, hidden ◊ vague, unclear [adj]
闇 àn ◊ shut the door ◊ dark, obscure; obscurity ◊ evening, night ◊ lunar (or solar) eclipse ◊ stupid and dull [v,adj,n]
岸 àn ◊ bank, shore, coast, beach ◊ land along a body of water (river, lake, ocean, etc.) ◊ {written} tall, high ◊ arrogant, haughty [n,adj]
昂 áng ◊ hold, raise (like the head high) ◊ (of prices, emotions, etc.) high ◊ lofty, high, soaring, high-priced, expensive [v,adj]
懊 ào ◊ vexed, annoyed ◊ regretful, remorseful [adj]
奧 ào ◊ deep, profound, mysterious, obscure, abstruse ◊ southwest corner of a house ◊ the innermost recesses of a building ◊ (short for Àodìlì 奧地利/奥地利) Austria ◊ {physics, unit of measure} oersted (Oe, the physical unit of magnetic field) ◊ the Olympics ◊ Ao (surname) [adj,mw,n,sn]

B

八 bā ◊ eight, 8 (note on pronunciation: when followed by a word in the fourth tone, the reading of bā 八 changes to bá [second tone]) [num]
拔 bá ◊ extract ◊ pull out or up ◊ draw out, suck out (pus, air, etc.) ◊ pick, choose, select (mostly people of talent, athletes, etc.) ◊ raise, lift ◊ surpass, stand out ◊ seize, capture ◊ {steel production} drawing (of metal rods, bars, etc.) ◊ {regional} (of bottled, canned, etc. drinks) cool by keeping sth in (ice) water [v]
把 bǎ ◊ {grammar} take... (and do sth with it) (auxiliary verb used to introduce the direct object of a sentence in front of the main verb) ◊ hold, grasp, grip ◊ hold (a baby out to relieve itself) ◊ grab, control, monopolize ◊ {sports, colloquial} guard, watch (like a goal) ◊ {colloquial} be close to ◊ hold sth together ◊ {regional} give, offer ◊ handlebar (like of a bicycle) ◊ bunch, bundle, handful ◊ {measure word} (used for tools and other things with a handle, like key, scissors, umbrella, sword, etc., or for things that can be grasped [chair], or for certain abstract things [years, strength, effort], a movement of the hands [like a push, a helping hand]) ◊ "approximately" (when following numerals/measure words, like bǎi bǎ nián 百把年 "approx. 100

years") ◊ refers to sworn brotherhood (as in bàibǎzi 拜把子 "become sworn brothers") [v,n,mw]

罷 bà ◊ stop, cease ◊ dismiss, remove from office, relieve of a duty ◊ {regional, colloquial} (as a verbal complement) finish, complete ◊ (followed by a one-syllable noun or verb) go on strike (e.g. bàgōng 罷工/罢工, bàkè 罷課/罢课) [v]

白 bái ◊ (of colour) white ◊ (of daylight) bright, light ◊ (of facts, the truth, etc.) clear ◊ plain, blank, pure ◊ in vain, for nothing, futile, fruitless ◊ free (of charge), gratis ◊ (politically) white (symbolizing a counter-revolutionary or other undesirable political orientation) ◊ funeral ◊ give sb an unfriendly look ◊ {ethnology} the Bai national minority ◊ Bai (surname) ◊ say, state, explain ◊ {theatre} spoken parts (in a Chinese opera, etc.) ◊ {linguistics} (of Chinese text) written wrong or mispronounced ◊ dialect ◊ spoken (language), vernacular ◊ colloquial (vs literary) [adj,adv,sn]

百 bǎi ◊ hundred, 100; hundredfold ◊ numerous, all kinds of, all sorts of ◊ Bai (surname) [num,adj,sn]

敗 bài ◊ beat, defeat; be defeated, fail ◊ spoil, ruin (a situation, one's appetite, etc.) ◊ counteract (like to a poison), relieve (like from inflammation) ◊ (of leaves, etc.) wither, decay ◊ cause the decline/ruin of [v]

拜 bài ◊ greet respectfully ◊ pay one's respects, make a courtesy call (like at New Year's, for sb's birthday) ◊ visit, call on ◊ acknowledge sb as one's teacher, etc. ◊ appoint (to an official post) ◊ (particle used before a verb to indicate politeness or reverence) ◊ Bai (surname) [vt,sn]

頒 bān ◊ issue, promulgate ◊ confer, bestow, grant [v]

斑 bān ◊ spot, speckle, stripe ◊ spotted, speckled, striped ◊ (of hair) greying, grizzled [n,adj]

版 bǎn ◊ printing block, printing plate ◊ edition (of a book) ◊ page (of a newspaper) ◊ {measure word}... edition(s) of... (used for books, newspaper pages, records, disks, etc.) ◊ household register, census register ◊ plank, board [n,mw]

半 bàn ◊ half ◊ semi-, hemi- ◊ in the middle ◊ mid- ◊ a little ◊ partly, partially, about half (as a prefix indicates "semi-", not to a full degree) [adj,pref]

瓣 bàn ◊ petal (of a flower) ◊ segment, section (as of an orange) ◊ part, piece, fragment ◊ valve, lamella ◊ {measure word}... slice(s) of...,... clove(s) of... (used for petals, leaves, sections/slices of fruit, cloves of garlic, etc.) [n,mw]

膀 pāng ◊ {med} swell; swollen, bloated; swelling [v,adj,n]

傍 bàng ◊ approach, draw near, be close to (a certain location) ◊ toward, near, almost (of time; in this meaning, the Taiwan pronunciation is bāng) ◊ {derogatory} sb who relies/depends on a wealthy or influential person ◊ Bang (surname) [v,n,sn]

胞 bāo ◊ placenta, afterbirth ◊ born of the same parents ◊ from the same country ◊ compatriot(s) ◊ {physiology} (short for xìbāo 細胞/细胞) cell, cyto- [n]

包 bāo ◊ wrap ◊ bundle, package ◊ bag (general term, e.g., could be used for suitcases), sack ◊ {measure word}... pack(s) of...,... bundle(s) of...(used for objects in packages, packets, wrapped bundles, etc.) ◊ protuberance, swelling, lump ◊ surround, encircle ◊ include, contain ◊ undertake responsibility for the whole thing ◊ assure, guarantee ◊ hire, charter ◊ Bao (surname) [v,n,mw,sn]

勹 bāo ◊ wrap

薄 báo ◊ thin, meagre, slight, small ◊ frail, not strong, not solid ◊ unkind, mean, frivolous, not generous ◊ (of emotions, treatment of others, etc.) cold ◊ light, weak (like of wine) ◊ (of land) infertile ◊ look down upon, despise, belittle, diminish ◊ {written} approach, draw near ‖ (the literary pronunciation is "bo", which is used in certain formal words/phrases; "báo" is the colloquial pronunciation, used in expressions from everyday life) [adj,v]

雹 báo ◊ {meteorology} hail ◊ hailstone [n]

保 bǎo ◊ protect, safeguard, defend ◊ preserve, maintain, keep, retain ◊ guarantee, ensure, insure ◊ cover (a certain type of loss) ◊ recommend ◊ servant, waiter ◊ guarantor ◊ Bao (unit of ten households in the Bǎojiǎ 保甲 system) ◊ Bao (surname) [v,n,sn]

飽 bǎo ◊ full, satiated (after eating) ◊ having eaten one's fill ◊ full, rounded, plump ◊ satisfy, please [adj,adv,v]
寶 bǎo ◊ treasure, jewel ◊ treasures, precious objects ◊ treasured, precious, rare ◊ your ◊ money ◊ seal of the Emperor ◊ {formal} form of address when referring to members of another's family ◊ Bao (surname) [n,adj,sn]
葆 bǎo ◊ preserve, protect, maintain, keep well ◊ luxuriant growth ◊ cart cover [n,v]
暴 bào ◊ sudden and violent, fierce ◊ savage, ruthless, cruel, brutal, tyrannical ◊ short-tempered, ill-tempered ◊ stick/stand/bulge out, protrude ◊ expose, reveal ◊ {written} spoil, wreck, ruin [adj,v]
報 bào ◊ report, announce ◊ respond, reciprocate ◊ repay, requite, recompense ◊ newspaper ◊ periodical ◊ bulletin (like news bulletin), report ◊ telegram ◊ {Buddhism} retribution [v,n]
鮑 bào ◊ abalone ◊ dried fish ◊ salted fish ◊ Bao (surname) [n,sn]
豹 bào ◊ leopard, panther ◊ Bao (surname) [n,sn]
抱 bào ◊ hug, embrace, hold in one's arms ◊ have (a child) for the first time; get (a grandchild) for the first time (i.e., become a grandparent for the first time) ◊ adopt (a child) band together (as a group) ◊ (of shoes, clothing) fit nicely ◊ harbour, cherish, have (e.g., hope, a certain attitude, etc.) ◊ {measure word}... armful(s) of...(used for sth one can wrap the arms around, like an armful of firewood, clothes, etc.) ◊ Bao (surname) [v,mw,sn]
悲 bēi ◊ sad, sorrowful ◊ compassion, pity [adj,n]
杯 bēi ◊ cup, glass; cup (as a trophy) ◊ {measure word}... cup(s) of...,... glass(es) of... (used for the quantity of liquid which a cup or glass can hold) [n,mw]
卑 bēi ◊ low ◊ lowly, inferior, mean ◊ despise, scorn ◊ humble ◊ Bei (surname) [adj,adv,v,sn]
揹 bēi ◊ carry on the back ◊ {figurative} bear, shoulder (a responsibility, etc.) ◊ {regional, measure word}... (person's) load of... (used for what a person can carry on the back)
北 běi ◊ north ◊ go north ◊ toward the north, northward ◊ be defeated [n]
被 bèi ◊ (as passive prefix) be... ◊ by (followed by a verb: indicates passive voice, used directly before the verb without mentioning the doer of the action) ◊ {new usage} (used before a verb or noun in a sarcastic or jocular way to indicate that the word is at odds with the facts, or that sb was forced to do sth) ◊ quilt ◊ {written} cover (with) ◊ suffer, meet, encounter [pref,n,v]
背 bèi ◊ back (of the body) ◊ turn the back (on sb), abandon, desert ◊ turn away, leave, desert ◊ hide sth from sb, do sth behind sb's back ◊ with one's back toward ◊ behind ◊ memorize, learn by heart/rote, recite from memory ◊ violate, act contrary to, break ◊ out-of-the-way, remote ◊ {colloquial} unlucky ◊ be hard of hearing [n,v,adv]
倍 bèi ◊ ... times, -fold ◊ double, redouble ◊ join ◊ variant of... [n,adj,v]
備 bèi ◊ prepare, make ready ◊ make preparations, take precautions (against) ◊ have, be provided or equipped with, possess ◊ equipment, gear ◊ completely, fully, in every possible way ◊ perfect, complete [v,n,adj,adv]
憊 bèi ◊ tired, weary, exhausted, fatigued [adj]
輩 bèi ◊ generation ◊ class, series of a kind, people of a certain kind ◊ lifetime ◊ {archaic} row of carriages [n]
悖 bèi ◊ be contrary to, go counter to ◊ perverse ◊ confused [v,adj]
奔 bēn ◊ walk fast, run, rush, hurry ◊ flee, run away ◊ {IT} Pentium (short for Bēnténg 奔騰/奔腾) ◊ Ben (surname) [v,sn]
本 běn ◊ book ◊ {measure word}... volume(s) of...(used for books, scripts, reels of film, etc.) ◊ root, stem (of a plant) ◊ origin, basis, foundation ◊ {finance} capital, principal ◊ original ◊ one's own, native, home ◊ present, current, this ◊ originally ◊ edition ◊ script (of a play) ◊ memorial to the Emperor [n,mw,adj,adv]
崩 bēng ◊ collapse, crumble, fall ◊ burst (like of a bubble) ◊ (of negotiations) break down, fail ◊ be hit by sth exploding ◊ bump off (with firearms) ◊ (of the Emper-

or) die ◊ {med} metrorrhagia [v,n]
逼 bī ◊ force, compel, pressure, press, coerce, demand, extort ◊ approach, draw near, close in ◊ harass, annoy ◊ {written} cramped, narrow [v,adj]
鼻 bí ◊ nose ◊ start, beginning ◊ hear [n]
*佖
彼 bǐ ◊ that, those, the other, another ◊ the other person or side [pron]
比 bǐ ◊ compare ◊ than ◊ to (in a score, e.g., sān bǐ èr 三比二 "3 to 2") ◊ emulate, compete, match ◊ gesture, gesticulate ◊ ratio, proportion ◊ draw an analogy (with), liken (to), compare ◊ copy, model after ◊ {regional} aim at, direct towards ◊ {classical} close to, next to ◊ {classical} cling to, collude with ◊ {classical} recently [v,n,conj,adv]
俾 bǐ ◊ so that, in order to ◊ cause, enable [adv,v]
秕 bǐ ◊ (of grain) not plump, with empty husks, blighted ◊ {figurative} ruined, corrupt [adj]
避 bì ◊ avoid, shun, evade ◊ repel, keep away ◊ prevent [v]
敝 bì ◊ shabby, tattered, worn out (like clothing) ◊ my ◊ Bi (surname) [sn]
閉 bì ◊ shut, close ◊ obstruct, block (up) ◊ inaccessible ◊ close, conclude (a meeting, etc.) ◊ Bi (surname) [v,adj,sn]
必 bì ◊ surely, certainly, necessarily ◊ must, have to ◊ obstinate, stubborn ◊ if, in case ◊ act resolutely ◊ silk rope ◊ Bi (surname) [adv,v,n,sn]
闢 pì ◊ open up (land, sth new, etc.) ◊ reclaim ◊ in-depth, incisive, penetrating, thorough, penetrating ◊ repudiate, refute (a false doctrine, rumour, etc.) [v]
痹 bì ◊ wind, cold, wet, causing pain or numbness in the limbs ◊ arthritis [n]
賁 bēn ◊ {written} adorn, decorate ◊ {music} large hand drum ◊ big, large, great, grand ◊ three-legged tortoise ◊ run quickly, dash (used like bēn 奔 "run, dash") ◊ beautiful ◊ angry, irate [v,adj,n]
畢 bì ◊ end, finish, conclude, accomplish ◊ completely, fully ◊ {Chinese astronomy} Bi (one of the 28 Lunar Mansions) ◊ net used in hunting ◊ Bi (surname) [v,sn]
弊 bì ◊ disadvantage, harm, drawback ◊ corrupt practice, fraud, malpractice ◊ exhausted, tired ◊ inferior, bad [n]
躄 bì ◊ fall down ◊ lame (in both legs) [v]
璧 bì ◊ round and flat jade piece with centre hole (used in ceremonies) ◊ beautiful jade, fine jade [n]
髀 bì ◊ thigh ◊ thighbone ◊ buttocks ◊ sundial [n]
臂 bì ◊ arm ◊ upper arm ◊ handle of a bow or crossbow [n]
辟 bì ◊ {written} sovereign, monarch ◊ dispel, eliminate, remove ◊ keep away, ward off ◊ (used like bì 避) avoid, shun, evade, repel, keep away, prevent ◊ {history} be summoned by the sovereign to be rewarded and appointed to an official post [n,v]
閟 bì ◊ close a door ◊ careful, cautious, prudent ◊ close, shut ◊ (of a palace, etc.) mysterious, serene, quiet ◊ close up (the mind, etc.) ◊ constipation
蔽 bì ◊ hide, conceal, cover, shelter ◊ summarize, generalize [v]
壁 bì ◊ wall, cliff ◊ rampart ◊ fortress, encampment ◊ side, aspect ◊ {Chinese astronomy} Bi (one of the twenty-eight Lunar Mansions) [n]
砭 biān ◊ {Chinese med} stone acupuncture needle ◊ treat with a stone acu puncture needle ◊ treat, cure [n,v]
鞭 biān ◊ a whip ◊ iron rod (as a weapon) ◊ anything resembling a whip ◊ string of small firecrackers ◊ bamboo root [n,v]
邊 biān ◊ side ◊ border, edge, fringe ◊ trim (as decoration) ◊ border, boundary ◊ location, place ◊ Bian (surname) [n,sn]
編 biān ◊ weave (a basket, etc.) ◊ organize, arrange ◊ compile, edit ◊ write (lyrics, a play, etc.), compose ◊ fabricate, make up ◊ Bian (surname) [v,sn]
扁 biǎn ◊ flat ◊ squat (like of handwriting) ◊ {TW usage, colloquial} beat (sb) up ◊ {TW usage, obsolete} Chen Shuibian (short for Chén Shuǐbiǎn 陳水扁/陈水扁) [adj,co]

褊 biǎn ◊ cramped, narrow ◊ tight-fitting clothing [adj,n]
辨 biàn ◊ distinguish, discriminate, differentiate [v]
變 biàn ◊ change ◊ change into, turn into ◊ cause change, transform ◊ changeable, variable ◊ sell off (like property) ◊ major turn of events [v,n]
便 biàn ◊ then, thus, in that case (consecutive particle, used similar to jiù 就, but more formal) ◊ (forming a hypothetic concession) even if ◊ convenient, handy, easy to... ◊ when the opportunity arises, when it is convenient ◊ ordinary, plain, informal ◊ urinate, defecate, relieve oneself; urine, excrement [conj,adj,adv,v,n]
遍 biàn ◊ everywhere, all over ◊ {measure word} (for repeated actions, preceded by a numeral) once through, one time (through) ◊ all the way through, thoroughly, through and through [adv,mw]
辯 biàn ◊ debate, dispute, argue ◊ administer, rule [v]
標 biāo ◊ mark, sign, symbol, label, standard, quota ◊ label, tag ◊ prize ◊ symptom, outward appearance (in contrast to the basis or foundation of sth) ◊ tender, bid ◊ treetop ◊ biao (military unit during the late Qīng 清 Dynasty) [n]
熛 biāo ◊ blaze [n,v]
表 biǎo ◊ surface, exterior; external, outside ◊ show, express, manifest ◊ form, table, list ◊ watch ◊ meter, gauge ◊ relationship between the children of a brother and a sister or of sisters ◊ gnomon (needle) of a sundial ◊ ornamental/ceremonial columns (erected before palaces or tombs) ◊ {historical} memorial (to an emperor) ◊ model, example ◊ {Chinese med} bring out/cure the cold with medicine [adj,n,v]
錶 biǎo ◊ (wrist-)watch [n]
別 bié ◊ other, another, different ◊ depart, leave, separate ◊ {regional} change, turn around ◊ distinguish, differentiate ◊ distinction, difference ◊ category, type ◊ stick into, obstruct (sb/sth) ◊ trip (sb), cause to stumble ◊ block (another bike or other vehicle with one's own) ◊ (contraction of the prohibitive bùyào 不要) "don't...!" ◊ Bie (surname) [adj,v,sn]
濱 bīn ◊ water's edge, bank, shore ◊ be near, border on (a sea, river, etc.) ◊ Harbin [n,v]
賓 bīn ◊ guest ◊ Bin (surname) [n,sn]
鬢 bìn ◊ the temples ◊ hair on the temples [n]
臏 bìn ◊ (same as bìn 髕/髌) {physiology} kneecap, patella, kneepan ◊ {history} (as a form of punishment) cutting off of the kneecaps
冰 bīng ◊ ice, frost, icicles ◊ ice (up), cool with ice ◊ refrigerate ◊ ice-cold [n,v,adj]
兵 bīng ◊ weapons, arms ◊ warrior, soldier, common soldier, private, troops, army, the military ◊ attack ◊ kill (with weapons) ◊ harm, injure ◊ {Chinese chess} Privates/Soldiers (on the red side; equivalent to the Pawns in Western chess) [n]
稟 bǐng ◊ petition, report (to a superior) ◊ receive [n,v]
丙 bǐng ◊ bǐng (third of the ten tiāngān 天干 "Celestial Stems") ◊ third (in a series) ◊ fire ◊ Bing (surname) [sn]
炳 bǐng ◊ bright, brilliant ◊ remarkable, outstanding ◊ ignite, light ◊ obvious, evident ◊ Bing (a personal name) [adj]
病 bìng ◊ ill, sick ◊ disease [adj,n]
並 bìng ◊ and (also), at the same time, equally, simultaneously ◊ entirely, completely ◊ on the same level with, even, equal ◊ (emphatic when followed by a negation) (not) at all ◊ {written} (used like lián 連/连) (not) even... ◊ place together, place side by side ◊ merge [conj]
併 bìng ◊ (used like bìng 竝/并 and bìng 倂/并) combine, merge, incorporate, annex ◊ accumulate ◊ go side by side ◊ {written} reject, get rid of, eliminate, abandon; on a level with, be equal, equivalent, as good as ◊ all, entire [v,adj]
波 bō ◊ wave, ripple (on water), (ocean) breaker ◊ (electromagnetic) wave(s) (like radio waves) ◊ undulation; undulate ◊ fluctuation; fluctuate ◊ affect, involve, implicate, entangle ◊ unexpected turn of events ◊ {dialect} run, rush ◊ {dialect, phonetic} ball [n,v]
撥 bō ◊ move, stir, poke (with the hand, a stick, etc.) ◊ assign, allocate ◊ turn

round ◊ {measure word}... group(s) of... (used for people in groups) [v,mw]
伯 bó ◊ {kinship} uncle (father's elder brother) ◊ eldest (of several brothers) ◊ {nobility rank} count (third of the five ranks of nobility in feudal times) [n]
搏 bó ◊ wrestle, fight, struggle ◊ beat [of the pulse, etc.], throb, pulsate [v]
博 bó ◊ abundant, plentiful, ample, rich ◊ (of garments) wide, big, loose ◊ knowledgeable, well-informed, learned, erudite ◊ win, achieve, gain; gamble ◊ barter, exchange ◊ great, grand ◊ Bo (surname) [adj,v,sn]
髆 bó ◊ shoulder blade [n]
脖 bó ◊ neck ◊ neck-like/neck-shaped things [n]
膊 bó ◊ arm ◊ large chunk of meat ◊ {archaic} dismemberment (as a form of punishment) [n]
帛 bó ◊ silks (collectively) ◊ Bo (surname) [n,sn]
跛 bǒ ◊ be lame, crippled ◊ limp [v]
晡 bū ◊ the Shen 申 time period (between 3:00 and 5:00 p.m.) ◊ evening ◊ supper time
補 bǔ ◊ mend, patch, fix, correct ◊ supplement, make up for ◊ take a restorative to improve one's health ◊ help, benefit ◊ appoint to office ◊ embroidery on official garments [v,n]
捕 bǔ ◊ catch, seize, arrest ◊ bailiff ◊ Bu (surname) [v,n,sn]
不 bù ◊ not ◊ no [adv]
步 bù ◊ step, pace ◊ (in a process) step, stage ◊ situation, condition ◊ {measure of length} bu (unit of length equal to five chǐ 尺 [Chinese feet], a Chinese foot being approx. 0.3 metres) ◊ {measure word}... step(s)...,... move(s)... (used for steps in walking and moves in chess) ◊ walk ◊ step on, tread ◊ pace off, measure by pacing ◊ Bu (surname) [n,meas,mw,sn]
部 bù ◊ department, ministry (or similar organizational or administrative unit) ◊ part, section ◊ headquarters (esp. military) ◊ unit, force, troops ◊ category, class ◊ (under one's) command ◊ {measure word} (used for films, books, vehicles, machines, laws, regulations, rules) ◊ Bu (surname) [n,mw,sn]
布 bù ◊ cloth ◊ (used like bù 佈/布) spread, circulate, disseminate ◊ declare, announce, state to the public ◊ arrange, deploy ◊ donate, give (like to a charity) ◊ Bu (surname) [n,vt,sn]
佈 bù ◊ spread, circulate, disseminate ◊ declare, announce, state to the public ◊ arrange, deploy ◊ donate, give (like to a charity) [v]

C

擦 cā ◊ apply, put on (like makeup) ◊ rub, scratch ◊ wipe (like one's hands, a table) ◊ brush, scrub ◊ brush (past) ◊ grate, shred (vegetables, etc.) [v]
材 cái ◊ timber ◊ material (like building material) ◊ data, material (like teaching material) ◊ talent, ability ◊ talented or capable person ◊ coffin [n]
才 cái ◊ talent, ability, gift ◊ talented (or capable, gifted) person, talent ◊ Cai (surname) ◊ (used like 纔/才) {grammar} just (now) (indicates sth has just happened) ◊ only, only then (indicates sth happening later than expected) ◊ only in this case, only under such a condition (indicates sth happens only under a given condition) ◊ only after... (indicates sth new has happened) ◊ barely, hardly, only (indicates sth/sb is comparatively small/weak) ◊ definitely, by all means (used for emphasis/assertion, usually followed by the sentence-final particle ne 呢) [n,adv,sn]
裁 cái ◊ cut out (like paper, cloth) ◊ cut (down), decrease, reduce (like staff, armaments) ◊ (in art, literature) approach, style ◊ decide, judge ◊ control, check, sanction ◊ {archaic} commit suicide by slitting one's throat [v,n]
財 cái ◊ wealth, money, riches, possessions [n]
纔 cái ◊ {grammar} just (now) (indicates sth has just happened) ◊ only, only then (indicates sth happening later than expected) ◊ only in this case, only under such a condition (indicates sth happens only under a given condition) ◊ only after... (indicates sth new has happened) ◊ barely,

hardly, only (indicates sth/sb is comparatively small/weak) ◊ definitely, by all means (used for emphasis/assertion, usually followed by the sentence-final particle ne 呢)
彩 cǎi ◊ colour, hue ◊ applaud, cheer ◊ variety, splendour ◊ grace, poise ◊ a prize, award ◊ special effects (in a play) ◊ bleed from a wound, get wounded ◊ (when used for the Traditional form cǎi 綵) coloured silk [n,v]
菜 cài ◊ vegetables, greens ◊ canola, rapeseed (oil) ◊ dish, course (of a meal, on a menu, etc.) ◊ meal, dishes; food [n]
參 cān ◊ join, participate (in) ◊ consult, refer (to) ◊ visit to pay one's respects to, pay homage to ◊ {history, admin} impeach an official at the imperial court ◊ understand, grasp ◊ {math} parameter ◊ {Buddhism} seek to understand [v]
餐 cān ◊ eat, dine ◊ meal, food ◊ {measure word} (for meals) [v,n,mw]
蠶 cán ◊ domesticated silkmoth, Bombyx mori [n]
殘 cán ◊ injure, mutilate, damage, harm, cripple, kill ◊ incomplete, fragmentary, deficient ◊ crippled, mutilated, disabled, handicapped ◊ left over, remaining ◊ remnants, remains ◊ cruel, ferocious, fierce, savage, barbarous [v,adj,n]
慘 cǎn ◊ tragic, pitiful, miserable, wretched ◊ cruel, savage, brutal ◊ (of degree, extent) serious, disastrous ◊ dark, gloomy, dull ◊ extremely..., terribly... [adj,adv]
蒼 cāng ◊ blue (colour of the sky, the sea) ◊ green (colour of grass, plants) ◊ (of vegetation, growth) lush, dense, luxurious, abundant ◊ gray, ashen ◊ {written} sky, the heavens ◊ Cang (surname) [adj,n,sn]
倉 cāng ◊ warehouse, storehouse, depository, storage facility ◊ grain storage, grain elevator ◊ Cang (surname) [n,sn]
滄 cāng ◊ (of a body of water, like the ocean) dark blue, deep blue, dark green ◊ cold [adj]
藏 cáng ◊ hide, conceal ◊ store, hoard, collect, lay in ◊ Cang (surname) [v,sn]
操 cāo ◊ hold (in the hand), grasp, wield ◊ do/operate/handle (sth) ◊ speak (a language or a dialect) ◊ a drill, exercise ◊ one's conduct, behaviour, morality, principles ◊ Cao (surname) [sn,v]
草 cǎo ◊ grass, herbs ◊ straw (like rope, sandals) ◊ {archaic} wilderness, the country ◊ {colloquial} female (of certain domestic animals, like cǎomǎ 草馬/草马 "mare") ◊ sloppy, hasty, careless ◊ (of pieces of writing) rough draft ◊ draw up, draft (a document) ◊ {calligraphy} cursive script, cursive hand, running style [n,adj]
側 cè ◊ side, flank; lateral ◊ incline, tilt, lean, slant ◊ lie prostrate [n,v]
測 cè ◊ measure, gauge, survey, fathom ◊ estimate, infer, predict, conjecture, judge [v]
冊 cè ◊ book, volume (often within a series) ◊ {measure word} (of books) volume, copy ◊ {history, administrative, written} confer a (feudal) title [n,v,mw]
曾 céng ◊ previously, formerly, some time ago, before, once (adverb indicating a past action or situation) [adv]
察 chá ◊ examine, scrutinize ◊ inspect, look into ◊ observe, notice, see ◊ know clearly and in detail ‖ 察 is short for Cháhā'ěr 察哈爾/察哈尔 "Qarhan" or "Chahar," formerly a province (now incorporated into Hebei and Shanxi) [v]
差 chà ◊ differ (by), be different ◊ lack, be/fall short of ◊ no good, substandard, poor, inferior ◊ wrong, mistaken, erroneous ◊ fault, mistake [v,adj]
拆 chāi ◊ (tear) open (like a letter, parcel) ◊ take apart (like padded clothing for washing), disassemble (like a machine) ◊ demolish, dismantle [v]
柴 chái ◊ firewood ◊ {regional} (of overcooked meat, etc.) stringy, dry ◊ {regional} bony, emaciated ◊ {regional} shoddy, inferior, of poor quality ◊ Chai (surname) [sn,n]
鑱 chán ◊ {historical, tool} spade, shovel, trowel ◊ chisel, coulter, mattock ◊ stab, prick, touch (also figuratively of towers, mountains, etc., "touching the sky", "towering into the sky") [n,v]
產 chǎn ◊ give birth to, bear ◊ produce, manufacture, yield; product, produce ◊ estate, property, possessions [v,n]
昌 chāng ◊ prosperous, flourishing,

thriving ◊ prosperity ◊ {written} (of speech) proper ◊ fair ◊ Chang (surname) [adj,n,sn]
長 cháng ◊ long; length ◊ (one's) strong point(s), forte ◊ be good at sth, be strong in sth ◊ surplus, spare, extra (in this meaning, formerly pronounced zhàng) [adj,n]
常 cháng ◊ common, normal, ordinary ◊ constant ◊ frequently, often, usually, always ◊ {written} morality, code of conduct, rule of behaviour, principle ◊ Chang (surname) [adv,n,sn]
腸 cháng ◊ intestines ◊ sausage [n]
嘗 cháng ◊ taste, try (the flavour of sth), sample ◊ experience, taste, come to know ◊ ever, once [vt,adv]
暢 chàng ◊ unrestrained, unimpeded, smooth, uninhibited, to one's heart's content ◊ long ◊ really, truly ◊ Chang (surname) [adj,adv,sn]
悵 chàng ◊ disappointed, frustrated, upset, sorry [adj]
朝 cháo ◊ towards, facing... ◊ court (of emperor, king, etc.) ◊ dynasty ◊ {history} capital (from which the emperor rules the empire); reign of an emperor; pay respects, have an audience with; spring audience with the Emperor (during the Hàn 漢/汉 Dynasty) ◊ North Korea (short for Cháoxiăn 朝鮮/朝鲜) ◊ Chao (surname) [v,adv,n,sn]
潮 cháo ◊ tide, tidal water ◊ upsurge ◊ {figurative} rise and fall (like the tide); social upsurge, movement; wave, trend, craze ◊ moist, damp ◊ {regional} (of gold or silver) low-grade ◊ of low quality ◊ (of skill, craftsmanship, etc.) inferior, poor ◊ unskilled, not skilful ◊ (short for Chaozhou 潮州, city in Guăngdōng 廣東/广东 Province) [n,adj,name]
車 chē ◊ vehicle, car ◊ implement or machine containing rotating elements (like a spinning wheel, water wheel, windmill) ◊ machine, turn on a lathe ◊ draw/lift water with a water wheel ◊ {dialect} carry (away) in a vehicle ◊ {dialect} sew sth on a sewing machine ◊ turn (one's body) ◊ Che (surname) [n,v,sn]
坼 chè ◊ {written} split open, crack open (from heat, frost, etc.) ◊ {divination} the cracks in a heated tortoise shell [v]
掣 chè ◊ drag, pull, tug, haul ◊ draw (lots, etc.) [v]
徹 chè ◊ penetrate, pervade ◊ penetrating ◊ thorough(ly), complete(ly), to the end, to the bottom [v,adj,adv]
嗔 chēn ◊ be angry/displeased/furious ◊ be annoyed/perturbed with ◊ angrily, furiously ◊ anger, wrath, fury [v]
瞋 chēn ◊ {written} glare, stare angrily ◊ be angry [v]
辰 chén ◊ chen (fifth of the twelve Dìzhī 地支 "Earthly Branches") ◊ 7:00 to 9:00 a.m. (one of the traditional 12 two-hour periods that make up a day) ◊ two-hour period (any one of the traditional 12 two-hour periods of a day) ◊ occasion (as in dànchén 誕辰/诞辰 "birthday") ◊ time, day ◊ {astronomy} celestial body/bodies [n]
陳 chén ◊ display, exhibit, lay out ◊ explain, narrate ◊ old, aged, stale ◊ Chen (state during the Zhou Dynasty near Huaiyang, Hénán 河南 Province) ◊ Chen (557-589, one of the Southern Dynasties) ◊ Chen (surname) [v,adj,name,sn]
沉 chén ◊ sink, go under, be submerged ◊ subside ◊ submerge, lower, sink ◊ deep, profound ◊ feel heavy or uncomfortable ◊ addicted to [v,adj]
臣 chén ◊ {archaic} court official, official under a feudal ruler, subject, courtier (mostly of the Chinese Emperor) ◊ "I", your vassal (used by court officials for themselves when addressing the Emperor) ◊ Chen (surname) [sn]
晨 chén ◊ (early) morning; daybreak ◊ (of a rooster) announce the dawn [n]
塵 chén ◊ dust ◊ this (mortal) world ◊ trail, trace ◊ contaminate, pollute ◊ {Buddhism} the senses ◊ Chen (surname) [n,v,sn]
稱 chēng ◊ call (sb by name) ◊ call oneself, be known as ◊ a name ◊ say, state, announce ◊ weigh ◊ {written} praise, commend ◊ {written} lift, raise (as in chēngshāng zhùshòu 稱觴祝壽/称觞祝寿 "raise the glass to toast sb") [v,n]
成 chéng ◊ become, turn or change into ◊ fully developed, fully grown ◊ successfully finished ◊ be all right, okay ◊ achievement, fruits (of work, etc.) ◊ able, capable

◊ in considerable numbers or amounts ◊ ready-made, established ◊ 10% (e.g., sān chéng 三成 means "thirty percent") ◊ Cheng (surname) [v,adj,sn]
乘 chéng ◊ ride (in a vehicle, in a boat, on a horse, etc.) ◊ take advantage of, avail oneself of (the opportunity) ◊ {Buddhism} one of the main divisions of Buddhism, vehicle ◊ {math} ...times... (multiplying numbers) ◊ Cheng (surname) [v,n,sn]
承 chéng ◊ hold, bear, support ◊ undertake, contract (to do a job), accept, assume (a task, responsibility) ◊ {formal} be obliged, be indebted (for a favour, kindness, etc.) ◊ continue, carry on, follow, inherit ◊ stop, resist ◊ Cheng (surname) [v,sn]
誠 chéng ◊ sincere, honest; sincerity, true feelings ◊ really, indeed ◊ if really, if indeed [adj,adv]
呈 chéng ◊ display, exhibit, reveal (a trend, etc.); appear, assume (a shape, colour, etc.) ◊ submit, present respectfully, offer ◊ memorial, petition (submitted to a superior) ◊ Cheng (surname) [v,n,sn]
澄 dèng ◊ (of suspended impurities in liquids) settle ◊ (of a liquid) (become) clear ◊ {dialect} decant, strain (a liquid) [v]
城 chéng ◊ city wall ◊ wall (like the Great Wall) ◊ city, town (in contrast to xiāng 鄉/乡 "village, countryside") ◊ Cheng (surname) [n,sn]
逞 chěng ◊ show off (one's talent, power, etc.) ◊ carry out, succeed; achieve one's (evil) purpose ◊ indulge, leave unrestrained [v]
持 chí ◊ hold (in one's hand), grasp ◊ hold, be of (an opinion) ◊ hold (a passport, etc.) ◊ support, maintain ◊ manage, handle, run ◊ hold under control or duress ◊ confront, oppose [v]
馳 chí ◊ (usually of cars, horses, etc.) go fast, race, rush, speed, gallop ◊ {admin} promulgate, spread ◊ {written} crave, desire, aspire to [v]
弛 chí ◊ relax ◊ unstring (or loosen the string of) a bow ◊ postpone ◊ weaken ◊ spoil, damage [v]
遲 chí ◊ slow, tardy ◊ late, delayed ◊ Chi (surname) [adj,adv,sn]
池 chí ◊ pool, pond ◊ enclosed space with raised sides (like a flower bed, orchestra pit, etc.) ◊ front section of a theatre; orchestra ◊ moat ◊ Chi (surname) [n,sn]
鍉 chí ◊ spoon ◊ key ◊ (alternate readings "dī", "dí")
齒 chǐ ◊ tooth, teeth ◊ {mechanical engineering} tooth-like part of an object, tool, machine, etc. (like a comb, saw, sprocket, etc.) ◊ (of gears, cogs, etc.) toothed ◊ {written} one's age ◊ {written} speak of, mention [n,v]
尺 chǐ ◊ {unit of measure} Chinese "foot" (0.3 meters) ◊ ruler (measuring instrument) ◊ drafting implements (like a T-square); drawing tool(s) ◊ sth shaped like a ruler [n]
赤 chì ◊ red ◊ vermilion ◊ revolutionary, Communist ◊ loyal, faithful, devoted ◊ (of the body) bare ◊ empty ◊ (of gold, etc.) pure [adj]
*瘛
斥 chì ◊ blame, scold, reprimand, reproach, denounce ◊ drive out, oust, repel, exclude, dismiss ◊ expand, open up ◊ big, great, in large numbers, numerous ◊ {written} pay, spend ◊ {written} reconnoitre, scout ◊ {geosciences, written} saline soil [v,adj,adv,n]
衝 chōng ◊ important crossroads, thoroughfare ◊ collide, clash, run into ◊ rush forward, charge, dash ◊ {astronomy} opposition ◊ {military} rammer (assault vehicle to batter down city walls) ◊ {written} young [n,v]
沖 chōng ◊ flush, wash away, rinse ◊ take a shower ◊ pour (boiling) water on (as in making tea), mix (like medicine) with water or wine ◊ (of film) develop ◊ {accounting} offset, cancel out ◊ surge, rush forward (of water) ◊ rise vertically into the air ◊ Chong (surname) ◊ pound (with mortar and pestle) ◊ {dialect} plateau in hilly land [v,n,sn]
充 chōng ◊ full, ample, sufficient ◊ fill, charge (like a battery) ◊ act as, serve as ◊ play the part of, pose as ◊ Chong (surname) [adj,v,sn]
舂 chōng ◊ pound (grain to remove the husk); grind (like rice, medicine, etc., with mortar and pestle) ◊ knock against ◊ imprisonment [vt]
蟲 chóng ◊ insect(s), bug; worm ◊ (as a

word suffix) person with the stated undesirable quality, e.g. lǎnchóng 懶蟲/懒虫 "lazy person", hútuchóng 糊塗蟲/糊涂虫 "muddle-head" ◊ {classical} animal ◊ Chong (surname) [n,sn]
崇 chóng ◊ high, lofty ◊ esteem, revere, venerate ◊ full ◊ increase ◊ gather, accumulate ◊ decoration ◊ decoration on a flag ◊ Chong (surname) [adj,n,sn]
瘳 chōu ◊ {med} recover from an illness ◊ injure, harm, damage [v]
愁 chóu ◊ worry, be anxious/sad/grieved/gloomy ◊ sadness, sorrow [n,v]
丑 chǒu ◊ {theatre} clown, jester, comedian ◊ chou (second of the twelve Dìzhī 地支 "Earthly Branches") ◊ chou (1:00 a.m. to 3:00 a.m., one of the twelve two-hour periods of the day) ◊ Chou (surname) [sn]
醜 chǒu ◊ ugly, hideous (in contrast to měi 美 "beautiful, pretty") ◊ unpleasant, disgusting, contemptible, abominable, scandalous ◊ {dialect} bad (as in píqi chǒu 脾氣醜/脾气丑 "bad-tempered") [adj,n]
臭 chòu ◊ smelly, foul, stinking ◊ detestable, odious ◊ {colloquial} have a bad reputation ◊ (of skills, etc.) lousy, inferior, poor ◊ severely, relentlessly, mercilessly ◊ {weaponry, dialect} dud (shell or round that fails to detonate) [adj,adv,v,n]
出 chū ◊ go out, exit, come out, come from ◊ give out, issue, offer ◊ occur, happen, arise, emerge, show, appear ◊ produce, turn out, yield ◊ publish ◊ vent (like one's anger) ◊ expend, pay (out), spend ◊ {measure word} (used for theatrical or acrobatic performances, plays, readings, etc.) ◊ {regional} (suffix indicating direction of movement) ◊ (as verb ending) out [v,mw,co]
初 chū ◊ (at the) beginning of, (during the) first part of, (during the) early stage of ◊ first, initial ◊ beginning/early part of ◊ first (in order) ◊ initially, just ◊ elementary ◊ for the first time ◊ rudimentary, elementary, beginning ◊ original ◊ primitive ◊ the first ten day period of a lunisolar month ◊ Chu (surname) [n,adv,sn]
芻 chú ◊ hay, fodder ◊ cut, mow (grass) ◊ feed (hay to draft animals) ◊ bundle/bale of hay [n,v]
除 chú ◊ besides, except (for), in addition to (usually chú 除... wài 外) ◊ eliminate, remove, get rid of, abolish ◊ {math} divide(d) ◊ {written} offer/confer (an official position, etc.) ◊ {written} doorsteps, the steps leading to a house [v,adv,n]
儲 chǔ ◊ stockpile, store up; save and preserve ◊ heir apparent ◊ wait, await ◊ Chu (surname) [v,n,sn]
處 chù ◊ place, location ◊ department, office ◊ {measure word} (used for places, location of buildings, etc., e.g., liǎng chù fángzi 兩處房子/两处房子 "houses in two locations") [n,mw]
觸 chù ◊ hit, bump into, butt, ram; (of a horned animal) ram with the horns ◊ touch, come into contact with ◊ touch, move (emotionally), stir up sb's feelings ◊ offend, violate ◊ Chu (surname) [sn]
絀 chù ◊ insufficient, inadequate, not enough ◊ sew, stitch [adj]
怵 chù ◊ {written} fear, be afraid ◊ fright [v,n]
搐 chù ◊ {med} twitch, have a tic; jerk, have spasm [v]
揣 chuǎi ◊ {written} measure, weigh ◊ calculate, reckon ◊ guess, suppose, surmise, conjecture, estimate ◊ try, probe (for possibilities); put out a feeler ◊ Chuai (surname) [v,sn]
踹 chuài ◊ kick ◊ step on, tread on, trample [v]
穿 chuān ◊ penetrate, pierce (through) ◊ pass through, go through, cross ◊ wear, put on (clothing), have... on, be dressed in ◊ to thread, string (like pearls, beads, etc.) ◊ {grammar} (verbal complement used after certain action verbs to indicate that the action was thorough and complete [e.g., kànchuān 看穿 "see through"]) [v]
川 chuān ◊ river, stream ◊ plain, level land ◊ (short for Sìchuān 四川) Sichuan Province [n]
傳 chuán ◊ pass on, hand down, convey, transmit, circulate, hand to, perpetuate ◊ spread, popularize, teach ◊ conduct (like electricity, heat) ◊ propagate, transmit (like radio waves, a contagious disease) ◊ sum-

mon (like to court) ◊ {med} infect, be contagious ◊ it is reported/rumored that... [vt,v]
船 chuán ◊ ship, boat, vessel ◊ Chuan (surname) [n,sn]
喘 chuǎn ◊ pant, gasp, breathe heavily (like from asthma, physical exertion) ◊ {med} asthma [v,n]
*腨
窗 chuāng◊ window [n]
瘡 chuāng◊ wound, sore [n]
囱 cōng ◊ chimney [n]
疒 chuáng◊ sick ◊ radical 104
床 chuáng◊ bed, couch, bench ◊ appliance or implement shaped like a bed ◊ chassis ◊ ground in the shape of a bed (like a seedbed, riverbed, etc.) ◊ {measure word} (used for bed covers, such as quilts, blankets, bedding, mattresses, etc.) [n,mw]
愴 chuàng◊ sad, sorrowful; sadness, sorrow [adj]
吹 chuī ◊ blow, puff (with the mouth) ◊ (of the wind) blow ◊ play (a wind instrument) ◊ brag/boast (about); praise, tout, exaggerate/overstate the merits of sth/sb ◊ (of plans) fall through; (of boy/girl friends) break off/up ◊ flatter [v]
炊 chuī ◊ cook a meal [v]
錘 chuí ◊ {tool} hammer, metal mallet or club; hit with a hammer, hammer (in, on), temper; hammer into shape ◊ sliding weight of a steelyard ◊ {archaic, weaponry} metal ball with a chain or handle, mace [n,v]
垂 chuí ◊ hang down, droop, dangle ◊ bequeath (to posterity), hand down ◊ nearing, approaching, being on the verge of ◊ {grammar, written} towards (sb of lower status or position; honorific auxiliary word, as in chuí'ài 垂愛/垂爱 "your kind concern for me") [v,adj,adv]
春 chūn ◊ spring, springtime ◊ a year's time, a year ◊ courtship, love, lust ◊ life, vital energy ◊ Chun (surname) [n,sn]
淳 chún ◊ {written} pure, honest, clean, clear, simple [n]
唇 chún ◊ lip; the lips [n]
純 chún ◊ pure, clean, unadulterated, unmixed ◊ skilful, well-versed, familiar with, fluent in ◊ net (profit, etc.) ◊ sincere, honest ◊ great (happiness, etc.) ◊ silk [adj]
疵 cī ◊ flaw, defect, fault, blemish [n]
雌 cí ◊ {zool, bot} female ◊ feminine [adj]
慈 cí ◊ kind, compassionate, loving ◊ {written} (mostly of senior persons) love, kindness, affection ◊ paternal love ◊ a (loving) mother ◊ Ci (surname) [adj,n,sn]
辭 cí ◊ word(s), speech, expression, phrase ◊ diction, phraseology ◊ take leave ◊ resign, hand in one's resignation ◊ dismiss, discharge ◊ decline, refuse to accept ◊ dodge, evade, shirk ◊ (used like cí 詞/词) words (of a speech, song, etc.) ◊ wording, language ◊ {linguistics} word, character compound, expression [n,v]
此 cǐ ◊ this ◊ here ◊ now [pron]
次 cì ◊ order, sequence, position (in a sequence),... times ◊ arrangement ◊ the following, second, next ◊ sub- (as in cìdàlù 次大陸/次大陆 "subcontinent") ◊ second-rate, inferior, shoddy, substandard, of low(er) quality ◊ {written} stopover, layover ◊ among, between, in the middle of ◊ {measure word}... time(s) (following a numeral, used for number of occurrences/times/occasions) ◊ Ci (surname) ◊ {chem} hypo- [n,adj,prep,mw,sn]
刺 cì ◊ stab, prick, pierce, prod ◊ (of an irritant liquid, smell, etc.) irritate, bite, stimulate ◊ assassinate ◊ criticize, satirize ◊ pry (into), make (secret or roundabout) inquiries, spy (on sb) ◊ thorn, splinter, sting ◊ {written} visiting card, calling card [v,n]
賜 cì ◊ (of superiors to subordinates, or seniors to juniors) grant, bestow, confer, reward ◊ {formal/polite, written} (of the person that is addressed to the writer) grant (e.g., a reply), favour (me with your attention, etc.), would you have the kindness to... ◊ Ci (surname) [v,sn]
聰 cōng ◊ {written} the faculty of hearing, the hearing sense ◊ a keen/acute sense of hearing ◊ intelligent, clever, bright [n,adj]
蔥 cōng ◊ scallions, green onions; leeks ◊ green (colour) [n]
從 cóng ◊ from ◊ through, since, by ◊

ever (before negation, e.g., cóng méiyǒu 從沒有/从没有) ◊ always (usually followed by 不，沒/没，未 etc. to mean "never") ◊ follow, accompany ◊ comply, conform, follow, obey ◊ act in a certain way (e.g., cóngkuān 從寬/从宽 "treat with leniency") ◊ attendant, footman, follower ◊ secondary ◊ cousin (relationship based on having the same paternal ancestor) ◊ Cong (surname) [prep,v,sn]

叢 cóng ◊ grow/crowd together, clump, overgrow ◊ thicket, clump, bush(es) ◊ {measure word} patch(es) of (grass, plants, leaves etc.), grove (of trees) ◊ a collection; crowd, group ◊ Cong (surname) [v,n,mw,sn]

腠 còu ◊ veins on one's skin ◊ muscle texture ◊ {Chinese med} space between skin and muscle [n]

湊 còu ◊ collect, gather (together), pool, scrape together (funds etc.) ◊ happen to be, avail oneself of, take advantage of (like an opportunity) ◊ press near, move close to, approach [v]

粗 cū ◊ thick, wide (in contrast to xì 細/细 "thin, narrow") ◊ in large particles, coarse (like sand, gravel) ◊ gruff, husky, hoarse (voice) ◊ rough, crude, coarse (in contrast to jīng 精 "fine, refined") ◊ rude, vulgar ◊ careless, negligent ◊ brief, sketchy [adj]

麤 cū ◊ (variant of cū 粗) thick, wide (in contrast to xì 細/细 "thin, narrow,") ◊ in large particles, coarse (like sand, gravel) ◊ gruff, husky, hoarse (voice) ◊ rough, crude, coarse (in contrast to jīng 精 "fine, refined") ◊ rude, vulgar ◊ careless, negligent ◊ brief, sketchy

怚 cū ◊ dull, stupid, suspicious, jealous

促 cù ◊ be short of time ◊ pressed for time, in a hurry ◊ pressing, urgent ◊ urge, promote, spur, hurry ◊ {written} near, close [v]

簇 cù ◊ cluster, bunch, bundle ◊ {measure word}... cluster(s) of...,... bunch(es) of...,... bundle(s) of... (for a cluster or bundle of sth, like flowers, plants, and for crowds of people) ◊ form a cluster, pile up ◊ most, utmost ◊ bundle of reeds, bamboo, etc. on which silkworms spin cocoons ◊ slender bamboo [n,mw]

篡 cuàn ◊ usurp (power) ◊ seize (wrongfully, illegally) [v]

摧 cuī ◊ break, destroy, annihilate, devastate (e.g., enemy forces) ◊ push (aside/away/out) ◊ pull, drag ◊ be ruined, perish ◊ squeeze (out), put under pressure ◊ obstruct, hinder, thwart, prevent ◊ cause a setback, frustrate ◊ slander, disparage, vilify, speak ill of, ridicule, dishearten ◊ arrive ◊ go/proceed to ◊ go to the end, do sth thoroughly ◊ grieve, be anxious/troubled [v]

翠 cuì ◊ (emerald) green ◊ kingfisher, Alcedines ◊ {mineralogy} jadeite [adj,n]

焠 cuì ◊ (variant of cuì 淬) quench, temper, harden (heat-treatment of metal and glass, through quick cooling of the hot material in water, oil or air)

脆 cuì ◊ brittle, fragile ◊ (of food, fresh vegetables, etc.) crisp, crispy, crunchy ◊ (of sound, voice, etc.) clear and crisp, clear and sharp ◊ {regional} tidy, neat, clear-cut, straightforward [adj]

瘁 cuì ◊ {written} tired out, overworked, worn-out, exhausted [adj]

悴 cuì ◊ {written} haggard, emaciated, thin and pale; worn out; (of plants, flowers, etc.) withered (as in qiáocuì 憔悴 "haggard, emaciated, thin and pale, worn out; [of plants, flowers, etc.] withered") [adj]

皴 cūn ◊ (of the skin) chapped, cracked (from the cold) ◊ {dialect} dirt on the skin ◊ {painting} light ink stroke technique in Chinese landscape painting [n,v]

存 cún ◊ exist, live; survive ◊ keep, store, preserve ◊ gather, collect, accumulate ◊ deposit (money) ◊ check sth in, leave sth behind (to be claimed later, like one's hat and coat, car, baggage) ◊ keep, reserve, retain ◊ (of merchandise) be in stock ◊ {figurative} (of feelings, hopes, intentions, etc.) harbour, cherish [v]

寸 cùn ◊ {unit of measure} inch (the Chinese inch = 3.33 cm) ◊ very short/small ◊ {med} one of the three pulse-points (cùnkǒu 寸口) at the wrist ◊ {dialect} just right (as it is), co-incidentally right ◊ Cun (surname) [sn]

撮 cuō ◊ {written} gather, scoop up

(like with a dustpan) ◊ hold between the fingers (like grains of salt) ◊ abstract, summarize (like the main points) ◊ {measure word}...pinch(es) of...(used for a small quantity of sth picked up with the fingers, like a pinch of salt) ◊ {measure word}...bunch(es) of...,... handful(s) of...(used for a small number of evildoers or things, like a handful of criminals) ◊ {regional} eat (a meal) [v,mw]

痤 cuó ◊ {med} carbuncle; acne (as in cuóchuāng 痤瘡/痤疮 "acne") [n]

莝 cuò ◊ {agriculture, written} chop (grass/hay/straw); chopped grass/hay/straw

錯 cuò ◊ wrong, mistaken, erroneous ◊ mistake, error, fault ◊ interlocking, inlaid, intricate ◊ stagger, alternate (like office hours, shifts) ◊ (preceded by a negation like bù 不) bad (bùcuò 不錯/不错 means "not bad", or "very good") ◊ {regional} except, with the exception of, but for... ◊ {written} inlay (with gold, silver, etc.) ◊ {tool} a grindstone for polishing jade ◊ polish jade [adj,adv,v,n]

措 cuò ◊ arrange, handle, manage, conduct ◊ use, apply ◊ plan, make preparations [v]

D

達 dá ◊ reach, extend to ◊ achieve, attain, amount to, reach/up to (a certain number), arrive at ◊ for as long as (a stated amount of time or distance) ◊ grasp completely, understand thoroughly ◊ express, communicate, convey ◊ distinguished, prominent, illustrious, eminent ◊ Da (surname) [v,adj,adv,sn]

答 dá ◊ reply, respond, answer; return (a visit, banquet, etc.), reciprocate; repay (a favour) ‖ (pronounced "dā" in certain compound words, e.g., in dāshàn 答訕/答讪 "say sth to smooth things over") [v]

大 dà ◊ big, large, great ◊ greatly, to a large extent, in a major way ◊ major, important, main ◊ general ◊ strong, heavy ◊ loud, high (like volume of sound, or sb's voice) ◊ (of persons) old (i.e. of a certain age) ◊ the oldest (among two or more) ◊ adult, elder ◊ (as emphatic prefix) even on...(followed by a time expression, as in dà Xīngqīrì 大星期日 "even on Sundays") ◊ (as honorific prefix) your... ◊ (used for transcription of the syllable -da- in foreign names) ◊ Da (surname) [adj,co,sn]

待 dài ◊ wait (for), await ◊ need, require ◊ be about to, going to, planning to ◊ treat, deal with ◊ host, entertain (guests) ◊ when, by the time... [v,adv]

代 dài ◊ for/in place of/on behalf of (sb else) ◊ replace, take the place of, act on another's behalf, be a substitute for ◊ substitute, acting, temporary ◊ era, age, period, dynasty ◊ generation ◊ Dai (surname) [adv,adj,v,n,sn]

殆 dài ◊ {written} danger, peril ◊ nearly, almost ◊ practically, virtually [adj,adv]

貸 dài ◊ {finance} loan, credit ◊ borrow (money) ◊ lend (money) ◊ shirk/shift (a responsibility) ◊ have mercy, pardon, forgive [n,v]

戴 dài ◊ wear, don, put on, (like a hat, eyeglasses); be dressed in ◊ support, uphold, honour, esteem ◊ Dai (surname) [v,sn]

帶 dài ◊ carry, bring, take (along) ◊ belt, girdle, band, ribbon, tape, magnetic tape ◊ {automotive} tire ◊ zone, area, belt ◊ {med} whites, Leucorrhoea ◊ do sth incidentally ◊ show, bear, have ◊ hold, contain; include, (of an item for purchase, an apartment, etc.) come with (accessories, furniture, etc.) ◊ with (sth attached) ◊ lead, supervise (like students) ◊ bring up, raise, look after (like children) ◊ promote, provide momentum to [v,n]

怠 dài ◊ idle, lazy ◊ lax, slack, remiss, negligent, indolent ◊ neglect, slight, diminish (sth) ◊ treat coldly, cold-shoulder [adj]

單 dān ◊ single, one (alone) ◊ only, exclusively ◊ odd, odd-numbered (in contrast to shuāng 雙/双 "even, even-numbered") ◊ {grammar} singular ◊ alone ◊ weak, thin ◊ {clothing} unlined, unpadded, single-layer ◊ slip, list, bill, sheet, order [adj,adv,n]

丹 dān ◊ red, vermilion, cinnabar (red) ◊ {Chinese med} a pill, a (medicinal) powder ◊ {Taoism} the Pill of Immortality

(as concocted by Taoist alchemists) ◊ Dan (surname) [adj,n,sn]
膽 dǎn ◊ gall bladder; gall ◊ bile ◊ guts, courage, bravery ◊ sth resembling a bladder (like the rubber bladder of a ball) ◊ bladder-like inner liquid container [n]
疸 dǎn ◊ {med} jaundice, icterus [n]
惔 tán ◊ (alternate reading "dàn")
旦 dàn ◊ {written} daybreak, dawn ◊ day (like New Year's Day) ◊ {theatre} (female role traditionally played by males in the Chinese opera) ◊ {textiles} denier (measure of thread) [n]
憺 dàn ◊ {written} peaceful, calm, tranquil
彈 tán ◊ shoot, catapult, fling, bounce ◊ {textiles} fluff, tease (like cotton, wool, silk) with a bow ◊ flip, flick (like marbles with a finger, or ash from a cigarette) ◊ {music} play, pluck (the piano, a stringed instrument, etc) ◊ elastic, resilient ◊ spring back into the original shape after being stretched ◊ impeach, accuse, lash out at [v,adj]
淡 dàn ◊ (of food, drinks, etc.) weak, light (opp.: nóng 濃/浓 "thick") ◊ bland, tasteless (not salty enough) ◊ (of liquid, gas, air, fragrance, etc.) thin, light ◊ (of colour) light, pale ◊ indifferent, cool, unenthusiastic ◊ (of business) slack, slow, stagnant ◊ insignificant, meaningless, trivial ◊ Dan (surname [adj,sn]
癉 dàn ◊ {med, written} ill from overworking oneself, sick from exhaustion; illness resulting from physical exhaustion or overworking oneself ◊ hate, detest, denounce, condemn [n,v]
但 dàn ◊ but, on the other hand, nevertheless ◊ only, merely, just ◊ Dan (surname) [adv,conj,sn]
憚 dàn ◊ {written} dread, fear, be afraid of, hesitate to do [v]
澹 dàn ◊ {written} peaceful, quiet, tranquil ◊ light, superficial (of involvements, etc.) ◊ touch, move (emotionally) [adj,v]
當 dāng ◊ as... ◊ be equal, match ◊ equal ◊ should, ought to, must ◊ at, in front of, in the presence of, confronting, facing, to sb's face ◊ (just) at (that very time, that very place) (as in 當…時/当…时 dāng... shí "at the time when...") ◊ become, serve as, work as, act as, be ◊ deserve, accept, bear ◊ be in charge of, direct, manage ◊ {written} stop, obstruct, prevent ◊ ought to, should, must ◊ {onom} ding-dong, etc. (used like dāng 噹/当 "ding-dong", etc., for the sound of bells) [adj,adv,v]
蕩 dàng ◊ swing, sway, wave ◊ undisciplined, of loose morals, licentious, lascivious; debauchery ◊ shallow lake, marsh, marshland ◊ (used for dàng 凼) pond, pool, pit [adj,n]
刀 dāo ◊ knife, or any kind of cutting tool; sth shaped like a knife ◊ sword, sabre ◊ {archaic} knife-shaped coin ◊ {measure word} (used for a quantity of 100 paper sheets) ◊ {colloquial, measure word} dollar (esp. used by Chinese living overseas) ◊ Dao (surname) [n,mw,sn]
島 dǎo ◊ island [n]
導 dǎo ◊ guide, lead ◊ give guidance, guide, instruct, teach ◊ {electrical} conduct, transmit ◊ {theatre} direct (like the production of a play, movie) [v,adj]
倒 dào ◊ turn upside down, reverse, invert ◊ throw out, discard, dump ◊ upside down, inverted, reverse, backward ◊ move backward ◊ pour (a liquid), dump ◊ {grammar} nevertheless, on the contrary (expressing a result/outcome opposite of the expected); although...(indicating contrast); but, still (indicating concession); quickly...! (indicating impatience) [v,adv]
道 dào ◊ way, path, road ◊ line ◊ method ◊ morality, virtue, ethics ◊ {philosophy} doctrine, principle (of learning/religion/ethics), course, (the right) orientation, justice; Daoism (Taoism) ◊ superstitious sect ◊ {measure word} (used for narrow long shapes like rays, lightning, scars, door(way)s; for walls, instructions, [math] problems, [test] questions, courses or dishes of a dinner, steps in a procedure, coats of paint, times, repetitions, etc.) ◊ speak, say ◊ suppose, think ◊ Dao (surname) ◊ {admin} (during the Táng 唐 Dynasty) prefecture; (in Japan) prefecture (like Běihǎidào 北海道 "Hokkaidō"); (in North Korea) province ◊ {unit of measure} used for hūmǐ 忽米 "centimillimetre, one hundredth of a mm, cmm" [n,vi,mw,sn]

稻 dào ◊ {agriculture} rice (the plant or its edible seed) ◊ rice paddy [n]
到 dào ◊ (from...) to, up until, up to...; as of ◊ arrive, reach ◊ (preceding a location) (go) to, leave for ◊ successfully..., succeed in...(verbal suffix indicating success of the verb's action, as in kàndào 看到 "get to see, notice") ◊ thorough, thoughtful, considerate ◊ Dao (surname) [v,prep,co,suf,sn]
盜 dào ◊ rob, steal, burglarize; robber, thief, burglar [n,v]
得 de ◊ {grammar} (as structural particle between verb/adjective and a following complement) able to...; to the degree of...(used after certain verbs to indicate ability, possibility, or achievement to a certain degree, e.g., wǒ kàn de hěn qīngchu 我看得很清楚 "I could see it clearly") [adv]
德 dé ◊ virtue, morality, good character, ethical character ◊ heart, mind, soul ◊ favours, acts of kindness ◊ {suffix} (indicates ethics or morality of the preceding noun,like yīdé 醫德/医德 "medical ethics") ◊ (short for Déguó 德國/德国) Germany, German ◊ De (surname) [n,name,adj,sn]
的 de ◊ {grammar} (as an attributive suffix) "of a certain quality" (like xīn de fángzi 新的房子 "a new house") ◊ (as a possessive suffix) "of" (like tā de zìxíngchē 他的自行車/他的自行车 "his bicycle") ◊ (as a noun-forming suffix) "the... ones" (like yǒu niánqīng de, yǒu lǎo de 有年輕的,有老的/有年轻的,有老的 "there were young ones and old ones") [suf]
登 dēng ◊ climb, ascend, scale, mount ◊ publish, print (as in a newspaper) ◊ register, record, enter, be entered (as in a roll of honour) ◊ (of grain) ripen; ripe and ready to be taken to the threshing ground ◊ step, tread, pedal (with the foot) ◊ wear, put on (like shoes, pants, etc.) ◊ immediately, at once [v,adj,adv]
等 děng ◊ wait (for), await ◊ until, by the time when..., by the time that... ◊ {measure word} (used for grade, rank, class, degree) ◊ a (certain) kind, type, sort ◊ equal (to), similar ◊ {grammar} (plural suffix) ◊ and so on/forth/etc. ◊ {grammar} (used to indicate the end of an enumeration of items in a series) [v,suf,mw]
堤 dī ◊ dyke, dam ◊ embankment (along a river, lake, etc.) [n]
低 dī ◊ low (i.e. a small distance from the ground, in contrast to gāo 高 "high") ◊ below (the) average ◊ (of rank, grade, position, profile) low ◊ (let) droop, hang down, lower (like one's head) [adj,v]
滌 dí ◊ {written} wash, cleanse, purify ◊ sweep clean ◊ remove, eliminate ◊ {religion} a place for raising animals for sacrifice (in ancient times) [v,n]
骶 dǐ ◊ {physiology} the tailbone, coccyx [n]
抵 dǐ ◊ {written} arrive at, reach ◊ support, prop up, maintain ◊ withstand, resist, keep out ◊ compensate for, make good/up for ◊ {financial} a mortgage ◊ set off (against), balance, counteract ◊ match, be equal to [v]
氐 dǐ ◊ {written} basis, foundation, base
底 dǐ ◊ bottom (of a pot, well, the sea, etc.) ◊ real situation, the origin of sth, the whole story ◊ rough draft, concept draft ◊ foundation, base, background ◊ end of a year ◊ end of a month ◊ toward the end of a month or a year ◊ {math} (short for dǐshù 底數/底数) base number ◊ {written} end up in/with, come to... ◊ Di (surname) [n,sn]
帝 dì ◊ {history, admin} supreme ruler, emperor ◊ (short for dìguózhǔyì 帝國主義/帝国主义) imperialism ◊ {religion} Supreme Being, Creator, Divine (as in Tiāndì 天帝 "supreme ruler of heaven", or Shàngdì 上帝 "God") [n]
第 dì ◊ number...(followed by a numeral, to form ordinal numbers) [pref]
地 dì ◊ earth, ground, land, floor, soil, field(s), farmland ◊ place, locality, site, area ◊ situation, position ◊ background (of a painting, calligraphy, etc.) ◊ (following specification of distance) a distance of... (e.g., shí gōnglǐ dì 十公里地 "a distance of 10 km") ◊ (suffix, forming an adverb from an adjective, e.g., gāoxìng 高興/高兴 "happy" + dì 地 yields gāoxìngdì 高興地/高兴地 "happily"; in this function often pronounced "de") [n]

弟 dì ◊ younger brother; younger brother-in-law; male cousin ◊ {modest/humble} (in writing a letter) "I" ◊ Di (surname) [n,sn]
釱 dì ◊ fetters ◊ to fetter ◊ (alternate reading "dài")
諦 dì ◊ {written} look at sth carefully, attentively ◊ fully understand the meaning/significance ◊ ascertain, scrutinize, obtain a thorough understanding [adj,n]
巔 diān ◊ summit or peak of a mountain; mountain top [n]
癲 diān ◊ mentally ill, insane [adj]
瘨 diān ◊ fall ill ◊ madness, insanity ◊ a stubborn recurring illness ◊ a chronic illness ◊ (used like diān 癲) mentally ill, insane
顛 diān ◊ the top (of the head) ◊ the top, peak, summit (of a mountain) ◊ jolt, joggle, bump ◊ fall, topple, turn over ◊ run (about, off); be on the go (all the time) ◊ (used like diān 癲) mentally ill, insane [n,v]
典 diǎn ◊ {literature} canon, law; classic, standard (work of scholarship); literary allusion ◊ ceremony, rite, ritual, celebration ◊ be responsible for, be in charge of ◊ lease, mortgage, pawn (with real estate as security) ◊ Dian (surname) [n,adj,v,sn]
電 diàn ◊ electricity, (electric) power ◊ lightning ◊ receive an electric shock ◊ {IT} telegram, cable ◊ send a telegram/cable [n,v]
雕 diāo ◊ carve, engrave ◊ carving, sculpture [v,n]
彫 diāo ◊ {art} carve, sculpt, engrave, decorate (with colour drawings) ◊ decorated with colour drawings
凋 diāo ◊ (of trees, leaves, plants, flowers, etc.) wither, die [v]
掉 diào ◊ fall, drop, fall off ◊ drop, decrease, decline ◊ shed, lose ◊ fall/lag behind ◊ lose, be left out ◊ be missing ◊ reduce, decrease, cut, lower ◊ wave, shake, swing, sway, wag (tongue) ◊ turn around, turn back ◊ turn, change, exchange, swap ◊ (preceded by a verb) ...off, ...away (resultative ending used after certain verbs to indicate removal, departure, or vanishing) [v,co]
跌 diē ◊ stumble, lose one's footing, trip over ◊ fall, tumble (down) ◊ (of prices, water level, etc.) fall, drop ◊ pass, overtake ◊ surpass, exceed ◊ differ, err, commit an error, make a mistake ◊ hurt one's foot ◊ the sole (of the foot) [v]
昳 dié ◊ {written} (of the sun) inclined to the west, setting in the west
迭 dié ◊ alternate, change, replace, repeat ◊ repeatedly, time and again ◊ in time [adv,v]
疊 dié ◊ hoard, stockpile, pile up, accumulate ◊ repeat, duplicate ◊ fold (up) ◊ thick ◊ make a plait, crease (in clothing) ◊ fear, be afraid ◊ be filled with, swell with ◊ break, snap ◊ flourish, be in high spirits ◊ a pile (not too high, like sheets of paper, banknotes) ◊ {measure word}... pile(s) of...,...ream(s) of...,...wad(s) of...,...stack(s) of...(used for a stack of flat objects, mostly made of paper, e.g., sheets of paper, newspapers, banknotes) [v,n,mw]
丁 dīng ◊ a man, male adult ◊ family member; population ◊ (as a suffix, denoting a person with a specific occupation) -worker (as in yuándīng 園丁/园丁 "gardener") ◊ ding (the 4th of the 10 Tiāngān 天干 "Celestial Stems") ◊ 4th (in a series) ◊ {food/cuisine} diced or cubed pieces of meat or vegetables ◊ {written} meet, encounter ◊ Ding (surname) [n,v,sn]
頂 dǐng ◊ top, peak, crest ◊ crown (of the head) ◊ carry on the head ◊ push up against, push from below upward or from behind forward ◊ go against ◊ prop up, block (like a door) ◊ very, most, extremely ◊ cope with, stand up to, be equal to ◊ substitute, take sb's place, replace ◊ sub-lease (like an apartment) ◊ {measure word} (used for things on top or covering sth, like hats, caps, helmets, etc.) ◊ {Internet} support; agree with (sb) ◊ {regional} at the time specified [n,adv,mw,v]
定 dìng ◊ set (a date or deadline) ◊ decide, fix, determine, stipulate, establish ◊ settle, calm down; calm, stable, still ◊ (used like dìng 訂/订) order, subscribe to, book ◊ {written} definite(ly), sure(ly), certain(ly) ◊ Ding (surname) [adj,adv,v,sn]
冬 dōng ◊ winter ◊ Dong (surname) [n,sn]
東 dōng ◊ east ◊ owner, master ◊ host ◊

Dong (surname) [adv,n,sn]
鼕 dōng ◊ {onom} dub-a-dub, rat-a-tat (or similar sound of beating on a drum, knocking on a door, etc.)
動 dòng ◊ move, budge ◊ get moving, move into action, stir, act ◊ touch, displace, alter the position/shape of ◊ motion, movement (in contrast to jìng 靜/静 "still, calm") ◊ alter, change, modify ◊ use, put into use, make use of ◊ touch, move, sway, stir up, excite, arouse (like feelings) ◊ consume (food or drink) (mostly used with the negative) ◊ frequently, often, at every turn, easily [v,n,adv]
洞 dòng ◊ hole, cavity, cave ◊ deep valley, canyon ◊ hollow, void ◊ {written} (used like dòng 迥) go through, arrive, reach, pierce, penetrate ◊ (of water, liquids) flow (down) rapidly, gush out ◊ {med} diarrhoea ◊ thorough(ly), penetrating(ly), clear(ly), deep(ly) ◊ (when saying digits over the phone) "zero" (used like líng 零/□ "zero") [n,adv,v]
凍 dòng ◊ freeze ◊ congeal, jelly ◊ be cold, be benumbed (with cold), be chilled (to the bone) ◊ Dong (surname) [v,adj,sn]
都 dōu ◊ all, both, every, in every case ◊ (when preceding shì 是, indicates the cause of sth that happened) it's all because of... ◊ (following a stressed subject, or in the pattern lián 連/连 … dōu 都 …) even..., already... (as in Dōu shíyī diǎn le! 都十一點了/都十一点了！ "It's eleven o'clock already!") ◊ (used in a question with an interrogative pronoun to ask for a plural answer, e.g., Nǐ dōu mǎi shénme le 你都買甚麼了/你都买什么了? "What things did you buy?") [adv]
斗 dǒu ◊ {unit of measure} decalitre (dry grain measure) ◊ wooden or bamboo measure-cup/dipper for a decalitre ◊ sth shaped like a measure cup or dipper ◊ whorls (in a fingerprint) ◊ {archaic} wine vessel ◊ {Chinese astronomy} (one of the 28 Lunar Mansions, usually called Nándǒu 南斗) ◊ {astronomy} Big Dipper (short for Běidǒuxīng 北斗星) [n]
豆 dòu ◊ beans, peas, legumes, pulses ◊ something resembling a bean or pea ◊ {archaic} cup, bowl; vessel for holding sacrificial food ◊ Dou (surname) [n,sn]
督 dū ◊ look (closely), scrutinize, investigate, watch, observe ◊ superintend/direct, oversee, supervise ◊ think, consider ◊ lead, guide ◊ advance, promote, push forward ◊ middle, centre ◊ Du (surname) [v,n,sn]
獨 dú ◊ one, single ◊ by oneself, alone, solitary ◊ on one's own (esp. of Taiwan, short for dúlì 獨立/独立, "independence" or "become independent") ◊ only, just ◊ selfish, egoistic and intolerant ◊ unique ◊ old people without offspring ◊ the old and childless ◊ Du (surname) [adj,adv,n,sn]
毒 dú ◊ poison, toxin ◊ poisonous, toxic, noxious ◊ narcotics, drugs ◊ {figurative} bad influence, anything bad for the mind ◊ cruel, malicious, malevolent ◊ kill with poison, poison [adj,n,v]
瀆 dú ◊ {written} be disrespectful, show disrespect of ◊ defile, be rude to/annoy/harass sb ◊ profane ◊ ditch, drain, canal; major river [n,v]
讀 dú ◊ read aloud ◊ read ◊ study (a subject in school), attend (school) [v]
犢 dú ◊ a calf [n]
睹 dǔ ◊ see ◊ look at, gaze at ◊ observe, witness [v]
篤 dǔ ◊ sincere, earnest, faithful, loyal ◊ be seriously/critically/terminally ill [adj]
度 dù ◊ {unit of measure} degree (like of temperature, angle, latitude) ◊ kilowatt-hour ◊ (a certain) degree/extent ◊ {measure word} ... times (used for the number of times an action is repeated, occasions, occurrences) ◊ standard, rule, criterion ◊ bound, limit ◊ magnanimity, tolerance, open-mindedness; bearing, attitude ◊ consider, think of ◊ spend, pass (time) ◊ {Buddhism, Taoism} convert ◊ Du (surname) [n,v,mw,sn]
渡 dù ◊ go across, cross (a river, etc.) ◊ tide over, get through, pull through, make it ◊ a ferry; a ferry landing; ferry across ◊ a ferry crossing (used in place names) [v,n]
蠹 dù ◊ insects/moths/worms eating into wood, books, clothes, etc. (used figuratively of corrupt officials) ◊ (of insects/moths/worms) eat into... [n,v]

端 duān ◊ end, tip (of an object) ◊ extremity ◊ beginning, start, foundation, source (of a matter, affair) ◊ cause, occasion, reason, pretext ◊ item, point, aspect ◊ proper, upright ◊ hold or carry sth level with both hands (like a tray) ◊ Duan (surname) [n,v,sn]
短 duǎn ◊ short, brief (of distance or time, in contrast to cháng 長/长 "long") ◊ shorten, make short ◊ be insufficient, be inferior/second to, compare unfavourably with, be/fall short of, lack, owe ◊ fault, deficiency, weak point, shortcoming, mistake ◊ disfigurement, deformity, disability ◊ {written} lose one's younger brother through death; die at young age [adj,v,n]
斷 duàn ◊ break, interrupt ◊ cut up (into smaller sections), cut off, sever ◊ abstain from, stop, quit (like smoking) ◊ section, paragraph, (text) passage ◊ judge, decide ◊ absolutely, definitely (often followed by a negative, as in duàn wú... 斷無/断无... "absolutely not...") [v,n,adv]
鍛 duàn ◊ {metal} forge ◊ {figurative} perfect one's skill [v]
對 duì ◊ toward, to, facing, regarding ◊ be directed at, confront, treat, cope with ◊ opposite ◊ couple, pair (usually a man and a woman) ◊ {measure word}... pair(s) of... (used for things that come in pairs, like shoes, or for abstract dualities, as in yī duì máodùn 一對矛盾/一对矛盾 "a contradiction") ◊ agree, fit ◊ compare, identify, check ◊ set, adjust, synchronize (like clocks) ◊ pair up, fit together, coordinate ◊ correct, right ◊ adulterate, mix with, add, dilute (like wine with water) ◊ split in half (like profit) ◊ {literature, poetry} couplet [adj,n,mw]
兌 duì ◊ exchange, change, convert (esp. money, or sth old for sth new) ◊ cash (a cheque); honour (a bill) ◊ barter ◊ add (like water) ◊ pour liquid from one container to another, mix ◊ straight ◊ cave ◊ {divination} Dui (one of the Bāguà 八卦 "Eight Trigrams" in the Yìjīng 易經/易经 "Book of Changes", used for divination according to Taoist beliefs) [v,n]
敦 dūn ◊ urge, encourage ◊ honest; sincere and magnanimous ◊ get angry, fly into a rage ◊ lush, luxuriant ◊ Dun (surname) [adj,v,sn]
惇 dūn ◊ sincere, honest ◊ solid, sound ◊ emphasize, value ◊ diligent(ly), tireless(ly) [adj,adv,v]
盾 dùn ◊ {weaponry} shield; be shaped like a shield ◊ {economics} (used to transcribe certain units of currency) Dutch Guilder; Indonesian Rupiah; Vietnamese Dong, etc. [n]
楯 dùn ◊ (used like dùn 盾) {weaponry} shield ◊ be shaped like a shield [n,v]
多 duō ◊ many, much; more, further; in excess, extra, exceeding (the intended/normal/original number or amount) ◊ a lot, ample ◊ (following a numeral) more than..., over (the number/amount stated) ◊ far more, much more ◊ mostly, for the most part ◊ (in questions asking about number, size, etc.) how (much, big, etc.)? ◊ (in exclamations) how...! ◊ Duo (surname) [num,adj,adv,sn]
奪 duó ◊ take by force, seize, wrest ◊ force one's way into ◊ strive for, compete for, contend for ◊ take away from, cause to lose, deprive ◊ surpass, defeat, overwhelm ◊ {written} lose, miss ◊ decide ◊ {literature} omission (in a text) [v]
嚲 duǒ ◊ droop, hang down, let fall [v]
墮 duò ◊ fall, sink, drop ◊ {figurative} sink low, degenerate [v]
惰 duò ◊ neglect, be negligent (of one's duties, etc.) ◊ (be) lazy, idle, inactive ◊ (be) indolent, indiscreet, disrespectful ◊ belittle, underrate, slight, hold in light esteem [v]

E

痾 ē ◊ sickness, illness, disease [n]
鵝 é ◊ goose, Anser domestica [n]
額 é ◊ forehead ◊ (inscribed) tablet/board ◊ specific number, fixed amount [n]
惡 è ◊ evil, wickedness, guilt ◊ vicious, fierce, ferocious, bad [n,adj]
遏 è ◊ check, hold back, restrain,

curb [v]
頞 è ◊ {written} bridge of the nose [n]
恩 ēn ◊ kindness, favour, benevolence, grace ◊ gratitude ◊ of or pertaining to Imperial favour ◊ En (surname) [n,sn]
而 ér ◊ (joining two adjectives)...and... ◊ (indicating a sequence or consequence)... and thus..., therefore ◊ (indicating a contrast)...but... ◊ (indicating a transition)...to... ◊ (indicating sth happens at a certain time) at..., when... ◊ (indicating sth happens under a certain condition) if... [conj]
兒 ér ◊ child, baby, son (written as "r" when used as a suffix, indicates smallness [e.g., màor 帽兒/帽儿 "hat"]; after a verb/adjective turns it into a noun [e.g., chīr 吃兒/吃儿 "eatables, food"]; added to a concrete noun turns it into an abstract noun [e.g., ménr 門兒/门儿 "work"]; added to a noun to change its original meaning [e.g., báimiànr 白麵兒/白面儿 means "heroin", while báimiàn 白麵/白面 means "white flour"]; used as suffix to certain verbs [e.g., wánr 玩兒/玩儿 "play"]) [n,suf]
耳 ěr ◊ ear ◊ {pottery, bronze} loop-handles (on both sides of a vessel, tripod, etc.) ◊ ear-like on both sides, flanking ◊ {written} only, just ◊ Er (surname) [n,adv,sn]
爾 ěr ◊ you; your ◊ like this/that ◊ this/that ◊ only, merely, just ◊ (used to transliterate final /r/ in foreign loan-word syllables) [pron,adv]
邇 ěr ◊ {written} near(by), close [n]
餌 ěr ◊ cakes, pastry ◊ (for fishing, etc.) bait ◊ {written} lure, entice, tempt, try to seduce (with offers, promises, etc.) [n,v]
二 èr ◊ two, 2; second; double; dual; binary ◊ second in charge/command, etc., sub-, vice- ◊ {colloquial} slow-witted, flaky ◊ comparable ◊ peer, equal ◊ different ◊ doubt, hesitate ◊ change [num,adj,v]

F

發 fā ◊ issue, send out, distribute ◊ launch, discharge, shoot ◊ produce, generate ◊ leave for, set out for ◊ (preceding an adjective denoting a feeling like lǎn 懶/懒 "lazy", ruǎn 軟/软 "soft", rè 熱/热 "hot", etc.) feel..., grow..., get... ◊ (before an adjective of colour, taste, smell, etc.) appear..., be... -ish, be... -ly, be on the... side (like fāzǐ 發紫/发紫 "be purplish", fāchòu 發臭/发臭 "be smelly", fātián 發甜/发甜, "be on the sweet side,", etc.) ◊ speak, utter ◊ become rich ◊ diffuse, disperse ◊ expose, open up ◊ start/begin (an action) ◊ {measure word}... round(s) of...(used for ammunition: shells, cartridges, rounds, projectiles, etc.) [v,mw]
罰 fá ◊ penalty, fine, punishment ◊ punish, fine, penalize ◊ forfeit [v,n]
伐 fá ◊ fell, cut down (trees) ◊ attack, send out a military expedition (like the Northern Expedition, Běifá 北伐 [1926-1927]) ◊ boast, brag ◊ meritorious deeds [v,n]
乏 fá ◊ lack; be lacking, wanting; be short of ◊ tired, fatigued, weary ◊ {dialect} exhausted, worn out, spent; useless, worthless [v]
法 fǎ ◊ law ◊ method, way, style ◊ model after, pattern after, follow ◊ model, standard ◊ {Buddhism} dharma ◊ tricks, magic ◊ (short for Fǎjiā 法家) the Legalist school (of thought) ◊ (short for Fǎguó 法國/法国) France; French ◊ {physics, unit of measure} Farad ◊ Fa (surname) [n,v,phon,sn]
髮 fà ◊ hair (on the head) [n]
蕃 fán ◊ (of vegetation) lush, luxuriant; (of tree growth, the forest, etc.) dense ◊ propagate, multiply [adj,v]
煩 fán ◊ be annoyed, be vexed ◊ be tired of, fed up with ◊ superfluous and confusing ◊ bother, trouble [adj,v]
燔 fán ◊ {written} burn, set on fire ◊ roast, bake [v]
凡 fán ◊ ordinary, common, commonplace; usual(ly), general(ly) ◊ all, every, any, everything, everybody, whenever ◊ {written} in all, altogether, all inclusive ◊ {written} an outline; the gist of... ◊ {Chi-

nese music} fan (note in the Chinese musical notation gōngchěpǔ 工尺譜/工尺谱) [adj]
繁 fán ◊ complex, complicated (in contrast to jiǎn 簡/简 "simple") ◊ busy ◊ numerous (and various) ◊ (of livestock, etc.) procreate, multiply [adj,v]
反 fǎn ◊ oppose, counter, be against ◊ rebel against, revolt ◊ opposite (or different) from the expected, inverse, inside out, in reverse ◊ (as a prefix indicating opposition or reversal) counter-, anti-, contrary ◊ turn over, reverse ◊ return ◊ reactionaries, counterrevolutionaries ◊ (used like fǎn'ér 反而) on the contrary, instead ◊ argue/reason by analogy, analogize, infer, draw inferences (from another case) [v,adj,pref,n]
返 fǎn ◊ return, come back, go back [v]
犯 fàn ◊ violate (the law, a prohibition, etc.), offend (sb), encroach upon; go/act against, attack, infringe upon, break the law; commit (a crime, mistake, etc.) ◊ offender, criminal, culprit ◊ (of mistakes, sth bad, an illness, etc.) happen (again), (re)occur [v,n]
泛 fàn ◊ {written} float, drift ◊ cover, spread, emerge, emit ◊ general, extensive, unspecified, non-specific ◊ {figurative} shallow, superficial ◊ flood, inundation; inundate, flood ◊ pan-... (like fàn-Měi 泛美 "pan-American") [v,n]
飯 fàn ◊ meal (usu. with rice); cooked cereals (mostly rice) ◊ {figurative} means of livelyhood; living [n]
方 fāng ◊ square (in shape) ◊ direction ◊ upright, honest ◊ side, party ◊ direction, place, locality, region ◊ method, way, means ◊ {pharma, Chinese med} prescription, recipe ◊ (as an adverb, same meaning as cái 纔/才) only, just at that time, then ◊ just (now) ◊ {measure} (short for píngfāng 平方 "square metre", or for lìfāng 立方 "cubic metre")... square metre(s),... cubic metre(s) (used for area or volume) ◊ {math} power (of) ◊ Fang (surname) [adj,n,mw,sn]
芳 fāng ◊ fragrant, aromatic ◊ (of conduct, reputation, etc.) good, fine, virtuous ◊ flowers and plants ◊ {respectful, written} your ◊ Fang (surname) [adj,n,sn]
房 fáng ◊ house, building ◊ room, chamber ◊ any house-like structure (like a bee-hive) ◊ branch of a family; wife ◊ {measure word} (used for members of an extended family) ◊ shop, store ◊ {Chinese astronomy} Fang (one of the 28 Lunar Mansions) ◊ Fang (surname) [n,sn]
妨 fáng ◊ hinder, interfere with, impede, obstruct, disturb, hamper ◊ impair, harm ◊ hindrance, obstacle [v,n]
防 fáng ◊ guard against, take precautions against, be on the alert, prevent ◊ defend, guard, protect ◊ dike, embankment ◊ Fang (surname) [v,n,sn]
髣 fǎng ◊ {written} (used like fǎng 仿) resemble, seem ◊ seemingly, as if [v,adv]
訪 fǎng ◊ (pay a) visit, call on ◊ gather (information), seek out, investigate, interview ◊ Fang (surname) [v,sn]
仿 fǎng ◊ imitate, copy, follow the example of, use as a model ◊ replica, copy, model, template (like for practicing calligraphy) ◊ resemble, be similar, be like ◊ seemingly, as if [v,n,adv]
放 fàng ◊ release, set free, let go, let out ◊ put, place (in, on, etc.) ◊ let oneself go, give way to ◊ put in, add ◊ put (livestock, horses, etc.) out to pasture ◊ turn on, play (a movie, etc.) ◊ banish, exile, send away ◊ set off (like firecrackers) ◊ ignite, light, set fire to ◊ lend at interest ◊ (of clothing) let out, make larger ◊ (of blossoms, flowers) open, bloom ◊ keep (for future use), put aside ◊ fell, cut down (trees, etc.) ◊ (starting an imperative sentence) Be more...! ◊ (preceding 著...不.../着...不...) neglect/refuse (to do sth) [v]
非 fēi ◊ no, not ◊ (in compound words, as a prefix indicating negation) non-, un-, in- ◊ in no way ◊ wrong (in contrast to shì 是 "right") ◊ wrongdoing, evil ◊ negate ◊ not in accord with, not conforming to ◊ oppose, blame ◊ (often in the structure fēi...bùkě 非…不可) must, have to; be bound to ◊ insist on ◊ {written} degenerate, deteriorate ◊ (short for Fēizhōu 非洲) Africa, African [adv,pref]
飛 fēi ◊ (of birds, airplanes, etc.) fly ◊ hover, soar or flutter in the air ◊ swiftly, quickly, rapidly ◊ volatilize, be vapourized ◊ (of disaster, misfortune, examination) un-

expected, sudden, random; (of slander) baseless, unfounded ◊ {colloquial} throw (sth) at (sb) ◊ {regional} (of a bicycle) free-wheel [v]

蜚 fěi ◊ {zool} cockroach ◊ aphid ◊ {mythology} wild horned animal similar to a cow, with a tail like a snake [n]

菲 fēi ◊ (of flowers, herbs and other plants) lush/luxuriant and fragrant ◊ {chem} phenanthrene ◊ (short for Fēilǜbīn 菲律賓/菲律宾) Philippines [adj,n]

肥 féi ◊ fat ◊ (of soil) fertile ◊ ill-gotten gains ◊ loose (of clothing, in contrast to shòu 瘦 "tight") ◊ the Fei people (a nationality originating from Taiyuan, Shāndōng 山東/山东 Province during the Chūnqiū 春秋 Period [770 - 476 BCE]) ◊ Fei (a state during the Chūnqiū 春秋 Period) ◊ Fei (surname) [adj,n,sn]

腓 féi ◊ {physiology} calf (of the leg) ◊ withered, wilted ◊ shelter [n,adj]

肺 fèi ◊ the lung(s) [n]

疿 fèi ◊ (variant of fèi 痱) {med} prickly heat, sweat rash, Miliaria rubra [n]

沸 fèi ◊ boil (and give off steam), seethe ◊ (of water from a spring) gush out ◊ (of water) flow into, empty itself into ◊ {onom} (sound of gushing water, or of waves washing ashore) ◊ (of birds) flutter around in confusion ◊ hubbub, hullabaloo [n,v]

廢 fèi ◊ abandon, give up, abrogate, throw away; abolish, terminate ◊ decline (from neglect, etc.), lie waste ◊ useless, unused, wasted ◊ disabled, crippled, maimed [v,adj]

痱 fèi ◊ {med} prickly heat, sweat rash, Miliaria rubra [n]

費 fèi ◊ cost, fees, expenses ◊ spend/consume/expend too much, waste; expend (too) quickly ◊ Fei (surname) [n,v,sn]

分 fēn ◊ separate, divide, split, part ◊ distribute, assign, allot ◊ distinguish, differentiate, tell (the difference), make a distinction ◊ (of an organization, company, etc.) branch ◊ fraction; one-tenth of the whole, ten percent ◊ (as a unit of length) approx. 1/3 cm ◊ (as a unit of area) approx. 67 square metres ◊ (as a unit of weight) approx. 1/2 gram ◊ (as a unit of Chinese currency) 1/100 of a Yuan ◊ (as a unit of time or degree) a minute ◊ (as interest rate) percent ◊ (in a marking system) a mark/point ◊ {measure word}... part(s) of...,... tenth(s) of... (used for parts or tenths of the whole, and for abstract items like vigour, toil, hope, etc.) [v,n,mw]

雰 fēn ◊ {meteorology} mist ◊ (of precipitation like frost, snow) heavy ◊ {figurative} (good) atmosphere/mood ◊ {archaic} bad omen, foreboding [n]

氛 fēn ◊ {figurative} (good) atmosphere/mood ◊ {archaic} bad omen, foreboding [n]

紛 fēn ◊ numerous, profuse, many and various ◊ in disorder, chaotic, confused, tangled ◊ streamer at the top of a flag [adj,adv,n]

忿 fèn ◊ anger, fury, resentment, indignation ◊ be/get angry, furious, etc. ◊ hate sb, bear sb a grudge ◊ brim with, be full of, be replete with [n,v]

憤 fèn ◊ anger, fury, wrath, resentment, indignation [n]

膹 fèn ◊ (alternate reading "fei")

風 fēng ◊ wind, gale, breeze ◊ put out to dry, winnow, air-dry, air ◊ speedily, swiftly ◊ custom, practice, atmosphere ◊ style, attitude ◊ information, news, rumour, hearsay ◊ {literature} (as a genre in the Shījīng 詩經/诗经 "Book of Odes" section Guófēng 國風/国风 "Airs of the states") folk song, ballad ◊ {med} used in the names of certain illnesses (e.g., zhòngfēng 中風/中风 "stroke", "apoplexy") ◊ Feng (surname) [n,sn]

封 fēng ◊ seal, close; envelope; {measure word} (used for letters, messages and other mail items) ◊ (under the feudal system) confer (a title, land) upon; install (as a member of the nobility); (short for fēngjiànzhǔyì 封建主義/封建主义) feudalism ◊ Feng (surname) [v,n,mw,sn]

豐 fēng ◊ rich, abundant, plentiful ◊ big, thick ◊ great (like achievements) ◊ bumper harvest ◊ luxuriant, flourishing ◊ enrich ◊ fill, make full ◊ {divination} Feng (one of the sixty-four hexagrams in the Yìjīng 易經/易经 "Book of Changes") ◊ {archaic} pedestal for a wine container ◊ Feng

(surname) [adj,v,n,sn]
鋒 fēng ◊ (of a knife, sword, etc.) sharp edge, cutting edge, pointed end ◊ (mostly of troops) vanguard, forefront [n]
逢 féng ◊ meet, encounter, come upon, come across ◊ Feng (surname) [v,sn]
諷 fěng ◊ satirize, mock, ridicule ◊ chant, intone [v]
奉 fèng ◊ hold (respectfully) in one's hands ◊ present, give (respectfully with both hands) ◊ receive and/or follow (orders, instructions, etc. from a superior or sb senior) ◊ respect, esteem, revere, adore, worship, have faith in, believe in (a religion, etc.) ◊ care for, wait upon, serve (one's parents, etc.) ◊ {honorific} (I hereby) respectfully...(verb prefix indicating that one does sth for sb) ◊ Feng (surname) [v,sn]
佛 fó ◊ Buddha; Buddhism; statue/image of Buddha; Buddhist scripture/sutra [n]
否 fǒu ◊ deny, negate; veto ◊ no, nay, not so ◊ ... or not (used after certain verbs like shì 是, néng 能, kě 可, huì 會/会 or at the end of a sentence to form an alternative question) [v,adv]
夫 fū ◊ adult man; husband ◊ man doing manual labour ◊ {archaic} conscripted labourer, corvée labourer [n]
膚 fū ◊ skin ◊ superficial, shallow ◊ {written} (of achievements, etc.) fine, admirable, great, outstanding, extraordinary ◊ finely diced meat [adj,n]
*肘
敷 fū ◊ apply, put on (powder, cream, a poultice, etc.) ◊ spread, lay (like pipes, tracks) ◊ be sufficient, be enough ◊ Fu (surname) [v,sn]
跗 fū ◊ {physiology} the instep (of the foot) [n]
服 fú ◊ clothing, garments ◊ wear, put on (clothes) ◊ take (medicine) ◊ assume (a post), serve (in the military, a prison sentence, etc.) ◊ submit oneself to, obey ◊ cause to accept, convince ◊ be used to, accustomed to ◊ Fu (surname) [n,v,sn]
伏 fú ◊ bend down or over, lean over ◊ lie or fall prostrate ◊ hide, lie in ambush ◊ fall, subside, go down ◊ admit, acknowledge (guilt, etc.), accept, submit (to punishment, etc.) ◊ the dog days of summer (any of the three hot ten-day periods during the summer) ◊ (of birds, poultry) hatch, brood (eggs) ◊ {unit of measure, electrical} (short for fútè 伏特) volt; voltage ◊ Fu (surname) [vo,n,sn]
浮 fú ◊ float, emerge ◊ {dialect} swim ◊ on the surface, superficial ◊ movable, portable, not fixed; temporary, transient, provisional ◊ frivolous, superficial ◊ hollow, without substance, empty; inflated ◊ surplus, redundant, extra; exceed [v,adj,adv]
弗 fú ◊ {written} not ◊ do not, must not [adv]
*虙
怫 fèi ◊ {written} (get) angry ◊ (get) red in the face from anger ◊ look angry [v]
福 fú ◊ good fortune, blessing, happiness, luck ◊ {archaic} (of women) make a curtsy (with the hands crossed on the chest) ◊ (short for Fújiàn 福建) Fujian Province ◊ Fu (surname) [n,v,sn]
扶 fú ◊ support with the hand, hold on for support ◊ straighten up, hold up, prop up ◊ help, assist, lend a hand ◊ Fu (surname) [v,sn]
符 fú ◊ {history} a tally (given to an envoy as a credential); a symbol, sign ◊ tally with, fit, conform to, comply with ◊ a Taoist magical figure or drawing (for invoking/expelling spirits, bringing good/ill fortune, etc.) ◊ Fu (surname) [n,v,sn]
桴 fú ◊ {naval, written} small raft ◊ {architecture, written} small beam (on a larger beam), tie-beam [n]
匐 fú ◊ fall prostrate ◊ crawl [v]
腑 fǔ ◊ {physiology} the bowels, entrails, internal organs ◊ {Chinese med} (certain) internal organs (general term for the internal organs stomach, gall, intestines and bladder, in contrast to the heart, liver, spleen, lungs and kidneys which are summarized under the collective name zàng 臟/脏) [n]
腐 fǔ ◊ rotten, putrid, stale; rot, decompose ◊ {food/cuisine} bean curd [adj,v,n]

府 fǔ ◊ prefecture ◊ seat of government; government office ◊ {archaic} local government archives; treasury of the local government ◊ mansion, official residence ◊ {honorific} your home, your house ◊ Fu (surname) [n,sn]
俛 fǔ ◊ bow, lower (the head) ◊ bend down, come down ◊ look down upon ◊ {document style} deign, condescend ‖ (same as fǔ 俯) [v]
俯 fǔ ◊ bow, lower (the head) ◊ bend down, come down ◊ look down upon ◊ {document style} deign, condescend [v]
輔 fǔ ◊ assist, help, complement, supplement ◊ the cheekbone ◊ {archaic} area surrounding the capital ◊ wooden poles attached to the outside of a cart or carriage wheel (in ancient times, two per wheel to add strength for heavy loads) ◊ Fu (surname) [v,n,sn]
拊 fǔ ◊ {written} clap (hands); pat, tap ◊ comfort, console [also written as fǔ 撫/抚] [v]
斧 fǔ ◊ {tool, weaponry} device for chopping sth, axe, hatchet [n]
釜 fǔ ◊ {archaic} cauldron, kettle, pot [n]
腹 fù ◊ stomach, belly, abdomen; {figurative} belly (of a jar, pot, etc.) ◊ one's heart, one's feelings; embrace, clutch in one's bosom, be wholehearted ◊ the inside, inner part; thick, protruding (belly-like) [n,v,adj]
父 fù ◊ father ◊ male family member or relative of an older generation [n]
復 fù ◊ turn over, turn around; return ◊ reply, answer ◊ resume, restore, renew; recover (like one's health), recapture ◊ retaliate, take revenge ◊ repeatedly, again ◊ {divination} "Fu" (one of the sixty-four hexagrams in the Yìjīng 易經/易经 "Book of Changes") ◊ Fu (surname) [v,n,adv,sn]
覆 fù ◊ {written} cover, engulf, envelop ◊ {written} overturn; turn around/over, capsize ◊ (used like fù 復/复) reply, answer [v]
傅 fù ◊ {written} teach, instruct ◊ teacher, instructor, tutor ◊ {history} assist the ruler in governing the country ◊ {written} attach, put on; adhere/stick to ◊ Fu (surname) [v,n,sn]
複 fù ◊ repeat, duplicate ◊ multiple, complex, compound, complicated ◊ lined garments [v,adj,n]
附 fù ◊ attachment ◊ attach, add, append, enclose ◊ approach, draw near, get close; close by, near ◊ agree to, yield to, comply with, depend on, attach oneself to [n,v]
婦 fù ◊ married woman, wife ◊ woman [n]
副 fù ◊ {admin} assistant, deputy, vice-, under-; assistant position ◊ auxiliary, secondary, subsidiary, second-in-command, complementary (when prefixed to an occupation or sb's office title, indicates secondary or assistant status) ◊ comply with, fit, correspond to ◊ {measure word}... set(s) of...,... pair(s) of... (used for things in pairs like spectacles, or things in sets) ◊ a (certain) look/expression (used to indicate a certain facial expression) [n,adj,v,mw]
富 fù ◊ rich, wealthy (in contrast to pín 貧/贫 "poor", or qióng 窮/穷 "poor") ◊ riches, wealth, resources, property ◊ enrich ◊ rich in... ◊ abundant, plentiful, sufficient, ample ◊ Fu (surname) [adj,n,sn]
負 fù ◊ carry, shoulder, bear, take up (a burden or responsibility) ◊ a burden ◊ carry on one's back or shoulder ◊ rely on, count on, have at one's back ◊ suffer, sustain (like an injury) ◊ have, enjoy (like a good reputation) ◊ be indebted, have an obligation, owe ◊ turn one's back on, betray, disappoint, fail (in one's obligation/duty) ◊ be defeated, lose (in a game, fight, etc; in contrast to shèng 勝/胜 "win") ◊ {math, physics, electrical/electronics} negative, minus (in contrast to zhèng 正 "positive", "plus") ◊ {written} (used like bù 不) no, not [v,n,adj]
阜 fù ◊ {written} earthen mound; hill ◊ abundant (of goods, materials, etc.) ◊ big, plump, fleshy [adj,n]

G

荄 gāi ◊ {bot} grass root(s) ◊ {bot} the root of leek or scallion, Allium odorum

改 gǎi ◊ change, transform, alter, convert ◊ change to, switch to ◊ revise, polish, modify, reform, improve ◊ correct, remedy, put right, amend ◊ Gai (surname) [v,sn]

蓋 gài ◊ lid, cover, cap ◊ shell, carapace ◊ canopy (of a carriage) ◊ cover (over), put over or on (like a cover, lid, blanket, etc.) ◊ affix (an official seal) ◊ overwhelm, surpass, drown out (a sound) ◊ build, put up (a structure with a roof) ◊ {regional, slang} excellent, terrific, great ◊ {agriculture, tool} rectangular harrow ◊ Gài (surname) ◊ for, because, in fact ◊ {written} about, around, approximately [n,v,adj,adv,sn]

漑 gài ◊ {agriculture} irrigate, water [v]

肝 gān ◊ {physiology} the liver ◊ {figurative} one's heart, in one's heart; one's innermost feelings [n]

甘 gān ◊ sweet, pleasant (in contrast to kǔ 苦 "bitter", "unpleasant"); (of words, etc.) honeyed ◊ willingly, readily, of one's own accord, voluntarily, with dedication ◊ (short for) Gānsù 甘肅/甘肃 Province ◊ Gan (surname) [adj,adv,sn]

干 gān ◊ {history} a shield ◊ {written} offend, affront ◊ be implicated in, have to do with, be concerned with, be preoccupied with ◊ interfere ◊ pursue, seek (like a position, benefits, etc.) ◊ {written} the shore, bank (of a body of water) ◊ {measure word} this group of... (used for persons, like nà yī gānzi rén 那一干子人 "those people, that gang") ◊ the (ten) Celestial Stems (tiāngān 天干) ◊ Gan (surname) [sn]

玕 gān ◊ {mineralogy} a pearl-like stone (as in lánggān 瑯玕/琅玕 "a pearl-like stone")

竿 gān ◊ (bamboo) pole ◊ main stalk of bamboo ◊ bamboo staff, rod (for fishing, etc.) [n]

乾 gān ◊ dry, arid ◊ (let sth) dry; dried up, dried out; (of food) dried or preserved ◊ dried food ◊ hollow, empty, exhausted, all gone ◊ useless, to no avail, in vain, futile ◊ {regional} impolite, rude, blunt; (of behaviour, remarks, etc.) embarrassing, offensive; cold-shoulder, ignore [adj,adv,v]

幹 gàn ◊ do, manage, implement, handle, work, act ◊ cadre (short for gànbù 幹部/干部) ◊ capable, able, talented, competent ◊ assume the office of, hold the post of, undertake (a job, task, etc.) ◊ trunk (of a tree), stem ◊ main part, most important part ◊ shaft (like of an arrow) ◊ trunk, main (like line of a railroad, stream) [v]

感 gǎn ◊ feel, sense, perceive, be aware of ◊ affect, move, touch (emotionally) ◊ be/feel grateful, thankful, obliged ◊ {Chinese med} be affected, be sensitive (like to cold) ◊ feeling, sense, sensation, impression, perception ◊ (of film, etc.) sensitive (to light) [v,n,adj]

敢 gǎn ◊ dare (to do sth); daring, bold, brave, courageous ◊ be sure, be certain ◊ {regional} surely, certainly; perhaps, probably ◊ {humble/polite} venture, dare, take the liberty (to ask, etc.) [v]

扞 gǎn ◊ roll (dough with a rolling pin) ◊ {regional} polish, shine (glass, etc.)

紺 gàn ◊ dark purple, prune purple, dark red [n]

骭 gàn ◊ {pysiology, written} shinbone; shank (of the leg); rib, the ribs

綱 gāng ◊ rope ◊ headrope, headline (of a fishing net) ◊ {figurative} the main point, guiding principle, key link, outline, program ◊ {biology} a class, the class ◊ {history} transport convoy moving certain goods in large quantities (like tea, salt, granite, etc.) [n]

剛 gāng ◊ just (a moment ago) ◊ exactly, just, precisely ◊ barely, just ◊ just when...; hardly... when...(often in combination with jiù 就 expressing "... when...") ◊ hard, firm, strong, staunch ◊ Gang (surname) [adv,adj,sn]

肛 gāng ◊ {physiology} the anus, rectum [n]

高 gāo ◊ high, tall (in contrast to dī 低 "low"); height ◊ (of quality, etc.) above average, top, superior, advanced ◊ of high(er) rank/degree/level ◊ (of sound) (too) loud/sharp/high ◊ {honorific} your, his/her, their (opinion, etc.) ◊ old, aged ◊ expensive, dear ◊ {colloquial, new usage} tipsy/drunk, "high" (on alcohol or drugs) (a

literal translation of English "high") ◊ {chem} (of a chemical compound) "high-oxygen"; containing one more oxygen atom (as in gāoměngsuānjiǎ 高錳酸鉀/高锰酸钾 "potassium permanganate") ◊ {math, geometry} the altitude (like of a triangle) ◊ Gao (surname) [adj,co,sn]
膏 gāo ◊ grease, fat, oil; cream, paste, ointment ◊ {agriculture} (of soil) fertile [n,adj]
睾 gāo ◊ {physiology} testicles (as in gāowán 睾丸/睪丸 "testicles") ◊ (used like gāo 高) high, tall [n]
槁 gǎo ◊ straw, hay ◊ dry, withered ◊ a withered tree [adj]
縞 gǎo ◊ thin raw white silk (used for mourning garments, etc.) ◊ white (colour) [adj,n]
告 gào ◊ tell, inform, notify, report ◊ tell on (sb) ◊ {law} seek legal action against, accuse, sue, bring a case against ◊ request, solicit, ask for ◊ announce, declare ◊ announce/declare the completion (of a task, project, etc.) [v]
歌 gē ◊ song ◊ sing, chant [n,v]
戈 gē ◊ {weaponry} a halberd; an axe-spear used as a weapon ◊ Ge (a state in ancient China) ◊ Ge (surname) [n,sn]
胳 gē ◊ {physiology} the armpit, arms [phon]
割 gē ◊ cut (off), sever ◊ divide, separate, give up, cede (territory) [v]
格 gé ◊ {geometry} square ◊ {cinema} frame ◊ (of cloth, squared paper, etc.) checkered; (of a cabinet, etc.) divided ◊ pattern, standard, rule ◊ style, character, manner ◊ {grammar} case ◊ {written} hinder, impede, obstruct, resist ◊ examine, investigate ◊ {written} study sth thoroughly, delve into, probe into ◊ strike, hit, attack ◊ Ge (surname) [n,adj,v,sn]
隔 gé ◊ separate, stand/lie between, divide, partition ◊ at an interval of, at a distance from, spaced at (a certain distance) [v,adj,adv]
膈 gé ◊ {physiology} the diaphragm ◊ a frame for hanging bells [n]
革 gé ◊ leather, hide ◊ change, alter, reform, transform ◊ dismiss, remove (from office) ◊ get rid of, expel, kick out ◊ Ge (surname) [n,v,sn]
葛 gé ◊ {bot} kudzu vine, Pueraria lobata, syn. P. montana, P. thunbergiana ◊ {textiles} poplin, tabinet [n]
頜 hé ◊ {written} the jaw(s) [n]
各 gè ◊ each, every, all ◊ respectively, variously ◊ the various..., the different... [adj,adv]
給 gěi ◊ give, hand (to), present, grant ◊ (after a verb indicating transfer) to, toward; for, for the benefit of ◊ let, allow (also used as an emphatic particle, mainly in passive-voice sentences) [v,adv,prep]
根 gēn ◊ root (of a plant) ◊ (one's ethnic, cultural, etc.) roots ◊ {math} root; solution to an algebraic equation ◊ {chem} radical, root, base, foundation ◊ origin, source, cause ◊ (male) offspring, progeny ◊ entirely, totally, thoroughly, completely ◊ according to, on the basis of ◊ {measure word} (used for long, thin objects, e.g., sticks, scallions, candles, matches, hairs, string, rope, etc.) [n,adv,mw]
跟 gēn ◊ heel (of the foot, a shoe, etc.) ◊ follow (close behind) ◊ (of a woman) marry sb ◊ {grammar} (as a preposition indicating the recipient of an action) together with, to, toward, from; (as a preposition indicating comparison) as, like; (as a conjunction joining items) and, with [n,v,conj]
庚 gēng ◊ geng (seventh of the ten Tiāngān 天干 "Celestial Stems") ◊ (of a person) the age; be... years old ◊ Geng (surname) [sn]
梗 gěng ◊ {bot} stem, stalk ◊ thorn; thorny ◊ straighten (out, up), stiffen (one's neck, etc.) ◊ candid, frank, straightforward, outspoken ◊ valiant, brave ◊ {written} obstinate, stubborn ◊ block, obstruct, hinder, form an obstacle ◊ small hole, opening ◊ gist, outline ◊ {dog breed} terrier [adj,n,v]
更 gèng ◊ more, still more, even more ◊ furthermore, further, what is more... [adv]
功 gōng ◊ accomplishment, achievement, feat, good result; success, merit, meritorious deed/service, contribution (in contrast to guò 過/过 "mistake, fault, error") ◊ skill, technique ◊ {physics} (technical) work [n]
宮 gōng ◊ palace; temple (often as part

of the palace's/temple's name: "the... Temple") ◊ {mythology} the Heavenly Palace; residence of the Immortals ◊ residence of a head of state (as in Báigōng 白宮/白宫 "White House") ◊ {Chinese music} gōng (1st note in the traditional Chinese musical scale gōngchěpǔ 工尺譜/工尺谱) ◊ {Chinese chess} Palace/Fortress (3x3 square point and file centered on the back ranks, marked with diagonal lines) ◊ Gong (surname) [n,sn]

工 gōng ◊ work, labour; worker, labourer ◊ (construction/engineering) project ◊ industry ◊ (short for gōngchéngshī 工程師/工程师) engineer ◊ man-day ◊ craftsmanship, workmanship, skill ◊ be expert at, be good at, be versed in, be skilled in (like the arts) ◊ excellent, exquisite ◊ {Chinese music} "gōng" (3rd note in the traditional Chinese musical scale gōngchěpǔ 工尺譜/工尺谱); musician [n]

攻 gōng ◊ {military} attack, assault, go onto the offensive ◊ charge, accuse ◊ specialize in, study ◊ skilled in, good at ◊ Gong (surname) [v,adj,sn]

弓 gōng ◊ a bow (for shooting arrows) ◊ sth bow-shaped ◊ {unit of measure} wooden bow-shaped dividers (used for measuring land, equal to 1.6 meters) ◊ bend, arch (one's back, etc.) ◊ Gong (surname) [n,sn]

公 gōng ◊ public, collective, government-owned, state-owned; make public ◊ general, common ◊ official (affairs/business) ◊ fair, just, impartial, equitable ◊ (of measure units) international, metric ◊ (of animals) male (in contrast to mǔ 母 "female") ◊ duke (the highest of the five titles of nobility in feudal times) ◊ Gong (surname) [adj,n,sn]

肱 gōng ◊ {physiology, written} the upper arm ◊ the arm [n]

共 gòng ◊ together, collectively ◊ common (with), general, universal; share, have or do in common; in common, in all, altogether, total ◊ (short for Gòngchǎndǎng 共產黨/共产党) Communist Party [adj,adv]

鉤 gōu ◊ a hook (on a steelyard, a fishhook, etc.) ◊ {calligraphy} the hook stroke (in Chinese characters) ◊ check, mark, tick off ◊ hook (onto sth or sb), fasten with/like a hook ◊ baste, sew with large stitches ◊ crochet ◊ try to find out, investigate, search after, explore ◊ {tool} a sickle ◊ Gou (surname) [sn]

溝 gōu ◊ ditch, drain, trench, channel, narrow waterway ◊ rut, groove, gutter, furrow, cleavage, gap ◊ gully, ravine [n]

苟 gǒu ◊ casual, careless, negligent ◊ indifferent (to right or wrong) ◊ {grammar} if, in the event of, provided ◊ Gou (surname) [adj,conj,sn]

垢 gòu ◊ {written} dirty, filthy, soiled, stained; dirt, filth, staining ◊ (used like gòu 詬/诟) shame, humiliation, disgrace, insult [adj,n]

遘 gòu ◊ {written} meet, encounter, come across sb/sth [v]

孤 gū ◊ (of a child) fatherless; orphaned ◊ alone, solitary, isolated, all by oneself ◊ disappoint, be ungrateful ◊ {archaic} "I" (a self-designation used by the king or emperor) [adj,n,v,pron]

姑 gū ◊ {kinship} aunt (father's sister) ◊ sister-in-law (husband's sister) ◊ {written} mother-in-law (husband's mother) ◊ nun, priestess ◊ girl, unmarried woman (in general) ◊ {grammar} tentatively, for the moment, for the time being [n,adv]

*柧

古 gǔ ◊ ancient, old, age-old, archaic ◊ ancient times ◊ {literature, art} of ancient style, classical (like classical-style poetry) ◊ {written} simple, honest, sincere ◊ Gu (surname) [adj,sn]

骨 gǔ ◊ bone [n]

股 gǔ ◊ thigh, upper leg ◊ (organizational unit of an office, enterprise or organization) section, department, branch ◊ (of a rope, cable, etc.) a ply, strand ◊ {economics} (of stock, capital, property) a share ◊ part of sth ◊ {math} the longer leg of a right triangle ◊ {measure word}... strip(s) of...,... strand(s)... (used for sth long and narrow, like ropes, streams, roads, etc.) ◊... gust(s)/whiff(s)/puff(s)/column(s) of... (used for wind, gas, smell, smoke, strength, etc.) ◊ {measure word, derogatory}... bunch(es)/gang(s)/horde(s) of... (used for groups of people) ◊ Gu (surname) [n,mw,sn]

谷 gǔ ◊ valley, gorge, ravine, canyon ◊ Gu (surname) [n,sn]
穀 gǔ ◊ grain, cereal(s), millet; unhusked rice [n]
鼓 gǔ ◊ {music} a drum ◊ sth shaped like a drum ◊ beat, strike, drum ◊ blow/blast (air), work with a bellows (as in the steel mill term gǔfēng 鼓風/鼓风 "blast [air into a furnace], work with a bellows") ◊ (of things that are too full) swell, bulge [n]
蠱 gǔ ◊ {mythology} the surviving poisonous insect who, according to legend, remained from a group of poisonous insects put together in a basin ◊ {med} parasites in the human stomach ◊ {figurative} entice, tempt, lure; an enticer, tempter ◊ {divination} "Gu" (one of the sixty-four hexagrams in the Yìjīng 易經/易经 "Book of Changes") [n]
故 gù ◊ incident, happening, event, happening, accident ◊ reason, cause ◊ intentionally, deliberately, on purpose ◊ {grammar} hence, therefore, consequently ◊ former, previous, old ◊ friend, acquaintance ◊ (of a person) die, pass away [n,adv,v]
固 gù ◊ hard, solid, firm, strong ◊ solidify, strengthen, consolidate ◊ {written} ignorant, superficial ◊ (of diseases, character, etc.) stubborn, tenacious, deep-rooted, ingrained ◊ persistently, resolutely ◊ {written} originally, in the first place, as a matter of course ◊ assuredly, admittedly ◊ tentatively, for the time being ◊ Gu (surname) [adj,adv,v,sn]
顧 gù ◊ (turn the head and) look at ◊ pay attention to, take care of, attend to, take into account ◊ pay a visit, call on ◊ a customer, client, patron ◊ {grammar, written} however, but, nevertheless ◊ instead, on the contrary, in lieu ◊ Gu (surname) [v,n,sn]
痼 gù ◊ {med} (of a disease) chronic ◊ (of a habit) deep-rooted and bad [adj]
寡 guǎ ◊ few (in contrast to zhòng 衆/众 "a crowd", or duō 多, "many"); scant, scarce, rare ◊ (of drinks) tasteless, thin, weak, bland ◊ widowed ◊ {archaic} I, we (self-designation used by a sovereign or other members of royalty) [adj,pron,v]
掛 guà ◊ hang (up), put up, suspend, be suspended ◊ hang up (the telephone) ◊ leave sth outstanding, be pending ◊ {regional} call up, ring up, put sb through to; hang up ◊ connect, hitch sth up ◊ register (for a hospital stay, appointment, etc.); make an appointment (with a doctor, etc., as in guàhào 掛號/挂号 "register [at a hospital, etc.]") ◊ be anxious, be concerned about, have sth weighing on one's mind ◊ be covered/coated with ◊ {TW usage, slang} die ◊ {measure word} a string of, a set of (used for sets that are somehow hooked/hitched together, like pearls, firecrackers, carts pulled by animals, etc.) ◊ {slang} shadow, tail, follow ◊ {measure word}... string(s) of... (used for things strung together and suspended, as pearls, beads, firecrackers, and for some abstract things like laughs, sound of footsteps, etc.) [v,mw]
乖 guāi ◊ (of a child) well-behaved, obedient, well-mannered, "good"; clever, bright, smart, "sharp" ◊ {written} unreasonable, odd, strange, eccentric, abnormal, perverse; violate, go against [adj,v]
怪 guài ◊ strange, unusual, odd, peculiar, eccentric, weird, queer ◊ wonder at, find strange, be surprised ◊ {colloquial} rather..., quite... ◊ a demon, evil spirit, monster ◊ blame/reproach sb ◊ Guai (surname) [adj,n,v,sn]
觀 guān ◊ see, look, observe, view ◊ a sight, view ◊ {figurative} outlook, concept, view ◊ {divination} "Guan" (one of the sixty-four hexagrams in the Yìjīng 易經/易经 "Book of Changes") [v,n]
官 guān ◊ {admin} government official, military officer; office holder ◊ public, official, government-operated, state-owned ◊ {physiology} organ (of the body) ◊ Guan (surname) [n,adj,sn]
關 guān ◊ close, shut (a door, window, etc.) ◊ turn/switch off (the lights, the TV, etc.) ◊ shut in, lock up, confine (a bird in a cage, a person in jail, etc.) ◊ close down (a store, business, etc.) ◊ guard/defense post, mountain pass (or other place of strategic importance); the area outside the city gate ◊ bolt, bar (of a door or gate) ◊ customs house, checkpoint, barrier, juncture ◊ key, crucial ◊ {figurative} crucial point ◊ involve, concern, implicate ◊ {history} pay

(wages) ◊ Guan (surname) [v,adj,n,sn]
冠 guān ◊ {clothing} a cap, hat ◊ (of a tree, tooth, king, etc.) a crown ◊ (of a bird, rooster, etc.) a comb, crest [n]
管 guǎn ◊ tube, pipe, duct ◊ {music} wind instrument ◊ {electrical/electronics} valve, tube ◊ {measure word} (used for pens, long-barreled guns, [toothpaste] tubes and other things in the shape of long hollow cylinders) ◊ {admin} manage, run, administrate, control ◊ be responsible for, have jurisdiction over, be in charge of, exercise discipline over (sb) ◊ take an interest in, concern oneself with, care about, mind ◊ provide, guarantee ◊ {grammar} (in the construction guǎn 管... jiào 叫...) call sth... (used as an auxiliary verb to introduce the direct object that is being called..., like bǎ 把) ◊ {regional, Beijing} from (e.g., shì tā guǎn wǒ yào de 是他管我要的 "He asked me for it") ◊ to, toward ◊ {regional} whoever, no matter who/what/if... ◊ Guan (surname) [n,v,mw,sn]
灌 guàn ◊ {agriculture} irrigate, water, flood (a field) ◊ pour (into/down), fill into, cram/force into ◊ {IT} record (sound or video on tape, disc, or other media) ◊ Guan (surname) [v,sn]
貫 guàn ◊ go/pass through, pierce, penetrate ◊ be linked/connected, follow in succession, (go ahead) one after another, go ahead successively ◊ {finance, historical} a string of 1,000 cash ◊ one's native place, ancestral home ◊ {written} a precedent, model case ◊ Guan (surname) [v,n,sn]
光 guāng ◊ light, ray; the shine (from a light source) ◊ scenery, sight, view ◊ glory, credit, honour ◊ benefit, advantage ◊ {formal, honorific} you, your (presence, patronage, etc.) ◊ bring glory/honour to, glorify, shine upon ◊ shiny, bright; smooth, glossy, sleek ◊ (as a verb suffix) empty, exhausted, used up, finished ◊ bare, naked ◊ only, solely, merely ◊ Guang (surname) [n,adj,adv,v,suf,sn]
胱 guāng ◊ {physiology} the bladder (as in pángguāng 膀胱 "urinary bladder") [n]
廣 guǎng ◊ (of area, space, scope) broad, wide, vast, extensive ◊ many, numerous ◊ extend, expand, spread ◊ Guǎngdōng 廣東/广东 Province ◊ Guangzhou ◊ Guang (surname) [adj,adv,v,sn]
歸 guī ◊ return (from somewhere), go home, go back, come back ◊ give back, return (sth to sb) ◊ converge, merge, group together, come together ◊ turn over (responsibility) to ◊ turn over to sb's care, put under sb's care ◊ be in sb's care/charge ◊ belong to, be owned by ◊ {math} (on the abacus, dividing with a one-digit divisor) be equal to ◊ despite, notwithstanding (between two identical verbs, indicates that the action does/did not change the conclusion or result in the following clause [which often contains 也, 卻/却, 還是/还是, etc.], as in wánxiào guī wánxiào 玩笑歸玩笑/玩笑归玩笑 "Joking aside,...") ◊ Gui (surname) [v,adv,sn]
規 guī ◊ {geometry} compass, divider (device for drawing a circle) ◊ rule, convention, regulation ◊ urge, advise, exhort, admonish, counsel ◊ plan, devise, scheme ◊ {unit of measure} gauge (like wire gauge) ◊ {unit of measure} gui (unit of farmland measurement) ◊ Gui (surname) [n,v,sn]
龜 guī ◊ {zool} turtle, tortoise (order Testudines) ◊ {colloquial} a cuckold; cuckold sb [n]
癸 guǐ ◊ gui (the 10th of the ten Tiāngān 天干 "Celestial Stems") ◊ Gui (surname) [sn]
鬼 guǐ ◊ ghost, spirit, apparition, phantom, devil ◊ {derogatory} an (alcohol/tobacco, etc.) addict (a person with a certain vice or other problem) ◊ awful, horrible, terrible (like the weather, an unpleasant place, etc.) ◊ secret, clandestine, in the background ◊ a dirty trick, plot ◊ {Chinese astronomy} Guǐ (one of the Èrshíbā Xiù 二十八宿 "28 Lunar Mansions of the Chinese zodiac") [n,adj]
貴 guì ◊ expensive, costly, high-priced ◊ valuable, precious ◊ noble, of high status, of high rank, honorable ◊ {formal, honorific} your (surname, company etc.) ◊ (short for Guìzhōu 貴州/贵州) Guizhou Province ◊ Gui (surname) [adj,sn]
跪 guì ◊ kneel, be down on one's knees, prostrate oneself, kowtow [v]
桂 guì ◊ the Chinese cassia tree, Cinnamomum cassia ◊ Gui (name for Guǎngxī

Zhuàngzú Zìzhìqū 廣西壯族自治區/广西壯族自治区 "Guangxi Zhuang Autonomous Region") ◊ Gui (surname) [n,sn]
櫃 guì ◊ cabinet, cupboard ◊ cashier's counter [n]
郭 guō ◊ the outer wall of a city (in ancient times) ◊ the outer covering, outer part, frame, rim ◊ Guo (surname) [n,sn]
國 guó ◊ nation, country, state ◊ national, representing the state ◊ Chinese, of China ◊ the best in the country ◊ {archaic} fiefdom ◊ region (of a country) ◊ capital (city) ◊ Guo (surname) [n,sn]
膕 guó ◊ {physiology} the back of the knee; the hollow of the knee [n]
裹 guǒ ◊ wrap, bind, tie up ◊ sth wrapped or bound; a package, bundle, parcel ◊ make off with sth, round up, press into service, pressgang ◊ {dialect} (of a nursing baby) suck [v,n]
果 guǒ ◊ fruit(s); nuts ◊ result, effect, consequence, outcome ◊ decisive, resolute, strong-willed, determined ◊ as expected, really ◊ if indeed ◊ Guo (surname) [n,adv,sn]
過 guò ◊ go past, pass (by), go through, cross ◊ exceed, go beyond ◊ mistake ◊ blame or criticize sb for a mistake ◊ transfer (like money), adopt (like a child) ◊ read, go over, recall, call to mind ◊ {written} visit, stop by ◊ {regional} pass away, die ◊ {grammar} outperform, or fail (following dé 得 or bù 不 after a verb) ◊ {chem} per-, super- ◊ {regional} be contagious, infect ◊ Guo (surname) [v,suf,co,sn]

H

還 hái ◊ still, yet ◊ still more, even more ◊ also, as well, too, in addition, furthermore ◊ (when preceding an adjective indicating acceptable quality) passably, fairly, rather... ◊ (in rhetorical questions) even..., if... ◊ in spite of (sth unexpected, a difficulty, etc.) ◊ (to express emphasis) really, very ◊ (as a particle indicating grudging acceptance or unexpectedness) well then... [adv]
骸 hái ◊ {physiology} the bones (of the body); the skeleton ◊ the shinbone ◊ the body [n]
海 hǎi ◊ ocean, sea ◊ (large) lake (like Qīnghǎi 青海 Province) ◊ {astronomy} (on the moon) sea, "mare" ◊ many people or things converging (like a sea of humanity) ◊ very big, very large, of high capacity ◊ foreign, from overseas ◊ {dialect} (often followed by "le" 了) numerous, countless ◊ aimlessly, randomly, everywhere, all over ◊ {dialect} without limit or restraint, to one's heart's delight ◊ (short for Shànghǎi 上海) Shanghai) [n,adj,adv,sn]
害 hài ◊ harm, injury, damage ◊ disaster ◊ harmful, injurious, destructive, damaging ◊ impair, damage, cause trouble to, harm sb, kill or murder sb ◊ contract a disease or illness, suffer from ◊ be, feel (afraid, shy, etc.) [n,v]
駭 hài ◊ frighten, astonish, shock, alarm ◊ be frightened, astonished, shocked, alarmed, amazed ◊ a frightened horse [v,adj,n]
亥 hài ◊ hai (twelfth of the twelve Dìzhī 地支 "Earthly Branches") ◊ hai (the time between 9:00 p.m. to 11:00 p.m., one of the twelve two-hour periods in one day) ◊ Hai (surname) [sn]
寒 hán ◊ cold, chilly, frigid ◊ poor, impoverished ◊ tremble with fear, be terror-stricken ◊ humble, my humble... ◊ Han (surname) [sn,n]
含 hán ◊ hold in the mouth ◊ include, contain, hold, bear, imply, suggest ◊ cherish, harbour, nurse (as intentions, feelings, ideas, etc.) [v]
汗 hàn ◊ perspiration, sweat [n]
悍 hàn ◊ brave, bold, courageous, intrepid ◊ fierce, ferocious, unreasonable [adj]
頜 hàn ◊ {physiology} the chin ◊ nod the head [n,v]
旱 hàn ◊ drought, dry spell; suffer a drought ◊ dryland (in contrast to wetland) ◊ parched land ◊ {transport} on land, overland (in contrast to "by water") [n,v,adj,adv]
頏 háng ◊ fly down or downward (as in xiéháng 頡頏/颉颃 "fly up and down") [v]
毫 háo ◊ fine hair ◊ a writing brush ◊

{instrument} a loop for balancing a steelyard ◊ {grammar} (followed by a negation like bù 不 or wú 無/无 "not") (not) a bit, (not) at all, (not) in the least ◊ {unit of measure} a thousandth of certain measurement units (as in háomǐ 毫米 "mm") ◊ {unit of measure} a unit of length, approx. 0.03 mm; a unit of weight, approx. 0.005 g ◊ {dialect, currency} one tenth of a Chinese yuán 元 ◊ Hao (surname) [n,adv,sn]

豪 háo ◊ an outstandingly talented person ◊ a person of extra-ordinary powers/talents/endowments ◊ bold, daring, unrestrained ◊ tyrannical, despotic, coercive ◊ rich and powerful ◊ {zool} a quill, spine (of a porcupine) ◊ Hao (surname) [n,adj,sn]

好 hǎo ◊ good, nice, fine ◊ good to (eat, etc.) ◊ be well, in good health ◊ (before a verb) easy to... ◊ (as a verb complement, indicates finishing or finishing satisfactorily) be done...ing, finish...ing ◊ in order to, so that, for the purpose of ◊ {regional} may, can, should, ought to ◊ (emphasizes the meaning of adjectives) very, quite, pretty much... ◊ (used before adjectives to inquire about quantity or degree) how...(long, far, etc.)? [adj,co]

耗 hào ◊ consume, use, cost ◊ dally, waste time ◊ bad news (like of sb's death) [v,n]

號 hào ◊ name, title, style name, assumed name, alias, literary name, sobriquet ◊ firm, business house ◊ sequence, kind, sort, type ◊ person of a certain type (as in bìnghào 病號/病号 "person on the sick list") ◊ number ◊ (after numerals) number..., day of the month, street number, house number ◊ {measure word} (for large numbers of people, transactions, deals, etc.) ◊ put a mark on, number, give a number to ◊ sign, signal ◊ size (of shoes, clothing, etc.) ◊ count, measure (as in hàomài 號脈/号脉 "feel the pulse") ◊ indicates the name of a ship, spacecraft, etc. (as in Qǐyè hào 企業號/企业号 the "Enterprise") ◊ horn, trumpet, bugle ◊ bugle call [n,mw]

喝 hē ◊ drink ◊ drink alcoholic beverages [v]

和 hé ◊ and; with ◊ together with ◊ kind, gentle, mild; (be) on good terms with, harmonious; harmony, peace ◊ {sports} (of the result of a competition) a draw, a tie ◊ Japan, Japanese ◊ He (surname) [conj,adj,n,sn]

合 hé ◊ combine, unite, join ◊ shut, close ◊ the entire/whole... ◊ {written} be appropriate, proper ◊ suit, agree, fit, comply/conform with ◊ add up to, be equal to ◊ {measure word}... round(s) of...,... bout(s) of... (in fights, contests, sports, etc.) ◊ {astronomy} conjunction ◊ {music} he (note in the Chinese scale gōngchěpǔ 工尺譜/工尺谱, corresponding to 5 in numbered musical notation) ◊ He (surname) [v,n,auxv,mw,sn]

何 hé ◊ (in questions or rhetorical questions) what? which? who? why? how? ◊ He (surname) [qu,sn]

闔 hé ◊ {written} the whole, entire (family, town, etc.) ◊ close, shut (a door, etc.) ◊ door, gate [adj,v]

禾 hé ◊ {agriculture} grain on the stalk (esp. paddy rice) ◊ {bot, historical} foxtail millet, Setaria italica ◊ He (surname) [n,sn]

涸 hé ◊ dry up ◊ run dry [adj]

河 hé ◊ river ◊ {astronomy} the Milky Way ◊ (short for Huáng Hé 黃河/黄河) Yellow River, the Huang He ◊ {Chinese chess} the River (divides the two sides, between the fifth and sixth rank) ◊ He (surname) [n,sn]

核 hé ◊ (of fruits) the pit, stone, core ◊ {biology} (of a cell) the nucleus ◊ {physics} an atomic nucleus; nuclear (as in "nuclear weapons", "nuclear power", etc.) ◊ examine, check ◊ {written} true, real, authentic, faithful [n,adj,v]

貉 háo ◊ {zool} raccoon dog, Nyctereutes procyonoides

曷 hé ◊ {written} why, why is it ◊ why, for what reason ◊ why, why not ◊ is it [adv]

褐 hè ◊ {clothing, written} coarse cloth or clothing ◊ the coarse clothing of the poor ◊ a poor person ◊ brown (colour) [n,adj]

熇 hè ◊ (of flames) flare up ◊ flaming fire ◊ bake

赫 hè ◊ outstanding, grand, magnificent ◊ bright red ◊ become angry ◊ split,

dismember ◊ {unit of measure} hertz ◊ He (surname) [adj,v,n,sn]
黑 hēi ◊ (of colour) black, dark ◊ secret (often illicit), shady, unlawful, clandestine ◊ evil, wicked, sinister, vicious ◊ unethical, reactionary, counterrevolutionary ◊ {colloquial} do sth unethical or unlawful ◊ (short for Hēilóngjiāng 黑龍江/黑龙江) Heilongjiang Province ◊ Hei (surname) [adj,sn]
嘿 hēi ◊ {interjection} Hey! Hi! (or similar expression used as a greeting, or to get sb's attention, indicate satisfaction or surprise, wonderment, etc.) [interj]
痕 hén ◊ a mark, trace, stain ◊ a scar, bruise [n]
横 héng ◊ from east to west, latitudinal ◊ horizontal ◊ across, trans-, transverse, at a right angle (to sth) ◊ from east to west; from west to east ◊ traverse, put crosswise, criss-cross ◊ in profusion, without restraint, in disorder ◊ violently, forcibly, fiercely, flagrantly (as in héngjiā 橫加/横加 "deliberately, wilfully, forcibly, flagrantly") ◊ {calligraphy} the horizontal stroke in a character ◊ {dialect, interjection} anyway, anyhow, in any case ◊ {dialect} most likely, probably ◊ Heng (surname) [adj,sn]
衡 héng ◊ {instrument} the scaled arm of a steelyard; scales (or any other weighing device) ◊ a weight; weigh ◊ {figurative} weigh, judge, consider ◊ Heng (surname) [n,v,sn]
恆 héng ◊ permanent, enduring, lasting, eternal, everlasting ◊ perseverance, constancy ◊ common, usual ◊ {divination} "Heng" (one of the sixty-four hexagrams in the Yìjīng 易經/易经 "Book of Changes") ◊ Heng (surname) [sn]
胻 héng ◊ {physiology, Chinese medicine} the calf
紅 hóng ◊ red (colour) ◊ {informal} be popular, be "hot", be in great demand ◊ red cloth (hung to symbolize festive occasions, success, happiness, good luck, etc.) ◊ {figurative} (politically) "red" (i.e. Communist, socialist-minded, revolutionary) ◊ {economics} dividend, bonus ◊ (symbol of success) ◊ Hong (surname) [adj,v,sn]
洪 hóng ◊ big, vast ◊ a flood, inundation ◊ Hong (surname) [adj,n,sn]
弘 hóng ◊ (often written as hóng 宏) great, grand, magnificent, vast ◊ enlarge, expand, increase ◊ Hong (surname) [adj,sn]
閎 hóng ◊ {written} the gate of an alley or lane ◊ {written} great, vast, grand ◊ Hong (surname) [sn]
鴻 hóng ◊ the swan goose (or Chinese goose), Anser cygnoides ◊ a letter, written message ◊ great, grand ◊ Hong (surname) [n,adj,sn]
喉 hóu ◊ throat, larynx [n]
侯 hóu ◊ {history} marquis (the second of the five ranks of nobility in feudal times); nobility; nobleman ◊ beautiful, pretty ◊ {archery} target ◊ Hou (surname) [n,adj,sn]
呴 hǒu ◊ breathe on ◊ yawn ◊ roar ◊ (alternate reading "xǔ")
後 hòu ◊ after, behind ◊ back, rear ◊ afterwards, later ◊ last, in the back, at the end ◊ offspring, progeny ◊ {Chinese chess} at the rear (the piece at the rear, relative to the player) ◊ Hou (surname) [adj,suf,sn]
厚 hòu ◊ (of a wall, book, etc.) thick, (of snow) deep; (of cloth/clothing) thick/heavy ◊ (of feelings) deep, profound ◊ kind, magnanimous ◊ (of profits, rewards, remunerations, a gift) large, substantial, generous, handsome ◊ (of flavour) rich or strong ◊ treat favourably, give sb preferential treatment, enrich, make better ◊ Hou (surname) [adj,v,sn]
候 hòu ◊ wait, await, expect ◊ visit, inquire after ◊ {dialect} treat, pick up the cheque ◊ time, period, season ◊ (of an ongoing process, or a situation in flux) condition, state ◊ {Chinese calendar} pentad (a period of five days, three of which constitute a jiéqi 節氣/节气 "solar term") ◊ {admin, archaic} official in charge of protocol ◊ {archaic} frontier lookout post [v]
乎 hū ◊ {grammar, written} (question particle, used like ma 嗎/吗, ne 呢, or ba 吧) ◊ (after a verb, used like yú 於/于) in, at, compared to ◊ (used after verbs/adjectives for purposes of rhythm) ◊ {interjection} Oh! Alas! (or similar emphatic expression) [qu]
呼 hū ◊ {onom} exhale, breathe out ◊ shout, call or cry out ◊ call (like sb by name, on the phone, etc.) ◊ pant, be short

of breath ◊ Hu (surname) [v,sn]
惚 hū ◊ absent-minded, in a trance, confused (as in huǎnghū 恍惚 "absent-minded, in a trance") [adj]
忽 hū ◊ neglect, ignore, overlook ◊ suddenly ◊ swift, rapid ◊ {written} eliminate, wipe out ◊ {unit of measure} one hundred thousandth of a unit ◊ minute, fine ◊ Hu (surname) [v,adj,adv,sn]
狐 hú ◊ fox ◊ Hu (surname) [n,sn]
湖 hú ◊ lake ◊ (short for Húnán 湖南) Hunan Province ◊ (short for Húběi 湖北) Hubei Province ◊ (short for Húzhōu 湖州) Huzhou (now renamed to Wúxìng 吳興/吴兴, in Zhèjiāng 浙江 Province) [n]
壺 hú ◊ kettle, pot, jar, vessel (for liquids) ◊ bottle, flask ◊ {measure word}... kettle(s) of...,... pot(s) of... (used for the contents of kettles, jars, and similar vessels for holding liquids) ◊ Hu (surname) [n,mw,sn]
虎 hǔ ◊ tiger, Panthera tigris ◊ brave, mighty ◊ {regional} put on a fierce look ◊ Hu (surname) [n,adj,v,sn]
戶 hù ◊ door; family, household ◊ one's family status ◊ bank account ◊ {regional} capacity for liquor ◊ {measure word}... family/families of...,... household(s) of... (used for households, families, etc.) ◊ Hu (surname) [n,mw,sn]
互 hù ◊ mutual, reciprocal, each other ◊ {archaic} a frame from which pieces of meat were hung [adj,adv,n]
護 hù ◊ protect, guard, defend, shelter, shield ◊ {metaphor} be partial to sb, be on sb's side [v]
瓠 hù ◊ edible gourd/calabash (the plant or its fruit) [n]
花 huā ◊ spend, expend (money, energy) ◊ spend, take (time) ◊ flower, blossom ◊ flowering plant ◊ sth resembling a flower (like sparks, snowflakes, fireworks) ◊ fireworks ◊ design, decorative pattern ◊ flowery, florid, colourful ◊ multi-coloured, variegated ◊ ornate, showy ◊ unevenly coloured, patchy ◊ (of eyes) blurred (in vision) ◊ (of worn clothes) threadbare ◊ attractive but unreal or insincere ◊ (of men) promiscuous ◊ {metaphor} pretty young woman ◊ prostitute ◊ having to do with prostitution ◊ cotton ◊ small grains, pieces, or drops ◊ {med} smallpox ◊ wound, battle scar ◊ Hua (surname) [n,v,sn]
華 huá ◊ splendid, magnificent, radiant, glorious; splendour, magnificence, radiance, glory ◊ (of the sun, etc.) corona ◊ flourishing, prosperous; prosperity ◊ the best, the cream ◊ extravagant, flashy, sumptuous, luxurious ◊ a time, years (in sb's life) ◊ grey, grizzled (as in huáfà 華髮/华发 "gray hair") ◊ {written, formal} your ◊ {geosciences} mineral sediments in spring water ◊ [Huá] China; Chinese (language) ◊ Hua (surname) [adj,n,sn]
滑 huá ◊ slip, slide ◊ slippery, smooth ◊ crafty, cunning, slippery ◊ Hua (surname) [v,adj,sn]
化 huà ◊ change, transform; be changed/transformed ◊ enlighten, civilize (like through the moral influence of the emperor) ◊ influence, persuade, convert ◊ melt, thaw, dissolve ◊ digest ◊ remove, eliminate ◊ burn (up), incinerate ◊ (short for huàxué 化學/化学) chemistry ◊ (of monks, priests) die, pass away ◊ (as a suffix) -ize, -ization (like xiàndài 現代/现代 "modern" becomes xiàndàihuà 現代化/现代化 "modernize; modernization") ◊ {religion} (of Buddhist monks, Taoist priests) beg for alms ◊ Hua (surname) [v,suf,sn]
畫 huà ◊ draw, paint ◊ drawing, painting, picture ◊ decorate with drawings, paintings or pictures ◊ draw (a line, etc.); mark (like with a cross) ◊ stroke (of a Chinese character) ◊ {calligraphy} horizontal stroke ◊ Hua (surname) [v,n,sn]
踝 huái ◊ {physiology} the ankle, malleolus ◊ the heel [n]
懷 huái ◊ the chest, breast, bosom, mind, heart ◊ think of, long for, yearn for ◊ conceive, be pregnant ◊ cherish, harbour, nurse, have in mind ◊ be inclined to ◊ Huai (surname) [n,v,sn]
淮 Huái ◊ (short for Huáihé 淮河) the Huai River (flowing through the three provinces Hénán 河南, Ānhuī 安徽 and Jiāngsū 江蘇/江苏) ◊ Huai (surname) [sn]
壞 huài ◊ bad, wicked, evil ◊ defective, broken down, not working, dysfunctional ◊ break down, go bad ◊ become spoiled/ruined, rot ◊ (as an intensifier after

certain verbs)... to the extreme, badly, awfully, very (as in èhuài le 餓壞了/饿坏了 "very hungry") ◊ (dirty) trick; evil idea [adj,adv,n,co,suf]

環 huán ◊ ring, ring-shaped object, loop, hoop ◊ link, connection ◊ surround, encircle ◊ {archery} ring or point (on a target) ◊ {chem} cyclic..., cyclo- ◊ Huan (surname) [n,v,adj,sn]

寰 huán ◊ an extensive region or area ◊ a vast domain ◊ the Imperial domain [n]

圜 huán ◊ surround, encircle [morph]

緩 huǎn ◊ slow, sluggish, leisurely, tardy ◊ relaxed, unhurried ◊ postpone, delay, slow down [adj,adv,v]

患 huàn ◊ trouble, disaster ◊ worry, anxiety, distress ◊ suffer from, contract (an illness) [n,v]

宦 huàn ◊ government official ◊ serve as an official, hold public office ◊ {history} eunuch (as an official) ◊ vassal ◊ servant ◊ Huan (surname) [sn]

肓 huāng ◊ {physiology} the region between the heart and the diaphragm ◊ the vital body organs [n]

巟 huāng ◊ a watery waste ◊ to reach

黃 huáng ◊ (of colour) yellow; gold ◊ (of an egg) the yolk ◊ {figurative} pornography; pornographic ◊ {colloquial} (of a plan that fell through, a party that was cancelled, etc.) fall through, fizzle out, be off ◊ (short for Huáng Hé 黃河/黄河) the Yellow River ◊ {mythology} (short for Huángdì 黃帝/黄帝) the Yellow Emperor ◊ Huang (surname) [adj,n,sn]

煌 huáng ◊ bright, shining, brilliant [like of the stars] [adj]

皇 huáng ◊ the emperor, monarch, sovereign ◊ royal, imperial ◊ great, grand ◊ beautiful ◊ splendid, glorious ◊ Huang (surname) [n,adj,sn]

恍 huǎng ◊ suddenly; all of a sudden ◊ (perceive) suddenly, all at once ◊ as if..., seem... ◊ absent-minded, in a trance ◊ dimly, faintly [adj,adv]

恢 huī ◊ extensive, broad, immense, vast ◊ expand ◊ complete, perfect ◊ recover, regain (one's health) [adj]

回 huí ◊ return, go or come back ◊ wind around, circle/turn around, look back ◊ answer, reply ◊ report (to a higher authority) ◊ go contrary to, cancel, dismiss, decline (an invitation, offer, etc.) ◊ {measure word}... times (for the number of occurrences, times, occasions, etc.); {measure word} (used for chapters, sections, sessions [of books, etc.], matters, occasions) ◊ the Hui (Muslim) nationality ◊ Hui (surname) [v,co,mw,sn]

蛕 huí ◊ the common intestinal worms, the tape-worm

迴 huí ◊ (of a road, etc.) wind, circle [v]

毀 huǐ ◊ destroy, demolish, ruin ◊ {regional} (of clothing, etc.) refashion, make over, refurbish [v]

悔 huǐ ◊ repent, regret [v]

恚 huì ◊ {written} resentment, enmity, hatred, grudge ◊ a hostile attitude [n]

會 huì ◊ meeting ◊ meet with ◊ can, could ◊ understand, know (like a language) ◊ be able to ◊ will, be likely to, be possible, possibly ◊ moment, short while ◊ Hui (surname) [v,n,sn]

喙 huì ◊ (of birds and other animals) a beak, bill, snout ◊ (of humans) the mouth ◊ pant or gasp for breath [n]

慧 huì ◊ bright, intelligent, clever ◊ crafty, cunning ◊ {Buddhism} wisdom [adj,n]

晦 huì ◊ {Chinese calendar} the last day of a lunisolar month ◊ dark, obscure, gloomy, dim ◊ evening, night ◊ hide, conceal [adj,n,v]

卉 huì ◊ grasses (in general); plants ◊ plentiful [n]

穢 huì ◊ dirty, filthy ◊ ugly, immoral ◊ {agriculture} an overgrown field; a field out of cultivation [adj,n]

諱 huì ◊ a taboo, forbidden word ◊ avoid as taboo ◊ {history} the name of a deceased Emperor, high official, family elder, etc. (taboo in former times) [n,v]

昏 hūn ◊ the dusk ◊ dark, dusky, dim, murky ◊ confused, muddled, dizzy ◊ faint, lose consciousness, fall unconscious ◊ die at young age [adj,n,v]

婚 hūn ◊ marry ◊ marriage, wedding [v,n]

魂 hún ◊ the soul, spirit ◊ a feeling,

mood ◊ (of a nation, people, army, etc.) the spirit [n]
渾 hún ◊ muddy, turbid, murky ◊ stupid, foolish, confused ◊ simple, natural ◊ whole, entire, full ◊ (covered with sth) all over ◊ Hun (surname) [sn]
活 huó ◊ (be) alive, living ◊ (of a doctor, etc.) save lives ◊ keep alive, feed ◊ movable, flexible ◊ lively, active, vivid, quick ◊ really, exactly, simply ◊ job, work, project (mostly involving manual labour) ◊ (finished) product [v,adj]
火 huǒ ◊ fire ◊ firearms, ammunition ◊ {Chinese med} internal heat ◊ (of colour) red as fire, flaming red ◊ urgent, pressing ◊ anger, fury, rage, temper ◊ {colloquial} (of business, a sales item, etc.) brisk, flourishing, thriving, popular, "hot", all the rage (as in shēngyì hěn huǒ 生意很火 "business is booming", or mài de tǐng huǒ 賣得挺火/卖得挺火 "[some product] is selling like hotcakes") ◊ Huo (surname) [n,adj,sn]
惑 huò ◊ be confused, puzzled, baffled, doubtful ◊ mislead, delude ◊ be in doubt (about sth) ◊ {Buddhism} worry, vexation [v]
或 huò ◊ or ◊ perhaps, probably, maybe ◊ (in the pattern 或……或……) either...or... ◊ {written} someone, somebody, some person, some people ◊ {written} (usually with negation) (not even) a little bit, slightly [conj,adv,pron]
藿 huò ◊ {bot} leaves of legumes (as in huòxiāng 藿香 "the wrinkled giant hyssop, Agastache rugosa [used in Chinese medicine]") [n]
霍 huò ◊ quickly, suddenly ◊ the foothills around mountains ◊ Huo (an ancient state near Huo County, Shānxī 山西 Province) ◊ {written} (of birds, used like huò 靃) fly, flutter ◊ Huo (surname) [adv,n,v,sn]
禍 huò ◊ misfortune, calamity, disaster ◊ bring disaster on (the nation, etc.) ◊ ruin, damage, wreak havoc [n,v]
貨 huò ◊ currency, money ◊ goods, products, commodity ◊ {written} sell ◊ {slang, abusive} (as an extremely derogatory way to refer to a person) Idiot! Slut! (in terms like chǔnhuò 蠢貨/蠢货 "Idiot!", or jiànhuò 賤貨/贱货 "You despicable person! You slut!") [n]

J

肌 jī ◊ muscle [n]
積 jī ◊ accumulate, gather, store up, amass ◊ long-standing, long-pending, accumulated, deep-rooted ◊ {Chinese med} indigestion ◊ {math} product (of multiplication) [v,adj,n]
雞 jī ◊ chicken ◊ rooster ◊ {slang, Beijing} prostitute ◊ [Jī] Ji (surname) [n,sn]
機 jī ◊ machine, engine ◊ aircraft, plane ◊ loom ◊ opportunity, chance, occasion ◊ {chem, food} organic ◊ important business/affairs (like affairs of state) ◊ intention, idea ◊ smart, clever [n,adj]
飢 jī ◊ famine, crop failure ◊ hunger

擊 jī ◊ strike, hit, beat, knock ◊ attack, assail, raid ◊ kill, assassinate ◊ collide with, bump into, come in contact with (sb or sth) [v]
稽 jī ◊ examine, investigate, scrutinize ◊ dispute, argue ◊ delay, procrastinate ◊ Ji (surname) [v,sn]
饑 jī ◊ famine, crop failure ◊ hunger [n]
基 jī ◊ base, foundation (of a building, road, etc.) ◊ fundamental, primary, basic, rudimentary, cardinal ◊ {chem} base, group, radical [n,adj]
極 jí ◊ the farthest point, the extreme ◊ very, extremely, utterly, exceedingly ◊ ultimate, highest, last, furthest, final ◊ {physics, geosciences} a pole, the pole (like North/South, positive/negative, etc.) ◊ {construction} ridgepole [n,adj,adv]
急 jí ◊ impatient, hasty, anxious (to...), impetuous ◊ be worried, be anxious ◊ become angry, be irritated, be annoyed ◊ in a hurry, rapid, swift; sudden, violent ◊ urgent; urgency ◊ urgent matter, emergency ◊ be eager to come to the aid of [adj,adv,n]
疾 jí ◊ (acute) illness, sickness, disease ◊ pain, suffering, distress ◊ hate, detest, abhor, loathe ◊ fast, vigorous [n,v,adj]

及　jí　　◊ and; up to... (conjunction joining two nouns or phrases, with the second being of less importance) ◊ reach, attain, come up to; be equal to, match ◊ in time ◊ {written} take into consideration/account ◊ Ji (surname)　　[conj,v,adv,sn]
亟　jí　　◊ {written} urgently, immediately, without delay ◊ anxiously, earnestly　　[adv]
吉　jí　　◊ lucky, propitious, auspicious, good ◊ (short for Jílín 吉林) Jilin Province ◊ Ji (surname)　　[adj,name,sn]
即　jí　　◊ approach, be near, be close to ◊ undertake (a responsibility), assume (office), ascend (to the throne) ◊ at present, presently, immediately, promptly; impending; prompted by the occasion ◊ namely, is, i.e., that is ◊ even if, even though, although ◊ Ji (surname)　　[v,adv,adj,sn]
集　jí　　◊ collect, gather, assemble ◊ a (rural or small town) market or fair ◊ collection (of writings), anthology ◊ part, volume, sequel (of a book, film, etc.) ◊ a set ◊ {written} (of a flock of birds) perch (in a tree) ◊ Ji (surname)　[v,n,sn]
瘠　jí　　◊ {written} (of people, animals) thin and weak, skinny, emaciated ◊ {agriculture} (of soil) poor, infertile, unproductive, barren　[adj]
己　jǐ　　◊ self, oneself; personal ◊ ji (sixth of the ten Celestial Stems)　[pron,n]
脊　jǐ　　◊ {physiology} the spine, backbone; a vertebra (of humans or other vertebrates) ◊ spine- or backbone-like things (like the ridge of a mountain or a roof, the spine of a book, etc.) ◊ a key point, critical juncture ◊ the proper order/arrangement　　[n]
幾　jǐ　　◊ How many? ◊ a few, several, some　　[num]
稷　jì　　◊ harvest god, the god of grains (worshipped by ancient emperors) ◊ {bot} proso millet, Panicum miliaceum (a glutinous millet), common millet, broomcorn millet ◊ {ancient China} millet (said to have referred to a non-glutinous millet; sometimes also used in ancient books to refer to Chinese sorghum) ◊ {admin} an official in charge of agricultural matters ◊ Ji (surname)　[sn]
紀　jì　　◊ discipline (as in the military) ◊ record, write down ◊ written record, annals, historical account ◊ {archaic} twelve-year period or cycle ◊ age, era, epoch, period ◊ Ji (ancient state in the area of present Jitaicun, Shāndōng 山東/山东 Province) ◊ Ji (surname)　　[n,v,sn]
忌　jì　　◊ envy, be jealous of ◊ fear, dread ◊ avoid, shun ◊ give up, quit, abstain from, refrain from (sth because one thinks it inappropriate) ◊ the death anniversary (of a parent or other esteemed person)　[v,n]
伎　jì　　◊ talent, skill, ability, trick ◊ {archaic} a female song and dance entertainer (in ancient times)　　[n]
計　jì　　◊ count, calculate, compute ◊ metre, measuring device, gauge ◊ idea, plan, strategy ◊ design (sth), make plans, scheme ◊ concern oneself with, consider, care of/about, bother (about) ◊ account book ◊ Ji (surname)　　[v,n,sn]
季　jì　　◊ season (of the year) ◊ season (like a period with certain characteristics, such as rainy season, dry season, etc.); a crop, an agricultural season ◊ the end of a period of time (like the end of a dynasty) ◊ the last month of a season (of the year) ◊ (of brothers) the youngest, or the fourth in line ◊ Ji (surname)　[n,sn]
旡　jì　　◊ choke on sth eaten
寄　jì　　◊ send (by mail), mail (sth) ◊ entrust, place (like hopes on), deposit (sth with sb) ◊ depend on, rely on, attach oneself to ◊ (be) adopted　　[v]
劑　jì　　◊ small piece of kneaded dough ◊ adjust, regulate, equalize ◊ cut ◊ {pharma, chem} pharmaceutical or chemical preparation ◊ {measure word}... dose(s) of... (used for doses of medicine, in particular for concoctions of herbal medicine) ◊ {chemical engineering} an agent ◊ -jì (ending used in terms for chemical agents or pharmaceutical preparations for a given purpose)　　[n,v,mw]
際　jì　　◊ border, boundary ◊ inside, within (one's mind, heart, etc.) ◊ between, among, inter- ◊ time, occasion, moment ◊ at the time of, on the occasion of ◊ sb's circumstances, (life) experiences, lot　[n,adj,adv]
既　jì　　◊ both (in "both...and...," paired with 又 yòu or 也 yě) ◊ since, now that　[conj]

悸 jì ◊ (of the heart due to fear) palpitate, throb ◊ (of a ribbon, etc.) hanging, dangling [v]
寂 jì ◊ still, silent, quiet ◊ lonely, solitary [adj]
濟 jì {literary} ◊ cross (a river, etc.) ◊ help, aid, relieve, benefit ◊ be of help ◊ accomplishment, achievement, benefit ◊ Ji (surname) [v,n,sn]
繼 jì ◊ continue, carry on, succeed, follow ◊ then, subsequently, afterwards ◊ (in the pattern jì... [zhī] hòu 继……[之]后/繼……[之]後) following, after, since [v]
加 jiā ◊ add, append, put in ◊ {math} add; ...plus...(adding numbers) ◊ increase, raise, augment ◊ impose ◊ (used between a one-syllable adverb and a two-syllable verb to indicate that the action is directed towards sth or sb mentioned before or understood) ◊ Jia (surname) [v,sn]
挾 xié ◊ hold under the arm ◊ clasp under the arm ◊ compel, coerce, force sb to yield ◊ harbour or bear (a grudge, resentment, etc.) [v]
家 jiā ◊ family, household; home, residence ◊ (as suffix) expert/specialist in a certain field (like zuòjiā 作家 "writer") ◊ {philosophy} school (of thought) (like rújiā 儒家 "the Confucian school") ◊ party, side ◊ {humble} my... ◊ {regional} (of animals) tamed, broken, domesticated ◊ {measure word} (used for families, companies, hotels, stores, etc.) ◊ Jia (surname) [n,mw,sn]
痂 jiā ◊ {physiology} scab, crust [n]
夾 jiā ◊ press from two sides, pinch, squeeze ◊ clip (paper, etc., together) ◊ carry under one's arm ◊ place/stay in between ◊ intersperse, mix, mingle ◊ clip, clamp, holder, folder [v,n]
莢 jiá ◊ {bot} pod [n]
頰 jiá ◊ cheek [n]
甲 jiǎ ◊ jia (first of the ten Tiāngān 天干 "Celestial Stems") ◊ first (place, etc.) ◊ shell (like tortoise shell) ◊ nail (like fingernail) ◊ armour ◊ soldier ◊ jia measure of land equal to 0.97 hectares ◊ Jia (surname) [n,sn]
瘕 jiǎ ◊ {written, Chinese med} lump in the abdomen [n]
胛 jiǎ ◊ {physiology} the shoulder, shoulder blade [n]
假 jiǎ ◊ false, fake, artificial, pseudo- ◊ hypocritical ◊ borrow, take advantage of ◊ suppose, presume ◊ if, supposing ◊ Jia (surname) [adj,v,adv,sn]
堅 jiān ◊ hard, strong, solid, firm ◊ a fortification, fortified place, stronghold ◊ firmly, resolutely, determinedly, steadfastly ◊ Jian (surname) [adj,adv,n,sn]
間 jiān ◊ among, between ◊ interval; within a defined time/space ◊ room ◊ {measure word} (used for rooms) [prep,n,mw]
煎 jiān ◊ pan-fry (like fish, bean curd, eggs, in shallow oil) ◊ simmer (in water), decoct (like medicinal herbs) ◊ {measure word}...times decocted (used for the number of times medicinal herbs have been decocted) [v]
肩 jiān ◊ the shoulder ◊ shoulder, take on, bear (like responsibility) ◊ {regional} carry on the shoulder [v,n]
兼 jiān ◊ concurrently, simultaneously ◊ hold (more than one post) concurrently, simultaneously serve as ◊ annex (territory, etc.) ◊ double, twice [adv,v]
監 jiān ◊ supervise, control, inspect, watch ◊ a jail, prison [n,v]
尖 jiān ◊ point, tip ◊ pointed, tapered, sharp ◊ (of sounds, voice, etc.) shrill, piercing ◊ keen, sharp (like eyes, ears) ◊ sharp-tongued ◊ the best, the highest quality, the cream of the crop ◊ {regional} miserly, calculating, stingy [adj,n,v]
奸 jiān ◊ evil, wicked, false, deceitful, fraudulent ◊ treacherous, disloyal, traitorous ◊ a traitor, a secret or enemy agent ◊ crafty [adj,n]
減 jiǎn ◊ {math} subtract, deduct ◊ decrease, reduce ◊ diminish, weaken ◊ {math} ...minus... (subtracting numbers) ◊ Jian (surname) [v,sn]
鹼 jiǎn ◊ {chem} alkali, soda ◊ (used like jiǎn 碱, or jiǎn 鰜/碱, or jiǎn 堿/碱) {chem} alkali (base), a strong base (in contrast to acid) ◊ soda, salt ◊ alkalinize, basify [n]
蹇 jiǎn ◊ {written} be lame, crippled, limping ◊ {written} haltingly, with diffi-

culty, hapless, unlucky ◊ {written} a donkey, inferior horse ◊ {divination} "Jian" (one of the sixty-four hexagrams in the Yìjīng 易經/易经 "Book of Changes") ◊ Jian (surname) [sn]
簡 jiǎn ◊ simple (in contrast to fán 繁 "complex") ◊ (of Chinese characters) simplify; simplified ◊ {archaic} bamboo strips used for writing ◊ a letter, correspondence ◊ choose, select (like people of talent) ◊ Jian (surname) [v,adj,n,sn]
檢 jiǎn ◊ inspect, check, examine ◊ restrain oneself, be careful (about one's behaviour, speech, etc.) ◊ (used like jiǎn 撿/捡) pick up, gather, collect ◊ Jian (surname) [v,sn]
見 jiàn ◊ see, perceive ◊ be exposed to, come in contact with, meet with, call on ◊ show evidence of, appear/seem to be ◊ view, opinion, understanding ◊ {written} (as a particle, when preceding a verb indicates the passive voice, or the request towards sb to do sth for the writer) [v]
健 jiàn ◊ strong, robust, healthy, in good physical shape/condition ◊ strengthen, toughen, fortify, invigorate ◊ be adept at, be good at, be strong in ◊ Jian (surname) [adj,v,n,sn]
賤 jiàn ◊ inexpensive, cheap (in contrast to guì 貴/贵 "expensive") ◊ lowly, common, low-class, humble (in contrast to guì 貴/贵 "noble") ◊ low-down, mean, base, despicable ◊ hold in contempt, look down upon, despise ◊ {self-deprecating, humble} my (humble)... ◊ Jian (surname) [adj,v,sn]
建 jiàn ◊ build, construct, erect ◊ establish, found, set up, create ◊ propose, suggest, advocate ◊ straight, erect ◊ (short for Fújiàn 福建) (of or pertaining to) Fújiàn 福建 Province ◊ {Chinese astronomy} the handle of the Big Dipper ◊ Jian (surname) [v,adj,n,sn]
薦 jiàn ◊ recommend sb, introduce sb ◊ {written} devote oneself to, sacrifice oneself to ◊ {written} grass, hay, straw ◊ straw mat ◊ frequently, repeatedly ◊ offer, present [v,adv]
踐 jiàn ◊ trample on, step on, tread on ◊ fulfill, carry out, act on, implement, execute, keep (a promise, one's word, etc.) ◊ go to, arrive at ◊ a sovereign, monarch ◊ arrange in order ◊ follow, be obedient [v,n]
癇 jiàn ◊ {med} epilepsy, convulsions
漸 jiàn ◊ gradually, little by little, step by step ◊ the beginning, the initial stage ◊ become worse (of an illness) ◊ {divination} "Jian" (one of the sixty-four hexagrams in the Yìjīng 易經/易经 "Book of Changes") [adv,v,n]
楗 jiàn ◊ {written} vertical wooden door bolt, door bar ◊ material used to hastily repair holes in a dike (like bamboo, wood, straw, stones, soil, etc.)
諫 jiàn ◊ remonstrate, admonish, criticize frankly (a superior, friend, or in former times the feudal ruler) ◊ Jian (surname) [sn]
劍 jiàn ◊ sword, sabre [n]
將 jiāng ◊ will, will be ◊ be about to... ◊ take (auxiliary verb before direct object of sentence, similar to bǎ 把) ◊ {regional/archaic} (used between a verb and its directional complement, e.g., tiào jiāng chūlái 跳將出來/跳将出来, "jump out") ◊ Jiang (surname) [auxv,sn]
漿 jiāng ◊ thick liquid ◊ starch ◊ beverage, drink [n,v]
僵 jiāng ◊ fall forward ◊ stiff, rigid, immovable ◊ (of relations) be at an impasse, be uncomfortable ◊ still ◊ stalemate, deadlock, impasse ◊ corpse ◊ stop smiling and become serious [v,adj,n]
薑 jiāng ◊ ginger, Zingiber officinale (the plant or its rootstock as a spice) ◊ Jiang (surname) [n,sn]
江 jiāng ◊ river ◊ [J-] (short for Cháng Jiāng 長江/长江) the Yangtze (River) ◊ {history} Jiang (ancient state during the Zhōu 周 Dynasty, near Zhèngyáng 正陽/正阳 County in Hénán 河南 Province) ◊ Jiang (surname) [n,sn]
姜 Jiāng ◊ Jiang (surname) [sn]
降 jiàng ◊ fall, drop, go down (in contrast to shēng 昇/升 "rise, ascend, hoist") ◊ (of an airplane) land ◊ reduce, lower, curtail ◊ Jiang (surname) [v,sn]
匠 jiàng ◊ craftsman, artisan ◊ skilled person ◊ skill, art, trade ◊ accomplish what has been planned [n,v]
教 jiāo ◊ teach, instruct (in most com-

pound words pronounced jiào) [v]
焦 jiāo ◊ burned, scorched ◊ coke ◊ anxious, worried ◊ joule ◊ {med} burner ◊ dark yellow, brown ◊ reef ◊ Jiao (a state in Shan County, Hénán 河南 Province) ◊ Jiao (surname) [sn]
交 jiāo ◊ hand over, deliver, give ◊ meet, come together ◊ intertwine ◊ make friends with, interact with friends ◊ friendship, social intercourse ◊ (of humans) have sexual intercourse; (of animals) mate ◊ mutual(ly), reciprocal(ly) ◊ transaction, business deal [v,n,adj,adv]
郊 jiāo ◊ suburbs ◊ offer a sacrifice to heaven [n,v]
膲 jiāo ◊ {Chinese med} the three divisions of the viscera
椒 jiāo ◊ various hot spice plants (like Chinese prickly ash, chili pepper) ◊ summit (of a mountain) ◊ Jiao (surname) [n,sn]
蛟 jiāo ◊ flood dragon (legendary animal said to be able to cause floods and storms) ◊ shark [n]
膠 jiāo ◊ glue, gum ◊ jelly (ointment) ◊ gluey, sticky ◊ rubber, plastic ◊ firm, secure, solid ◊ cheat, deceive ◊ {archaic} college (during the Zhou Dynasty) ◊ Jiao (name for Qingdao, Shāndōng 山東/山东 Province) ◊ Jiao (surname) [n,v,adj,sn]
驕 jiāo ◊ proud ◊ arrogant, conceited, over-confident in oneself ◊ fierce (like the summer sun) ◊ strong, sturdy (like of a horse) [adj]
鮫 jiāo ◊ shark ◊ dragon [n]
嚼 jiáo ◊ chew, munch, masticate [v]
角 jiǎo ◊ (of an ox, etc.) horn ◊ (as a musical instrument) horn, bugle ◊ corner ◊ {math} angle ◊ {written} 1/10 yuan (unit of Chinese currency, or 10 fen) ◊ {measure word}... quarter(s) of... (used for quarters of cakes, etc.) ◊ {Chinese astronomy} Jiao (the first of the Èrshíbā Xiù 二十八宿 "28 Lunar Mansions of the Chinese zodiac") [n,mw]
儌 jiāo ◊ (alternate reading "jì")
腳 jiǎo ◊ foot (of humans or animals) ◊ (of a wall, hill, etc.) foot, base ◊ of or pertaining to the use of legs ◊ transport, take along (as in shāojiǎo 捎腳/捎脚 "pick up sth or sb on the way, give sb a lift) ◊ dregs (like of tea, wine) [n]
矯 jiǎo ◊ correct, rectify, remedy, straighten out, fix ◊ brave, powerful, strong ◊ feign, pretend, fake, counterfeit ◊ act as an impostor, take unauthorized action (in another's name) ◊ Jiao (surname) [sn]
絞 jiǎo ◊ twist (several strands into one) ◊ entangle ◊ wring (dry) ◊ hang (by the neck) ◊ wind, crank (like a windlass, capstan) ◊ {metal works} reaming ◊ {measure word}... hank(s) of... (used for hanks/skeins of yarn, knitting wool, etc.) [mw,v]
窌 jiào ◊ {written} a cellar
皆 jiē ◊ all ◊ universal ◊ together [adv]
痎 jiē ◊ malaria (according to ancient texts)
揭 jiē ◊ take off, peel off, tear off, remove ◊ take (the lid) off, uncover ◊ expose, lay bare, unmask, reveal (some unpleasant truth) ◊ bring to light, make public ◊ raise, hoist, hold high ◊ Jie (surname) [v,sn]
街 jiē ◊ street, road [n]
階 jiē ◊ stairs, (flight of) steps, step ◊ degree, class, rank (like official, military) ◊ rely on, depend on ◊ {geosciences} stage [n,v]
接 jiē ◊ come in contact with, touch ◊ connect, join ◊ catch (like a ball) ◊ receive (a guest, a letter, etc.) ◊ welcome, meet ◊ take over, succeed ◊ Jie (surname) [v,sn]
節 jié ◊ festival, holiday ◊ knot, joint ◊ {measure word}... section(s) of... (used for sections, lengths of sth, periods, paragraphs, etc.) ◊ moral integrity, chastity ◊ abridge, shorten ◊ economize, save, restrain, exercise restraint ◊ economical, frugal ◊ item, issue ◊ {unit of measure} knot (sea speed) ◊ Jie (surname) [n,mw,v,adj,sn]
竭 jié ◊ exhaust, use up ◊ carry, bear ◊ dry up (of a river, pool) [v]
結 jié ◊ tie, knot, weave, knit ◊ tie a knot ◊ form, congeal, freeze, forge, associate ◊ settle, finish, end, conclude, finalize, wind up, wrap up ◊ summarize ◊ written statement or guarantee ◊ affidavit ◊ {IT} junction ◊ {physiology} node [v,n]
潔 jié ◊ clean, pure, clear [adj]

劫 jié ◊ rob, plunder; coerce, compel ◊ calamity, disaster, misfortune (either natural or man-made) ◊ {Buddhism} a predestined disaster, trial or calamity (from the Sanskrit word "kalpa") [v,n]
捷 jié ◊ win, be victorious ◊ victory, triumph ◊ the fruits of victory ◊ quick, nimble ◊ "jie" (a measure of weight) ◊ (previous) Czechoslovakia ◊ the Czech Republic ◊ Czech (language) ◊ Jie (surname) [v,sn]
解 jiě ◊ divide, separate, split ◊ dissolve, disintegrate ◊ unfasten, untie, undo, unbutton ◊ relieve, alleviate, remove, dispel, dismiss ◊ explain, interpret, construe, clear up ◊ understand, comprehend ◊ relieve oneself, go to the bathroom ◊ {math} solution, solve [v,n]
戒 jiè ◊ guard against, avoid ◊ warn, admonish ◊ give up, abstain from ◊ religious discipline (of Buddhists) ◊ finger ring ◊ order, command [v,n]
介 jiè ◊ lie between, be situated between ◊ act as intermediary ◊ an intermediary ◊ mind, take offense ◊ armour ◊ shell ◊ shelled aquatic animal ◊ (used with words denoting persons) a, an ◊ honest and just, upright ◊ {theatre} (in old drama scripts, word indicating motion or action) [v,n,adj]
借 jiè ◊ borrow ◊ lend ◊ take advantage of, use ◊ excuse, pretext ◊ on the pretext of, using... as an excuse ◊ on the occasion of... [v,n,adv]
吤 gè ◊ (alternate reading "jiè")
疥 jiè ◊ {med} scabies [n]
界 jiè ◊ boundary, border ◊ limit, extent, domain, range, scope ◊ group, circle(s), community (a certain group in society, e.g. kēxuéjiè 科學界/科学界 "scientific circles, the scientific community") ◊ realm, kingdom (like animal kingdom, etc.) ◊ {geosciences} division, group ◊ {math} bound [n,adj]
今 jīn ◊ today ◊ this (year, day, etc.) ◊ present-day, modern, contemporary ◊ now, at the present [adv]
筋 jīn ◊ muscle ◊ tendon, sinew ◊ veins (esp. those visible under the skin) ◊ sth resembling a tendon or vein [n]
津 jīn ◊ saliva ◊ moisten; benefit, help ◊ ford, ferry crossing ◊ Tianjin [n,v]
金 jīn ◊ metal ◊ money ◊ ancient percussion instruments made of metal (like gongs) ◊ gold ◊ honoured, valuable ◊ golden, gold coloured ◊ the Jin Dynasty (1115-1234) ◊ Jin (surname) [n,adj,name,sn]
*黔
巾 jīn ◊ piece of cloth (e.g., towel, napkin, scarf/kerchief) [n]
斤 jīn ◊ {unit of weight} jin (equivalent to approx. one pound, or half a kilogram) ◊ character added to certain nouns to indicate weight ◊ pound ◊ {archaic} axe [n,mw]
謹 jǐn ◊ careful, cautious, prudent ◊ respectful, solemn (thanks, etc.) [adj]
緊 jǐn ◊ tight ◊ urgent, pressing ◊ financially tight [adj]
盡 jìn ◊ finish, end ◊ use up, deplete, exhaust ◊ reach the end/limit/extreme ◊ do/perform (one's duty, etc.) to the best of one's ability, fully carry out, exert (effort) to the maximum ◊ extremely ◊ {written} die, perish ◊ all; entire, whole ◊ all, completely ◊ {colloquial, northern} keep (doing sth); (do) nothing but... [adj,adv,v,suf]
勁 jìn ◊ strength, energy ◊ vigour, zeal, spirit ◊ manner, air ◊ interest, gusto [n]
禁 jìn ◊ forbid, prohibit, ban ◊ take into custody, imprison, detain, put behind bars ◊ taboo, what is forbidden (by law, ethics, custom, etc.) ◊ (as forbidden area) Imperial grounds [v,n,adj]
近 jìn ◊ near (in time or space, in contrast to yuǎn 遠/远 "far, distant") ◊ close, intimate ◊ simple, easy to understand ◊ nearly, approximately [adj,adv]
進 jìn ◊ advance, move forward/ahead (opposite of tuì 退) ◊ enter, come/go in ◊ take in, bring in, receive ◊ recruit, admit ◊ submit, present ◊ eat, drink, take ◊ (as verb ending) into, in ◊ {measure word} (of an old-style residential compound with an inner courtyard or multiple linked courtyards) a courtyard and its associated rooms ◊ {sports} goal (in soccer) ◊ {Chinese chess} advance (a number of points) [v,n,co]
浸 jìn ◊ soak, immerse, dip, steep ◊ be soaked, immersed ◊ flood, inundate, irri-

gate ◊ (of liquids) ooze (out), leak [v]
噤 jìn ◊ keep silent ◊ close (like a door) ◊ shiver (from the cold) [v]
經 jīng ◊ through ◊ go through, pass through ◊ regular, frequent, constant ◊ the classics, the scriptures ◊ {physiology} menses ◊ hang oneself ◊ Jing (surname) ◊ {Buddhism} sutra ◊ the warp (in fabric, in contrast to wěi 緯/纬 "woof") ◊ longitude ◊ lengthwise alignment [v,n,sn]
精 jīng ◊ clever, sharp ◊ refined, choice ◊ extract, essence ◊ excellent, best ◊ fine (in contrast to cū 粗 "rough, crude, coarse") ◊ skilled, proficient ◊ vigour, energy ◊ sperm ◊ {med} essence (of life, reproduction, etc.) ◊ polished white rice [n,adj]
驚 jīng ◊ be frightened/startled/alarmed/shocked ◊ be alert, be vigilant ◊ be startled and stampede (like of horses) ◊ surprisingly, alarmingly [adj,adv]
粳 jīng ◊ japonica rice, oryza sativa subsp. keng [morph]
涇 jīng ◊ (of a river) gush straight through ◊ a ditch ◊ menstruation [v,n]
莖 jīng ◊ stem, stalk (of a plant) ◊ a handle ◊ measure word for long things (like blades of grass, hair) [mw,n]
晶 jīng ◊ bright, shining ◊ crystal, quartz ◊ crystalline substance ◊ the sun [adj,n]
京 jīng ◊ (national) capital ◊ (jīng) Beijing ◊ ten million ◊ high hill ◊ vast, great ◊ Jing (surname) [n,name,sn]
睛 jīng ◊ the eyeball ◊ eyeball, look over [n,v]
井 jǐng ◊ a well ◊ mine shaft, pit ◊ neat, tidy, well kept ◊ {Chinese astronomy} Jing (one of the 28 Lunar Mansions) ◊ area of land ◊ Jing (one of the Bāguà 八卦 "Eight Trigrams" in the Yìjīng 易經/易经 "Book of Changes", used for divination according to Taoist beliefs) ◊ Jing (surname) [n,adj,sn]
頸 jǐng ◊ neck ◊ sth resembling a neck (like the neck of a vase) [n]
淨 jìng ◊ clean ◊ wipe clean ◊ completely, exhaustively ◊ net (like weight, profit) ◊ only, merely ◊ {Chinese opera} painted face role [adj,adv,n,v]
靜 jìng ◊ still, calm ◊ quiet ◊ clean ◊ Jing (surname) [adj,sn]
竟 jìng ◊ complete, finish, end ◊ throughout, from beginning to end ◊ finally, in the end ◊ unexpectedly, surprisingly, incredibly ◊ go so far as to ◊ have the nerve to [v,adv]
脛 jìng ◊ {physiology} the shin [n]
痙 jìng ◊ jerk, spasm, convulsion ◊ {med} convulsion, spasm [v]
徑 jìng ◊ narrow path ◊ means (of reaching one's objective) ◊ directly, straightaway ◊ diameter, radius [adv,n]
敬 jìng ◊ respect, esteem, honour ◊ respectfully ◊ offer, serve or present respectfully ◊ drink on sb's health ◊ Jing (surname) [adv,v,n,sn]
鏡 jìng ◊ a mirror ◊ lens, glass, glasses ◊ Jing (surname) [n,sn]
窘 jiǒng ◊ bad off, in dire straits ◊ embarrassed ◊ embarrass [adj,v]
炅 jiǒng ◊ {written} sunlight ◊ bright [n,adj]
鳩 jiū ◊ pigeon, turtledove ◊ gather, assemble ◊ peaceful ◊ jiu (measure of land) ◊ small cart [n]
究 jiū ◊ study in detail, investigate ◊ after all, actually [v]
酒 jiǔ ◊ alcoholic beverage, wine, liquor ◊ Jiu (surname) [n,sn]
九 jiǔ ◊ nine, 9 ◊ {Chinese calendar} any of the nine-day periods starting the day after the winter solstice ◊ many, numerous [num]
久 jiǔ ◊ long, for a long time, of long duration (in contrast to zàn 暫/暂 "for a short time") ◊ for a specific period of time [adj,adv]
灸 jiǔ ◊ moxibustion [n]
韭 jiǔ ◊ scallion, leek [n]
就 jiù ◊ then, in that case ◊ on the subject of, with regard to, concerning, regarding, in connection with, as far as (sth is concerned) ◊ approach, move towards ◊ take up, enter upon, start doing (sth) ◊ comply with, yield to ◊ avail oneself of (sth at hand) ◊ at once, right away, in a moment ◊ (adverb indicating that a preceding number/quantity/time is relatively small/few/early) as early as, as long ago as,

as soon as, as much/many as ◊ exactly, precisely ◊ only, merely, just, nothing (or no one) else than ◊ even if ◊ accomplish (sometimes used as a verbal resultative ending) [conj,adv,v]
僦 jiù ◊ rent, lease [v]
救 jiù ◊ save, rescue ◊ relieve ◊ help, aid ◊ stop, prevent ◊ control (like hunger) ◊ Jiu (surname) [v,sn]
咎 jiù ◊ fault, blame ◊ blame, punish ◊ misfortune, calamity ◊ resent, hate [n,v]
舊 jiù ◊ old, past ◊ former, previous [adj]
居 jū ◊ live, dwell, reside, sit still ◊ house, dwelling, residence ◊ be in, occupy, hold (like post, position, ranking) ◊ claim, assert, style oneself as ◊ collect, amass ◊ stop, stay ◊ stationary, standing still ◊ Ju (surname) [v,n,sn]
拘 jū ◊ arrest, detain, take into custody ◊ restrain, constrain ◊ adhere to rigidly ◊ restrict, limit, bound [v]
疽 jū ◊ {med} deep-rooted ulcer [n]
駒 jū ◊ colt ◊ foal ◊ spirited youth [n]
痀 gōu ◊ crouched, hunchbacked ◊ a hunchback ◊ (used like yǔ 傴/伛) hunchbacked, humpbacked ◊ (used like gōu 鉤/钩) a hook (etc.) ◊ (used like gōu 句/勾) tick off, check (etc.)
舉 jǔ ◊ raise, lift ◊ action, move, movement ◊ start, begin ◊ choose, elect ◊ recommend ◊ point out, cite ◊ entire, whole [v,n,adj]
沮 jǔ ◊ stop, prevent, obstruct ◊ destroy, ruin ◊ {figurative} spoil (like one's mood) ◊ fear, be afraid of ◊ frighten, terrorize ◊ doubt ◊ surpass ◊ leak (out) [n]
矩 jǔ ◊ (carpenter's) square, ruler ◊ rule(s), regulation(s), law(s) ◊ {physics} momentum (of force, inertia, etc.) [n]
咀 zuǐ ◊ {colloquial} (used like zuǐ 嘴) mouth
俱 jù ◊ all, everything, complete ◊ together, in the company of, accompanied by ◊ the same, alike ◊ Ju (surname) [sn]
懼 jù ◊ fear, be afraid of, dread [v]
拒 jù ◊ resist, ward off ◊ refuse, reject [v]
巨 jù ◊ huge, gigantic ◊ the most, the extreme ◊ {young people's slang} extremely, ultra- ◊ Ju (surname) [adj,adv,sn]
聚 jù ◊ assemble, gather ◊ collect, accumulate ◊ village, hamlet ◊ {chem} poly- [v]
距 jù ◊ distance (between, from) ◊ spur (on legs of certain birds) ◊ go to [n,v]
劇 jù ◊ play, opera, drama ◊ acute, severe ◊ vigorous, fierce ◊ difficult ◊ swift, quick ◊ very, extreme ◊ Ju (surname) [n,adj,adv,sn]
具 jù ◊ have, possess (some abstract quality) ◊ tool, implement, utensil ◊ state, declare ◊ present, provide, furnish ◊ talent, ability ◊ {measure word} (used for instruments, machines, coffins, dead bodies) ◊ Ju (surname) [v,n,mw,sn]
秬 jù ◊ black millet
據 jù ◊ according to, based on ◊ depending on ◊ rely on, depend on ◊ occupy, seize, hold ◊ proof, evidence [prep,v]
句 jù ◊ {grammar} sentence ◊ line of verse ◊ {measure word} (used for sentences, sayings, proverbs, complaints, jokes, allegations, lines of verse, etc.) [n,mw]
炬 jù ◊ a torch ◊ a fire ◊ a candle [n]
倨 jù ◊ arrogant, haughty ◊ slightly bent or twisted ◊ squat [adj,v]
蠲 juān ◊ remit, exempt ◊ stockpile ◊ centipede ◊ display, manifest ◊ clean [v]
卷 juǎn ◊ (used like juǎn 捲/卷) roll (up), furl, curl ◊ carry away, sweep along (like by a wave, the wind) ◊ end, cease to exist, become extinct ◊ a roll, sth shaped like a roll ◊ {measure word}... roll(s) of... (used for rolls, spools or similar cylindrical objects) ◊ Juan (surname) [v,n,mw,sn]
倦 juàn ◊ be tired, be weary ◊ squat [adj]
眷 juàn ◊ family members, family dependents ◊ be fond of, care for [n,v]
厥 jué ◊ lose consciousness ◊ {med} syncope ◊ cold limbs ◊ his, her, its, their

[pron,v]
絕 jué ◊ cut off, sever, break off (relations, etc.) ◊ depleted, exhausted, used up ◊ no way out, hopeless ◊ unique, peerless ◊ extremely ◊ absolutely (when preceding a negative) [v,adj,adv]
決 jué ◊ decide, determine ◊ certainly, definitely (when preceding a negative) ◊ execute a criminal ◊ (of a dike, etc.) burst, break ◊ {history} bone or ivory thumbguard worn by archers ◊ part, bid farewell ◊ knack, trick of the trade [v,n]
橛 jué ◊ wooden peg or stake ◊ wooden bit (mouthpiece of a bridle) ◊ beat, strike ◊ measure word for a short length of wood [n]
均 jūn ◊ equal, even, balanced ◊ average ◊ all, without exception ◊ harmonious ◊ potter's wheel ◊ tuning device [adj,n]
君 jūn ◊ sovereign, monarch ◊ {formal} you (a form of address) ◊ you (a form of address by a wife to her husband) ◊ Jun (surname) [sn]
軍 jūn ◊ armed forces, the military ◊ army, corps ◊ largest garrison post during the Táng 唐 Dynasty ◊ military area during the Sòng 宋 Dynasty ◊ army (as largest military unit, theoretically 12,500 men) [n]
峻 jùn ◊ high, lofty, towering (of mountains) ◊ severe, stern, strict ◊ great, outstanding (like in virtue) [adj]
菌 jūn ◊ mushroom ◊ fungus ◊ germ, bacterium [n]
駿 jùn ◊ steed ◊ swift ◊ big, tall ◊ forceful, powerful (handwriting, etc.) ◊ person of extraordinary wisdom and ability ◊ severe, stern, strict [n]

K

開 kāi ◊ open, open up, reclaim ◊ turn on (a light, the TV, a switch, etc.), be on ◊ operate, run (a machine, etc.) ◊ boil (water), boiled (water) ◊ lift (a restriction, ban, etc.) ◊ (of troops) move (in...) ◊ start, begin, set up (like a restaurant, shop, etc.) ◊ hold (a meeting, party, etc.) ◊ write, make out (like a prescription, receipt) ◊ pay (wages, a salary, etc.) ◊ (of a waterway) thaw, become navigable ◊ {regional} kick out, sack, fire ◊ (as a verb suffix)... far and wide; start (doing sth) ◊ rough percentage, approximate proportion ◊ {printing} folio (unit of paper size) ◊ Kai (surname) [v,co,sn]
揩 kāi ◊ wipe clean, wipe dry [v]
愾 kài ◊ get angry at, bear (sb) a grudge, hate, detest ◊ lament ◊ go to, arrive at [v]
欬 kài ◊ cough [v]
堪 kān ◊ can, may ◊ bear, endure, withstand ◊ Kan (surname) [v,sn]
坎 kǎn ◊ ridge, bank, raised strip of land ◊ crux, critical point/moment, crucial factor ◊ {divination} Kan (one of the Bāguà 八卦 "Eight Trigrams" in the Yìjīng 易經/易经 "Book of Changes", used for divination according to Taoist beliefs) ◊ {physics} (short for kǎndélā 坎德拉) candela, ca (measure of luminosity)
顑 kǎn ◊ yellow
看 kàn ◊ look, see, read ◊ think, view (the situation) ◊ visit, call on (friends, etc.) [v]
康 kāng ◊ healthy, in good health ◊ Kang (surname) [adj,sn]
糠 kāng ◊ chaff, bran, husk ◊ soft (mostly of a radish) [n,adj]
亢 kàng ◊ high, lofty ◊ haughty, conceited, arrogant, overbearing ◊ very, extreme, excessive ◊ {Chinese astronomy} kang (the second of the Èrshíbā Xiù 二十八宿 "28 Lunar Mansions of the Chinese zodiac") ◊ Kang (surname) [adj,n,sn]
尻 kāo ◊ the buttocks [n]
考 kǎo ◊ test, examination ◊ take (and pass) an entrance examination ◊ check, examine, inspect ◊ inquire into, investigate, study ◊ {formal} one's deceased father [n,v]
苛 kē ◊ harsh, severe, rigorous, strict, exacting ◊ excessive, over-critical ◊ tedious [adj]
髁 kē ◊ condyle ◊ the hipbone ◊ the kneecap [n]
窠 kē ◊ nest (or similar shelter for birds, bees, etc.) [n]

咳 ké ◊ cough [v]
可 kě ◊ may, can, -able, be allowed to... ◊ possibly ◊ approve, agree ◊ need (to do), be worth (doing) ◊ {regional} do as much as possible, make the most of ◊ {written} recover, get well ◊ but, yet ◊ {grammar}(as an emphatic adverb used in an exclamatory sentence) really, indeed, finally; (expressing emphasis in a rhetorical question)...on earth...?; (expressing doubt in a question) really, actually? ◊ fit, suit, be agreeable to ◊ Ke (surname) [v,adv,sn]
渴 kě ◊ thirsty ◊ longingly, eagerly [adj,adv]
客 kè ◊ guest, visitor ◊ traveler, passenger ◊ stranger ◊ {history} retainer (at a feudal court during the Zhou Dynasty) ◊ itinerant retainer (seeking status as political advisor) ◊ Ke (surname) ◊ {regional, measure word} (of food or drinks in a restaurant, etc.) an order [n,mw,sn]
刻 kè ◊ engrave, carve, cut, chisel ◊ quarter of an hour; short period of time, moment ◊ cutting, biting ◊ the utmost ◊ mean, harsh [v]
齦 kěn ◊ gnaw, nibble, bite ◊ take great pains with one's studies, read (a piece of writing) with great effort in order to thoroughly grasp its content ◊ work to no avail
肯 kěn ◊ be willing to ◊ consent to, agree to ◊ {regional} often, frequently ◊ {classical} flesh attached to bone [auxv,n]
鏗 kēng ◊ {onom} clang ◊ strike, beat [phon]
空 kōng ◊ empty, hollow ◊ the sky, the heavens, air ◊ in vain, futile ◊ {Buddhism} emptiness, vacuity, non-existence, sunyata ◊ Kong (surname) [adj,n,sn]
恐 kǒng ◊ fear, dread, be afraid ◊ terrify, scare, frighten, intimidate, terrorize ◊ perhaps, I dare say, I'm afraid... (not necessarily of sth bad) [v,adv]
孔 kǒng ◊ opening, hole, orifice ◊ big, great ◊ profound, far-reaching ◊ very, extremely ◊ peacock ◊ of or pertaining to Confucius ◊ Kong (a surname) [n,adj,adv,sn]
控 kòng ◊ control, command, dominate ◊ limit, restrict, curb ◊ prop up, suspend (like a leg to prevent swelling) ◊ turn sth upside down and let the liquid drain out from it ◊ {popular} complex (usu. in the sense of a perverse fondness for sth; sound borrowing from Japanese コン (kon), from English "complex") [v]
口 kǒu ◊ (of humans/animals) the mouth ◊ one's taste ◊ an opening, outlet ◊ people, population ◊ (of a container with an opening, a river, etc.) mouth, exit, entrance, pass ◊ a cut/crack/hole ◊ department (overall term for administrative units of a certain sector) ◊ blade, sharp edge of a knife, sword, etc. ◊ {measure word} (used for knives/swords, ponds, pigs, persons, bites, mouthfuls, drags [from a cigar/cigarette/pipe], language) ◊ Kou (surname) [n,mw,sn]
扣 kòu ◊ button up, buckle ◊ tie, fasten, bolt ◊ accuse unjustly, brand groundlessly, frame ◊ detain, arrest, apprehend, take into custody ◊ impound ◊ take away ◊ deduct, discount ◊ withhold ◊ place (a container, vessel, etc.) upside down ◊ cover (with an inverted container, vessel, etc.) ◊ knot, loop ◊ a button, buckle ◊ {sports} smash, spike (a ball) [v,n]
枯 kū ◊ withered (of vegetation), dried up (of a well, etc.) ◊ dull, dry, uninteresting ◊ residue or dregs of pressed sesame seeds, soybeans, etc. used as fertilizer or fodder [adj,n]
哭 kū ◊ cry, weep [v]
骷 kū ◊ skeleton [morph]
刳 kū ◊ hollow out, dig out [v]
苦 kǔ ◊ bitter (in contrast to gān 甘 "sweet") ◊ hardship, suffering ◊ cause hardship or suffering ◊ suffer from, be disadvantaged by ◊ painstakingly, diligently ◊ cut off or waste too much [adj,v,n,adv]
酷 kù ◊ "cool" (sound-borrowing from English; metaphor for sb who is good looking, natural and unrestrained, or sth which is excellent, etc.) ◊ cruel, tyrannical ◊ very, extreme(ly) ◊ (of criticism) harsh ◊ (of wine) mellow ◊ (of fragrance) strong [adj,adv,phon]
快 kuài ◊ fast ◊ hurry up ◊ soon, shortly ◊ keen, sharp (-witted, etc.) ◊ content, happy ◊ Kuai (surname) [adj,adv,sn]
髖 kuān ◊ the hip [n]
恇 kuāng ◊ fear

狂 kuáng ◊ mad, crazy, insane ◊ violent, fierce ◊ wild (like with joy), unrestrained (emotion) ◊ arrogant ◊ mad dog [adj,n]
眶 kuàng ◊ eye socket, orbit, rim of the eye [n]
況 kuàng ◊ situation, condition ◊ compare ◊ moreover, furthermore ◊ Kuang (surname) ◊ silk wadding, silk floss [v,adv,n,sn]
曠 kuàng ◊ spacious, vast, wide, open ◊ carefree, worry-free ◊ neglect (one's duties, like of a student skipping school, a soldier deserting the military) ◊ loose (of clothing, things that should be tight, like screws, etc.) ◊ Kuang (surname) [sn]
虧 kuī ◊ lose (money, etc.), have a deficit ◊ be deficient, be short of, lack ◊ treat unfairly ◊ luckily, fortunately, thanks to ◊ (used to scold sb when the speaker thinks the person's words or behaviour are unexpectedly incompatible with his/her qualifications, status, etc.) some (expert you are), what kind of (man are you), have the nerve to (say that, ask such a question, come up with such an idea) ◊ (of the moon) wane [v,adv]
窺 kuī ◊ peep (through a small hole, etc.), spy ◊ look out [v]
揆 kuí ◊ guess, conjecture ◊ measure, standard, principle ◊ administer, manage ◊ {TW usage} (used after a surname) Premier (chief of the Executive Yuan) [n,v]
葵 kuí ◊ {bot} herbaceous plants with large flowers (like high mallow, hollyhock, sunflower) [n]
奎 kuí ◊ hip (bone) ◊ the space between the thighs (indicating a man's stride) ◊ {Chinese astronomy} Kui (one of the 28 Lunar Mansions) ◊ Kui (surname) [n,sn]
頄 kuí ◊ cheekbone
潰 kuì ◊ (of a dyke, dam) burst, breach ◊ {written} break through, breach (an encirclement) ◊ be routed, be defeated, fall to pieces ◊ {med} fester, ulcerate [v]
匱 kuì ◊ deficient ◊ be short of, lack [adj,v]
憒 kuì ◊ muddle-headed, confused, befuddled [adj]
坤 Kūn ◊ Kun (one of the Bāguà 八卦 "Eight Trigrams" in the Yìjīng 易經/易经 "Book of Changes", used for divination according to Taoist beliefs; Kun represents the earth) ◊ feminine, female ◊ southwest [n]
崑 kūn ◊ tall and erect [morph]
困 kùn ◊ be hard pressed, stranded ◊ surround, besiege ◊ deprived, poor, weary, tired, exhausted ◊ {divination} kun (one of the sixty-four hexagrams in the Yìjīng 易經/易经 "Book of Changes") [v,adj,n]
闊 kuò ◊ wide, broad (area) ◊ rich ◊ ostentatious, extravagant, lavish ◊ long separated [adj]
括 kuò ◊ contract (the muscles, etc.), tighten (up) ◊ tie up (one's hair) ◊ include, comprise ◊ brackets, parentheses; put in brackets [v,n]
廓 kuò ◊ broad, wide, extensive ◊ an outline, a silhouette ◊ expand, enlarge ◊ clean up ◊ city wall [adj,n,v]

L

拉 lā ◊ pull, drag ◊ haul, transport (in a vehicle) ◊ move (troops) ◊ {music} play (certain instruments, like húqin 胡琴 "violin", shǒufēngqín 手風琴/手风琴 "accordion", etc.) ◊ draw out, space out, extend ◊ help, give/lend a hand ◊ implicate, involve, drag in ◊ {regional} bring up (a child), raise ◊ solicit (like customers through advertising) ◊ press (as into military service) ◊ {colloquial} defecate ◊ {colloquial} make (a list, as in lā ge dānzi 拉個單子/拉个单子, "make a list") ◊ {phon} (used to transliterate "-la-", "-ra-", etc.) [v]
剌 lā ◊ "la" (used in transliterating, as in the Taiwan expression dàlālā 大剌剌 "casual", etc.)
臘 là ◊ {religion} sacrifice to the gods during the twelfth lunisolar month ◊ the twelfth lunisolar month ◊ cured (fish, meat, chicken, duck, etc. mostly prepared during the twelfth lunisolar month) ◊ double-edged sword ◊ La (surname) [n,sn]
來 lái ◊ come, come hither ◊ arrive (of seasons, etc.) ◊ arise, crop up (of problems, etc.) ◊ cause to come, let come, I'll

have... (used in ordering in a restaurant) ◊ cause to arrive or take place ◊ for the past (amount of time) ◊ in order to (take some action) ◊ (following numbers) approximately ◊ (verb suffix) ◊ Lai (surname) [v,sn]
蘭 lán ◊ {bot} orchid, cymbidium, Cymbidium goeringii; fragrant thoroughwort, Eupatorium fortunei; {historical} lily magnolia, Magnolia liliflora ◊ weapons rack ◊ Lan (surname) [n,sn]
藍 lán ◊ blue (colour) ◊ {bot} indigo plant, Indigofera tinctoria ◊ Lan (surname) ◊ {music} blues [sn]
闌 lán ◊ late ◊ railing, banister ◊ block, obstruct, stop, bar [adj,n,v]
覽 lǎn ◊ look, see ◊ read ◊ Lan (surname) [v,sn]
爛 làn ◊ soft (from long cooking, high concentration of water, spoilage, etc.) ◊ rot, decompose (literally or figuratively) ◊ rotten ◊ (of a wound) fester ◊ (of clothing, etc.) tattered, worn out ◊ scrap (like paper, metal) ◊ chaotic, disordered, messy, in disarray ◊ thoroughly, utterly ◊ {written} bright, shining ◊ {TW usage} bad, low, underhanded [v]
琅 láng ◊ variety of white carnelian ◊ white, pure ◊ Lang (surname) [sn]
狼 láng ◊ wolf, Canis lupus ◊ Lang (surname) [n,sn]
朗 lǎng ◊ light, bright, clear ◊ loud and clear, sonorous ◊ wise ◊ Lang (surname) [adj,sn]
勞 láo ◊ work, labour, toil ◊ (preceding a request) "may I trouble you..." ◊ fatigue ◊ service, meritorious deed ◊ Lao (surname) [v,n,sn]
醪 láo ◊ unclear wine, wine with dregs ◊ fine wine [n]
牢 láo ◊ pen, fold, enclosure (for domestic animals) ◊ sacrificial animal ◊ prison, jail ◊ firm, durable ◊ worried, depressed ◊ Lao (surname) [n,sn]
老 lǎo ◊ old, aged ◊ senior person, elderly person ◊ experienced, veteran, seasoned ◊ of long standing, old ◊ old-fashioned, outdated, obsolete ◊ former, original, same ◊ always, constantly, frequently ◊ overgrown, tough, stringy (like of vegetables that were too mature when picked; in contrast to nèn 嫩 "tender") ◊ tough, leathery, overstewed, overcooked (like of overcooked meat, well-cooked eggs, etc.) ◊ {chem} deteriorate, age, change in quality ◊ always, constantly ◊ (prefix to names to indicate affection, respect or familiarity) ◊ the venerable... (title used following a surname to indicate respect for an elderly person of superior achievements) ◊ long, for a long time ◊ very, extremely, awfully, terribly ◊ {regional} (followed by certain colours) dark... ◊ (euphemism, always followed by le 了) die ◊ Laozi (short for Lǎozǐ 老子, the Taoist philosopher) ◊ Lao (surname) [adj,adv,v,n,pref,sn]
樂 lè ◊ happy, joyous, cheerful ◊ joy, happiness ◊ be glad to, take delight/pleasure in, enjoy ◊ be amused, laugh ◊ Le (surname) [adj,adv,v,sn]
了 le ◊ already (aspect particle indicating change) ◊ (aspect particle for new situation; verb suffix indicating an action has happened or is about to happen) [asp,suf]
雷 léi ◊ {meteorology} thunder ◊ {weaponry} a mine (land-, sea-, etc.) ◊ Lei (surname) [n,sn]
纍 lěi ◊ accumulate, pile up, gather ◊ repeated, continuous, running ◊ build by laying bricks or stones or by piling up earth [v,adj]
壘 lěi ◊ build by laying bricks or stones or by piling up earth ◊ rampart, bastion ◊ (athletics) base ◊ Lei (surname) [v,n,sn]
肋 lèi ◊ rib (bone) ◊ chest, costal region [n]
類 lèi ◊ kind, type, class, group, category ◊ similar, resembling ◊ analogize ◊ rule, model ◊ generally, for the most part ◊ good ◊ partial, prejudiced ◊ Lei (surname) [n,adv,adj,sn]
累 lèi ◊ tired, exhausted, fatigued, weary ◊ fatigue, weariness, strain ◊ work hard, toil [adj,n,v]
淚 lèi ◊ tears ◊ tearful [n,adj]
冷 lěng ◊ cold ◊ icy, cold, frosty ◊ Leng (surname) [adj,sn]
離 lí ◊ distance (between, from) ◊ (following distance measure)... distant (from) ◊ leave, go away ◊ lacking, without ◊ Li (one of the Eight Trigrams in the Yìj-

īng 易經/易经 "Book of Changes") ◊ cut, sever ◊ meet with, encounter ◊ set out, display ◊ experience ◊ bright ◊ {musical instrument} li (large qín 琴 [guitar/zither]) ◊ Li (surname) [n,v,prep,sn]
釐 lí ◊ centi- ◊ (unit of currency, =1/10 fen) ◊ (unit of interest, =1/10% monthly or 1% annually) ◊ arrange, regulate, rectify ◊ li (one thousandth of a chi 尺 "foot") ◊ fraction, bit ◊ decigram ◊ Li (surname) [meas,n,v,sn]
里 lǐ ◊ {unit of measure} li, Chinese "mile" (approx. 500m) ◊ neighbourhood ◊ native place, hometown ◊ {TW usage} li, ward, borough (urban administrative unit between the neighbourhood and township levels) ◊ {archaic} li (unit of twenty-five families) ◊ Li (surname) [n,sn]
黧 lí ◊ black, black and yellow (colour) [adj]
理 lǐ ◊ texture, grain, vein ◊ reason, logic ◊ natural sciences ◊ physics ◊ manage, administer ◊ put in order, straighten up ◊ (mostly used in the negative) pay attention to, acknowledge ◊ matchmaker ◊ judicial official ◊ Li (surname) [n,v,sn]
裡 lǐ ◊ in, inside (as a postposition) [adv,suf,postp]
醴 lǐ ◊ sweet wine ◊ sweet spring water [n]
李 lǐ ◊ plum, Prunus (the tree or its fruit) ◊ judicial ◊ official ◊ Li (surname) [n,sn]
蠡 lǐ ◊ wood-boring insects ◊ (of wood, trees) worm-eaten, full of wormholes ◊ (of utensils, tools, etc.) corroded or worn out from long use ◊ Li (personal name) ◊ Li (county in Héběi 河北 Province) [n,adj]
禮 lǐ ◊ rite, ceremony (like wedding, funeral) ◊ courtesy, etiquette, protocol ◊ gift, present ◊ the Lǐjì 禮記/礼记 "Book of Rites" ◊ Li (surname) [n,sn]
力 lì ◊ force, power, strength, ability ◊ physical strength ◊ do with all one's might ◊ contribution, service ◊ conscripted laborer ◊ Li (surname) [n,v,sn]
立 lì ◊ stand ◊ stand up, set up ◊ erect, vertical ◊ establish ◊ Li (surname) [v,adj,sn]
栗 lì ◊ chestnut, Castanea mollissima (the tree or its nut) ◊ solid, firm ◊ solemn, serious ◊ Li (surname) [n,adj,sn]
利 lì ◊ (of a blade) sharp ◊ advantageous, beneficial, favourable ◊ advantage, benefit ◊ profit, interest ◊ Li (surname) [adj,n,sn]
厲 lì ◊ strict, rigid, stringent ◊ stern, harsh, violent, severe ◊ epidemic ◊ the ends of a sash or belt that hang down ◊ place to ford a stream ◊ disaster, calamity ◊ cruel, oppressive ◊ evil spirit, demon ◊ whetstone ◊ Li (surname) [adj,n,sn]
癘 lì ◊ pestilence ◊ foul disease ◊ kill ◊ leprosy [n]
鬲 lì ◊ {archaic} ancient tripod cooking vessel (with hollow legs and round mouth) [n]
歷 lì ◊ experience, undergo ◊ all past (occasions, etc.) ◊ all, each and every, one by one ◊ calendar (like lunisolar calendar) ◊ choose, select [v,adv,n]
詈 lì ◊ abuse, curse [v]
麗 lì ◊ {written} (of a person) pretty, good-looking, beautiful ◊ (of the weather, etc.) nice, beautiful ◊ adhere to, attach oneself to, rely on [adj]
慄 lì ◊ shiver, shudder, tremble ◊ fear ◊ cold
戾 lì ◊ offense, crime, sin ◊ perverse, unreasonable, recalcitrant ◊ fierce, violent ◊ stable, quiet ◊ arrive, reach ◊ blow-dry [adj,n,v]
粒 lì ◊ grain, granule ◊ {measure word}... grain(s) of... (used for small grain-sized objects like rice, seed, pills, etc.; in Taiwan: used for round objects, like fruits, regardless of size) [n,mw]
礫 lì ◊ gravel, pebbles [n]
礪 lì ◊ whetstone ◊ sharpen (a blade) [n,v]
吏 lì ◊ government official, mandarin (in former times) ◊ petty official, Yamen runner [n]
連 lián ◊ (as grammar particle, in the split structure lián 連/连...yě 也) even... ◊ join, link, connect ◊ continuous, successive, one after another, repeatedly ◊ including ◊ {military} a company ◊ Lian (surname) [v,n,adv,sn]
廉 lián ◊ honest, upright, clean ◊ low-

priced, cheap, inexpensive ◊ side of a main room or hall ◊ examine ◊ Lian (surname) [adj,v,n,sn]
溓 lián ◊ (alternate readings "liǎn", "nián")
斂 liǎn ◊ stop, check ◊ restrain, refrain ◊ collect [v]
臉 liǎn ◊ (the) face; countenance ◊ cheek ◊ front (part) ◊ one's face, honour, feelings [n]
煉 liàn ◊ {metallurgy} smelt metals, forge, temper ◊ {figurative} refine, polish (writing, wording, etc.) [v]
梁 liáng ◊ main beam, roof beam ◊ a bridge ◊ ridge (like of the nose, of a mountain, etc.) ◊ Liang (relocated capital of the Wei Kingdom during the Warring States Period at Kaifeng, Hénán 河南 Province) ◊ the Liang Dynasty (502-557, one of the Southern Dynasties) ◊ the Later Liang Dynasty (907- 923, one of the Five Dynasties) ◊ Liang (surname) [n,name,sn]
良 liáng ◊ good ◊ good people (esp. in contrast to bandits, prostitutes, etc.) ◊ very ◊ fine, exquisite (like porcelain) ◊ pleasant ◊ my husband (form of address for wife to husband) [adj,n]
量 liàng ◊ capacity, capability ◊ quantity, number, amount, volume [n]
涼 liáng ◊ cool, cold ◊ discouraged, disheartened ◊ Liang (surname) [adj,sn]
糧 liáng ◊ grain, cereals, food, provisions ◊ {archaic} grain tax paid in kind [n]
兩 liǎng ◊ two, both (sides, parties, etc.) ◊ liang (Chinese ounce, equal to 50 grams) ◊ tael (unit of silver) ◊ liang (unit of 25 soldiers) [num]
髎 liáo ◊ hip bone [n]
燎 liáo ◊ (of fire) burn, spread ◊ set afire, light sth ◊ burn, scald ◊ a torch [v]
寥 liáo ◊ few, sparse ◊ silent, deserted ◊ the vast expanse of the heavens or the sky [adj]
療 liáo ◊ treat, heal, cure [v]
僚 liáo ◊ government official ◊ Liao (surname) [n,sn]
聊 liáo ◊ tentatively, for the time being ◊ somewhat, slightly ◊ chat ◊ ringing in the ears ◊ Liao (surname) [v,adv,sn]
廖 Liào ◊ Liao (surname) [sn]
列 liè ◊ arrange in order, line up; list, enumerate, tabulate ◊ list, place (on a list, etc.) ◊ row, rank, line ◊ {measure word} (used for trains or things/people in a row) ◊ {formal/written} type, kind, sort ◊ each and every ◊ various ◊ numerous ◊ Lie (surname) [v,n,mw,sn]
冽 liè ◊ cold [adj]
裂 liè ◊ split, crack, rupture, rend, break ◊ silk remnants ◊ cut/tear open ◊ {bot} stoma (tiny opening or pore on the under-surface of a plant leaf) [n,v]
烈 liè ◊ blazing (fire) ◊ fiery, strong, violent, vehement, fierce, ardent ◊ upright, stern ◊ die for a just cause, die a martyr's death ◊ achievements, exploits ◊ illustrious, glorious ◊ {classical} row, file (equivalent to 列) [adj,v]
臨 lín ◊ look out on, overlook ◊ come, arrive, be present ◊ on the point of, just before ◊ copy (a painting or calligraphy model) ◊ {divination} "Lin" (one of the sixty-four hexagrams in the Yìjīng 易經/易经 "Book of Changes") ◊ {archaic} war chariot ◊ Lin (surname) [v,sn]
鱗 lín ◊ scale (of a fish, etc.) ◊ resembling scales ◊ scaly animals ◊ fish [adj,n]
霖 lín ◊ continuous (heavy) rain [n]
淋 lín ◊ (of rain, etc.) soak, drench, splatter, pour ◊ pour liquid on, sprinkle (water on sth), splash, spray [v]
林 lín ◊ woods, forest, grove ◊ group, circles, world ◊ forestry ◊ numerous, abundant ◊ Lin (surname) [n,adj,adv,sn]
鄰 lín ◊ neighbour ◊ neighbouring, adjacent ◊ {admin, history} lin (unit of five families during the Zhou Dynasty) [adj,n]
廩 lǐn ◊ granary ◊ store, stockpile ◊ government-supplied rations, provisions [n]
凜 lǐn ◊ cold, frigid ◊ strict, stern ◊ afraid [adj]
靈 líng ◊ nimble, clever ◊ soul ◊ spirit, fairy ◊ miraculous ◊ magic ◊ of or pertaining to the spirit world ◊ efficacious, effective ◊ witch, sorceress (esp. in the Chǔ 楚 region) ◊ good, beneficial (like rain) ◊ Ling

(surname) [adj,n,sn]
陵 líng ◊ hill, mound ◊ mausoleum, Imperial tomb ◊ insult [n,v]
零 líng ◊ zero, 0, nought, nil ◊ fragments, remnants ◊ fragmentary, fractional ◊ odd (number, amount, etc.) ◊ (on a thermometer) zero (degrees) ◊ (of leaves, etc.) wither and fall ◊ light rain ◊ Ling (surname) [n,num,v,sn]
凌 líng ◊ insult, maltreat, bully ◊ ice (cubes) [v,n]
聆 líng ◊ listen, hear ◊ age, years [v,n]
領 lǐng ◊ collar (of a garment) ◊ neck ◊ outline, essentials ◊ lead, guide ◊ possess, control, have jurisdiction over ◊ receive, draw (like pay) ◊ accept ◊ comprehend, grasp ◊ {measure word} (used for mats, robes, upper garments, etc.) [n,v,mw]
令 lìng ◊ {admin, military} give/issue an order, command, decree; an order ◊ cause, make (sb do sth or be a certain way) ◊ season, time of year ◊ {formal, written} your (father, mother, etc.) ◊ {admin, history} a magistrate ◊ Mora (a finger-guessing game, like Rock-Paper-Scissors, commonly played on drinking occasions) ◊ {poetry} short poem or song ◊ Ling (surname) [n,v,sn]
溜 liù ◊ swift current, rapids ◊ {regional} rapid, swift, deft ◊ row (of houses, etc.) ◊{measure word}... row(s) of... (used for trains or things or people in a row) ◊ area, vicinity, neighbourhood; surroundings ◊ train, exercise ◊ {regional} fill (a crevice, crack, gap, etc.) [adj,mw]
留 liú ◊ stay, remain behind ◊ cause/persuade to stay on ◊ study abroad ◊ take care, be careful, pay attention, concentrate on ◊ keep, retain, reserve, save ◊ accept, take (like a gift) ◊ let grow, wear (like a beard, hair, etc.) ◊ leave (like a note, a message, an impression, an inheritance, etc.) ◊ Liu (surname) [v,sn]
流 liú ◊ (of liquid) flow ◊ wander, drift, spread, circulate ◊ class, grade, quality [v,n]
瘤 liú ◊ tumor [n]
柳 liǔ ◊ willow tree ◊ {Chinese astronomy} Liu (one of the 28 Lunar Mansions) ◊ pendant on funeral carriages ◊ large ox-drawn cart ◊ Liu (surname) [n,sn]
六 liù ◊ six, 6 ◊ {music} Liu (a note on the Chinese musical scale gōngchěpǔ 工尺譜/工尺谱) ◊ Liu (surname) [num,sn]
隆 lóng ◊ grand, magnificent, solemn ◊ prosperous, flourishing, thriving ◊ deep (like winter); extreme, intense (like feelings, friendship, etc.) ◊ stick out, stand out, protrude, bulge, swell ◊ enlarge ◊ Long (surname) [adj,v,sn]
聾 lóng ◊ deaf ◊ hard of hearing ◊ muddled, lacking common sense [adj]
癃 lóng ◊ infirmity (according to ancient texts) ◊ hunchbacked ◊ {med} retention of urine [adj,n]
籠 lóng ◊ cage, coop, basket (made of bamboo, twigs, wire, etc. used as a cage for insects, birds, etc. or as a container) ◊ food steamer (made of bamboo, wood, metal, etc.) ◊ {regional} insert arms in opposite sleeves [n,v]
嚨 lóng ◊ throat
隴 Lǒng ◊ Long (name for Gānsù 甘肅/甘肃 Province) [n]
樓 lóu ◊ floor, storey ◊ multi-storeyed building; tower ◊ Lou (surname) [n,sn]
婁 lóu ◊ weak, (physically) debilitated ◊ overripe and spoiled (like of melons) ◊ {Chinese astronomy} Lou (one of the Èrshíbā Xiù 二十八宿 "28 Lunar Mansions of the Chinese zodiac") ◊ a sow ◊ Lou (surname) [adj,n,sn]
瘻 lòu ◊ fistula, sore, ulcer, goiter [n]
漏 lòu ◊ leak (literally, like water, gas or figuratively, like information) ◊ water clock, clepsydra, hourglass ◊ leave out, omit ◊ entice, seduce ◊ avoid, escape (like classification as a rich landlord) ◊ {med} (internal) bleeding, hemorrhage [v,n]
顱 lú ◊ {physiology} skull, head; the cranium [n]
臚 lǚ ◊ {religion} (name of sacrifices to mountains, like to Tài Shān 泰山 "Mount Tai") [n]
爐 lú ◊ stove, oven, furnace, heater ◊ {measure word} (used for a quantity of steel) [n,mw]
鹵 lǔ ◊ {mineralogy} natural salt,

rock salt ◊ {agriculture} saline soil [n]
露 lù ◊ dew ◊ beverage distilled from flowers, leaves or fruit ◊ outdoors, in the open air, exposed ◊ reveal, show; betray [n,v,adj,adv]
路 lù ◊ road, path, way; means, approach ◊ line, train (like of reasoning, thought) ◊ route, line ◊ Lu (administrative region during the Song, Jin and Yuan Dynasties) ◊ Lu (surname) [n,sn]
漉 lù ◊ filter, strain ◊ dry up ◊ seep (through) [v]
陸 lù ◊ land ◊ road, overland route ◊ Lu (surname) [n,sn]
戮 lù ◊ kill ◊ join forces, unite [v]
閭 lǘ ◊ main lane gate ◊ neighborhood ◊ Lü (group of twenty-five households) ◊ "lü" (legendary animal said to resemble a donkey) [n]
僂 lǚ ◊ {written} bent (back), humpbacked ◊ bent, crooked ◊ {written} instantly, immediately, at once [adj,adv]
膂 lǚ ◊ {written} the backbone ◊ physical strength [n]
縷 lǚ ◊ thread ◊ detailed ◊ thread-like things ◊ a measure word for thin, thread-like things (like strand of hemp, lock of hair, wisp of smoke) [adv,mw,n]
呂 lǚ ◊ {Chinese music} "lü" (the six even-numbered notes) ◊ {archaic} (used like lǚ 膂) spine; spine-shaped ◊ Lü (surname) [n,adj,sn]
履 lǚ ◊ shoes ◊ walk on, tread on ◊ (foot)step ◊ fulfill, carry out, put into effect ◊ {divination} "Lü" (one of the sixty-four hexagrams in the Yìjīng 易經/易经 "Book of Changes") [v,n]
慮 lǜ ◊ ponder, think over ◊ thought, idea ◊ be concerned, worry ◊ concern, worry, anxiety ◊ plan ◊ trouble, bother ◊ probably ◊ tie with a rope ◊ Lü (surname) [v,n,sn]
藘 lǜ ◊ madder
律 lǜ ◊ law, statute, regulation, rule ◊ code (of laws) ◊ lü (bamboo or metal pitch-pipe) ◊ {music} temperament ◊ restrain, control, keep under control ◊ rank (of nobility) ◊ Lü (surname) [n,v,sn]
率 shuài ◊ lead, guide ◊ command (troops) ◊ cursory, rash ◊ candid, frank, straightforward ◊ follow, observe ◊ usually, generally, for the most part ◊ (of handwriting, movements, etc.) graceful, beautiful ◊ net for catching animals ◊ Shuai (surname) [v,adj,adv,sn]
攣 luán ◊ contraction ◊ bent, crooked, twisted [n,v]
卵 luǎn ◊ egg; ovum; spawn [n]
亂 luàn ◊ chaotic, in disorder, messy, jumbled ◊ (of society) turbulent ◊ chaos ◊ upheaval, (social) disorder (like war, rebellion, anarchy, mutiny) ◊ confuse, throw into disarray ◊ (of one's mind) in turmoil, troubled, perturbed, confused ◊ indiscriminately, at random, arbitrarily, in an unwarranted manner ◊ (of sexual relationships) promiscuous, illicit, improper [adj,adv,v,n]
略 lüè ◊ brief ◊ summary, outline ◊ slightly, somewhat ◊ omit, leave out, simplify, abbreviate ◊ plan, stratagem ◊ seize, capture (mostly territory) ◊ {classical} border, boundary [n,adj,adv]
倫 lún ◊ human relations (like the Wǔcháng 五常 "Five Constant Virtues", or the Wǔlún 五倫/五伦 "Five Cardinal Relationships") ◊ class, category ◊ proper order, logical sequence ◊ peer, equal, match, rival ◊ Lun (surname) [n,sn]
崙 lún ◊ the Kunlun mountains (Jiāngsū 江蘇/江苏 Province) [phon]
論 lùn ◊ discuss, talk about, comment on ◊ discussion, discourse (written or spoken) ◊ theory, doctrine ◊ mention, speak of, regard, consider ◊ judge, measure, appraise, decide on, determine ◊ by (a certain unit of measure), in terms of (the attributes of a thing) ◊ Lun (surname) [v,n,sn]
羅 luó ◊ bird net ◊ catch (birds) with a net ◊ collect, gather, recruit ◊ spread out, arrange, display ◊ a sieve, sifter ◊ sieve, sift ◊ silk gauze ◊ meet with (disaster, misfortune, etc.) ◊ a gross (twelve dozen) ◊ Luo (ancient state in Yicheng) ◊ Luo (surname) [n,v,sn]
倮 luǒ ◊ bare, naked, uncovered [adj]
裸 luǒ ◊ bare, nude, naked [adj]

瘰 luǒ ◊ {med} scrofula, swellings [n]
絡 luò ◊ net, sth net-like ◊ {Chinese med} subsidiary channels, collaterals (branches or channels through which blood, vital energy, etc. flow) ◊ secure with a net (like one's hair in a hair net) ◊ twine, wind, coil ◊ Luo (surname) [n,v]
落 luò ◊ fall, drop ◊ (of the sun) set, sink ◊ (of an airplane) descend, land ◊ (of a chess piece) put down, set down ◊ decline, deteriorate ◊ fall/lag behind, fail ◊ stay (behind), remain ◊ settlement, community ◊ belong to, rest with, fall onto ◊ (sb's) whereabouts ◊ get, receive ◊ write/put down [v]
濼 lì ◊ {bot} Fortune's Cold Hardy Holly Fern, Cyrtomium fortunei
洛 Luò ◊ Luo He (name of rivers, one in Shaanxi and the other mostly in Henan) ◊ Luo (surname) [n,sn]

M

麻 má ◊ hemp, flax (and other fibrous plants) ◊ sesame ◊ rough, rugged, coarse, lusterless ◊ pockmarks; pockmarked, speckled, spotted ◊ feel a prickling/tingling sensation; prickle, tingle, be numb, dead ◊ prickling sensation, tingling, numbing (in Chinese cooking, usually refers to the hot tingling taste of Sichuan peppercorns) ◊ hempen mourning garments ◊ Ma (surname) [n,v,adj]
馬 mǎ ◊ horse ◊ {Chinese chess} Horses (on the black side; in some traditional sets also used for the red side) ◊ big, great ◊ Ma (surname) [n,sn]
罵 mà ◊ swear (at), curse (at), abuse (verbally), call names ◊ scold, rebuke, condemn, reproach, chide, bawl out, tell (sb) off ◊ accuse, blame
埋 mái ◊ bury, cover up (with earth, snow, fallen leaves, etc.) ◊ hide, conceal, keep hidden (like one's identity) [v]
脈 mài ◊ {physiology} arteries and veins (in general); the pulse ◊ veins (of a leaf, etc.) ◊ blood-vessel-like things linked or connected into a system (like a mountain range, ore veins) [n]
麥 mài ◊ wheat ◊ barley, oats, rye (etc.) ◊ {electrical, unit of measure} Maxwell (unit of magnetic flux) ◊ Mai (surname) [n,sn]
悗 mán ◊ (alternate reading "mèn")
滿 mǎn ◊ full (of), filled with ◊ feel satisfied ◊ proud, haughty ◊ reach (a certain time limit); expire ◊ entire, whole ◊ completely, entirely ◊ Manchu, Manchurian, Man ethnic group ◊ Man (surname) [adj,adv,v,n,sn]
慢 màn ◊ slow (in contrast to kuài 快 "fast") ◊ postpone, defer ◊ haughty, arrogant, rude ◊ smear, daub ◊ {archaic} Man (name of a melody during the Tang and Song dynasties) [adj,adv,v,n]
漫 màn ◊ overflow, flood ◊ all over, everywhere ◊ unrestrained, casual ◊ dirt, filth ◊ inundate and ruin [n,adj,adv,v]
盲 máng ◊ blind ◊ illiteracy; (as a suffix) an illiterate ◊ blindly, rashly, aimlessly ◊ dim, dark [adj,adv]
*甿
芒 máng ◊ awn, beard ◊ Chinese silvergrass, Miscanthus sinensis ◊ point, edge (of a knife, sword, etc.) ◊ ray of light ◊ ignorant ◊ Mang (surname) [sn]
莽 mǎng ◊ thick growth of grass ◊ rash, careless ◊ grass ◊ big, large ◊ bamboo [adj,n]
毛 máo ◊ body hair; fur; feathers ◊ wool ◊ mildew ◊ coarse, unfinished ◊ gross (weight, profit, etc.) ◊ (of a child) small ◊ (of currency) depreciate ◊ careless ◊ scared, panicky ◊ get angry, fly into a rage ◊ one-tenth of a yuán 元 ◊ without, not have ◊ Mao (surname) [n,tw,meas,sn]
氂 máo ◊ tail of a yak or a horse ◊ long hair ◊ {zool} yak, Poephagus grunniens
卯 mǎo ◊ mao (the fourth of the twelve Dìzhī 地支 "Earthly Branches") ◊ mao (time from 5:00 a.m. to 7:00 a.m., one of the twelve two-hour periods of the day) ◊ fixed date, set time ◊ {woodwork} mortise [n]
昴 mǎo ◊ {Chinese astronomy} "mao" (one of the 28 Lunar Mansions) [n]
冒 mào ◊ emit, give off (like smoke, sweat) ◊ brave, risk, dare ◊ rashly, recklessly ◊ falsely, fraudulently ◊ Mao (surname) [v,adv,sn]

眊 mào ◊ dim, blurred (vision) ◊ confusion ◊ benighted [adj]
茂 mào ◊ luxuriant (vegetation) ◊ abundant and excellent ◊ Mao (surname) [sn]
末 mò ◊ end/tip (of sth long) ◊ end (of a period) ◊ end (in contrast to běn 本 "origin, basis, foundation") ◊ final, last ◊ nonessentials ◊ powder, dust (like coal dust) ◊ finely minced bits (e.g., of meat, garlic, etc.) ◊ {Chinese opera} mo (a role mostly played by middle-aged and older males, as in mònì 末尼 or mònì 末泥) [n,adj]
眉 méi ◊ eyebrow ◊ top margin of a page ◊ Mei (surname) [n,sn]
沒 méi ◊ not exist, not have, not be there, be without ◊ there is not ◊ not as... as ◊ not... than ◊ scarcely ◊ less than ◊ not yet ◊ did not ‖ (used like méiyǒu 沒有/没有) [v,auxv]
煤 méi ◊ coal ◊ soot [n]
枚 méi ◊ {measure word, written} (used for small objects like coins, medals, badges, rings [for fingers], stamps, bullets, mortar shells, bombs, rockets, missiles, etc.) ◊ {history} wooden gag (resembling a chopstick, used in ancient times to keep troops from talking when on stealth maneuvers, as in xiánméi 銜枚/衔枚 "hold a piece of wood in the mouth [to prevent making noises during a stealth mission]") ◊ {history} tree trunk ◊ {history} horse whip ◊ Mei (surname) [n,mw,sn]
美 měi ◊ beautiful, pretty ◊ beautify ◊ good ◊ [M-] America ◊ the USA ◊ American [adj,v,n]
每 měi ◊ each, every ◊ every time, whenever ◊ Mei (surname) [adj,pref,sn]
眛 mèi ◊ dim, dark, obscure ◊ blind
昧 mèi ◊ be unsure about, not know, be ignorant of ◊ hide, conceal ◊ dim, dark, obscure ◊ bold, rash [adj,v]
寐 mèi ◊ sleep [v]
門 mén ◊ door, entrance, gate ◊ switch, valve ◊ hole/opening in human body ◊ family ◊ school (of thought), (religious) sect ◊ a teacher's or master's entrance hall ◊ means, method, key ◊ category ◊ {biology} phylum (of animals or plants) ◊ -gate (used by the media to create new words referring to a scandal, after the pattern of Shuǐmén [Shìjiàn] 水門 [事件]/水门 [事件] "Watergate") ◊ {measure word}... course(s) of..., ... subject(s) of..., ... skill(s) of... (used for school courses, skills, branches or subjects of knowledge, etc.) ◊ {measure word} (used for cannons) ◊ {measure word} (used for relatives, marriages, families related by marriage, etc.) ◊ Men (surname) [n,mw,sn]
捫 mén ◊ stroke, touch ◊ hold, grasp [v]
悶 mēn ◊ (of the air) stifling, stuffy ◊ seal/close/cover tightly ◊ speechless, quiet, silent ◊ {dialect} (of sound) muffled, dull, subdued ◊ remain indoors, shut oneself up (at home) [adj,v]
蒙 méng ◊ cover (like sb's eyes) ◊ meet with, incur, suffer, encounter ◊ ignorant; ignorance ◊ {divination} Meng (one of the sixty-four hexagrams in the Yìjīng 易經/易经 "Book of Changes") ◊ Meng (surname) [v,sn]
萌 méng ◊ bud, sprout, germinate ◊ start, beginning ◊ hoe ◊ the common people (mostly non-native) ◊ {Web lingo} (esp. of a young woman or a pet) cute, adorable (borrowed from Japanese via Japanese comic books) ◊ Meng (surname) [v,n,adj,sn]
朦 méng ◊ the appearance of the moon [morph]
*霿
虻 méng ◊ horsefly, gadfly [n]
盟 méng ◊ alliance, league ◊ sworn (brothers) ◊ swear an oath when signing a treaty ◊ league (administrative unit in autonomous regions in northern China, such as Nèi Měnggǔ zìzhìqū 內蒙古自治區/内蒙古自治区 "Inner Mongolia Autonomous Region") [n,v]
猛 měng ◊ violent, fierce, vigorous, strong, forceful ◊ abrupt(ly), sudden(ly) ◊ Meng (surname) [adj,adv,sn]
夢 mèng ◊ dream, vision, illusion ◊ dream of ◊ visionary, wishful (like thinking) [n,v]
孟 mèng ◊ first month of a season ◊ first, beginning ◊ eldest (mostly brother) ◊ diligent, industrious, hardworking ◊ great, grand ◊ Meng (surname) ◊ Mencius

[sn]
糜 méi ◊ {bot} broom corn millet, Panicum miliaceum L. [n]
麋 mí ◊ young deer ◊ small animal ◊ elk ◊ Mi (surname) [sn]
靡 mí ◊ be wasteful (with money), extravagant, be a big spender ◊ scatter, disperse [v,adj]
迷 mí ◊ be confused, be unable to judge ◊ be infatuated with, be fascinated by ◊ fan, enthusiast ◊ bewitched, confused [v,n]
彌 mí ◊ full ◊ fill, cover ◊ (even, still) more ◊ long (like time) ◊ Mi (surname) [adj,adv,v,sn]
米 mǐ ◊ (hulled) rice ◊ {unit of measure} metre ◊ Mi (surname) [n,mw,sn]
汨 mì ◊ the Mi River (in Húnán 湖南 Province) where the ancient poet Qū Yuán 屈原 (c.340-277 BCE) reportedly drowned himself ◊ sink, go under, drown [n]
密 mì ◊ dense, thick, close ◊ close, intimate ◊ meticulous ◊ secret, confidential ◊ code, cipher ◊ {textiles} density ◊ Mi (place near Lingtai, Gānsù 甘肅/甘肃 Province) ◊ Mi (place near Mi County, Hénán 河南 Province) ◊ Mi (surname) [adj,n]
秘 mì ◊ secret ◊ keep secret ◊ secretary (in diplomatic corps) ◊ close, block [adj,v,n]
謐 mì ◊ calm, quiet, still ◊ cautious [adj]
蜜 mì ◊ honey ◊ candied, honeyed, sweet [n,adj]
泌 bì ◊ water flowing fast ◊ water flowing thin ◊ spring; water coming out of a spring ◊ spring water [n]
眠 mián ◊ sleep ◊ hibernation, dormancy [n,v]
綿 mián ◊ silk wadding, silk floss ◊ cotton wad, wool ◊ soft, downy ◊ be continuous (in space or time), consecutive ◊ soft ◊ (of disposition, temper) meek, gentle [adj,n,v]
免 miǎn ◊ exempt, excuse/free sb from sth, dispense with, spare from ◊ dismiss/remove from office, relieve ◊ escape, avert, avoid ◊ may not, be prohibited from, be not allowed to ◊ {dialect} need not [adj,v]
面 miàn ◊ face (toward); face, surface ◊ aspect ◊ the whole area (in contrast to diǎn 點/点 "selected spots") ◊ {regional, slang} habitually slow (of a person) ◊ {measure word} (used for things with a flat surface, like walls, mirrors, etc.) [v,n,mw]
麵 miàn ◊ flour ◊ powder ◊ noodles, dough ◊ soft and floury [n,adj]
苗 miáo ◊ seedling ◊ young of certain animals (like small fish or fry, piglet) ◊ vaccine ◊ the masses ◊ descendants, progeny ◊ the Miao nationality ◊ Miao (a place in Jiyuan, Hénán 河南 Province during the Chūnqiū 春秋 Period [770 - 476 BCE]) ◊ Miao (surname) [n,sn]
眇 miǎo ◊ blind in one eye ◊ blind ◊ small, tiny [adj,v]
妙 miào ◊ excellent, wonderful ◊ ingenious, subtle [adj]
繆 móu ◊ (in this pronunciation used in the word chóumóu 綢繆/绸缪 "sentimentally attached", and in the expression wèiyù-chóumóu 未雨綢繆/未雨绸缪 "take preventive measures") [n]
滅 miè ◊ go out (of a fire, light, etc.) ◊ extinguish, put out, turn off ◊ drown ◊ wipe out, exterminate, destroy [v]
衊 miè ◊ smear, slander ◊ defile
民 mín ◊ the people, populace [n]
敏 mǐn ◊ nimble, quick, agile ◊ keen, sharp, perceptive [adj]
閔 mǐn ◊ confused, muddled ◊ valiant, intrepid ◊ urge, encourage ◊ Min (surname) [adj,v,sn]
憫 mǐn ◊ pity, have sympathy for ◊ sorrow, grief [v]
明 míng ◊ bright, clear, evident ◊ open, overt ◊ tomorrow; next (year) ◊ know, understand ◊ Ming (dynasty, 1368-1644) ◊ Ming (surname) [adj,v,sn]
名 míng ◊ (personal) name ◊ fame, reputation ◊ famous, well-known ◊ {measure word} (used for persons of a certain category, profession, etc.) [n,adj,mw]
鳴 míng ◊ cry of a bird or insect ◊ make a sound, sound, ring ◊ express, voice (feelings, ideas, etc.) [v,n]
冥 míng ◊ dark, dim ◊ deep, profound ◊ stupid, dull-witted ◊ hades, the netherworld ◊ night ◊ Ming (surname) [sn]
瞑 míng ◊ close the eyes ◊ dim-sighted

[adj,v]
暝 míng ◊ (of the sun) set; (of the sky, like at sunset) become dark ◊ the dusk, sunset [adj,n,v]
蓂 míng ◊ lucky place [phon]
命 mìng ◊ life ◊ destiny, fate, luck ◊ an order, a command, a decree ◊ assign, order, name [n,v]
謬 miù ◊ false, erroneous ◊ Miu (surname) [sn]
膜 mó ◊ membrane ◊ membrane-like coating, film [n]
摩 mó ◊ touch, feel with the hand, rub, scrape ◊ caress, stroke ◊ {figurative} mull over, study, fathom ◊ {physics, unit of measure} (short for mó'ěr 摩爾/摩尔) mole (unit of measurement used in chemistry to express amounts of a chemical substance) [v,n]
磨 mó ◊ rub (off), wear (off) ◊ grind, whet, sharpen, polish ◊ (of illness, etc.) wear (sb) down, torment ◊ pester, plague ◊ obliterate, erase ◊ waste time, procrastinate ◊ fall into oblivion, die out [v]
歿 mò ◊ die, perish ◊ death ◊ dead [v]
莫 mò ◊ no one, nothing ◊ no, not ◊ do not ◊ can it (be), would it (be) ◊ peace, stability ◊ urge, exhort ◊ Mo (surname) [v,n,sn]
沫 mò ◊ froth, foam ◊ saliva [n]
默 mò ◊ silent ◊ write down from memory ◊ dark, dim ◊ graft, corruption [adj,v,n]
墨 mò ◊ ink ◊ {philosophy} the Mohist School ◊ (short for Mòxīgē 墨西哥) Mexico ◊ Mo (surname) [n,sn]
漠 mò ◊ desert ◊ indifferent, unconcerned ◊ silent [n,adj]
謀 móu ◊ seek, pursue, strive after ◊ plan, scheme, stratagem, plot ◊ Mou (surname) [n,v,sn]
眸 móu ◊ pupil (of the eye) ◊ the eye (as a whole) ◊ look at (respectfully) with lowered eyes [n]
母 mǔ ◊ mother ◊ female elders ◊ female (of animals, in contrast to gōng 公 "male") ◊ nut (for bolt, screw) ◊ origin ◊ Mu (surname) [n,sn]
牡 mǔ ◊ (of animals) male (in contrast to pìn 牝 "female") [n]
拇 mǔ ◊ the thumb ◊ the big toe [n]
慕 mù ◊ admire, long for ◊ Mu (surname) [v,sn]
目 mù ◊ eye ◊ mesh, eye, hole ◊ {classical} look, consider, regard ◊ item, article, number ◊ {biology} order ◊ list, catalogue ◊ {classical} name, title ◊ (in weiqi or go) eye [n]
木 mù ◊ tree, wood, timber, lumber; wooden, made of wood ◊ Mu (surname) [n,adj,sn]
暮 mù ◊ evening, dusk, sunset ◊ late (like spring), end (like of the year) [n,adj]
沐 mù ◊ wash the hair ◊ take a vacation ◊ rice water ◊ moist ◊ Mu (surname) [sn]
募 mù ◊ raise (money) ◊ recruit (soldiers) [v]
牧 mù ◊ herd, graze, tend, put out to pasture ◊ pasture, grazing land ◊ slave-herdsman (in ancient times) ◊ govern the people ◊ local magistrate (in ancient times) ◊ inspect ◊ Mu (surname) [v,n,sn]

N

納 nà ◊ admit, receive ◊ accept, take ◊ pay (taxes, etc.) ◊ enjoy (as in nàliáng 納涼/纳凉, enjoy the cool air [on a hot day]) ◊ bring (into line, etc.) ◊ sew close-stitch (over a patch, on cloth shoe soles, etc.) ◊ the Na People (self-designation of the Nàxī 納西/纳西 nationality) ◊ Na (surname) [v,n,sn]
那 nà ◊ that (one) ◊ then, in that case [pron,conj]
乃 nǎi ◊ be, become ◊ thereupon ◊ only if, only then [v,adv]
奈 nài ◊ to no avail (rhetorical question particle) ◊ how can (rhetorical question particle) ◊ do sth to sb, deal with sb [v]
耐 nài ◊ bear, endure, withstand ◊ suitable, appropriate ◊ shaving of cheek whiskers (as a form of punishment) [v]
男 nán ◊ man; male ◊ son ◊ baron (title in European nobility) ◊ baron (the fifth

of the five ranks of nobility in feudal China of the past) ◊ Nan (surname) [n,sn]
南 nán ◊ south ◊ Nan (surname) [n,sn]
難 nán ◊ be difficult/hard ◊ cause sb difficulty, put sb in a difficult position ◊ unlikely, hardly possible, uncertain ◊ hard on sb, unpleasant to (the ear, eye, etc.) [adj,v]
囊 náng ◊ bag, sack, pocket ◊ anything resembling a bag ◊ {physiology} (used for bag-like organs or parts of the body) -bladder ◊ Nang (surname) [n,sn]
撓 náo ◊ scratch (an itch) ◊ hinder, impede ◊ submit, yield ◊ mix, blend [v]
憹 náo ◊ annoyed, dissatisfied, displeased, vexed ◊ regret [adj]
腦 nǎo ◊ brain ◊ {figurative} brains, head ◊ extract, essence [n]
淖 nào ◊ {written} mud, mire ◊ mudhole ◊ sth mushy or slurry (like porridge, etc.) ◊ soften, soft, weak ◊ Nao (surname) [sn]
臑 nào ◊ {physiology} the upper arm, humerus (of humans) ◊ the foreleg, humerus (of livestock) [n]
內 nèi ◊ (as a postposition) in, inside, within ◊ the inside, interior ◊ wife (pertaining to one's wife or her relatives) ◊ {Chinese med} the internal organs, the heart ◊ (pertaining to) the imperial palace ◊ female (members of the family) [postp,adv,n]
能 néng ◊ can ◊ be possible ◊ capable ◊ energy (such as in yuánzǐnéng 原子能 "atomic energy") [auxv,n]
泥 ní ◊ mud, mire ◊ things that have been mashed (like mashed potatoes) or made into paste (like ink paste for seals) [n]
擬 nǐ ◊ intend, plan, propose ◊ to draft, draw up (like a plan) ◊ imitate ◊ guess, conjecture [v]
逆 nì ◊ in the opposite direction, contrary to, against ◊ disobey, go counter to [adj,adv,v]
匿 nì ◊ hide, conceal, not let another know [v]
溺 nì ◊ (be/get) submerged (in water), drown ◊ {figurative} be in peril, indulge in, be addicted to (like fame, greed, etc.) [v]
年 nián ◊ year ◊ yearly, annual ◊ age ◊ period of life (like childhood, middle age) ◊ age, period (of history) ◊ harvest ◊ New Year, lunisolar New Year season ◊ (of special items) for the (lunisolar) New Year (like cakes, painting) ◊ (of friendship, etc.) between those who passed the Imperial examinations in the same year ◊ Nian (surname) [n,tw,mw,sn]
念 niàn ◊ think of, long for, miss ◊ thought, idea ◊ read (aloud) ◊ study (a subject) ◊ study in, attend (a school, department, or a grade) ◊ twenty (special written form of the number to prevent alteration/forgery) ◊ Nian (surname) [v,n,sn]
鳥 niǎo ◊ bird [n]
聶 niè ◊ whisper into sb's ear ◊ Nie (surname) [sn]
囓 niè ◊ (variant of niè 齧/啮)(of rabbits, rodents, etc.) nibble, gnaw, bite ◊ wear down, erode [v]
顳 niè ◊ {physiology} the temporal bones [n]
寧 nìng ◊ (would) rather/better... ◊ {written} could it be that...? ◊ Ning (surname) [adv,sn]
凝 níng ◊ congeal, coagulate ◊ fixed, concentrated (i.e. attention, thought) [v,adj]
牛 niú ◊ ox, cow, bull ◊ cattle, bovine animals ◊ stubborn, obstinate ◊ {new Beijing slang} powerful; formidable, impressive; superior, brilliant; arrogant, cocky ◊ {physics} newton ◊ {Chinese astronomy} the Ox Constellation (one of the 28 Lunar Mansions, see Niuxiu) ◊ Niu (surname) [n,adj,sn]
紐 niǔ ◊ handle, knob, button ◊ tie, bond ◊ {linguistics} the initial consonant (of a Chinese character) ◊ meat (of a melon seed, etc.) ◊ Niu (surname) ◊ (short for Niǔxīlán 紐西蘭/纽西兰) New Zealand [n,sn]
膿 nóng ◊ {med} pus ◊ rotten, decomposed ◊ strong (of taste) ◊ fat [n]
農 nóng ◊ agriculture, farming ◊ farmer, peasant ◊ farm ◊ diligent, hardworking ◊ official in charge of agriculture [n,adj]
濃 nóng ◊ thick, dense (in contrast to dàn 淡 "thin, light") ◊ (of soup, etc.) thick, thickened (with starch) ◊ (of coffee, tea,

etc.) strong ◊ great extent or degree ◊ heavy dew [adj]
弩 nǔ ◊ crossbow, bow ◊ {calligraphy} vertical stroke [n]
努 nǔ ◊ make an effort, exert oneself, strive ◊ protrude, stick out ◊ be injured through over-exertion ◊ {calligraphy} vertical stroke [v]
怒 nù ◊ anger, rage ◊ forceful, vigorous, fierce ◊ exert oneself, rouse oneself [n,adj,v]
女 nǚ ◊ woman, female ◊ girl, daughter ◊ {Chinese astronomy} Nü (Nǚ Xiù 女宿 "Nü constellation", one of the Èrshíbā Xiù 二十八宿 "28 Lunar Mansions of the Chinese zodiac") [n]
衄 nǜ ◊ nosebleed ◊ bleeding ◊ be defeated (in battle) [n,v]
暖 nuǎn ◊ warm, genial ◊ warm (literally or figuratively) [adj]
瘧 nüè ◊ malaria [n]
諾 nuò ◊ promise, agree ◊ {classical} (say) yes [v]
懦 nuò ◊ weak, timid, cowardly ◊ soft, lithe [adj]

O

嘔 ǒu ◊ {onom} vomit, throw up, barf [v]
偶 ǒu ◊ idol, image (made of wood, clay, etc.) ◊ even (number) ◊ match, pair ◊ spouse ◊ accidental, occasional, fortuitous ◊ Ou (surname) [n,adj,sn]
漚 òu ◊ soak, (let) steep [v]
慪 òu ◊ annoy ◊ be annoyed [v]

P

排 pái ◊ line up ◊ arrange, put in order ◊ rank, be ranked (e.g., first, second, third) row, line, collection ◊ {military} platoon ◊ {measure word} ...row(s) of... (used for things lined up in a row, like houses, trees, marching columns, teeth, seats, etc.) ◊ rehearse (like a play or other performance) ◊ raft, floating bridge ◊ exclude, eliminate, reject, drain (water, etc.) ◊ push (open) ◊ {phonetic} pie [v,n,mw]
俳 pái ◊ variety show, vaudeville show, farce ◊ comical, amusing ◊ paralysis ◊ pace back and forth [adj,n]
盤 pán ◊ plate, dish, tray, platter ◊ plate- or tray-shaped object ◊ {IT} disk, drive (as in CD, DVD, hard disk) ◊ market situation, quotation, current price ◊ check, examine, interrogate ◊ transfer, sell (e.g., the ownership of a business) ◊ move, transport (goods) ◊ coil, wind, twist, entwine ◊ construct (a brick kang or stove) ◊ {measure word} coil of (e.g., wire); (for cassette/video tapes); plate of (food); {measure word} game/set of...(cards/chess/tennis) ◊ {history} washbasin (in ancient times) ◊ Pan (surname) [v,n,mw,sn]
判 pàn ◊ differentiate, distinguish, discriminate ◊ manifestly (different) ◊ judge, decide ◊ sentence (for punishment) [v,adv]
畔 pàn ◊ bank, side (of a river, road, etc.) ◊ boundary between fields ◊ confused, chaotic ◊ betray, turn against [n,adj,v]
泮 pàn ◊ divide, disperse ‖ (see pàngōng 泮宮/泮宫; see rùpàn 入泮) ◊ Pan (surname) [v,sn]
滂 pāng ◊ (of water, rain, etc.) surging, rushing, gushing, torrential [adj]
旁 páng ◊ side ◊ other, else ◊ {Chinese linguistics} radical (on the side/top of a Chinese character) ◊ wide-ranging, extensive [n,adj]
龐 páng ◊ huge, enormous, gigantic ◊ numerous and disorderly ◊ messy ◊ the face ◊ Pang (surname) [adj,n,sn]
佩 pèi ◊ wear (on the belt or at the waist) ◊ respect, esteem, admire ‖ (used like pèi 珮/佩 "pendant or similar adornment [worn at the waist in ancient times]) [v]
配 pèi ◊ distribute according to plan, apportion ◊ match, combine, set off, harmonize with, be in harmony with, agree with ◊ make a match, join in marriage ◊ spouse, mate ◊ to mate (of animals) ◊ mix, blend (colours, medicine, etc.), compound ◊ find/make sth to fit or replace sth else ◊ deserve, qualify, suit, be worthy of ◊ exile, banish [v]

盆 pén ◊ basin, tub, pot [mw,n]
蓬 péng ◊ {bot} bitter fleabane, Erigeron acris ◊ (of hair, leaves, etc.) dishevelled, loose, fluffy ◊ {measure word} bunch, clump (used for a clump or bunch of flowers, grass, bamboo, etc.) [n,adj,mw]
膨 péng ◊ expand in all directions, swell (as in pénghēng 膨脝 "potbellied") [v]
*皏
捧 pěng ◊ hold in both hands ◊ (measure word for things held in both hands) ◊ praise, flatter [v,mw]
*礔
披 pī ◊ drape over the shoulders, wear, hang (like decorations) ◊ open (like a book, map), spread out, unroll ◊ split (like bamboo, wood) ◊ scatter, disperse ◊ browse, peruse [v]
皮 pí ◊ skin, rind, peel, surface tissue ◊ leather, hide, fur ◊ (often pír 皮兒/皮儿) cover, wrapper ◊ (often pír 皮兒/皮儿) surface ◊ (often pír 皮兒/皮儿) thin sheet ◊ hard, tenacious ◊ (of crisp food) become soft/soggy (from dampness) ◊ naughty ◊ (after being repeatedly scolded or punished) hardened, no longer care ◊ rubber ◊ {math} pico- ◊ Pi (surname) [n,adj,v,sn]
脾 pí ◊ spleen [n]
鈹 pī ◊ {med, written} long acupuncture needle ◊ long spear, lance [n]
埤 pí ◊ {written} add to, increase, enlarge, augment ◊ give, provide ◊ help, assist ◊ thicken, strengthen ◊ a low wall or fence (as a battlement) ◊ low [v]
痞 pǐ ◊ {med} lump in the abdomen (like from malaria) ◊ ruffian, hooligan [adj,n,v]
匹 pǐ ◊ be equal to, be a match for, match, rival ◊ {measure word} (used for horses, mules, camels, etc.) ◊ {measure word}... bolt(s) of... (used for bolts of textile material like silk, cotton cloth, etc.) ◊ alone, single, independent [v,mw]
癖 pǐ ◊ fondness, craving, weakness for ◊ {med} illness attributed to accumulation of drinking water in the bladder [n]
譬 pì ◊ metaphor, analogy, example ◊ give specific instructions [v]
澼 pì ◊ bleach ◊ wash, clean
僻 pì ◊ out-of-the-way, remote, secluded ◊ odd, eccentric, unorthodox ◊ rare, uncommon (like word, character) [adj]
篇 piān ◊ essay, written work ◊ sheet of paper (with writing on it) ◊ {measure word} (used for writings like essays, articles, manuscripts, etc.) ◊ {measure word}... sheet(s)/page(s) (used for a sheet or page of a book, etc.) [n,mw]
偏 piān ◊ leaning, inclined to one side ◊ be biased or prejudiced ◊ {formal} have already (eaten, had tea, etc.) ◊ just out of spite, deliberately, contrary to expectation ◊ it would have to happen that..., it's the hard fact that..., as luck would have it ◊ remote and deserted ◊ {historical, military} a military unit of twenty-five chariots or foot soldiers in ancient times [adj,adv,v]
慓 piāo ◊ nimble, agile, swift
飄 piāo ◊ flutter, float (like flags, snowflakes) ◊ whirlwind ◊ ◊ [P-] Gone With the Wind (1936 novel by Margaret Mitchell and 1939 film based on the novel) [v,n,adj]
漂 piāo ◊ float, drift ◊ stay afloat ◊ shake, rock ◊ (of wind) blow [v]
剽 piāo ◊ rob, seize, plunder ◊ nimble, agile, swift [adj,v]
貧 pín ◊ poor [adj]
品 pǐn ◊ article, product, commodity ◊ class, grade, rank ◊ quality ◊ variety, type, kind ◊ moral character ◊ size up, appraise, comment, criticize ◊ taste (sth with discrimination), taste-test, sample, savour ◊ {written} play (wind instruments, esp. the vertical bamboo flute xiāo 簫/箫) ◊ Pin (surname) [n,v]
牝 pìn ◊ (of animals) female (in contrast to mǔ 牡 "male") [adj]
平 píng ◊ flat, level, even, smooth ◊ flatten, level, smooth out, make even ◊ be on the same level, at par ◊ equal, impartial, fair, just ◊ calm, peaceful ◊ suppress, quell (an uprising, rebellion, etc.) ◊ average, common, usual, ordinary ◊ {Chinese chess} traverse (from one file to another) ◊ Ping (surname) [adj,co,sn]
評 píng ◊ comment, criticize ◊ judge, assess, evaluate [v]

憑 píng ◊ depend/rely on ◊ on the basis of, by, with (sth as proof/documentation/grounds) ◊ by, by virtue of, on the strength of, with (the help of some quality/attribute/power); (going) according to, going by, with (sth as a guide for one's action) ◊ no matter (how, what, where, when, etc.) ◊ proof, evidence ◊ {written} lean on/against, prop/support oneself on ◊ Ping (surname) [conj,n,prep,v]
屏 píng ◊ shield, screen; protect, guard, shield, hide ◊ set of hanging scrolls (mostly four) [n]
頗 pō ◊ lean to one side ◊ inclined to one side, oblique, partial ◊ very, rather, quite [v,adj,adv]
樸 pǔ ◊ plain and simple, honest, unadorned, sincere ◊ bark (of a tree) ◊ uncarved or unworked wood ◊ original nature, inherent quality [adj,n,phon]
魄 pò ◊ soul ◊ spirit, vigour, vitality [n]
破 pò ◊ broken, damaged ◊ break, damage ◊ tear ◊ split, cut ◊ break, change (money) ◊ destroy, eradicate ◊ defeat (the enemy) [adj,v,n]
迫 pò ◊ force, compel ◊ urgent, pressing ◊ urge, press ◊ approach, be close to [adj,v]
粕 pò ◊ rice dregs [n]
剖 pōu ◊ cut open ◊ dissect ◊ analyze, explain [v]
僕 pú ◊ domestic servant ◊ your humble servant ◊ I, me ◊ drive a carriage ◊ official title for servants, coachmen, etc. (dating from the Zhou Dynasty) ◊ Pu (surname) [sn]
仆 pū ◊ fall forward, fall prostrate ◊ fall to the ground, drop dead [v]
蒲 pú ◊ {bot} cattail, club grass, reed mace ◊ Pu (place in Changyuan, Hénán 河南 Province during the Chunqiu period) ◊ Pu (place in Xi County, Shānxī 山西 Province during the Chunqiu period) ◊ Pu (surname) [n,sn]
匍 pú ◊ crawl ◊ lie prostrate [phon]
普 pǔ ◊ universal, general, widespread, common ◊ wide, vast ◊ Pu (surname) [adj,sn]
曝 bào ◊ {photography} exposure ◊ lay bare/open, expose [v]

Q

七 qī ◊ seven, 7 ◊ {Buddhism} sacrifices held every seven days after death until the forty-ninth day ◊ rhyming prose ◊ Qi (surname) [num,sn]
期 qī ◊ term, period of time ◊ phase/stage (of a project) ◊ scheduled time, set time ◊ {measure word}... issue(s) of...,... class(es) of... (used for things produced periodically, like issues of a magazine/newspaper, and for classes of students) ◊ set up/schedule (an appointment, etc.) ◊ expect, await, hope (for), anticipate, look forward to ◊ Qi (surname) [n,v,mw,sn]
戚 qī ◊ a relative ◊ halberd, axe-spear used as a weapon ◊ Qi (surname) [n,sn]
漆 qī ◊ lacquer, paint ◊ to paint ◊ black ◊ Qi (surname) [n,v,adj,sn]
欺 qī ◊ deceive, cheat ◊ bully, humiliate, take advantage of [v]
淒 qī ◊ cold, freezing (of the weather) ◊ bleak and desolate, dreary ◊ sad, wretched, melancholy [adj]
悽 qī ◊ sad, sorrowful, miserable [adj]
妻 qī ◊ wife [n]
齊 qí ◊ even, neat, in (good) order ◊ (at) the same level or height ◊ the same, equal, identical ◊ together, at the same time, in unison ◊ ready, complete ◊ make even, even out, come up to ◊ {history} Qi (state during the Zhou Dynasty in the area of present northern Shāndōng 山東/山东 Province and southeastern Héběi 河北); Qi (the Southern Qi Dynasty [479-502 CE]); Qi (the Northern Qi Dynasty [550-577 CE]); Qi (kingdom established through the peasant rebellion of Huáng Cháo 黃巢/黄巢 toward the end of the Táng 唐 Dynasty [618-907 CE]) ◊ {metal} alloy (in this meaning originally pronounced ji) ◊ Qi (surname) [adj,vt,sn]
岐 Qí ◊ Qi (surname,name) [sn,name]
其 qí ◊ his, her, its, their ◊ he, she, it, they ◊ that, such ◊ this... ◊ Qi (surname) [pron,sn]
奇 qí ◊ strange, odd, queer, unusual

◊ extraordinary, astonishing, wonderful, rare ◊ unexpected, surprising ◊ very, awfully [adj,adv]
臍 qí ◊ navel, umbilicus ◊ the abdominal area of a crab [n]
歧 qí ◊ fork, branch (of a road) ◊ different [adj,n]
旗 qí ◊ flag, banner, pennant ◊ of or pertaining to the Eight Banners (Bāqí, of the Manchus) ◊ banner (county level administrative division in Nèi Měnggǔ Zìzhìqū 內蒙古自治區/内蒙古自治区 "Inner Mongolia Autonomous Region") ◊ Qi (surname) [n,sn]
綦 qí ◊ very, extremely ◊ dark green ◊ shoelace ◊ footprint ◊ Qi (surname) [adj,adv,n,sn]
起 qǐ ◊ rise, stand up ◊ (as a verb suffix) begin to..., start to... ◊ give rise to (e.g., change) ◊ exert (e.g., influence) ◊ give (a name) ◊ {measure word}... case(s) of...,... instance(s) of... (used for criminal cases, lawsuits, disputes, fires, accidents, murders, burglaries, etc.) [vi,v,co,mw]
啟 qǐ ◊ open ◊ begin, initiate, start ◊ enlighten, inform ◊ inform, state ◊ note, short and informal letter ◊ character used with one's signature at the end of a letter ◊ right flank (of a military formation) ◊ Qi (surname) [v,n,sn]
豈 qǐ ◊ {grammar} a rhetorical question particle ◊ an emphatic particle when issuing an order [adv,n]
氣 qì ◊ gas, air ◊ power ◊ vigour, spirit ◊ weather, climate ◊ make angry ◊ get angry ◊ fate, destiny ◊ {Chinese philosophy} formative or creative spirit ◊ {Chinese med} qi, vital energy; functions (of internal organs); symptom (of a disease); nutrition [n,v]
泣 qì ◊ sob ◊ tears [v,n]
器 qì ◊ instrument, tool, implement, utensil ◊ {physiology} organ ◊ talent, ability ◊ tolerance, patience, magnanimity, forbearance ◊ {regional} think highly of (a subordinate/junior) [n,v]
棄 qì ◊ abandon, discard, throw away ◊ forsake, forget ◊ put aside ◊ Qi (a personal name) [v,name]
契 qì ◊ {written} engrave, carve (characters), chisel; engraved or carved characters, inscription ◊ agree, be in accord ◊ agreement, contract ◊ {history} instrument used to fire a tortoise shell for use in divination ◊ {ethnology} (short for Qìdān 契丹) the Qidan (Khitan, a Tatar people) [n,v]
髂 qià ◊ {physiology} the pelvis [n]
洽 qià ◊ agree, be in harmony ◊ discuss (business, etc.), consult, take up a matter with ◊ soak, permeate [adj,v]
千 qiān ◊ thousand, 1,000 ◊ thousands, great many ◊ kilo- ◊ Qian (surname) [num,sn]
遷 qiān ◊ move, migrate ◊ change, transform ◊ banish, exile ◊ separate, scatter ◊ transfer (of an official, mostly as a promotion) [v]
愆 qiān ◊ fault, transgression, violation ◊ miss, let slip or pass (like a time limit) ◊ noxious disease [v,n]
謙 qiān ◊ modest, humble, unassuming [adj]
前 qián ◊ in front ◊ forward, ahead ◊ front, first ◊ before, ago ◊ previous, preceding ◊ {Chinese chess} at the front (the piece at the front, relative to the player) [adj,adv,suf]
黔 qián ◊ black (colour) ◊ Qian (name for Guìzhōu 貴州/贵州 Province) ◊ Qian (surname) [sn]
鉗 qián ◊ pincers, pliers, tongs, forceps ◊ grasp, hold (with pincers, pliers, etc.) ◊ restrict, restrain ◊ the wearing of an iron collar (as a form of punishment) [n,v]
淺 qiǎn ◊ (of water) shallow ◊ {figurative} shallow, superficial, not familiar ◊ easy, not difficult, simple ◊ for a short while [adj]
欠 qiàn ◊ owe ◊ not enough, lacking, wanting ◊ a yawn ◊ raise (a part of the body) slightly [v]
強 qiáng ◊ strong, powerful, mighty, firm, staunch ◊ be demanding, be resolute, excel ◊ by force, forcibly ◊ strengthen, enhance ◊ {informal} (in comparisons) better, superior (better off, in better condition, or more capable) ◊ a little more than, a little over, -plus ◊ Qiang (surname) [adj,v,sn]
牆 qiáng ◊ wall [n]
蹺 qiāo ◊ lift, raise (a leg, finger) ◊ on

tiptoe ◊ stilts ◊ {dialect} hobble, limp (along)
骹 qiāo ◊ {physiology} leg; cnemis, crus of the leg ◊ {weaponry} an arrow with a turnip-shaped head ◊ the hole in the spear-shaft in which the blade is fitted ◊ firm and strong hands and legs ◊ bone(s) ◊ the legs of a vessel
蹺 qiāo ◊ lift, raise (a leg, finger) ◊ on tiptoe ◊ stilts ◊ {dialect} hobble, limp (along) [n,v]
憔 qiáo ◊ {written} haggard, emaciated, thin and pale, worn out; (of plants, flowers, etc.) withered (as in qiáocuì 憔悴 "haggard, emaciated, thin and pale, worn out; [of plants, flowers, etc.] withered") [adj]
喬 qiáo ◊ tall, lofty (of trees, mountains, etc.) ◊ disguise ◊ Qiao (surname) [adj,n,sn]
橋 qiáo ◊ bridge ◊ sth shaped like a bridge ◊ pole (suspended from a branch, etc. that is weighted on one end and has a bucket on the other end, used to draw water from a well) ◊ crossbeam ◊ tall ◊ Qiao (surname) [n,sn]
翹 qiáo ◊ lift, raise (the head) ◊ become dried out and warped (like boards, sheets) ◊ the long tail feathers of a bird ◊ an ornament worn by women [v,n]
巧 qiǎo ◊ skillful, dexterous ◊ intelligent, clever ◊ be opportune, happen at a good time; be a coincidence; coincidentally ◊ deceitful, cunning, crafty ◊ the seventh day of the seventh lunisolar month [adj,adv]
竅 qiào ◊ hole ◊ orifice, aperture ◊ key, crux, knack [n]
殼 ké ◊ (hard outer) shell (of an egg, nuts, insects, crustaceans, etc.); husk; covering; crust ◊ housing, casing ◊ (of snakes) slough [n]
切 qiē ◊ cut, slice, chop ◊ {math} tangent [v]
且 qiě ◊ for now, for the time being, for the moment ◊ just, now ◊ now...(to introduce a new thought) ◊ moreover... ◊ and also... ◊ even... ◊ {regional, including Beijing} (in the pattern 且... verb... 呢) for a long time, for quite some time ◊ Qie (surname) [adv,sn]
挈 qiè ◊ lift, raise ◊ take or bring along [v]
怯 qiè ◊ cowardly, timid, nervous ◊ (sound used by the people of Beijing to mock other dialects) ◊ uncouth, crude, rustic ◊ be afraid, fear ◊ weak, frail, in poor health [adj]
郄 qiè ◊ Qie (surname) [sn]
竊 qiè ◊ secretly, stealthily, covertly ◊ steal, pilfer, filch ◊ thief, pilferer ◊ I presume to, I take the liberty [adv,pron,v]
親 qīn ◊ parent ◊ relative, kin ◊ blood (relation) ◊ intimate, close, near and dear ◊ personally, in person ◊ marriage, match ◊ bride ◊ in favour of, supporting, pro- ◊ kiss [adj,n,v]
侵 qīn ◊ invade, encroach upon, intrude into, violate ◊ erode, corrode ◊ approaching, advancing (gradually) ◊ famine year ◊ Qin (surname) [v,n,sn]
禽 qín ◊ birds ◊ poultry ◊ birds and beasts ◊ Qin (surname) [sn]
琴 qín ◊ {music} seven-stringed plucked musical instrument ◊ (general name for certain musical instruments, e.g., gāngqín 鋼琴/钢琴 "piano"; 小提琴 "violin"; húqín 胡琴 "huqin", a two-stringed bowed instrument; yángqín 揚琴/扬琴 "dulcimer"; fēngqín 風琴/风琴 "organ"; shǒufēngqín 手風琴/手风琴 "accordion"; mùqín 木琴 "xylophone") ◊ (another name for gǔqín 古琴) old style (seven-stringed) zither ◊ Qin (surname) [n,sn]
勤 qín ◊ industrious, diligent, hardworking ◊ often, frequently, regularly ◊ attendance, on duty ◊ duty, service ◊ aid, assist ◊ Qin (surname) [adj,n,sn]
寢 qǐn ◊ sleep ◊ bedroom, inner chamber ◊ tomb, mausoleum (for the Emperor) ◊ stop, come to rest ◊ ugly (face) [n,v,adj]
清 qīng ◊ clear ◊ clean ◊ still, quiet ◊ honest, impartial ◊ eliminate, get rid of ◊ simple, plain ◊ completely, entirely ◊ clean up, eliminate undesirable elements ◊ pay off (a debt), settle (an account) ◊ [Q-] the Qīng 清 Dynasty (1644-1911 CE) ◊ Qing (surname) [adj,v,n,sn]
青 qīng ◊ blue, (dark) green (or similar colour of sky, grass, eye pupils, etc.) ◊ young ◊ Qīnghǎi 青海 Province ◊ Qing

(surname) [adj,sn]
輕 qīng ◊ light (of weight, in contrast to zhòng 重 "heavy") ◊ light (like cavalry, artillery) ◊ small, minor (as in number, severity) ◊ light (like music) ◊ unimportant ◊ gentle, soft ◊ rashly, hastily ◊ look down upon, despise ◊ not take seriously, underestimate [adj,adv,v]
傾 qīng ◊ lean, incline ◊ favour, be prejudiced toward ◊ inclination, tendency, deviation ◊ overturn, topple; collapse ◊ respect, admire ◊ empty, pour out ◊ waste, ruin, destroy ◊ exert oneself [n,v]
卿 qīng ◊ minister, high-ranking government official (in ancient times) ◊ form of address used by the Emperor for a minister ◊ term of endearment or respect ◊ Qing (surname) [sn]
圊 qīng ◊ bathroom, toilet [n]
情 qíng ◊ feeling, sentiment, affection, emotion ◊ passion ◊ situation, circumstances, condition [n]
請 qǐng ◊ request, ask ◊ please ◊ invite; treat (sb to dinner, etc.) ◊ engage, hire, retain (a teacher, nurse, lawyer, fengshui consultant, etc.); send for (a doctor, etc.) ◊ {archaic} buy (incense, candles, and various other accessories for religious worship) ◊ call on, pay one's respects [v]
頃 qǐng ◊ qing (one hundred mǔ 畝/亩, 6.667 hectares) ◊ {written} in an instant, in a moment ◊: just now [adv,mw,n]
窮 qióng ◊ poor, destitute, impoverished [adj,v]
秋 qiū ◊ fall, autumn ◊ harvest season ◊ year ◊ a period of time (mostly bad) ◊ Qiu (surname) [n,sn]
丘 qiū ◊ mound, hillock, knoll ◊ grave, grave mound; transient burial (like covering the coffin with earth and rocks prior to burial) ◊ {measure word, historical}... plot(s) of... (used for farmland) ◊ Qiu (surname) ◊ Qiu (Confucius' given name) [n,mw,name,sn]
鼽 qiú ◊ {onom} have a stuffed/clogged nose [v]
求 qiú ◊ beg, request, beseech ◊ ask (for), demand ◊ seek, strive for ◊ demand ◊ Qiu (surname) [v,sn]
曲 qǔ ◊ {music, literature} song, tune, melody (esp. in opera, drama) ◊ music (of a song) ◊ qu (type of song originating from folk ballads, which emerged during the Southern Song Dynasty and reached the peak of its popularity during the Yuan Dynasty, therefore also called Yuánqǔ 元曲 "Yuan verse") [n]
胠 qū ◊ trunk (area of the body from the armpit to the waist) ◊ right flank (of a military formation) ◊ pry open [n,v]
屈 qū ◊ bend, bow, flex, crouch ◊ yield, submit, surrender ◊ be in the wrong ◊ wrong, injustice, wrongful treatment ◊ subdue ◊ rule, govern ◊ droop, sag ◊ revive, regain consciousness ◊ Qu (surname) [sn,v,n]
呿 qū ◊ to yawn
區 qū ◊ area, region, district, zone ◊ department (as in a shop, department store, etc.) ◊ differentiate, distinguish [n,v]
蛆 qū ◊ maggot [n]
祛 qū ◊ dispel (illness, doubts, evil spirits, etc.) [v]
趨 qū ◊ hurry, hasten along ◊ tend towards, tend (to become) [v]
軀 qū ◊ the (human) body [n]
瞿 jù ◊ stupefied, panic-stricken ◊ look at sth with surprise or consternation
朐 qú ◊ warm
渠 qú ◊ ditch, canal, channel ◊ chief, leader ◊ outer rim of a wheel ◊ a shield [n,pron]
衢 qú ◊ major road, thoroughfare ◊ crossroads [n]
取 qǔ ◊ take, get, obtain ◊ pick up/collect; withdraw (money) ◊ seek, court ◊ select, choose ◊ adopt, assume ◊ verb complement added to certain verbs (i.e. tīng 聽/听, kàn 看, etc.) to indicate realization of the action expressed by the main verb ◊ Qu (surname) [v,auxv,suf,sn]
齲 qǔ ◊ {med} tooth decay, dental caries ◊ decayed tooth [n]
去 qù ◊ go (to), go away, leave, depart ◊ get rid of, remove ◊ (verb suffix indicating movement to a place) [vi,v]
全 quán ◊ complete, total ◊ whole, entire, all ◊ completely, totally, entirely ◊ Quan (surname) [adj,adv,sn]
權 quán ◊ power, authority, right, privilege ◊ privileged or advantageous position/status ◊ tentative(ly), for the time

being, provisional(ly) ◊ {written} sliding weight of a steelyard; counterpoise ◊ {written} weigh, consider ◊ {written} expediency ◊ means to an end ◊ Quan (surname) [n,adv,v,sn]
泉 quán ◊ spring, fountain ◊ mouth of a spring ◊ a coin ◊ the netherworld ◊ Quan (surname) [n,sn]
顴 quán ◊ the cheekbone [n]
蜷 quán ◊ curl up, coil (the limbs, of a human or animal) [v]
犬 quǎn ◊ dog, Canis lupus familiaris [n]
綣 quǎn ◊ attached to, inseparable, infatuated, entangled (as in qiǎnquǎn 繾綣/缱绻 "[of a couple] deeply attached to each other, inseparable, infatuated with each other") [v]
缺 quē ◊ be short of, lack ◊ defective, incomplete ◊ be absent, be missing ◊ vacancy, unoccupied post [v,adj,n]
卻 què ◊ yet, but, however ◊ step back, move backwards ◊ repulse, drive, push or beat back ◊ reject, decline, refuse ◊ (particle used to introduce a story) [adv]
雀 què ◊ sparrow ◊ small bird [n]
闕 quē ◊ (used like quē 缺) error, mistake, fault, deficiency, flaw ◊ Que (surname) [sn]
囷 qūn ◊ {archaic} a round storage house for grain; a circular granary/barn [n]
逡 qūn ◊ yield, retreat, fall back ◊ {astronomy} revolution of a celestial body [v]
群 qún ◊ crowd/group (of people, animals, islands) ◊ {measure word} group, swarm, flock, herd ◊ congregate, gather together [n,v,mw]

R

然 rán ◊ (be) so, (be) like that, (be) that way ◊ (as a suffix to adjectives) in that manner (like gōng 公 "public" becomes gōngrán 公然 "publicly, openly") ◊ (be) correct, accurate, right ◊ however; but, yet, nevertheless ◊ ignite, light (a fire) ◊ Ran (surname) [v,suf,sn]
髯 rán ◊ whiskers, beard ◊ person with long beard [n]
染 rǎn ◊ dye, colour ◊ catch, contract (like a disease), soil, contaminate, pick up (like bad habits) ◊ soya bean milk, fermented soya beans ◊ Ran (surname) [v,n,sn]
攘 rǎng ◊ resist, reject, get rid of ◊ seize, grab [v]
讓 ràng ◊ let, allow ◊ have or make (sb do sth), cause ◊ yield, give in, give up ◊ yield for, give (the right of) way to (e.g., another vehicle, pedestrians) ◊ let sb else have sth ◊ {sound transcription} Jean (French given name) [v]
擾 rǎo ◊ trouble, disturb, harass ◊ (a word used in polite expressions to express one's gratitude to one's host ◊) invade and harass [adj,v]
繞 rào ◊ coil (up/around), wind, twine ◊ revolve, circle, go round, surround ◊ make a detour, circumvent, bypass, stay clear of ◊ confuse, confound, baffle ◊ Rao (surname) [sn,v]
熱 rè ◊ hot ◊ ardent, fervent ◊ crave, be envious ◊ popular, in demand ◊ fad, craze, rage ◊ thermal ◊ {med} hot (one of the Eight Principal Syndromes, see Bā Gāng 八綱/八纲) [adj,n]
人 rén ◊ person(s), human being(s), people, man ◊ somebody else, the others ◊ Ren (surname) [n,sn]
仁 rén ◊ benevolence, humanity, kind-heartedness (esp. as the key Confucian virtue in former times) ◊ concerned, sensitive ◊ humane, compassionate ◊ kernel, nut, core, pip (of fruit, nuts, etc.) ◊ Ren (surname) [n,adj,sn]
亻 rén ◊ radical 9
壬 rén ◊ ren (ninth of the ten Tiāngān 天干 "Celestial Stems") ◊ great, grand ◊ north ◊ craft, cunning ◊ Ren (surname) [num,adj,n,sn]
忍 rěn ◊ endure, bear ◊ enduring, tough ◊ have the heart to, be cruel enough to ◊ restrain, control [v,adj]
任 rèn ◊ appoint, assign, engage ◊ let, permit, allow ◊ assume office, hold office, take up a post ◊ an official post, office or duty ◊ bear, face (sth) ◊ {measure word}... term(s) of... (used for the term of an offi-

cial position) ◊ no matter (how/what/if...) [v,n,mw]
妊 rèn ◊ pregnant [adj]
刃 rèn ◊ blade, point, edge (of a knife or sword) ◊ knife, sword [n,v]
仍 réng ◊ still, yet ◊ {written} remain ◊ {written} frequent [adv]
日 rì ◊ sun ◊ day, daytime ◊ daily, on a daily basis, every day ◊ the days, time ◊ (short for Rìběn 日本) Japan; Japanese [n,adv,tw,adj]
榮 róng ◊ flourish (of vegetation) ◊ flourishing, thriving ◊ honour, glory ◊ {bot} the Chinese parasol tree, Firmiana simplex ◊ Rong (surname) [v,adj,n,sn]
容 róng ◊ hold, contain, accommodate ◊ tolerate ◊ permit ◊ countenance, facial expression ◊ looks, appearance, capacity ◊ form, shape ◊ perhaps, maybe ◊ Rong (surname) [v,n,sn]
溶 róng ◊ dissolve ◊ broad, vast [v]
柔 róu ◊ soft, supple ◊ soften ◊ soft, gentle, mild ◊ pacify ◊ Rou (surname) [adj,v,sn]
肉 ròu ◊ meat, flesh ◊ (of fruits) pulp, flesh ◊ {dialect} (of melon) pulpy, not crisp [n]
如 rú ◊ like, as, as if ◊ according to ◊ be as good as, equal, compare with (often used in the negative) ◊ such as, for example ◊ if ◊ {written} go to ◊ and, or ◊ Ru (surname) [adv,v,conj,sn]
濡 rú ◊ immerse, moisten ◊ linger ◊ be patient, be tolerant, endure ◊ shiny, glossy ◊ Ru (used in river names) [v]
蠕 rú ◊ (used like ruǎn 蝡; of worms, snakes, etc.) wriggle, squirm, writhe ◊ (of worms) crawl, move slowly [v]
茹 rú ◊ eat ◊ vegetables (collectively) ◊ attached, continuous (like the root to the plant) ◊ soft ◊ conjecture, speculate ◊ putrid, foul smelling ◊ Ru (surname) [sn]
儒 rú ◊ Confucianism ◊ Confucianist ◊ meek, gentle, timid ◊ scholar ◊ philosopher ◊ Ru (surname) [n,adj,sn]
顬 rú ◊ {physiology} the temporal bone [phon]
乳 rǔ ◊ breast, nipples ◊ milk, milk-like liquid or sap (of milkweed, rubber tree, etc.) ◊ suckle ◊ suckling ◊ give birth to ◊ hatch ◊ young, newly-born [n,v]
辱 rǔ ◊ disgrace, shame, humiliation [n]
汝 rǔ ◊ you ◊ Ru (surname) [sn]
入 rù ◊ enter; join, become a member of (a group, club, etc.) ◊ income, receipts, earnings ◊ conform to, agree with [v,n]
溽 rù ◊ moist, damp, humid ◊ strong, rich (of flavour) [adj]
洳 rù ◊ see "jùrù" ◊ see "Rùhé"
*縟
軟 ruǎn ◊ soft (in contrast to yìng 硬 "hard") ◊ soft, gentle, mild ◊ flexible, pliable ◊ weak, feeble ◊ poor (quality), inept (skill) ◊ impressionable, suggestible [adj]
耎 ruǎn ◊ weak, pliable, soft, yielding

蕤 ruí ◊ drooping (flowers, etc.) ◊ hanging ornament [adj,n]
銳 ruì ◊ sharp, keen, acute ◊ spirit, zeal, vigour ◊ small, tiny [adj,n]
芮 ruì ◊ small ◊ wadding ◊ silk ribbon tied to a shield ◊ Rui (state in Shǎnxī during the Zhou Dynasty) ◊ Rui (surname) [sn]
閏 rùn ◊ {calendar} intercalary ◊ subsidiary, irregular [v]
潤 rùn ◊ smooth, moist ◊ moisten, lubricate ◊ embellish, polish (mostly writing) ◊ benefit, profit ◊ rain water [adj,n,v]
弱 ruò ◊ weak (physically), feeble (in contrast to qiáng 強/强" strong, powerful") ◊ young ◊ inferior, not equal to ◊ lose (due to death) ◊ (when following a fraction or decimal, indicates an amount less than the number given) ◊ frightened, afraid [adj]
若 ruò ◊ if, like, as if ◊ you ◊ obey, follow ◊ choose, select ◊ how ◊ {bot} pollia, Pollia japonica ◊ Ruo (surname) [adv,v,n,sn]
焫 ruò ◊ (the same as ruò 爇) light, burn, set on fire ◊ scald ◊ hot

S

灑　sǎ　◊ sprinkle, spray (like water) ◊ sprinkle, scatter ◊ Sa (surname)　[v,sn]
洒　sǎ　◊ sprinkle ◊ scatter ◊ pour ◊ wipe away ◊ shiver
塞　sāi　◊ fill, stuff, cram ◊ squeeze in, stuff in, fill in ◊ stop ◊ stopper, plug, cork　[v,n]
三　sān　◊ three, 3 ◊ several, numerous, many (the character 叁 is also used in Simplified character mode, to avoid forgery)　[num]
散　sǎn　◊ fall apart, break up, come loose ◊ scattered, loose, apart ◊ {med} medicinal powder, medication in powder form ◊ San (surname)　[v,adj,sn]
喪　sāng　◊ funeral; mourning　[n]
桑　sāng　◊ {bot} the white mulberry, Morus alba ◊ Sang (surname)　[n,sn]
顙　sǎng　◊ {physiology} the forehead ◊ kowtow　[n]
臊　sào　◊ shy, bashful, coy　[v]
搔　sāo　◊ scratch (with the finger)　[v]
色　sè　◊ colour ◊ look, expression, countenance ◊ kind, type, sort ◊ scene, sight, view ◊ (of merchandise, gold, etc.) quality, purity ◊ (mostly of women) good looks, attractive appearance ◊ sex, eroticism　[n]
澀　sè　◊ astringent (like the taste of unripe persimmons) ◊ not smooth ◊ difficult (to read/understand)　[adj]
瑟　sè　◊ {music} the Chinese large zither (a twenty-five or sixteen string zither-like musical instrument with a straight fixed bridge at each end and a movable tuning pillar beneath each string) ◊ numerous ◊ majestic, dignified ◊ bright, clear　[n,adj]
*颾
森　sēn　◊ dense forest ◊ {written} multitudes, myriads; in large numbers, in profusion ◊ dark, gloomy ◊ stern, strict　[adj]
殺　shā　◊ kill, slaughter ◊ fight, go into battle ◊ abate, reduce ◊ hurt, smart ◊ counteract ◊ extremely (particle used after a verb to indicate action of the verb in the extreme)　[v]
沙　shā　◊ sand ◊ sandy place (like desert, beach) ◊ granulated ◊ (of voice) hoarse ◊ tsar, czar ◊ pico- (one trillionth) ◊ Sha (surname)　[n,adj,num,sn]
砂　shā　◊ sand ◊ granulated substance ◊ cinnabar　[n]
歃　shà　◊ suck, sip　[v]
廈　shà　◊ big/tall building, highrise, mansion ◊ {dialect} back porch, rear veranda　[n]
*膻
山　shān　◊ hill, mountain ◊ sth resembling a hill/mountain ◊ {geosciences} a massif ◊ bushes where silkworms spin their cocoons ◊ gable, wall (of a house) ◊ Shan (surname)　[n,sn]
善　shàn　◊ good, charitable (in contrast to è 惡/恶 "evil") ◊ good, fine ◊ perfect, make successful ◊ friendly ◊ be skilled in, be expert in ◊ properly ◊ be apt to, be liable to ◊ express approval ◊ Shan (surname)　[adj,adv,v,sn]
疝　shàn　◊ {med} hernia　[n]
擅　shàn　◊ do on one's own authority, do without authorization ◊ be good at, be skilled in, excel at　[v]
扇　shàn　◊ a fan ◊ leaf, panel (of a door, screen) ◊ {measure word} (for doors, windows, screens)　[n,mw]
傷　shāng　◊ wound, injury ◊ hurt, injure (literally or figuratively) ◊ hinder, impede ◊ grieve, be saddened ◊ be sick of, have one's fill of　[n,v]
商　shāng　◊ confer, consult, discuss ◊ commerce, business, trade ◊ commercial ◊ merchant, businessman, trader ◊ profiteer ◊ {math} quotient ◊ [Sh-] Shang Dynasty (16th-11th century BCE) ◊ Shang (surname)　[v,n,sn]
賞　shǎng　◊ reward, grant, bestow ◊ compensate ◊ a reward, award ◊ appreciate, enjoy ◊ appreciate, recognize ◊ Shang (surname)　[v,sn]
上　shàng　◊ on, on top of... ◊ last, the previous (like shàng [gè] xīngqīwǔ 上[個]星期五 "last Friday") ◊ first (in a series) ◊ go up, go up to ◊ mount, board (a vehicle) ◊ go to, leave for ◊ submit, send ◊ bolt, lock (a door, etc.) ◊ (used after a verb as a resultative ending to indicate the amount or extent reached)　[v,co,postp]

尚 shàng ◊ still, yet ◊ proceed ◊ honour, esteem ◊ the remote ages ◊ of or having to do with the Emperor ◊ marry (a princess) ◊ protect and aid ◊ Shang (surname) [conj,v,adj,n,sn]
稍 shāo ◊ a little, slightly ◊ grow gradually [adv]
梢 shāo ◊ tip (of a twig, or other long and thin object) ◊ thin end (of a long and tapering object) ◊ end, conclusion ◊ short pieces of wood, kindling ◊ bucket, pail ◊ stern (of a boat) [n]
少 shǎo ◊ few, little, less, scant, not enough ◊ seldom ◊ missing, lacking ◊ owe (money, etc.) ◊ a (little) while, a minute [adv,v,num]
紹 shào ◊ introduce ◊ continue, carry on ◊ pertaining to Shàoxīng 紹興/绍兴 city or county (Zhèjiāng 浙江 Province) [v,adv]
畲 Shē ◊ {ethnology} the She people (a nationality spread throughout Fújiàn 福建, Zhèjiāng 浙江, Jiāngxī 江西 and Guǎngdōng 廣東/广东 Provinces; also written as Shē 輋; the She population is approx. 600,000) [n]
舌 shé ◊ tongue ◊ sth resembling a tongue (like peak of a hat, tongue of a flame) ◊ tongue, clapper (of a bell, etc.) ◊ sharp words, verbal battle, language [n]
捨 shě ◊ abandon, give up, discard ◊ give alms, contribute to/dispense charity [v]
攝 shè ◊ absorb, take in, assimilate ◊ take a photo ◊ {written} conserve (like one's health, energy) ◊ act in place of/on behalf of/for ◊ capture, kidnap ◊ frighten [v]
涉 shè ◊ ford, wade ◊ experience, go through, undergo ◊ involve ◊ move (like the pen) ◊ She (surname) [v,sn]
舍 shè ◊ house, dwelling ◊ hut, shed ◊ pen, barn (for animals) ◊ she (ancient distance measure of thirty lǐ 里) [n]
射 shè ◊ shoot, fire (like an arrow/bullet/ball) ◊ jet, emit (under pressure), discharge, eject ◊ emit, radiate (like light, heat, rays, etc.) ◊ insinuate ◊ archery (as one of the six Confucian skills) ◊ {classical} seek, pursue [v,n]
設 shè ◊ establish, set up, set ◊ plan, arrange ◊ suppose, presume ◊ if, suppose [v]
誰 shéi ◊ who? ◊ anyone [qu]
身 shēn ◊ (one's) body/life/person/character; oneself ◊ the frame, body (as of a car) ◊ {measure word}... suit(s) of... (used for suits of clothing) ◊ all one's life, one's lifetime [n,mw]
呻 shēn ◊ chant, recite (poetry) ◊ moan, groan [v]
伸 shēn ◊ stretch out, extend, straighten, hold out (like one's arms, legs, etc.) ◊ redress (a wrong, an injustice) ◊ Shen (surname) [v]
深 shēn ◊ deep ◊ profound ◊ dark (of colour) [adj]
申 shēn ◊ state, explain ◊ report (to a superior) ◊ shen (ninth of the twelve Dìzhī 地支 "Earthly Branches") ◊ shen (3:00 p.m. to 5:00 p.m., one of the twelve two-hour periods in a day) ◊ Shen (name for Shanghai) ◊ Shen (state during the Zhōu 周 Dynasty) ◊ Shen (surname) [v,n,sn]
神 shén ◊ deity, god ◊ supernatural being, spirit ◊ supernatural (skill, etc.) ◊ soul, mind ◊ energy ◊ expression, look ◊ {Beijing} incredible, magical, marvelous ◊ Shen (surname) [n,adj,sn]
審 shěn ◊ careful, thorough, circumspect ◊ examine (thoroughly), read or look over ◊ interrogate, cross-examine, try (a case in court) ◊ {written} know, be familiar with, be aware of ◊ {written} really, indeed ◊ Shen (surname) [adj,v,sn]
腎 shèn ◊ kidney, the kidneys ◊ {Chinese medicine} the testicles [n]
甚 shèn ◊ {formal} very, extremely ◊ more than [adv]
慎 shèn ◊ be careful, be cautious ◊ do not, be sure not to ◊ Shen (surname) [sn]
滲 shèn ◊ seep, ooze, permeate ◊ leak, drip [v]
生 shēng ◊ give birth to ◊ live ◊ life ◊ unripe ◊ raw ◊ bear, deliver ◊ generate ◊ be born ◊ (of plants, roots, etc.) grow, emerge ◊ unripe ◊ raw, undercooked ◊ not cooked ◊ unprocessed, unrefined ◊ unfamiliar, unacquainted ◊ student (bound form, as in nǚshēng 女生 "female student", zhèng-

shìshēng 正式生 "regular student") ◊ suffix for various kinds or groups of people (like yīshēng 醫生/医生 "medical doctor") ◊ Sheng (surname) [v,suf,sn,n]
聲 shēng ◊ sound, voice ◊ make a sound ◊ announce, state, declare ◊ reputation, renown ◊ initial consonant (of a Chinese character) ◊ {linguistics} tone (of a syllable in spoken Chinese) ◊ music ◊ {measure word} a sound of... (only preceded by the numeral yī 一 "one", for utterances and sounds, like a shout, command, thunderclap, etc.) [n,v,mw]
升 shēng ◊ rise, ascend, hoist (in contrast to jiàng 降 "fall, drop") ◊ {unit of measure} litre ◊ sheng (dry measure for grain equal to one litre) ◊ sheng (measuring device holding approx. one litre) ◊ ripe, mature ◊ sheng (diagram in the Yìjīng 易經/易经 "Book of Changes") ◊ Sheng (surname) [v,n,adj,sn]
昇 shēng ◊ (of the sun) rise [v]
繩 shéng ◊ rope, string, cord ◊ {written} correct, restrain, restrict, take sanctions against ◊ {written} continue ◊ carpenter's inked plumb line ◊ criterion, gauge, law, rule [n,v]
澠 Shéng ◊ Sheng river (in Shāndōng 山東/山东 Province) [name]
省 shěng ◊ save, economize ◊ omit, leave out, delete ◊ (of terms, expressions) short form ◊ province ◊ provincial capital ◊ (in Japan) ministry (of the government) [v,n]
眚 shěng ◊ {ophthalmology} corneal opacity ◊ disease ◊ misery, suffering ◊ fault, error, mistake [n,v]
聖 shèng ◊ holy, sacred ◊ outstanding, unequalled (skill, intelligence) ◊ sage ◊ {formal} Emperor (respectful term) ◊ {religion} saint [adj,n]
盛 shèng ◊ abundant ◊ flourishing, thriving ◊ prosperous ◊ vigorous, exuberant ◊ grand, magnificent ◊ deep, profound ◊ popular, prevalent, widespread, extensive ◊ highly, deeply, greatly ◊ Sheng (surname) [adj,adv,sn]
勝 shèng ◊ win ◊ victory, triumph, success ◊ be victorious, win over ◊ surpass, be superior/better, get the better of ◊ beautiful, wonderful, superb (like scenery) ◊ be equal to, come up to (like to a responsibility or task; in this meaning pronounced "shēng" in Taiwan) ◊ Sheng (surname) ◊ {archaic} ornament for women's hair [n,v,sn]
師 shī ◊ teacher, master ◊ example, model ◊ model (oneself after), imitate ◊ professional, skilled or specialized worker (like doctor, engineer) ◊ {military} division ◊ troops ◊ multitude of people ◊ (various official titles) ◊ {divination} Shi (one of the sixty-four hexagrams in the Yìjīng 易經/易经 "Book of Changes") ◊ Shi (surname) [n,v,sn]
失 shī ◊ lose (in contrast to dé 得 "obtain, get") ◊ miss, let slip, lose out ◊ fail to achieve one's objective ◊ mistake ◊ change (from the norm) ◊ break (like a promise), neglect (like one's duty), fail to do [v]
施 shī ◊ execute, carry out ◊ grant, bestow, give ◊ exert (like pressure), apply (like fertilizer) ◊ Shi (surname) [v,sn]
濕 shī ◊ wet, moist, damp, humid ◊ humidity [adj,n]
屍 shī ◊ corpse, dead body [n]
時 shí ◊ time ◊ when, at (a certain time) ◊ o'clock (written form) ◊ current, present ◊ at that time ◊ occasionally, now and then; at times, sometimes (in the pattern 時…時…) ◊ Shi (surname) [n,postp,sn]
食 shí ◊ eat ◊ eating, dining ◊ meal, food (for humans) ◊ (animal) feed ◊ (used like shí 蝕/蚀) lose (money, capital, etc.) ◊ eclipse (of the sun or moon) ◊ Shi (surname) [v,n,sn]
實 shí ◊ real, true, authentic, actual, honest, sincere ◊ solid, full ◊ reality, truth, fact ◊ surely, for sure ◊ fruit, seed ◊ {Chinese med} excessiveness (one of the bāgāng 八綱/八纲 "eight principal syndromes") ◊ goods, materials ◊ wealth, riches ◊ Shi (surname) [adj,n,adv,sn]
十 shí ◊ ten, tenth ◊ complete ◊ perfect [num]
石 shí ◊ stone, rock, pebble ◊ stone inscription ◊ {Chinese medicine} stone needle (used in ancient times in acupuncture) ◊ Shi (surname) [n,sn]
識 shí ◊ know, recognize, understand ◊ knowledge, experience [v,n]
蝕 shí ◊ lose (money, capital, etc.) ◊

erode ◊ eclipse (of the sun or moon) [v,n]
始 shǐ ◊ begin, start ◊ beginning, start (in contrast to zhōng 終/终 "end") ◊ first, earliest ◊ can only, only then ◊ Shi (surname) [v,adj,sn]
使 shǐ ◊ cause, make (sb do sth); enable ◊ use, make use of, employ, apply ◊ send, dispatch (sb to do sth) ◊ messenger, envoy, ambassador ◊ supposing, if, provided [v,n]
豕 shǐ ◊ pig, boar, sow [n,v]
矢 shǐ ◊ arrow ◊ vow, swear, take an oath [n,v]
世 shì ◊ world, society ◊ generation, life, lifetime ◊ {geosciences} epoch, age, era ◊ the secular world, this (mundane) world ◊ Shi (surname) [n,sn]
是 shì ◊ be, am, is, are (equating two things) ◊ right ◊ yes (response when called on) ◊ {classical} this ◊ {classical} correct, right ◊ (in the pattern 是…是…) is it...or is it...? ◊ "Yes!" ◊ "Right!" [auxv,v]
嗜 shì ◊ like extremely (to eat or drink, etc.), be addicted to [v]
事 shì ◊ affair, matter, thing ◊ incident, event ◊ accident, trouble, untoward event ◊ business ◊ work, function ◊ job, occupation ◊ concerned with, involved in, responsible for ◊ serve, attend to ◊ do, carry out, be engaged in [n,v,adv]
視 shì ◊ look at, view, examine ◊ regard, consider, treat as, look upon as ◊ inspect, observe, watch, contrast, compare ◊ model oneself on, follow the example of ◊ {physics} apparent [v,adj]
適 shì ◊ fit, suitable, proper, appropriate ◊ opportune, just right ◊ comfortable, at ease, well ◊ go, move towards, follow ◊ {written} (of a woman) marry, get married [adj,v]
室 shì ◊ room, chamber ◊ house, building ◊ office, section, department (as part of a larger organization, like reference to room of a library) ◊ household, household possessions ◊ sheath, scabbard ◊ one of the 28 Lunar Mansions ◊ Shi (surname) [n,sn]
士 shì ◊ (suffix referring to certain skilled personnel, e.g. hùshi 護士/护士 "nurse") ◊ (commendable) person (suffix used in certain polite terms for people, e.g., lièshì 烈士 "martyr") ◊ soldier ◊ (in feudal China) scholar ◊ (in the Shang, Western Zhou, and Chunqiu) gentry scholar (member of the lowest aristocratic class, between the high officials and common people) ◊ {classical, ancient Chinese} unmarried man ◊ {Chinese chess} advisor, guard (on the black side ◊ also known as minister, less commonly as assistant, mandarin, or warrior) ◊ noncommissioned officer (a military rank in certain countries, under wèi 尉) ◊ {Japanese} samurai ◊ Shi (surname) [n,sn]
勢 shì ◊ power, influence ◊ tendency, momentum ◊ physical appearance ◊ action, situation, circumstances ◊ sign, indication ◊ (political, military, etc.) situation [n]
釋 shì ◊ interpret, explain, elucidate ◊ eliminate, dispel ◊ let go, lay down ◊ release (from prison) ◊ emit, send out ◊ Sakyamuni (abbreviation for Shìjiāmóuní 釋迦牟尼/释迦牟尼) ◊ Shi (surname) [v,sn,name]
市 shì ◊ city, municipality (like Beijing, Shanghai) ◊ market, marketplace ◊ {economics} market ◊ trade, business ◊ purchase, buy ◊ administrative area or unit ◊ Shi (surname) [n,v,sn]
示 shì ◊ show, display ◊ instruct, demonstrate [v]
式 shì ◊ style, type, fashion ◊ model, pattern, form ◊ ceremony, rite, ritual ◊ formula, equation ◊ {linguistics} mood [n]
試 shì ◊ test, try, experiment ◊ test, trial, experiment ◊ try, attempt ◊ taste, try ◊ take up a post, assume an office ◊ use [v,n]
侍 shì ◊ serve, wait upon ◊ servant, attendant ◊ your servant [v,n]
拭 shì ◊ wipe away ◊ rub [v]
諟 shì ◊ examine ◊ consider ◊ honest

收 shōu ◊ receive, accept ◊ collect ◊ harvest, gather in, bring in (crops) [v]
熟 shú ◊ ripe ◊ thoroughly cooked, done ◊ processed, refined ◊ familiar, acquainted, well-known (to sb) ◊ experienced, skilled, versed (in sth) ◊ deeply,

soundly, profoundly [adj,adv]
守 shǒu ◊ guard, protect ◊ keep watch, look after, inspect ◊ heed, observe ◊ nearby, close ◊ Shou (surname) [v,sn]
首 shǒu ◊ the head ◊ leader, chief, boss ◊ foremost, supreme ◊ first (of all); (be) the first (to do sth) ◊ bring charges against sb, charge sb with... ◊ {measure word} (used for songs, stanzas, poems) ◊ Shou (surname) [n,adj,mw,sn]
手 shǒu ◊ hand ◊ personally, with one's own hands ◊ person engaged in a certain task; person with a particular skill ◊ {measure word} (used for skill, dexterity, etc.) [n,mw]
受 shòu ◊ receive, accept, get ◊ bear, stand, endure, tolerate ◊ suffer, be subjected to, undergo, sustain, be affected by; (when preceding a verb indicates the passive voice) be...-ed [v,auxv]
壽 shòu ◊ long life, longevity ◊ age, life ◊ birthday (mostly of an elderly person) ◊ (prepared) for burial (like of a coffin, graveclothes during one's lifetime) ◊ Shou (surname) [n,sn]
授 shòu ◊ give, award, confer, vest ◊ teach, give instruction ◊ Shou (surname) [v,sn]
獸 shòu ◊ beast, (four-legged) animal [n]
瘦 shòu ◊ thin, become thin, lose weight (in contrast to pàng 胖 "fat, corpulent") ◊ (of meat) lean (in contrast to féi 肥 "fat") ◊ tight (of clothing, in contrast to féi 肥 "loose") ◊ (of soil) poor, infertile [adj,v]
樞 shū ◊ door hinge ◊ center, hub, pivot [n]
輸 shū ◊ transport ◊ contribute, donate ◊ lose (in contrast to yíng 贏/赢 "win") ◊ {colloquial} input (=shūrù 輸入/输入) [v]
疏 shū ◊ scattered, thin, sparse ◊ distant (of a relationship) ◊ neglect, be careless about ◊ inadequate, deficient ◊ scatter, disperse, thin out ◊ memorandum making a proposal or request to a superior ◊ exegesis, annotated commentary ◊ Shu (surname) [adj,v,n,sn]
舒 shū ◊ unfold, stretch, extend ◊ slow, leisurely ◊ serene, composed ◊ Shu (state during the Chūnqiū 春秋 Period [770 - 476 BCE] in Shucheng, Ānhuī 安徽 Province) ◊ Shu (surname) [v,adj,adv,n,sn]
殊 shū ◊ different, not alike ◊ special, outstanding ◊ very, extremely ◊ break off, cut off ◊ die [adj,adv,v]
書 shū ◊ book ◊ letter, document ◊ calligraphy style, script ◊ write ◊ {literature} the Book of Documents (short for Shàngshū 尚書/尚书, or Shūjīng 書經/书经) [n,v]
菽 shū ◊ beans [n]
抒 shū ◊ express, convey, voice (feelings, etc.) ◊ scoop or spoon out ◊ vent (frustrations, etc.) [v]
孰 shú ◊ who, which, what [qu]
秫 shú ◊ {bot} Chinese sorghum, Sorghum vulgare (commonly gāoliang 高粱) [n]
暑 shǔ ◊ heat (in contrast to cold) ◊ hot weather, the heat of summer [n]
黍 shǔ ◊ {bot} proso millet, Panicum miliaceum (a glutinous millet), common millet, broom corn ◊ shu (ancient wine vessel) ◊ shu (unit of weight in ancient times, 1/2400 of a liang 兩/两) [n]
屬 shǔ ◊ belong to (the category of...) ◊ be subordinate to, be under or within (e.g., the jurisdiction of), be attached to ◊ be born in the year of the... (followed by one of the animals represented by a dìzhī 地支 "Earthly Branch") ◊ be ◊ class, category ◊ {biology} genus ◊ family members, dependents, relatives [v,n]
鼠 shǔ ◊ rat, mouse [n]
署 shǔ ◊ public office, government office ◊ prepare for, make arrangements for ◊ serve as proxy or deputy ◊ sign (one's name) [n,v]
蜀 Shǔ ◊ Shu (name for Sìchuān 四川 Province) ◊ {history} the state of Shu (during the Zhou Dynasty in the area of present Chengdu, Sìchuān 四川 Province) ◊ (short for Shǔ Hàn 蜀漢/蜀汉) the Kingdom of Shu Han (221-263, founded by Liu Bei, one of the Three Kingdoms in the area of eastern Sichuan, Yunnan, northern Guizhou, and Shaanxi) [n]
術 shù ◊ art, skill, technique, craft ◊ method, trick, tactics, stratagem ◊ learning, knowledge ◊ {archaic} road through the

center of a town [n]
數 shù ◊ number, figure ◊ {math} number ◊ {linguistics} number (i.e. plural, singular) ◊ several, a few ◊ fate, destiny ◊ (following a number) about, around, approximately [n,adj]
俞 shù ◊ acupuncture point (on the body) [n]
庶 shù ◊ numerous, myriad, multitudinous ◊ {history} (of offspring, descendants) of/by/pertaining to the concubine (in contrast to dí 嫡 "of/by the [real] wife") ◊ {written} in order to, so as to, in the hope that ◊ {written} the masses, the common people, the populace ◊ Shu (surname) [sn]
束 shù ◊ tie, bind, bundle ◊ control, restrain ◊ {math} pencil ◊ beam, bundle (of light, etc.) ◊ {measure word}... sheaf(s) of...,... bundle(s) of...,... bunch(es) of...,... bouquet(s) of... (used for things that are tied together in bunches, like straw, flowers, vegetables with stalks, etc.) ◊ Shu (surname) [vt,mw,sn]
樹 shù ◊ tree ◊ plant, set up, establish (mostly of abstract things) ◊ screen, partition ◊ {measure word} (used for trees) ◊ Shu (surname) [n,v,sn]
豎 shù ◊ vertical (in contrast to héng 橫 "horizontal") ◊ crosswise (in contrast to zòng 縱/纵 "lengthwise", as in zòng-héng 縱橫/纵横 "criss-cross") ◊ {calligraphy} vertical stroke ◊ servant boy ◊ fellow (slighting form of address) ◊ minor palace official ◊ Shu (surname) [adj,n,sn]
衰 shuāi ◊ decline, wane, weaken [v]
霜 shuāng ◊ frost ◊ things resembling frost (like powdered covering of dried persimmon, salt efflorescence) ◊ white ◊ noble and pure ◊ age [n,adj]
爽 shuǎng ◊ bright, clear ◊ fresh, crisp ◊ frank, straightforward ◊ feel well ◊ feel good, feel exhilarated ◊ err, deviate ◊ harm, spoil ◊ silent, speechless ◊ {TW usage} high (on drugs) [adj,v]
脽 shuí ◊ {physiology} the buttocks ◊ arse, rump, coccyx
水 shuǐ ◊ water ◊ (preceded by a name) ... River ◊ rivers, lakes, seas; a flood ◊ liquid ◊ additional income; extra cost ◊ (of clothing, etc.) times being washed ◊ Shui (surname) [n,sn]
稅 shuì ◊ tax, duty, revenue ◊ Shui (surname) [n,sn]
睡 shuì ◊ sleep, go to sleep, fall asleep [v]
順 shùn ◊ favourable, according to one's wishes ◊ along with, follow, in the same direction as ◊ smooth, lucky, without a hitch ◊ put in order ◊ obey ◊ {colloquial} walk off with, steal ◊ Shun (surname) [adj,adv,v,sn]
*瞚
眴 xuàn ◊ twinkle, blink (with the eye) ◊ be blinded, dazzled (literally and figuratively, like by riches); get giddy ◊ wink at, make a sign with the eyes, give an eye-signal
瞤 shùn ◊ blink or twitch with the eyes

說 shuō ◊ speak, say, talk ◊ explain, give an explanation ◊ theory, doctrine, views ◊ scold, criticize ◊ act as go-between or matchmaker, introduce ◊ refer to, hint, indicate ◊ point to [v]
爍 shuò ◊ bright, shining ◊ melt (metal, etc.) ◊ hot [adj]
鑠 shuò ◊ melt (metal) ◊ become weak [adj,v]
朔 shuò ◊ new moon ◊ first day of a lunisolar month ◊ north ◊ start, begin ◊ Shuo (surname) [sn]
思 sī ◊ think, consider, ponder ◊ think of, remember fondly, long for ◊ hope, wish, desire ◊ (train of) thought, thinking [v,n]
私 sī ◊ private, personal ◊ selfish ◊ secret, confidential ◊ illegal, illicit, smuggled ◊ have an illicit love affair ◊ show favouritism ◊ everyday clothes ◊ private parts, genitals ◊ Si (surname) [adj,n,v,sn]
嘶 sī ◊ neigh (of a horse) ◊ hoarse ◊ {onom} whiz, whistle (or similar sound of a bullet, etc. rushing through the air) ◊ mournful chirping sound of insects, birds, etc. [adj,phon,v]
斯 sī ◊ (used to transliterate the "s" sound in foreign words) ◊ this ◊ then ◊ here ◊ {phonetic, physics, measurement} slug (unit of mass) ◊ Si (surname)

[pron,n,sn]
司 sī ◊ be in charge of, oversee ◊ control, manage, operate, supervise ◊ bureau, department ◊ official in charge of a (government) department ◊ Si (surname) [v,n,sn]
死 sǐ ◊ die; dead ◊ the end, death ◊ the utmost ◊ deadly, mortal (like an enemy) ◊ fixed, rigid ◊ closed, allowing no passage [vi,adj,adv,co]
四 sì ◊ four, 4 ◊ Si (surname) [num,sn]
似 sì ◊ similar, alike, resembling ◊ seem, appear ◊ compared with, more and more, increasingly [adj,v]
伺 cì ◊ wait upon, serve, attend, please ◊ look after (a patient, etc.) [phon]
巳 sì ◊ si (sixth of the twelve Dìzhī 地支 "Earthly Branches") ◊ si (9:00-11:00 a.m., one of the twelve two-hour periods in a day) ◊ Si (surname) [n,sn]
飼 sì ◊ raise, feed (animals) ◊ feed, fodder, forage ◊ feed (people) [n,v]
鬆 sōng ◊ loose, slack ◊ lax (not strict) ◊ light (and flaky or fluffy), soft ◊ loosen, slacken, relax ◊ untie, unfasten, loosen ◊ dried minced meat [adj,n,v]
誦 sòng ◊ chant, read aloud ◊ recite ◊ state, relate ◊ chantable poems and songs [v]
頌 sòng ◊ praise, laud, extol ◊ extend good wishes ◊ ode, song ◊ Sacrificial Songs (as a section of the Shījīng 詩經/诗经 "Book of Odes") [n,v]
送 sòng ◊ give as a present ◊ send, deliver ◊ accompany (like a guest to the door) [v]
訟 sòng ◊ litigate ◊ sue ◊ take to court ◊ argue [v]
溲 sōu ◊ urinate [v]
嗽 sòu ◊ cough [v]
蘇 sū ◊ [S-] Jiangsu 江蘇/江苏 (province) ◊ [S-] Suzhou ◊ [S-] Soviet Union ◊ [S-] Soviet ◊ revive, regain consciousness ◊ {bot} purple perilla, Perilla frutescens var. crispa ◊ [S-] SU (Soviet Sukhoi aircraft-designator followed by digits) ◊ Su (surname) [n,v,name,sn]
俗 sú ◊ custom, habit, social convention ◊ common, popular ◊ commonly, colloquially ◊ wish, desire ◊ crude, vulgar, in poor taste ◊ secular, lay, worldly [n,adj]
素 sù ◊ white (colour) ◊ plain, solid (colour) ◊ vegetable (dish, in contrast to hūn 葷/荤 "non-vegetarian") ◊ native, fundamental (disposition, etc.) ◊ element, factor ◊ usually, always ◊ nominal (either having a position but no title or having a title but no actual position) ◊ white silk [adj,adv,n]
肅 sù ◊ respectful ◊ solemn, serious ◊ eliminate, wipe out ◊ bow, pay respects ◊ respectfully ◊ enter, go in (respectfully) ◊ wither ◊ nimble, quick ◊ Su (surname) [adj,n,sn]
宿 sù ◊ lodge or stay overnight (like at an inn) ◊ {written} long- (like long-standing, long-cherished) ◊ (of a scholar, general, official, etc.) old, experienced, veteran ◊ Su (surname) [v,sn]
泝 sù ◊ go up [a stream, etc.] ◊ recall, trace [like to the source]
速 sù ◊ speed, velocity ◊ fast, rapid, quick [n,adv,adj]
粟 sù ◊ millet ◊ unhusked millet ◊ grain (in general) ◊ official's salary ◊ Su (surname) [n,sn]
酸 suān ◊ sour, tart, acidic ◊ {chem} an acid ◊ grieved, sad, heartsick ◊ sore, aching ◊ priggish, pedantic, hidebound (esp. used to ridicule a scholar) [adj,n]
雖 suī ◊ though, although ◊ even if, even though [adv]
隨 suí ◊ follow ◊ comply with, go along with ◊ listen to, let (sb do as he pleases), leave it up to (sb) ◊ with, along with, in compliance with ◊ in passing, as one pleases, at one's convenience ◊ {colloquial} look like, resemble, take after ◊ (used before two verbs or verbal phrases to indicate that the first action is immediately followed by the latter) as ◊ {divination} Sui (one of the sixty-four hexagrams in the Yìjīng 易經/易经 "Book of Changes") ◊ Sui (ancient state during the Western Zhou Dynasty in Sui County, Húběi 湖北 Province) ◊ Sui (place during the Chūnqiū 春秋 Period [770-476 BCE] in Jiexiu, Shānxī 山西 Province) ◊ Sui (surname) [v,adj,adv,n,name,sn]
髓 suǐ ◊ marrow [n]
歲 suì ◊ year ◊ years (old), years of

age ◊ the year's harvest [n,mw]

遂 suì ◊ fulfil, satisfy, gratify, succeed ◊ then, thereupon ◊ path, road ◊ recommend, advance ◊ Sui (ancient state in the area of present Féichéng 肥城 County, Shāndōng 山東/山东 Province) [v,adv,name]

隧 suì ◊ tunnel, underground passageway ◊ road ◊ revolve, rotate [n,v]

飧 sūn ◊ evening meal [n]

孫 sūn ◊ grandson ◊ of the grandchild's generation and below ◊ second growth, new growth ◊ Sun (surname) [n,adj,sn]

損 sǔn ◊ decrease, lose ◊ harm, damage, injure ◊ spoil, damage, undermine ◊ {colloquial} mock, satirize ◊ {colloquial} sarcastic, caustic, bitter, nasty, mean [adj,v]

縮 suō ◊ shrink, contract, be reduced, get smaller ◊ recoil, draw in or back, shrink back, withdraw, retreat ◊ Suo (surname) [sn,v]

所 suǒ ◊ place, location ◊ (suffix indicating office, institute, etc., e.g. yánjiūsuǒ 研究所 "research institute") ◊ {measure word} (used for houses, schools, hospitals, etc.) ◊ {grammar} (particle used between subject and verb to indicate a doer-action-receiver relationship: (a) in a clause modifying a noun, e.g., tā suǒ xiě de shū 他所寫的書/他所写的书 "the books he wrote"); (b) used in the structure "sth 是 sb [verb] 的" ◊ (used after a phrase with bèi 被 or wéi 為/为 "by" and before the verb, e.g., wéi tā suǒ yòng 為他所用/为他所用 "be used by him") ◊ {written} used before a verb to form a noun phrase, e.g., jìn zìjǐ de suǒnéng 盡自己的所能/尽自己的所能 "do all one can, do one's utmost" [n,conj,mw]

索 suǒ ◊ large rope or chain ◊ search, seek ◊ demand, exact ◊ alone ◊ dull, uninteresting ◊ exhausted, finished ◊ law ◊ Suo (place in Xingyang, Hénán 河南 Province) ◊ Suo (place in Hanshou, Húnán 湖南 Province) ◊ Suo (surname) [n,sn]

T

他 tā ◊ he, she, it ◊ him, his (personal pronoun, prior to the May Fourth Movement [1919] used for all genders; now generally only used in reference to males, in cases when no gender differentiation is necessary, or when the gender is unknown; this is also the standard usage in Taiwan) ◊ other, another (as in tārì 他日 "on another day") [pron,adj]

漯 tà ◊ (of water) accumulate; stagnate (as in chùtà 滀漯 "[of water] accumulate; form a stagnant pool; stagnate; congeal") ◊ Ta river (old course of the Huánghé 黃河/黄河 "Yellow River", at present south of the Yellow River) [n]

胎 tāi ◊ embryo, fetus ◊ {measure word}... litter(s) of... (used for newborn babies, or the young of animals) ◊ source, origin of sth ◊ {phonetic} tire (on wheel) [n,mw]

台 tái ◊ (used like tái 臺/台 or tái 檯/台) platform, raised stand, stage, terrace, tower ◊ a stand, support ◊ broadcasting station ◊ table, desk, bench, counter ◊ station, service ◊ {measure word}... set(s) of...,... -performance(s)/-show(s) (used for performances, parties, plays, dramas, certain machines and equipment such as scales, pumps, cranes, TV sets, motors, sewing machines, microscopes and similar apparatus) ◊ [T-] (short for Táiwān 台灣/台湾) Taiwan ◊ Tai (surname) [n,mw,sn]

*炲

太 tài ◊ too, excessively ◊ so, extremely (used in an exclamatory clause) ◊ greatest, highest ◊ Tai (surname) [adv,adj,sn]

態 tài ◊ form, shape, appearance, condition ◊ bearing, attitude ◊ {physics} state, mode [n]

鈦 tài ◊ {chem} titanium (Ti) [n]

貪 tān ◊ avarice, greed ◊ graft, corruption ◊ be greedy for, lust after ◊ covet, seek [n,v,adj]

覃 tán ◊ {figurative} deep (in thought, etc.) ◊ reach, spread to ◊ Tan (surname) [sn]

譚 tán ◊ talk, chat ◊ talk, sth talked about ◊ Tan (surname) [v,n,sn]
黮 tǎn ◊ black (colour)
炭 tàn ◊ charcoal ◊ sth shaped like a piece of charcoal ◊ coal [n]
探 tàn ◊ seek, explore ◊ a scout, a spy ◊ visit, call on ◊ stretch or lean (the head, upper body) forward ◊ in advance, beforehand ◊ be concerned with, take an interest in [v,n,adv]
湯 tāng ◊ hot water, boiling water ◊ water in which sth has been boiled (like dumplings) ◊ (when occurring in a place name) hot spring ◊ soup, broth ◊ {Chinese med} decoction or liquid preparation (of medical herbs) ◊ Tang (surname) ◊ Tang (short for Chéngtāng 成湯/成汤, founder of the Shāng 商 Dynasty [c. 17th-11th century BCE])
堂 táng ◊ main room (of a house), main hall ◊ hall (with a specific use, like ancestral hall, memorial hall, dining hall) ◊ {history} law court, main hall of yamen ◊... Hall (used in hall's/shop's names) ◊ {kinship}... on the paternal side (used for relatives with the same paternal grandfather or great-grandfather) ◊ {measure word}... set(s) of... (used for things in sets, like furniture); ... class(es) of... (used for periods of school class);... session(s) of...,... -appearance(s) (used for court appearances, sessions of a trial);... -scene(s) (used for stage scenes, mural paintings, etc.) ◊ Tang (surname) [n,mw,sn]
溏 táng ◊ semi-solidified, half congealed ◊ mud ◊ pool, pond [adj,n]
桃 táo ◊ peach, Prunus persica (the tree or its fruit) ◊ sth resembling a peach ◊ peach-coloured ◊ walnut, Juglans (the tree or its nut) ◊ [Táo] Tao (a place in the state of Lǔ 魯/鲁 during the Chūnqiū 春秋 Period [770 - 476 BCE]) ◊ Tao (surname) [sn]
逃 táo ◊ run away, escape ◊ dodge, evade, shirk ◊ become a fugitive, flee and go into exile [v]
特 tè ◊ special, particular, exceptional ◊ specially ◊ {colloquial, regional} very (much), really; especially ◊ {written} only, but ◊ Te (surname) [adj,adv,sn]
疼 téng ◊ ache, pain ◊ dote on, be very fond of, love [n,v]
騰 téng ◊ gallop, run, jump, prance ◊ rise, ascend ◊ make room, vacate, clear out ◊ (used after a verb indicates repeated action of the verb)... again and again,...repeatedly ◊ Teng (surname) [v,adv,sn]
提 tí ◊ carry (sth with a handle, rope, etc. in the hand with one's arm hanging) ◊ hold, lead by the hand (like an adult holding a child's hand when walking) ◊ lift (with the hand), raise, promote ◊ move up (in time), advance ◊ mention, bring up, refer to, put forward ◊ extract, take out, withdraw (like money from a bank account) ◊ take out (a convict) under escort ◊ {automotive} dip-stick ◊ ladle ◊ Ti (surname) [v,sn]
啼 tí ◊ give forth sound, make noise ◊ cry, wail ◊ call, crow (of birds) ◊ howl (of wild animals) [v]
體 tǐ ◊ body ◊ substance (like solid, liquid) ◊ style (of writing or of Chinese characters) [n]
涕 tì ◊ tears ◊ weep ◊ snivel, nasal mucus [n]
惕 tì ◊ cautious, careful, alert ◊ fast, quick, rapid [v]
嚏 tì ◊ sneeze [n]
*鬄
天 tiān ◊ day ◊ sky ◊ weather ◊ the heavens ◊ Tian (surname) [n,tw,mw,sn]
恬 tián ◊ quiet, calm, tranquil, peaceful ◊ unperturbed, indifferent, not care about [adj]
田 tián ◊ field, farmland ◊ go hunting ◊ Tian (surname) [n,sn]
填 tián ◊ fill, even off, stuff ◊ fill (like a vacancy), add to ◊ write, fill out (like a form) ◊ {onom} the sound made by a drum, etc. [v]
調 diào ◊ melody, tune, air ◊ accent, intonation, tone ◊ view, argument, tone (of sb's words) ◊ {music} key ◊ shift, transfer, move ◊ investigate [n,v]
條 tiáo ◊ {measure word} (used for long, thin objects) ◊ {measure word}... item(s) (used for certain items, such as news, certain people, etc.) ◊ long narrow piece ◊ twig ◊ article (e.g. of a law), clause; condition ◊ string, stripe, slip ◊ long and narrow in pattern; streak ◊ order;

in good order [n,mw]
跳 tiào ◊ jump, leap ◊ beat, twitch ◊ skip (like a grade in school, a line when reading) [v]
糶 tiào ◊ sell grain
鐵 tiě ◊ iron ◊ ironclad ◊ hard or strong as iron ◊ fast/tight (friends) ◊ Tie (surname) [n,adj,sn]
聽 tīng ◊ hear, listen ◊ obey, heed, comply with, take sb's advice/suggestion ◊ administer (affairs of state, justice), manage ◊ allow, permit (formerly pronounced "tìng") ◊ sb's ears/informer ◊ {measure word, phonetic}... tin(s) of...,... can(s) of... (from the English "tin"; used for items in tin containers or cans, like biscuits, cigarettes, beer, etc.) [v,mw]
庭 tíng ◊ large hall (like for public gatherings) ◊ front courtyard of a Chinese-style house ◊ court of law [n]
廷 tíng ◊ royal or Imperial court ◊ royal or Imperial government ◊ courtyard ◊ fair, impartial [n]
霆 tíng ◊ thunderclap, thunderbolt [n]
亭 tíng ◊ pavilion, stall, stand, kiosk ◊ balanced ◊ (of a person's figure or posture) erect, upright ◊ well-balanced, well-proportioned ◊ in the middle ◊ even [n]
梃 tǐng ◊ a club, cudgel ◊ (of a door, window) the frame ◊ {dialect} (of a flower, plant) a stalk, stem [n]
挺 tǐng ◊ stiff and erect, straight ◊ stand erect, stick out (like the chest), straighten (like the back) ◊ bear, endure (like pain) ◊ support (e.g., a candidate) ◊ extraordinary, outstanding, prominent ◊ very, quite, rather ◊ {measure word} (used for machine guns) [v,adj,adv,mw]
通 tōng ◊ (go/put/come/poke, etc.) through, open (up) ◊ go/lead to ◊ communicate, link, connect ◊ inform, notify, tell ◊ know/understand thoroughly, be an expert/authority ◊ make sense, be logical/coherent ◊ common, popular, ordinary, general ◊ all, entire ◊ {written, measure word} (used for letters, documents, notices, telegrams, phone calls, etc.) ◊ Tong (surname) [v,adj,mw,co,sn]
同 tóng ◊ with, together (with) ◊ identical, the same ◊ be the same as ◊ similar, alike ◊ Tong (surname) [conj,adj,sn]
瞳 tóng ◊ pupil (of the eye) [n]
彤 tóng ◊ {written} bright red, vermilion ◊ Tong (surname) [sn]
桐 tóng ◊ {bot} the Chinese parasol tree, Firmiana simplex (also Hibiscus collinus Roxb., Hibiscus simplex L., Sterculia platanifolia, as in wútóng 梧桐 "the Chinese parasol tree, Firmiana simplex) ◊ Tong (a state during the Chūnqiū 春秋 Period [770-476 BCE] in Tongcheng County, Ānhuī 安徽 Province) ◊ Tong (surname) [sn]
童 tóng ◊ child ◊ virgin ◊ bald, bare ◊ hornless bull or ram ◊ benighted ◊ Tong (surname) [n,adj,sn]
統 tǒng ◊ system ◊ continuum or order of interrelated things ◊ genealogy ◊ unify (esp. of Taiwan and mainland China, short for tǒngyī 統一/统一 "reunification") ◊ unify ◊ all, entirely, together, as a whole ◊ lead, command, control ◊ part of clothing that is tube-shaped (like the sleeve of a shirt) [n,v,adv]
筩 tǒng ◊ bamboo pipe ◊ fish hook
痛 tòng ◊ pain, ache ◊ sorrowful ◊ extremely, deeply, thoroughly ◊ hate, detest [n,adj,adv,v]
頭 tóu ◊ head ◊ chief, head, boss ◊ (used before a numeral or measure word) first..., the initial... ◊ leading ◊ side/aspect ◊ top, tip (e.g., of a pen), end (e.g., of a rope, the street) ◊ beginning, end ◊ remnant, leftover, end ◊ (before tiān 天 or nián 年) the previous (day or year) ◊ head (as a measure of height, like "taller by a head") ◊ {measure word} ...head(s) of... (used for animals, like cattle, mule, sheep, pigs, lions, etc.) ◊ {measure word} head, bulb(s) of... (used for the bulbs of certain plants, like a head of garlic) ◊ (suffix to certain nouns) [n,mw]
投 tóu ◊ throw, toss, fling ◊ put in, insert ◊ input, invest ◊ send, submit ◊ project (e.g., moonlight), cast (e.g., a shadow) ◊ join, enter, go to ◊ fit in with, agree with, be congenial to ◊ approaching/before (dawn/dusk) ◊ Tou (surname) [v,sn]
*怢
突 tū ◊ charge forward ◊ suddenly, abruptly, unexpectedly ◊ protruding, projecting ◊ chimney [v,adj,adv,n]

秃 tū ◊ bald (without hair or feathers) ◊ bare, denuded, defoliated ◊ blunt (lacking a point) ◊ incomplete ◊ Tu (surname) [sn]

涂 tú ◊ apply, spread (on), paint, smear ◊ scribble, scrawl ◊ erase, delete, cross out, blot out ◊ {written} mud, slush ◊ tidal land, shoal ◊ road, way

徒 tú ◊ on foot ◊ empty, bare ◊ in vain, to no avail ◊ apprentice, disciple ◊ follower, believer ◊ {derogatory} person ◊ imprisonment [adv,n]

圖 tú ◊ picture, drawing, illustration, chart, map, diagram ◊ intention, plan, scheme; seek, covet, pursue ◊ law, standard ◊ TU (Soviet Tupolev aircraft-designator followed by digits) ◊ Tu (surname) [n,v,sn]

土 tǔ ◊ soil, earth, dust ◊ ground, land, territory ◊ local, native, indigenous ◊ unrefined, home-made, rustic, uncultured, crude ◊ (raw) opium ◊ Tu (surname) [n,adj,sn]

吐 tù ◊ vomit, throw up, retch ◊ give up against one's will, give unwillingly, cough up, disgorge [v]

兔 tù ◊ rabbit, hare [n]

菟 tù ◊ {bot, Chinese med} the Chinese dodder, Cuscuta chinensis [n,phon]

湍 tuān ◊ rapid (of current) ◊ rapids, swiftly moving waters [adj,n]

推 tuī ◊ push, shove ◊ cut, mow, pare, plane ◊ push forward, promote, advance ◊ turn a mill/grindstone, grind ◊ postpone, delay, put off ◊ elect, recommend, choose ◊ praise highly, hold in esteem ◊ infer, deduce, extrapolate ◊ decline, reject ◊ refuse on a certain pretext [v]

頹 tuí ◊ collapsing, ruined ◊ decadent, in decline ◊ dispirited, listless ◊ strong wind ◊ reverent and submissive ◊ water flowing downwards ◊ bald [adj]

退 tuì ◊ retreat; cause to move backward or retreat; withdraw, resign, quit ◊ decline, recede (like of the tide) ◊ return (goods, money, etc.) ◊ cancel (an agreement, etc.), break off (a wedding engagement) ◊ soft ◊ {Chinese chess} retreat (a number of points) [v,adj]

吞 tūn ◊ swallow ◊ annex ◊ envelop, engulf ◊ Tun (surname) [v,sn]

臀 tún ◊ buttocks ◊ bottom, base [n]

焞 tún ◊ dim

豚 tún ◊ suckling pig ◊ pig [n]

脫 tuō ◊ (of hair, skin, etc.) shed, lose ◊ come off ◊ (of clothing, a hat) take off ◊ extricate oneself, get out of, escape ◊ break free/away from ◊ omit ◊ {written} neglect, slight, not take sth serious ◊ {grammar, written} if, in case, supposing that ◊ Tuo (surname) [v,adv,sn]

佗 tuó ◊ {written} carry on the back ◊ (used like tā 他) other ◊ peaceful, calm, tranquil ◊ beautiful, graceful, elegant ◊ wrong, injustice ◊ Tuo (surname) [v,n,adj,sn]

唾 tuò ◊ saliva ◊ spit (esp. to indicate contempt) [n,v]

W

喎 wāi ◊ (of the mouth) awry [adj]

外 wài ◊ outside, foreign ◊ except for, other than (often preceded by a phrase with chú 除……) ◊ unofficial (like history) [adj,suf]

完 wán ◊ finish (the action of the preceding verb) ◊ Wan (surname) [v,sn]

玩 wán ◊ play ◊ play with ◊ have fun, relax, enjoy oneself ◊ gaming [v]

丸 wán ◊ small round object ◊ pellet ◊ bird's egg ◊ knead into a small ball or pill ◊ {med} pill ◊ {measure word}... pill(s) of... (used for pills of Chinese medicine) [n,v,mw]

晚 wǎn ◊ night, evening ◊ late (later than is proper/desirable), belated, delayed ◊ late, later in time ◊ junior; succeeding ◊ {formal} your humble junior (self-deprecatory term used in correspondence) ◊ {formal} in the latter part of one's life, in old age ◊ Wan (surname) [n,adj,adv,sn]

菀 wǎn ◊ luxuriant (vegetation) ◊ {bot} aster, Aster tataricus (as in zǐwǎn 紫菀 "aster, Aster tataricus") [phon]

脘 wǎn ◊ {med} stomach cavity, gastric cavity [n]

宛 wǎn ◊ winding, twisting ◊ small, tiny ◊ as if, just like ◊ Wan (surname) [sn]

惋 wǎn ◊ heave a sigh, regret, lament [v]

婉 wǎn ◊ tactful (in speech) ◊ gentle, meek ◊ beautiful, graceful ◊ brief, concise [adj]

挽 wǎn ◊ hold (on bent arm) ◊ pull, draw (a bow) ◊ roll up (the sleeves, etc.) ◊ reverse, retrieve ◊ catch up [v]

萬 wàn ◊ ten thousand, 10,000 ◊ a large number, myriad of... ◊ (emphatic, followed by a negation) absolutely, on any account, by all circumstances, by all means ◊ Wan (surname) [num,sn]

蔓 wàn ◊ (of trailing plants) tendrilled vine ◊ grow and spread [n,v]

腕 wàn ◊ wrist ◊ arm [n]

亡 wáng ◊ escape, flee, run away ◊ lose, be lost ◊ die, perish, pass away ◊ dead, deceased ◊ the late ◊ subjugate, subdue, conquer ◊ fall [v,adj]

王 wáng ◊ king, sovereign, monarch, prince, duke ◊ head, chief, lord ◊ largest/first of its kind, strongest, best ◊ {written} senior, grand ◊ Wang (surname) [n,adj,sn]

往 wǎng ◊ go, go to ◊ towards, in the direction of ◊ past, former, previous, earlier [v,adj,adv,prep]

網 wǎng ◊ net, web; network ◊ net (like for catching fish) ◊ covered with sth resembling a net (like of eyes when bloodshot) ◊ {IT} net, network, the Internet, the World Wide Web ◊ {bot} rete, reticulation [n]

妄 wàng ◊ absurd, preposterous ◊ unreasonable, presumptuous, overstep normal bounds ◊ rashly, recklessly, wildly [adj,adv,v]

忘 wàng ◊ forget ◊ neglect, overlook ◊ omit, lose [v]

望 wàng ◊ look or gaze into the distance, look far ahead ◊ visit, call on ◊ hope, expect, look forward to ◊ prestige, renown ◊ towards, in the direction of ◊ (of age) approaching, near, almost ◊ resentment, enmity ◊ shop sign (on a flagpole) ◊ full moon ◊ the fifteenth (occasionally sixteenth or seventeenth) day of a lunisolar month ◊ Wang (surname) [v,n,prep,sn]

危 wēi ◊ dangerous, perilous, risky; danger, crisis, risk ◊ Wei (surname) [adj,n,sn]

微 wēi ◊ tiny, minute, few ◊ slightly, a little ◊ micro- ◊ adjust, conceal ◊ Wei (surname) [adj,v,sn]

為 wéi ◊ be, mean ◊ serve as, act as ◊ become, turn ◊ do, act ◊ seem, appear ◊ by ◊ Wei (surname) [v,auxv,sn]

唯 wéi ◊ only, alone, solely; because of, on account of, although (an often untranslated particle used to introduce a clause or sentence) [adv]

維 wéi ◊ tie together, hold together ◊ maintain, preserve, safeguard, protect ◊ thought, thinking ◊ dimension ◊ large rope ◊ Uygur national minority ◊ vitamin (used in the name of a vitamin, e.g., wéi C 維C/维C; short for 維生素) [v,n]

惟 wéi ◊ only, alone ◊ but, though ◊ a particle preceding day, month or year ◊ thought, thinking [adv]

違 wéi ◊ disobey, violate, defy ◊ be apart, be separated ◊ avoid, evade ◊ evil, wicked [v]

圍 wéi ◊ surround, encircle, enclose ◊ all around, surrounding ◊ defend, guard ◊ fort (made of wood, etc.) ◊ pen (for animals) ◊ {measure word} (for circumference as measured by the outstretched arms enclosing sth) [v,n,mw]

痿 wěi ◊ flaccidity (due to sexual impotence) [n]

萎 wěi ◊ (of plants) wither, wilt ◊ fade ◊ decline [v]

痏 wěi ◊ a wound, a cut

委 wěi ◊ appoint, entrust, commission, delegate ◊ (short for wěiyuán 委員/委员) committee member ◊ (short for wěiyuánhuì 委員會/委员会) committee ◊ discard, cast aside, throw away ◊ shirk, shift (like blame, burden, etc.) ◊ indirect, roundabout, not to the point ◊ the end (of sth) ◊ gather, accumulate ◊ depressed, dispirited, dejected, listless ◊ {written} indeed, actually, definitely, certainly [v,n,adj,adv]

尾 wěi ◊ tail, rear (end) ◊ remainder, remaining part, remnant ◊ {measure word} (used for fish) [n,mw]

緯 wěi ◊ the woof (in contrast to jīng 經/经 "warp") ◊ latitude ◊ crosswise alignment (see weishu 緯書/纬书) ◊ east and

west ◊ a planet [n]
葦 wěi ◊ reed, Phragmites communis [n]
謂 wèi ◊ say, speak ◊ call, name ◊ meaning ◊ tell, inform [v,n]
未 wèi ◊ has not (done sth), did not, not yet ◊ not (as in wèibì 未必, "not necessarily") ◊ wèi (8th of the twelve Dìzhī 地支 "Earthly Branches") ◊ Wei (surname) [adv,sn]
衛 wèi ◊ guard, protect, defend ◊ sentry, guard ◊ garrison station for troops (Míng 明 Dynasty) ◊ arrow feathers ◊ Wei (state in southern Héběi 河北 and northern Hénán 河南 Provinces during the Zhōu 周 Dynasty) ◊ Wei (name for the city of Tiānjīn 天津) ◊ (used for transcription of syllables sounding like -wei- in foreign names) ◊ Wei (surname) [v,n]
畏 wèi ◊ fear, dread ◊ respect, revere ◊ scare, frighten ◊ commit suicide out of fear [v]
味 wèi ◊ taste, flavour ◊ smell ◊ interest, fun ◊ savour and appreciate ◊ {measure word} (used for ingredients of Chinese medicine) [n,v,mw]
胃 wèi ◊ stomach ◊ {Chinese astronomy} Wei (one of the 28 Lunar Mansions, see Wèixiù 胃宿 and Báihǔ 白虎) [n]
位 wèi ◊ {measure word, formal/polite}... lady/ladies/gentleman/gentlemen (used for persons) ◊ place, position, location ◊ status, situation, position ◊ be located ◊ throne ◊ {math} digit, place ◊ {physics} potential ◊ Wei (surname) [n,v,mw,sn]
渭 wèi ◊ Wei River (in Shǎnxī 陝西/陕西 Province) [n]
溫 wēn ◊ warm, lukewarm ◊ temperature ◊ warm up (like wine, water) ◊ review (like one's lessons) ◊ {med} acute communicable diseases ◊ Wen (surname) [adj,v,n,sn]
聞 wén ◊ hear ◊ smell (sth) ◊ news ◊ famous, well known ◊ reputation ◊ {med} auscultation and olfaction ◊ Wen (surname) [v,n,adj,sn]
文 wén ◊ script, writing, inscription, composition, article ◊ literary language (in contrast to vernacular) ◊ (as a discipline) humanities, liberal arts ◊ {history} ritual, ceremony, formalities, etiquette ◊ culture ◊ refined, cultured ◊ civil, civilian ◊ tattoo, pattern ◊ various natural phenomena (like astronomy) ◊ Wen (surname) ◊ cover up, explain away, gloss over, paint over (faults, etc.) ◊ {measure word, historical} (used with qián 錢/钱, like yī wén qián 一文錢/一文钱 "one [ancient] cent") [n,adj,v,mw,sn]
蚊 wén ◊ mosquito [n]
紋 wén ◊ pattern ◊ design ◊ pattern of lines in wood, marble, meat, etc. [n]
紊 wěn ◊ disorder, confusion [n]
吻 wěn ◊ (of humans) lips; touch with the lips, kiss, a kiss ◊ (of animals) snout, muzzle [n,v]
問 wèn ◊ ask, inquire ◊ send one's regards, inquire after (sb's health etc.) ◊ Wen (surname) [v,sn]
璺 wèn ◊ a crack (in ceramics, glassware, etc.) [n]
我 wǒ ◊ I, me; my ◊ {written} we; our ◊ {written} our country (usu. referring to China); our country's ◊ self ◊ Wo (surname) [pron,sn]
握 wò ◊ grasp, hold ◊ make a fist [v]
臥 wò ◊ lie, recline ◊ (of animals) crouch, sit ◊ place for sleeping (like bedroom, sleeping berth) [n,v]
沃 wò ◊ irrigate ◊ fertile, rich ◊ pour liquid on, sprinkle water on ◊ Qūwò 曲沃 (county, Shānxī 山西 Province, see Qūwò 曲沃) ◊ Wo (surname) [n,adj,sn]
嗚 wū ◊ {onom} the sound of crying or sobbing ◊ {onom} toot (or similar sound of a whistle) ◊ {onom} whoosh, zoom (or similar sound of a fast moving object) ◊ alas (or similar interjection indicating regret, etc.) [phon]
烏 wū ◊ crow (the bird) ◊ black, dark ◊ {written} how, what (mostly in rhetorical questions) ◊ Wu (surname) [n,adj,qu,sn]
屋 wū ◊ house ◊ room [n]
污 wū ◊ filth, dirt, pollution ◊ filthy, dirty ◊ stagnant water ◊ corrupt ◊ defile, smear, shame ◊ decline, wane [n]
巫 wū ◊ witch, wizard, sorcerer ◊ Wu (surname) [n,sn]
無 wú ◊ not have; there is not, not exist ◊ not ◊ {classical} do not; must not ◊

{classical} no matter if, irrespective of ◊ Wu (surname) [adv,v,sn]
吾 wú ◊ I, we ◊ Wu (surname) [pron,sn]
梧 wú ◊ {bot} the Chinese parasol tree, Firmiana simplex (also Hibiscus collinus Roxb., Hibiscus simplex L., Sterculia platanifolia, as in wútóng 梧桐 "the Chinese parasol tree", Firmiana simplex) [n]
毋 wú ◊ no, not ◊ Wu (surname) [adv,sn]
五 wǔ ◊ five, 5 ◊ Wu (surname) [num,sn]
伍 wǔ ◊ five (the number "wu" so written to prevent alteration, forgery, etc.) ◊ company, associates ◊ unit of five men (the smallest military unit) ◊ Wu (surname) [num,n,sn]
忤 wǔ ◊ obstinate, disobedient ◊ contrary, uncongenial [v]
午 wǔ ◊ noon ◊ wu (seventh of the twelve dìzhī 地支 "Earthly Branches") ◊ wu (11:00 a.m. to 1:00 p.m., one of the twelve two-hour periods of time) ◊ Wu (surname) [n,sn]
侮 wǔ ◊ bully, slight [v]
務 wù ◊ affair, business ◊ treat with priority ◊ be engaged in, pursue ◊ Wu (surname) [n,v,sn]
物 wù ◊ thing, matter, object ◊ people or things other than oneself [n]
勿 wù ◊ {written} do not, must not, no (usu. used in imperative sentences) ◊ {classical} not ◊ {archaic Chinese} (modal particle, no meaning) [adv]
霧 wù ◊ fog, mist ◊ mist, fine spray [n]
戊 wù ◊ wu (the fifth of the ten Tiāngān 天干 "Celestial Stems") [n]
悟 wù ◊ realize, understand, grasp [v]
騖 wù ◊ pursue, seek after ◊ run fast ◊ fast, quick, swift [v]
鶩 wù ◊ duck (either wild or tame) ◊ chick, fledgling [n]
寤 wù ◊ awake [v]
誤 wù ◊ error, mistake; (followed by a verb) erroneously..., by mistake...; unintentional(ly) ◊ delay, impede ◊ cause harm, make suffer [n,v]
兀 wù ◊ high-rising, towering ◊ bald, bare ◊ ignorant ◊ modal particle appearing at the beginning of a sentence (esp. in Yuán 元 Dynasty novels) [adj]

X

昔 xī ◊ former times ◊ dried meat ◊ Xi (surname) [sn]
吸 xī ◊ inhale, breathe in ◊ absorb ◊ suck up ◊ attract, draw (into) ◊ smoke (tobacco, etc.) ◊ {classical} drink [v]
西 xī ◊ west; western, occidental; the West, the Occident ◊ {phonetic} (Xī) (short for Xībānyá 西班牙) Spain; Spanish ◊ Xi (surname) [n,adj,sn]
膝 xī ◊ knee [n]
溪 xī ◊ small (mountain) stream, creek, brook, rivulet [n]
息 xī ◊ breath ◊ news, information ◊ stop, cease ◊ rest, take a break ◊ interest (on a loan) ◊ dividend (on shares) ◊ Xi (surname) [n,v,sn]
夕 xī ◊ sunset ◊ evening ◊ dusk ◊ slanting, oblique [n,adj]
悉 xī ◊ all, entire ◊ know, learn about ◊ detailed, thorough ◊ receive and note (a letter or telegram) ◊ Xi (surname) [adj,v,sn]
郗 Xī ◊ Xi (county during the Zhou Dynasty in Qinyang, Hénán 河南 Province) ◊ Xi (surname) [sn]
淅 xī ◊ wash rice ◊ washed rice [v]
析 xī ◊ divide, separate, split ◊ analyze ◊ chop firewood ◊ Xi (ancient state in Xixia County, Hénán 河南 Province) ◊ Xi (surname) [v,name,sn]
嘻 xī ◊ (interjection indicating surprise, wonderment, etc.) ◊ (the sound of laughter) [interj,phon]
曦 xī ◊ sunlight (mostly of the early morning) [n]
晰 xī ◊ clear, distinct [adj]
錫 xī ◊ {chem} tin, stannum (Sn) ◊ {written} bestow, grant ◊ fine cloth ◊ Xi (surname) [n,v,sn]
稀 xī ◊ rare, scarce, uncommon,

unusual ◊ sparse, scattered ◊ thin, diluted, watery, of low viscosity (in contrast to chóu 稠 "thick, of high viscosity"); sth thin, watery (like porridge, syrup, etc.) ◊ (when preceding certain adjectives) totally, completely, extremely (as in xībalàn 稀巴爛/稀巴烂 "smashed to pieces", "broken to smithereens") [adj,adv]
唏 xī ◊ weep, sob ◊ sigh (like from grief) ◊ {onom} the sound of laughter [v]
瘜 xī ◊ {med} a polyp
襲 xí ◊ raid, surprise ◊ carry on (like tradition) ◊ {measure word} (for a suit of clothing) ◊ Xi (surname) [n,v,mw,sn]
席 xí ◊ mat, seat, place (like at a table) ◊ seat (in a legislative body) ◊ banquet, feast ◊ {measure word} (used for talks, conversations, meetings, seats, banquets, etc., can only be preceded by the numeral yī 一 "one") ◊ Xi (surname) [n,mw,sn]
喜 xǐ ◊ be happy, be delighted ◊ happy event ◊ blessed event, pregnancy ◊ like, be fond of ◊ Xi (surname) [v,adj,n,sn]
洗 xǐ ◊ wash, bathe, rinse, clean ◊ {religion} baptize ◊ remedy, redress, (set) right ◊ eliminate, get rid of, clear away ◊ kill and loot, sack (like a city) ◊ {photography} develop (a film) ◊ erase, delete ◊ shuffle (like deck of cards) ◊ small container for washing writing brushes [v]
徙 xǐ ◊ move (one's home), migrate [v]
系 xì ◊ system, series, line ◊ department, faculty (at college, university) [n]
細 xì ◊ thin, narrow (in contrast to cū 粗 "thick, wide") ◊ in small particles, fine (like sand) ◊ thin, thready (like voice) ◊ fine, delicate ◊ careful, attentive, meticulous ◊ fine, minute, trifling [adj,adv]
繫 xì ◊ relate to, rely on, have to do with ◊ be related, be connected ◊ feel solicitous, be concerned ◊ tie up sth and carry it ◊ tie, fasten ◊ take into custody, arrest, jail [v]
盻 xì ◊ glare at, glower at [v]
暇 xiá ◊ leisure time, free time, spare time [n]
俠 xiá ◊ heroic and chivalrous person; knight-errant, defender of the weak or the cause of justice; person adept in martial arts with chivalrous conduct; chivalrous swordsman; chivalry; chivalrous ◊ Xia (surname) [n,adj,sn]
霞 xiá ◊ rosy clouds (at sunrise or sunset) ◊ beautiful and brightly-coloured clothing and adornments [n]
狹 xiá ◊ narrow (opposite of guǎng 廣/广) [adj]
匣 xiá ◊ small box, case, casket [n]
下 xià ◊ under, below, underneath ◊ the later, latter, last in a series ◊ the last part (of a work) ◊ next ◊ down, downward ◊ descend, go down ◊ (of rain, snow, etc.) fall ◊ send down (like documents); issue, deliver (like an order, an ultimatum, etc.) ◊ leave/exit (from) ◊ put in ◊ play (board games) ◊ take away, dismantle ◊ (of animals) give birth to, lay (eggs) ◊ defeat, capture ◊ yield, give up, give in ◊ get off/finish (one's shift) ◊ {measure word} (used for the number of occurrences) ◊ {measure word}... glassful(s) of... (used for fillings of containers like glasses, bowls, etc.) [v,co,postp,mw]
夏 xià ◊ summer ◊ great, grand ◊ large building ◊ [Xià] the Xia Dynasty (2070-1600 BCE) ◊ Xia (name for China) ◊ Xia (surname) [n,adj,sn]
嚇 hè ◊ threaten, intimidate ◊ scare, frighten ◊ {interjection} Humph! (or the like, expressing resentment, disapproval, etc.) [v]
先 xiān ◊ first, early, earlier, in advance ◊ for the time being ◊ deceased, late ◊ ancestors, forefathers, previous generations ◊ Xian (surname) [adv,sn]
鮮 xiǎn ◊ rare, seldom ◊ few, little, less ◊ Korean (nationality) [adj]
閒 xián ◊ idle, leisurely [adj]
賢 xián ◊ virtuous, worthy, talented ◊ worthy, virtuous and talented person ◊ polite form of address to a person of the same or elder generation ◊ more than, better than ◊ hard work [adj,adv,n]
咸 xián ◊ all, entire ◊ universal ◊ Xian (one of the Bāguà 八卦 "Eight Trigrams" in the Yìjīng 易經/易经 "Book of Changes", used for divination according to

Taoist beliefs) ◊ Xian (surname) [sn]
弦 xián ◊ bowstring ◊ string (on a musical instrument) ◊ watch spring ◊ quarter (of the moon) ◊ {geometry} hypotenuse ◊ {med} taut pulse ◊ Xian (ancient state in Xīshuǐ 浠水, Húběi 湖北 Province) ◊ Xian (surname) [n,name,sn]
嫌 xián ◊ suspicion ◊ detest, loathe, dislike, mind ◊ grudge, resentment, hard feelings, ill will, enmity ◊ complain (about/of) ◊ be too...; excessively... (followed by an adjective) [n,v,adv]
涎 xián ◊ saliva; salivate [n,v]
銜 xián ◊ hold in the mouth ◊ harbour (resentment, etc.) ◊ rank, title ◊ bit (for a horse) [v,n]
鹹 xián ◊ salty (taste); salted [adj]
顯 xiǎn ◊ appear; apparent, evident, obvious, noticeable ◊ show, reveal, manifest ◊ {IT} display ◊ illustrious and influential ◊ Xian (surname) [v,adj,sn]
嶮 xiǎn ◊ high, steep, precipitous
陷 xiàn ◊ trap, pitfall (literally or figuratively) ◊ get stuck (in mud, routine, etc.) ◊ sink, be depressed (of the eyes, cheeks, etc.) ◊ frame, entrap ◊ fall (of a city, etc.) ◊ defect, shortcoming [n,v]
現 xiàn ◊ appear, become visible/manifest, manifest (itself), be revealed ◊ present, current, concrete; now ◊ at the time, extemporaneous ◊ ready, on hand (like cash) [v,adj,adv]
限 xiàn ◊ limit, restrict ◊ separate, demarcate ◊ threshold, door-sill ◊ {figurative} threshold, limit [v,n]
相 xiāng ◊ mutually, reciprocally, each other, one another ◊ (indicates an action from one to another) towards ◊ Xiang (surname) ◊ take a closer look at, see and evaluate (esp. a potential bride/groom for suitability) [adv,v,sn]
香 xiāng ◊ fragrant, aromatic; fragrance ◊ appetizing, delicious ◊ (eat) heartily ◊ (sleep) soundly, peacefully ◊ be welcome, be popular, be selling well (like a new product) ◊ perfume, spice ◊ incense ◊ Xiang (surname) [adj,adv,n,sn]
鄉 xiāng ◊ village, countryside, rural area ◊ sb's native place, home town, home village ◊ {history} rural administrative unit of 12,500 families (dating from the Zhou Dynasty) ◊ administrative unit under a county [n]
祥 xiáng ◊ lucky, propitious, auspicious ◊ auspicious omen ◊ [X-] Xiang (surname) [adj,n,sn]
詳 xiáng ◊ detailed (in contrast to lüè 略 "brief") ◊ details, particulars, explanation ◊ for details see... ◊ know, be clear ◊ be cautious, pay careful attention ◊ fair, just ◊ {document style} reporting to a superior [adj,n]
翔 xiáng ◊ fly in circles ◊ stretch out both arms while walking [v]
想 xiǎng ◊ think (of); intend; be keen on sth ◊ want to, would like to ◊ long for, recall with fondness, miss, think of ◊ desire [v]
響 xiǎng ◊ make a sound, make a noise ◊ be loud/noisy/resounding ◊ (of a bell, alarm, etc.) sound, ring, go off [v,adj]
象 xiàng ◊ elephant ◊ elephant's tusk, ivory ◊ imitate ◊ appearance, image ◊ sign, indication ◊ symbolize ◊ phenomenon, manifestation ◊ {Chinese chess} Ministers/War Elephants, Elephants (on the black side) ◊ xiang (dance) ◊ Xiang (surname) [v,n,sn]
項 xiàng ◊ item ◊ {measure word} (used for things that can be itemized or enumerated, like activities or competitions, agenda items, tasks, measures, achievements, rules, decisions, contents, documents, policies, sports activities, sums of money, etc.) ◊ nape (of the neck) ◊ Xiang (surname) [n,mw,sn]
像 xiàng ◊ similar to, like ◊ picture, image, likeness ◊ seem, look or be like, resemble ◊ supposing, for instance [v,adj,adv,n]
向 xiàng ◊ to, towards, from, against, towards ◊ side with, favour, take sb's part, be partial to ◊ (have) always, all along (literary equivalent of xiànglái 向來/向来 "[have] always, all along") ◊ {archaic} Xiang (ancient state during the Zhōu 周 Dynasty [1100-256 BCE], in present Jǔ Xiàn 莒縣/莒县 "Ju County", Shāndōng 山東/山东 Province) ◊ Xiang (surname) [prep,v,adv,name,sn]
巷 xiàng ◊ alley, lane, small back street [n]

削 xiāo ◊ peel, pare (with a knife), cut, slice, chop ◊ sharpen, whittle ◊ {sports} cut, slice, chop (e.g., the ball in playing ping-pong) [v]
消 xiāo ◊ disappear, vanish, melt (away) ◊ cause to vanish, eliminate, remove, dispel ◊ while/idle away the time, pass the time in leisurely way ◊ need, require, take (when preceded by bù 不, zhǐ 只, hé 何, as in bù xiāo shuō 不消說/不消说 "needless to say") ◊ {classical} enjoy, benefit from ◊ {classical} melt (metal) [v]
銷 xiāo ◊ melt (metal) ◊ annul, cancel, destroy ◊ market, sell ◊ spend, consume ◊ pin, peg ◊ insert a pin or plug ◊ axe [v,n]
蕭 xiāo ◊ bleak, dreary, desolate ◊ troublesome ◊ Chinese mugwort ◊ Xiao (state during the Chūnqiū 春秋 Period [770 - 476 BCE] in Xiao county, Ānhuī 安徽 Province) ◊ Xiao (surname) [sn]
囂 xiāo ◊ clamour, hubbub, din [name]
小 xiǎo ◊ small, little ◊ my dear...(when used as [endearment] prefix, it can partially or totally lose its original meaning of "small") [adj]
曉 xiǎo ◊ dawn, daybreak ◊ know, understand ◊ tell, make known [n,v]
肖 xiào ◊ look like, resemble, be like, be similar ◊ good ◊ small ◊ law, rule, regulation [v]
笑 xiào ◊ smile, laugh ◊ ridicule, deride [v]
嘯 xiào ◊ whistle ◊ chant, sing ◊ roar, howl ◊ a ringing in the ears [v,n]
效 xiào ◊ effect ◊ efficiency ◊ results ◊ benefit ◊ to result ◊ imitate ◊ emulate [n,v]
蝎 xiē ◊ {zool} the scorpion, Scorpiones
邪 xié ◊ evil, perverse; perversion ◊ heresy ◊ strange, abnormal, irregular ◊ {Chinese med} evils, external noxious factors causing diseases ◊ {superstition} of or pertaining to sorcery; evil sprits that cause disasters [adj,n]
脅 xié ◊ {physiology} the area of the body from the armpit to the waist; flank, ribs, armpits ◊ threaten, coerce, force, menace ◊ contract, close [n,v]
斜 xié ◊ slanting, inclined, sloping, oblique [adj]
協 xié ◊ common, joint, mutual ◊ help, assist, aid ◊ in harmony, in concert ◊ union (of shops, colleges, etc.) ◊ regiment of troops (during the Qīng 清 Dynasty) [adj,v,n]
擷 xié ◊ pick, pluck [v]
寫 xiě ◊ write, compose ◊ draw, paint, sketch ◊ portray, depict [v]
瀉 xiè ◊ flow swiftly, rush down in torrents ◊ have diarrhea [v]
泄 xiè ◊ let out, release (water, air, etc.) ◊ ejaculate ◊ divulge, let out, leak (a secret, news, etc.) ◊ vent (one's anger, etc.) ◊ Xie (surname) [v,sn]
蟹 xiè ◊ crab [n]
薤 xiè ◊ {bot} the Chinese onion, Allium chinense (the plant or its edible bulb) [n]
懈 xiè ◊ lax, slack, remiss, negligent ◊ relax, let up, slack off [adj,v]
心 xīn ◊ heart ◊ mind, feelings ◊ centre, middle, core ◊ {Chinese astronomy} Xin (one of the Èrshíbā Xiù 二十八宿 "28 Lunar Mansions of the Chinese zodiac") ◊ {physiology} heart (as one of the wǔzàng 五臟/五脏 "five vital organs") [n]
辛 xīn ◊ hot, spicy, pungent, bitter ◊ toilsome, laborious ◊ pain, suffering ◊ xin (8th of the ten Tiāngān 天干 "Celestial Stems") ◊ Xin (surname) [adj,n,sn]
新 xīn ◊ new ◊ modern, contemporary ◊ recently married ◊ newly, recently, lately ◊ Xin (surname) [adj,adv,sn]
薪 xīn ◊ firewood, fuel ◊ salary [n]
忄 xīn ◊ heart ◊ radical 61
欣 xīn ◊ glad, happy, joyful ◊ love, cherish ◊ Xin (surname) [adj,v,sn]
信 xìn ◊ letter, mail ◊ believe ◊ believe in (a religion), profess faith in ◊ faith, trust, confidence, reputation ◊ message, news, word, information ◊ signal ◊ at will, at random, without plan ◊ token, sign, evidence ◊ (same as 芯) fuse, wick ◊ (same as 芯) forked tongue (of a snake) ◊ {literary} true, truthful ◊ {literary} trustworthy, faithful ◊ Xin (surname) [n,v,adj,sn]
星 xīng ◊ {astronomy} star ◊ heavenly

body (which emits or reflects light) ◊ bit, particle ◊ Xing (one of the 28 Lunar Mansions) ◊ xing (musical instrument of two small copper cymbals) ◊ Xing (surname) [n,sn]
興 xīng ◊ thriving, prosperous, flourishing ◊ thrive, prosper, flourish ◊ become popular/fashionable ◊ start, begin, found ◊ mobilize, call into action ◊ {literature} stand up, get up, rise ◊ {regional} allow, permit, let (mostly used with the negative) ◊ {regional} perhaps, maybe, probably ◊ Xing (surname) [v,adj,sn]
腥 xīng ◊ raw meat (as ceremonial offering) ◊ raw meat, raw fish ◊ smelling of raw meat/fish, smelling fishy [adj,n]
形 xíng ◊ shape, form, appearance ◊ substance, entity ◊ look, appear ◊ compare [n,v]
行 xíng ◊ go, walk; travel ◊ trip, journey ◊ be all right, will do ◊ be capable/competent ◊ do, carry out, implement, perform (an action) ◊ behaviour, conduct, actions ◊ be current, circulate ◊ running script ◊ temporary, improvised, makeshift ◊ {written} soon, shortly ◊ {literature} ballad, song ◊ {written} (of medication) take effect ◊ Xing (surname) [v,n,interj]
刑 xíng ◊ {law} punishment, penalty, (jail/prison) sentence ◊ {history} corporal punishment, torture ◊ Xing (surname) [n,sn]
醒 xǐng ◊ recover consciousness (after being drunk, under anesthesia, in a coma) ◊ be sober (not drunk) ◊ wake up (from sleep) ◊ realize, wake up to ◊ clear, distinct ◊ striking (to the eye) [v,adj]
杏 xìng ◊ {bot} the apricot, Prunus armeniaca (the tree or its fruit) [n]
姓 xìng ◊ surname, family or clan name ◊ the populace ◊ officials (in general) [n]
幸 xìng ◊ good luck, good fortune, happiness ◊ rejoice ◊ (I) hope, pray, trust ◊ luckily, fortunately ◊ favour (like of the Emperor) ◊ visit, tour (of the Emperor) ◊ Xing (surname) [n,v,adv,sn]
性 xìng ◊ nature, character, disposition, temperament ◊ property, quality ◊ sex; sexual desire ◊ {linguistics} gender ◊ -type (when used as a suffix indicates quality, scope or aspect) ◊ {Buddhism} essence; life [n]
胸 xiōng ◊ chest, thorax ◊ heart, mind [n]
兇 xiōng ◊ fierce, ferocious, brutal, savage ◊ terrible, awful, fearful ◊ evil, wicked ◊ murderous, criminal ◊ evildoer [adj,n,v]
兄 xiōng ◊ elder brother ◊ {formal} elder brother (form of address used by males of the same generation or older) ◊ elder brother (form of address used among male friends) [n]
凶 xiōng ◊ unlucky, inauspicious (in contrast to jí 吉 "lucky, propitious, auspicious") ◊ bad year (like a year of crop failure or famine) ◊ evil, wicked ◊ ferocious ◊ murderous, criminal ◊ evildoer
雄 xióng ◊ male (in contrast to cí 雌 "female") ◊ great, grand, majestic ◊ strong, powerful, brave ◊ powerful and prominent person or state ◊ Xiong (surname) [adj,n,sn]
修 xiū ◊ repair, fix, mend ◊ decorate, adorn, embellish, beautify ◊ modify, revise ◊ put in order, straighten up, tidy up ◊ write, compose, compile, study, practice, cultivate ◊ trim, cut, prune, clip ◊ build, construct, erect ◊ revisionism ◊ long, tall ◊ Xiu (surname) [v,n,adj,sn]
休 xiū ◊ cease, stop ◊ rest, take a break ◊ resign, retire [v,n]
秀 xiù ◊ the ear (of crops) ◊ delicate, elegant, beautiful ◊ excellent, outstanding ◊ show (sound-borrowing from English) ◊ Xiu (surname) [n,adj,sn]
岫 xiù ◊ cave ◊ hill, mountain [n]
虛 xū ◊ emptiness, void ◊ {ancient Chinese astronomy} xu (the eleventh of the twenty-eight constellations into which the celestial sphere was divided, consisting of two stars forming a straight line, one in Aquarius and the other in Equuleus) ◊ void, empty, unoccupied ◊ timid, diffident ◊ false, unreal, nominal ◊ humble, modest ◊ weak, in poor health ◊ abstract, theory ◊ guiding principles ◊ {physics} virtual ◊ in vain, futile [adj,n]
須 xū ◊ must, have to ◊ wait, await ◊ moment, instant ◊ Xu (place during the Chūnqiū 春秋 Period [770 - 476 BCE] in

Hua County, Hénán 河南 Province) ◊ Xu (surname) [v,n,sn]
繻 xū ◊ multicoloured silk [n]
鬚 xū ◊ beard, mustache, whiskers [n]
戌 xū ◊ xu (the eleventh of the twelve Dìzhī 地支 "Earthly Branches") ◊ xu (7:00 p.m. to 9:00 p.m., one of the twelve two-hour periods of time) [n]
墟 xū ◊ ruins ◊ reduce to ruins ◊ a hill ◊ rural or small town market or fair [n]
需 xū ◊ need, require [v]
徐 xú ◊ slowly, gently, staid ◊ Xu (surname) [adv,sn]
許 xǔ ◊ praise ◊ promise ◊ allow, permit ◊ Xu (surname) [v,sn]
序 xù ◊ order, sequence ◊ arrange in order ◊ initial, opening ◊ preface, foreword ◊ local school ◊ the east and west walls of a palace, etc. ◊ season ◊ Xu (surname) [n,v,adj,sn]
畜 chù ◊ livestock, domestic animals [n]
蓄 xù ◊ store up, save up, accumulate ◊ grow (out or long, of hair) ◊ hold in mind, harbour, entertain ◊ await [v]
絮 xù ◊ cotton wadding/padding ◊ anything resembling cotton wadding (like catkin) ◊ wad (clothing, etc.) with cotton ◊ thick silk wadding ◊ verbose, wordy, talkative, garrulous [adj,n,v]
*稸
煦 xù ◊ warm (like of a spring breeze) (also pronounced "xu") [adj]
緒 xù ◊ end of a thread ◊ thread (of a situation) ◊ remnant, vestige ◊ state of mind ◊ cause, undertaking ◊ Xu (surname) [n,sn]
慉 xù ◊ to bring up ◊ to raise
宣 xuān ◊ declare, announce, proclaim ◊ Xuan (surname) [v,sn]
喧 xuān ◊ noisy, loud, clamorous
暄 xuān ◊ warmth (of the sun) ◊ soft and fluffy (like steamed bread) ◊ spring evening [n,adj]
軒 xuān ◊ windowed veranda, small room with windows (often used in the names of a study, teahouse, restaurant, etc. in former times) ◊ high ◊ curtained carriage with front higher than rear ◊ cart, carriage ◊ window, door ◊ floorboard ◊ bathroom ◊ Xuan (surname) [n,adj,sn]
玄 xuán ◊ black ◊ deep, profound, abstruse ◊ Xuan (surname) [adj,sn]
懸 xuán ◊ hang, suspend ◊ lift, raise ◊ unsettled, unresolved ◊ be worried about, feel anxious ◊ imagine, fancy ◊ far apart, great disparity ◊ {regional, northern, colloq} be dangerous; (before an event) be iffy/chancy/uncertain; (after an event) be a close call [adj,v]
旋 xuán ◊ revolve, rotate, spin ◊ return (home, etc.); go/come back ◊ circle, ring, whorl ◊ place on the scalp where the hair is whorled ◊ soon [adv,n,v]
眩 xuàn ◊ dizzy ◊ dazzled, bewildered [adj,v]
穴 xué ◊ hole ◊ Xue (surname) [n,sn]
學 xué ◊ learn, study ◊ imitate, copy, mimic ◊ scholarship, learning, education, study, knowledge, science ◊ subject (of study), (academic) discipline, branch of learning ◊ school, college [v,n]
雪 xuě ◊ snow ◊ colour or luster of snow ◊ wipe away (shame, etc.), avenge ◊ Xue (surname) [n,v,sn]
血 xuè ◊ blood ◊ {kinship} related by blood ◊ ardour, zeal, courage; staunch, courageous ◊ menstruation, period [n,adj]
熏 xùn ◊ {dialect} suffocate, get poisoned (from coal gas) [v]
曛 xūn ◊ the afterglow of the setting sun ◊ dusk, twilight ◊ red [n]
循 xún ◊ obey, abide by, comply with, follow ◊ proceed in order or rank ◊ make an inspection tour ◊ stroke, comfort [v]
巡 xún ◊ patrol, tour, make the rounds ◊ measure word for a round (like of drinks) [mw,v]
徇 xùn ◊ comply with, submit/yield to, give in to ◊ {written} make (publicly) known, announce to the public ◊ (also used like xùn 殉 "die a martyr, sacrifice one's life ◊ be buried with the dead [like servants, concubines in former times]") [v]
迅 xùn ◊ quick, rapid, fast, swift [adj]

巽 Xùn ◊ {divination} "Xun" (one of the Bāguà 八卦 "Eight Trigrams" from the Yìjīng 易經/易经 "Book of Changes" representing the wind); "Xun" (one of the sixty-four hexagrams in the Yìjīng 易經/易经 "Book of Changes") [n]

Y

壓 yā ◊ press, hold down, weigh down ◊ surpass, exceed ◊ keep under control, repress ◊ suppress, intimidate ◊ approach ◊ shelve, pigeonhole ◊ stake or risk (money, etc.) on sth ◊ pressure (like blood pressure) [v,n]
押 yā ◊ put up collateral, mortgage, pawn, pledge (like cash) ◊ detain (like a criminal in custody) ◊ escort ◊ a mark (on a document, etc.) in lieu of a signature ◊ a signature ◊ be in charge, be in control ◊ Ya (surname) [sn]
牙 yá ◊ tooth ◊ ivory ◊ sth shaped or acting like a tooth ◊ bite, gnaw ◊ {measure word}... slice(s) of...,... cut(s) of... (used for round or oval slices/sections of food, like slices of watermelon, pancakes, slices of eggs, etc.) ◊ middleman, broker ◊ Ya (surname) [n,v,mw,sn]
涯 yá ◊ water's edge ◊ limit, boundary ◊ restrain, keep within limits [n]
芽 yá ◊ bud, sprout, shoot [n]
焉 yān ◊ here ◊ how, why (mostly in rhetorical questions) ◊ then, only [adv,part]
胭 yān ◊ rouge, cosmetics
咽 yè ◊ {onom} sob; choke with sobs; be unable to speak from sobbing; make mournful sounds (as in yèyè 咽咽 "mournful sound") [v]
煙 yān ◊ smoke, mist, thin fog, vapour ◊ tobacco, cigarette(s) ◊ soot ◊ opium [n]
言 yán ◊ speak, say, talk, mention ◊ word, speech, remark ◊ word/Chinese character ◊ {grammar, classical} untranslated sentence-initial particle (sometimes equivalent to "I") ◊ Yan (surname) [v,n,sn]
鹽 yán ◊ (table) salt ◊ {chem} salt; saline ◊ Yan (surname) [n,sn]
顏 yán ◊ (variant of 顏/颜) face, facial expression/appearance ◊ face, prestige ◊ colour ◊ (inscribed) tablet ◊ forehead ◊ Yan (surname) [sn]
炎 yán ◊ blazing hot (mostly of the weather) ◊ inflammation, -itis ◊ rising flames ◊ burn [adj,n,v]
嚴 yán ◊ tight, close ◊ stern, strict ◊ severe (like punishment, weather) ◊ father ◊ Yan (surname) [adj,n,sn]
延 yán ◊ extend, prolong, lengthen ◊ delay, postpone ◊ engage (like a tutor, a doctor on a temporary basis) ◊ Yan (surname) [v,sn]
*岩
研 yán ◊ grind, rub, pestle (medicine, ink, etc.) ◊ study, research [v,n]
眼 yǎn ◊ eye ◊ small hole; opening; eyelet ◊ sight, vision ◊ critical juncture, crux, key point ◊ {Chinese music} unaccented beat ◊ {measure word} (used for wells, springs, water taps, number of times one sees sth, cave dwellings, etc.) [n,mw]
偃 yǎn ◊ lie on one's back ◊ fall on one's back ◊ stop, cease ◊ Yan (a place in Shāndōng 山東/山东 Province during the Chūnqiū 春秋 Period [770 - 476 BCE]) ◊ Yan (surname) [sn]
衍 yǎn ◊ spread out, amplify ◊ redundant, repetitive, superfluous (words) ◊ abundant, overflowing ◊ low-lying and level land ◊ mountain slope ◊ marsh, swamp ◊ Yan (surname) [sn]
演 yǎn ◊ develop, evolve ◊ deduce ◊ perform (like calculations), practice, drill ◊ performance ◊ act, perform ◊ damp, humid ◊ flowing along ◊ all the way (to a place) [v,adj,adv]
厭 yàn ◊ detest, loathe ◊ be tired of, be fed up with [v]
驗 yàn ◊ examine, check, verify ◊ produce the expected or desired results ◊ expected or desired results ◊ test, experiment ◊ evidence, proof [v,n]
晏 yàn ◊ late ◊ comfort, ease ◊ clear, cloudless ◊ bright, colourful ◊ Yan (surname) [adj,n,sn]
焰 yàn ◊ flame, blaze ◊ glowing, blazing ◊ bright, brilliant [n]
嚥 yàn ◊ swallow (down the throat), gulp, devour ◊ {onom} be blocked, jammed or clogged ◊ make a low, deep

sound as if being choked ◊ muffled
[v]
燕 yàn ◊ swallow (i.e., the bird) ◊ (used like yàn 宴) banquet, feast ◊ comfort, ease ◊ Yan (surname) [n,sn]
諺 yàn ◊ proverb, saying [n]
央 yāng ◊ beg, entreat ◊ centre, central ◊ finish, conclude, end ◊ long ago [n,v,adv]
殃 yāng ◊ disaster, misfortune ◊ cause disaster or misfortune [n,v]
胦 yāng ◊ the navel
陽 yáng ◊ {philosophy, Chinese med} Yang (the male or positive principle in nature, the opposite of Yīn 陰/阴) ◊ the sun ◊ the south side of a hill ◊ the north side of a river ◊ convex, in relief ◊ open, outward, overt ◊ of this life, of this world, concerned with worldly living beings ◊ {physics} positive ◊ {physiology} the male genitalia, the (male) private parts ◊ Yang (surname) [n,adj,sn]
羊 yáng ◊ sheep ◊ Yang (surname) [n,sn]
揚 yáng ◊ lift, raise, hoist ◊ winnow, scatter ◊ spread, publicize ◊ yang (battle-axe) ◊ Yangzhou ◊ Yang (surname) [v,n,sn]
瘍 yáng ◊ a sore ◊ fester, ulcerate [n]
養 yǎng ◊ support, care for (like a family), provide for ◊ raise, grow, keep, rear (animals, plants, etc.) ◊ acquire, contract, form (habits, etc.) ◊ nourish ◊ convalesce, recuperate ◊ refine, cultivate ◊ foster ◊ keep, maintain (in good shape/order) ◊ (of hair) let grow long ◊ Yang (a town during the Chūnqiū 春秋 Period [770-476 BCE] in Shenqiu, Hénán 河南 Province) ◊ Yang (surname) [v,n,sn]
仰 yǎng ◊ face upward, look up ◊ admire, respect ◊ rely on, depend upon ◊ hope ◊ {document style} please, it is hoped that you ◊ Yang (surname) [sn]
癢 yǎng ◊ itch [adj]
腰 yāo ◊ waist ◊ {clothing} the waist (of pants, etc.) ◊ {pottery/porcelain} waist (of a vessel) ◊ pocket, purse ◊ the middle of sth ◊ geographical feature resembling the waist (like a strait) ◊ the kidney(s) ◊ string (of money, etc.) [n]
夭 yāo ◊ die young ◊ young, tender (of plants, animals) ◊ abandon or give up half-way [adj,v]
幺 yāo ◊ one (the number when spoken) ◊ youngest (person) ◊ tiny, small ◊ Yao (surname) [adj,sn]
搖 yáo ◊ swing, sway, shake ◊ disturb, harass ◊ rising, ascending ◊ Yao (surname) [v,adj,sn]
繇 yáo ◊ (used like yáo 傜/徭) corvée (labour), forced labour ◊ (used like yáo 謡/谣) ballad, rhyme ◊ rumour, hearsay
遙 yáo ◊ far away, distant, remote [adj]
窈 yǎo ◊ obscure, secluded ◊ refined [adj]
窅 yǎo ◊ far ◊ sunken eyes [adj]
藥 yào ◊ medicine, drugs, pharmaceuticals ◊ various chemicals (like gunpowder, solder, etc.) ◊ cure with drugs ◊ poison, kill (like rats, insects) ◊ {bot} Chinese herbaceous peony, Paeonia lactiflora ◊ Yao (surname) [n,v,sn]
要 yào ◊ want, need, desire ◊ demand, ask for, request ◊ must ◊ will, be going to ◊ need to, should ◊ it is necessary that..., one must... ◊ if ◊ if one hopes to..., in order to... ◊ (used in comparisons, for example 要比… yào bǐ or 比…要… bǐ...yào...), expresses a judgment/evaluation or highlights the difference ◊ important ◊ suppose that..., if, in case ◊ (yào..., yào...) either..., or.... ◊ Yāo (surname) [v,sn]
耀 yào ◊ shine, dazzle, light, radiate, illuminate ◊ brilliance, glow ◊ show off, boast, flaunt ◊ glory, honour, credit [v,n]
曜 yào ◊ sunshine, sunlight ◊ shine ◊ heavenly bodies [n,v]
暍 yē ◊ sunstroke [v]
噎 yē ◊ choke (on food stuck in the throat) ◊ hiccup ◊ have difficulty breathing because of a strong wind blowing directly into one's face ◊ embarrass into silence (by sarcasm, a direct affront) [v]
耶 yé ◊ (sentence-final particle used in questions) [qu]
也 yě ◊ also, too, as well ◊ (followed by a negative) (not) even ◊ nevertheless, still [adv]
野 yě ◊ wild, crude, uncivilized ◊

wilderness ◊ field [adj,n]
夜 yè ◊ night, evening ◊ nightfall ◊ dark [n]
液 yè ◊ liquid, fluid, juice [n]
業 yè ◊ line of business, trade, industry ◊ occupation, profession, employment, job ◊ school work, course of study ◊ cause, undertaking, enterprise ◊ estate, property ◊ {Buddhism} karma ◊ {written} engage in ◊ {written} already [n]
葉 yè ◊ leaf, leaves, foliage ◊ sth resembling a leaf (like window blinds) ◊ (used like yè 頁/页) page/sheet/leaf (of a book, document, etc.) ◊ a phase during a historical period of time, or during a century ◊ Ye (surname) ‖ (an old pronunciation is shè) [n,sn]
掖 yè ◊ support (sb) by the arm ◊ {figurative} support, promote, help [v]
腋 yè ◊ the armpit ◊ axil [n]
頁 yè ◊ page, sheet, leaf (of a book, document, etc.) ◊ {measure word} (for a page, sheet, leaf [of a book, document, etc.]) [n,mw]
*啘
一 yī ◊ one, 1 ◊ alone ◊ whole ◊ once... ◊ Yi (surname) [num,sn]
醫 yī ◊ doctor, physician ◊ medicine, medical science ◊ treat, cure, heal [n]
噫 yī ◊ belch ◊ alas [exclam]
衣 yī ◊ clothes, clothing ◊ outer coating, covering ◊ feathers ◊ peel, skin, shell (of fruit) ◊ {med} placenta, afterbirth ◊ Yi (surname) [n,sn]
依 yī ◊ rely on, depend on ◊ obey, comply ◊ according to, in the light of ◊ lean on/against ◊ snuggle up to ◊ luxuriant [v,adj,adv]
*譩
宜 yí ◊ suitable, proper, fitting, appropriate ◊ should, ought to (mostly, but not always, used in the negative) ◊ of course, no wonder ◊ Yi (surname) [sn,adj]
移 yí ◊ move, shift ◊ change, transform, alter ◊ Yi (surname) [v,sn]
疑 yí ◊ doubt, suspect ◊ doubtful, questionable ◊ guess, conjecture [v,adj]
遺 yí ◊ lose ◊ lost thing ◊ leave out, omit ◊ leave behind, hold back ◊ left behind by the deceased, posthumous ◊ {med} the emission of urine or semen (mostly involuntary) ◊ Yi (surname) [v,n,sn]
頤 yí ◊ {physiology} the cheek(s) ◊ take care of (oneself), nourish (oneself), preserve (one's energy) ◊ {divination} "Yi" (one of the sixty-four hexagrams in the Yìjīng 易經/易经 "Book of Changes") ◊ Yi (surname) [n,v,sn]
夷 yí ◊ smooth, safe ◊ raze, level ◊ annihilate, exterminate ◊ Yi (people living in Eastern China) ◊ {derogatory} barbarian, foreigner ◊ {derogatory} barbarian land, foreign country ◊ Yi (surname) [adj,v,n,sn]
儀 yí ◊ instrument, device, apparatus ◊ ceremony, rite ◊ present, gift ◊ standard, norm ◊ manner, bearing, deportment, appearance ◊ mate, marry ◊ look forward to, yearn for ◊ Yi (surname) [n,v,sn]
*萓
以 yǐ ◊ in order to... ◊ take, use ◊ with, by means of, in, by (a certain means or fashion), at (a certain speed or rate) ◊ (used before the object of verbs with the sense of giving) ◊ because, because of...(a certain reason, excuse), on account of, given ◊ based on, considering, relative to, from the point of view of (a measure, standard) ◊ Yi (surname) ◊ [Yǐ] Israel (used as short form for Yǐsèliè 以色列, e.g., Yǐ Jūn 以軍/以军 "the Israeli Army") [v,conj,sn]
矣 yǐ ◊ {grammar} (a sentence-final particle indicating completion) [part]
已 yǐ ◊ already (short for 已經/已经 yǐjīng) [adv]
乙 yǐ ◊ yi (the second of the ten Tiāngān 天干 "Celestial Stems") ◊ the second in a series, b (in the series a, b, c, d, etc.) ◊ the second watch of the night ◊ character used for "1" to prevent alteration, forgery, etc. ◊ Yi (surname) [num,sn]
苡 yǐ ◊ barley [n]
倚 yǐ ◊ rely on, depend upon ◊ lean against ◊ biased, prejudiced, partial ◊ in accordance with, in compliance with ◊ a chair ◊ Yi (surname) [v,sn]
異 yì ◊ different ◊ unusual, strange, extraordinary ◊ surprise, astonishment ◊ other, another ◊ separate, part [adj,n,v]

溢　yì　◊ overflow, spill over ◊ full ◊ excessive (like praise)　[v,adj]
益　yì　◊ profit, benefit, advantage ◊ profitable, beneficial, advantageous ◊ increase ◊ Yi (surname)　[n,adj,sn]
亦　yì　◊ {written} also, too ◊ Yi (surname)　[adv,sn]
意　yì　◊ meaning, idea, thought, opinion ◊ desire, intention ◊ expect, anticipate ◊ suggestion, indication, hint, sign ◊ Italy; Italian (short for Yìdàlì 意大利)　[n,v]
抑　yì　◊ put down, restrain, contain, control ◊ dismiss in disgrace ◊ lower, bend ◊ (untranslatable introductory particle; exclamatory particle)　[conj,v]
易　yì　◊ easy (in contrast to nán 難/难 "difficult") ◊ amiable, unassuming ◊ change ◊ exchange, barter ◊ battle ◊ despise ◊ {archaic} lizard, chameleon ◊ the Yìjīng 易經/易经 "Book of Changes" ◊ Yi (surname)　[adj,v,sn]
薏　yì　◊ {bot} the centre seed pod of a lotus flower　[n]
義　yì　◊ righteousness, justice ◊ righteous, just ◊ friendship, relationship ◊ adopted, adoptive ◊ false (teeth, hair, etc.); prosthetic (limb, etc.) ◊ meaning, sense, significance ◊ Italy ◊ Yi (surname) [n,adj,sn]
悒　yì　◊ sad, worried, depressed [adj]
翼　yì　◊ wing ◊ flank, side ◊ Yi (surname)　[n,sn]
議　yì　◊ idea, opinion ◊ discuss, talk over ◊ discuss right and wrong (mostly in reproach)　[n,v]
翳　yì　◊ {med} nebula ◊ hide, screen ◊ feather screen ◊ wither and die (of trees)　[n,v]
疫　yì　◊ epidemic, pestilence [n]
臆　yì　◊ chest, bosom ◊ subjective(ly)　[n,adj,adv]
逸　yì　◊ leisure, ease, rest ◊ flee, escape, run away, be lost, be missing ◊ surpass, excel ◊ release, set free ◊ live in seclusion or retirement ◊ indulge　[n,v]
泆　yì　◊ dissolute, licentious
憶　yì　◊ remember, recall, recollect ◊ miss, think of fondly ◊ learn by heart [v]
邑　yì　◊ city ◊ county ◊ state, country　[n]
誼　yì　◊ friendship ◊ meaning of a word　[n]
陰　yīn　◊ {philosophy, Chinese med} Yin (the female or negative principle in nature, the opposite of yáng 陽/阳) ◊ the moon ◊ the north side of a hill ◊ the south side of a river ◊ {meteorology} overcast, cloudy ◊ shade (of a tree, etc.) ◊ the back side ◊ concave ◊ in intaglio ◊ covert, hidden, secret, inward, underhand ◊ gloomy ◊ sinister, perfidious ◊ of the netherworld, otherworldly ◊ {physics} negative ◊ {physiology} the female genitalia ◊ Yin (surname)　[n,adj,sn]
因　yīn　◊ because (of), on account of, due to ◊ therefore ◊ cause, reason ◊ Yin (surname)　[adv,n,conj,sn]
音　yīn　◊ sound (especially musical) ◊ news, information, tidings ◊ syllable ◊ {physics} tone　[n]
瘖　yīn　◊ (of voice) hoarse, husky ◊ mute, dumb, unable to talk ◊ silent
喑　yīn　◊ incessant crying of a small baby ◊ (used like yīn 瘖) (of voice) hoarse, husky ◊ mute, dumb, unable to talk ◊ silent ◊ cry, wail ◊ gather, get together　[adj,v]
*黔
殷　Yīn　◊ Yin Dynasty (14th-11th century BCE, later period of the Shāng 商 dynasty ◊ 殷 is also used to refer to the Shāng 商 dynasty, as in 殷商時代/殷商时代 Yīn Shāng shídài) ◊ [y-] {written} rich, abundant, plentiful ◊ attentive, cordial, hospitable ◊ ardent, eager ◊ Yin (surname) [name,adj,sn]
淫　yín　◊ excessive, extreme ◊ wanton, sexually immoral, loose ◊ evil, wicked [adj]
吟　yín　◊ recite, chant, intone (poetry) ◊ {poetry} song (as a literary genre) ◊ {onom} (usu. in poetry, used to describe the cry of certain animals, such as monkeys, cicadas, lions, tigers) [v,n]
寅　yín　◊ yin (third of the twelve Dìzhī 地支 "Earthly Branches") ◊ yin (3:00 a.m. to 5:00 a.m, one of the twelve two-hour periods in a day) ◊ respectful　[n,adj]
霪　yín　◊ continuous rain　[n]
飲　yǐn　◊ (have a) drink ◊ drink (wine

or other alcoholic beverages) ◊ sth to drink ◊ harbour, nurse, bottle up (grievances, resentment, hatred, etc.) ◊ {Chinese med} decoction to be taken cold ◊ watery phlegm/sputum [v,n]

引 yǐn ◊ pull, draw, stretch ◊ guide, lead [v]

隱 yǐn ◊ hide, conceal ◊ latent, dormant, hidden ◊ invisible ◊ secret; privacy ◊ faint, indistinct ◊ (live) in seclusion ◊ {classical} mysterious ◊ avoid mentioning ◊ enigmatic language, riddle [v,adj,n]

英 yīng ◊ flower ◊ hero, person of outstanding ability ◊ (of a person's talent or virtue) outstanding, excellent ◊ essence (of a thing) ◊ feather decoration on the top of a spear ◊ beautiful jade-like stone ◊ [Y-] England; English ◊ Ying (surname) [n,adj,sn]

膺 yīng ◊ the breast ◊ receive, bear, undertake ◊ band around the chest of a horse for ornaments ◊ oppose, resist [n,v]

纓 yīng ◊ chin strap on hats ◊ tassel ◊ sth resembling a tassel (like radish leaves) ◊ bridle (for a horse) ◊ long rope used to tie up sb ◊ sachet worn by women when betrothed ◊ entangle, harass [n,v]

嬰 yīng ◊ baby, infant ◊ bother, offend ◊ surround, encircle ◊ add to [n,v]

營 yíng ◊ seek, try to obtain ◊ run, manage ◊ camp, encampment, barracks ◊ battalion ◊ {med} vital function ◊ live surrounding a place ◊ surround ◊ Ying (surname) [v,n,sn]

熒 yíng ◊ glimmering, flickering ◊ dazzled, bewildered [adj]

盈 yíng ◊ be full of, be brimming with ◊ fill, pack ◊ surplus, gain ◊ Ying (surname) [adj,v,n,sn]

迎 yíng ◊ welcome, receive, meet ◊ meet head-on, confront [v]

贏 yíng ◊ win (in contrast to shū 輸/输 "lose") ◊ reap a profit ◊ excessive, over [v]

滎 yíng ◊ rivulet, small brook/creek ◊ trickle ◊ marsh, swamp [n]

影 yǐng ◊ shadow, image ◊ trace, sign ◊ reflection ◊ photograph ◊ motion picture, movie ◊ video ◊ portrait of an ancestor ◊ shadow play ◊ hide, conceal ◊ sundial [n,v]

癭 yǐng ◊ goiter ◊ burl, bur, burr, gall (on a tree, etc.) [n]

應 yìng ◊ in response to ... , at (the invitation etc. of) ... ◊ respond, answer, echo ◊ act in accordance with, conform to, correspond ◊ deal with, cope with, manage [adv,v]

硬 yìng ◊ hard (vs. soft) ◊ (of attitude) firm, tough ◊ obstinately, insistently ◊ (manage) with great effort ◊ able (person), quality (merchandise) [adj,adv,n]

壅 yōng ◊ stop up, obstruct ◊ bank up soil or fertilizer around the roots of plants and trees [v]

癰 yōng ◊ carbuncle [n]

雍 yōng ◊ harmony ◊ Yong (surname) [n,sn]

廱 yōng ◊ harmonious ◊ pool ◊ hall

擁 yōng ◊ embrace, hug ◊ gather round, crowd around ◊ crowd, throng, swarm ◊ support, uphold ◊ own, possess [v]

顒 yóng ◊ large head ◊ big, large ◊ serious, solemn (look, expression) [adj,adv]

湧 yǒng ◊ gush (out), rise, surge, pour ◊ (of waves) swell ◊ emerge, come out ◊ a huge wave ◊ Yong (surname) [v,n,sn]

勇 yǒng ◊ brave, courageous ◊ fierce ◊ local militia (esp. during the Qīng 清 Dynasty) ◊ press onward ◊ Yong (surname) [sn]

用 yòng ◊ use, employ, apply ◊ {formal} eat, drink ◊ Yong (surname) [v,sn]

憂 yōu ◊ worry ◊ concern, sorrow, anxiety ◊ disease ◊ mourning for a parent [adj,n,v]

幽 yōu ◊ secluded, remote ◊ secret, hidden ◊ calm, quiet, tranquil ◊ imprison ◊ the netherworld ◊ dark ◊ gloomy ◊ You (a prefecture in Héběi 河北 Province and Liáoníng 遼寧/辽宁 Province) ◊ You (surname) [adj,n,sn]

攸 yōu ◊ related to, concerned with ◊ like flowing water ◊ far, distant ◊ residence, dwelling ◊ (adverbial particle [often untranslatable]) [adv,adj,n]

優 yōu ◊ excellent, outstanding, superior (in contrast to liè 劣 "poor, inferior, low-grade") ◊ {literary} ample, abundant ◊ give preferential (or special) treatment ◊ {archaic} actor, actress (esp. in opera) ◊

{classical} in harmony, in concert ◊ {classical} weak, indecisive ◊ {classical} crack jokes ◊ {classical} leisurely ◊ You (surname) [adj,adv,v,n,sn]
遊 yóu ◊ travel, wander, roam, saunter; wandering, roaming, migrant ◊ befriend, be friends with, have dealings with, associate with ◊ freely wield (e.g., one's sword), move (e.g., one's eyes) [v]
猶 yóu ◊ just like, just as ◊ still, yet, even ◊ You (surname) [adv,sn]
尤 yóu ◊ outstanding, special ◊ especially, particularly, extraordinarily ◊ fault, error, mistake ◊ hate, hatred ◊ You (surname) [adj,adv,n,v,sn]
由 yóu ◊ from, because of, thanks to, as a result of ◊ by, via, through ◊ You (surname) [prep,adv,sn]
游 yóu ◊ swim, float ◊ drift around ◊ part/reach (of a river) ◊ You (surname) [v,n,sn]
有 yǒu ◊ there is (are, were, etc.); be there, exist ◊ have, own, possess ◊ You (surname) [v,auxv,sn]
牖 yǒu ◊ window [n]
酉 yǒu ◊ you (the tenth of the Twelve Earthly Branches) ◊ you (5:00 p.m. to 7:00 p.m, one of the twelve two-hour periods of time in a day) ◊ You (surname) [num,sn]
莠 yǒu ◊ {bot} green bristlegrass, Setaria viridis ◊ bad/evil (people) [n]
幼 yòu ◊ young ◊ children ◊ nurture (i.e. children) [adj,n]
右 yòu ◊ right (-hand side) ◊ west ◊ Right (in contrast to Left [progressive, revolutionary]) ◊ advocate, uphold ◊ help, protect ◊ urge (sb to eat or drink) ◊ You (surname) [adj,sn]
又 yòu ◊ again ◊ also ◊ on the other hand... ◊ then (indicating one action happening right after another) ◊ (in the pattern 又…又… yòu...yòu...) both... and... [adv]
紆 yū ◊ wind, twist ◊ twist, distort ◊ tie in a knot ◊ Yu (surname) [sn]
於 yú ◊ in, at on (time or place) ◊ towards, to, for ◊ than (comparative) ◊ by (passive voice) [prep]
餘 yú ◊ surplus, remaining, leftovers ◊ (number, amount) odd, over ◊ after (e.g., after hours) [n,adj,adv]
愚 yú ◊ stupid, foolish, dull-witted ◊ deceive, dupe, make a fool of [adj,v]
愉 yú ◊ happy, merry, cheerful, joyful [adj]
予 yǔ ◊ give, present, grant, confer, bestow [v]
雩 yú ◊ {archaic} sacrifice for rain ◊ Yu (place during the Chūnqiū 春秋 Period [770 - 476 BCE] in the area of present Hénán 河南 Province) [v]
魚 yú ◊ (a) fish ◊ Yu (surname) ◊ (a propitious symbol as homophone of yú 餘/余 "surplus, abundance") [n,sn]
榆 yú ◊ {bot} Siberian Elm, Ulmus pumila ◊ Yu (surname) [n,sn]
隅 yú ◊ nook, corner ◊ border, adjacent area ◊ (one of four) aspects (of a subject, problem, etc.) [n]
逾 yú ◊ exceed, surpass ◊ even, more, still more, the more... the more... (also pronounced "yù") [v,adv]
髃 yú ◊ shoulder bone
臾 yú ◊ keep back, hold back, detain ◊ a (short) moment (as in xūyú 須臾/须臾 "a moment") ◊ good ◊ Yu (surname) [sn]
歟 yú ◊ (a sentence-final particle used to indicate question or doubt, or an exclamation, or a rhetorical question) [part]
揄 yú ◊ {written} lift, raise [v]
腴 yú ◊ fat stomach (of people, animals) ◊ fat, plump (of people) ◊ fertile, rich ◊ rich, prosperous ◊ pig's intestines [adj]
虞 yú ◊ conjecture, prediction ◊ worry, concern ◊ deceive, cheat ◊ concerned about, anxious, worried ◊ Yu (surname) [n,adj,sn]
與 yǔ ◊ with, and, together with ◊ give, offer ◊ associate with, have contacts with ◊ support, assist, commend, praise ◊ {written} wait for, await [conj,v]
雨 yǔ ◊ rain [n]
羽 yǔ ◊ feather, plume ◊ birds ◊ (also used as measure word for birds) ◊ wings (of birds or insects) ◊ feathers on an arrow ◊ float (on fishing line) ◊ Yu (surname) [n,sn]
語 yǔ ◊ language, words ◊ speak, say

◊ saying, idiom ◊ signal, sign (language) [n,v]
傴 yǔ ◊ hunchbacked, humpbacked [adv]
宇 yǔ ◊ eaves ◊ house, building ◊ universe, space, world ◊ demeanor, bearing [n]
欲 yù ◊ wish, desire ◊ want, need ◊ about to, on the verge of [v,adv]
御 yù ◊ drive (a chariot, a carriage) ◊ govern, rule ◊ of or pertaining the Emperor, Imperial ◊ serve, wait upon ◊ present ◊ Yu (surname) ‖ ("yà": greet, welcome) [v,sn]
慾 yù ◊ desire, wish, lust [n]
鬱 yù ◊ luxuriant (vegetation) ◊ pent-up (depression, anger) ◊ gloomy, depressed ◊ smelling rotten ◊ {bot} the Chinese bush cherry, Prunus japonica [adj,n,v]
浴 yù ◊ take a bath, bathe [v]
愈 yù ◊ better, superior ◊ more and more, even more, still more [adv,n]
域 yù ◊ territory, region, domain ◊ boundary, frontier ◊ {math} domain, field ◊ kingdom, realm ◊ reside, dwell ◊ cemetery, burial ground [n,v]
玉 yù ◊ jade ◊ pure, beautiful ◊ Yu (surname) [n,adj,sn]
遇 yù ◊ meet, encounter, come across ◊ treat, handle ◊ opportunity, chance ◊ agree with ◊ Yu (surname) [v,n,sn]
育 yù ◊ give birth to ◊ raise, rear (children, seedlings, etc.) ◊ educate, inculcate [v]
燠 yù ◊ warm, hot [adj]
預 yù ◊ beforehand, in advance ◊ participate in, take part in [v,adv]
癒 yù ◊ get well, recover (from an illness), heal [v]
諭 yù ◊ instruct, inform (mostly from superior to subordinate or senior to junior) ◊ know, comprehend ◊ metaphor, analogy [n,v]
喻 yù ◊ explain, inform, tell ◊ know, understand, be aware of ◊ a metaphor, analogy, allegory, figure of speech ◊ Yu (surname) [v,n,sn]
冤 yuān ◊ wrong (sb), treat/accuse/prosecute unjustly ◊ (case of) injustice, grievance ◊ hatred, enmity [v,n]
肙 yuān ◊ a small worm ◊ to twist ◊ to surround ◊ empty
淵 yuān ◊ deep pool ◊ deep (literally or figuratively) ◊ the sound of a drum ◊ Yuan (surname) [n,adj,sn]
原 yuán ◊ source, origin ◊ original, former, previous ◊ originally, formerly ◊ primeval ◊ raw, crude, unprocessed ◊ forgive, pardon ◊ open country, plain, plateau, steppe ◊ in fact, actually ◊ forgive, excuse ◊ Yuan (surname) [n,adj,v,sn]
緣 yuán ◊ cause, reason ◊ because, on account of ◊ fate, predestined relationship, natural affinity ◊ along, following ◊ edge, periphery ◊ border, hem (of a garment) [n,adv,prep]
源 yuán ◊ source, fountainhead ◊ source, origin, cause ◊ Yuan (surname) [n,sn]
員 yuán ◊ employee ◊ person performing a particular function, or engaged in a certain activity, profession, etc. ◊ {admin} member (of a committee, organization, etc.) ◊ {measure word} (used for military officers, and able/outstanding persons) ◊ border, perimeter [n,mw]
圓 yuán ◊ round, circular ◊ a circle ◊ fully, satisfactorily; realize (a dream), have (a dream) come true ◊ Yuan (unit of Chinese currency) ◊ Won (unit of Korean currency) ◊ Yen (unit of Japanese currency) ◊ Chinese coin [adj,mw,n,v]
垣 yuán ◊ low wall ◊ city ◊ Yuan (surname) [n,sn]
元 yuán ◊ first, original ◊ chief, leading ◊ fundamental, primary ◊ yuan (unit of Chinese currency) ◊ Yuan Dynasty (1271-1368) ◊ Yuan (surname) [n,adj,sn]
援 yuán ◊ pull, draw (with the hand), hold ◊ cite, quote ◊ help, aid, assist, support [v]
遠 yuǎn ◊ far, distant, remote (in space/time) ◊ (of blood relationship, relatives) distant ◊ (of difference) far, by far ◊ not intimate, distant ◊ Yuan (surname) [adj,adv,sn]
願 yuàn ◊ wish, desire ◊ be willing ◊ vow ◊ (I) wish that..., may... [v,n]
怨 yuàn ◊ hatred, enmity, resentment ◊ blame, complain [n,v]
苑 yuàn ◊ garden, park ◊ centre (for literature, art, culture, etc.) ◊ Yuan (surname) ◊ stored-up, amassed ◊ withered ◊ decora-

tive pattern [sn]
曰 yuē ◊ say ◊ call, be known as [v]
約 yuē ◊ approximately, about ◊ make an appointment, arrange to meet, arrange a date ◊ invite, ask ◊ agreement, treaty ◊ restrict, restrain, bind ◊ frugal, thrifty, economical ◊ brief, simple, succinct ◊ {math} reduce (a fraction) [v,adv,adj,n]
噦 yuě ◊ {onom} the sound of vomiting ◊ vomit [phon,v]
月 yuè ◊ month ◊ moon ◊ Yue (surname) [n,tw,sn]
越 yuè ◊ exceed, surpass ◊ cross over (a wall, mountain, etc.) ◊ the more... ◊ Yue (state during the Zhou Dynasty in eastern Jiāngsū 江蘇/江苏 Province and later in Jiāngsū 江蘇/江苏 Province and Shāndōng 山東/山东 Province) ◊ Yue (eastern Zhèjiāng 浙江 Province) ◊ Yue (surname) ◊ Vietnam [v,name,sn]
躍 yuè ◊ jump, leap [v]
閱 yuè ◊ read, look over ◊ inspect, review [like troops] ◊ experience, go through [v]
*蚏
雲 yún ◊ cloud(s) ◊ numerous ◊ high, tall ◊ Yúnnán 雲南/云南 Province ◊ Yun (surname) [n,adj,sn]
勻 yún ◊ even, uniform ◊ even up/out, divide evenly ◊ spare, take (from sth to use elsewhere) [adj,v]
云 yún ◊ speak ◊ mean [v]
隕 yǔn ◊ fall from the sky ◊ damage, destroy [v]
殞 yǔn ◊ die, perish [v]
允 yǔn ◊ allow, consent, permit ◊ promise ◊ approve ◊ fair, equitable [adj,v]
運 yùn ◊ motion, movement, freight ◊ convey, transport ◊ use, apply ◊ luck, fortune, fate ◊ Yun (surname) [n,v,sn]
慍 yùn ◊ angry, irritated, resentful [adj]
熨 yùn ◊ iron/press (clothes) [v]
孕 yùn ◊ be pregnant ◊ pregnancy [n,v]
熅 yún ◊ slow-burning fire, fire without flames ◊ mist, haze, fog, smog ◊ warm, hot
蘊 yùn ◊ contain, have within, hold in store ◊ profound, inside (as information) ◊ reserved and refined, temperate, well-controlled (as in yùnjié 蘊藉/蕴藉 "reserved and refined, temperate, well-controlled") ◊ muggy, sultry ◊ fragments of hemp [n,v,adj]

Z

雜 zá ◊ mixed, miscellaneous ◊ mix, mingle [adj,v]
災 zāi ◊ calamity, disaster, catastrophe ◊ (one's) misfortune [n]
哉 zāi ◊ particle used in exclamatory sentences ◊ particle used in rhetorical questions [part]
在 zài ◊ in, on, at ◊ exist, be present, be alive ◊ be in a certain category or class (as in zài suǒ bùmiǎn 在所不免 "is [one of those things that is] unavoidable") ◊ Zai (surname) [prep,v,sn]
載 zài ◊ carry, be loaded with (like passengers, cargo) ◊ everywhere (along the road) ◊ {written} and, at the same time, moreover ◊ do, implement ◊ begin, start ◊ adorn, decorate ◊ Zai (surname) [v,adv,sn]
再 zài ◊ again, once more ◊ further, more ◊ time and again, repeatedly ◊ no matter how... (followed by an adjective or verb, usually with dōu 都 or yě 也 in the following clause) [adv]
贊 zàn ◊ help, support, assist, aid ◊ guide, introduce ◊ Zan (surname) [v,sn]
臟 zàng ◊ {physiology} (certain) internal organs ◊ {Chinese med} (certain) internal organs (general term for the internal organs heart, liver, spleen, lungs and kidneys; in contrast to the stomach, gall, intestines and bladder, which are summarized under the collective name fǔ 腑) [n]
髒 zāng ◊ dirty, filthy [adj]
糟 zāo ◊ waste, spoil, ruin ◊ (distillers') grains ◊ pickle (in wine, etc.) ◊ rotten, infirm ◊ in a mess, ruined ◊ wine dregs [v,n,adj]
遭 zāo ◊ encounter, meet with, come across (mostly sth unfortunate) ◊ all around ◊ {measure word} (used for the time/occasion of an action, round trips, or time around) [v,mw]

早 zǎo ◊ early morning ◊ long ago ◊ early ◊ in advance, beforehand ◊ good morning [adv]
棗 zǎo ◊ {bot} jujube, Chinese date, Zizyphus jujuba (the tree or its fruit) ◊ Zao (surname) [sn]
蚤 zǎo ◊ flea [n]
燥 zào ◊ dry ◊ {med} dryness [adj]
躁 zào ◊ impatient, impetuous ◊ cunning, crafty [adj]
則 zé ◊ {written, formal} then (in a consequence clause, as in xìn zé yǒu, bù xìn zé wú 信則有,不信則無/信则有,不信则无 "if you believe in them, then they exist; if you don't believe, then they don't exist" or jì lái zhī zé ān zhī 既來之則安之/既来之则安之 "since we are here, we may as well make the best of it") ◊ whereas, while, on the other hand, for his/her/its/their part (used after a subject to indicate a contrast with the subject of the preceding clause) ◊ {classical} be (equivalent to shì 是 or nǎishì 乃是) ◊ rule, regulation, law ◊ {measure word} (used for items of writing, like news items, fables, questions on a test, etc.) [adv,n,mw]
澤 zé ◊ marsh, swamp, low-lying damp area ◊ wet, damp ◊ shine, luster (of metals, pearls, jade, etc.) ◊ kindness, grace ◊ rain and dew [n]
擇 zé ◊ select, choose, pick ◊ differentiate, make a distinction between, choose carefully [v]
責 zé ◊ responsibility, duty ◊ demand, insist on ◊ interrogate, question ◊ reproach, reprove ◊ punish [n,v]
迮 zé ◊ rise ◊ contracted, cramped
賊 zéi ◊ thief ◊ traitor, rebel ◊ evil, dishonest ◊ crafty, wily, cunning ◊ harm, ruin, be injurious ◊ kill, murder ◊ extremely [n,v,adj,adv]
鰂 zéi ◊ cuttlefish [morph]
憎 zēng ◊ hate, detest, abhor [v]
增 zēng ◊ add, increase [v]
皶 zhā ◊ {med} pimples, blotches, acne ◊ rough skin ◊ red sores on the nose
乍 zhà ◊ suddenly, abruptly ◊ at first, newly ◊ spread out, stretch, extend (wings) ◊ Zha (surname) [sn]
齋 zhāi ◊ fasting, abstinence from meat ◊ fasting period ◊ give food (to a monk) ◊ building, room, studio [n,v]
譫 zhān ◊ rave, speak wildly [v]
斬 zhǎn ◊ cut, chop ◊ behead [v]
佔 zhàn ◊ occupy ◊ account for, make up, constitute ◊ seize, take by force ◊ keep, preserve, protect, guard, watch over [v]
戰 zhàn ◊ war, fight, battle ◊ go to war, fight, battle ◊ shudder, tremble ◊ Zhan (surname) [n,v,sn]
湛 zhàn ◊ deep, profound ◊ limpid, clear ◊ Zhan (surname) [sn]
章 zhāng ◊ chapter, section, division (of a book, poem, music piece) ◊ item, clause (of a regulation, treaty) ◊ order, orderliness ◊ rules, regulations, charter, constitution ◊ memorial (to the Emperor) ◊ seal, stamp, chop ◊ badge, insignia, medal ◊ Zhang (surname) [n,sn]
彰 zhāng ◊ clear, manifest, obvious ◊ manifest, display ◊ praise, commend ◊ Zhang (surname) [adj,v,sn]
張 zhāng ◊ open, spread, stretch; extend a bow ◊ magnify, exaggerate ◊ look, glance ◊ {measure word}... sheet(s) of... (used for flat things like a sheet of paper, a table, etc.) ◊ {M} (for mouth, face) ◊ Zhang (surname) [v,mw,sn]
漳 Zhāng ◊ the Zhang River (in Hénán 河南 Province) [n]
掌 zhǎng ◊ the palm ◊ slap, hit with the palm ◊ be in charge, control ◊ the bottom of the foot of various animals ◊ horseshoe ◊ sole (of a shoe) ◊ sew on a shoe sole ◊ add (soy sauce, etc.) ◊ hold, grasp ◊ Zhang (surname) [n,v,sn]
丈 zhàng ◊ zhang (unit of length equal to 3.3 meters or ten Chinese feet) ◊ measure, survey (land) ◊ form of address to males either senior to oneself or related by marriage ◊ Zhang (surname) [sn]
脹 zhàng ◊ expand, increase in size ◊ swell (of the body), feel bloated (after overeating) [adj,v]
杖 zhàng ◊ cane, (walking) stick ◊ support with a cane (like while walking) ◊ rod or similar stick-shaped instrument (like a rolling pin) ◊ arms, weapons ◊ cane, beat with a cane (as a form of punishment in former times) ◊ rely on, depend on

[n,v]
昭 zhāo ◊ clear, manifest, obvious ◊ light, bright ◊ left side of an ancestral temple ◊ Zhao (surname) [sn,adj,n]
招 zhāo ◊ beckon, wave, summon (with the hand), gesture ◊ recruit, enroll, enlist ◊ attract (sth bad), invite (trouble, etc.), incur ◊ attract, draw (like attention), court (sb) ◊ {regional} infect, get infected ◊ admit, confess ◊ trick, move ◊ a move (in chess) ◊ Zhao (surname) [v,n,sn]
爪 zhuǎ ◊ claw, talon, paw [n]
兆 zhào ◊ {numeric} million, mega- (as in zhàohè 兆赫 "megahertz", zhàowǎ 兆瓦 "megawatt") ◊ {esp. TW usage, esp. in finance} trillion (wànyì 萬億/万亿, esp. in budget statistics, etc.) ◊ omen, sign ◊ foretell ◊ divine (on tortoise shells) ◊ begin, commence ◊ {IT} (short for zhàozìjié 兆字節/兆字节 "megabyte") ◊ Zhao (surname) [num,v,sn]
召 zhào ◊ summon, beckon, gather ◊ convene, call together ◊ inspire, guide ◊ an Imperial decree ◊ a temple, monastery ◊ Zhao (surname among the Dǎi 傣 nationality) [v,n,sn]
肇 zhào ◊ begin, initiate ◊ beginning, start ◊ commence, found ◊ devise ◊ at first ◊ originate ◊ cause (trouble, etc.), create (a disturbance, etc.) ◊ Zhao (surname) [sn]
折 zhé ◊ break, fracture, snap ◊ lose, be deprived of, suffer (like casualties) ◊ bend, twist, turn ◊ turn back, change direction ◊ be won over, become persuaded, become convinced, admire ◊ change into, convert into, amount to ◊ discount, rebate ◊ (of a musical drama) an act ◊ the turning stroke (in a Chinese character) ◊ (in Traditional character text usually written as zhé 摺) fold (sth) ◊ accordion-like booklet or folder with a slipcase ◊ book or booklet for keeping accounts ◊ ledger booklet ◊ Zhe (surname) [v,sn]
蟄 zhé ◊ hibernate ◊ live in seclusion [v]
輒 zhé ◊ {literary} then; always; as soon as [adv]
者 zhě ◊ (following a verb) person who..., those who..., the thing (or things) which...; (following a verb or adjective) person who... (does sth or acts in a certain way), those who... (do sth/are...)Zhe (surname) [suf,sn]
赭 zhě ◊ reddish brown (colour) ◊ red soil ◊ denude a mountain [adj,n,v]
真 zhēn ◊ real, true, genuine ◊ really, truly ◊ sincere ◊ Zhen (surname) [adj,adv,sn]
針 zhēn ◊ needle (for sewing) ◊ sth resembling a needle ◊ injection (needle) ◊ acupuncture ◊ prick (with a needle) ◊ {measure word} (used for the number of injections, of stitching, acupuncture treatments, etc.) [n,v,mw]
貞 zhēn ◊ loyal, steadfast ◊ chastity ◊ divination [adj,v]
胗 zhēn ◊ gizzard of a fowl [n]
溱 zhēn ◊ {written} (used like zhēn 蓁 in the word zhēnzhēn 蓁蓁 "profuse, luxuriant, densely wooded, growing densely/thickly") many, mass, multitude ◊ (used like zhēn 臻) (of sth positive, lucky, etc.) arrive, come; reach, attain (a higher level), achieve, become (better) ◊ Zhen River (in Hénán 河南 Province) ◊ Zhen (surname) [sn]
診 zhěn ◊ examine, see (a patient) ◊ observe and examine, diagnose [v]
疹 zhěn ◊ a rash [n]
枕 zhěn ◊ pillow ◊ rest the head on a pillow, one's arm, etc. ◊ {mechanical engineering} a block; a horizontal board at the rear of carriages [n,v]
軫 zhěn ◊ cart, carriage ◊ horizontal board at rear of a carriage body ◊ Zhen (one of the 28 Lunar Mansions, see "Zhenxiu") ◊ distressed, sorrowful ◊ wooden peg for tuning plucked stringed musical instruments ◊ Zhen (place during the Chūnqiū 春秋 Period [770 - 476 BCE] in Yingcheng, Húběi 湖北 Province) [adj,n]
眕 zhěn ◊ restraint
鎮 zhèn ◊ town, township ◊ apply weight to, weigh down, press down ◊ keep down by power or force, suppress ◊ calm (sb's mood), tranquilize ◊ garrison, guard with military force/presence ◊ garrison post ◊ cool (a beverage, watemelon, etc.) with ice or in cold water [n,v,sn]
振 zhèn ◊ vibrate ◊ brace up, rise up with force and spirit, invigorate ◊ shake,

wave, flap, flutter ◊ rise up, be moved ◊ issue, distribute ◊ wipe off, rub clean ◊ reorganize, rectify [v]
震 zhèn ◊ shake, vibrate, quake ◊ earthquake ◊ lightning ◊ shock, astonish ◊ Zhen (one of the Bāguà 八卦 "Eight Trigrams" in the Yìjīng 易經/易经 "Book of Changes", used for divination according to Taoist beliefs) [n,v]
陣 zhèn ◊ battle formation ◊ (battle) position, battlefield ◊ period of time ◊ {measure word} (for a brief period, like a rain shower, a burst of applause, a gust of wind) [n,mw]
爭 zhēng ◊ vie, contend, strive, fight (for) ◊ argue, dispute, wrangle ◊ Zheng (surname) [v,sn]
徵 zhēng ◊ recruit (troops), draft (into military service) ◊ summon ◊ levy, collect (taxes) ◊ solicit, request, ask for ◊ proof, evidence ◊ omen, portent, sign ◊ Zheng (surname) [vo,n,sn]
蒸 zhēng ◊ evaporate ◊ steam (cooking method) ◊ kindling ◊ torch made of hemp stalks, bamboo, etc. [v,n]
整 zhěng ◊ whole, complete, entire (in contrast to líng 零 "fragmentary, fractional") ◊ orderly, neat, tidy ◊ put in order, rectify ◊ repair, fix ◊ bully ◊ punish, fix ◊ make sb suffer ◊ {regional} do, make, handle ◊ {math} positive (number) [adj,v]
正 zhèng ◊ straight, upright, perpendicular ◊ main, located in the centre, central ◊ (of time) punctually, exactly at, sharp, on time ◊ impartial, honest ◊ correct, right, proper ◊ (of colour, flavour) pure ◊ normal, regular ◊ chief, principal, prime ◊ {math} positive, plus ◊ rectify, correct ◊ right, just, exactly, precisely ◊ (as a particle indicating the ongoing action of a verb) in the process of... ◊ Zheng (surname) [adj,adv,v,sn]
政 zhèng ◊ politics ◊ various aspects of administering government ◊ political department ◊ matters concerning a family or organization ◊ administrator ◊ Zheng (surname) [n,sn]
證 zhèng ◊ {law} evidence, proof; give evidence, testify (to), demonstrate, prove (in court) ◊ prove, confirm, verify ◊ proof ◊ certificate, card ◊ official documentation [n,v]
之 zhī ◊ of (formal/literary equivalent of de 的) ◊ it, him, her (formal/literary direct object pronoun) ◊ {archaic} go to... ◊ Zhi (surname) [pron,conj,v,sn]
知 zhī ◊ know, understand, be aware (of), realize ◊ inform, notify, tell, let know ◊ knowledge, learning ◊ manage, administer ◊ close friend [v,n]
肢 zhī ◊ limb, extremity (of a human or animal) ◊ waist, waistline [n]
支 zhī ◊ support, prop up ◊ set up ◊ stand, bear, sustain ◊ protrude ◊ put (sb) off, send away ◊ pay out (money) ◊ branch (of a bank, etc.) ◊ {measure word}... unit(s)... (used for long thin objects, like pens, pencils, candles, rifles, flutes, cigarettes; for songs or melodies; for troops, armies, fleets; for electric power in watts; for textile counts) ◊ the dìzhī 地支 "12 Earthly Branches" ◊ Zhi (surname) [v,n,mw,sn]
胝 zhī ◊ callous, corn [n]
脂 zhī ◊ fat, grease ◊ rouge ◊ riches ◊ Zhi (surname) [n,sn]
枝 zhī ◊ branch, twig ◊ branch (like of a river) ◊ limb (of the body) ◊ diverge, separate ◊ sustain, prop up ◊ {measure word} (used for long, narrow things, like pens, rifles; for branches of trees, twigs, flowers, blossoms) [n,v,mw]
汁 zhī ◊ juice ◊ rain mixed with snow [n]
蚑 zhī ◊ tip-toe
直 zhí ◊ straight ◊ direct, directly ◊ vertical, perpendicular (like top to bottom, front to back) ◊ upright, just ◊ straightforward, frank ◊ {calligraphy} vertical stroke ◊ Zhi (surname) [adj,adv,n,sn]
跖 zhí ◊ sole (of the foot) [n,v]
執 zhí ◊ hold, grasp ◊ be in charge of, manage, wield (power) ◊ stick to (one's views, etc.), insist on, be determined to ◊ execute, carry out, conduct ◊ {literary} capture ◊ written acknowledgement (like a receipt) ◊ {literary} intimate friend, bosom friend, soul mate, alter ego ◊ {dialect} straighten up, tidy up ◊ Zhi (surname) [v,n,sn]
值 zhí ◊ price, value, worth ◊ {math} value ◊ be equal ◊ cost, be worth ◊ be worth (like mentioning), merit, deserve (mostly used with the negative) ◊ meet, encounter ◊ happen to ◊ be or take one's turn

on duty [n,v]
殖 zhí ◊ breed, multiply, propagate ◊ trade, do business ◊ establish, set up ◊ plant, cultivate ◊ Zhi (surname) [v,sn]
止 zhǐ ◊ stop, cease ◊ block, obstruct, cause to stop ◊ to, till ◊ only ◊ stay, dwell [v,adv]
枳 zhǐ ◊ {bot} trifoliate orange, Poncirus trifoliata ◊ injure, harm [n]
指 zhǐ ◊ point at/to ◊ refer to ◊ point out, indicate ◊ finger ◊ fingerbreadth (as a unit of measurement of rainfall, etc.) ◊ (of hair) stand ◊ (of comments, etc.) be directed at ◊ depend on, rely on ◊ intention, will ◊ good, excellent [v,n,adj]
趾 zhǐ ◊ toe ◊ foot ◊ track, footprint [n]
旨 zhǐ ◊ aim, purpose, purport ◊ decree (mostly of the Emperor) ◊ delicious [n,adj]
只 zhǐ ◊ only, merely, just [adv,conj]
志 zhì ◊ ambition, aspiration, determination, will ◊ annals, history, record [n]
智 zhì ◊ wisdom, intelligence, wit ◊ intelligent, clever, smart, astute ◊ Zhi (surname) [n,adj,sn]
至 zhì ◊ to, reaching to; up to, until; as of ◊ (go) to the extent of, (go) so far as ◊ extreme(ly), utmost, very ◊ come, arrive (similar to dào 到) [prep,adv,v]
治 zhì ◊ rule, govern, administer, run ◊ peace, order, stability ◊ place of local government (like county seat, provincial capital) ◊ treat, cure, heal ◊ eliminate, exterminate (injurious insects, etc.) ◊ control, harness (rivers, etc.) ◊ punish (a criminal) ◊ Zhi (surname) [v,n,sn]
痔 zhì ◊ {med} hemorrhoids, piles [n]
彘 zhì ◊ pig ◊ Zhi (a place in Huo County, Shānxī 山西 Province) ◊ Zhi (surname) [sn]
制 zhì ◊ regulate, control ◊ formulate, draw up, map out, work out ◊ restrain, restrict ◊ regulations, system ◊ make, manufacture [v,n]
致 zhì ◊ send, deliver (one's respects, regards, congratulations, etc.) ◊ concentrate, devote (one's attention, efforts, etc.) ◊ cause, result in ◊ as a result, consequently ◊ appeal, interest, attraction [v,n,adv]
瘈 zhì ◊ (esp. of dogs) mad, crazy, run wild, go berserk ◊ insane [adj]
炙 zhì ◊ roast, broil ◊ roasted meat ◊ be influenced (in a positive way) [v,n]
質 zhì ◊ quality ◊ nature, character ◊ matter, material, substance ◊ ask questions, interrogate ◊ to pawn ◊ a pledge, security (person or thing) ◊ {history} hostage (feudal ruler's sons sent to live in each other's countries) ◊ Zhi (surname) [n,v,sn]
緻 zhì ◊ delicate, fine (craftsmanship) ◊ sew and mend ◊ fine silks [adj,v,n]
置 zhì ◊ put, place ◊ establish, set up ◊ buy, purchase (comparatively large items) ◊ post, relay station (in ancient times) [v,n]
眣 zhì ◊ protruding eyes
雉 zhì ◊ pheasant ◊ area of a city wall (10 meters long and 3.3 meters high) [n,mw]
稚 zhì ◊ young ◊ Zhi (surname) [adj,sn]
滯 zhì ◊ stagnate ◊ stagnant, sluggish ◊ be detained [v,adj]
窒 zhì ◊ stop up, obstruct, choke, block [v]
幟 zhì ◊ flag, pennant ◊ a sign [n]
桎 zhì ◊ fetters, shackles ◊ restrain, obstruct [n]
終 zhōng ◊ end (in contrast to shǐ 始 "beginning, start") ◊ death ◊ in the end, after all ◊ all, whole, entire ◊ Zhong (surname) [n,adj,adv,sn]
中 zhōng ◊ centre, middle ◊ in, in the middle of, amid, among ◊ medium, intermediate ◊ midsize ◊ intermediary ◊ fit for, suitable for, good for ◊ [ZH-] Chinese, Sino- ◊ the second (in a series of three) ◊ {colloquial} all right, okay ◊ in the process of, in the course of ◊ Zhong (surname) [n,adj,suf,sn]
鐘 zhōng ◊ bell (as a musical instrument) ◊ clock (like alarm clock, wall clock) ◊ hour, minute [n]
鍾 zhōng ◊ concentrate, focus (emotions, feelings, etc.) ◊ cup (handleless, for tea or wine) ◊ zhong (grain measure) ◊ Zhong

(surname) ‖ (used like zhōng 盅 "cup [without handle, for tea or wine]") [v,n,sn]
腫 zhǒng ◊ swell ◊ swollen ◊ swelling ◊ carbuncle [n,v]
踵 zhǒng ◊ the heel ◊ visit in person ◊ follow [n,v]
種 zhǒng ◊ type, kind ◊ {biology} species ◊ (of people) race ◊ seed, breed, strain ◊ guts, nerve, courage ◊ {measure word}... type(s) of..., kind(s) of... (used for things of a certain type, style, kind, sort [often not translated]) ◊ Zhong (surname) [n,mw,sn]
重 zhòng ◊ weight; weighty, heavy, considerable (in amount or value) ◊ serious ◊ important, significant ◊ take seriously, value, lay stress on, attach importance to ◊ judicious, prudent, discreet [adj,n]
仲 zhòng ◊ middle (position) ◊ second (month of the season, or the seniority of brothers) ◊ zhong (musical instrument) ◊ Zhong (surname) [n,adj,sn]
眾 zhòng ◊ numerous, many, innumerable ◊ multitude, large number of people, crowd ◊ the masses, the public [adj,n]
州 zhōu ◊ (autonomous) prefecture ◊ district ◊ (US) state; (Switzerland) canton ◊ {history} zhou (an administrative division in former times; after the Tang Dynasty, similar to a prefecture; before the Tang Dynasty, similar to a province; during the Zhou Dynasty, an area comprised of 2,500 families) ◊ {classical Chinese} gather together ◊ Zhou (surname) [n,v,sn]
週 zhōu ◊ perimeter, circumference, circuit, circle, cycle ◊ week ◊ go round, make a circle or circuit (like around a track) ◊ all, whole, all around, all over ◊ thoughtful, attentive, considerate ◊ {electrical} cycle [n,adj,adv]
周 Zhōu ◊ {history} the Zhou Dynasty (1122-256 BCE) ◊ the Northern Zhou Dynasty (557-581 CE) ◊ the Later Zhou Dynasty (951-960 CE) ◊ assist, relieve, help ◊ Zhou (surname) ◊ (used like zhōu 週/周) week ◊ time cycle ◊ circuit ◊ go round, make a circle ◊ all around, all over ◊ thoughtful, attentive [n,adj,adv,name,sn]
粥 zhōu ◊ gruel, congee [n]
舟 zhōu ◊ boat, ship ◊ tray for wine vessel, etc. ◊ carry at the waist [n]
肘 zhǒu ◊ the elbow ◊ impede, hinder ◊ upper part of pig's foot ◊ zhou (unit of length in former times) [n]
晝 zhòu ◊ day, daytime, daylight ◊ Zhou (county in the state of Qí 齊/齐 during the Chūnqiū 春秋 Period [770-476 BCE]) ◊ Zhou (surname) [sn]
驟 zhòu ◊ run fast (of a horse) ◊ sudden, abrupt ◊ repeatedly ‖ (TW pronunciation zòu) [v,adj,adv]
朱 zhū ◊ bright red, vermilion (considered a zhèngsè 正色 "pure colour") ◊ zhu (tree with red bark and green leaves mentioned in the Shānhǎijīng 山海經/山海经) ◊ Zhu (surname) [adj,n,sn]
諸 zhū ◊ all; the various... ◊ into ... (contraction of zhī yú 之於/之于) ◊ Zhu (surname) [sn]
珠 zhū ◊ pearl, bead ◊ pearl-shaped things (like teardrops, dewdrops) ◊ exquisite things [n]
豬 zhū ◊ pig, hog, swine ◊ boar [n]
誅 zhū ◊ execute, put to death (a criminal) ◊ punish, send an expeditionary force against ◊ annihilate, exterminate ◊ reproach, reprove [v]
銖 zhū ◊ zhu (unit of weight equal to 1/24th of a liang, approx. 2 grams) ◊ dull ◊ Baht (unit of Thai currency) [mw]
朮 zhú ◊ {bot} Chinese Atractylodes (the rhizome of which is used in Chinese medicine) [n]
竹 zhú ◊ bamboo; bamboo slip (used as writing material) ◊ bamboo (one of the Bāyīn 八音 "Eight classifications of sound" in ancient Chinese music) ◊ Zhu (surname) [sn]
逐 zhú ◊ pursue, chase after ◊ drive out, expel ◊ one by one, in succession [v]
瘃 zhú ◊ {med} chilblain, perniosis [n]
主 zhǔ ◊ main, principal, primary ◊ the sovereign, master, owner ◊ the host ◊ God, the Lord, Allah ◊ to advocate, maintain, sponsor ◊ manage, be in charge of, preside over ◊ take the initiative, be of one's own accord ◊ know how to deal with sth, hold a definite view about sth ◊ memorial tablet, ancestral tablet ◊ Zhu (sur-

name) [adj,n,v,sn]
拄 zhǔ ◊ lean on (like a cane for support) ◊ ridicule [v]
渚 zhǔ ◊ small piece of land surrounded by water, islet ◊ island ◊ water's edge [n]
煮 zhǔ ◊ boil; cook [v]
鑄 zhù ◊ melt, cast, coin, mint, mold, form ◊ casting, founding ◊ Zhu (state near Ningyang, Shāndōng 山東/山东 Province) [v,name]
注 zhù ◊ (of rain) pour down ◊ flow ◊ concentrate, focus on (like one's attention, energies) ◊ stakes, wager ◊ throw at, hit ◊ belong to ◊ assemble, gather together [v]
祝 zhù ◊ offer good wishes ◊ wish (sb. good health, a happy birthday, etc.) ◊ pray for, ask for ◊ cut off (one's hair, etc.) ◊ person who presides at sacrifices ◊ congratulation, congratulatory speech (at a celebration) ◊ Zhu (ancient state) ◊ apply, smear on (medicine) ◊ Zhu (surname) [v,n,sn]
助 zhù ◊ help, aid, assist ◊ benefit [v]
著 zhe ◊ {grammar} (verb suffix, comparable to "-ing", indicating that an action is in progress); be -ing (used to indicate a state that is presently in existence and ongoing [e.g., mén kāizhe 門開著/门开着 "the door is open"]) ◊ (used after verbs or adjectives to make them more emphatic in meaning)... indeed ◊ (used as a suffix to form certain prepositions) (like shùnzhe 順著/顺着 "along", cháozhe 朝著/朝着 "facing, towards", etc.) [suf,v]
柱 zhù ◊ pillar, post ◊ sth shaped like a pillar or post ◊ {math} prism, cylinder [n]
註 zhù ◊ explain, annotate ◊ explanatory notes ◊ register, record [v]
杼 zhù ◊ {textiles} reed (of a loom); shuttle (of a loom) [n]
疰 zhù ◊ (heat-induced) sickness, illness (usually used in the term from Chinese medicine zhùxià 疰夏 "summer disease [of children, with fever, anorexia, thirst, weight loss, etc.]; suffer from summer heat [with loss of appetite and weight"]) [morph]
築 zhù ◊ build, construct ◊ building [n,v]
住 zhù ◊ live, dwell, reside ◊ residential ◊ lodge, stay at (as in an inn) ◊ stop, halt, cease ◊ {grammar} verb complement indicating that the action of the verb has been securely obtained, completed, etc. ◊ verb complement used after "de 得" (be able to...) and after "bu 不" (not be able to...) [v,adj,co]
抓 zhuā ◊ seize, grab, grasp ◊ scratch (with fingernails, claws, etc.) ◊ arrest, catch, seize ◊ stress, attach importance to ◊ (usu. of sb with some measure of leadership responsibility) take charge of (a task), take on, work on ◊ attach (like attention) ◊ (Guangzhou) pinch [v]
專 zhuān ◊ specially, exclusively ◊ special ◊ specialize in, concentrate on, be expert in ◊ monopolize, have a monopoly in, take sole possession of ◊ Zhuan (surname) [adv,v,sn]
轉 zhuǎn ◊ shift, turn, shift, change direction, transform ◊ change posts, transfer (to another office, etc.) ◊ forward, pass on [v]
壯 zhuàng◊ strong, robust, stout ◊ majestic, magnificent ◊ strengthen ◊ the prime of life ◊ {med} moxa cone ◊ the Zhuang national minority [adj,mw,n,v]
狀 zhuàng◊ form, shape, appearance ◊ condition, state of affairs [n]
錐 zhuī ◊ awl ◊ sth shaped like an awl ◊ drill, bore [n,v]
追 zhuī ◊ pursue, chase after, follow, run after, catch up with ◊ look into, investigate, trace, seek, go after ◊ reminisce, recall, bring back to mind ◊ posthumously, retroactively ◊ Zhui (national minority in northern China) [v,adv,name]
椎 chuí ◊ {tool} hammer; hit with a hammer, hammer (in, on) ◊ beat (like a drum) ◊ stupid, dull-witted [n,v]
墜 zhuì ◊ fall, drop ◊ weigh down ◊ hanging object (like a pendant of a fan, an earring, etc.) [v,n]
拙 zhuō ◊ awkward, clumsy ◊ my (writing, opinion, etc.) [adj]
濁 zhuó ◊ muddy, turbid ◊ dirty (literally or figuratively) ◊ chaos, confusion ◊ {Chinese astronomy} Zhuo (constellation consisting of epsilon, 68, delta, gamma, al-

pha, theta-1, 71 and lambda of Taurus) [adj]
灼 zhuó ◊ burn, scald, scorch ◊ understand, be aware of ◊ bright, shining [adj,v]
濯 zhuó ◊ wash, cleanse [v]
啄 zhuó ◊ (of birds) peck; seize food with the beak ◊ bite [v]
兹 zī ◊ {written} this ◊ now, here ◊ time, year [pron]
資 zī ◊ money, capital, expenses, resources ◊ aid financially, subsidize ◊ provide, supply ◊ natural endowments, ability ◊ qualifications ◊ (short for zīběnzhǔyì 資本主義/资本主义) capitalism ◊ sell ◊ Zi (surname) [n,v,sn]
滋 zī ◊ grow, flourish, multiply, breed ◊ more ◊ add to, increase (troubles, etc.) ◊ (of water or other liquids, sparks, etc.) spurt (out), burst (from) [v,adj,n]
髭 zī ◊ mustache [n]
子 zǐ ◊ son, child ◊ person ◊ (of melons, etc.) seed ◊ (of fowl, fish) egg, roe ◊ sth small and hard (pebble, bead, etc.) ◊ sub(ordinate) ◊ (in Chinese chess) a chess piece ◊ {history} viscount (the fourth of the five ranks of nobility) ◊ {respectful address} master, sir; Master... (suffix added to the names of ancient philosophers, such as Kǒngzǐ 孔子 "Confucius", Mèngzǐ 孟子 "Mencius") ◊ zi (first of the twelve Dìzhī 地支 "Earthly Branches") ◊ zi (11:00 p.m. to 1:00 a.m.; one of the twelve two-hour periods in a day) ◊ Zi (surname) [n,suf,sn]
紫 zǐ ◊ purple, violet (colour) ◊ Zi (surname) ◊ {bot} Asian pucoon, Chinese gromwell, Lithospermum erythrorhizon (herb used in Chinese medicine) [adj,n,name]
滓 zǐ ◊ sediment, lees, dregs [n]
自 zì ◊ self, oneself ◊ by itself, naturally, certainly, of course ◊ since, from ◊ start, beginning, origin ◊ because, due to ◊ Zi (surname) [prep,adv,n,sn]
漬 zì ◊ soak, steep ◊ (flood) water accumulated on land ◊ be soiled or stained (with grease, oil, etc.) ◊ stain, sludge [v,n]
眥 zì ◊ {physiology} (variant of zì 眦) the corners of the eyes, canthus
字 zì ◊ {linguistics} Chinese character, word, letter ◊ "style name" (name taken by a man upon reaching manhood, at around 20 years of age) [n]
恣 zì ◊ indulge oneself, do as one pleases, throw off restraints ◊ comfortable [adj,v]
宗 zōng ◊ ancestor ◊ clan ◊ sect, faction, school ◊ aim, objective, purpose ◊ model one's (academic, artistic, literary) work after (sb) ◊ model, example, great master ◊ {measure word} (used for law cases, sums of money, business deals, etc.) ◊ {historical, Tibet} Dzong (administrative unit, equivalent to a county) ◊ Zong (surname) [n,v,mw,sn]
總 zǒng ◊ overall, main, general, chief, leading ◊ total, gross ◊ assemble, put together, gather, sum up ◊ always, without exception, invariably ◊ after all, eventually, anyway, sooner or later ◊ at least, surely [adj,adv,v]
縱 zòng ◊ from north to south ◊ vertical, longitudinal ◊ from front to back, depth ◊ release, set free ◊ indulge in, give free rein to ◊ jump up, leap forward ◊ even though, even if ◊ crinkled [v,adv]
瘲 zòng ◊ spasms or convulsions in young children , caused by indigestion
走 zǒu ◊ walk, travel on foot ◊ run ◊ move, shift ◊ leave, depart ◊ (verb ending) ...away ◊ run away, flee, escape ◊ leak (out) ◊ lose the original shape, flavour, etc. ◊ through, from [v,co]
租 zū ◊ rent, hire ◊ rent out, lease out ◊ rent ◊ land tax [v,n]
足 zú ◊ foot, leg, base (of an object, like tripod) ◊ enough, sufficient ◊ full (amount, degree, etc.) [n,adj]
卒 zú ◊ soldier ◊ servant, attendant ◊ {Chinese chess} Privates/Soldiers (on the black side; equivalent to the Pawns in Western chess) ◊ end, complete, finish ◊ at last, finally, in the end ◊ die, pass away ◊ {archaic, admin} community of 300 military families ◊ a group of 100 people [adv,n,v]
醉 zuì ◊ drunk, intoxicated ◊ be infatuated (with), indulge (in) [adj,v]
最 zuì ◊ (the) most..., -est (prefix for

the superlative, e.g., zuìdà 最大 "biggest") [adv,pref]
晬 zuì ◊ the first full year after birth ◊ one full year ◊ a child's first birthday
罪 zuì ◊ crime, offense ◊ blame, guilt ◊ hardship, suffering [n]
尊 zūn ◊ senior (in position or age) ◊ respect, revere, venerate, honour ◊ {formal} your (of a person or thing) ◊ zun (wine vessel) ◊ {measure word} (used for a religious statue, or an artillery piece like a cannon) ◊ Zun (surname) [adj,v,n,mw,sn]
遵 zūn ◊ obey, comply with, follow, abide by [v]
左 zuǒ ◊ left (side) ◊ east ◊ left, progressive, revolutionary ◊ master, control ◊ unorthodox, queer ◊ wrong, false, incorrect ◊ opposite, contrary, different ◊ demote ◊ Zuo (surname) [adj,sn]
佐 zuǒ ◊ help, assist, aid, lend a hand ◊ assistant, helper [v,n]
作 zuò ◊ do, make, work ◊ rise, grow ◊ be, become, serve as, act as ◊ engage (in an activity) ◊ compose, write; the writings, works ◊ feign, pretend ◊ consider to be, regard as ◊ feel [v,n]
坐 zuò ◊ sit ◊ travel by, go by (car, airplane, etc.) ◊ (of a building, etc.) be situated/located ◊ sink, subside ◊ put a pot, kettle, pan, etc. on a fire/stove ◊ because, for the reason that... ◊ {archaic} be punished ◊ bear fruit ◊ become ill ◊ spontaneously, naturally [v]

ABBREVIATIONS

The most important abbreviations for word classes (parts of speech) used in the glossary parts of the Suwen, the Lingshu and the Nanjing texts are listed below with a brief explanation:

adj	Adjective
adv	Adverb
asp	Aspect *(particle)*
auxv	Auxiliary verb
co	Complement
conj	Conjunction
cy	Set phrase
mw	Measure word
n	Noun
num	Numeral
pref	Prefix
prep	Preposition
pron	Pronoun
postp	Postposition
sn	Surname
suf	Suffix

ABOUT THIS BOOK

This single-volume edition contains the Chinese original texts of the *Yellow Emperor's Classic of Internal Medicine* (Huangdi Neijing) with its two parts of the SUWEN and the LINGSHU as well as the *Classic of Difficult Questions* (Nanjing). These ancient medical texts are the first texts on Acupuncture ever written some twothousand years ago. These texts are mandatory reading for students of Acupuncture both in China and the West still to the present day. There are only a very few more or less accurate translations of these texts in Western languages, but as in any translation, however accurate it may be, some flair of the original text will get lost, this edition has been prepared especially with a Western reader audience in mind: Western readers will not only find the Latin transcription of the Chinese character text according to the Hanyu Pinyin transcription system helpful; both the traditional and simplified Chinese character versions for each of the paragraphs in these three classical Chinese texts will bridge gap between various Chinese text editions in either traditional or simplified Chinese character forms that exist side by side inside and outside of the Chinese mainland. Extensive Chinese-English glossaries follow the Suwen, Lingshu and Nanjing texts in this volume. A list of common abbreviations used for word class (Parts of Speech) indicators are added to the end of the book. Western readers with little or more advanced knowledge of both Classical and Modern Chinese should find this book a helpful guide to the fascinating ancient world of classical Chinese medical literature.

ABOUT THE EDITOR OF THIS BOOK

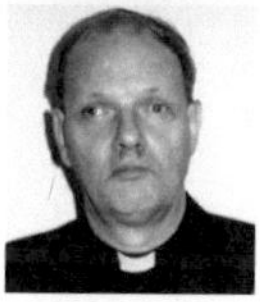

Born in 1950, graduated in various majors and minors such as Chinese, Linguistics, African Studies, English, Comparative Religion and Theology from universities in Germany, the USA and China. Now retired, Schmidt served as a university professor at reputable universities worldwide, including North and Sub-Saharan Africa, Eastern Europe, the USA, and Korea and China in the Far East, in teaching and research for several decades. He has a longer list of widely read publications to his credit that includes over 19 books and many articles in his fields of academic expertise and research interests. After becoming an Anglican priest and being consecrated to the office of bishop, Schmidt founded International Faith Theological Seminary (IFTS) in Nairobi (Kenya) in 2004 that later developed into an international college network with 8 regional and national branches worldwide (2004 - 2014) under his presidency. Schmidt resigned as President of IFTS International and handed leadership and management over to national leaders who continue to run the schools as independent institutions. Schmidt is also known for his translation of basic ancient Chinese medical texts into German (ISBN 978-3-939290-81-0).